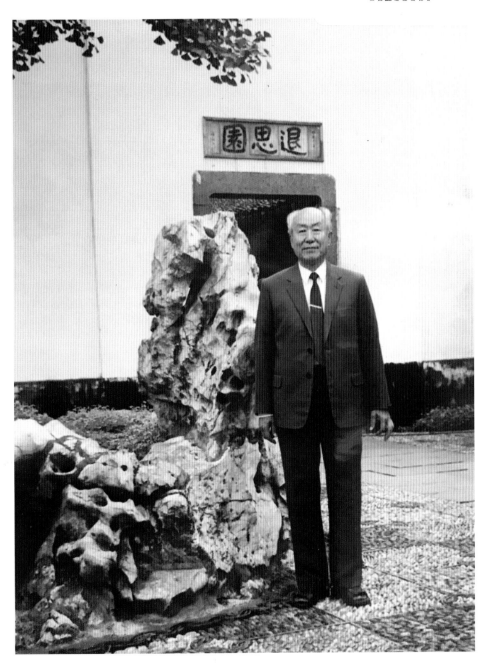

王若铨先生

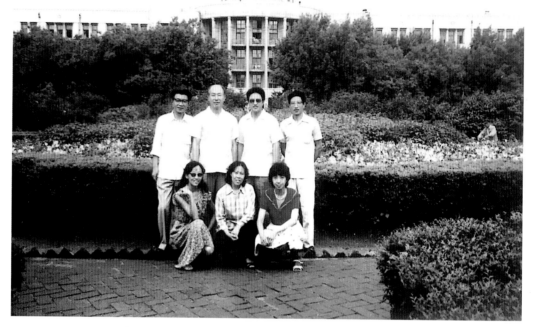

王若铨先生与教研室教师合影

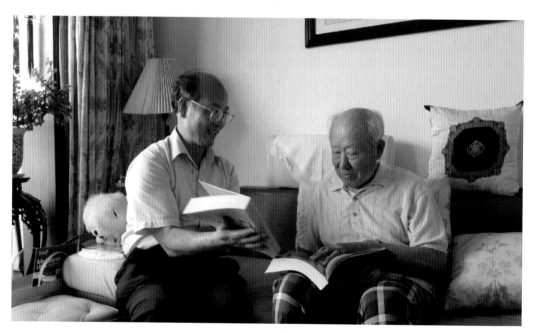

姜德友教授赴上海看望王若铨先生

龙江医派丛书

姜德友 常存库 总主编

王若铨黄帝内经讲稿

王念红 王 兵 主编

科学出版社

北 京

内 容 简 介

本书是"龙江医派丛书"之一。是王若铨教授潜心研究《黄帝内经》50余载学术成果与学术思想的总结。全书分为医家传略、学术思想、论著选粹、黄帝内经讲稿四个部分。"医家传略"介绍王若铨教授习医、从教概况;"学术思想"重点阐述王若铨教授研究《黄帝内经》的特点及学术主张;"论著选粹"收录王若铨教授《黄帝内经》研究的相关论文;"黄帝内经讲稿"收录王若铨教授讲授《黄帝内经》手稿 36 篇,不仅精讲《黄帝内经》理论,更重与《伤寒》《金匮》之贯通,学以致用,效验临床,是研习《黄帝内经》不可多得的参考资料。

本书可供广大中医药院校一线教师、临床工作者、中医药院校学生及广大中医药爱好者阅读参考。

图书在版编目(CIP)数据

王若铨黄帝内经讲稿 / 王念红,王兵主编. —北京:科学出版社,2021.1
(龙江医派丛书)
ISBN 978-7-03-067434-0

Ⅰ. ①王… Ⅱ. ①王… ②王… Ⅲ. ①《内经》–研究 Ⅳ. ①R221.09

中国版本图书馆 CIP 数据核字(2020)第 262544 号

责任编辑:鲍 燕 / 责任校对:王晓茜
责任印制:李 彤 / 封面设计:北京图阅盛世文化传媒有限公司

科 学 出 版 社 出版
北京东黄城根北街 16 号
邮政编码:100717
http://www.sciencep.com
固安县铭成印刷有限公司 印刷
科学出版社发行 各地新华书店经销
*
2021 年 1 月第 一 版 开本:787×1092 1/16
2022 年 8 月第二次印刷 印张:36 插页:1
字数:1 244 000
定价:**198.00** 元
(如有印装质量问题,我社负责调换)

"龙江医派丛书"组委会

"龙江医派丛书"学术委员会

"龙江医派丛书"总编委会

总 主 编 姜德友　常存库

编　　委（按姓氏笔画排序）

学术秘书 李富震

《龙江医派丛书·王苕铨黄帝内经讲稿》
编 委 会

总　序

　　中医药学源远流长。薪火相传，流派纷呈，是中医药学的一大特色，也是中医药学术思想和临床经验传承创新的主要形式。在数千年漫长的发展过程中，涌现出了一大批的著名医家，形成了不同的医学流派，他们在学术争鸣中互相渗透、发展、融合，最终形成了中医药学"一源多流"的学术特点及文化特色。

　　开展中医药学术流派的研究，进一步挖掘和揭示各医学流派形成和发展的历史规律，不仅仅是为了评价流派在中医药传承和发展中的作用及历史地位，更为重要的是以史为鉴，古为今用，不断丰富中医药学术理论体系，从而推动当代中医药学研究的创新和发展，促进中医药事业的繁荣与发展。

　　黑龙江地处祖国北疆边陲，白山黑水之畔，与俄罗斯、日本、韩国都有密切交往，具有独特地域地理气候特点及历史文化底蕴。通过一代代中医药人的不懈努力，在龙江大地上已逐渐形成了以高仲山、马骥、韩百灵、张琪四大名医为首的黑龙江名中医群体，他们在黑龙江省特有的地域环境和文化背景下，在动荡不安、不断更迭的历史条件下，相互碰撞争鸣撷取交融，以临床实践为重点的内科、外科、妇科、儿科、五官科、骨伤科、针灸科等，协同发展，各成体系，学术经验多有特点，并有论著传世，形成了风格独特的"龙江医派"，孕育了北寒地区中医药防治疾病的优势与特色，成为我国北方地区新崛起的医学流派。

　　当今，"龙江医派"已融汇成为区域中医学术传承创新的精华，筑建起黑龙江中医学术探讨的平台，成为黑龙江中医事业发展和人才培养的内生动力。中医龙江学派的系统研究将为学派的学术内涵建设提供良好环境，为黑龙江中医文化品牌和地域社会文化的优势形成做出卓越贡献。

　　"龙江医派丛书"不仅全面、系统地搜集整理了有关"龙江医派"的珍贵文献资料，而且利用现代研究方法对其进行了深入的分析、研究和提炼。"龙江医派"反映了近百年来中医药不畏艰苦、自强不息、不断发展壮大的奋斗历程，为中医药学的理论研究和创新实践提供了坚实的学术基础。相信本丛书的出版，对于继承和发扬"龙江医派"名老中医学术思想和临床经验，激励中医药新生力量成长有着重要的教育意义，亦将对推动黑龙江中医药学术进步与事业发展产生积极、深远的影响。同时，对全国中医药学术流派的挖掘、整理、研究也有重要的启迪，更期盼同道能将丛书所辑各位名家临床经验和学术思想综合剖析，凝炼特点，彰显"龙江医派"所独具的优势和特色。谨致数语为之序。

中国工程院　院士

中国中医科学院　院长

天津中医药大学　校长

2012年春日

总 前 言

中国地大物博,传统文化源远流长,中医学就是在中国的自然和人文环境中发育成长起来的。由于自然和人文条件的差异,中医学在其发生发展过程中就必然地形成了地方特色,由此便出现了林林总总的地方流派。龙江医派是近现代我国北疆新崛起的中医学术流派,是黑龙江省独特的历史、文化、经济、地理、气候等诸多因素作用逐渐形成的,是在白山黑水中、在黑土文化历史背景下孕育成长起来的,有着鲜明的地域文化特色。黑龙江省委书记张庆伟在全省中医药发展大会上指出:龙江医派是通过一代代中医药人不懈努力而形成的。特别是在其百余年的发展过程中,以高仲山、马骥、韩百灵、张琪四大名医为代表的新时代黑龙江名中医群体,不断创新,薪火相传,形成了鲜明的学术特色和临证风格,凸显了对北方地区疾病防治的优势。龙江医派体现了中医学术流派必须具备的地域性、学术性、继承性、辐射性、群体性等特点,有自身的贡献和价值。梳理龙江医学发展历史脉络,总结龙江医派的学术经验和成就,对促进龙江中医的进步,发展全国的中医事业都有重要意义。

1 龙江医派的文化背景

龙江医派的形成和发展与黑龙江流域的古代文明、文明拓展和古民族分布、少数民族文明的勃兴、黑土文化特点及黑龙江省特有精神具有密切联系。

黑龙江古代文明和古人类距今已18万年,黑龙江省兴凯湖曾出土形态各异的6000年前陶器。黑龙江省有三大族系:一是东胡、鲜卑系——西部游牧经济;二是秽貊、夫余系——中部农业渔猎经济;三是肃慎、女真系——东部狩猎捕鱼经济。全省共有53个少数民族。公元5~17世纪,北方少数民族所建立的北魏、辽、金、元、清五个重要朝代都兴起于黑龙江流域,他们创建了独具特色的鲜卑文化、渤海文化、金元文化、满族文化、流人文化及侨民文化。所以,黑龙江地区具有开放性、多元性、豪放性、融合性、开创性等多种黑土文化特点。同时黑龙江历史积淀出的闯关东精神、抗联精神、北大荒精神、大庆精神、龙医精神,激励着一代又一代的龙江人不断进取。

2 龙江医派的形成与发展

龙江地区医疗实践经跌宕起伏、脉冲式发展历程,形成了独树一帜的诊疗风格及用药特色，其学术思想鲜明，具北疆寒地特点。

2.1 龙江中医的孕育

有了人类就有了医疗保健活动。据史料记载，旧石器时代晚期，黑龙江流域就有了中华民族先人的生息活动，西汉时期黑龙江各民族就已经处于中央管辖之下。经历代王朝兴衰、地方民族政权的演替，黑龙江地区逐步发展为多民族聚居的省份，有丰富的地产药材。各族人民利用地产药物和不同的民族文化，积累了特色鲜明的医药经验和知识，形成了满医、蒙医、朝鲜医等不同的民族医学，还有赫哲、鄂伦春等特殊的民族医药经验和知识。黑龙江的中医学在历史上不可避免地吸收了各方面的医药知识和经验，如此就使龙江医派的学术中融汇了地方和民族医药因素，逐步形成了地方医学流派的内涵和风格。

在漫长的古代，黑龙江区域的医疗主要是少数民族医药内容，汉民族的中医学基本是从唐宋以来逐步兴盛起来的。唐代时渤海国接受唐王朝册封后，多次派遣人员赴唐学习中原文化，中原文化大规模输入北方渤海国，并向日本等周边国家和地区出口中药材，这样的反复交流活动，促使黑龙江的中医学术逐步积累起来。金代女真人攻陷北宋汴梁，掳中原人十余万，其中就有大批医药人员，包括太医局医官，此外还有大量的医药典籍和医药器具，这极大地促进了中医药在黑龙江的传播和发展。

到了清代，随着移民、经商、开矿、设立边防驿站、流放犯人等活动的进行，中医药大量进入黑龙江，专业从事人员日益增多，中医药事业随之发展起来并逐渐形成了阵容和规模。

2.2 龙江医派的雏形

由于民族因素和地方疾病谱及地方药物等物质文化原因，黑龙江中医药经过漫长的孕育，到清末民初，初步形成了龙江医派格局。当时的黑龙江中医有六个支系，分别为龙沙系、松滨系、呼兰系、汇通系、三大山系和宁古塔系。

龙沙系的主流是由唐宋以来至明清的中原医药辗转传承而来的，渊源深远，文化和经验基础雄厚。他们自标儒医，重医德，讲气节，注重文化修养，习医者必先修四书五经以立道德文章之本，然后才研读《内经》《伤寒论》等医药典籍。临证多用经方，用药轻，辨证细。1742年（清乾隆七年），杭州旗人华熙，被流放齐齐哈尔，在此地行医，其对天花、麻疹患儿救治尤多。1775年（清乾隆四十年），吕留良的子孙发遣到齐齐哈尔，有多人行医，最有名望者为吕留良的四世孙吕景瑞。1807年（清嘉庆十二年），晋商武诩从中原到黑龙江带来药物贸易，该人擅针灸并施药济人，文献记载他曾把药物投井中治疗了很多时疫病人，此系医风延及黑龙江的嫩江、讷河、克山、望奎一带。

松滨系起于黑龙江的巴彦县，因沿松花江滨流传而得名。该派系医家多以明代医书《寿世保元》《万病回春》为传承教本，用药多以平补为主，少有急攻峻补之品，理论上讲求体质禀赋，临证上重视保元固本，应用药物多以地产的人参、黄芪、五味子等为主，治疗以调养为主要方法。

呼兰系世人多称为"金鉴派"，源于光绪年间秀才王明五叔侄于 1921 年（民国十年）所创之"中医学社"。该社讲学授徒专重《医宗金鉴》，并辅之以明清医书《内经知要》《本草备要》《温病条辨》，依此四种医书为基础授业。此派医家用药简洁精炼，擅长时方，治热性病经验丰富。此医系门人数百，分布于黑龙江的哈尔滨、绥化、阿城、呼兰一带。

汇通系以阎德润为代表。阎德润先生1927年留学日本仙台东北帝国大学，1929年夏获医学博士学位，1934 年任哈尔滨医学专门学校校长，1938 年至 1940 年任哈尔滨医科大学校长兼教授。先生虽习西医，但是热爱中医，从 1924 年开始，陆续发表《汉医剪辟》等文章，并著有中医专著《伤寒论评释》等。他是近代西医界少有的以肯定态度研究中医而成就卓著者。其授课时除讲解生理、解剖等西医知识外，还研究中医名著，主张中西医汇通，见解独到，是黑龙江近现代中西医汇通派的优秀代表人物。

三大山系属走方铃医性质，串雅于东北各地区。据说此派系王氏等三人以医艺会友而结派，为此派的开山祖师，三人姓名中都有"山"字，故又名为"三大山派"。哈尔滨道外北五道街有"王麻子药店"，以王麻子膏药著称，此即为三大山派人物之一。同派人物流落到此，可管吃住，但是临别时须献一治病绝技，以此作为交流，增长提高治病技艺。该派偏重奇方妙法，忽视医理探究，除惯用外用膏药外，多习针灸之术，而针灸又以刺络泄血手法称绝。

宁古塔系在今宁安市一带，古为渤海国，此系军医官较多。1665 年（清顺治十二年），流徙宁古塔的周长卿擅长医术，为居民治病，是宁古塔中医的创始人。1822 年（清道光二年），宁古塔副都统衙门有从九品医官杜奇源。1824 年（清道光四年），副都统衙门有从九品医官刘永祥行医治病，衙门不给俸禄，只给药资银每月 12 两。1862 年（清同治元年），宁古塔民间中医有李瑞昌，擅长内科。1875年（清光绪元年），宁古塔有医官刘克明行医治病。1880 年（清光绪六年），有练军退役军医黄维瑶，持将军衙门的带龙旗的执照在宁古塔城设四居堂诊所。此时城里还有专治黑红伤的中医刘少男、串乡游医李芝兰。1880 年（清光绪六年）吴大澂来宁安，次年设立种痘局预防天花。据 1911 年（清宣统三年）统计，宁古塔有中医内科医生 19 人，外科医生 4 人，妇科医生 2 人，儿科医生 3 人，喉科医生 2 人，眼科医生 1 人，齿科医生 1 人。宁古塔一地，中医已形成人才比较全面的群体。

2.3 龙江医派的发展壮大

民国初年以降，龙江医派逐步发展壮大。一代名医高仲山可谓龙江医派发展壮大的关键人物。他积极组织学术团体，筹办中医教育，培养了一大批龙江中医俊才，整合和凝聚了龙江中医的各个支系，组织领导并推动了龙江医派在现代的进步。其时虽无龙江医派之名，但却具备了龙江医派之实。

高仲山 1910 年生于吉林省吉林市，祖辈均为当地名医。他幼读私塾，1924 年于吉林第一中学毕业，后随父学医。1926 年为深造医学，他远赴沪上，求学于上海中国医学院，师从沪上名医秦伯未、陆渊雷等。1931 年毕业并获得医学学士学位，后来到哈尔滨开业行医。1932 年高仲山在哈尔滨开办"成德堂"门诊，当年夏末，松花江决堤，霍乱病流行，染病者不计其数，高仲山用急救回阳汤救治，疗效显著，名声远扬。同时他自编讲义开展早期中医函授教育。1941 年创办"哈尔滨汉医学讲习会"，培养了 500 余名高水平的中医人才，后来成为龙江医派的中坚力量。1955 年高仲山先生被国务院任命为黑龙江省卫生厅副厅长，负责中医工作。这一时期他四处访贤，组织中医力量，先后创办了哈尔滨中医进修学校、黑龙江省中医进修学校、牡丹江卫生学校、黑龙江省中医学校、黑龙江省卫生干部进修学院等中医院校。1959 年在原黑龙江省卫生干部进修学院基础上创建了黑龙江中医学院，标志着黑龙江省高等中医教育的开始。

1934 年高仲山先生还在哈尔滨组建中医学术团体，集中了黑龙江的中医有识之士。1937 年创立"哈尔滨汉医学研究会"任会长，开创龙江医派先河，1941 年又成立"滨江省汉医会"任会长，并在各市、县设立分会。同年任伪满洲国汉医会副会长，1945 年任东北卫生工作者协会松江分会会长，1946 年任哈尔滨市特别中医师公会主任委员，1949 年任东北卫生工作者协会哈尔滨市医药联合会主任。新中国成立后，他还于 1956 年创办"黑龙江省祖国医药研究所"，20 世纪 70 年代成立了"黑龙江省中医学会"。

20 世纪 40 年代初，高仲山先生创办了《哈尔滨汉医学研究会月刊》，1940 年更名为《滨江省汉医学月刊》并发行了 53 期。1958 年创刊《哈尔滨中医》，1965 年创办《黑龙江中医药》。

在高仲山先生的率领下，黑龙江汇聚了数百名中医名家，形成了龙江医派的阵容和规模。

3 龙江医派之人才与成就

龙江医派经长期吸收全国各地中医人才，终于在近现代形成了蔚为壮观的队伍阵容。在汇聚积累人才的同时，龙江中医不仅在临床上为黑龙江的民众解决了疾苦，且在学术上作出了突出的贡献。

3.1 龙江医派之人才队伍

龙江医派的人才队伍是经过漫长的时间逐步积累起来的，自唐宋移民直至明清才使黑龙江的中医人才队伍初具规模。随着近现代东北的开发，中医人才迅速集中，而新中国的建立，为黑龙江中医人才辈出创造了优越条件。

在 20 世纪 40 年代末，哈尔滨就产生了"四大名医"，此外，当时名望卓著的中医有左云亭、刘巧合、安子明、安世泽、高香岩、王子良、纪铭、李德荣、王俊卿、高文会、阎海门、宋瑞生、李修政、章子腴、韩凤阁、马金犀、孙希泰等，他们都是当时哈尔滨汉医学研究会和滨江省汉医会的骨干成员。各地还有汉医会分会，会长均由当地名医担任，计有延寿县罗甸一、宾县真书樵、苇河县林舆伍和杨景山、五常县杨耀东、望奎县阎勇三、东兴县宋宝山、珠河县王维翰、双城县刘化南、青冈县李凤歧、木兰县李英臣、呼兰县王明五、巴彦县金昌、安达县吴仲英和迟子栋、阿城县沈九经、哈尔滨市陈志和、肇东县李全德、兰西县杨辅震、肇州县孙舆、郭后旗佟振中等。其他如齐齐哈尔市韩星楼，依兰县孙汝续、付华东，佳木斯何子敬、宫显卿，绥滨县高中午，这是旧中国时龙江医派的精英和骨干，是后来龙江医派发展壮大的奠基人士。

新中国成立后，高仲山先生各地访贤，汇聚各地著名中医包括张琪、赵正元、赵麟阁、钟育衡、陈景河、金文华、白郡符、华廷芳、孙纪常、王若铨、吴惟康、陈占奎、孟广奇、胡青山、柯利民、郑侨、黄国昌、于瀛涛、于盈科、衣震寰、刘青、孙文廷、汪秀峰、杨乃儒、张志刚、高式国、夏静华、常广丰、阎惠民、翟奎、吕效临、崔云峰、姜淑明、李西园、刘晓汉、樊春洲、邹德琛、段富津等近百人。这些名医是龙江医派后来发展的中坚力量，并产生了黑龙江省"四大名医"，即高仲山、马骥、韩百灵、张琪。

高仲山（1910～1986 年），我国著名中医学家，中医教育家，现代黑龙江中医药教育的开拓者和奠基人，黑龙江中医药大学创始人。开创龙江医派，黑龙江中医药大学伤寒学科奠基人。黑龙江省四大名医之首。1931 年毕业于上海中国医学院，获学士学位，1937 年创办哈尔滨汉医研究会任会长，1941 年创办滨江省汉医讲习会，为全国培养中医人才五百余人，创办哈尔滨汉医学研究会月刊、创办滨江省汉医学月刊。1955 年任黑龙江省卫生厅副厅长。著有《汉药丸散膏酒标准配本》《妇科学》等，倡导中华大医学观，善治外感急重热病等内科疾病。

马骥（1913～1991 年），自幼随祖父清代宫廷御医马承先侍诊，哈尔滨市汉医讲习会首批学员。1941 年于哈尔滨市开设中医诊所。1950 年首创哈尔滨市联合医疗机构。1954 年后，曾任哈尔滨市中医进修学校校长，哈尔滨市卫生局副局长，黑龙江中医学院附属医院副院长，博士生导师，黑龙江中医药大学中医内科学科奠基人，黑龙江省四大名医之一，善治内科杂病及时病。

韩百灵（1907～2010 年），1939 年在哈尔滨自设"百灵诊所"行医。黑龙江中医药大学博士生导师，黑龙江省四大名医之一，国家级重点学科中医妇科学科奠基人，全国著名中医妇科专家，在中医妇科界素有"南罗北韩"之称，被授予"国医楷模"称号，荣获中华中医药学会首届中医药传承特别贡献奖，著有《百灵妇科学》《百灵妇科传真》等。创立"肝肾学说"，发展"同因异病、异病同治"理论，善治妇科疑难杂病。

张琪（1922～2019 年），哈尔滨汉医讲习会首批学员，1951 年创办哈尔滨第四联合诊所，黑龙江中医药大学博士生导师，黑龙江省中医学会名誉会长，黑龙江省中医肾病学科奠基人。黑龙江省四大名医之一，国家级非物质文化遗产传统医药项目代表性传承人，2009 年被评为首批国医大师，为当代龙江医派之旗帜、我国著名中医学家。著《脉学刍议》《张琪临床经验荟要》《张琪肾病医案精选》等。创制"宁神灵"等有效方剂，提出辨治疑难内科疾病以气血为纲，主张大方复法，治疗肾病倡导顾护脾肾。善治内科疑难重病，尤善治肾病。

1987 年黑龙江人民出版社出版了《北疆名医》一书，书中记载了 70 多位黑龙江著名中医的简要生平、学术经历以及他们的学术特点和经验，从中反映出龙江医派的学术成就及特点。

从 20 世纪 80 年代末开始，国家和省市陆续评定了国医大师和几批全国老中医药专家学术经验继承工作指导老师、省级名中医、省级德艺双馨名医、龙江名医等。从这些名中医的数量、学历和职称等因素看，龙江医派的队伍构成已经发生了很深刻的变化，表现了龙江医派与时俱进的趋势。

3.2 龙江医派之学术成就

龙江医派作为龙江地方的学术群体，在近现代以来，不仅在医疗上为黑龙江的防病治病作出了历史性的贡献，在学术上也为后人留下了弥足珍贵的财富。这些学术财富不仅引导了后学，在医学历史上也留下了痕迹，具备了恒久的意义和价值。

在新中国成立之前，高仲山先生为发扬中医学术，培养后学，曾编著了多种中医著述，既为传播学术上的成果，又可作为学习中医的教材读本。这些著述有《黄帝内经素问合解》《汉药丸散膏酒标准配本》《高仲山处方新例》《湿温时疫之研究》《时疫新论》《血证辑要》《中医肿瘤学原始》《妇科学》等十余种，其中《汉药丸散膏酒标准配本》为当时中成药市场标准化规范化作出了重要贡献。

新中国成立后，老一代中医专家也都各自著书立说，为龙江医派的学术建设作出了可贵的贡献。如马骥著《中医内科学》《万荣轩得效录》，王度著《针灸概要》，白郡符著《白郡符临床经验选》，孙文廷著《中医儿科经验选》，华廷芳著《华廷芳医案》，吕效临著《吕氏医案》《医方集锦》等，张秀峰著《张秀峰医案选》等，韩百灵著《百灵妇科》《中医妇产科学》《百灵临床辨证》《百灵论文集》等，张金衡著《中药药物学》，肖贯一著《验方汇编》《临床经验选》等书，吴惟康编《针灸各家学说讲义》《中医各家学说及医案分析》《医学史料笔记》等，张琪编《脉学刍议》《张琪临床经验荟要》《国医大师临床丛书·张琪肾病医案精选》《跟名师学临床系列丛书·张琪》《中国百年百名中医临床家丛书·张琪》《国医大师临床经验实录·张琪》等，李西园著《西园医案》等，孟广奇编《中医学基础》《中医诊断学》《金匮要略》《温病学》《本草》《中医妇科学》《中医内科学》《中医临床学》等，杨乃儒著《祖国医学的儿科四诊集要》，杨明贤著《常用中药手册》《中药炮制学》，陈景河著《医疗心得集》，邹德琛著《伤寒总病论点校》等，郑侨著《郑侨医案》《郑侨医疗经验集》，高式国著《内经摘误补正》《针灸穴名解》等，栾汝爵著《栾氏按摩法》，窦广誉著《临床医案医话》，陈占奎著《陈氏整骨学》，樊春洲著《中医伤科学》，邓福树著《整骨学》等。

这些论著表现出老一代中医学人的拳拳道业之心，既朴实厚重，又内涵丰富，既有术的实用，又有道的深邃幽远。正是这些前辈的引领，才使今天的龙江医派人才如林，成果丰厚，跻身于全国中医前列。

4 龙江医派之学术特点

龙江医派汇聚全国各地的医药精粹，在天人合一、整体观念、病证结合、三因制宜等思想指导下，融合了黑龙江各民族医药经验，结合黑龙江地方多发病，利用黑龙江地产药物，经过漫长的历史酝酿，认识到黑龙江地区常见疾病的病因病机特点是外因寒燥、内伤痰热，气血不畅，并积累了以温润、清化、调畅气血为常法的丰富诊疗经验及具有地区特色的中医预防与调养方法。

4.1 多元汇聚，融汇各地医学之长

龙江医派的学术，除了融合早期地方民族医药经验之外，还通过从唐代开始的移民等方式从中原和南方各地传播而来。这种从内地传入的方式从宋代以后逐步增多，至明清达到一个高潮，已经初步形成人才队伍，这种趋势到近代随东北开发而达到顶点。可以说，龙江医派的学术根源是地方民族医药经验与全国各地医学的融合，因此也就必然会显示出全国各地医学的特色元素。

唐代渤海国派遣人员到中原学习，带回了中原医学的典籍，这就使中原医学的学术思想和临床经验传播到了黑龙江地区，从而龙江医学也就吸收了中原医学的营养。

北宋末年，金人攻陷汴梁，掳掠了大批医药人员以及医学典籍和器物，其中就有北宋所铸造的针灸铜人。这在客观上是比较大规模的医药传播，使中原医药在黑龙江传播得更加广泛和深入。

到明清时期，随着移民、经商、开矿、设立边防驿站、流人、马市贸易等，中

医药开始更大规模地传播到黑龙江，并逐渐成为龙江医学的主流，如顺治年间流入的史可法药酒以及流放至宁古塔的方拱乾、陈世纪、周长卿、史世仪等名医，乾隆年间杭州旗人流放齐齐哈尔并在当地开展医疗活动，吕留良的子孙在齐齐哈尔行医等，这都是南方医学在黑龙江传播的证明。而清代在龙江各地行医者大多为中原人，清宣统时仅宁古塔一地就有了比较齐全的各科医生，说明全国各地的医药学术已在龙江安家落户，这对龙江医派的学术特点影响至深至广。

近现代的黑龙江各地中医人员的籍贯出身，更能反映出龙江医派学术的来源。多数名医祖籍为山东、河北、河南，另有祖籍为江南各省者。如果上溯三代，他们绝大多数都是中原和南方移民的后裔，故龙江医派也就包容了各地的学术内涵。

因为黑龙江省地处北部边陲，古代地广人稀，从唐代以后是最主要的北方移民地之一，到清代形成移民高潮。移民是最主要也是最有效的文化传播方式，龙江医派融合全国各地的医药内容就是历史的必然。移民地区虽然原始文化根基薄弱，但是没有固有文化的限制，因此有利于形成开放的精神，可以为不同的医药学内容的发展传承搭建舞台。这可能是今天黑龙江的中医事业水平跻身全国前列的文化基因。

4.2　以明清医药典籍为主要学术内容

中医学发展到明清时期达到鼎盛，医书的编写内容比较丰富，体例也日益标准化。这些医书因为理法方药内容较全面，只要熟读一本就可满足一般的临床需要，故为龙江中医所偏爱习诵，如"四百味""药性赋""汤头歌"《濒湖脉学》等歌诀。此外，人们多以明清时期明了易懂的医书作为修习的课本，如《寿世保元》《万病回春》《医宗必读》《万科正宗》《温病条辨》《本草备要》等。《医宗金鉴》是清代朝廷组织国家力量编著的，其中对中医基础理论、诊断、药物、方剂以及临证各科都有全面系统的论述，既有普及歌诀，也有详细解说，确实是中医药学书籍中既有相当深度广度，又切合临床实用的优秀医书。因此龙江医派的大多数医家都能熟记《医宗金鉴》内容，熟练应用该书的诊疗方法。

直到高仲山先生自沪上毕业而来黑龙江兴办汉医讲习会，使"四大经典"以及近现代的中医课程在黑龙江成为习医教材。新中国成立之前，得益于高仲山先生对中医教育的积极努力，黑龙江地区涌现了一大批高素质的中医人才。

4.3　龙江医派学术的地方特色

龙江医派的学术来源有多元化特点，既有全国南北各地的医药传入，又有地方民族医药观念和经验，这些都是龙江医派学术特色和风格形成的基础。同时，黑龙江地处北方，地方性气候、地理特点以及民众体质禀赋、风俗文化习惯长期以来深刻地影响了龙江医派医家的学术认知，这也必然会给龙江医派医家群体学术思想、理论认识和临床诊治特点和风格打上深刻的地方性烙印。

　　首先，善治外感热病、疫病。黑龙江地区纬度较高，偏寒多风，而且冬季漫长，气温极低，寒温季节转变迅速，罹患伤寒、温病者多见，尤其春冬两季更为普遍。地方性高发疾病谱使龙江医派群体重视对伤寒和温病的研究，对北方热性病、疫病的诊治积累了丰厚的经验，临床应用经方和时方并重而不偏。黑龙江省各地方志对此都有大量记载，如清末民初，黑龙江地区发生大规模流行的肺鼠疫，经伍连德采取的有效防治措施，中医顾喜诰、西医柳振林、司事贾凤石在疫区医院连续工作数月，救治鼠疫患者 2000 余例，成功遏制了鼠疫的蔓延，其中中医在治疗鼠疫方面起到了独特作用。许多医家重视以仲景之法辨表里寒热虚实，善用六经辨证和方证相应理论指导临证，同时对温病诸家的理法方药也多能融会贯通，互相配合，灵活应用。而且龙江医派大多数医家无论家居城乡、年龄少长，都能对《医宗金鉴·伤寒心法要诀》和《温病条辨》背诵如流并熟练应用，寒温之说并行不悖，可见一斑。

　　其次，善治复合病、复合症、疑难病。本地区民众豪放好酒，饮食肉类摄入较多，蔬菜水果相对偏少，而且习惯食用腌制品，如酸菜、咸菜等，造成盐摄入量过高，导致代谢性疾病如糖尿病、痛风等多发，高血压、心脑血管疾病在本地区也十分常见。黑龙江地区每年寒冷时段漫长，户外运动不便，加之民众防病治病、养生保健意识相对薄弱，客观上也造成了疾病的复杂性，单个患者多种疾病并存，兼症多，疑难病多，治疗棘手。龙江医派医家长年诊治复合病、复合症、疑难病，习惯于纷繁复杂之中精细辨证，灵活运用各种治法，熔扶正祛邪于一炉。面对疑难复杂病症，龙江医家临证谨守病机，重视脾肾，强调内伤杂病痰瘀相关、水血同治，或经方小剂，药简效宏，或大方复法，兼顾周全，总以愈疾为期。

　　再次，本地区冬季寒冷，气候以寒燥为主，民众风湿痹痛普遍，加之龙江地区冰雪天气多见，外伤骨折、脱位高发。龙江医派医家对此类疾患诊治时日已久，骨伤科治疗经验独到丰富，或以手法称奇，或以药功见著，既有整体观，又讲辩证法，既有家传师授的临床经验，又有坚实的中医理论基础，外科不离于内科，心法更胜于手法。值得一提的是，许多龙江医家注意吸收源于北方蒙古等善于骑射的少数民族的骨伤整复、治疗方法，从而也形成了龙江医派骨伤科学术特色的一部分。

　　另外，众多医家在成长之中，对黑龙江地产药材如人参、鹿茸、五味子、北五加、北细辛等的特殊性能体会深刻，进而可以更好地利用它们临证遣方用药。更因龙江民众一般体质强壮，腠理致密，正邪交争之时反应较剧，所以一般地说，龙江医派医家多善用峻猛力强之品，实则急攻，虚则峻补，或单刀直入，或大方围攻，常用乌头、附子、大黄、芒硝、人参、鹿茸等，所以多能于病情危重之时力挽狂澜，或治疗沉疴痼疾之时，收到出人意料之效。

　　龙江医派医家也多善用外治、针灸、奇方、秘术。黑龙江是北方少数民族聚集之地，本地区少数民族医药虽然理论不系统，经验零散，但是在漫长的历史中积累了很多奇诡的治病捷法。比如龙江大地赫哲族、鄂伦春族、达斡尔族及部分地区的蒙古族民众等普遍信奉的萨满文化，就包含许多医学内容，这些内容在民间广为流传，虽说不清医理药性，但是临证施用，往往立竿见影。此外，常用外用膏药、针挑放血、拔罐火攻、头针丛刺、项针等治疗方法在龙江医派中也是临床特色之一。

5 龙江医派近年所做工作

为弘扬龙医精神，发展龙江中医药事业，以龙江医学流派传承工作室及黑龙江省龙江医派研究会为依托，龙江医派建设团队做了大量工作，为龙江医派进一步发展奠定了历史性基础，并列入黑龙江省委、省政府颁发的《"健康龙江 2030 发展"规划》和黑龙江省人大常委会审议通过的《黑龙江省中医药条例》中。

5.1 抢救挖掘整理前辈经验，出版"龙江医派丛书"

为传承发扬龙江医派前辈学术精华，黑龙江中医药大学龙江医派研究团队一直致力于前辈经验的抢救搜集挖掘整理工作，由科学出版社先后出版的《龙江医派创始人高仲山学术经验集》《华廷芳学术经验集》《御医传人马骥学术经验集》《王德光学术经验集》《邓福树骨伤科学术经验集》《邹德琛学术经验集》《崔振儒学术经验集》《吴惟康学术经验集》《王选章推拿学术经验集》《国医大师卢芳学术经验集》《张金良肝胆脾胃病学术经验集》《王维昌妇科学术经验集》《白郡符皮肤病学术经验集》《黑龙江省名中医医案精选》《龙江医派学术与文化》《寒地养生》《黑龙江省民间特色诊疗技术选集》《国医大师张琪学术经验集》等著作，引起省内外中医爱好者的强烈反响，"龙江医派丛书"已被英国大英图书馆收录为馆藏图书。

"龙江医派丛书"反映了龙江中医药事业近百年来不畏艰苦、自强不息的发展历程以及取得的辉煌成果，其中宝贵的学术思想和经验对于现代中医临床和科研工作具有重要的实用价值和指导意义，同时也是黑土文化的重要组成部分。

5.2 建设龙江医学流派传承工作室，创立龙江医派研究会，搭建学术交流平台

国家中医药管理局龙江医学流派传承工作室作为全国首批 64 家学术流派工作室之一，以探索建立龙江医派学术传承、临床运用、推广转化的新模式为己任，着力凝聚和培育特色优势明显、学术影响较大、临床疗效显著、传承梯队完备、资源横向整合的龙江中医学术流派传承群体，既促进中医药学术繁荣，又更好地满足广大人民群众对中医药服务的需求。

为更全面地整合龙江中医资源，由黑龙江省民政厅批准、黑龙江省中医药管理局为业务主管部门，成立黑龙江省龙江医派研究会，黑龙江中医药大学姜德友教授任首任会长。研究会为学术性、非营利性、公益性社会团体法人的省一级学会，其宗旨是团结组织黑龙江省内中医药工作者，发扬中医药特色和优势，发掘、

整理、验证、创新、推广龙江中医药学术思想，提供中医药学术交流切磋的平台，提高龙江中医药的科研、医疗服务能力。龙江医学流派传承工作室与黑龙江省龙江医派研究会相得益彰，为提炼整理龙江医派学术特点及诊疗技术并推广应用，为龙江医派学术文化创建工程，做出大量卓有成效的工作。

5.3　举办龙江医派研究会学术年会，推进学术平台建设

为繁荣龙江中医学术，营造学术交流氛围，2014 年，黑龙江省龙江医派研究会举办首届学术年会，与会专家以"龙江名医之路"为主题进行交流探讨。第二届学术年会于 2015 年举办，龙江医派传承人围绕黑龙江省四大名医及龙江医派发展史进行主题交流。同时通过《龙江医派会刊》的编撰，荟萃龙江中医药学术精华。

5.4　建立黑龙江省龙江医派研究中心，深化和丰富龙江医派学术内涵

2016 年 10 月经黑龙江省卫生和计划生育委员会批准，在黑龙江中医药大学附属第一医院建立龙江医派研究中心。中心依托黑龙江中医药大学附属第一医院和国家中医临床研究基地、黑龙江省中医药数据中心，旨在通过临床病例研究黑龙江地区常见病、多发病、疑难病的病因病机、证治规律，寒地养生的理论与实践体系等，现已编纂"龙江医派现代中医临床思路与方法丛书"24 册，由科学出版社出版，发表相关论文近百篇。

姜德友教授经过多年对黑龙江中医验案、手稿、史料等文献资料的搜集整理研究，归纳、提炼出龙江医派思想：一、首重经典，熟读《医宗金鉴》；二倡中华大医学观；三、外因寒燥，法宜温润；内伤痰热，治宜清化；四、辨治疑难，以气血为纲；五、复合病证宜用大方复法；六、药法与病证相合，活用平奇猛毒、对药群药；七、寒地养生，注重三因忌宜，守恒有节；八、形气学说。

5.5　建立龙江医派传承基地，提升中医临床思维能力，探索中医临床家培养的教育途径

龙江医派传承工作室先后在台湾、深圳、三亚、长春、东港、丹东、天津、满洲里及黑龙江省多地建立传承基地，主要开展讲座、出诊及带教工作，其中三亚市中医医院已成为黑龙江中医药大学教学医院及本科生实习基地，现已进行多次专家交流出诊带教工作。

受黑龙江省中医药管理局委托，2013 年进行"发扬龙江医派优势特色，提升县级中医院医疗水平"帮扶活动，研究会于黑龙江省设立十个试点单位，2014 年通过讲座、义诊等一系列活动，使各试点县后备传承人诊疗水平和门诊量均有不同程度的提升。2015 年，受黑龙江省中医药管理局委托，龙江医派研究会及工作室，在全省各地市县中医医院全面开展龙江医学流派传承工作室二级工作站的建设，全面提升黑龙江省中医院的学术水平与医疗服务能力，并编撰《龙江医派养生备要》，向全省民众发放。

旨在研究培养中医药人才、发挥中医药优势的"龙江医派教育科学研究团队"，

于 2014 年被批准为黑龙江省首批 A 类教育教学研究团队，团队致力于建设一批学术底蕴深厚、中医特色鲜明的教育研究群体，以期探索中医人才的成长规律，培养能够充分发挥中医特色优势的中医精英。

通过在中医药大学举办"龙江医派杯"中医经典知识竞赛、英语开口秀、龙江医派杰出医家马骥基金评选及颁奖等活动，开设中医学术流派、龙江医派学术经验选讲课程，以激发学生学习中医的热情，强化其对龙江医派的归属感及使命感。

5.6 创办龙江医派学术文化节，创新中医药文化传播模式，打造龙医文化名片

通过创办龙江医派学术文化节，建立龙江医派网站，打造龙江医派学术文化品牌，宣传中医药文化思想，扩大龙江医派影响力。2012 年以来，举办高仲山、马骥、华廷芳、孟广奇、吴惟康等龙江医派著名医家百年诞辰纪念活动，使全省各界感受到龙江中医药的独特魅力及前辈先贤披荆斩棘、励精图治的创业精神。龙江医派各项工作的推进，得到中国中医药报、新华网、人民网、东北网、黑龙江日报等数十家媒体平台的大量报道，在学术界及龙江民众中获得良好声誉，并载入《黑龙江中医药大学校史》《中国中医药年鉴》。时任黑龙江省委书记孙维本同志欣然题词："龙江医派、功业辉煌。"

工作室团队以黑龙江省中医药博物馆的建设为契机，大力挖掘黑龙江省中医药学术文化历史资源，梳理明晰龙江医学流派发展脉络，建成龙江医学发展史馆，所编写的《龙江医派颂歌》在同学中广为传唱，激发杏林学子对龙江中医的热情。黑龙江省龙江医派研究会会长姜德友教授，经过多年对龙江医派名家事迹、学术思想、德业精神等的多方面研究，提炼总结出八大龙医精神，其内容是勇于开拓的创业精神、勤奋务实的敬业精神、求真创新的博学精神、重育贤才的传承精神、执中致和的包容精神、仁爱诚信的厚德精神、铁肩护道的爱国精神、济世救人的大医精神。充分展现出龙医风采，成为黑龙江省特有的中医文化之魂。

通过对龙江医派底蕴的发掘和打造，使其成为黑龙江中医药学术界理论产生和创新的土壤，成为黑龙江省中医从业者的凝聚中心，成为黑龙江中医学术探讨的平台和学术园地，成为黑龙江省中医药人才培养与成长的核心动力，成为引领、传承、传播黑龙江中医学术的主体力量，成为黑龙江中医文化品牌和中医人的精神家园，成为龙江医药学的特色标志，成为黑龙江省非物质文化遗产，成为黑龙江的重要地理文化标识。相信，在新的历史时期，龙江医派将会作出新的学术建树，为丰富祖国医学的内涵作出更大的贡献。

"龙江医派丛书"总编委会

2019 年 11 月 19 日

序

医乃仁术，欲为苍生良医者，须谙道法术之门径。欲明形而上之道，必精修《内经》之典章，以通天地人三才之理；晰化而裁之之法，必细研医圣之准绳，方晓临证思维之精髓，而于传承数千载之方技类，形而下之术也，乃示人以巧。然不达理，则难广其法；非悟道，则难巧其术。往古诸贤，意其心，慧其智，乐其业，集其先哲大成，撰著囊涵宙宇造化机生之《内经》，而隐其功名，借托黄帝之隆威，抱志以其流于世，以开生民之康域，泽被万代，彪炳千秋，其功恩至伟，其德不朽矣。诸子可谓无名之至圣贤师，境高仰止。

惜岁月淹远，文义悬隔慭疑，又经文义蕴深奥，其涉广博。虽有南朝全元起之素问训解，隋有杨上善之太素释训，唐有王冰编正补注，明有马莳之注证发微、吴崑之直注、景岳之类经分列图解，清有张志聪之集注厘正，日有丹波元简灵素二识等注家，多所阐释发微，然仍有缺漏存疑，曲义未合诸憾。尤今之寡习训诂，以今意解读古义，致医经本原，渐暗式微矣。

余上世纪八十年代壬戌年，考中冰城经典硕士，有幸恭受王若铨先生《内经》课业，忆及先生谙熟各家，于《内经》注家研讨尤渊；其善文通儒，训诂之学尤精，有活字典之美誉；先生释疏《内经》，长于以经解经为其律风。对经旨之解，力袠集众本，寝寻其义，正其舛讹，阐幽发微，妙识指迷。余是时经课洗礼，意犹未尽，然对先生治学《内经》之功力博奥，唯觉管窥，遂引为憾事。

五年前，余周折寻迹于沪上王老先生之宅室，幸睹三十余年前先生逾百万言之《内经》教学笔记，悉数安然于书架，挥洒酣美之笔迹，跃然于纸上。先生耄耋之年，仍矍铄神爽，手不释卷，对晚生访意趣甚合。余遂嘱内经教研室主任王兵博士，协同门才俊，与王先生孝女王念红医师，凡历五载，将王先生之珍案及补续心得考正句字，解叠缕累，明其疑蕴，存其精要，于庚子年竣青，名曰《王若铨黄帝内经讲稿》，冀厚奠龙江医派之学术根基，良有益也。复又飨同道，嘉惠后学，共资中医之宏业，直诣中医济世活人之宗旨。亦深遂夙心，欣为之序。

黑龙江省龙江医派研究会会长
世界中医药学会联合会中医临床思维专业委员会会长　　姜德友

庚子年孟春于冰城

前　言

　　王若铨教授，1925 年出生于山东省龙口市。先生笃学好古，幼学壮行，幼年就读私塾，精习四书五经、熟读诗词歌赋。因其素尚于医，于弱冠之年，决意从医，几经辗转，拜至哈尔滨市名中医孙希泰先生门下，先生的中医之路自此发轫。凭借过人的天赋和不懈的努力，先生很快便谙熟《内经》《难经》《伤寒论》《金匮要略》《神农本草经》等中医经典著作，1948 年以"哈尔滨特别市中医师考试"第一名的成绩获得了中医师资格，同年在哈市道外区自设"若铨中医诊所"开启了独立行医之路。

　　王若铨教授秉承大医仁心仁术，法出岐轩，方宗仲景，又参历代诸家之说，融众长于一炉，开后学之法门，从医以来，常能出奇制胜，为患者解除病痛。

　　治病可救人，教书可育人。1956 年王若铨教授开始教学工作，于多所学校任教，后调至黑龙江中医学院基础部内经教研组（现黑龙江中医药大学基础医学院内经教研室），讲授中医经典及多门中医主干课程，直至退休。

　　作为黑龙江中医学院内经教研组的创始人之一，王若铨教授苦心孤诣，潜心研究《内经》50 余载，全面汇集了前贤研究《内经》的成果，阐明幽隐，抉发精微；系统归纳了《内经》的学术思想和理论体系，并对全书从藏象、经络、病因、病态、病机、诊法、治则、刺灸、药性、方制、摄生、五运六气和体质学说 13 个方面，进行了深入研究，见解独到，持之有故。此外，王若铨教授对《难经》《伤寒论》《金匮要略》也深有研究，撰写多篇讲稿，并结合考古学、天文学、易经、运气学等自然学科，研究中医理论，阐发疾病病机。

　　为系统整理王若铨教授研究《内经》的学术思想，本书总主编姜德友教授亲赴上海王若铨教授家中，全面搜集了王老《内经》《难经》《伤寒论》讲稿及学术论文，并将其中相关《内经》部分交与黑龙江中医药大学内经教研室进行系统整理与校订。经专业教师历时四年的认真勘校，力求在不失手稿原貌的基础上，全面展现王若铨教授治学《内经》的特色及成就，终促成本书付梓。

　　全书共分为医家传略、学术思想、论著选粹、黄帝内经讲稿 4 个板块。在"学术思想"板块中，重点阐述了王若铨教授《内经》研究的特点。在"论著选粹"板块中，收录了王若铨教授《内经》研究的相关论文，包括公开发表的论文、会议论文及未发表论文。在"黄帝内经讲稿"板块中，收录王若铨教授《内经》讲稿36篇，讲稿顺序按照通行版《素问》及《灵枢》的次序排列。

本书是对王若铨教授《内经》研究的学术成果及学术思想的总结，同时也是对前贤《内经》研究的继承和发展。希冀启迪后学，以备参考。但由于编者水平所限，书中内容仍不免存在缺点、谬误，恳切希望读者批评指正，以便今后修订。

本书编委会
2020 年 3 月

编写说明

一、原手稿共录经文三十六篇（《素问·厥论》仅有篇名，无内容，本书不录），绪论一册，无明确篇目次序，整理时按通行本《素问》《灵枢》次序排列。

二、原手稿部分篇章未抄录原文，现依人民卫生出版社于2013年7月出版的《黄帝内经》（影印本）为底本补入。若遇王若铨教授手稿与前述底本所引原文不同之处，以手稿为准。

三、原手稿中记录了部分内容的拓展，今以附录形式附于篇末，以供读者参考。

四、原手稿中的部分字词，不符合现代汉语通行用法，今据通行用法改之。如表相似的"象"，改为"像"；表六腑之义的"府"，改为"腑"；表五脏之义的"藏"，改为"脏"。

五、原手稿中部分篇章有多本重复，但内容不尽相同，现据王若铨教授记录之时间，取最后一版进行整理，以早期版本参校。个别篇章因手稿丢失，标注"缺如"。

六、原手稿中引用的《伤寒论》条文序号与通行版本序号不同，今据钱超尘教授整理、人民卫生出版社于2005年出版的《伤寒论》条文顺序标明序号。

七、原手稿中部分《内经》原文篇名不全，今均改为《素问·×××》或《灵枢·×××》。

八、书中"杨注"，指杨上善注，以人民卫生出版社1965年出版的《黄帝内经太素》为底本对校。"张注"，指张介宾注，以人民卫生出版社1965年出版的《类经》《类经图翼》《类经附翼》为底本对校。《讲义》为程士德主编，由上海科学技术出版社于1984年出版的《内经讲义》。《选读》为北京中医学院主编，由上海科学技术出版社于1978年出版的《内经选读》。余注家注本不再赘言。

目　录

黄帝内经讲稿

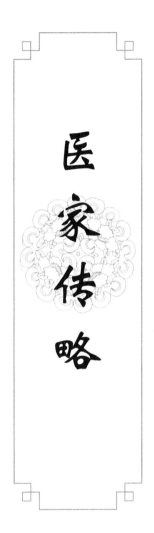

医家传略

王若铨，男，1925 年 8 月 29 日生于山东省龙口。幼时即入私塾，熟读《孔子》《孟子》《诗经》等古诗文辞。由于父亲早逝，作为家中长子，王若铨承载了敬母扶养兄妹之责。16 岁就跟随叔父来到大连在当铺当伙计，虽有微薄收入，但要负担老母及六兄妹的生活，还是捉襟见肘。1945 年他带着母亲和兄妹来到哈尔滨市拜当地名中医孙希泰为师，自学中医。由于天资聪慧且勤奋刻苦，很快便谙熟《内经》《难经》《伤寒论》《金匮要略》《神农本草经》等中医经典著作。1948 年参加"哈尔滨特别市中医师考试"，以第一名的成绩获得了中医师资格，同年在哈尔滨市道外区自设"若铨中医诊所"开启了从医之路。

在多年的临床实践中，王若铨始终秉承医者仁心仁术，老吾老及人之老，幼吾幼及人之幼的思想，为患者解除病痛。在临床辨证施治过程中，他不仅尊崇仲景学说，同时采撷历代各家学派之长，如刘河间之寒凉，张子和之攻下，李东垣之补土，朱丹溪之滋阴，融众长于一炉，开后学之法门，常能集思广益，出奇制胜。

1953 年考入哈尔滨市中医进修学校深造，翌年毕业后调入哈尔滨市卫生局工作。1956 年起先后任教于哈尔滨中医进修学校、哈尔滨医学院等学校，后调至黑龙江中医学院基础部内经教研组（现黑龙江中医药大学基础医学院内经教研室），直至退休。在 30 余年的教学生涯中，曾主讲《内经》《中国医学史》《伤寒论》《中医内科学》等中医经典和主干课程。王若铨作为内经教研组的创始人之一，对《内经》潜心研究 30 余载，他综合唐代王冰以下历代研究《内经》医家的研究方法，将其分为校勘、注释、类分研究和专题发挥等诸家，并高度概括了前人的研究成果，从而归纳出《内经》的学术思想和理论体系，指出《内经》一书主要包括了藏象、经络、病因、病态、病机、诊法、治则、刺灸、药性、方制、摄生、五运六气和体质学说 13 个方面，而其理论体系的主要内容则可以脏腑（包括经络）、病机、诊法（包括四诊）、治则四大方面来概括，并进行深入研究，见解独到。此外，王若铨教授对仲景的《伤寒论》《金匮要略》也极有研究，撰写多篇讲稿，他还结合考古、天文学、易经、运气学等自然学科，研究疾病的发病机理。

王若铨对学术研究十分刻苦，白天进行教学、科研，晚间博览群书，开阔知识眼界，每日工作 10 余小时，数十年如一日。对于学术问题，引经据典，拨之临床，无不溯本穷源。对学术资料当搜之欲其备，辨之欲其精，做到"抉适幽隐，校计毫厘"。自 1959 年以来，曾先后在省、市及国家级学术刊物上发表 10 余篇学术论文，80 岁高龄之时，还亲自撰写《三焦名实考》和《汉度量衡考》，意在明晰中医基本理论，为后人留下其心得。然同时亦不忘嘱意后学，"因古代文学深奥言简意赅，历代对四大经典个别术语名词及文义之理解，颇有见仁见智之不同"。故王老言其讲授内容或有与大家所掌握、理解等不同之处，此属百家争鸣问题，大家可独立思考，自行选择去取，不强行要求一律遵从其说也。

王若铨是龙江医派中医经典研究的代表性人物之一，曾被收入《中国高级专业技术人才词典》。

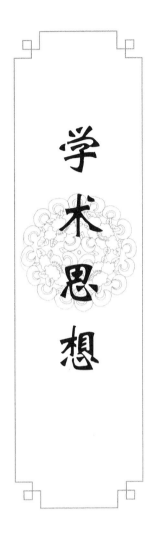

学术思想

第一章 理通文史哲，精校勘训诂

王若铨教授幼读私塾，精习四书五经、诗词歌赋以启心智。中国传统文化的启蒙教育，成为他日后深谙经史，浸润国学的基石，促使他积淀起深厚的经学功底。弱冠之年，时逢乱世，迫于生计，王若铨教授选择北上哈尔滨。古人云"不为良相，便为良医"，拥有良好经学功底的王若铨教授毅然从医，拜哈尔滨名医孙希泰为师。因其天资聪慧且勤奋刻苦，很快便谙熟诸多中医经典，并考取行医资格，中医之路自此发轫。1956年王若铨教授开始教学工作，后调至黑龙江中医学院基础部内经教研组，讲授以《黄帝内经》为主的中医经典课程。王若铨教授深知《黄帝内经》成书于两千多年前，且在流传过程中，由于有断简残编、字迹漫漶以及传抄、翻刻的失误等原因存在着许多疑难问题，必须经过校勘、训诂，在原文无误、理解准确的基础上进行治学，才能正确地理解运用《内经》之论，挖掘其学术价值。

所谓校勘，是指同一书籍用不同版本和资料进行比勘（核对）互证，考核其文字篇章的异同，以订正错误。历史学家陈垣总结出校勘四例，即对校法、本校法、他校法、理校法。王若铨教授在研究《内经》时灵活运用上述四法，用以修订舛讹，明辨经文。他认为，在研究《内经》所提出来的一些基本概念、理论原则时，要以《内经》原本为主，结合不同版本及其他文献记载进行比勘互证，并以医理为基础，正本清源地解析《内经》理论的本来内涵和精神实质。这样不仅可以避免用后世衍生的认识来解释《内经》，还有利于对今天中医学术中存在的某些有分歧的基本概念和理论原则进行澄源清流的探讨与梳理，甚或可以发现某些认识上的错误。

如传世本《灵枢·营卫生会》中的"卫出于下焦"，为赵府本误刻为"下焦"，以致明以后注家如马莳、张介宾、吴崑等注《灵枢》皆宗"下焦"之说而迂曲穿凿为之注解。对此，王若铨教授在讲稿中引用《内经》原文七条，另引《中藏经》《千金方》《外台秘要》《注解伤寒论》等诸家记载，从文献、文字上证明当作"卫出于上焦"，又结合历代医家注解，解释了上焦之谷气即卫气；又将上焦之气与漏泄相联系，从医理上证明"卫出于上焦"。如此校勘为"卫出于上焦"，则文义、医理皆通，又前后相应，乃为正解。

又如，《素问·痿论》中的"五藏因肺热叶焦发为痿躄，此之谓也"，王若铨教授认为亦有舛讹，他首先引《甲乙经》《太素》之文提出三本互有出入，显有错简，并提出三个疑问：①其余四脏之痿亦各有其因，而不提"因肺热叶焦而致痿"；②其余四脏皆有"故本病曰""故下经曰"而独肺脏缺如；③后文言"治痿独取阳明"，但却不言"独取手太阴"。若果"五脏因肺热叶焦发为痿躄"，则取手太阴岂不更为直接？因此，王若铨教授提出自己的校勘意见，将原文重新参订为"故《五藏》曰：肺热叶焦，发为痿躄，此之谓也。"

所谓训诂，包括"训""诂"两方面，"训"是指用通俗的话来解释词义；"诂"是指用当代的话来解释古代词语，或用普遍通行的话来解释方言。亦称"训故""故训""古训""解故""解诂"等。训诂主要是根据文字的形体与声音，以解释文字意义，但对训诂者的要求绝不止于形、音，还要求学者有充足的文史哲等知识。王若铨教授认为，训诂如果仅从形、音探究而不结合实际运用，必将失去很多珍贵的含义或用法。在其讲稿中所引用的古代典籍，上及四书五经，下及明清诸家，品类繁多，除医书外，旁及辞书、史书、兵书诸家。因此，王若铨教授的训诂除了能准确地表达经文原义，对一些字词的训诂还有新的创见，颇有特色。

如《灵枢·九针十二原》中的"神乎神，客在门"，王若铨教授首先批判了《灵枢经校释》的句读，然后结合《尔雅》《吕氏春秋》的记载，将"神乎神"的前一"神"解释成"慎""审"，认为神、审并谓详明谛察之意。还以玄妙解释前一"神"字。然后结合《素问·八正神明论》之语，将后一"神"训为"真气"，正合前所言之"上守神"，即为掌握藏象、经络、气机的变化。王若铨教授将"神乎神"解释为：真气的虚实变化不易掌握，须熟知经络之终始，血气之多少、阴阳之俞会等。如此训诂，既不否认真气之玄妙难测，又强调必须审慎体察方能把握真气之变化；既体现了汉字一词多义的基本特点，又符合经文对上工守神的要求。

又如《素问·咳论》"其寒饮食入胃，从肺脉上至于肺"中的"其"字，王若铨教授提出"其"非假设连词，理由如下：一是据《灵枢·本脏》："有其……"，则此处"其"上乃省去"有"字。二是《灵枢·邪气脏腑病形》曰："以其两寒相感"，即有两寒相感，"其"非假设可知。三是《周语》《魏策》《晋郊祀歌》均用"其"代"有"之用，而杨伯峻《古汉语虚词》、徐仁甫《广释词》均认为"其"可训为"有"。综上，将"其寒饮食入胃"训为"有寒饮食入胃"。如此，切合古文释译中"信""达""雅"的基本要求。

第二章 以经义解经，释疑难真义

《黄帝内经》成书于两千年前，去今甚远。后世医家对《内经》的研究多是建立在自己的临床经验之上，有时会脱离《内经》本义，甚至将自己的认识强加于《内经》之上。因此，如何还原《内经》真义，一直是困扰学者的难题。清·张志聪集门人作《集注》，该书采用以经解经的注释方法，在注释时引证他篇经文的论点来加以阐释，实为还原《内经》本原之佳作。王若铨教授在研究《内经》时，充分认识到以经解经法的重要性与实用性。在其讲稿中，最善引用《内经》原文。其引用形式多种多样，或在注释中直接引入，或在注释后进行罗列，或将经文比照异同进行分析。

前已言，概念不清晰是《内经》研究的难点。如《内经》中"真气"，历来争议颇多。王若铨教授曾开展专题讲座对"真气"的实质进行探讨。首先，引用"真气者，所受于天，与谷气并而充身者也"（《灵枢·刺节真邪》）来说明真气来源于先天；进一步又引《素问·四气调神大论》"逆其根，则伐其本，坏其真矣"之说，指出真与本的意义是相通的。由此，引出真气就是本原之气的这一概念，并说《内经》中"正气"，或"形气""人气""神气"皆为真气之别称。此外，他还阐明了真气在不同居所的不同含义与作用，及真邪相搏与疾病的发生、诊治之间的关系。

又如，《素问·痿论》中的"胞络考"，王若铨教授汇集《内经》全部关于"心包""包络""胞脉""胞络"等相关经文，并加以解释，认为上述四词共有两义。其一，即六脏之一的心包络。《灵枢·经脉》："心主手厥阴心包络之脉。"《灵枢·邪客》："故诸邪之在于心者，皆在于心之包络，包络者，心主之脉也，故独无腧焉。"《素问·血气形志》："心主"，皆是此义。心包络为六脏之一，其经为手厥阴，与手少阳为表里，为臣使之官，代君行令、受邪。其二，即胞宫之络脉。《素问·奇病论》："人有重身，九月而瘖，……胞之络脉绝也。胞络者，系于肾，少阴之脉贯肾系舌本，故不能言。"《素问·评热病论》："月事不来者，胞脉闭也。胞脉者，属心而络于胞中。"这两处经文之"胞络""胞脉"，皆是指女性胞宫之络脉，其功能与《素问·五脏别论》中的"女子胞"相近，主妊娠与月事，与手足少阴经相关。王若铨教授认为，一词多义是《内经》中常见的现象，在注释时要充分考虑上下文之间的关系，不可直接代用常见词义，避免张冠李戴。

又如，水肿有水、水肿、风水、胀、水胀、肤胀等名，是《内经》时代最常见的疾病之一。除《灵枢·水胀》《灵枢·胀论》专篇论述水肿的因机症治以外，还有《素问·脉要精微论》《素问·评热病论》《素问·汤液醪醴论》《素问·水热穴论》《灵枢·论疾诊尺》《灵枢·五癃津液别》等篇，也对水肿病进行了探讨。王若铨教授在《素问·脉要精微论》讲稿中对水肿病相关经文进行了汇总，并结合《金匮要略》经文，提出水肿病（风水）之病因为："勇而劳甚，则肾汗出"，逢于风得之。病机为风邪客于玄府，行于皮里，影响三焦之气化，故气滞水停，故传变而致浮肿，兼现发热。若及于脾肾，其病机为："肾者，胃之关也，关门不利，聚水而从其类"，肾不能正常通利，故水停下焦，"溢则为水，留即为胀"。脾不虚则游溢精气，上输于肺，通调水道，下输膀胱，水精四布而为水，若脾虚则水留于中而为鼓胀之类。王若铨教授以《内经》原文注释《内经》的方法，既前后联系，又加以区别，往往取得到达意、明辨的效果，实为研究《内经》之良方。

第三章　取法于自然，倡内外整体

老子云："人法地，地法天，天法道，道法自然。"古人认为，人参合在天地这个"大系统"之间，自然要受天地之气的影响和制约，即"天人相应"，《内经》则称"人参天地"，或"人与天地相参"，其本质是机体与外在环境统一。王若铨教授深感于是，对《内经》天人相应的理论作了深入的研究。

王若铨教授认为《内经》中的"人参天地"包括三方面的内容。一是人与外在环境的统一性：即人受天地自然的影响、制约、相互渗透。《素问·六节藏象论》说："天食人以五气，地食人以五味。"自然界的日月、五行、五时、五方、五气、五味等，是人类生存所必须的物质条件，人不能离开天地自然而生存，正如《灵枢·本神》所说："天之在我者德也，地之在我者气也，德流气薄而生者也。"所以人与自然界是一个统一整体，是相互影响，相互渗透，息息相关的。二是人体真气对外在环境具有适应的自然能力：人受命于天地，自然要与天地之变化规律相适应。如《素问·生气通天论》说："平旦人气生，日中而阳气隆，日西而阳气已虚，气门乃闭。"这是人体真气为了适应昼夜作息的需要在一日三时的昼夜周期性消长变化。又如《素问·四时刺逆从论》中对四时气之所在的论述，体现了人体真气随四季周期变化的一系列生理反应；而《素问·脉要精微论》中四时脉象的变化，即是真气的浮沉出入在脉象上的体现。王若铨教授认为，这种变化就是现代科学里称之为"生物钟"现象，即周期性的生理节奏。三是人的精神意识对外在环境具有适应能力：对外在环境的适应能力包括两方面的要素，分别是人的精神意识（主观能动性）和对外界的反应。王若铨教授指出《素问·上古天真论》"法则天地""逆从阴阳""提挈天地，把握阴阳""虚邪贼风，避之有时"，及《素问遗篇·刺法论》"避其毒气"等论述，即是《内经》强调人对外在环境的适应能力，这种适应能力又会引导人主动去改变自身的日常活动而"治未病"。因此，人的主观能动性对外在环境的适应，较前述"生物钟"现象，更具有积极的意义。此外，王若铨教授论经，探幽发微，以小见大，通过《灵枢·玉版》中"夫人者，天地之镇也"一句，深入分析认为《内经》在此强调人作为具有主观能动性的生灵，反过来也要影响天地，对自然界有反作用（包括"改造世界"），从不同层面剖析了《内经》天人相应观点，完善和丰富了其理论内涵。

人本于阴阳五行之气而生，生理病理活动以阴阳五行理论为纲纪。古人基于这种观点，结合天地自然整体观，推演出了人自身的整体观。王若铨教授在研究《内经》中的人自身统一整体观时，依据《素问·调经论》"五脏之道，皆出于经隧，以行血气"之语，提炼出人自身整体观的三个要素，即五脏体系、经络系统和真气。王若铨教授认为人是以五脏为主体，以真气为物质基础，以经络为中介构成的统一有机整体，三者相互联系，相互作用，相互依赖，相互制约。

王若铨教授在研究《内经》时，充分考虑到了五脏在人体的核心作用，他认为《内经》以五脏为理论核心，将人体以五个生理活动系统（包括五窍、五体、五声、五志、五变）与自然界的五行（包括五方、五气、五材、五味、五色、五音）相通应的征象，作了系统的归类，揭示了机体内在环境之间及机体与外在环境之间的本质联系。王若铨教授还指出，五脏体系以心为主宰之核心。正如《素问·灵兰秘典论》云："心者，君主之官也"，"主不明则十二官危"。

在中医理论体系建立的早期，经络系统是独立的体系，至《内经》方与脏腑相应。《灵枢·海论》："夫十二经脉者，内属于腑脏，外络于肢节。"王若铨教授通过对《内经》的研究，将经络的功能归纳为感传、调节、运动、抗病机能四个方面。王若铨教授认为，经络在生理上是内属于腑脏，外络于肢节，沟通全身，运行气血，联结机体各部分成为一个有机的统一整体的组织系统。

如前所述，脏腑是人自身整体观的核心，而经络是沟通内外的通道，而真正起到内养五脏六腑、外濡四肢百骸作用以维持人生命活动的是人的真气。王若铨教授认为真气包含气机与气化两个重要概念。气机，即真气的升降出入活动，包括能量代谢过程和物质代谢过程。气化则是指真气对血气津液、水谷精微的变化作用。人体通过气化作用化生精微，而精微以经络为通道升降出入，使内注于五脏六腑，外散于四肢百骸。应当说气机与气化维持人的生命活动，正好符合古人"万物之生，皆禀元气"的气一元论认识。所以，人自身的整体观，即是天地整体观在人身的运用。正如道法所云："人身小天地，天地大人身。"

第四章　厘阴阳之理，推五运六气

　　阴阳学说，是中医基础理论的重要内容之一。但自《内经》而后，学者对其认识渐趋模糊。王若铨教授年逾耄耋，仍不休于精研学术，著文以厘定阴阳的概念及属性。其以《内经》为依据，将中医的阴阳划分为哲理阴阳与医理阴阳，并指出在研习《内经》时，对于经文里所出现的阴阳，必须根据上下文义首先分清它究竟是哲理的阴阳，还是医理的阴阳，切不可把二者不加区分地混为一谈。哲理的阴阳是自然界的一个普遍规律，反映着两个相反相成的事物范畴。《内经》时期的先哲们运用哲理上的阴阳说为指导思想和方法论，来分析和认识包括医学在内的宇宙间一切事物的本质属性及其相互联系。王若铨教授认为医理上的阴阳是在哲理阴阳的指导下建立起来的经络系统，即阴经与阳经系统，而人体以此经络系统为纲纪，分为阴阳表里内外。人体的阴阳之气，即阴经之气与阳经之气，离不开哲理阴阳的指导。阴经之气包含有阴经的形态本身及循其经而运行的血气，又包含有阴经的感传、调节及主静、主寒、主内等生理功能在内；阳经之气包含有阳经的形态本身及循其经而运行的血气，又包含有阳经的感传、调节及主动、主热、主外等生理功能在内。他还将医理阴阳概括为"阴静阳躁""阴主寒，阳主热""阳主外，阴主内""阳道实，阴道虚"四个基本的理论原则，并以此指导临床。

　　基于阴阳五行与天人相应理论的运气学说是中医学的重要组成部分，明代王肯堂认为运气学为中医穷源溯本之学。王若铨教授本着朴素与实用的原则，对《内经》中的运气学说进行了详细研究。首先分别将六气的司天、在泉与中运情况用画图说明，使其更加直观易懂。其次古人在构建运气学体系时运用了大量古天文学知识，今人对此颇为生疏，王若铨教授随文解释，多有创见。如前人对南北政的解释较为含混，而王若铨教授的解释较清晰明了，认为木星绕太阳运行一周约 12 年，运行在黄道秋分点以南为南政，行至秋分点以北为北政。又根据南北政寸、尺应脉的情况，对推断《内经》寸口脉法有无关部之分，以及《内经》运气七篇的成书时期进行分析，可见其用心之密。再者，《内经》作者对运气学中某些问题的陈述多散见于诸篇，王若铨教授还对全书梳理、筛选，以经释经，以便学者更全面的理解。最后，运气学的理论研究是为了更好地为临床服务，否则将会落入空谈的窠臼。王若铨教授对十九条病机的详解，对司天、在泉六淫病候及治法的分析，用具体的方药对于治法的示例，都是为了让运气学更好地应用于临证。如风淫所胜，平以辛凉，如荆、防、薄、薄；热淫所胜，平以甘寒，如羚角、地龙、青黛、牡蛎；湿淫所胜，平以苦热，如秦艽、厚朴、海风藤；火淫所胜，平以酸冷，如芍、梅、青黛、芒硝；燥淫所胜，平以苦温（王氏认为温乃"湿"之误），如续断、黄芪；寒淫所胜，平以辛热，如干姜、附子等。可见王若铨教授对《内经》运气学说的研究平实而又严谨，值得后人借鉴学习。

第五章 取法于经典，效验于临床

　　王若铨教授平素所治病人，大多是应邀会诊，疑难杂症居多，要取得显著效果殊属不易，但由于他医理精通、经验丰富，善于辨证论治，综合分析，把握疾病的规律，准确确定不同情况下的治疗原则，每能得心应手，赢得了患者的充分肯定。他认为诊病是治病的前提，只要诊断准确，治疗自会取得良好的效果。《素问·阴阳应象大论》云："善诊者，察色按脉，先别阴阳。"王若铨教授认为要以"阴静阳躁""阴主寒，阳主热""阳主外，阴主内""阳道实，阴道虚"四个基本原则为诊断的基础，辨表里、寒热、虚实。王若铨教授对《内经》诊法理论研究颇为深入，他认为临证必须望闻问切四诊合参，不可遗漏任何有价值的信息。他所治的病人多是久治不效之疑难杂症或危重病证，一些特殊诊法往往能取得意外的收获。如对于危重病重视虚里诊法，以辨病人真气之存亡；对于水肿病，常用便身切诊法，以明水之病位、水之多少；对于疑难杂病，常于普通四诊之外，集尺肤、色脉、腹诊诸法。

　　王若铨教授善治内科与妇科病症，他认为内科是临床医学的基础，对内科杂症的辨治，必须遵从《素问·至真要大论》"有者求之，无者求之"的原则，要善于从有处求诊断，从无处求鉴别。如"舍脉从证"和"舍证从脉"之法，即辨证必须以望、闻、问、切四诊合参为前提，如果出现脉、证不符的情况，就应该根据病情实际，认真分析，摒除假象或次要矛盾，以抓住证情本质，或舍脉从证，或舍证从脉。阳证见阴脉、表证见沉脉和证实脉虚，其实质都是证有余而脉不足，即当舍证从脉而救里；而阴证见阳脉，提示病邪有向表趋势，里证见浮脉，多提示表证未尽解；证虚脉实，则宜舍脉从证。脉、证取舍的要点是从"虚"字着眼，即证实脉虚从脉，证虚脉实从证。调整阴阳，扶正祛邪，主张注意时令气候，强调治病求本，从不闻病而医，必须脉症结合。而对于妇科，他以调理气血为主，以疏肝和脾为枢机，运用寒则温之、热则清之、虚则补之、瘀则消之的大法，临床取得了明显的效果。尤其对卵巢囊肿和乳腺增生病的治疗有独到之处。但遗憾的是，因"文化大革命"动荡与工作调动等原因，王若铨教授所撰医案散失无存。

第六章 尊经不泥古，衷中不摒西

　　早在明末清初，西洋医学已在中国传播，西方来华的传教士带来一些西方医药知识，从此中西医之争便再未停息。至清代末年，出现了中西汇通学派，他们擅长运用西方医学知识解释一部分中医理论，代表人物如唐容川、朱沛文、张锡纯等。朱沛文认为中西医"各有是非，不能偏主，有宜从华者，有宜从洋者"。中医"精于穷理，而拙于格物"，但"信理太过，而或涉于虚"；西医"长于格物，而短于穷理"，但又"逐物大过，而或涉于固"，主张汇通中西以临床验证为标准求同存异。王若铨教授生于民国，在学习与实践的过程中不可避免地受到了西方医学的影响，他认为《内经》去今甚远，纰漏在所难免，在研究学习《内经》理论时必须运用临床实际或实验来验证，在研究论证中医理论或临床运用中医理论时，应适当引用西医理论或方法，切不可一味地排斥。如《素问·脉要精微论》中"手少阴脉动甚者，妊子也"的提法，王若铨教授认为其临床应用价值有限，确定妊娠应当在了解生活史、月经史的基础上，结合实验室检查加以验证，如此可保证诊断的准确性和治疗的安全性。此外，在他的讲稿当中，存在多处将西医理论与《内经》理论相结合的例证，如在解释《素问·经脉别论》中的"惊而夺精，汗出于心"时，除了运用中医理论解释汗与惊恐的关系之外，他还引用西医对惊恐汗出的论述来说明其机制。又如，《素问·热论》提出热病传变的六经六日之说，他认为这并不是古人将六经强加于热病之上，而是根据临床实践观察得出的结论，他在讲稿中引用了斑疹伤寒、钩端螺旋体病、回归热、伤寒四个疾病发病特点，来证明伤寒日数说的科学性。王若铨教授的这种尊经不泥古、衷中不摒西的思想，充分体现在他对中医理论研究与临证诊治的过程当中，实为师者、医者大德之典范。

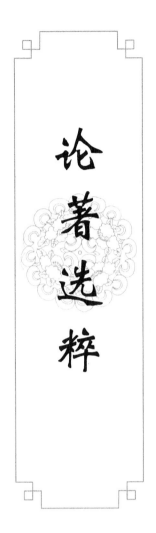

论著选粹

第七章　略论《内经》中的"阴阳之气"的实质

编者按：阴阳与"阴阳之气"说，为中医基础理论的重要内容之一。但自《内经》而后，学者对其认识渐趋模糊，尤其自金元以来，言人人殊。本文以《内经》为依据，对中医基础理论中的哲理阴阳与医理阴阳；医理阴阳与"阴阳之气"的本质及其相互关系作了正本清源的阐述。这对正确整理与继承祖国医学遗产是有一定意义的。

《黄帝内经》（以下简称《内经》）是祖国医学最早的一部经典著作，它奠定了中医学的理论基础。但由于其文辞古奥，言简意赅，不易领会，致使其中的个别基本概念和理论原则流传失真，其中尤以"阴阳之气"（《灵枢·行针》）说，更是一重要而突出的例子。这类问题如不溯本求源地加以探讨与统一，势必将影响继承、整理与发扬的工作，甚至走一些本来可以避免走的弯路。

兹不揣简陋，就个人学习《内经》的点滴体会，对"阴阳之气"说的实质及其有关问题，作一粗浅探讨，不当之处，希望得到同志们的指正。

（一）欲明"阴阳之气"的实质，首须明确"阴阳"的实质

在《内经》的理论体系中，存在着两种不同性质的阴阳，一种是属于哲学范畴的阴阳，一种是属于医学范畴的阴阳。兹分述如下：

（1）属于哲学范畴的阴阳是众所熟知的，这就是《素问·阴阳应象大论》所说的"阴阳者，天地之道也"的阴阳，它是自然界的一个普遍规律，反映着两个相反相成的事物范畴。《内经》时期的医学家们曾运用当时这种哲学上的阴阳说作为指导思想，来分析和认识包括医学在内的宇宙间一切事物的本质属性及其相互联系。如《素问·阴阳离合论》说："阴阳者，数之可十，推之可百，数之可千，推之可万，万之大不可胜数，然其要一也。"说明宇宙万物无不可用阴阳分析的方法来加以分析和认识，由宏观世界分析到微观世界，一切事物中仍然存在着阴阳两个方面。无论分析的对象多么复杂多样，而运用阴阳分析的要领却只有一个，即"阴阳者，一分为二也"。由此可见，《内经》中哲理的阴阳说，它既是指导思想，同时又是方法论。然而哲理的阴阳说毕竟是属于哲学范畴的东西，它虽然是指导思想，是方法论，但却代替不了医学本身的阴阳学说。

（2）在《内经》理论中，属于医学范畴的"阴阳"是什么呢？这就是在哲理的阴阳说的指导下建立起来的把经络系统一分为二的阴经系统与阳经系统，《内经》中习惯于把它们简称之为"阴阳"。如《灵枢·邪气脏腑病形》说："阴之与阳也，异名同类，上下相会，经络之相贯，如环无端。"《灵枢·营卫生会》也有与此相类的说法，叫作"阴阳相贯，如环无端"。此外，如《素问·调经论》又说："夫阴与阳，皆有俞会，阳注于阴，阴满之外，阴阳匀平，以充其形"等等，这方面的例证是不胜枚举的。

经络系统和脏腑系统一样，同是人体重要的组织形态之一，它在人体的生理活动、病理反应和诊断、治疗过程中，都起着广泛而重要的作用。对此，《灵枢·经别》曾经高度概括地指出说："夫十二经脉者，人之所以生，病之所以成，人之所以治，病之所以起，学之所始，工之所止也。"

我们在研习《内经》时，对于经文里所出现的阴阳，必须根据上下文义首先分清它究竟是哲理的阴阳，还是医理的阴阳，切不可把二者不加区分地混为一谈。

（二）关于医理阴阳的理论原则

根据《内经》关于医理阴阳的论述，约可归纳出如下四个重要的理论原则：

1. "阴静阳躁"

《素问·太阴阳明论》说："阳者，天气也，主外，阴者，地气也，主内。"说明阳经的属性法象于天气，故属阳主动、主外；阴经的属性法象于地气，故属阴主静、主内。这是阴阳二经的本气，即由先天带来的气性即如此。阴主静就是主于抑制，阳主动就是主于兴奋，这是阴阳二经最基本的生理功能，是和天地阴阳动静的规律相一致的。这一动一静的功能既相反又相成，从而维持了人体机能的相对平衡。所以《素问·生气通天论》说："阴平阳秘，精神乃治。"

人体阴阳二经，如果受到机体内在或外在因素的影响而导致阳经的功能亢奋时，就会出现兴奋的功能对阴经的抑制的功能占优势，从而出现一系列"阳胜"的病理生理反应。相反，如果导致阴经的功能亢奋时，就会出现抑制的功能对阳经的兴奋的功能占优势，从而出现一系列"阴胜"的病理生理反应。如阳胜之证多躁烦，阴胜之证多静卧即是。

同样的道理，如果由于某种内在或外在因素的影响而导致阴经的功能低下时，就会出现阳经的功能占优势的相对"阳胜"的病理生理反应；或者导致阳经的功能低下时，也会出现阴经的功能占优势的相对"阴胜"的病理生理反应，这就是《素问·评热病论》所说的"阴虚者，阳必凑之"的道理。

2. "阴主寒，阳主热"

阴经的本气主于抑制，如果阴经的抑制功能胜过阳经的兴奋功能，则机体的生理机能就会由于抑制太过而低下，血气因之运行迟滞，机体各部亦因得不到应有的血气的温煦而生寒。阳经的本气主于兴奋，如果阳经的兴奋功能胜过阴经的抑制功能，则机体的生理机能就会由于兴奋太过而亢进，血气因之运行畅盛，腠理间亦因卫气增多而生热。所以《素问·阴阳应象大论》说："阳胜则热，阴胜则寒。"再以足太阴与足阳明一阴一阳为例来看："阳气有余，阴气不足，则热中善饥；阳气不足，阴气有余，则寒中肠鸣腹痛。"

3. "阳主外，阴主内"

内指内脏，外指躯体。十二经脉虽如《灵枢·海论》所说的那样是"内属于脏腑，外络于肢节"的，但从总体来看，阴经的作用却偏重于内脏，阳经的作用则偏重于躯体。

（1）阴主内：《灵枢·终始》说："阴受气于五脏。"五脏所藏精气的输出于周身以及五脏所需血气之供应，都是通过阴经来完成的，所以《素问·调经论》又说："五脏之道，皆出于经隧。"

（2）阳主外："阳受气于四末"，把从阴经接受来的血气敷布于躯体，躯体的皮腠得到阳经输布的血气特别是其中的卫气的濡养，就收到"分肉解利，皮肤调柔，腠理致密"的效果。皮肤、腠理的功能正常，不予外邪以可乘之机，就是保持了"卫外"的正常功能。所以《素问·生气通天论》说："清静则肉腠闭拒，虽有大风苛毒弗之能害。"

阴阳二经的功能一主外，一主内，一表一里，既分工又合作，既相反又相成。阴主内，是阳经所需精气的守司，起输精于阳经以支持阳经的积极作用；阳主外，是阴经的外卫，起防止外邪侵袭，不使阴气妄耗的卫外作用。这就是《素问·生气通天论》所说的"阴者藏精而起亟也，阳者，卫外而为固也"，以及《素问·阴阳应象大论》所说的"阴在内，阳之守也，阳在外，阴之使也"的道理。

4. "阳道实，阴道虚"

阴阳二经发病的规律，一般说来阳经多实证，阴经多虚证，这是和阴阳二经的功能以及它们各自所易感受的病因密切相关的。例如《素问·调经论》说："夫邪之生也，或生于阴，或生于阳。其生于阳者，得之风雨寒暑；其生于阴者，得之饮食居处，阴阳喜怒。"阳主外，外邪伤人"必先于皮毛"。故先引起阳经之气的变动而发病；阴主内，饮食、起居、情志之失节，房事之过度等，都必然要引起阴经之气的变动从而导致内脏功能的改变而发病。所以《素问·太阴阳明论》说："阳者，天气也，主外，阴者，地气也，主内。故犯贼风虚邪者，阳受之，食饮不节，起居不时者，阴受之。阳受之则入六腑，阴受之则入五脏。"

外感热邪引起的阳证，开始发病一般都有阳胜发热的证候，因循失治，就要入传于六腑，从而导致身热汗自出，烦不得卧，呼吸"喘粗"等证。即《素问·太阴阳明论》所说的"入六腑，则身热，不得卧，上为喘呼"，这种既有外邪入客，又有阳经之气亢奋的症候，就是实证，所以说"阳道实"。内因引起的阴证，其发病多现腹满，泄泻，或腰膝酸软，头晕耳鸣等，既有脏腑精气亏虚，又有阴经之气衰减的症候，就是虚证。即《素问·太阴阳明论》所说的"入五脏，则膜满闭塞，下为飧泄"，以及《灵枢·海论》所说的："髓海不足，则脑转耳鸣，胫酸眩冒。"所以说"阴道虚"。

综上所述，可见《内经》中的医理的阴阳与哲理的阴阳是截然不同的，决不可混为一谈，更不可用哲理的阴阳来代替医理的阴阳，以免产生概念上的混乱，对继承、整理和发扬祖国医学遗产造成不利的影响。

（三）阴阳之气的实质

阴阳之气就是阴气和阳气的合称。阴气即阴经之气、阳气即阳经之气的简称。如《素问·太阴阳明论》说："故阴气从足上行至头，而下行循臂至指端；阳气从手上行至头，而下行至足。"可见阴阳之气即经络之气，亦简称之为"经气"。"气"这个概念，在《内经》里它既表示是宇宙间最微小、最基本的物质实体，又表示是宇宙间最微小、最基本的物质实体的能，是一个"质能联系"的概念。

阴气的概念是：既包含有阴经的形态本身及循其经而运行的血气（包括脏腑的精气）；又包含有阴经的感传、调节及主静、主寒、主内等生理功能在内。同样，阳气的概念也是：既包含有阳经的形态本身及循其经而运行的血气，又包含有阳经的感传、调节及主动、主热、主外等生理功能在内。在《内经》的阴阳之气的理论中，同一生理物质，运行在阳经的即属阳气的成分，运行在阴经的即属阴气的内容。《灵枢·大惑论》说："卫气不得入于阴，常留于阳，留于阳则阳气满，阳气满则阳跷盛，不得入于阴则阴气虚，故目不瞑矣。"这是阐述不得眠的病机的一段经文，从中我们可以看出，同一卫气，行于阳经则成为阳气的内容之一，行于阴经则成为阴气的内容之一，在病因存在的条件下，卫气如常留于阳则致阳气盛，不入于阴则可致阴气虚。

阴阳之气在病理方面的反应则是：邪在于阳分，则阳气与邪相争而阳盛，邪在于阴分，则阴气与邪相争而阴盛，所以《素问·疟论》说："夫疟气者，并于阳则阳胜，并于阴则阴胜，阴胜则寒，阳胜则热。"故治疗亦不离于调其阴阳之气的虚实，如《灵枢·刺节真邪》说："用针之类，在于调气。"用针补泻后，其阴阳之气复归于平调，即可止针而病愈。所以《灵枢·终始》说："凡刺之道，气调而止。"（阴阳之气在生理方面的反应，请参看"阴阳之气与任督"一节。）

人体外而皮腠，内而脏腑，在生理上之所以能保持协调统一，在病理上之所以能有机配合与邪相争，在治疗上之所以能胜邪愈病，都是和阴阳之气的功用分不开的。

（四）阴阳之气与真气

真气的概念见于《灵枢·刺节真邪》："真气者，所受于天，与谷气并而充身者也。"天，指先天，即胚胎。胚胎由先天之精所构成，既成胚胎之后，先天之精即化为此胚胎之一切组织形态，包括脏腑、经络等在内，而真气也就寓于其中。真有本原之义，真气就是本原之气的意思，也就是机体固有的生理功能。它充满于全身，无处不有，赖后天水谷之气的滋养以续存。真气足，即是生理机能旺盛，真气虚，即是生理机能低下。

真气之在于五脏者，称"五脏之气"，亦称"脏气"，在于六腑者，称"六腑之气"，亦称"腑气"，在于经络者，称"经络之气"，亦称"经气"。如《素问·平人气象论》说："脏真散于肝，……脏真通于心，……脏真濡于脾，……脏真高于肺，……脏真下于肾。"又如《素问·离合真邪论》说："真气者，经气也。"由此可知阴阳之气是属于真气范畴的，是人体真气之一。正因如此，在《内经》中有关真气作用的论述，大量地都是以阴阳之气的形式来表述的。明确这一点有着十分重要的意义，它既有助于人们对《内经》中真气的本质的理解，又扩大了人们对真气与阴阳之气的关系及其作用的认识。

（五）阴阳之气与任督

阴阳之气虽与脏腑相关，但阴阳诸经的统御与调节却不在于脏腑，而在于任督。阴阳十二经皆朝会于任督，以有任督的统御与调节而得以完遂其经络系统的整体性与统一性。

任督二脉上属于脑，下连于生殖器官，中络心、肾，行于躯干正中前后一周，为一身经络之纲纪，实"一源而二歧"。脑为"髓海"，藏于头颅，为人身"奇恒之府"。《金匮玉函经·卷一·证治总例》说："头者，身之元首，人神之所注，气血精明，三百六十五络，皆归于头，头者，诸阳之会也。"所以王冰谓脑为"真气所聚"，杨上善谓"头是心神所居"。《内经》虽然以心为"五脏六腑之大主也，精神之所舍也"，但认为头也是精神所舍之处，如《素问·脉要精微论》说："头者，精明之府，头倾视深，精神将夺矣。"正因为脑髓是真气所聚，精神所舍之处，是一个极为重要的器官，所以《素问·刺禁论》强调指出针刺头部严禁刺中脑髓，如"刺头，中脑户，入脑，立死"。可见奇恒之府的脑在人体的重要性。任督既连属于脑，又络于心、肾，它既能将脑之气输转于十二经特别是心、肾与生殖系统，以促进与调节它们的功能，同时又朝会十二经、三百六十五络的血气以养于头，以奉神明，实为人体最重要之经脉，故能督任阴阳，为十二经之统领。

任督二脉的形态及其功能的总称为任督之气，它既包含任督二脉形态本身及循其经而运行的血气（包括脑之精气）；又包含任督二脉的感传、调节、主静、主动、主寒、主热、主生殖发育及统御诸经的功能在内。（任督的功能详见拙著《任督新探》一文。）

人体的阴阳之气，经常在内在或外在因素影响下，发生或盛或衰的变动，以适应内在或外在环境的变化。如《素问·举痛论》说："寒则腠理闭，气不行，故气收矣，炅则腠理开，荣卫通，汗大泄，故气泄矣。"这里的"气"，指经气而言。寒气能抑阳助阴，导致阴气偏盛，阳气偏低，故阳气收敛而腠理闭塞，卫气达于外者少，所以说"气收"，这是有利于体温的保存的。热气能助阳损阴，使阳气偏盛，而阴气偏低，故阳气亢奋而腠理开张，卫气泄越，所以说"气泄"，这是有利于体温的放散的。这两个例子说明了人体阴阳之气也就是真气对外在寒热因素刺激的适应性反应，这是保持人体与外在环境之间动力的平衡所必不可少的功能。但是这种阴阳之气对内外因素刺激的反应，必须保持在一定限度内，这就需要任督之气在一定限度内的统御调节，使亢盛者不致太盛，低下者不致过低，以免陷于病态。《十四经发挥》根据《难经》所总结的："譬犹圣人图设沟渠，以备水潦，斯无滥溢之患"，就是讲的这个道理。正因任督之气能调节阴阳之气的盛衰，所以《甲乙经》称督脉为"阳脉之海"，《十四经发挥》称任脉为"阴脉之海"。此阳脉之海气虚，就会影响到全身的阳气皆虚，当用鹿茸、附子之属以补之；阴脉之海气虚，就会影响到全身的阴气皆虚，当用龟板、熟地之类以滋之。

小　结

本文扼要论述了《内经》中关于医理的阴阳与阴阳之气的实质及其理论原则，并对真气及任督之气等有关基本概念、基本理论及其与阴阳之气的关系等进行了新的探讨。所有这些问题，都是有关中医基础理论的最基本的问题，对这些问题继续进行深入地探讨与研究，对继承、整理和发扬祖国医学遗产，无疑是极为迫切而必要的。

最后附及一点，即：自金元以来特别是自明·张介宾《类经》以来，多以"阴精""阳气"来解释甚至充当《内经》的"阴阳之气"，这是不合经旨的。这样做不仅会造成概念上的混乱，割断中医学术的历史继承性，等于取消了《内经》的"阴阳之气"说，而且也违反了"阴阳者，一分为二也"的运用原则。试问如果把"阴精"与"阳气"列为一对矛盾的话，那么"阳精"与"阴气"将何所处置！所以拙见以为用"阴精""阳气"来解释甚至充当《内经》的"阴阳之气"说是偷换概念，是极不可取的。

第八章 营卫名实辨——兼辨卫气与阳气的区别

营卫是中医学术中最常用的两个基本概念,但是对于它的名义和实质,在学术界尚有不同认识,尤其对卫气和阳气的关系问题,在认识上更是模糊。现将个人对这些问题的粗浅看法作为引玉之砖提出来,和同道们共同研讨,不当之处,敬希指正。

(一)营卫的名义

营卫之名在《内经》中屡见不鲜,关于它的概念,则以《素问·痹论》:"营者,水谷之精气也","卫者,水谷之悍气也"的论述,最为简要而明确,说明二者皆为水谷所化之精微。同是水谷之精微,但何以一名为营、一名为卫呢?弄清这个问题,对我们深刻认识营卫的实质是很有裨益的。

《荀子》说:"制名以指实。"《尹文子》也说:"名者,名形者也。"说明古人为事物命名的原则,都是以事物形质的实际情况为依据的。营卫的命名当然也是如此。

1. 营

《说文》:"营,币居也。从宫,荧省声。"段玉裁说:"币居,谓围绕而居,如市营曰阛,军垒曰营皆是也。"说明营有围绕之义,故李善在《文选·魏都赋》:"延阁胤宇以经营",下注云:"周行为营。""周行"与《灵枢·营卫生会》的"营在脉中,卫在脉外,营周不休"之"营周";及《灵枢·痈疽》的"夫血脉营卫,周流不休"的"周流"同义。营不仅是"币居",而且还有深居之义,如《孔子家语·问礼》:"冬则居营窟。"王肃注:"营窟,掘地而居也。"故《素问·玉机真脏论》曾用营来形容冬脉之深沉,说"冬脉如营"。可见营气的命名乃是根据它深居脉内,营周不休的实际情况而命名的。

2. 卫

《说文》:"衞,宿衞也,从韋币,从行。行,列卫也。"宿卫,即宫禁中值宿警卫。韋,"相背也";币,为周币;行,为巡行(不作"道"解);列,为"分解""列卫",即分头巡行以警卫之意。宫禁中值宿之警卫,须分头循相反之方向巡行,且双方行必周币,营卫始能周密。金文中"弓衞父庚爵"之"衞"字即作"[图]",象众足于囗外相背巡行之形,以会警卫之意。说明"卫"亦有"营周"之义,与营相通。《说文通训定声》于卫字下就曾引:《鲁语》:'有货以卫身也'注:'营也。'"又在营字下引《苍颉篇》说:"营,卫也。"是证营卫二字古本通用。在医经中也有其例,如《灵枢·邪客》的"则卫气独卫其外"。《甲乙经·卷十二·第三》即作"则卫气独营其外"。可见卫气的命名乃是根据它在脉外营周不休,与宿卫之在囗外周行不休的实际情况相似,故而名之为卫的。

综上可见,"周流不休"是营卫在人体内存在的方式,所不同的是:在脉内周流不休的便名之为营,在脉外周流不休的便名之为卫。正因为营卫是在人体内周流不休的水谷精微,所以其生理作用则为"其流溢之气,内溉脏腑,外濡腠理"《灵枢·脉度》,其病理反应则为"逆其气则病,从其气则愈"（《素问·痹论》）。《素问·生气通天论》："营气不从，逆于肉理，乃生痈肿。"是其例矣。

（二）营卫的实质

营卫虽然同为水谷之精微，但其品质却有清、浊之不同。如《灵枢·营卫生会》说："谷入于胃，以传与肺，……其清者为营，浊者为卫。"清，有精淳为上之义。清与精同谐青声，古本通用。如《灵枢·小针解》："其精气上注于肺"，《灵枢·动输》即作"其清气上注于肺"。又如《灵枢·大惑论》："其气不清则欲瞑"，《甲乙经》《太素》则作"不精"。《灵枢·营气》说："精专者，行于经隧，常营无已。"此"精专"，即精淳之意。营气为水谷精微之最精淳部分，故谓之"清者"。浊，有浮薄为次之义。《灵枢·卫气》说："其浮气之不循经者，为卫气。"说明卫为水谷精微中的浮薄慓疾部分，故能渗出于脉外。与"以奉生身，莫贵于此"的精淳为上的营气相比，浮薄慓疾的卫气则为次之，故谓之"浊者"。

营与卫不仅有精淳与浮薄之分，而且在人体内的化生与吸收，亦有快慢之不同。如《太素·卷第十二·营卫气》说："营出于中焦，卫出于上焦。""上焦"，赵府本《灵枢经·营卫生会》作"下焦"。然细绎同篇经文于"上焦之所出"一节，虽未明言出的是卫气（以其紧接在"卫出上焦"下，故省略未言），但却有"常与营俱行于阳二十五度，行于阴亦二十五度"之说，是虽未言卫，而卫却已跃然纸上，呼之欲出了。且同篇经文于篇末曾总结性地明确指出"上焦如雾，中焦如沤，下焦如渎"，故于"下焦之所出"一节，记载所出皆为水谷糟粕，未尝涉及卫气，故知赵府本作"下焦"为误。又如《灵枢·平人绝谷》说："上焦泄气，出其精微，慓悍滑疾"；《灵枢·痈疽》也说："上焦出气，以温分肉，而养骨节，通腠理"，此外尚有十证，也都证明了卫气是出于"上焦"的。"卫出上焦"，是因为卫气为饮食物中消化吸收较快之部分所化。故于"胃上口"即已吸收而输出。《灵枢·邪客》说："卫气出其悍气之慓疾，而先行于四末分肉皮肤之间而不休者也。"也证明卫气是在上焦即已吸收，故能先于营气而行。

营气则为饮食物中消化吸收较慢之部分所化，故需在中焦经过较长时间的"受盛"、沤渍后，始能吸收输出。正因其吸收输出是在上焦吸收输出卫气之后，故经文说："中焦之所出""出上焦之后"。

既然卫气浮薄，其输出较营气为快，当然它应是由消化吸收较快的饮食如水、酒、盐、糖、蔬菜、水果及部分谷类等的精微所构成。营气精淳，其吸收输出较卫气为慢，因而它应是由消化吸收较慢的饮食物如禽、鱼、肉、蛋、奶及部分谷类等的精微所构成。

（三）卫气运行的特点

营卫的运行。总体说来固然是"营在脉中，卫在脉外，营周不休"的，但又各有其特点，这就是：营气的运行是按阴阳十二经的流注次序"阴阳相贯，如环无端"，昼夜循行五十周次的，而卫气的运行则大部是"昼日行于阳二十五周，夜行于阴二十五周"，是不按十二经流注次序循行的。

所谓昼行于阳，就是卫气在"常与营俱行""阴阳相贯"的基础上，于平旦"阴尽而阳受气"之时，有部分卫气直接由阴蹻脉输注于目，而出于太阳、少阳、阳明，与此同时还有部分卫气以及新由饮食吸收而上注于肺之卫气，仍"常与营俱行"而循经由阴出阳，并在阳分渗出于脉外，到达于腠理之间。故卫气昼日行于阳分者多，出于脉外者多，是其特点。卫气只有出于脉外，始能"以温皮肤分肉之间"，从而使"分肉解利，皮肤调柔，腠理致密"。昼日出于脉外之卫气，除部分残余之废气经气门以宣泄于体外者外，余则大部经太阳阳跷而上行，复合于目，交于阴跷为一周。《灵枢·寒热病》说："阴跷阳跷，阴阳相交，阳入阴，阴出阳，（阴阳）交于目锐眦。"据此则知卫气昼日之出于阳分脉外者，当经跷脉以环流，如当环流而不环流，则必导致阳气盛，阳跷满，而不得眠。

所谓"夜行于阴"，就是卫气在夜间行于阳分渗出于脉外者减少，而由脉外入于脉内行于阴分者增多，至夜半则所有出于脉外之卫气大都渗回脉内而行于阴分（包括五脏），就如《灵枢·营卫生会》所言"夜半而大会"，所以夜间行于阴分者多，入于脉内者多，也是卫气运行的一个特点。

卫气之所以昼日行于阳分者多，出于脉外者多的原因，主要是由于人体真气为了适应人体昼日活动的需要，而使阳气于昼日强于作用之故。

（四）卫气与阳气的区别

卫气与阳气本是两个不同的概念，但学者多将二者混淆无别，认为卫气就是阳气，甚或竟把卫气改称为"卫阳"。卫气与阳气之分辨不清由来已久，远在隋唐时期即已如此。如杨上善在《太素》："阳气者，精则养神"下就注释说"卫之精气"，又于"阳气而竭"下注释说："则卫之阳气竭壅不行。"又如王冰在"阳气乃竭"（《素问·生气通天论》）下注释说："卫者，阳气也。"由于杨、王二家是《内经》现存最早的注家，故对后世的影响尤其是王注的影响是至为深广的。

考《素问·太阴阳明论》说："故阴气从足上行至头，而下行循臂至指端；阳气从手上行至头而下行至足。"又《素问·厥论》说："阳气起于足五指之表，阴脉者，集于足下而聚于足心。"从这两篇经文中可以明确看出，阴气就是阴经之气、阳气就是阳经之气的简称。

《素问·离合真邪论》说："真气者，经气也。"这句经文给了我们很大的启示，使我们很自然地联想到既然经络之气是真气，那么脏腑之气和经络之气一样，当然也应是人体的真气了。正因如此，所以张仲景才有"若五脏元真通畅，人即安和"之论。阴气、阳气就是经络之气，当然也就是真气，所以《素问·生气通天论》在论述真气通天的过程中，并无一字提及真气，而大量的是用阳气、阴气来阐述的，于此可见，阴气、阳气就是真气之具体而微者。因此阳气虚，就是真气虚，阴气虚同样也是真气虚。阴阳之气的概念及其内涵，如图1所示。

阴气 { 阴经形态本身及运行于其中的血气（包括脏腑输出的精气）
　　　 阴经的感传、调节、主静、主寒的功能运行于其中的血气的能 } 经气
阳气 { 阳经形态本身及运行于其中的血气（包括脏腑输出的精气）
　　　 阳经的感传、调节、主动、主热的功能及运行于其中的血气的能 }

图1　阴阳之气的概念及其内涵

阳气既是阳经之气，是由先天带来的，当然是属于真气范畴的；而卫气则是由后天摄入的水谷所化之精微，因而它是属于谷气范畴的。故阳气为主，卫气为从，卫气是在阳气的统御敷布下参与了"卫外"作用的。正因如此，所以阳气盛则阳经所统御敷布的卫气即多，阳气虚，则阳经所统御敷布的卫气即少，此理《素问·调经论》《灵枢·大惑论》皆曾论及。此外，《灵枢·卫气行》的"阳主昼，阴主夜"；《素问·皮部论》的"阳主外，阴主内"。都是说的阴阳二经的生理功能，从中也可看出阳经是主于昼日统御敷布卫气以卫外的。

真气与谷气的概念固然是可分辨的，但二者的关系却是统一的，不可分割的。《灵枢·刺

节真邪》所说的："真气者，所受于天，与谷气并而充身者也"，就是说的这个道理。在人体内，谷气与真气是并行不悖的，真气所到之处，谷气即随之而至，谷气所至之处，真气亦必同时到达。故经文有时径以谷气代称真气。如《灵枢·终始》在论述针刺时术者的指下感觉时说："邪气来也紧而疾；谷气来也徐而和。"又说："已补而实，已写而虚，故以知谷气至也。"这些谷气实际上都是指的真气，从而可见谷气与真气的统一而密不可分的关系。卫气与阳气的关系也正如此，历代医家之所以往往将二者混为一谈的原因也在于此。

《灵枢·大惑论》说："卫气不得入于阴，常留于阳，留于阳则阳气满，阳气满则阳跷盛，不得入于阴则阴气虚，故目不瞑矣。……卫气留于阴，不得行于阳，留于阴则阴气盛，阴气盛则阴跷满，不得入于阳则阳气虚，故目闭也。"从这段经文中可以明确三个问题：一是阴阳，有哲理的阴阳与医理的阴阳之分，这里的阴阳为医理之阴阳，即阴阳二经的简称；二是阴气、阳气，即阴经之气、阳经之气的简称；三是卫气，同一卫气行于阳分就是阳气的内容，留于阴分就是阴气的内容。至此，卫气之非阳气，已是再明白不过的了。

卫气和阳气的区别已如上述。现在再来分析一下"卫外"与阳气、卫气的生理作用的关系。《素问·生气通天论》说："阳者，卫外而为固也。"阳，指医理阴阳的阳经而言，即阳经的功能是统御敷布卫气营周于外而强固躯壳的。《素问·金匮真言论》说："夫言人之阴阳，则外为阳，内为阴。"外指躯壳，内指内脏。这里的阴阳是哲理的阴阳，即指导人们认识事物的相反相成的本质属性及其本质联系的方法论。就是说通过阴阳分析法揭示出来人的躯壳对内脏的关系，即躯壳对内脏来说其性质属阳，而内脏对躯壳来说其性质属阴。阳经的卫外，就是指阳经统御敷布卫气以营周于外，以温煦濡养躯壳的皮肉腠理，使之功能强固不受外邪的侵袭。这一生理作用是以阳气为主的，其中也包含有卫气在阳气的统御敷布下，出于脉外所发挥的"温分肉，充皮肤，肥腠理，司关阖"（《灵枢·本脏》）的作用在内。所谓"关阖"，是关、阖、枢的简称，之所以如此简称，乃是受了三字句行文限制的缘故。《内经》中这样的例子很多，如《素问·调经论》："夫邪之生也，或生于阴，或生于阳，……其生于阴者，得之饮食居处，阴阳喜怒。"这里的喜怒，就是受字数的限制而对喜、怒、忧、思、悲、恐、惊的简称。关、阖、枢见《太素·卷第五·阴阳合》："太阳为关，阳明为阖，少阳为枢。"杨上善注说："三阳离合为关、阖、枢，以营于身也。夫为门者具有三义：一者门关，主禁者也；……二者门阖，谓是门扉，主关闭也；……三者门枢，主转动者也。"根据杨注则知"关"是门闩，"阖"是门扇，"枢"是门轴，是关于门的三个部分的名称，是用以比喻三阳经"主外"的不同作用的，这就是太阳主于皮肤如关；阳明主于肌肉如阖；少阳主于腠理如枢。《灵枢·本脏》的"司关阖"，就是指卫气主司对皮肉腠理的濡养温煦而言，是对上文"温分肉，充皮肤，肥腠理"的总括。这从同篇下文"卫气和，则分肉解利，皮肤调柔，腠理致密矣"的论述中不言气门开阖，也可得到证明。且气门之开阖本为阳气之所主，《素问·生气通天论》所谓："日西而阳气已虚，气门乃闭"是也。

前已述及，所谓"卫外"的实质，就是指阳气统御敷布卫气营周于外以温养皮肉腠理，使之功能强固，不予外邪以可乘之隙，就是"卫外"，这也是有经文可资佐证的。如《灵枢·论勇》说："黑色而皮厚肉坚，固不伤于四时之风；其皮薄而肉不坚、色不一者，长夏至而有虚风者，病矣；其皮厚而肌肉坚者，长夏至而有虚风，不病矣。"又如《素问·生气通天论》说："清静则肉腠闭拒，虽有大风苛毒，弗之能害。""肉腠闭拒"与"皮厚肉坚"都是说的皮肉腠理的功能强固，即或是有虚邪贼风也是不能侵害的。现代医学认为皮肤能保护人体深层组织不受损害，是整个机体的壁垒。这与《内经》的"卫外"学说的精神实质是一致的。

第九章　谈三焦的名和实

"三焦"之名最早见于《内经》，为人身六腑之一。但是由于《内经》对三焦的描述比较简略，且又散在诸篇，因此关于三焦的形态问题缺乏集中而概括的论述，致使后人众说纷纭，迄无定论。

《内经》而后明确提出三焦形态问题的是《难经》的二十五难，认为"心主与三焦为表里，俱有名而无形"，肯定了三焦与心主都是无形的器官。其后，俗传的《王叔和脉诀》亦附会此说，谓"三焦无状空有名"，足见"有名无形"说影响之广。但是到了宋代，大医学家陈言则一反《难经》"无形"之说，而认为三焦是有形的器官，认为脐下"脂膜如手大，正与膀胱相对"者是三焦。他还批驳"有名无形"说的荒唐说："名以名实，无实奚名？"可谓一针见血，深中肯綮！

陈氏对三焦的认识正确与否姑置勿论，只他这种实事求是和敢于批评《难经》的追求真理的精神，在当时就已是十分难能可贵的了！由于陈氏的启发，后来医家才得从《难经》"无形"说的束缚下解脱出来而各抒己见，百家争鸣，三焦形态之说遂灿然蔚为大观。如李东垣分三焦为手三焦、足三焦；金一龙分为前三焦、后三焦；虞天民、张介宾以腔子著内一层之脂膜为三焦；袁淳甫、滑伯仁以空腔子为三焦；唐容川、张锡纯、谢利恒等以"连网油膜为三焦"；章太炎、祝味菊、陆渊雷等则以"淋巴腺"为三焦；今人更有以"消化系统"或"自主神经"或"交感神经"或"生理上的体液平衡调节系统"为三焦等，其说不一，各有见地。为了利于三焦问题早日得出一个接近实际的结论，不揣固陋，把个人对三焦的粗浅看法也提供出来和大家共同研讨，谬误之处当所不免，希同道们多加指正。

（一）关于三焦的实体问题

《素问·六节藏象论》说："脾、胃、大肠、小肠、三焦、膀胱者，仓廪之本，营之居也，名曰器。"《内经》把三焦和肠胃等脏器相提并论而称之为"器"，列为六腑之一，足证三焦必然是和肠胃等脏器一样，是一个有形质的器官。但是胆、胃、大肠、小肠、膀胱等腑都各自成体，有定形的实质脏器可察。且《灵枢》及《难经》已有关于这些脏器的长短、轻重、大小及容受水谷多少的明文记载，而关于三焦则缺少类似的具体描述。因此，有必要把《内经》有关记载三焦的经文汇集起来加以分析对比以见其实，是有着首要意义的。兹就《内经》有关记载三焦的几篇主要经文分析探讨如下：

（1）《灵枢·本输》说："三焦者，中渎之府也，水卫出焉，属膀胱，是孤之府也。……是六腑之所与合者。"这节经文称三焦是"中渎之府"，说明三焦乃是一个沟通各内脏间"元真之气"（包括津液在内）的器官；又说它"是六腑之所与合者"，《灵枢·决气》："上焦开发，宣五谷味，……若雾露之溉，是为气，……中焦受气取汁，变化为赤，是谓血。"可见三焦必然是在体腔内、脏腑间分布很广和许多脏器同时都发生关系的一个器官。

（2）《灵枢·营卫生会》说："上焦出于胃上口，并咽以上，贯膈，而布胸中，……中焦亦并胃中，出上焦之后；……下焦者，别回肠注于膀胱。"这是《内经》关于三焦部位的大致记载。又《难经·三十一难》也有关于三焦部位的记载说："上焦者，在心下，下膈，在胃口上，……其治在膻中，……中焦者，在胃中脘，……其治在脐傍；……下焦者，当膀胱上口，……其治在脐下一寸。"《灵枢·邪客》："卫气者，出其悍气之慓疾，而先行于四末分肉皮肤之间而不休者也。"

考《灵枢·营卫生会》关于三焦部位的记载，是在论述"卫出于上焦"（按：今本原文"上焦"作"下焦"，乃系手民之误。然其影响颇深，后人几视为定律，今特考《太素》及《灵枢》诸篇以订正之。）"营出于中焦"以及"下焦如渎"的生理功能时顺便提到的，其重点是在论"三焦之所出"，而不是论三焦的部位，故不可绝对视之。至于《难经》，本主"无形"之说，复出三焦部位，显系矛盾。然其于部位之论言之凿凿，颇与经义互发，当是古代医家口耳相传之学，故仍可取法。

从《内》《难》所述三焦部位来看，上焦主要是分布在胸中，中焦是分布在脐以上的腹腔内，下焦则分布脐以下的腹腔内，并有部分直接与膀胱相通。《难经》说下焦当膀胱的上口，《灵枢·本输》也说三焦连属于膀胱，是水道，这些都说明下焦是有部分与膀胱直接通连的。但从现代解剖学的角度来看二者之间是并不直接相通的，这当如何来理解古人的说法呢？个人的管窥之见认为，很可能是古人把少腹腔内的在肉眼观察下其组织构造与三焦相类似并与三焦相连属的一些管条丝系等（如诸"韧带""输尿管"等。《灵枢·本脏》亦有"肾合三焦、膀胱"之说，足证肾和三焦、膀胱之间是有着紧密联系的），都看成是三焦的一部分，从而把它们包括在三焦之内的缘故。

（3）《灵枢·经脉》说："心主手厥阴心包络之脉，起于胸中，……历络三焦，……三焦手少阳之脉，……循属三焦（《太素》《脉经》《千金方》俱作'徧属'。"《经脉》在论叙其他各经时，都直接说"属"于某脏腑或"络"于某脏腑，而独于涉及三焦时却不直接说"属"，而说"循属"（循，"亦遍也"《元应—切经音义》），不直接说"络"而说"历络"，这是发人深思的。可想而知，这正是由于三焦是在体腔内上、中、下三部分布很广，经脉在与焦体属、络时不可能像其他各经那样单纯地只与一个单一的脏器相属或相络即可，而必须是由上及下历次属、络，才能毕其事，所以经文才在"属"和"络"上加上"循"和"历"这两个字的。

（4）《灵枢·本脏》说："密理厚皮者，三焦膀胱厚，粗理薄皮者，三焦膀胱薄，疏腠理者，三焦膀胱缓，皮急而无毫毛者，三焦膀胱急，毫毛美而粗者，三焦膀胱直，稀毫毛者，三焦膀胱结也。"这是古人根据人体皮肤、腠理、毫毛的粗细、厚薄、缓急以及美壮与稀弱以候知三焦、膀胱的厚实或薄弱、弛缓或紧急、舒直或屈结的一种诊法，其观察之精审翔实，至今仍有其不可忽视的实用和研究的价值。从本篇经文里可以看出，三焦的实体不仅有着厚薄、缓急和直结的不同，而且古人还始终用诊候膀胱的同一种方法来诊候它，这是有其内在联系的。管见认为，经文之所以把三焦与膀胱始终用同一种方法来加以诊候，除却因为二者同主水液，通应腠理毫毛而外，在构造特点上还有某些共同之处，恐怕也是其原因之一。《灵枢·五味》说"膀胱之胞薄以濡（音软。原文"濡"作"懦"，今从《太素》）"，说明膀胱的胞壁是既薄且软的，三焦既与膀胱的实体相类，那么它也具备有如胼壁那样的既薄且软的构造特点，当无疑问。在现代解剖学上，能够见到像三焦这样既薄且软而且又是在体腔内上、中、下三部分布甚广的器官，除了胸、腹膜（脏层）系统而外，其他器官是不能相当的。

（5）《灵枢·论勇》说："勇士者，三焦理横，……其肝大以坚，其胆满以傍；……怯士者，其焦理纵，……肝系缓，其胆不满而纵，肠胃挺，胁下空。"这段经文，每当提到内脏的盛满或虚减时，总要提到三焦理的纵与横，这绝不是偶然的。与《本输》"是六腑之所与合者"对照来看，不难悟出，三焦不仅是在体腔之内、脏腑之外与许多脏器同时都发生关系的一个器官，而且它还是紧紧附着于诸脏器之上的一个器官。正因如此，所以其内脏盛满者，既薄且软的焦体便会被盛满的内脏撑胀得理发横起来；反之，其内脏虚减者，则焦体便随虚减的内脏而收敛，呈现出弛缓的纵纹来。同时，从这段经文里我们还可以得悉三焦的本名原来是只叫作"焦"的，其所以又叫作三焦，是因为它上、中、下三部各具生理特点——"上焦如雾，中焦如沤，下焦如渎"——为了称述的方便，始有上焦、中焦、下焦的分称，而三焦就是这上、中、下焦的合称。

根据以上引证的几篇经文，初步可以肯定如下的几个问题：

①三焦是在人的体腔内、脏腑外自上及下分布很广的一个有实体的器官。其分布的部位是：上焦布于胸中，中焦布于脐以上的腹腔内，下焦布于脐以下腹腔内并有部分与膀胱相通。

②手厥阴和手少阳二经与三焦相络、属时不是像其他各经那样单纯地只与某一脏腑的单一脏体相络或相属即可，而是由上及下分三部历次与各焦体相络相属。

③三焦的实体在肉眼观察下是一个类似胏壁的既薄又软的——前人称之为"脂膜"的组织器官，并和膀胱一样随人体质的不同而有厚薄、缓急和直结的不同，其纹理亦随人内脏的虚盛而有纵横之异。

④三焦的本名只叫作"焦"，上焦、中焦、下焦和三焦等名都是出于称谓上方便的需要而在"焦"的基础上派生出来的。

（二）关于三焦的名称问题

《尹文子》云"形以定名，名以定事"，《荀子》亦有"制名以指实""名闻而实喻"的说法，这些先秦古籍的记载说明古人制名都是因实以制名，名以实而立的。所以"循名责实""顾名思义"很早就已是古人认识事物的方法之一。因此我们在距离《内经》两千多年的今天，要对众说纷纭的三焦的实体进行探讨，除了对《内经》有关记载三焦的经文进行深入钻研和广泛总结临床资料外，对三焦的名称进行一番考证，弄通其命名之所由，这对了解三焦的脏器实质也会有一定作用的。本此精神，对三焦的名称考证如下：

1. 三焦命名的本字原来不作"焦"

三焦的"焦"字，在古代本来是不写作"焦"的，这从下面几个古本医籍关于三焦的记载中可以看出：

（1）宋本《脉经》中三焦的"焦"字皆作"膲"。

（2）日本《医心方》三焦的"焦"字亦皆作"膲"（该书成于我国宋雍熙元年，其所据医书自当为我国宋以前之旧籍）。

（3）敦煌石室医籍残卷《五脏论》及《平脉略例》中三焦的"焦"字又皆作"燋"。

综上所举，三焦的"焦"字在古代显然是不作"焦"的，作"焦"或"燋"纯系出于书写便利的需要而采取了我国文字学上古来盛行的"同音通用"惯例的缘故。古籍中关于"同音通用"的文字是很多的，可以说举不胜举。例如焦、膲、蕉、燋、鐎、爵等字于古皆可通用，其至如郭沫若在《由周初四德器的考释谈到殷代已在进行文字简化》一文中所考定的那样,"益""易"在古代犹且通用,其余当不问可知。钱玄同先生在《辞通》序里面说得好,他说:"中国文字,在造字时虽用象形、指事、会意、形声之法,而至用字时,则全不管字中所表示的形义,但把它看作标音的符号而已,……凡同音之字皆可通用,……以致一义一辞可以写许多不同的字。"他还提到这种"一辞异形"统一的历史情况说:"魏晋以后,渐趋统一。许多异形之中,有一个写的人最多,于是渐成习惯,公认为定形:如于'包牺''庖牺''炮牺''虑戏''宓戏''宓牺''伏牺'诸异形之中,公认'伏牺'为定形,……自五代时冯道创刻板之法,把各书校定刊本,书中辞形皆归一致,……不复如前此写本之歧义,辞形从此方算统一,辞形统一的标准,多依习惯而定。"并且还指出,只有知道了古书中的文字"某为某之音近假借,某为某之义同通用,某为某之字形讹舛,方能得其确诂,不至蹈望文生义之失"。这些文字学上的知识,对于我们常读古医籍的中医来说,知道它是很有用处的。但是这种治文字学的方法,乃是清代以来学者们的创新,清以前的古人是多不及此的。故于解释三焦名义时,古人多局限于本义为"火所伤也"的"焦"字的字面上去考虑,而不知它是由通假而来,以致产生了许多望文生义的解释。例如有训焦为"焦干"者,取其焦干水谷,分别清浊,火能生热之义;有训为"腐物之气"者,取万物遇火而焦,火能化物之义;有训为"色赤属阳之谓"者,谓身中"著内一层,形色最赤"之腔子皆名为焦,取火色红赤之义等,大抵皆从"火所伤也"的字义出发结合三焦主相火之义引申而来,并未能揭出古人"制名以指实"的真正含义。虽然章太炎曾根据同音通假的原则作过"焦,潐也,谓小水也"的解释,但这不过是从他的"三焦即淋巴腺"的论点出发,与三焦的实体既不相符,其训解亦自难成立。

2. 三焦的本字应当是"韀"

宋以前的字书如《玉篇》《广韵》《集韵》等皆以"膲"为三焦的本字,于"膲"字下除"人之三膲"外,别无他释。而《玉篇》以前的字书如《尔雅》《说文》等则不见"膲"字,仅《淮南·天文》有"月虚而鱼脑减,月死而赢蛖膲"句。高诱注谓:"膲,肉不满",即赢蛖之肉缩少而不满于壳的意思。又《灵枢·根结》有"膲者,皮肉宛膲而弱也"句,也是指腠理虚减,皮肉敛缩之义,与《淮南》所用义同。二者都有收缩、挛敛的含义,却与三焦名义似不相涉。即《玉篇》等书指"膲"字为"人之三膲"之专用字的说法,恐亦非原来如此。它应是在梁以前的传写中约定俗成的三膲定形字,而后被收进了字书,才成为公认的三焦专用字的。

考《说文》无"膲"字而有"韀"字,唐容川即曾认为这个"膲"字就是三焦之"焦"的本字。只不过唐氏错把"韀"字作了"韀",并作出相应的错误解释,这是他失考之处。

《说文》在"韀"字下说:"收束也(按《集韵》作"收束物也"是,今本《说文》"束"下当脱"物"字。),从韦,膲声。"《集韵》又作"即消切,读如焦"。(段玉裁《说文解字注》说:"糶从焦声,焦从雥省声。"又说"今以许书焦字从雥省声订之,则知雥、焦、糶、韀等字,故音读若挚"是知雥、焦、糶、韀等字,古皆读挚,焦,本可通用。所以,管见认为上述所引《灵枢》《淮南》等书的"膲"字,很可能就是"韀"字应用在血肉之躯上的省写(《玉篇》即有省"韀"作"韀"之例)。后来,"膲"字写者日多,已成为大家公认的三焦的定形字,原来笔画繁复的"糶"本字逐被弃置不用,后来在应用中为了适应书写的方便,人们更本诸"同音通用"的原则而进一步把"膲"写作了"憔"或"焦",可能这就是三焦的"韀"字所以作"焦"的历史演变过程。

"韀"是"收束物",其字从韦、从糶,韦是"柔皮"(《一切经音义》,有"围束之义",

段注），在"糕"为"早取谷"（《说文》），是"敛缩之名"（《礼记》孔疏）。按字音讲，所以名三焦曰"糭"，是因为它是挛敛在体腔内脏腑上的一种韧性物质，故音"糭"；按字义讲，所以名三焦曰"糭"，是因为它是一个"柔皮"样的脏器，故从"韦"，又因为它像过早收获回来的五谷待至干燥后便极度挛敛收缩那样紧紧地"收束"在五脏六腑的外面，故又从糕。因此，"糭"是一个由六面向中央收缩的具有极大韧性的柔皮样的"收束物质"实已是不言而喻，它与三焦紧紧围束于五脏六腑之上的脏器实质不仅若合符节，即与前引《灵枢》《淮南》所用"膲"字的含义也是完全相通的。

　　根据以上的考证，无论从三焦的实质、从三焦的本名、从文字的沿革或与古书对照来看，三焦的本字于古作"糭"都是理所当然，合乎逻辑的。弄清了这一点，不仅对我们理解三焦的名称有所帮助，对我们关于三焦实体的探讨来说，也或不无小补的。

（三）三焦的病理和生理

　　为了与三焦的名实相印证，我们再简单地谈一下三焦的生理和病理问题。三焦的生理、病理，散见于《内》《难》各篇，因篇幅所限，本文不一一列举。总体说来，其生理不外如《灵枢·本输》"中渎之府"的记载，是沟通人体各脏腑间"元真之气"的一个器官，举凡人体的经脉气血，营卫津液等出入于五脏六腑，亦皆通会于三焦之中。所以《难经·六十六难》又说它是"元气之别使也，主通行三气，经历于五脏六腑。"《中藏经》更在此基础上把三焦的生理作了一个总结，它说："三焦者……总领五脏六腑，经络内外，左右上下之气也，三焦通，则内外皆通也，其于周身灌体，和内调外，营左养右，导上宣下，莫大于此者也。"

　　至于三焦的病理，则多与肿胀有关。例如《灵枢·五癃津液别》说："三焦不写，津液不化，……不得渗膀胱，则下焦胀，水溢，则为水胀。"这说明三焦的"气道不通"，经历于其间的津液不得施化，气滞水停。因而渗溢于三焦之外，是发生水胀病的机理。此外，根据《金匮要略》《千金方》《外台秘要》《圣济总录》等书的记载，上焦病还多并发咽喉心肺的证候；中焦病多并发肝胆脾胃的证候；下焦病多并发肠肾膀胱等脏器的证候。例如《金匮要略·五脏风寒积聚病》说："热在上焦者，因咳为肺痿；热在中焦者，则为坚；热在下焦者，则溺血，亦令淋秘不通。"三焦病之所以多喜并发各脏腑的证候，主要是因为三焦与各脏腑紧密相连的缘故。所以三焦的寒热虚实的病变能影响到各有关病变部的脏腑，而各脏腑的寒热虚实的病变，也能影响到各有关病变部的三焦。因此，在临证上三焦病的证候往往与有关脏腑病的证候同时出现，而其治疗方法也就往往离不开各有关的病变部的脏腑而单独进行治疗。

第十章 任督新探

任督二脉，始见于《黄帝内经》，至《难经·二十七难》称之为"奇经"。但内、难对二脉的循行起止，记述互有出入，不尽统一，其功用亦言之甚少，故有必要对其进行深入探讨，以使二脉的功用得到阐发，使祖国医学关于任督二脉的基础理论得到整理与充实。兹不揣简陋，根据内、难的记载，参以个人的体会，对任督二脉的循行起止及功用，作一粗浅的探讨，不当之处，希望得到同志们的指正。

（一）任督二脉的循行起止

任督二脉的循行起止，内、难所载颇不统一，兹据《素问·骨空论》《灵枢·经脉》《灵枢·营气》《甲乙经》《难经·二十八难》以及《十四经发挥》等，将任督二脉的循行起止，重新参订如下：

1. 督脉

（1）内循行：起于脑，下贯"脊里""抵腰中"，其支者"入络肾"；其直者下"入骶"，入属"胞中"，出耻"骨中央"，"女子入系廷孔，其孔，溺孔之端也，其络循阴器，合篡间，绕篡后，别绕臀""其男子循茎，下至篡，与女子等"。

（2）外循行：起于脑，出风府，其上者，"上巅，循额，至鼻柱"，"至龈交而终"；其下者，与足太阳合，"别下项，循肩髆内，侠骨，抵腰中，入循膂，络肾"。

2. 任脉

任脉"起于胞中"，其在男子起于精室，出耻"骨中央"，"以上毛际，循腹里，上关元"，"贯脐中央，上贯心，入喉，上颐环唇，上系两目之下中央"。

从上述参订的任督二脉的循行起止中可以看出，任督上起于脑，下连于内、外生殖器，中络心肾，行于躯干正中前后一周，为一身经络之纲纪。同时从《素问·骨空论》的记载中还可以知道，任与督实为一脉，其行于腹者即为任，行于背者即为督。正如王冰的注释所说的那样："今《甲乙》及《古经脉流注图经》以任脉循背者，谓之督脉，自少腹直上者，谓之任脉，亦谓之督脉，是则以背腹阴阳别为名目尔。"

（二）任督二脉与脑髓的关系

脑为"髓海"，为人身"奇恒之府"。关于脑的功用，《金匮玉函经·卷一·证治总例》说："头者，身之元首，人神之所注，气血精明，三百六十五络，皆归于头，头者，诸阳之会也。"所以杨上善说："头是心神所居"，王冰说：脑为"真气之所聚"。可见脑在人体实为精神之所舍，真气之所聚处，是一个极为重要的器官。正因为脑髓如此重要，所以《素问·刺禁论》明确指出针刺头部时严禁刺中脑髓，如果"刺头中脑户，入脑，立死"。可见"奇恒之府"的脑在人体的重要性。任督既连属于脑，又络于心、肾，实为人体最重要之经脉，故能督任阴阳诸经，为十二经之统领。它既将脑之精气输转于十二经，特别是心、肾及生殖系统，同时又朝会十二经、三百六十五络之血气以养于头，以奉神明。

（三）任督之气的生理功能与病理反应

任督之气，即任督二脉的形态及其功能的总称，它既包括任督二脉形态本身及循其经而运行的血气与脑之精气，还包括任督二脉的感传、调节和主静、主动、主寒、主热的功能在内。因此，脑的精气与任督之气的关系，就像五脏六腑的精气与阴阳十二经经气的关系一样，是密不可分的，是统一的。所以当提到任督之气时，自然意味着有脑之精气在内，而任督之气的虚实，自然也就反映着脑髓之气的虚实。如《灵枢·经脉》说："督脉之别，……实则脊强、虚则头重高摇之。"

任督之气的作用还突出表现在以下三个方面：

1. 任督之气对生殖功能的促成作用

任督二脉与生殖器官密切连属，所以任督之气对生殖功能有着直接的重要作用。女子当十四岁、男子当十六岁前后，生殖系统即已发育成熟，任督之气大盛，于是将脑之精——"天癸"下交于肾以及内外生殖器官，而促使男子有精，女子月经来潮，开始有生殖能力。

2. 任督之气对"阴阳之气"的统御调节作用

阴阳之气即阴阳二经之气的简称，它既包括阴阳二经形态本身及循其经而运行的血气与五脏六腑的精气，还包括阴阳二经的感传、调节、主静、主动、主寒、主热等功能在内。

人体的阴阳之气，经常在内在或外在因素的影响下，发生或盛或衰的变动，以适应内在或外在环境的变化。如《灵枢·岁露论》说："寒则皮肤急而腠理闭，暑则皮肤缓而腠理开。"寒冷可导致人体内的阴气盛，故身寒而皮肤收急，以利于保全体温，减少消耗；暑热则可导致人体内的阳气亢盛，故身热而皮肤弛缓，腠理开张，以利于体温的放散。这两个例子说明了人体阴阳之气对外在寒热因素刺激的适应性的盛衰变化，也就是人体真气对外在因素刺激的适应性调节机能，是人体与外在环境之间保持动力的平衡所必不可少的一种功能。但是，这种阴阳之气对内外因素刺激的反应，必须保持在一定限度之内，这就需要任督之气在一定限度内的统御调节，使亢盛者不致过盛，低下者不致过低，以免陷于病态。而阴阳十二经也因有任督之气的统御调节，从而得以完遂其整体性与统一性。对于任督之气在调节人体十二经气盈虚的过程中所起的重要作用，《十四经发挥》称之为："譬犹圣人图设沟渠，以备水潦，斯无滥溢之患"，从而称任脉为"阴脉之海"，《甲乙经》称督脉为"阳脉之海"。

"阳脉之海"气虚，会影响到全身的阳气皆虚，"阴脉之海"气虚，就会影响到全身的阴气亦虚。后世所谓的"真阴虚""真阳虚"，当是指的任督气虚这一机制而言。今以"阳脉之海"气虚导致全身阳虚为例来看，其主证必然出现恶寒、厥逆等所谓"真阳虚"的证候，其治则自当温经壮阳，选用以附子为主药的方剂来进行治疗。王海藏《汤液本草》云："附子能导虚热下行，以除冷病，治督脉为病，脊强而厥。"今人张之南则更进一步"认为附子对垂体-肾上腺皮质机能有兴奋作用"。从古人和今人对附子主疗的论述中即可看出，所谓"真阳虚"的病机，实际上那是督脉气虚，脑之精气下达于肾者少，从而导致命门火衰所致。

3. 任督之气对"命门"功能的促成作用

任督上起于脑，下连于肾及内外生殖器官，故可将脑之精气下交于肾及生殖系统。所谓命门，乃是一个机能单位，它是任督之气与肾气相合后所产生的一种综合功能。

　　试将命门功能和任督之气与肾气的功能粗略地作一分析对比，就不难看出它们的关系是非常密切而统一的。首先，命门为"原气之所系"。原气即真气，任督之气为阴阳脉之海，是人体阴阳之气的统领，真气之所系，和"原气之所系"是一致的。命门功能正常，则人体精力充沛，真气调和，命门气实则真气实，命门气虚则真气虚。《灵枢·海论》说："髓海有余，则轻劲多力，自过其度。"《素问·灵兰秘典论》说："肾者，作强之官，伎巧出焉。""轻劲多力"与"作强"是统一的，同是精力充沛的表现，从而可以看出，命门的功能实际上就是任督之气与肾气相结合所产生的综合功能。

　　其次，命门还有"藏精""系胞"的功能。所谓命门是含有"性命之所出"的意义的，是和生殖功能有密切关系的。正因如此，所以房事的过度与否，是影响命门之气虚衰与否的直接原因。房事无度，首先要导致肾气与髓海之气的虚衰，而出现腰膝酸软，头晕耳鸣，甚至遗精、阳痿等证，而这些证候也就是命门火衰的证候。如《灵枢·海论》说："髓海不足，则脑转耳鸣，胫酸眩冒，目无所见，懈怠安卧。"《素问·骨空论》也说："督脉为病，脊强反折，……其女子不孕、癃、痔、遗溺。"所有这些腰膝酸软、"脑转耳鸣"、"不孕"（包括男子的"精气清冷"、阳痿）、"遗溺"等所谓肾虚的证候，实际上在很大程度上则是反映着"髓海不足"，任督气虚的病机的，这和命门火衰的病机也是一致的。从而证明了命门的功能就是任督之气与肾气相结合所产生的综合功能。正因如此，所以治疗命门的病变，只有补益"真阴""真阳"一途，即或"益火之源以消阴翳"或"壮水之主以制阳光"。

　　（四）督脉与足太阳经的特殊关系

　　督脉由项部分别下行的夹脊两行分支，与足太阳在背部夹脊第一行的循行线重合，因而督脉的夹脊两行不为学者所注意。历代的针灸文献，皆以夹脊第一行属之于足太阳，以脊柱中行属之于督脉。但是，根据五脏六腑俞皆在夹脊第一行的经络线上这一点来看，则夹脊第一行应当以督脉为主似乎较为合理。因督脉为十二经之统督，能调节阴阳诸经，故能治五脏六腑之疾病，而足太阳则以与膀胱、肾脏相"属""络"为主，似乎不应具有如此广泛的调治功能。所以管见认为夹脊第一行仍应以督脉为主才是。

小　　结

　　任督二脉上属于脑，下连于内外生殖器官，中络于心、肾，行于躯干正中一周，实为人体极为重要的两条经脉，为人身阴阳诸经之统领，故有"阳脉之海""阴脉之海"之称。这两条经脉虽然有行于腹背之分，实则"一源而二歧"，本是一经。

　　任督二脉的功能，首先是朝会十二经、三百六十五络之血气以养于脑，以奉神明，并将脑之精气输转于周身，以促进和调整阴阳诸经并通过阴阳诸经以影响五脏六腑的生理功能，而阴阳诸经也正是以有任督之气的调节统御，才得以完遂其整体性与统一性的。由于任督二脉与生殖系统直接相连属，故对人体的生殖功能有着重要的作用，而与此相关的房事无节，则又可通过任督之气直接影响于髓海。尤其是任督之气与肾气相结合所产生的命门功能，更是对促进人体生长发育和生殖能力具有重要作用的一个功能单位，是任督之气的功用的重要体现。因此，任督之气实为人体精神之本，真气之根，举凡人体阴阳之气的盛衰，脏腑之气的虚实，生殖能力的强弱，都和任督之气的有余不足有着密切的关系。

第十一章 关于《灵枢·经脉》"是动、所生病"之我见

《哈尔滨中医》1962 年第 5 卷第 7 期，曾发表了陆瘦燕、朱汝功两同志写的《有关十二经脉病候中"是动、所生病"的探讨》一文，文中对《难经》以来有关讨论"是动"与"所生病"的一些主要文献进行了比较、分析和批判，并提出了作者自己的看法，读了之后，感到收获不少。但是个人也有一些完全不同的看法，本着"百家争鸣"的精神，愿意把它提出来和大家共同讨论，不当之处，望同道们指正。

（一）"是动"和"所生病"是不是两个疾病名词问题

"是动"和"所生病"这两个词组，始见于《灵枢·经脉》，它的意义本来并不是怎么深奥难解的，只是在经过《难经》把它说成是"一脉辄变为二病"以后，引起了后人的误解，问题才变得复杂起来。《难经·二十二难》说："经言脉有是动，有所生病，一脉辄变为二病者，何也？然，经言是动者，气也；所生病者，血也。邪在气，气为是动，邪在血，血为所生病。气主煦之，血主濡之；气留而不行者，为气先病也，血壅而不濡者，为血后病也。故先为是动，后所生病也。"在这里《难经》的作者把"是动"和"所生病"当成"一脉辄变为二病"的两个疾病专有名词来看待的，并认为这二病有在"气先病"和在"血后病"之分。这样来认识"是动"和"所生病"是否正确，当然要看它是否符合《灵枢》原文的意义，以为判断的标准。本文拟先把《灵枢》文字较少的手少阴经有关原文语译过来，分析如下，以证《难经》之说是否适当。

原文："心手少阴之脉，……循小指之内，出其端。是动，则病：嗌干、心痛、渴而欲饮，是为臂厥。是主：心所生病者。目黄，胁痛，臑臂内后廉痛、厥、掌中热痛。为此诸病，盛则泻之，虚则补之，……不盛不虚，以经取之。"

语译："心手少阴的经脉，……沿小指内侧顶到指端。此经变动（失常），就会患：咽喉干燥、心痛、口渴要喝水等症，这叫作臂厥。此经管：心脏生的病，眼睛发黄，胁肋疼痛，臂膊内侧后缘疼痛、厥冷、掌心灼热而痛等；像这些病，实证就用泻法，虚证就用补法，……不实不虚的就取本经（俞穴）来治疗。"

从以上语译过来的经文可以看出，"是动"在"是动，则病……"这一复句里，它是一个分句，是这一紧缩复句的主语，它既不是名词，也不是什么专有名词；而《难经》却把它当作一个专有名词来看待，这显然是极不妥当的。在《难经》的影响下，后世有些人在引用"是动"时甚至竟在它下面添上一个"病"字——"是动病"，把它当真地改造成一个似乎专有名词的样子，以便当作病名来加以看待和应用。但是这些人却忽略了这一点，即《内经》也好，或《内

经》以后的医书也好，从来还没有过任何一本书是用代词——"是"在这里是代词——作病名的。因此，把"是动"当作病名看待的做法，无论从哪方面来讲，都不能被认为是适当的。至于"所生病"，它在"是主……"这一复句里，连一个分句都说不上，它只不过是"心所生病者"这一分句的一个组成成分而已。在"是主……"这一复句里，"主"字是谓语的中心词，而"心"所生病则是谓语的中心词"主"的连带成分——宾语，从而"所生病"和"心"在这里已经构成一个名词性短语，它们的关系是不可分割的。而《难经》却把"所生病"单独分离出来，当作一个专有名词来看待，这是不合《灵枢》原文的实际情况的。

在《有关十二经脉病候中"是动、所生病"的探讨》一文里，陆、朱二位同志也有类似《难经》的这种看法，并提出把"X所生病""点断来读"的主张。"所生病"在文言文里固然有时可以由于它前面黏附有小品词"之"字而自成一个名词性短语，如《灵枢·始终》所说的"必先通十二经脉之所生病"及《灵枢·百病始生》的"此内外三部之所生病者也"那样，但这只是一种特殊情况，这两句里的"之"字不过是为了适应文言文所特有的字数骈偶的需要，而在行文中加进去的，事实上这里的"之"字是不必要的。因此"十二经脉之所生病"和"十二经脉所生病"完全是一回事，仍然是一个名词性短语，"所生病"和"十二经脉"仍然是不能分割的。尤其是在"心所生病"这一名词性短语里，"所生病"更是不能和它前面的"心"分割开来而独立存在。即使不管实际情况如何，勉强把"所生病"同它前面的"是主心"点断了来读，而此经既能"主心"，也断无不能"主心所生病"之理。因此，指望通过"点断来读"便可解决所谓"所生病""后面的病候记载"同"是主心""不能贯串"的问题，恐怕仍然是不可能解决的。况且无论是《内经》也好，或《内经》以后的医书也好，从来还没有过用虚词——"所"字是虚词——作病名的例子。所以"点断来读"的主张是值得商榷的。

根据以上的分析，我们可以看出"是动"和"所生病"在《灵枢·经脉》里它并不是什么名词，也更不是什么疾病专有名词。《难经》把"是动"和"所生病"当作两个独立的专有名词来看待并对其病因、病机加以讨论这一事实本身不仅是不适当的，而且它还在认识上给了后世医家的一个很大的错觉，把后世医家引上了探求这两个所谓疾病的病因和病机的歧路上去！至于再把二者分出气血先后之说，当然就更如无源之水、无本之木一样，没有什么实际意义可言了。《有关十二经脉病候中"是动，所生病"的探讨》一文，对《难经》气血先后说的分析和批判是中肯的，初步澄清了关于这方面的一些不正确的认识，但是从根本上看来，还是重复了《难经》的缺点，把"是动"和"所生病"仍然看成为"二个名词"，这是有其美中不足之处的。

（二）"是动，则病"诸症和"是主"诸症的病因及二者的关系问题

如同上面所分析过的，"是动"在《灵枢·经脉》里它不是专有名词而是一个短语，是产生"是动，则病……"这一句里的一系列症候的原因；"是动、则病……"这一句里的一系列症候，则都是"是动"所产生的结果。经文在这里只是从"是动"说起的，并没有也不必要说明引起"是动"的是什么原因。因为各经在"是动"下面所列述的许多症候，既复杂又具体，它包括有许多不同的病候在内，要对许多不同病候的原因进行各如其分的说明，很显然不是一两句话就能说明得了的。如果一定有必要说明产生这些不同病候的原因的话，也只能用极其概括的词句就像《素问·调经论》所说的"其生于阳者，得之风雨寒暑；其生于阴者，得之饮食居处，阴阳喜怒"那样，来加以概括地说明。至于"是主"诸证也是

同样，如果有必要说明其病因的话，也只能用极概括的词句就像上面所引《素问·调经论》所说的那样来加以说明。但是《有关十二经脉病候中"是动、所生病"的讨论》一文，对"是动"和"所生病"的病因的看法却不是这样。文中对"是动"和"所生病"病因的认识十分倾向于张志聪的"是动者病因于外""所生病者病因于内"的说法。这样来认识"是动，则病"诸症和"是主"诸症的病因是否合适，当然也要看它是否符合于《灵枢·经脉》原文的实际意义和《内经》的理论原则。

首先让我们来分析一下"是动者病因于外"的说法。《素问·太阴阳明论》说："阳者，天气也，主外；阴者，地气也，主内。……故犯贼风虚邪者，阳受之；食饮不节，起居不时者，阴受之。"这篇经文向我们提示了这样一个规律，即：阳经主外，阴经主内；阳经多受外因之邪，阴经多受内因或不内外因之邪，这和前面所引《素问·调经论》的理论基本上是一致的。因此，我们在分析"是动，则病"诸症和"是主"诸症的病因时，应当首先遵循《内经》的这一理论原则，对阴阳二经的病因分析，予以分别地对待，不能混为一谈。例如《灵枢·经脉》阴经的"是动，则病"诸症中的脾经的"腹胀、善噫、身体皆重"；心经的"心痛"；肾经的"目䀮䀮如无所见，善恐"；心包经的"心中憺憺大动"；肝经的"腰痛、㿉疝"等症，虽然少数也可以由外因引起，但绝大多数都是由内因或不内外因所引起，在这临证中是常见的。因此，不分阴阳，一概认为"是动者"都是"病因于外"的说法，似乎略嫌过于笼统一些。

其次我们再来分析一下"所生病者病因于内"的说法。如我们在前一个问题里所分析过的，"所生病"在《灵枢·经脉》里是不能把它当作一个独立的专有名词来看待的，因为它所表达的内容的性质必须根据它前面的修饰语才能确定。如果把"所生病"同它前面的"心"分割开来，那么，它究竟是个什么病，就将是很难捉摸的。它既可以是"十二经脉之所生病"，也可以是"内外三部之所生病"，又可以是筋、骨、气、血、津、液或五脏之所生病，对涉及面这样广泛的"所生病"要进行病因的探讨，无疑是很难得出肯定答案来的。即便我们可以主观地把它限定在"十二经脉之所生病"以内来加以讨论，而"病因于内"的说法，也只能大致适用于三阴经，对三阳经来说，仍然是大有问题的。因为三阳经的"是主"诸症与三阳经的"是动，则病"诸症基本上是同一经脉的病证。只是"是主"诸症比"是动，则病"诸症多了筋、骨、气、血、津、液等一些组织和体液的证候以及经脉所过处附近的组织器官的某些证候罢了。这些病候大多是由外邪所引起，其病位亦大多在躯体而不在内脏。《素问·金匮真言论》说："夫言人之阴阳，则外为阳，内为阴。""外"指躯体，"内"指内脏，因此这些在躯体上的证候，一般都是外证。虽然这些外证在一定条件下也可以传"内"，像《素问·太阴阳明论》所说的"阳受之，则入六腑；阴受之，则入五脏"那样，但是它发病的初因，毕竟是有内外之不同的，所以即或认为"所生病"是"十二经脉之所生病"也好，若把它笼统地都说成是"病因于内"，恐怕也是不免有违经旨的。

以上是个人对"是动者病因于外"和"所生病者病因于内"说法的不同意见。下面再谈一下个人对"是动，则病"诸证和"是主"诸证的关系和看法。

"是动，则病"诸证和"是主"诸证的关系，可以说是一而二、二而一，是极为密切的。众所周知，"是动，则病"诸证乃是十二经各经脉在受到某种病因刺激而发生异常变动时产生的一系列病证，而"是主"诸证则是各经经脉所能主治的一系列病证，其中首先包括各经经脉变动失常所产生的那一系列病证和各经所"属""络"的脏器以及各经所过附近的组织器官的一些病证；同时也包括与本经、本脏有一定关系的它经、它脏的某些病证。各经"是动，则病"

诸证和"是主"诸证虽然是两个部分，其实基本上仍以同一经脉的病候为其各自的主体，再者两大证候群之间也存在有千丝万缕的内在联系；所以说它们是二而一的。但是严格分析起来，它们毕竟还有不尽相同之处，它们各自的证候群所涉及的面，还存在着广狭之分，所以严格地分析起来，它们又是一而二的。例如阳经的"是动，则病"诸证多系本经所生的病证，阴经的"是动，则病"诸证多系本经、本脏所生的病证；而"是主"诸证则不尽然，它除了包括有本经、本脏所生的一些病证而外，它还包括有本经所过处附近的组织器官和其他组织、体液的一些病证，甚至还包括有本经、本脏以外的它经、它脏的某些证候。"是主"诸证的涉及面之所以如此之广，主要是因为某些经脉或脏腑的病变，在一定条件下可以导致"子病累母"或"母病及子"或"薄所不胜而乘所胜"或"阴阳相移"，从而引起子母脏或相乘之脏，表里经或同气之经的续发病变。因此某些经脉所能主治的证候，有时就不止限于本经、本脏而同时还能兼主与本经、本脏有一定关系的它经、它脏的某些证候。

我们首先从《灵枢·经脉》本篇各经"是主"下所列诸证来看，如胃经的"大腹水肿"；肺经的"烦心"；脾经的"水闭"；心经的"目黄、胁痛"；肾经的"烦心、心痛"；肝经的"飧泄"等，都不像是单纯的本经、本脏的证候，而很像是由于某种原因，如因循失治所引起的它经、它脏的并发证候。再从《内经》其他篇章来看，也有许多关于这类情况的具体例子，如《素问·脏气法时论》说："心病者，胸中痛，胁支满，胁下痛，膺背肩甲间痛，两臂内痛；虚则胸腹大，胁下与腰相引而痛，取其经少阴、太阳舌下血者。"这就是少阴经累及太阳经时，必须阴阳二经同治的例子。同篇还有："肺病者，喘咳逆气。肩背痛，汗出，尻、阴、股、膝、髀、腨、胻、足皆痛，虚则少气不能报息，耳聋、嗌干，取其经太阴、足太阳之外厥阴内血者。"这又是肺经累及肾经时，必须母子二经同治的例子。另外，把《灵枢·经脉》"阴阳不相移，虚实不相倾，取之其经"的治则结合起来看，也可以看出"是主"诸证是不止于本经、本脏的病证的。根据这两篇经文所规定的治则，"虚实相倾"的需采取"虚者补其母，实者泻其子"(《难经·六十六难》)的治法来治疗；"阴阳相移"的则采取"从阴引阳，从阳引阴"(《素问·阴阳应象大论》)的治法来治疗；只有"不盛不虚"的才"以经取之"，取本经的俞穴来治疗。固然这样的治法不是绝对一成不变的，但至少它可以说明各经"是主"诸证是不局限于只取本经的俞穴来治疗的；而各经所能主治的证候，也是不只限于本经、本脏所发生的证候。所以说严格分析起来"是动，则病"诸证和"是主"诸证又是一而二的。最后还有一点应该明确的是，《灵枢·经脉》的"是动，则病"诸证和"是主"诸证的具体而微的部分，但却不能说就是它的全貌。"是动，则病"诸证和"是主"诸证只能是"十二经脉之所生病"和十二经所能主治病候的基本部分，是其主流；而全部"十二经脉之所生病"和十二经俞穴所能主治的病候当然远不止此，在篇幅有限的《灵枢·经脉》里不可能把它详述无遗，这是不言而喻的。

另外，在《灵枢·经脉》里还存在着一个疑难问题，有待大家共同来解决。这就是在肺、大肠和胃三经的"是主"诸证之末"气盛有余，则……气虚则……"的记载，再者其他各经下面是没有的。根据本篇各经写作体例的一致看，似乎是出于脱简；而根据上下文义来看，这部分经文理应属于"是动，则病"诸证之末，这又似乎是出于错简。以无旁证，未敢肯定，转此存疑，以待高明。

第十二章　迎随补泻探源

针刺补泻的迎随法，《灵枢·小针解》曾作过解释说："迎而夺之者，泻也；追而济之者，补也。"说明迎法就是泻法，随法就是补法，只不过在《灵枢·小针解》中把"逆"改称作"迎"罢了。实际上称"逆"或"迎"都是一个意思。在《灵枢·九针十二原》中也是"逆"和"迎"，"追"和"随"互言不分的，如"逆而夺之，恶得无虚；追而济之，恶得无实""迎之随之，以意和之"，是其例证。《灵枢·终始》就说："故泻者迎之，补者随之，知迎知随，气可令和。"但是泻法当如何迎，补法当如何随，《内经》而后则认识不一。

《难经·七十九难》说："经言迎而夺之，安得无虚；随而济之，安得无实，……何谓也？然：迎而夺之者，泻其子也；随而济之者，补其母也。假令心病，泻手心主俞，是谓迎而夺之者也；补手心主井，是谓随而济之者也。"《难经》作者虽然也认为迎随就是补泻，但在具体操作上，则是以泻子法为迎，以补母法为随。至唐·杨玄操则认为"谓卫气逆行，荣气顺行，病在阳，必候荣卫行至阳分而刺之；病在阴，必候荣卫行至阴分而刺之，是迎随之义也"。其说略欠明晰。至宋·丁德用则又为之补充说："夫荣卫流通，散行十二经之内……此凡气始至而用针取之，名曰迎而夺之；其气流注终而内针，出而扪其穴，名曰随而济之。又补其母，亦名曰随而济之，泻其子亦名曰迎而夺之。又随呼吸出内其针，亦曰迎随也。"其说虽源自《灵枢·卫气行》，但与迎随之义不切，且又牵扯子母补泻、呼吸补泻为言，分明对迎随缺乏卓然之定见。考《灵枢·卫气行》原非讨论迎随之，其理论核心乃为"谨候气之所在而刺之，是谓逢时"。即无论何病以及病之虚实，于循经取穴进行针治时，皆须候其卫气盛至于该经之时取其相应之穴以刺之，始能收到满意的治疗效果。丁氏以此说来解释迎随显然是很牵强的，何况他说行补法时，须候"其气流注终而内针"，这更是与"谨候气之所在而刺之"的经旨背道而驰，所以丁说是不合于迎随的真义的。至明代张世贤则认为"凡欲泻者，用针芒向其经脉所来之处，迎其气之方来未盛，乃逆针以夺其气，是谓之迎；凡欲补者，用针芒向其经脉所去之路，随其气之方法未虚，乃顺针以济其气，是谓之随"。是又以针芒之朝向而定迎随。针芒逆其经脉所来之方向进针为迎，针芒顺其经脉所去之方向进针为随。

综上可见，《内经》而后对迎随之法的认识是众说不一的，其中影响较大的是《七十九难》的子母补泻法及张世贤于《图注八十一难经》中所说的针芒朝向说。

《七十九难》的子母补泻法，虽然与"迎而夺之者，泻也；随而济之者，补也"的精神不矛盾，也是一种补泻法，但其具体内容却与迎随的意义不相符合。《灵枢·九针十二原》所说的"迎之随之"，乃是指针下候气，随其针下气之虚实而采取或迎或随的补泻法而言，针下气实的，就迎其气来之实而行泻法以迎头夺泻之；针下气虚的，就随其气去之虚而行补法以随后济助之。此理明·汪机《针灸问对》尝言之。《灵枢·九针十二原》亦称气之虚实为气之往来，

35

即"往者为顺,来者为逆,明知逆顺,正行无问"。"往"指针下气虚,如同气之已去,针下"如闲处幽堂之深邃,难于行针,故为往";"来"指针下气实,如同气之方至,针下如"鱼吞钩饵之沉浮,易于行针,故为逆"。今《难经·七十九难》竟以泻子穴为迎,补母穴为随,试问取子穴何以便名之为迎,取母穴何以便名之为随,恐怕是难以作出名实相符的解释的。因此,《难经·七十九难》之说与《灵枢·九针十二原》的迎随之义是不相吻合的。

至于张世贤的针芒朝向说,尤其荒诞,更不可从。针刺的补泻全在操作手法,正如《标幽赋》所说的那样:"原夫补泻之法,非呼吸而在手指。"所以针芒朝向之迎随也好,呼吸之迎随也好,都不可能真正起到补泻的作用,而必须依赖于补泻手法的操作才能收到应有的效果。

当然张氏的认识是根据《难经·七十二难》的"然:所谓迎随者,知荣卫之流行,经脉之往来也,随其逆顺而取之,故曰迎随"而来的。但是应该知道《难经·七十二难》的这段话,是为解释《灵枢·终始》的"知迎知随,气可令和,和气之方,必通阴阳"而作的问答。其中的"荣卫之流行,经脉之往来","其义一也","往"与"来"乃是指经脉之气的虚实而言,也就是前面引证过的《灵枢·九针十二原》所说的:"往者为顺,来者为逆"的"往"与"来",并非指经脉走行的方向说的。"随其逆顺而取之"的"逆"与"顺",亦非指随其经脉走行之方向逆取或顺取而言,乃是指随其虚实而取之,虚者随之,实者迎之说的。同时也应该指出,《难经》中有关解释《内经》的条文,多"有悖经文而为释者,有颠倒经文以为释者"。或有因移易一、二字而有失经文原义者,不一而是,《难经·七十二难》之文亦在此例。故徐灵胎尝有"以《内经》之义疏视《难经》,则《难经》正多疵也"之叹。

究竟补法当如何随之,泻法当如何迎之,《灵枢·九针十二原》本有明确记载,现引证分析如下:

"泻曰迎之,迎之意,必持而内之,放而出之,排阳得针,邪气得泄"。"补曰随之,随之意,若忘之,若行若按,如蚊虻止,如留如还,去如绝弦,令左属右,其气故止,外门已闭,中气乃实"。

根据上述经文可以看出,"迎之"之法,就是坚持其针疾刺入后,迎其针下气来之实而迎头夺泄之,即放手大幅度地、疾速地提插捻转,"伸而迎之,摇大其穴,气出乃疾",邪气得泄后,左手排开皮肤,右手徐缓出针,不须闭其"外门"。这种操作手法也就是经文所说的"疾而徐则虚"的泻法。"随之"之法,就是进针时"静以徐往",进针后,随其针下气去之虚而随后济助之,即"微以久留""以致其气"。留针之久好像忘记了用针之事似的,而有时又像是行针又像是不行针而把针略微往深部按了按似的,让针始终像蚊虻似的叮在那里。待到针下气至,就像要留针又要出针似的略一提插捻转,迅即将针抽出,如同琴弦断了似的那样迅疾,左手紧跟着右手的出针而切按针孔,"推其皮,盖其外门,真气乃存"。这种操作手法也就是经文所说的"徐而疾则实"的补法。必须指出,徐疾补泻乃是《内经》中关于针刺补泻的主要的、基本的手法,是针刺补泻的精微所在,所以《灵枢·九针十二原》把它列到"刺之微"。

综上所述,我们可以得出这样的结论:"逆之夺之"是针刺的一种治法,是指进针后迎其针下气来之实而行"疾而徐"的操作手法以迎头夺泄之,使实者得泻的一种治法。"追而济之"也是一种治法,是指进针后随其针下气去之虚而行"徐而疾"的操作手法从随后济助之,使虚者得补的一种治法。

在针刺时,究竟是应该"迎之"还是应该"随之",是否"已补而实"或"已泻而虚",这全在医者凭指下感觉来判定。

第十三章　肠澼不是痢疾考

"肠澼"这一病名，在《内经》的许多篇章里都出现过，凡十五见。但它究竟是一个什么病，由于去古渐远，历代医家多已认识不清，目前学术界则多受张介宾的影响，认为肠澼就是痢疾。肠澼究竟是什么病？是否就是痢疾？考《集韵》释"澼"谓"肠间水"。所谓"肠间水"即指"肠间津汁垢腻"亦即"肠垢"而言（参见《诸病源候论》，人民卫生出版社，1956：99）。

大凡下痢肠垢，在病因上有因寒因热之分，在病程上有新病、久病之异。其因热者，多为新病，古称"㿔"，至张仲景则称为"热利下重"；其因寒者，多为虚寒久病，即为肠澼。如《外台秘要·卷二十五·许仁则痢方七首》说："肠澼痢者，由积冷在肠，肠间垢涕不能自固，便有此痢。"又说："肠澼痢候，食（矢）稀或稠，便但似脓，每便极滑，痢有常期。"《诸病源候论·卷十七·下痢便肠垢候》说："肠垢者，肠间津汁垢腻也。由热痢蕴积，肠间虚滑，所以因下痢而便肠垢也。"可见古之肠澼就是大便中杂有如涕似脓的黏液即肠垢的一种久痢，后世名"久痢下肠垢"。

肠澼与痢疾虽然便中皆有肠垢，但二者的区别在于：痢疾是新病，且有"下重"之证，故称"滞下"；而肠澼则为"痢有常期"的久病，不仅没有后重之证，甚反"每便极滑"。

肠澼亦可由泄泻长期不愈而来，其常见病因为饮食无节，情志、起居无常，或"久风入中"所致。初起为肠胃功能失调而泄泻，久则导致肠道虚滑而致"肠间垢涕不能自固"而成肠澼。如《素问·太阴阳明论》说："食饮不节，起居不时者，阴受之，……阴受之则入五脏，……入五脏则膜满闭塞，下为飧泄，久为肠澼。"《武威汉代医简》第 82 号木牍就记有"治久泄肠澼"方，也是一个很好的证明。

肠澼之严重者，不仅"肠间虚滑"，而且还可导致肠道溃烂而便血、便脓血，其预后往往是严重的。如《素问·通评虚实论》说："肠澼便血何如？岐伯曰：身热则死，寒则生。帝曰：肠澼下白沫何如？岐伯曰：脉沉则生，脉浮则死。帝曰：肠澼下脓血何如？岐伯曰：脉悬绝则死，滑大则生。"

由上可以看出，肠澼，是一个病程较长的慢性病，病人在长期患病过程中，又有重感新邪的可能性，因而往往形成在病因上的新陈相兼，寒热错杂。同时由于它是病及肠道实体，所以在现证上又往往有便血、便白沫、便脓血等严重兼证，因而它是一个久治难愈的便肠垢的泄泻病。根据肠澼的病程较长，而且症状表现复杂来看，它不应该是一种病，而是久痢久泻便肠垢的多种疾病的总称。这从《素问·通评虚实论》的"肠澼之属"的说法中也可得到证明。证之于今天的临床实际，肠澼病似可包括多种慢性肠道疾患，如现代医学所谓的慢性菌痢、阿米巴痢疾、慢性结肠炎、慢性非特异性溃疡性结肠炎、肠结核等在内。

鉴于以上理由，我认为那种以肠澼为里急后重之痢疾的认识是错误的。正确与否，请同道批评。

第十四章 "精明五色"辨——略论《内经》中两个色诊的标准问题

"精明五色"一语，见于《素问·脉要精微论》，原文是："精明五色者，气之华也"，意谓正常的"精明五色"，乃是人体血气精华的表现。

所谓"精明"，是指"目"而言。王冰的译注把它解释为"穴名也"，是错误的。固然目内眦处有"睛明"一穴，属足太阳膀胱经，但在《脉要精微论》这篇经文里却不是指的睛明穴，而是指的眼目。因为经文中有"夫精明者，所以视万物，别白黑，审短长"的明确说法。如果"精明"不是指的眼目而是指的经穴的话，那就与"视万物"的说法显然矛盾了。既然"精明"是指目而言，那么，"精明五色"自然是目之五色当无疑问。但是历代医家对此也有不同的看法，如明代的马莳认为"故凡观其五色者，必观其精明也"；而吴崑、张介宾则认为是"精明见于目，五色显于面"，主张把精明与五色分开来加以认识。由于张氏是一代名家，著述丰富，议论宏肆，因而他的看法对后世医家的影响颇大，有许多前人的著述及目前中医刊物中关于色诊的文章，大都是沿用吴、张二家之说，而把《素问·脉要精微论》关于目色善恶标准的这段经文，当作面色善恶的标准加以引用。如当代名家秦伯未先生在其所著《内经知要浅解》中也认为"精明五色本是二事，精明以目言，五色以颜色言"，与吴、张二家的见解完全一致。

鉴于"精明五色"这一问题，涉及中医色诊的基本理论，是一个十分重要的问题，因此有必要加以辨析，以得其实。兹不揣简陋，提出个人的管窥之见，对这一问题进行粗浅的分析与探讨，错误之处，当所不免，望同道们予以指正。

《素问·脉要精微论》说："精明五色者，气之华也。赤欲如帛裹朱，不欲如赭；白欲如鹅羽，不欲如盐；青欲如苍璧之泽，不欲如蓝，黄欲如罗裹雄黄，不欲如黄土；黑欲如重漆色，不欲如地苍，五色精微象见矣，其寿不久也。"根据这段经文的具体内容及其上下文义来看，这里所说的"欲"色与"不欲"色，分明是指的"目之五色"而言。其中除却"赤欲如帛裹朱"和"黄欲如罗裹雄黄"两种"欲"色的标准可与面部常色通用外，其余三种"欲"色是不能与面色的标准通用的。这是因为面部皮肉的组织构造与目睛的组织构造截然不同，其常色的标准也各自有其特点的缘故。首先，面部常色的标准一般是以"色现皮外，气含皮中"为其特点的，如《素问·五脏生成》所说的"生于心如以缟裹朱，生于肺如以缟裹红，生于肝如以缟裹绀，生于脾如以缟裹栝楼实，生于肾如以缟裹紫"那样，以明润而又含蓄为贵，所以经文在这五色上面都加以"缟裹"的字样。如果虽然明润，但却浮显太过而不含蓄的，则为病色，即同篇所说的"青如翠羽者生，赤如鸡冠者生，黄如蟹腹者生，白如豕膏者生，黑如乌羽者生"是也，这里所说的"生"是指治疗后的转归而言，不是说这是无病的生色（前人有误以此色为无病之常色而加以引用等），正如《太素·卷十七·证候之一》杨注所说的："此五者，皆病候不死者色也",王冰也认为:"色虽可爱,若见朦胧尤善矣。"这五种色候,就是《灵枢·五色》所谓"沉浊为内,浮泽为外"的"浮泽"之色,多主外感新病,较之"沉浊"之主久病伤脏者,其病势轻浅,易于救治,所以《素问·玉机真脏论》称这种"色泽以浮"的面色为"谓之易己",而列为"四易"之一。

其次,我们再就"精明五色"的标准加以分析并与上述面色的标准进行对比,自可看出二者之间是存在着明显的差别的。《灵枢·大惑论》说:"五脏六腑之精气,皆上注于目而为之精。精之窠为眼,骨之精为瞳子,筋之精为黑眼,血之精为络,其窠气之精为白眼,肌肉之精为约束。"其中两眦赤肉与血络的赤色及上下眼睑的黄色,皆与面色相通,故经文均加以"帛裹""罗裹"的字样,而其余的白眼、黑眼及瞳子的色候,则均以具有滑泽光洁的特点为黄,与面色截然不同,所以这三色之上经文都不加"帛裹"或"罗裹"的字样,因而它们绝不可与面部的常色混同。否则,如果把这三种目色与面部的常色不予分别而加以认识和运用的话,那么"白欲如鹅羽""青欲如苍璧之泽""黑欲如重漆色"就很难与"浮泽"的病色区别了!尤其是具有幽黑深湛,光可鉴人的特点的"重漆色",除却"精明"的瞳子以外,更是任何面部常色所不可能具有的。如果错拿这种黑色作为标准来衡量常人面色的话,那岂不是张冠李戴,南辕北辙了吗?!

把"精明五色"的标准,当作颜面五色的标准来加以认识和应用,这不仅导致了中医色诊理论与色诊标准的混乱,而且还等于是在实际上取消了《内经》的视目五色的诊法及其色候的准据。《内经》中本来是有视目五色的诊法的,《灵枢·小针解》和《灵枢·四时气》等经文中都曾提到过"睹其色,察其目,知其散复者,视其目色,以知病之存亡也"的"视其目色"的诊法,这种诊法是以"散则病亡,复则病存"为其诊候原则的。特别是《灵枢·邪客》"因视目之五色,以知五脏,而决死生"的记载,与《素问·脉要精微论》"视精明,察五色,观五脏有余不足"的说法更是如出一辙,足以证明《内经》是本有诊视"精明五色"的诊法的,它和面部色诊一样,同属望诊的一部分,有着同等重要的理论意义与临证意义。这样一个重要的、为经文屡屡提及的"视其目色"的诊法,和面部的色诊一样,应该有它自己的色诊标准自是天经地义的。但在《内经》中,除却《素问·脉要精微论》这段经文是对"精明五色"标准的唯一论述足资遵循外,其他各篇经文中是没有关于目色善恶标准的记载的,如果我们把这段仅有的经文竟错误地派为面色善恶的标准而加以应用的话,这不仅与面部常色的实际情况不符贻误后学,而且还抹杀了关于目色善恶的色诊准据,这对中医诊断学的理论研究来说,将不能不说是一个很大的损失!

以上所述仅是个人的一孔之见,不当之处,还望大家批评指正!

第十五章 "因于湿，首如裹"之我见

《素问·生气通天论》有："因于湿，首如裹，湿热不攘，大筋软短，小筋弛长，软短为拘，弛长为痿。"本节经文中的"因于湿，首如裹"，唐·杨上善曾解释为"用水湿头而以物裹人"。王冰亦谓："反湿其首，若湿物裹之。"从二家的注释来看，显然他们都是以"因于湿首"为句的。至元·朱丹溪《格致余论·生气通天论病因章句辨》始定为"因于湿，首如裹，各三字为句"，朱氏并解释说："首为诸阳之会，……浊气熏蒸，清道不通，沉重而不爽利，似乎有物以蒙冒之。"自此而后，代无异辞，而成定论，包括今天的全国高等医药院校教材《内经讲义》在内，都以"形容头部沉重，如被物裹一样"来进行解释。

上述诸说，管见认为与《内经》的原意是不相符合的。我们不能见了"湿"就只往头上联系，而不对问题作具体的分析。"湿"是分内湿、外湿的，内湿之因，多由脾虚"不能为胃行其津液"，致腠理间湿气盛，因而可现头重、身重等证。但据本节经文前面有"因于寒""因于暑"的论述来看，此处所说的湿也应与寒、暑一样，当是指的外湿，而不是内湿。

湿气伤人，多从人体的下部侵入，《素问·太阴阳明论》所谓："伤于湿者，下先受之"，《灵枢·小针解》所谓："清湿地气之中人也，必从足始"是也。《生气通天论》所说的"因于湿"，正是指感受了清冷潮湿之气而言，所以它表现的证候是"湿流关节"之类的病变，从经文所指出的"湿热不攘，大筋软短，小筋弛长，软短为拘，弛长为痿"的病候与病机上就可以看出，这是指著痹失治，久而湿郁化热所表现的一些证候。另外根据《甲乙经·卷三·第三十一》曲泉穴部位"在膝内辅骨下，大筋上，小筋下，陷者中"的记载，我们还可以知道大筋、小筋是在膝关节部位，它相当于现代解剖学的半膜肌、半腱肌。所以我们不仅知道"因于湿"的发病是在下肢体，而且还可据以确定它的病候主要是在膝关节。

既然"因于湿，首如裹"所论述的是著痹之类，病位主要是在下肢，那么它的症状当然就不会有"头部沉重"了。因此把"首如裹"的"首"字作"头"解，显然是与实际不相符合的。"首"还有始、初的意思。"首如裹"，即始病之初，受邪关节有如被物裹束般的拘紧重著、酸楚而不灵便的感觉。"首如裹"与"湿热不攘"，是著痹类病程中的新、久两个阶段。因此把"首如裹"说成是"形容头部沉重"的解释是值得商榷的。

第十六章 《黄帝内经》中关于病因学的一个重要概念——虚邪的实质

"虚邪"是《黄帝内经》中关于病因学的一个极其重要的基本概念，首见于《素问·移精变气论》："贼风数至，虚邪朝夕。"在它篇经文里，还把贼风与虚邪合称为"贼风虚邪"或"虚邪贼风"。关于"虚邪贼风"，王冰注释说："邪乘虚入，是谓虚邪，窃害中和，谓之贼风"，把虚邪理解为乘虚而入之邪；马莳则注解说："太一居九宫之人，有虚邪之风，当避之有时"，把虚邪理解为外邪，但这和他在《素问·移精变气论》中的注解是矛盾的；张介宾注解说："虚邪谓从冲后来者，主杀主害"，高士宗注解说："凡四时不正之气，皆谓之虚邪贼风"，亦把虚邪理解为外邪。

综观以上各家的注释，约有三种不同的解释：其一，认为虚邪是"四时不正之气"的外邪；其二，认为虚邪是乘虚而入之邪；其三，认为虚邪是"内生"之邪。同一虚邪竟有三种不同的解释，究竟哪种解释符合经旨，这是有必要先考证清楚的。

考《灵枢·九宫八风》说："太一居五宫之日，……因视风所从来而占之，风从其所居之乡来为实风，风从其冲后来为虚风，伤人者也，主杀主害者。……故圣人曰避虚邪之道，如避矢石然。"根据这一记载，我们可以确切知道，虚邪是具有贼害性质的反常风气，是一种如炮弹（矢石）般厉害危险的致病因素。至于理解"虚邪贼风"，也是指含有虚邪的"贼伤人"的风气，经文或称之为"虚邪之风"。虚邪既是贼伤人的反常风气，它必然是客观存在的，因此它应该是不论人体虚与不虚或侵入人体后，均名虚邪。而把它解释成为"邪乘虚入，是谓虚邪"，或"虚邪内生"等说法，很显然都是不合于虚邪的原义的。特别应该指出的是王冰的"邪乘虚入，是谓虚邪"的错误注释，由于从表面看来似乎有些道理，而且又是较早的一个注释，所以对后学的影响较大，以致有很多人都宗王氏之说，误以为虚邪是"因邪气乘虚而侵入，故名"。

关于虚邪的别称，我们了解的愈多，就愈有助于我们对虚邪的实质的了解。

在《灵枢·九宫八风》里还把虚风称之为"邪风"或简称之为"风"。如《灵枢·九宫八风》篇末说："故圣人避风，如避矢石焉。其有三虚而偏中于邪风，则为击仆偏枯矣。"把虚风简称为"风"，这在《内经》其他篇章里是屡见不鲜的，如《素问·风论》所讨论的就是虚风所导致的各种病变。对此，我们要有足够的认识。

我们从《内经》中大量用风寒或邪气、贼风来作为虚邪的别称中，可以初步体会到，《内经》晚期的医家们已经开始有意识地要摆脱虚邪是"从其冲后来为虚风"的早期的、狭隘的原始含义的束缚，而开始发展地赋予了它以肉眼看不见的、随时可以遇到的"邪毒之气"的意义了。例如在《灵枢·岁露论》里就提出有"将必须八正虚邪，乃能伤人乎？少师答曰：不然，贼风邪气之中人也，不得以时，然必因其开也"的理论，它告诉人们不必非在四时有"从其冲后来"的虚风时才会伤人致病，只要人体真气失调，腠理开泄，就随时会有感受贼邪的可能。因此，在《灵枢·百病始生》里就确立了"风雨寒热，不得虚，邪不能独伤人。……此必因虚邪之风与其身形，两虚相得，乃客其形"的理论原则。精神实质就在于强调虚邪的存在以及身形之虚的受邪条件，只要具备了这二者，就可以感邪致病，不必再拘于"此八风皆从其虚之乡来，乃能病人"的古老传统说法。在《内经》晚期这些理论发展的启发下，后世医家逐渐把"从其虚之乡来"的风为虚邪的狭隘概念搁置一边，而日益着眼于虚风中所含有的邪毒之气了。如王叔和就提出了"寒毒"之气、"时行之气"等概念以充实虚邪的内容；葛洪则提出了"疠气""鬼毒""天行毒气"；巢元方则提出了"乖戾之气"（包括吴又可的"戾气"）；王冰又提出了"鬼毒疫疠"以及近世的温病学说"温热病毒"等概念，都使虚邪的内容得到补充和发展。

古人所谓的风，有的是指刮风的风，有时指春季的气候特点，有时则是指今天所说的空气而言。空气是人们的肉眼所见不到的，古人是通过流动的空气——风来感觉到它的存在的，所以古人就用风或风气来表示空气这个概念。如《金匮要略·脏腑经络先后病》说："夫人禀五常，因风气而生长，风气虽能生万物，亦能害万物，如水能浮舟，亦能覆舟。"就说明古人一般所说的风或风气，往往是指的空气而言。但是《内经》中把虚风简称为"风"的，却不同于上述的风的一般概念，而是指的含有虚邪之气的反常风气，是病因学上的一个特定的概念，与一般的风切不可混为一谈。在《内经》中，有的篇章就曾明确指出过虚风是包含有虚邪毒气的，如《素问·生气通天论》就说："是故风者，百病之始也。清静，则肉腠闭拒，虽有大风苛毒，弗之能害。"从这段经文里可以看出"百病之始"的虚风中是包含有"苛毒"之气也就是虚邪的。

"百病之始"的虚风中所包含的虚邪毒气是多种多样的，故百病皆可因感受虚风而引起，如《素问·风论》说："风之伤人也，或为寒热，或为热中，或为寒中，或为疠风，或为偏枯，或为风也，其病各异，其名不同，……至其变化乃为它病也，无常方，然致有风气也。"《素问·风论》所论的风，就是简称的虚风。从风所导致的疾病中也可以看出其中所包含的虚风之气是多种多样的，因而它所导致的疾病也是"其病各异，其名不同"的。"衰饮食""消肌肉"，而成"肺寒热，怠惰，咳唾血，（痛）引腰背胸"，终至"安卧脱肉者，寒热，不治"。《素问·脉要精微论》说："风成为寒热。"若"寒热之毒气"客留于脉而不去，久则可致"鼠瘘"。又证导致疠风的虚风，则主要是它里面所包含的毒气客留于血脉而不去所致。其初起为脉风，或觉"皮肤不仁或淫淫若痒"，或发斑块，久则"荣气热腑，使其鼻柱坏而色败，皮肤发溃""须眉堕落"而成疠风。所以《素问·脉要精微论》说："脉风成为疠。"通过这两个例子即可看出，虚风中所包含的邪毒之气确是多种多样的。所以《素问·风论》说它是"百病之长"。

在《内经》里，还因虚邪之风肉眼难以见到，使人不免有空虚之感，故常风寒连言，用寒邪较风邪容易为人所感知，来打消人们对风邪的空虚感。如《素问·玉机真脏论》说："是故风者，百病之长也，今风寒客于人，使人毫毛毕直，皮肤闭而为热，……弗治，……传而行之肺，发寒热，法当三岁死。"又如《素问·疟论》也说："温疟者，得之冬中于风、寒气藏于骨髓之中。"又《素问·风论》先言"风之伤人也，……或为疠风"，又言"风寒客于脉而不去，名曰疠风"。这些经文都是既言风，又言寒，或风寒连言，这种情况在《伤寒杂病论》里也时有所见。问题的重点不在于说的是风还是寒，而在于是含有虚邪的风，含有虚邪的寒，言风言寒只不过是一个形式，其内容则侧重在风寒中的虚邪，这是根据了《灵枢·百病始生》所确立的"风雨寒热，不得虚，邪不能独伤人"的理论原则而来的。《素问·热论》里所说的"今夫热病者，皆伤寒之类也"，以及《难经·五十八难》所说的"伤寒有五：有中风，有伤寒，有湿温，有热病，有温病"等伤寒学说，也同样是根据了这个理论原则的。这里所说的"寒"也和"风"一样，都是虚邪的简称。所谓"伤寒"就是指伤于风寒中的虚邪而言。从这个意义上来讲，要说"寒为百病之长"，也无不可。《灵枢·百病始生》："风雨寒热不得虚，邪不能独伤人，卒然逢疾风暴雨而不病者，盖无虚邪（《太素》《甲乙经》虚邪间皆无"故"字），故不能独伤人，此必因虚邪之风，与其身形，两虚相得乃客其形。"《素问·八正神明论》："以身之虚，而逢天之虚，两虚相感，其气至骨。"

由于虚邪是"虚邪之风"里的肉眼难以见到的邪毒之气，所以在《内经》里又往往把它径称为"邪气"，这与后世指邪气为一切致病因子的概念是不同的。例如《灵枢·刺节真邪》就说："邪气者，虚风之贼伤人也。"在《素问·生气通天论》等篇经文中又或称邪气为"贼风邪气""贼风"等，这些都是虚邪的名称。

综上可见，在《内经》的病因学说中，虚邪是最严重、最危险的一种致病因子，它的实质就是包含在异常风气中的肉眼看不见的对人体具有贼害作用的邪毒之气。它相当于现代医学所谓的病毒、细菌等"病原微生物"。它的别称很多，如虚风、虚邪之风、虚邪贼风、贼风虚邪、贼风邪气、贼邪、贼风、邪气、邪风、大风苛毒、寒热之毒气、疠风、疟气或简称为风、寒等。后世医家在此基础上所补充的寒毒、时行之气、疠气、鬼毒、天行毒气、乖戾之气（包括戾气）、鬼毒疫疠、温热病毒等，所有的这些也都是虚邪的别称或是虚邪的不同具体内容。

小　结

综上以观，可以看出，虚邪乃是最严重、最危险的外因之邪的总称，其具体名称和内容是很复杂的，它初起即可引起表证，继而内传又可引起里证，变化百出，所导致的病变是"变化无穷"的，所以《素问·风论》说它是"百病之长""善行而数变"，这确是揭示出了虚邪的本质。《内经》关于虚邪的理论，是祖国医学在两千年前取得的关于病因学的一项突出成就，它不仅具有光辉的历史意义，而且一直对中医的预防保健和临证医疗起着重要的指导作用。

第十七章　汉度量衡考

中医的古典医籍如汉代张仲景的《伤寒论》，其所用方药的剂量，都是以汉代的度量衡来记述的。由于去古太远，我们今天在运用仲师方药时，不免在剂量上会产生困惑，因而出现仁者见仁，智者见智的漫无准则的现象。为此，个人不揣冒昧，对汉代的度量衡粗加考证，以利古方今用。

度量衡的制定，历代皆有一定的继承性，如秦承战国，汉承秦制是也。今于考证汉制度量衡的过程中，遇有精确可征之汉以前之量器，亦兼及之，以资佐证。

（一）度

《汉书·律历志》："度者，分、寸、尺、丈引也，所以度长短也。"

1. 铜尺——战国

《中国古代度量衡图集》（以下简称《图集》）载："长 23.1、宽 1.7、厚 0.4 厘米。传 1931 年河南洛阳金村古墓出土，南京大学藏。……据考证，为战国中晚期器物。"

2. 骨尺

据《文物》1983 年 6 期《蠡县汉墓发掘纪要》一文所载的该汉墓出土的完整骨尺，"寸度精确，长 23.2、宽 1.3、厚 0.3 厘米"。历代各地所发现之骨尺虽多，但完整的并不多见。

3. 据《图集》所辑各地出土的东汉时期 31 件铜、玉、牙、尺、骨尺长度，换算今尺，东汉一尺平均合 23.39 厘米左右（因多有残损）。

按：与上述骨尺相均，则汉之一尺约合今之 7 寸。

（二）量

《汉书·律历志》："量者，龠、合、升、斗、斛也，所以量多少也。"

1. 铜升——东汉

据 1973 年 4 期《文物》载《铜山小龟山西汉崖洞墓》一文（南京博物院文），对出土的铜升的实测容量为"200 毫升"。现藏南京博物院。

2. 铜斗——东汉

《图集》："容 2000 毫升。1968 年山东济宁出土。"

3. 永平大司农平合——东汉

《图集》："容 20 毫升。南京博物院藏。"

综上，则汉时一升，正合今之 200 毫升。

（三）衡

《汉书·律历志》："衡权者，衡，平也，权，重也，衡所以任权而均物平轻重也。"

1. 三钧铁权——西汉

《图集》："重 22490 克。1968 年河北满城陵山 2 号西汉墓出土。中国社会科学院考古研究所藏。纽残。有阳文'三钧'二字铸铭。《汉书·律历志》载：'权者，铢、两、斤、钧、石也，所以称物平施，知轻重也。……二十四铢为两，十六两为斤，三十斤为钧，四钧为石。'按自铭折算，每斤合 249.9 克。"

2. 铜环权——新莽

《图集》："1973 年四川成都天回公社东汉墓出土。四川省博物馆藏。……三枚分别为四两权、半斤权、一斤权。这是研究新莽衡制的重要资料。"

现将目前所知新莽环权重量与折算每一斤的重量列表如表 1。

表 1　新莽环权重量与折算表

名称	四两	八两	一斤	三斤	六斤	九斤	二钧	石权
重量（克）	60.4	120.6	241.2	730.1	1446.1	2222.8	14775	29950
折合每斤重（克）	241.6	241.2	241.2	243.4	241	246.9	246.3	249.6

从《图集》所列上表可以看出，由于历史条件所限，即使在同一时代之度量衡，其制作规范亦不尽一致。今取表中所列"折合每斤重"之前五权（四两、八两、一斤、三斤、六斤）之数量相加为准（以其无所残损），计算如后：前五权"折合每斤重"相加之合为 1208.4 克，其平均值为每斤重 241.68 克，汉制 16 两为一斤，则每两为 15.105 克。

综上所述，可以考定：汉之一尺，约合今之 7 寸；汉之一升合今之 200 毫升；汉之一斤约合今之 241.68 克；汉之一两，约合今之 15.105 克，合今市秤为 3.021 钱。

梁·陶弘景在其所著《神农本草经集注·序录》中云："古称唯有铢两而无分名，今则以十黍为一铢，六铢为一分，四分成一两，十六两为一斤，虽有子谷秬黍之制，从来均之已久，正尔依此用之。但古称皆复，今南称是也。晋称始后，汉末以来，分一斤为二斤耳，一两为二两耳，金银丝绵并与药用无轻重矣。古称唯有仲景而已涉今称，若用古称作汤，则水为殊少，故知非复称，悉用今者尔。"

上引陶氏之说，其误有二：

（1）"今则以十黍为一铢。"考《孙子算经·卷上》云："称之所起，起于黍，十黍为一絫（《说文解字注》段玉裁曰：'絫之隶变作累，累行而絫废。'），十絫为一铢，二十四铢为一两，十六两为一斤。"《汉书·律历志》云："一龠容千二百黍，重十二铢，两之为两，二十四铢为两，十六两为斤。"是知古之秤皆起于黍，十黍为一絫，十絫为一铢。今陶氏竟谓"十黍为一铢"，仅为古法"十絫为一铢"的十分之一，绝不可从。恐系传抄中有所脱误所致。

（2）"古称唯有仲景而已涉今称，若用古称作汤，则水为殊少，故知非复称，悉用今者尔。"这里陶氏所说的"今称"，指的是仲景所用的"今称"。陶氏还用"若用古称作汤，则水为殊少"来作为他"故知非复称，悉用今者尔。"做汤所用水量多少的依据。然水之多少是否适度，当验之以实践。今试以《伤寒论》第六十七条所载的"茯苓桂枝白术甘草汤"为例分析来看："茯苓四两，桂枝三两去皮，白术，甘草（炙）各二两。右四味，以水六升，煮取三升，去滓分温三服。"方中茯苓四两合今秤一两二钱，桂枝三两合今九钱，白术二两合六钱，甘草二两亦六钱，总计一剂药约为今称三两三钱许。用水六升合今 1200 毫升，煮取三升，合 600 毫升，分温三服，每服 200 毫升，其水量多少正适其度。陶说之误，不可避免地导致了后世医家对汉代度量衡认识之混乱，成为后世理解和运用汉方剂量的一大障碍，故不得不辨析之。

黄帝内经讲稿

第十八章 《内经》绪论

学习《内经》不一定所有的篇章都要求讲，时数有限之故。主要在于通过对具有代表性篇章的学习，掌握其学术思想、理论体系及具有普遍意义的理论原则，同时还要在学习过程中熟悉校勘、训诂经文的方法，为独立钻研《内经》及其他经典打下基础。

（一）《黄帝内经》的成书年代及流传沿革

1.《黄帝内经》的成书年代

《黄帝内经》是我国现存医学文献中最早的一部经典著作，约成书于西汉晚期。

1973 年初，湖南省博物馆和中国科学院考古研究所在对长沙马王堆三号汉墓进行的发掘中，出土了一大批帛书和简牍（其中有帛书古医书 11 种，竹简古医书 4 种），其中以《足臂十一脉灸经》《阴阳十一脉灸经》（甲本）《脉法》《阴阳脉死候》《五十二病方》（同载于一卷帛书中）最有研究价值。三号墓死者是一、二号墓死者"长沙丞相轪侯利苍"和他的妻子辛追的儿子，葬于汉文帝十二年（仓公 48 岁，公元前 168 年，恰是文帝为仓公的女儿"缇萦"上书所感动而废除肉刑的前一年）。

从《足臂十一脉灸经》《阴阳十一脉灸经》的内容来看，较之《灵枢·经脉》的文字古老：如《阴阳十一脉灸经》则以"眽"为"脉"，均不于十一经脉前冠以五脏名称。如以"温"为"脉"，以"渍"为"眥"，以"寺"为"痔"，以"要"为"腰"，以"牝油"为"骱骶"，以"久"为"灸"，以"兼"为"廉"，以"胎"为"郄"，以"耆"为"嗜"，以"意"为"噫"，以"奏"为"凑"，以"以"为"似"，以"殼"为"繫"，以"种"为"肿"，以"付"为"跗"，以"腫"为"枕"，以"復"为"腹"，以"张"为"胀"，以"扁"为"偏"，以"縣"为"懸"，以"音"为"瘖"，以"脑"为"胸"，以"叚"为"瘕"等。内容简单而不完整，少"手厥阴经"，脉的走向基本上由四肢向心，诸脉之间并无联系，脉和脏腑的关系并未建立，没有俞穴。《扁鹊仓公列传》只有俞而无穴，文字较《内经》尤艰涩，医理亦简，说明了这一时期脏腑-经络-俞穴体系尚未建立。但其主要内容和《灵枢·经脉》则是相同的。由此可知《灵枢·经脉》是在这两篇古医经的基础上发展而成的。轪侯家乃侯王之家且又留心医学，尚且未见《黄帝内经》，足见《黄帝内经》的成书是在此之后的。公乘阳庆、公孙光及仓公为西汉名医，亦皆未见《黄帝内经》。

仓公弟子：①"临菑人宋邑"，"教以五诊"；②"济北王遣太医高期、王禹"来学，"教以经脉高下及奇络结，常论俞所居，及气当上下出入，邪正逆顺，针灸以宜镵石，定砭灸处。"③菑川王遣"太仓长冯信（临菑人）正方"（正方，考定方剂也）"教以案法、逆顺论、药法、定五味及和齐汤法（方药）"。④"高永侯家丞杜信，喜脉来学，臣意教以上下经脉、五诊"。⑤"临菑召里唐安来学，臣意教以五诊上下经脉，奇咳，四时应阴阳重，未成，除为齐王侍医。"

《史记·秦始皇本纪》："始皇推终始五德之传，以为周得火德，秦代周，从所不胜。方今水德之始，改年始朝贺皆自十月朔。"

又"分天下以为三十六郡，郡置守、尉、监（郡守、丞尉、监御史），更名民曰黔首。"

又李斯"昧死言，……臣请史官非秦记皆烧之；非博士官所职，天下敢有藏《诗》《书》、百家语者，悉诣守尉杂烧之，……所不去者，医药、卜筮、种树之书。"

诊济北王阿母"足热而懑"，诊为"热蹶"。

诊法有："诊薄吾病，切其脉，循其尺，其尺索刺麤。"

又曰："与天地相应，参合于人，故乃别百病以异之。"

又"《脉法》曰：'热病阴阳交者，死。'"诊曹山跗病有"肺消瘅"之名。

高后八年（吕后年号，公元前 180 年，在位八年），仓公 36 岁，师事阳庆，"时庆年七十余"，则阳庆当生于公元前 255～前 250 年之间，乃战国末年之人。"仓公从阳庆'受其脉书、《上下经》《五色诊》《奇咳术》《揆度阴阳外变》《药论》《石神》《接阴阳禁书》'等传黄帝扁鹊之脉书，五色诊病。"

考《素问·疏五过论》即载有"上经下经，揆度阴阳，奇恒五中，决以明堂"之语。又《素问·示从容论》亦有"脉经上下篇"。《素问》把这些书当作它以前的古医经来加以引用，亦证明《素问》乃仓公以后之作。（《素问·玉版论要》："《五色》《脉变》《揆度》《奇恒》，道在于一。"《素问·评热病论》："且夫《热论》曰。""王注："谓上古《热论》也。"）

《素问》所引古医书：①五色；②脉变；③揆度；④奇恒；⑤热论；⑥脉法；⑦脉要；⑧刺法；⑨阴阳十二官相使；⑩奇恒阴阳；⑪上经；⑫下经；⑬本病；⑭揆度阴阳；⑮奇恒五中；⑯脉经上下篇；⑰金匮；⑱阴阳传；⑲九针；⑳针经；㉑从容；㉒形法；㉓大要；㉔太始天元册；㉕明堂。

《仓公传》所引古书名：①黄帝脉书；②扁鹊脉书；③上经；④下经；⑤五色诊；⑥奇咳术；⑦揆度；⑧阴阳外变；⑨药论；⑩石神；⑪接阴阳禁书；⑫脉法；⑬五诊；⑭上下经脉；⑮经脉高下；⑯逆顺；⑰论药法（药论）；⑱和齐汤法（"定五味及和齐汤法"未必是书名）；⑲四时阴阳重（沴）；⑳奇络结；㉑从公孙光"受方化阴阳及传语法"。

再从《内经》中关于历法的记载，亦可考见其成书年代为西汉后期。如《灵枢·阴阳系日月》："寅者，正月之生阳也……，卯者，二月。"《素问·脉解》亦有"正月太阳寅"之说。

据《史记·历书》载，汉武帝太初元年（公元前 104 年），改用太初历，始用夏历，以今之正月为正月。在此以前用的是颛顼历（秦即用颛顼历）。正月是亥，乃秦孝公时代（公元前 360 年左右）测定的。据山东临沂出土的"元光元年历谱"（公元前 134 年）[《文物》, 1974, (3): 66]。今《灵枢》既用正月以建寅之太初历，则其为武帝以后之作品可知也。（颛顼历以亥月为正月。殷建丑，周建子）

尽管此前在战国时期秦、魏、赵、韩等国均曾使用夏正历法，但系个别例子，与汉之统一中华不同。一国之朝贺、政事，皆须依国家颁布的历法进行，故著书立说者，亦不能例外。

汉章帝元和二年（公元 85 年）颁布（后）四分历，始用甲子纪年。前此《史记》已用甲子纪年，故凡用甲子纪年者，皆东汉或其后之作。

又如五行配五脏，《古文尚书》以脾属木，肺属火，心属土，肝属金，肾属水。（见许慎《五经异义》引："《古尚书》说：脾，木也；肺，火也；心，土也；肝，金也；肾，水也。"）《古文尚书》为秦灭以前之作，而汉初伏生传晁错的《今文尚书》（公元前 200～前 154 年，高祖至景帝。据考证其内容为春秋至战国初）则以肝属木，心属火，脾属土，肺属金，肾属水，与《内经》五行配五脏一致。亦可证《内经》之成书年代为西汉。《史记》即有关于"胃气黄，黄者土气也。土不胜木，至春死"的记载，此则武帝时之著作，乃本《今文尚书》之学术体系。《吕氏春秋》有关于通过四时干支相配所反映出来的五脏五行关系的格局。

清代姚际恒《古今伪书考》："此书（指《素问》）有'失侯失王'之语，秦灭六国，汉诸侯王国除，始有失侯王者。"景帝时，晁错为御史大夫，主张"重本抑末"以及逐步剥夺诸侯王国的封地，以巩固中央集权制度，得到景帝采纳。

《战国史》第六章封建国家的机构及其重要制度中的"七、封建的封君制度的创设""汉王朝分封诸侯王，封国的丞相由朝廷遣派的制度，该是沿袭战国时代的。"

余嘉锡《四库提要辨证》："向、歆校书，合中外之本以相补，除复重定，著为若干篇，其事无异为古人编次丛书全集。著之《七略》《别录》，其篇卷之多寡，次序之先后，皆出重定，已与通行之本不同，故不可以原书之名名之。"

张舜徽《关于历史文献的研究、整理问题》（《中国历史文献研究集刊·第一集》岳麓书社，1982，1-9）：刘文子"校理群书"，是把"原来没有书名、篇题的，定了书名、篇题；原来编次杂乱的，排好了前后秩序；原来内容重复的，除去了冗繁篇章；原来传抄错误的，改正了伪谬字体"，使所有存书都"成为可供阅览的读物"。

《汉书·艺文志》："成帝时，诏光禄大夫刘向校经传诸子诗赋。向辄条其篇目，撮其指意，录而奏之（即《别录》）。会向卒，……歆于是总群书而奏其《七略》，故有《辑略》、有《六艺略》、有《诸子略》、有《诗赋略》、有《兵书略》、有《术数略》、有《方技略》。"

《灵枢·五音五味》："士人有伤于阴，阴气绝而不起，阴不用，然其须不去，其故何也？宦者独去何也？"《后汉书·宦者列传序》："中兴之初（公元25年之后），宦者悉用阉人（前此则有阉有不阉），不复杂调它士。"宦在东汉之前为一般臣隶之称，看守宫门的太监则称为"阉"（阉曰阉，不是去生殖腺）。阉人关门后，留于宫内，可能出了问题，故去阉人之生殖腺，此后阉字的含义随之也产生了变化，指生殖腺而言。自"宦者悉用阉人"后，后世逐称太监为"宦者"，引申为"阉人"的互称，则《灵枢·五音五味》当为东汉之作也。

我国现存最早的图书目录《汉书·艺文志·医经家》才收载了《黄帝内经》。《汉书》为班固（卒于公元92年）著于汉章帝时（公元76～88年），可见《内经》当成书于西汉的中晚期间。其《艺文志》盖以刘歆的《七略》为蓝本（《汉书·艺文志注释汇编》）。

《汉书·艺文志》载："至成帝时（公元前32～前8年），以书颇散亡，使谒者陈农求遗书于天下。诏光禄大夫刘向校经传诸子诗赋，步兵校尉任宏校兵书，太史令尹咸校数术（数学、星相占卜之类），侍医李柱国校方技。……今删其要，以备篇籍。"按：成帝于河平三年（公元前26年）诏刘向等校书。李柱国校方技亦当始于是年。其时《内经》当在校雠之列。（据《甲乙经》序则知《七略》已有《黄帝内经》之目。）

哀帝建平元年（公元前6年）刘向卒。哀帝命刘歆继父之业，乃著《七略》（乃在《别录》的基础上完成的）。《黄帝内经》当是李柱国校方技时"把许多纷乱无序的简策，厘定为颇有系统的书本"，并"命定书名"（《汉书·艺文志注释汇编》序言）而成书的。私人是无此能力、条件和气魄的。

旧《辞海》云："秦末，陈胜为楚王，尝置中正之官，惟不译其职事。魏文帝时有九品正中，晋、南北朝咸因其制。"而《素问·灵兰秘典论》竟谓"胆者，中正之官"，可见《素问·灵兰秘典论》乃秦以后之作也。又秦以前称人民群众为"民""氓""黎民""庶民""众生"或"百姓"，很少称"黔首"。至秦始皇二十六年诏令天下，"天子自称为朕，王曰去泰，更名民曰黔首"，所以《史记》于始皇二十六年以前（前221年）都称"黎民"，二十六年以后，则称"黔首"。而《素问·宝命全形论》竟云："黔首共馀食"，足证其为秦兼并六国以后之作。《战国策·魏策》："扶社稷，安黔首"（公元前319年，魏惠王死后，因天降大雪，惠子谏太子——襄王改期举行葬仪时说的。）《韩非子·忠孝篇》："古者，黔首悗密蠢愚。"因此，王念孙说："诸书皆在六国未灭之前，盖旧有此称。"此外《吕氏春秋》的"大乐""振乱""怀宠"等篇及李斯《谏逐客书》中亦皆有用"黔首"之例。

"是"字作系词用，始于秦汉。李斯《谏逐客书》："则是宛珠之簪"，实开系词用法之先河。《黄帝内经》中"是"字作系词的很少，大量的仍是作代词用。如《素问·脉要精微论》："水泉不止者，是膀胱不藏也。"这和前面的"言而微终日乃复言者，此夺气也"一样，作"此"解释。唯《素问·移精变气论》之"欲知其要，则色脉是矣"及《灵枢·血络论》之"愿闻奇邪而不在经者。岐伯曰：血络是也"这两例不能译作代词，既非位于动词、宾语之间的助词，也非形容词，显然只能是起判断作用的系词。

汉后系词用法日益顺畅，如《三国志·魏志》："半身是生鱼脍也。"《华佗传》："牵出长尺许，纯是蛇。"《甲乙经·序》："九卷是原本经脉。"证明《黄帝内经》既非先秦，亦非汉后之作。

《黄帝内经》虽成编于西汉晚期，但它的许多篇章里却包含了西汉之前，由先秦流传下来的古代医籍的内容以及秦汉医学家们的医学经验的总结。因而它是一部论文汇编性质的医学巨著（古医学丛书），不出于一时、一地、一人之手是可以肯定的。

2.《黄帝内经》解题

《汉书·艺文志·医经家》："《黄帝内经》十八卷，《外经》三十七卷。"古人对一定历史时期、一定文化领域内的具有典范意义的著作，称之为"经"。所以名《内经》《外经》的意义，历代医家解释不一，吴崑："五内阴阳谓之内"；张介宾："内者，生命之道"；杨珦《针灸详说》谓："内者，深奥也"；方以智《通雅》："岐黄曰内经，言身内也。"但多未能中肯。考古书凡以内、外名篇的，都是以内篇为作者的要肯所在，而外篇则是论"杂说"。如《韩诗》有内外传；《春秋》有内外传；《庄子》有内外篇；《晏子春秋》有内外篇；《韩非子》有内外储说；《淮南子》有内外篇，颜师古注："《内篇》言道，《外篇》杂说"；《抱朴子》有内外篇等。如余嘉锡在《四库提要辨证》说"刘向于《素问》之外，复得黄帝医经若干篇，于是别其纯（精）驳（杂），以其纯者合《素问》编之，为《内经》十八卷；其余则为《外经》三十七卷，以存一家之言。"可见用内和外，是为了区别主次的意思。

《汉书·艺文志》以后，《黄帝内经》即已无完本，而分为《素问》和《九卷》两部分流传（单行本）。如张仲景在《伤寒杂病论》序中就未提《黄帝内经》（《中国医籍考》："按先子曰：《灵枢》单称九卷者，对《素问》八卷而言之。"），而只是说"撰用《素问》《九卷》。"至晋代皇甫谧在其《针灸甲乙经》自序中始称："按《汉书·艺文志》：《黄帝内经》十八卷。今有《针经》九卷，《素问》九卷，二九十八卷，即《内经》也。亦有所亡失。"此后即以《素问》《针经》（亦名《九卷》，亦名《灵枢》）合称《黄帝内经》。

（1）《素问》的含义：《素问》之义，自梁代全元起以来，注释虽多，率皆望文生义。如全元起："素者，本也。问者，黄帝问岐伯也。方陈性情之源，五行之本，故曰素问。"吴崑："平日讲求，谓之素问。"马莳："黄帝与岐伯、鬼臾区、伯高、少师、少俞、雷公六臣平素问答之书。"张介宾："平素所讲问，是谓素问。"唯林亿《新校正》之说较为切合实际："按《乾凿度》（《易》纬之一，旧称郑玄注）云：'夫有形者生于无形，故有太易、有太初、有太始、有太素。太易者，未见气也。太初者气（元素）之始也；太始者形之始也（可见）；太素者质之始也（实体）。'气、形、质具（才有生命），而疴瘵由是萌生，故黄帝问此太素质之始也（始于气、形）。《素问》之名，义或由此。"

太，至高至极也。素，物质实体也。太素，即最元始、最基本的物质实体，为构成天地万物包括人类的本原物质。《素问》就是关于太素质所构成的生命的生理、病理的问答。关于生命的本源"太素质"问题的问答。

《素问识》说："林亿等以为问太素之义，是也。……而其不言问素，而名《素问》者，犹屈原《天问》之类也，倒其语焉尔也。"按：唐代杨上善著《黄帝内经太素》（《汉书·艺文志·阴阳家》有"《黄帝泰素》二十篇"。班注："六国时，韩诸公子所作。"师古曰："刘向《别录》云：或言韩诸公子之所作也。言阴阳五行，以为黄帝之道也，故曰《泰素》。"姚明煇《汉志注解》："又谓春生，夏长，秋收，冬藏，此天地之大经也，弗顺，则无以为天下纲纪。故阴阳家序四时之大顺不可失。若拘牵禁忌，则畏鬼神废人事矣。"是《黄帝泰素》虽亦名"泰素"，然为阴阳家书，非关医学。）亦以"太素"为名，可证林亿等以为问太素之义的解释是可信的。因此《素问》就是关于太素质——构成生命的最基本的物质的问答的书。

（2）《灵枢》的含义：《灵枢》于汉代本无其名，只名《九卷》（见前引《伤寒论序》《脉经》《太素》援引《灵枢经》文，亦概称《九卷》），至晋《甲乙经》序又称之为《针经》。（《脉经》引文下注云："出《九卷》。"引文见《灵枢·逆顺第五十五》）。

至《隋书·经籍志》又"谓之《九灵》"（王冰《素问》序，《新校正》注），至唐中叶（762年），王冰称为《灵枢》《针经》，至宋则或称《灵枢》（已不全，见新校正《调经论》注），或称《九墟》（《新校正黄帝针灸甲乙经序》）。

《灵枢》的意义，诸家解释不一。灵，《易·系辞上》："随感而应之是谓灵。"如马莳说："正以枢为门户阖辟所系，而灵乃至神至玄之称。是书之功，何以异是。"张介宾则谓："神灵之枢要，是谓灵枢。"丹波氏则谓："然今考《道藏》中有《玉枢》《神枢》《灵轴》等之经，而又收入是经，则《灵枢》之称，意出于羽流者欤！"姑且以"记载刺灸灵验之枢（关键机要）札记"的书解之可也。以其为《针经》故也。（全书有关经络学、俞穴学、刺灸治疗学的理论约占4/5。）

至于《内经》之所以托名于"黄帝"，这也是有其历史原因的，即时代背景。

第一点：《史记·礼书》："（汉文帝）孝文好道家之学。"其妻窦太后亦崇尚黄老之学（令其子景帝及母家之人都须读《老子》）。"上有好者，下必有甚焉。"所以汉代黄老之学最为盛行。《汉书·艺文志》收载的以"黄帝"名篇的书，就有21种之多，即是其例。

顾颉刚《秦汉的方士与儒生》说："黄帝是怎样一个人物，……均不可知，但他的传说普及于学术界是战国末年的事，其发展直到西汉则是一个极明显的事实。""汉代人的思想骨干，是阴阳五行，无论在宗教上，在政治上，在学术上，没有不用这套方式的。"阴阳与五行相合始于汉，尊崇黄帝亦始于汉。

第二点：汉代有厚古薄今的风习。如《淮南子·修务训》说："世俗之人，多尊古而贱今，故为道者，必托之于神农黄帝，而后能入说。"高诱注："说，言也。言为二圣所作，乃能入其说于人，人乃用之。"此风至晋仍未息，如葛洪《肘后备急方》自序云："世俗若于贵远贱近，是古非今，恐见此方，无黄帝、仓公、和、鹊、踰跗之目，不能采用，安可强乎！"

由于以上两种社会风气，当时的医家们为了取重于人，以保证其著作的流传，所以就托名于黄帝，而名《黄帝内经》，共 18 卷，162 篇，合 16 万字左右。《素问》《灵枢》各篇的次第，大体上相当于各篇著作本身时代的先后次第。

《黄帝内经》虽然是成编于西汉后期，但由先秦流传下来的许多古医籍的主要内容，都已被吸收进来了。如《素问·玉版论要》之"五色、脉变、揆度、奇恒"；《素问·痿论》之引《本病》；《素问·疏五过论》之引"《上经》《下经》《揆度》《阴阳》《奇恒》《五中》，决以《明堂》。"《扁鹊仓公列传》仓公从阳庆受《揆度阴阳外变》；《素问·阴阳类论》："却念《上、下经》《阴阳》《从容》"；《素问·示从容论》之引《脉经上、下篇》；《素问·阴阳应象大论》之引"七损八益"；《素问·病能论》："奇恒阴阳"；《素问·奇病论》之引《刺法》《阴阳十二官相使》《脉法》《脉要》《形法》《针经》；《素问·评热病论》："且夫《热论》曰……"；《太始天元册》，不下二十余种。而其大部分内容，则主要是秦汉医学家们在古医籍理论基础上发展起来的医学经验的总结。这从马王堆汉墓出土的古医书的文字古老，及其内容比《内经》简单和不完整就可以看得很清楚了。

3.《素问》《灵枢》版本的流传沿革

《素问》原本亦九卷，"盖东汉以降，《素问》既亡第七一卷"，不然则《素问》亦当称九卷（丹波元简语，见《医籍考·医经五》按语），故皇甫士安于《针灸甲乙经》自序中说："二九十八卷，即《内经》也。亦有所亡失。"所亡卷内有《刺法论》《本病论》两篇经文。（《内经》不用"证"字而用"病状""病形""病能"。《素问·至真要大论》："证有中外，治有轻重"，始用"证"字。故其书当在《难经》《伤寒论》之后也。）至唐代经王冰补入了"旧藏之卷"（谓"受得先师张公秘传之本"），合八十一篇，二十四卷，勒成一部。"又经宋代林亿等校正（嘉祐（1056～1063 年）校），才是今天我们所见到的《重广补注黄帝内经素问》的本子。它已不是原来的九卷，而是二十四卷本了。

按：《明史》曰："世传《素问》王冰注本，中有缺篇，简王（朱厚煜，明成祖三子）得全本补之。"今赵府本《素问》载《刺法》《本病论》二篇即是。考《四库全书总目提要》曰："《素问入式运气论奥》三卷，附《黄帝内经素问遗论》一卷，宋刘温舒撰（元符己卯，1099）。……按《刺法论》之亡，在王冰作注之前，温舒生北宋之末，何从得此？其注不知出自何人，殆不免有所依托，未可尽信。"（"正气存内，邪不可干""避其毒气""小金丹"等，皆出此书。）（赵府本，丹波氏谓"此盖明史所载赵简王所刊，大字大板，纸刻斵洁，尤为善本。"赵府本虽纸刻斵洁，然从事者学识不足，校勘不精，错误百出，贻害甚广。）

《灵枢》自隋代就已亡佚（据前引林注，实名《九灵》），我们今天所见到的是南宋绍兴乙亥（公元 1155 年）史崧所献的本子。其自序云："参对诸书，再行校正家藏旧本《灵枢》九卷，共八十一篇，增修音释，附于卷末，勒为二十四卷。"

按：《宋史·哲宗纪》载："元祐八年（1093 年），正月庚子，诏颁高丽所献《黄帝针经》于天下。"但旋因"靖康之乱"（1126 年）而亡佚。（《四库提要辨证》631 页云："靖康之难，经籍散失。"）林亿等于仁宗嘉祐中（1056～1063 年）校正医书在此之前，故未及见《黄帝针经》，亦未能见史崧所献之《灵枢》。如《素问·调经论》："无中其大经，神气乃平"下，《新校正》云："按今《素问》注中引《针经》者，多《灵枢》之文，但以《灵枢》今不全，故未得尽知也。"

但是今天所流传的《灵枢经》也不是史崧的二十四卷的原本，而是自元代以来就已改订的十二卷本了。

据清代道光间（1821～1850 年）常熟瞿绍基《铁琴铜剑楼藏书志》载："《新刊黄帝灵枢经》十二卷。元刊本，不著撰人。"目录后有"至元己卯（1339 年），古林胡氏新刊"一行，即古林书堂刊本，为现存最早的《灵枢》刊本。其后赵府居敬堂本目录后云："元二十四卷，今并为十二卷，计八十一篇。"赵府本通行较广，故一般皆以为十二卷本自赵府本始，实则不然（参见《增订四库简明目录标注》）。

（二）《内经》的学术思想、理论体系及其在祖国医学发展史中的地位

《内经》的内容是极其丰富的，它的全部内容和学术思想博大渊深，上至天文，下至地理，中及人事（社会），无所不包。如《素问·著至教论》就曾明确指出说："而道者，上知天文，下知地理，中知人事，可以长久，以教众庶，亦不疑殆。"

天文方面例：《素问·五运行大论》："地之为下，否乎？岐伯曰：地为人之下，太虚之中者也。帝曰：冯乎？岐伯曰：大气举之也。"又曰："动静何如？岐伯曰：上者右行，下者左行，左右周天，馀而复会也。"《素问》这种"地为人之下，太虚之中"的天体论是属于古代天文学的"浑天说"，较之它以前的"宣夜说"及"盖天说"都较科学。自汉武帝时落下闳创始以后，历代天文学家皆所循用。尤以"上者右行，下者左行，左右周天，馀而复会"之说，更是先进，它已是地球在太空中绕日公转的先声了。古人观测天象用的是"地心天球"法，即采用"地心黄道坐标"（观浑天仪可知）。它不同于西方亚里士多德的"地心说"。

至汉宣帝时（公元前 73～前 49 年），司农中丞耿寿昌，治用落下闳的浑天说铸铜仪，为史官所用。至后汉安帝元初二年（公元 115 年），太史令（掌天时星历）张衡在其基础上又进一步制作了浑天仪（即"浑象"。类似现代的"天球仪"。据此亦可知我国古代的天文学用的是"地心天球"研究天体法）。以上二仪明有复制品，现存紫金山天文台。

《尚书·舜典第二·疏》："蔡邕《天文志》云：言天体者有三家，一曰《周髀》，二曰《宣夜》，三曰《浑天》。《宣夜》之学绝无师法；《周髀》术数俱在（即盖天说），考验天状，多所违失，故史官不用；唯《浑天》者近得其情。今史官所用候台铜仪（当是张衡所造），则其法也。虞喜云：宣，明也。夜，幽也。幽明之数，其术兼之，故曰宣夜。但绝无师说，不知其状如何？《周髀》之术以为天似覆盆，盖以斗极为中，中高而四边下，日月旁行绕之。日近而见之为昼，日远而不见为夜。浑天者，以为地在其中，天周其外，日月初登于天，后入于地。昼则日在地上，夜则日入地下。"王蕃浑天说曰："天之形状似鸟卵，天包地外，犹卵之裹黄，圆如弹丸，故曰浑天。言其形体浑浑然也。"《杨子法言》云："或问浑天，曰落下闳营之，鲜于妄人度之，耿中丞象之，几乎几乎，莫之能违也。"

地理方面例：《素问·异法方宜论》："故东方之域，……鱼盐之地，海滨傍水。……西方者，金石之域，沙石之处，……其民陵居而多风，水土刚强。……北方者，……其地高陵居，风寒冰冽。……南方者，天地之所长养，阳之所盛处也。其地下，水土弱，雾露之所聚也。……中央者，其地平以湿，天地所以生万物也众。"又如《灵枢·经水》载有清水、渭水、海水、湖水、汝水、渑水、淮水、漯水（音洛，然于水名则读如楊）、江水、河水、济水、漳水等河流名称。又如《素问·生气通天论》之"九州"，《书·禹贡》以冀、兖、青、徐、扬、荆、豫、

梁、雍为九州；而《周礼·职务》《尔雅·释地》《吕氏春秋》《汉书·地理志》（同《周礼》）皆有幽州而无梁州，实则乃指全中国而言。于古代交通不发达的历史条件下，能有这样广博地理知识是难能可贵的。

人事方面例：《素问·灵兰秘典论》之十二官。《素问·疏五过论》："尝富后贫，名曰失精。""尝贵后贱，虽不中邪，病从内生。""诊有三常，必问贵贱，封君败伤，及欲侯王。""切脉问名，当合男女。离绝菀结，忧恐喜怒，……工不能知，何术之语。"故《素问·移精变气论》有"闭户塞牖，系之病者，数问其情，以从其意"之训。

1.《内经》学术思想的特点

《内经》的学术思想虽多，总体来说主要有以下三个方面的特点：

（1）朴素的唯物辩证观——哲学思想与医学理论的结合。

①"阴阳五行论"（二元论）与医学理论的结合：众所熟知"阴阳五行论"是我国古代具有朴素唯物论和朴素辩证法的哲学学说。它发源于殷周之际，形成于春秋时期，流传于战国，盛行于两汉。它在春秋时期形成后（《国语·鲁语上》："幽五二年（前780年），西周（镐京）三川皆震。伯阳父曰：周将亡矣！夫天地之气，不失其序，……阳伏而不能出，阴迫而不能蒸，于是有地震。"）便打破了春秋以前的宗教迷信世界观对人们思想的统治，成为古代各门科学（医学、天文、历法、气象、地理、农事、生物、化学、音乐、兵法等）的指导思想，并用它来总结经验，进行论理。这充分证明了"阴阳五行论"在当时的进步性。

阴：地、柔、寒、晦、女、坤。

阳：天、刚、热、明、男、乾。

表1　阴阳的涵义

阴阳	1. 自然规律：相反相成规律。
	2. 方法论：用阴阳分析法 ——"一分为二也"，分析认识万物。
	3. 代名词："阴阳者，血气之男女也"。
	4. 医学专有名词：阴阳二经的简称。

王安石《洪轮传》："阴阳二气代谢，不召而自来"（转引）。古之"代谢"，多为交替、更迭之义。如《淮南子·兵略训》："若春秋有代谢，若日月有昼夜。"孟浩然《与诸子登岘山诗》："人事有代谢，往来成古今。"今称"新陈代谢"，亦简称为代谢，仍为新陈交替，更迭之义。

五行配五脏：（一说孔子所录，一说晋梅赜所献）《古文尚书》以脾属木，肺属火，心属土，肝属金，肾属水（《古文尚书》为秦灭以前作）；《今文尚书》则以肝属木，心属火，脾属土，肺属金，肾属水（《今文尚书》是汉初伏生传晁错口传的），与《内经》一致。

《管子·水地》："酸主脾，咸主肺，辛主肾，苦主肝，甘主心。五脏已具，而后生肉。脾生膈，肺生骨，肾生脑，肝生革（皮），心生肉。五肉已具，而后发为九窍。脾发为鼻，肝发为目，肾发为耳，肺发为窍（口）。"当是《古文尚书》以后，《吕览》以前之作。（篇中有"而管子则之""而管子以之"等语，明非管子所作也。）公元前238年秦始皇亲政，次年免吕不韦相职。则《吕览》当作于公元前238年以前也。

祖国医学在春秋战国时期，和其他各门科学一样，也接受了"阴阳五行论"的哲学思想作为指导思想（汉以前尚未见阴阳与五行合称者），用以观察和研究医学上的一切问题，从而逐步建立了祖国医学的理论体系。《左传》："晋侯求医于秦，秦伯使医和视之，曰，……天有六气，……六气曰：阴、阳、风、雨、晦、明也。……过则为眚（灾），阴淫寒疾，阳淫热疾，风淫末疾，（杜注："末，四支也。风为缓急。"孔疏引贾逵"以末疾为首疾，谓风眩也。"），雨淫腹疾（杜注："两湿之气为泄注。"），晦淫惑疾（注："晦，夜也。为宴寝过节，则心惑乱。"），明淫心疾（注："明昼也。思虑烦多，心劳生疾。"）。"按："阴阳风雨"当受之有节，"晦明"当用之有度，失于淫过，则为害也。这正如恩格斯在《自然辩证法》中所指出的那样："不管自然科学家采取什么样的态度，他们还得受哲学的支配。"

《黄帝内经》的学术思想的突出特点，就是把自然界"当作一个整体而从总的方面来观察"（《自然辩证法》），并通过阴阳五行论来具体描绘整个自然界运动的统一性。使人们能够从整体方面来把握整个自然界的运动变化规律和生命运动变化规律及其相互关系，从而用以指导祖国医学的临床实践，并经受了长期的实践检验。《素问·天元纪大论》说："夫五运阴阳者，天地之道也，万物之纲纪，变化之父母，生杀之本始，神明之府也。"说明宇宙间万物的生长，变化和消亡，都受着阴阳五行规律的控制、支配。

战国末期，阴阳五行论在邹衍之流的手中演变成为"天人感应"的唯心的"五德终始"说，用以说明朝代更替的原因。但是祖国医学理论中的阴阳五行论，由于它和医疗实践密切联系，所以它仍然是沿着朴素唯物主义的道路向前发展的。（当然在应用过程中，有些人教条式地运用阴阳五行论，那是个人的思想方法上的毛病，是另一回事。）正如任继愈所说的："阴阳五行学派的唯心主义观点，并不表现在它的自然观方面而是表现在它的社会观、历史观方面"（《历史研究》，1956，5：21）。

马伯英《试论祖国医学基础理论奠定时期的认识论与方法论特征》提到："这些规律主要地即指阴阳对立统一规律和五行螺旋上升变化规律"（《中华医史杂志》，1982，4：197）。按："五行螺旋上升变化规律"，或是指"亢则害，承乃制，制则生化"而言。

阴阳的基本规律：相反（相互排斥、相互制约）相成（相互吸引、相互依赖，成全）。

五行的基本规律：生克制化（《素问·宝命全形论》《素问·阴阳应象大论》《素问·六微旨大论》）。

②"气一元论"与医学理论的结合：古代的"气一元论"也是导源于"天地之气"，天地即由气所构成说和阴阳说基本上是同出一源。只不过其成熟较晚于阴阳说而已，形成于战国时道家学派。

《论衡·四讳》："元气，天地之精微也"，是一切生物的物质基础。这是汉代比较系统的宇宙本体论——元气一元论。如《论衡·言毒》："万物之生，皆禀元气。"如《吕氏春秋》："太一出两仪，两仪出阴阳，阴阳变化，一上一下，合而成章。"（太一，即混沌未分的"元气"。章，有组织，有法度的结合。）又如《春秋公举传·隐公元年》（公元前722年）："元年者何？"何休（东汉末人，在王充之后）《解沽》说："元者，气也。无形以起，有形以分，造起天地，天地之始也。"这是由"天地之气"上推到天地之始为混沌未分之气。认为此气是构成天地万物的本原物质。《白虎通·天地》："（天）地者，元气之所生，万物之祖也。"《论衡》："说《易》者曰：'元气未分，浑沌为一。'"

在此之前《管子》一书已综述了春秋时老子提出的"道"，战国时宋钘（音形，于人名则读肩）、尹文提出的"气"的学说。（"道"也就是气）。郭沫若在《青铜时代》中说：《管子》书是一种杂脞，早就成为学者间的公论了。那不仅不是管仲作的书，而且非作于一人，也非作于一时。它大概是战国及其后的一批零碎著作的总集，一部分是齐国的旧档案，一部分是汉时开献书之令时由齐地汇献而来的。"郭氏以《管子·心术》《内业》二篇为宋钘的遗书,《白心》《枢言》两篇为尹文的遗书。如《管子·内业》说:"凡物之精,比则为生(比,连结),下生五谷,上为列星;流于天地之间,谓之魂神;藏于胸中,谓之圣人,是故名气。"又说:"精也者,气之精者也,气道乃生。"

战国时的荀子(公元前 313~前 238 年)继承了宋钘、尹文的朴素唯物的"气一元论",对当时的自然科学包括《内经》医学理论的形成起了很大的影响。如《荀子·王制》说:"水火有气而无生,草木有生而无知,禽兽有知而无义,人有气、有生、有知亦且有义,故最为天下贵也。"又说:"天地合而万物生。"《论衡·自然》:"天地合气,万物自生。"《礼论》:"阴阳接而变化起。"《素问·宝命全形论》:"天覆地载,万物悉备,莫贵于人,人以天地之气生,四时之法成。"《素问·六节藏象论》:"气合而有形,因变以正名。"随物体的运动变化,以区分正定其名分。恩格斯说:"物体和运动是不可分的,各种物体的形式和种类只有在运动中才能认识,离开运动,离开同其他物体的一切关系,就谈不到物体。物体只有在运动中才能显示出它是什么。因此,自然科学只有在物体的相互关系中,在物体的运动中观察物体,才能认识物体"(《马克思恩格斯选集》第四卷)。

美国物理学家卡普拉认为,中国哲学思想中的"气"的概念与量子场的概念惊人地相似,正如"场"在量子场论中一样,"气"不只是物质的基本要素,而且还以波的形式传递相互作用(《自然辩证法通讯》,1981,3:79)。["场",似是物质(粒子)运动所形成的一定空间范畴,是物质存在的一种形式,是一个物理概念。场与基本粒子有不可分割的联系,即一切基本粒子都可以看作相应场的最小单位(量子),例如电子联系于电子场,光子联系于电磁场等。场本身具有能量、动量和质量(量子即具有此三量),而且在一定条件下可以和实物相互转化,所以也可以叫相互作用场。]

"气一元论"认为"气"是宇宙间最微小、最基本的物质实体(包括它的"能"。见表 2 气的运动形式——升降出入、迟速往复),是构成世界万物的本原物质。《内经》于此基础上,更进一步用"气"来说明组成人体的各种生理物质及其功能。《论衡·无形》:"人禀元气于天。"(气也就是太素——量子)

表 2　气的涵义

气	宇宙间最微小、最基本的物质实体	是一个"质能联系"的概念。
	宇宙间最微小、最基本的物质实体的能	(卡普拉之说,正好证明余说)

任继愈在《唯物主义的王夫之为什么反对唯物主义的老子?》(《光明日报》1962 年 12 月 21 日 4 版)一文中,称"气一元论"为"原子论的朴素唯物主义"(据卡普拉之说,似又可称之为"量子论的朴素唯物主义"),称五行论为"元素论的朴素唯物主义"。

"气一元论",是古代继"阴阳五行论"之后的朴素唯物主义哲学学说的发展,也是"阴阳五行论"的物质性的具体而微的体现,是《内经》学术思想很重要的一个组成部分,我们对它应有足够的认识。

《素问·天元纪大论》说:"故在天为气,在地成形,形气相感而化生万物矣。"结合《荀子·礼论》的"天地合(气)而万物生,阴阳接而变化起"来看,阴阳论和"气一元论"是很自然地能够统一起来的。(结合《吕氏春秋》的"太一出两仪"。)

《抱朴子·内篇》:"夫人在气中,气在人中,自天地至于万物,无不须气以生者也。"

(2)统一整体观。

统一整体观也是《内经》学术思想的特点之一(也就是中医学的特点之一,另一个特点是辨证论治),它主要有以下两方面的内容:

①重现人体内在环境的统一:人体的脏腑经络,四肢百骸,都有着内在联系,它们以五脏为主体,以经络血气(体液)为中介(传递信息),相互联系,相互作用,相互依赖,相互制约,构成了统一的有机整体,而以心为主宰之核心。(《灵枢·本神》:"所以任物者谓之心。")《灵枢·海论》:"夫十二经脉者,内属于腑脏,外络于肢节。"《素问·灵兰秘典论》:"心者,君主之官也。""主不明则十二官危"(此亦类比法)。虽然五脏六腑为内在环境的主体,但阴阳二经系统功能的协调统一,也是维持机体内环境的稳态与平衡所必不可少的条件。《灵枢·营卫生会》:"阴阳相贯,如环无端。"《素问·生气通天论》:"阴平阳秘,精神乃治。"

②重视机体与外在环境的统一:机体与外在环境统一,在《内经》里称作"人参天地"(《灵枢·刺节真邪》),或"人与天地相参"(《素问·咳论》《灵枢·经水》《灵枢·大惑论》等)。"参"是"参合"(《灵枢·邪气脏腑病形》)、"参伍"(《素问·八正神明论》)的意思。人参合在天地这个"大系统"之间,是其中的一部分(子系统),自然要受天地之气的影响和制约,同时,反过来也要影响天地,对自然界有反作用。所以《灵枢·玉版》又说:"夫人者,天地之镇也。"人类对自然界的反作用(包括"改造世界"),是以人的主观能动性为根据的。

"人参天地"有以下三方面的内容:

第一,与外在环境的统一性,受其影响、制约、相互渗透,自然界的日月、五行、五时、五方、五气、五味等,是人类生存所必须的物质条件,所以《素问·六节藏象论》说:"天食人以五气,地食人以五味。"《灵枢·本神》说:"天之在我者德也,地之在我者气也,德流气薄而生者也。"恩格斯在《自然辩证法》中也说:"生命是蛋白质的存在方式(现代分子生物界又有"生命是蛋白质和核酸的存在方式"之说),这个存在方式的基本因素在于它和周围的外部自然界的不断的新陈代谢。"所以人与自然界是一个统一整体,是相互影响,相互渗透,息息相关的。

第二,人体真气对外在环境具有适应的自然能力:如《素问·生气通天论》说:"平旦人气生,日中而阳气隆,日西而阳气已虚,气门乃闭。"这是人体真气为了适应昼夜作息的需要在一日三时的昼夜周期性消长变化,又如《素问·四时刺逆论》说:"春者,天气始开,地气始泄,冻解冰释,水行经通,故人气在脉;夏者,经满气溢,入孙络受血,皮肤充实;长夏者,经络皆盛,内溢肌中;秋者,天气始收,腠理闭塞,皮肤引急;冬者,盖藏,血气在中,内著骨髓,通于五脏。"这是人体真气随四季周期变化的一系列生理反应,故脉象也随之而有四时的变化,如"春日浮,如鱼之游在波;夏日在肤,泛泛乎万物有余;秋日下肤,蛰虫将去;冬日在骨,君子居室。"《灵枢·岁露论》:"寒则皮肤急而腠理闭,暑则皮肤缓而腠理开。"这在现代科学里称之为"生物钟"现象,即周期性的生理节奏。《素问·八正神明论》《灵枢·岁露论》还有关于人体适应朔望周期的生理变化的记载。现代时间生物学还发现所谓"六日节律"现象,这与六经说相符,尤其对伤寒日传一经说为有力佐证。

第三,人的精神意识(主观能动性)对外在环境具有适应能力:人的主观能动性对外在环境的适应,较之上述的"生物钟"现象,更具有积极的意义。这在《内经》里主要表现在保健防病的摄生学说方面。

如《素问·上古天真论》有"法则天地""逆从阴阳""提挈天地，把握阴阳"。又说："皆谓之虚邪贼风，避之有时"，及《素问遗篇·刺法论》说的："避其毒气"等。这是对外在的"病原微生物"进行预防的学说。此外，还强调调和精神、增强体质，以加强抗病的能力，以及"治未病"的观点。机体与外在环境对立统一的平衡协调关系一旦遭到破坏，则会引起人体自身系统（内环境）平衡的破坏，从而容易感受外邪而致病。

《内经》中这种重视人体内在环境统一和人体与外在环境统一的"统一整体观"的理论，贯串于生理、病理、诊断、治疗等整个理论体系之中，具有十分重要的理论意义和实践意义，必须掌握它（【附录一】）。

（3）恒动观。

《秦汉方士与儒生》："《尚书考·灵曜》说：'地恒动不止而人不知。譬如人在大舟（方舟）中，闭牖而坐，舟行而人不觉也'。这不是地球在不断地运行这一客观真理，足以打破天动而地静的旧学说吗！这位一千九百年前无名的科学家的发现是多么该受我们珍视！"

《内经》认为大自然是物质的，如《素问·天元纪大论》说："肇（始）基（础）化元（化生于元气），万物资（借）始（赖）。"说明宇宙万物最初发生的基础，都是由混沌未分的元气，化分为阴阳二气而赖以化生的。所以又说："故在天为气，在地成形，形气相感，而万物化生矣。"

《内经》还认为一切物体都是不断运动、变化的，从而用运动、变化的观点——"恒动观"来观察世界，考察万物。指出"升降出入，无器不有""无不出入，无不升降"《素问·六微旨大论》，说明运动和器物不可分，没有一样器物不在运动。

运动导致万物包括人类的变化和发展，如《素问·六微旨大论》说："气之升降，天地之更用也（交替）……故高下相召，升降相因而变作矣。"又说："非出入，则无以生长壮老已（与周围环境的新陈代谢，物质交换）；非升降，则无以生长化收藏。"说明没有升降出入的运动，动物界不会有生老病死的过程，植物界也不会有萌发、生长、开花、结果的变化。运动是物体发展变化的原因，"升降出入"是生命运动的基本形式。所以《素问·六微旨大论》卓越地总结说："成败倚伏生乎动，动而不已，则变作矣。"又说："夫物之生，从于化（质变），物之极，由乎变（量变），变化之相传，成败之所由也。"而变化又是由于运动。《素问·六节藏象论》也提出"气合而有形，因变以正名"的科学地认识事物的观点。无形之气所化合成的有形之物，是运动变化着的，须随其形物的运动变化，以区分、正定其名分与性质。（恩格斯："物体和运动是不可分的，各种物体的形式和种类只有在运动中才能认识，离开运动，离开同其他物体的一切关系，就谈不到物体。物体只有在运动中方显示出它是什么。因此，自然科学只有在物体的相互关系中，在物体的运动中观察物体，才能认识物体"《马克思恩格斯选集》第四卷第407页）。说明《内经》作者是主张在运动中来认识物质的，有生命的人当然也不例外。故《素问·六微旨大论》说："出入废则神机化灭，升降息则气立孤危。"在这里把能量代谢（物体对外界做功，就必须消耗本身的能量或从别处得到能量的补充。）过程和物质代谢过程用"升降出入"四个字简明地表达出来了。这些运动过程一止息，就"神去则机息""气止则化绝"，生命也就停止了。

（4）《内经》的思想方法。

①朴素唯物、朴素辩证的思想方法：即以阴阳五行论，气一元论为指导的思想方法。

②朴素的系统思想和方法：系统思想就是"把极其复杂的研究对象称（视）为'系统'，

即由相互作用和相互依赖的若干组成部分结合成的具有特定功能的有机整体,而且这个'系统'本身又是它所从属的一个更大系统的组成部分"(钱学森,许国志,王寿云.组织管理的技术——系统工程.《文汇报》1978 年 9 月 27 日)。即统一整体观。

系统方法"就是把对象放在系统的形式中加以考察的一种方法。具体来说,就是从系统的观点出发,始终着重从整体与部分(要素)之间,整体与外部环境的相互联系、相互作用、相互制约的关系中综合地、精确地考察对象,以达到最佳地处理问题的一种方法(《自然辩证法讲义》,人民教育出版社,1979:399)。

③逻辑思维和方法:《内经》作者能够运用概念(科学的抽象概括而成)、判断与推理以正确地思维反映客观事物。(《墨子》的《经上》《经下》等六篇及《荀子》的《正名篇》,是中国古代著名的逻辑著作。)

所谓逻辑方法,亦即逻辑思维的方法。即根据事实材料,遵循逻辑规律、规则来形成概念,作出判断和进行推理的方法。有比较(类比)、分析、综合、抽象、概括、演绎、归纳等方法。

分析:即在思想中把事物的整体分解为部分,把复杂的事物分解为简单要素加以研究的一种思维方法。

综合:则是在思想中把事物的各个部分、各个方面、各种因素联系起来加以综合考虑的一种思想方法。

抽象:同"具体"相对。指在思想中抽取出事物的本质属性的一种思维方法。概括:指在思想中把从某些具有若干相同属性的事物中抽取出来的本质属性,推广到具有这些相同属性的一切事物,从而形成关于这类事物的普遍概念的一种思维方法。(抽象与概括,形成概念。)

推理:由一个或几个已知判断(前提须真实)推出未知判断的思维形式。推理是客观事物的联系通过人们的实践在意识中的反映。有类比推理(法)、归纳推理(法)、演绎推理(法)等。此三法《内经》多用。两个对象某些属性的相同,推出它们的其他属性也可能(有或然性)相同的间接推理,如"阳气者,若天与日。"

《内经》中大量地应用了类比(比较)法(由特殊到特殊)、归纳法(由特殊到一般)、演绎法(由一般到特殊)。类比是由特殊推到一般的推理(类推)。有完全归纳法与不完全归纳法之分。演绎法是由一般推到特殊的一种推理。其前"援物比类"(《素问·示从容论》)即类比法。而"别异比类"则为对比、区别此一事物与彼一事物之不同处。《内经》在形成自己的学术思想建立自己的理论体系中,运用了归纳和演绎这两种推理形式,其中演绎法占着重要地位。如用阴阳五行演绎。演绎以归纳为基础,归纳以演绎为指导,二者是互为条件,互相渗透的。《内经》中常常可以看到在类比和归纳中运用分析,在分析和综合中又采用比较、归纳和演绎。对这些基本方法的综合运用,正是《内经》方法论的一个特点。

科学思维三要点。科学性:有根据,符合客观规律;逻辑性:构思要合乎逻辑,不可颠三倒四,前后自相矛盾,条理清楚。归纳法:结论之间的联系是必然的,是一种确实性推理。独创性:要有独到的见解和独创精神,不能人云亦云,盲从权威或书本,要有分析和批判的能力。要和标新立异划清界限。([附录二][附录三])

2.《内经》的理论体系

(1)《内经》理论体系的形成。

《内经》理论体系形成的客观基础是:古人在生活和生产的实践过程中,以古代的解剖知识为基础,以哲学思想和统一整体观、恒动观为指导,系统思想、系统方法、黑箱理论为方法论，通过对生命现象（包括生命活动的规律，病理变化的机制）长期的精密观察（"观察"，是人们对自然现象在自然发生的条件下，进行考察的一种方法；是古今自然科学研究中必须采取的一项基本的、十分重要的认识方法，特别是在生产力发展水平比较低的古代，还没有科学实验这个手段，更是人们获取感性材料，收集科学事实的基本方法。）和医疗实践的反复验证（至此为经验积累），并结合了当时的自然科学成就，包括天文、气象、历法、地理、农事、生物、化学（酿造）、冶炼、音乐等而逐步由感性到理性总结出来的。在总结理论的过程中，主要大量地应用了类似现代"控制论""黑箱理论"的思想方法，即在不干扰和破坏研究对象（机体）本身结构的条件下，以自然变化（气候、虚邪）及人的情志活动作为信息，根据这种信息作用于机体后所反映出来的现象，再通过正常与异常的对比、分析，如《素问·疏五过论》："以比类、奇恒、从容知之。""从容"即充分的分析与推理。在整体观念的基础上，推论出生命活动的规律和病理变化的机制。

（2）《内经》的理论体系的内容。

《内经》的理论体系包括：藏象（包括"气（体）质"学说）、经络、病因、病态、病机、诊法（四诊合参、八纲辨证）、治则、刺灸（包括针具、俞穴学）、药性（包括用药）、方制、摄生（预防保健）、五运六气（医学气象学）、体质学说等13大类的内容，此外还有"行为医学"，即心理、社会因素与疾病和健康的关系，其中都贯穿着朴素唯物主义和朴素辩证法思想以及整体观念（系统思想）。这13大类的学说又都以"五脏为主体的五个生理、病理活动系统（理想模型）"为理论核心，即外应五时，内合六腑，藏守五神，充养五体。这套完整的理论体系为祖国医学的发展奠定了可靠的理论基础。

《内经》理论体系是一个立体构架模式，约分四级构成：第一级理论：阴阳五行、气一元论；第二级理论："人参天地"的统一整体观与恒动观；第三级理论：藏象、经络、病因、病态、病机、诊法、治则、药性、方制、摄生、运气等学说；第四级则为诊法、治则、刺灸等综合运用，四诊合参、八纲辨证的辨证施治理论。

《内经》分为四级的立体结构理论体系，体现了近些年来由 L.V 贝塔郎菲、申农、普里高津等创立的"普通系统论"所提出的整体性原则、互相联系原则、动态原则、最佳的处理原则及有序性原则。但它毕竟是属于"朴素系统论的方法论"范畴。

1979 年普里高津来华访问时曾说："中国的传统的学术思想是着重于研究整体性和自发性，研究协调和协和。现代新科学的发展，……都更符合中国的哲学思想。""西方科学和中国文化对整体性、协和性理解的很好结合，这将导致新的自然哲学和自然观"（《自然杂志》，1980，3：11）。普里高津之说毋宁说是更集中地反映在中国医学理论之中。

《内经》的"心"是包括"奇恒之府"的脑在内的。如《灵枢·本神》："所以任物者谓之心"；杨上善谓："头是心神所居"（《太素》）；王冰谓脑为"真气所聚"；《金匮玉函经》："头者，身之元首，人神之所注，气血精明，三百六十五络，皆归于头，头者，诸阳之会也。"故《素问·脉要精微论》说："头者，精明之府，头倾视深，精神将夺矣。"《素问·刺志论》则明确指出："刺头，中脑户，入脑，立死"，可见脑在人体的重要性，而"刺中心，一日死"。心的主宰作用是和奇恒之府的脑（心神所居）相互合作来完成的。因为心的主宰作用，必须通过沟通上下内外，联系脏腑器官（《灵枢·终始》："阴者主脏，阳者主腑。"）的具有感传调节、转输血气的经络系统来实现。而经络系统的主导则是与脑相连属的任督二脉。任督二脉上连于脑，下属于内外生殖器，中络心、肾，能调节阴阳诸经之气，为阴阳脉之海，所以能够输转脑与心、肾之精气于周身，有助于实现人体内环境的统一。

①藏象：藏象学说，包括脏腑与精气神两部分（精气神、营血、卫气、津液）。把五脏的功能（五体、七窍亦在内）、属性与五味、五色、五时的关系结合起来论述，给学者以形象化的理解（理想模型）。

②经络：《灵枢·脉度》："经脉为里，支而横者为络，络之别者为孙。"《素问·调经论》："夫十二经脉者，皆络三百六十五节。"《灵枢·九针十二原》："所言节者，神气之所游行出入也，非皮肉筋骨也"（非指关节）。（虽云365穴，实则略有出入。如《素问·气穴论》所载为342穴；《素问·气府论》则为386穴；而《素问·五脏生成》又为366穴。）《灵枢·经别》："夫十二经脉者，人之所以生，病之所以成，人之所以治（正常，安定），病之所以起（愈也），学之所始，工之所止也。"《灵枢·经脉》："经脉者，所以能决死生，处百病，调虚实，不可不通。"

③病因：破坏人体生理机能的相对平衡状态而引起疾病的原因就是病因。《内经》中论病因只分内、外因，如风雨寒暑清湿为外因，饮食居处，房事不节，惊恐喜怒、劳伤（跌扑）等为内因。如《灵枢·口问》："夫百病之始生也，皆生于风雨寒暑，阴阳喜怒，饮食居处，大惊卒恐。"《素问·征四失论》："忧患饮食之失节，起居之过度，或伤于毒。"在外因中重视"百病之长"的虚风，在内因方面则强调"生病起于过用"。病因之侵客于人体必须是"邪之所凑，其气必虚""两虚相得，乃客其形"。

《内经》中常用"邪"来代表一切致病因素（"邪气"则指虚邪）。正如王冰在《素问·脏气法时论》中所注的那样："邪者，不正之目。风寒暑湿、饥饱劳逸皆是邪也，非唯鬼毒疫疬也。"今则认为所有在原始病因作用下对机体所引起的损害结果，如瘀血、痰饮、水气等，既是脏腑气血功能失常所形成的病理产物，在一定条件下又可能成为造成某种疾病的因素。凡此多为虚实错杂之证，以其正虚，无力祛邪，始成痰、食、血、水凝结阻滞之证也。

④病态：《内经》亦称"病形""病状"。《素问·风论》："愿闻其诊及其病能。"即真邪相搏，引起机体阴阳失调、脏腑气机升降失常、气血功能紊乱所表现于外的临床表现。

"病状"为对疾病进行分类、定位和命名的主要依据（此外尚有病因分类法）。《灵枢·百病始生》："气有定舍，因处为名。"《灵枢·顺气一日分为四时》："气合而有形，得脏而有名。"可见《内经》对疾病的定位与命名主要随病气所病之处及其表现出来的"病形"而定。

《内经》对疾病的分类，根据病态与病因大致有五：

第一，脏腑分类法：如《素问·刺热》："肝热病者，小便先黄，腹痛多卧，身热；热争，则狂言及惊，胁满痛，手足躁，不得安卧。……心热病者，先不乐，数日乃热，热争，则卒心痛，烦闷善呕，头痛，面赤，无汗。……脾热病者，先头重，颊痛，烦心，颜青，欲呕，身热；热争，则腰痛不可俯仰，腹满泄，两颔痛。……肺热病者，先淅然厥，起毫毛，恶风寒，舌上黄，身热；热争，则喘咳，痛走胸膺背，不得太息，头痛不堪，汗出而寒。……肾热病者，先腰痛，骬酸，苦渴数饮，身热；热争，则项痛而强，骬寒且酸，足下热，不欲言，其逆，则项痛员员澹澹然。"

又如《素问·咳论》之五脏六腑咳。又如《灵枢·胀论》之五脏六腑胀："心胀者，烦心短气，卧不安；肺胀者，虚满而喘咳；肝胀者，胁下满而痛，引小腹；脾胀者，善哕，四肢烦悗，体重不能胜衣，卧不安；肾胀者，腹满引背央央然，腰髀痛。"《灵枢·五邪》之邪在五脏，亦据病状而定。

第二，五体分类法：如《素问·痿论》之筋骨脉肌皮五痿；《素问·痹论》之筋骨脉肌皮五痹等。

第三，经络分类法：如《素问·热论》之根据热邪之在于何经所现之证而定经分类。

第四，证候特点分类法：根据病程中所现之某些特殊的或具有典型意义的证候进行定位分类。如《素问·痹论》之行、痛、著痹。又如《灵枢·五阅五使》："鼻者，肺之官也；目者，肝之官也；口唇者，脾之官也；舌者，心之官也；耳者，肾之官也。……故肺病者，喘息鼻张；肝病者，眦青；脾病者，唇黄；心病者，舌卷短，颧赤；肾病者，颧与颜黑。"根据五官病状以定五脏病位。

第五，病因分类法：如《素问·疟论》之寒疟、温疟、瘅疟；《素问·痹论》行痹之为风气胜，痛痹之为寒气胜，著痹之为湿气胜等。实则亦不离病形也。

⑤病机：致病因素作用人体所引起的疾病的发生、发展与变化的机理，就是病机，现亦称为"病理"。

《内经》关于发病学的理论原则就是"真邪相搏"《灵枢·根结》，疾病乃作。如果侵入之邪，势力尚弱，暂伏于体内某处（如膜原）而来与真气相搏，则可暂不发作。

"真邪相搏"亦为病机的理论原则。故病机的虚实为"邪气盛则实，精气夺则虚"。整个疾病的过程，就是"真邪相搏"的过程，其转归或"邪却而精胜"《素问·评热病论》，或"邪气胜"而"精气衰"《素问·玉机真脏论》。

人体"阴阳之气"为经络之气，"真气者，经气也"《素问·离合真邪论》，故经络之气即真气。外因之邪多引起阳气的反应，内因之邪多引起阴气的反应。故邪在于阳则阳胜，"阳胜则热"，邪在于阴则阴胜，"阴胜则寒"。

但是疾病是多种多样的，不同的疾病又各有它特殊的病理变化。如《灵枢·口问》："饮食居处，大惊卒恐，则血气分离，阴阳破败，经络厥绝，脉道不通，阴阳相逆，卫气稽留，经脉虚空，血气不次，乃失其常。"又《素问·调经论》："气血以并，阴阳相倾，气乱于卫，血逆于经，血气离居，一实一虚。"以及"病机十九条""九气"为病等，各种疾病的不同病机，是难以胜言枚举的。

⑥诊法："诊法"一词见《素问·脉要精微论》，即诊察疾病的方法。

《灵枢·邪气脏腑病形》："余闻之，见其色，知其病，命曰明。按其脉，知其病，命曰神；问其病，知其处，命曰工。余愿闻见而知之，按而得之，问而极之。"这里提出了闻、见（望）、按（切）、问四诊合参之法，所以"四诊合参"是《内经》诊法的理论原则。

通过四诊所收集的脉证，尚须通过辨证即分析、辨别证候，而后始能"决诊"其为何经何脏之病（定病位），阴阳、表里、寒热、虚实之证（定病性），为施治提供依据。有正确的诊断，才能有正确的治疗。

中医所谓的"证"，乃是人体在发病过程中，体内真邪相搏所表现出来的在病程一定发展阶段上的一系列具有典型性、相对独立性的证候类型。它是具有共同病理基础的许多症状之间的内在联系和真邪相搏机转（包括真邪的力量对比，相搏的发展趋势等）的反映。所以在机体发病过程中的任何一个发展阶段上，都有代表着许多证候之间的内在联系和真邪相搏机转的证，如桂枝证、柴胡证等，它反映着机体在发病过程的不同发展阶段上真邪矛盾的焦点。

⑦治则：即治疗疾病的法则。《素问·阴阳应象大论》："治病必求于本。"治病求本是《内经》治则的一个总原则（表3）。

表3　治则

1. 正治与反治 ⎫
2. 急则治标、缓则治本 ⎬ 属治病求本
3. 扶正祛邪
4. 调理阴阳
5. "三因"（时、地、人）制宜

"本"是对"标"而言的，标本是一个相对的概念。如从病因与病状来说，病因是本，病状是标；从病变先后来说，先病为本（原发），后病为标（继发）；从正邪来说，正气是本，邪气是标；从病位来说，内脏是本，体表是标等。这都是在整体观念和辨证论治的基本原则指导下得出来的认识。

治法是在治则的指导下所拟定的。如扶正祛邪治则下，可选择益气、滋阴、养血等扶正治法，或汗、吐、下等祛邪之法。

⑧刺灸：针刺（包括砭石）与艾灸（包括药熨）。如《素问·汤液醪醴论》："必齐毒药攻其中，镵石针艾治其外也。"及《素问·调经论》："焠针药熨。"

刺灸的治则主要为调理阴阳，《灵枢·根结》："用针之要，在于知调阴与阳，调阴与阳，精气乃充。"即调理阴阳之气的偏盛偏衰，使之复归于平调。其常用的治法则为"徐而疾则实，疾而徐则虚"，及"热则疾之，寒则留之，陷下则灸之"。并须知"解结"与"针害"（虚虚实实，"中而不去则精泄，不中而去则致气"）。

⑨药性：药物的性能（包括用药）。药物的属性、五味、作用部位（归向）、作用趋向（升降浮沉）、滋补、吐泻及有毒、无毒等统称为药物的性能。

性味：《素问·至真要大论》："辛甘发散为阳，酸苦涌泄为阴，咸味涌泄为阴，淡味渗泄为阳。"《素问·阴阳应象大论》："阳为气，阴为味。……味厚者为阴，薄为阴之阳；气厚者为阳，薄为阳之阴；味厚则泄，薄则通；气薄则发泄，厚则发热。"《素问·至真要大论》："补上治上，制以缓；补下治下，制以急。急则气味厚，缓则气味薄。"又"治寒以热，治热以寒。"

升降浮沉：《素问·六元正纪大论》："发表不远热，攻里不远寒。"可见药物之具有升阳发表、祛风散寒，以及涌吐、开窍等功效的药物，都能上行向外，其药性都是升浮的；而具有泻下、清热、利尿渗泄、镇坠安神、潜阳息风、消导积滞、降逆、收敛及止咳平喘等功效的药物，则能下行向内，药性都是沉降的。能升浮的药物大多具有辛甘味和温热性；能沉降的药物大多具有酸苦咸涩味和寒凉性。

补养与有毒无毒：《素问·脏气法时论》："毒药攻邪，五谷为养，五果为助，五畜为益，五菜为充。"《素问·五常政大论》："大毒治病，十去其六；常毒治病，十去其七；小毒治病，十去其八；无毒治病，十去其九；谷肉果菜，食养尽之，无使过之，伤其正也。"又曰："能毒者，以厚药，不胜毒者，以薄药。"

归经：后世从药物疗效的精密观察中所总结出来的关于某药对某经某脏腑的选择性作用的认识。首先，掌握药物归经理论，可以有助于在临证时选择适宜药物；其次，以归经为线索，可以探索某些药物的潜在功能；最后，有些药物能治众多的病证，可借归经执简以御繁，便于理解和记忆。

⑩方制：方制是调剂药物，使之配伍合理，剂量适当，组织成方的法制。

《素问·至真要大论》："方制君臣何谓也？岐伯曰：主病之谓君，佐君之谓臣，应臣之谓

使。""有毒无毒，所治为主，适大小为治也。……君一臣二制之小也，君一臣三佐五制之中也，君一臣三佐九，制之大也。"又说："君一臣二，奇之制也（治疗目的单一）；臣二君四，偶之制也（两个以上的治疗重点，君药一补一泻，臣药各等）；君二臣三，奇之制也（臣药有多少，其力有偏重，故为奇）；君二臣六，偶之制也。"又说："近者奇之，远者偶之；汗者不以奇，下者不以偶"（此是用方）。又曰"奇之不去则偶之，是谓重方；偶之不去，则反佐以取之，所谓寒热温凉反从其病也。"

宋代成无己《伤寒明理论》说："制方之用，大、小、缓、急、奇、偶、复，七方是也。"是对《内经》方制的归纳。总之"治有缓急，方有大小，……气有高下，病有远近，证有中外，治有轻重，适其至所为故也。"

北齐徐之才于《雷公药对》（已佚）中首创"十剂"：宣可去壅；通可去滞；补可去弱；泄可去闭；轻可去实；重可去怯；涩可固脱；滑可去著；燥可去湿；湿可去枯。

⑪摄生（预防保健）：预防保健思想在《内经》中体现为摄生及"治未病"两个方面，而实际上摄生就是治未病。

未病防病：《素问·四气调神大论》："不治已病，治未病，不治已乱，治未乱。……夫病已成而后药之，乱已成而后治之，譬犹渴而穿井，斗而铸锥，不亦晚乎？"《素问·上古天真论》："其知道者，法于阴阳，和于术数，饮食有节，起居有常，不妄作劳，故能形与神俱，而尽终其天年，度百岁乃去。……虚邪贼风，避之有时，恬惔虚无，真气从之，精神内守，病安从来。"

已病防变：《素问·阴阳应象大论》："故邪风之至，疾如风雨，故善治者，治皮毛，其次治肌肤，其次治筋脉，其次治六腑，其次治五脏。治五脏者，半死半生也。"在此思想指导下，张仲景又提出了"见肝之病，知肝传脾，当先实脾"的防止疾病发展传变的理论。

⑫五运六气学说：运气学说，是古代医家们在"人参天地"的统一整体观的思想指导下，探讨气象运动规律、研究气候变化对生物、人类的影响的一门科学（今名"医学气象学"）。

运，指五运，气，指六气。五运是探索一年气候的总趋势（为主）及一年五个运季气化变化的运动规律；六气是研究一年中上半年和下半年气候变化的总趋势（为主）及一年中六个气候季节的气候变化的规律。

⑬"体质"学说：《内经》在辨证论治，尤其施行针灸时，对人的体质，个性特点更为重视，强调对不同气质的人采用不同的治疗方法，是辨证论治"因人施治"的重要原则之一。"体质学说"是研究机体素质（生理物质的构成特点、机能状态、防御机能及其对外在刺激的反应性、免疫机能等）的差异性，以及这种差异性和疾病的发生、发展、治疗、预后等关系的科学。如《灵枢·寿夭刚柔》："余闻人之生也，有刚有柔，有弱有强，有短有长，有阴有阳，愿闻其方。"又如《灵枢·阴阳二十五人》所揭示的二十五种人的个性，心理特征（包括颜色、面色、体型、性格、情趣、能力、易发病等）以及《灵枢·本脏》所说的："五脏者，因有小大、高下、坚脆、端正、偏倾者；六腑亦有小大、长短、厚薄、结直、缓急，凡此二十五者各不同，或善或恶，或吉或凶。……视其外应，以知其内脏，则知所病矣。"又如《灵枢·通天》说："盖有太阴之人，少阴之人，太阳之人，少阳之人，阴阳平和之人。凡五人者，其态不同，其筋骨气血各不等。"又如《灵枢·行针》说："百姓之血气，各不同形，或神动而气先针行；或气与针相逢，或针已出，气独行；或数刺乃知；或发针而气逆，或数刺病益剧。凡此六者，各不同形，愿闻其方"等，都是有关体质学说的最早记载。

目前一般认为《内经》的学术思想，总体来说尽管是遵循了客观性的原则，但难免带有某些主观猜测的成分，加上《内经》作者的世界观只是朴素的唯物论和朴素的辩证法思想，难免在某些问题上以"幻想的联系来替代尚未知道的现实的联系"（《马克思恩格斯选集》）。值得注意的是，《内经》理论中的所谓某些"幻想的联系"，有的属于科学的"假说"，有的则属于控制论的"思想模型"理论。恩格斯曾说过："只要自然科学思维着，它的发展形式就是假说"（《自然辩证法》）。假说分三个阶段：假说的提出（类比法常常是科学假说的先导，以观察、比较为基础，以丰富的想象力和高度的警觉性与敏感性为条件）；从假说出发，作进一步的推论；对假说及其推论进行实验验证。所有这些，正是亟待我们整理和提高的。（【附录一】）

3.《内经》在祖国医学发展史中的地位

《内经》是现存祖国医学文献中最早的一部典籍，是中医学术的理论基础，所以《内经》学术是源，后世各家学说是流。李约瑟说："中国医学，是世界各民族中唯一拥有连续性著述传统的医学。"我们掌握了《内经》理论，就可以从源到流地去了解祖国医学的发展过程和《内经》学术与后世中医学术的异同点，就可以掌握评价历代医家对祖国医学发展贡献的尺度，便于知其所长，取其精华；议其所短，去其糟粕。看他在哪一方面或哪一点上补充或发展了《内经》的学说。列宁说："判断历史的功绩，不是根据历史活动家有没有提供现代所寻求的东西，而是根据他们比他们的前辈提供了新的东西"（《列宁全集·第二卷·评经济浪漫主义》）。

祖国医学发展史上所出现的许多著名医家和医学流派，都是在《内经》理论体系的基础上发展起来的。因而历代医家都重视和研究《内经》，尊为"医经"，奉为"医家之宗"。

《汉书·艺文志》："医经者，原人血脉、经络、骨髓、阴阳、表里，以起百病之本，生死之分，而用度针石，汤火之所施，调百药齐和之所宜。"

（三）学习《内经》的意义和学习的方法

1. 意义

（1）有助于了解中医理论的原始面貌；

（2）有助于从源到流地系统继承和掌握中医学的基本理论；

（3）有助于提高理论研究和辨证论治的基本技能；

（4）有利于发扬祖国医学遗产，创立具有我国特点的新医药学。

2. 方法

（1）首先要应用辩证唯物主义和历史唯物主义的立场、观点和方法来治学《内经》，实事求是，不主观片面。只有这样才有可能做到对《内经》学术取其精华，去其糟粕，不致犯主观武断的错误。

（2）其次是应用考据学的方法来治学《内经》，主要方法是训诂、校勘和资料编辑整理。对《内经》所提出来的一些基本概念、理论原则等，要从《内经》本身的有关记载中去进行比勘互证（比较、核对），以正本清源地认识《内经》理论的本来面目和精神实质。这样不仅可以避免用后世有关演变了的一些认识来解释《内经》而本末倒置，而且还有利于对今天中医学术中存在的某些认识分歧的基本概念和理论原则进行澄源清流的探讨与整理，甚或可以发现某些认识上的错误，有利整理。

《内经》是两千年前的著作，不仅文词古奥，言简意赅，而且在流传过程中，由于有断简残编、字迹漫漶以及传抄、翻刻的失误等原因，还存在着许多疑难问题，"医乃仁术"，一字之差，即关乎性命。故必须经过校勘、训诂在原文无误，理解准确的基础上进行治学，才能对《内经》的理论正确掌握并进行实验验证，以肯定其理论意义与学术价值。

按：同一书籍，用不同版本和资料进行比勘（核对）互证，考核其文字篇章的异同，以订正错误，称"校勘"；用通俗的话来解释词义的叫"训"，用当代的话来解释古代词语，或用普遍通行的话来解释方言的叫"诂"。亦称"训诂"。

陈澧说："时有古今，地有东西南北，相隔远则言语不通矣。地远则有翻译，时远则有训诂，有翻译则能使别国如乡邻，有训诂则能使古今如旦暮"（《东塾读书记》）。近人陈乃乾说："校勘在书，当先求其真，不可专以通顺为贵。"

（3）应尽可能多地学习和掌握历代研究、注解《内经》的各家著述，了解他们对《内经》的基本概念、基本理论的不同认识，以便我们在全面占有前人研究成果的基础上，加深对《内经》理论的学习和研究，以得出我们自己的认识。

（4）具体的治学方法举例。

掌握每篇的主题思想、段落大意：如《素问·上古天真论》是以保养天真之气为主题，从养生防病之道、人体的生长发育过程和四种养生之人等方面，论述了真气的主要作用和保养真气之道。又如《素问·生气通天论》论述气是构成物质世界的本原，"生气"乃本原于天地之精气，故生气与天地之气息息相通，这是本篇的主题思想。然后分为四段：论"人参天地"乃摄生之道；论阳气的作用及其失常所生的各种病变；论阴阳的生理、病理、相互关系及阴阳偏盛偏衰的病变；论四时邪气伤人，相因为病及偏摄五味之害。不只是逐字逐句解释而已，还应对重要的基本概念和理论原则作重点分析。

理论联系实践：以基础理论与临床实践相结合为依据来学习和研究《内经》的理论体系。例如《素问·生气通天论》："风客淫气，精乃亡，邪伤肝也。"必须联系临床来理解虚风（如温热毒气）伤人后，淫泆传变，耗伤肝之精血，不养于筋，导致筋脉拘急，抽搐痉厥的肝风内动之证（"热极生风"型——舌红、苔黄、脉弦数），才能识别它是邪伤肝。否则，何以便知其为"邪伤肝也"？

又如"因于湿，首如裹"，乃是论述湿痹证初始的证候。一般注家不加分析地概以"头部沉重不爽利"为释。殊不知此处的湿乃是指地之清冷潮湿之气，导致下肢关节的痹痛之证而言。征之于临床此类湿痹证都是开始关节部出现如有物裹束般之拘紧重著感，而并不现"头部沉重不爽利"之证。不论何证只要有湿字就都教条地解释为"头部沉重不爽利"，反而把主证搁置在一边不提，这就是不联系临床实际的例子。

（5）应以党的"继承、整理和发扬祖国医学遗产"，贯彻中西医结合，创立具有我国特点的新医药学派的中医政策的精神为指导来治学《内经》，以使我们在明确自己历史任务的前提下，在"四化"建设中作出自己应有的贡献！

【参考书目】

1	《重广补注黄帝内经素问》	唐代王冰注。宋代林亿等新校正
2	《古今图书集成·医部全录》（一、二）册	为王、马、张注合订本
	①马莳《黄帝内经素问注证发微》《黄帝内经灵枢注证发微》	
	②张志聪《黄帝内经素问集注》《黄帝内经灵枢集注》	
3	《黄帝内经素问直解》	清代高士宗著

续表

4	《黄帝内经素问校释》（上、下）	山东中医学院、河北医学院校释
5	《灵枢经校释》（上、下）	河北医学院校释
6	《素问注释汇粹》（上、下）	程士德主编
以上为全文注解诸家（其中王冰、高士宗、程士德为单注《素问》者）		
7	《针灸甲乙经》	晋代皇甫谧著（校勘用此）
8	《黄帝内经太素》	唐代杨上善著
9	《类经》	明代张介宾著
10	《针灸甲乙经校释》	山东中医学院校释
以上为类分研究《内经》诸家（全文"兼收并蓄"分类法）		
11	《素问灵枢类纂约注》	清代汪昂撰
以上为类分研究《内经》之选择性分类节注者		
12	《素问识》《灵枢识》《素问绍识》	日本丹波氏著
以上为择善而从集注《内经》者（《素问注释汇粹》实亦此类）		
附	除上述诸家外，尚有专题发挥《内经》者。如：	
	秦越人之《难经》	尤以发挥脉法最有成就。
	张仲景之《伤寒论》	在《热论》的基础上有所去取，有所提高。
	王叔和之《脉经》	在《灵枢》《素问》论脉基础上取诸家论脉之文，分类编次。
	刘完素之《宣明论方》	汇集《素问》所论述 61 个病证，分别予以对证处方，为从临床角度探讨《内经》病证及治疗较早一书。
	刘完素之《素问玄机原病式》	

【附录一】

《内经》朴素的系统思想和控制论思想。控制论是研究一切控制系统（包括自动机器和生物机体）的结构共性及控制过程的一般共同规律的科学。施控系统、控制对象及稳态机构及信息反馈，控制论的思想和方法与系统论的思想和方法是不可分离的。控制是对系统的控制，系统是控制的系统。构成系统的基本条件，是系统的整体性，和各部件的内部联系。

信息方法：把研究对象抽象为信息及其变换过程，通过信息的获取、传输、加工和处理等步骤来揭示研究对象的性质和规律的一种科学方法。信息传输和交换的通道：①可见的实体结构；②空间上一定的循行路线。

控制论的"黑箱理论"说是把不知道内部构造的系统称为"黑箱"。它可以在不干扰和破坏研究对象本身结构的条件下，依据从外部对它建立输入和输出信息的联系，进行试验观察，从而获得被研究对象的内容。

《内经》中根据基本的观察和分析综合方法建立起来的"藏象学说"，在方法论上无疑是和"黑箱理论"一致的。《内经》在"有诸内必形诸外"的思想指导下提出"以我知彼，以表知里，以观过与不及之理，见微得过，用之不殆"（《素问·阴阳应象大论》），就是指的这一方法。这种"由表知里"通过望闻问切四诊合参，用观察体表组织和外部征象来了解人体"黑箱"内的变化的方法，与现代控制论的"黑箱理论"通过象变量来了解脏变量的方法是吻合的。

《内经》朴素的系统思想和控制论思想不仅是客观存在的，而且是非常丰富的。就像"在希腊哲学的多种多样的形式中，差不多可以找到以后各种观点的胚胎、萌芽"（恩格斯《自然辩证法》）一样，《内经》中朴素的系统思想和方法包含了现代系统论、控制论思想的胚胎和萌芽。……正像我们不能因为唯物辩证法在十九世纪才产生，因而否定辩证法的原始阶段——朴素辩证法的存在一样；也不能因为现代系统论、控制论在二十世纪才产生，因而否定系统方法论的原始阶段——朴素的系统思想和控制论思想的存在。

研究《内经》朴素的系统论、控制论的思想和方法，可：①对深入发掘祖国医学的宝贵遗产有重要作用；②对于发展现代系统科学也会起到促进作用；③对于研究人体科学、生命科学也有一定的价值。

【附录二】

科学思维能力：包括科学思维方法和科学思路。主要内容包括：

1. 分析与综合的能力

"分析"是在思想中把事物的整体分解为部分，把复杂的事物分解为简单的要素加以研究的一种思维方法。综合则是在思想中把事物的各个部分、各个方面、各种因素联系起来进行总体考虑的一种思维方法。

2. 抽象与概括的能力

"抽象"是指具体事物中抽取出来的相对独立的各个方面、属性、关系等。科学思维的"抽象"，是在思想中抽取事物的本质属性，撇开非本质属性。"概括"则是在思想中把某些具有若干相同属性的事物中抽取出来的本质属性，推广到具有这些相同属性的一切事物，从而形成关于这类事物的普遍概念。

抽象和概括是形成概念的思维过程和方法，它借助于语词来实现。科学的概念、范畴和一般原理都是通过抽象和概括而形成的。

3. 判断和推理的能力

"判断"是对事物的情况有所断定的思维形式。检验判断真伪的唯一标准是实践。"推理"是由一个或几个已知判断（前提）推出未知判断（结果）的思维形式。如以演绎推理的三段论为例："所有的液体都是有弹性的，水是液体，所以水是有弹性的。"推理有演绎推理、归纳推理、类比推理等。

4. 想象与逻辑思维的能力

"想象"是在原有感性形象的基础上创造出新形象的心理过程。一般可分为"创造想象"和"再造想象"两种，它们对人进行创造性劳动和掌握知识经验有重要作用。"逻辑思维"是人们在认识过程中借助于概念、判断、推理反映现实的过程。它同"形象思维"不同，用科学的抽象概念揭示事物的本质，表述认识现实的结果。

【附录三】

（一）科学思维有三个要点

1. 科学性

思考要有根据，要符合客观事物发展的规律，不可无根据地胡思乱想。

2. 逻辑性

构思要合乎逻辑，不可颠三倒四，前后自相矛盾，条理不清。

3. 独创性

要有独到见解和独创精神，这是科学工作者最重要的素质，不能人云亦云，盲从权威和书本，要有分析和批判的能力。但要和标新立异的思想划清界限。

（二）如何培养科学思维

（1）多看参考书广开思路。

（2）培养高度的警觉性与敏感性

（3）培养进行创造性思考的能力。

（4）摆脱习惯性思想程序。

（5）激发科学好奇心。

牛顿看到苹果落地是偶然现象，然而所有的苹果都可落地，这就是偶然现象和必然现象——地心引力相联系着的缘故。科学研究的目的就是可透过现象去发现事物的本质。

（三）什么是良好思维品质

要正确地进行思维，必须养成良好的思维品质。那么，思维应该具有怎样的品质呢？

1. 思维的广度

指看问题要全面。各种不同的角度，正面的、反面的、经常表现的、偶然表现的都要看到。

2. 思维的深度

指站得高，看得远，能看到问题的本质，能把握事物发展的方向。

3. 思维的批判性

指能坚持真理，修正错误，是非分明。

4. 思维的独立性

指能够独立思考，善于自己发现问题、解决问题，不依赖现成的答案。

5. 思维的敏捷性

反应快，遇事当机立断。

6. 思维的逻辑性

有严格的逻辑规律、逻辑顺序和逻辑根据。说话、考虑问题，条理清楚，层次分明。

（摘自《自学》）

第十九章 素问·生气通天论

题解

"生气",《素问·四气调神大论》:"唯圣人从之,故身无奇病,万物不失,生气不竭。"《难经·八难》:"故气者,人之根本也。根绝则茎叶枯矣。寸口脉平而死者,生气独绝于内也。"即生命之气,本篇具指"人气",亦即"真气"而言。"天",指自然界。"通"有通应、通连、统一的意思。王注《素问·六节藏象论》:"通天,谓元气即天真也。……先言其气者,谓天真之气常系属于中也。天气不绝,真灵内属,行藏动静,悉与天通,故曰皆通乎天气也。"

篇中根据"人参天地"(《灵枢·刺节真邪》)的整体观念,运用脏腑、经络学说,从生理、病理、摄生等方面阐述了人与自然的密切关系,并以阳气为重点,论述了阴阳之气失调所导致的某些疾病的病因、病状和病机,强调阴阳协调是保持人体健康的关键。最后指出四时"邪气"的危害性及饮食五味偏嗜太过对内脏功能的影响。

第一节 强调以"清静"为主导、以顺应四时常度为基础的摄生方法,是强身防病之本

原文

黄帝曰:夫自古通天者,生之本,本于阴阳。天地之间,六合[1]之内,其气九州[2]、九窍、五脏、十二节[3],皆通乎天气。其生五,其气三[4],数犯此者,则邪气伤人,此寿命之本也。苍天之气,清静则志意治,顺之则阳气固,虽有贼邪,弗能害也,此因时之序。故圣人[5]传精神[6],服天气而通神明[7]。失之则内闭九窍[8],外壅肌肉[9],卫气散解,此谓自伤,气之削也。

校注

[1] 六合:指上下四方。
[2] 九州:九州之说不一,《尚书·禹贡》以冀、兖、青、徐、扬、荆、豫、梁、雍为九州;而《吕氏春秋》《周礼·职方》《尔雅·释地》《汉书·地理志》(同《周礼》)皆有幽州而无梁州。王注:"九州谓冀、兖、青、徐、扬、荆、豫、梁、雍也。"实则乃指全中国而言。俞樾:"九窍是衍文。九州即九窍,古谓窍为州。"可参。
[3] 十二节:节,指关节。上肢腕、肘、肩、下肢踝、膝、股,左右共十二节。
[4] 其生五,其气三:"五"指五行、五脏;"三"指"阴阳衰盛,少太有三"(《类经》)。天有五行,人有

五脏，天有三阴三阳，人亦有三阴三阳。实皆真气也。

[5] 圣人：《素问·上古天真论》："其次有圣人者，处天地之和，从八风之理，适嗜欲于世俗之间，无恚嗔之心，行不欲离于世，被服章举，不欲观于俗，外不劳形于事，内无思想之患，以恬愉为务，以自得为功，形体不敝，精神不散，亦可以百数。"

[6] 传精神：传，《太素》作"抟"《索隐》曰："抟，古专字。"尤怡《医学读书记》："'传'，当作'专'，言精神专一。"俞樾："传读抟，聚也。"抟，聚也。《史记·秦始皇本纪》曰："抟心揖志。"即"专心一志"。

[7] 服天气而通神明：服，适应，熟习。《管子·七法》："（为兵之数）存乎服习，而服习无敌。"神明，指阴阳变化之道。即顺应天气，通达阴阳变化的规律。

[8] 内闭九窍：《灵枢·脉度》："五脏不和，则七窍不通。"后文亦有"则五脏气争，九窍不通。"实指不省人事之昏厥而言。

[9] 外壅肌肉：《灵枢·脉度》："六腑不和，则留（结）为痈。"即阳气盛则为痈肿。

阐幽发微

自古以来凡是与天地之气相通应的一切生物，其生存的根本，都是本着天地精气，即阴阳之气。所以《素问·四气调神大论》说："夫四时阴阳者，万物之根本也。"

天地之间，六合之内，包括九州万物以及人之九窍、五脏、十二节在内的所有的物质，都与天地之气相通应。

天地阴阳之气变化所生的万物不外乎五行之类，其在人则为五脏；天地阴阳之气的多少盛衰，不外乎一、二、三阳，一、二、三阴，其在人则应乎三阴经、三阳经。所以人体的五脏、阴阳之气与天地的阴阳五行是相通应的。若不善摄生，屡屡违反阴阳五行的规律而使脏腑、经络之气耗伤，就要导致真气虚弱，易为邪气所伤害。所以营养脏腑、阴阳经气，不令妄耗，这是保养寿命的根本之道。

《素问·四气调神大论》说："天气清净光明者也。"苍天之气清净，则天气光明，风雨以时；以天例人，若人之思想清静无邪欲，则"志意治"而不乱（即《素问·上古天真论》所谓"恬惔虚无，真气从之"是也。），"精神内守，病安从来"，形体清静，不妄为，则阳气强固，阴亦得藏，"肉腠闭拒"，纵然有贼风邪气也是不能为害的，这是顺应四时常度进行摄生的效果。（关于贼风，可参见【附录一】。）

圣人能够"志意治"，保证精神清静专一而不散，又能"处天地之合，从八风之理"而顺应四时气候的变化，通达阴阳变化之理，所以才能够寿活百数。

如果不能按照上述的以清静为主导、以顺应四时常数为基础的摄生方法去进行摄生，那就要招致思想不能清静的情志之邪，导致阴气逆乱，五脏不和，而发生暴厥僵仆不知人的九窍闭塞之证；形体不能清静的形弱气烁或者是导致阳气不和，卫外不固，而邪客腠理，壅遏营卫的运行，逆于肉理，留结为痈肿。这些都是由于违反了摄生之道，削弱了真气所造成的，所以叫作"自伤"。即王冰所谓："非天降之，人自为之尔。"

本节论述了人体的真气与外在环境是相适应而统一的。人们如能按照以清静为主导、以顺应四时常度为基础的摄生方法，去外避虚邪，内得天真，自能真气内守"邪不可干"。其具体的摄生方法，在《素问·上古天真论》《素问·四气调神大论》中都有较详尽地论述。这也是"治未病"的观念在本篇中的体现。

第二节 阳气的生理功能及在内外病因侵袭下
阳气失调所发生的各种病变

原文

阳气者，若天与日，失其所[1]，则折寿而不彰[2]。故天运当以日光明。是故阳因[3]而上，卫外者也。

校注

[1] 所：常轨之义。《礼记》："求得当欲，不以其所。"郑注："所犹道也。"《太素》作"行"，似是。
[2] 不彰：生命不能彰著壮实。杨注："若无三阳行于头上，则人身不得彰延寿命也。"
[3] 因：顺随之义。

阐幽发微

阳气在人体内，如同天体与太阳的关系一样，如果阳气的运行失其常轨，就会使人寿命折损，而不能彰著壮实地生活于人世。所以天体的运行应以太阳在上而光照寰宇为贵。而人体的阳气也顺随着日之在天的规律，而向上向外，起着强固体表、卫护躯体的作用。此段重点阐述阳气的卫外功能。

《素问·皮部论》说："阳在外，阴在内"（《素问·太阴阳明论》）。在一日之中，阳气主要是昼日强于作用，将营卫之气特别是卫气（以有昼行于阳，夜行于阴，多少之异）大量敷布于体表，使皮腠得养，功能正常，开阖以时，肉腠闭拒，从而实现了卫外的作用。阴气则夜间强于作用，把大量的营卫之气归藏于内脏，以生精气。

《灵枢·论勇》："黑色而皮厚肉坚，固不伤于四时之风。其皮薄而肉不坚，色不一者，长夏至而有虚风者，病矣；其皮厚而肌肉坚者，长夏至而有虚风，不病矣。"这也说明"皮厚肉坚"即能卫外之事实。皮腠得到阳气敷布的营卫之气的营养，则"分肉解利，皮肤润柔，腠理致密矣"（《灵枢·本脏》）。于是邪气就"无由入其腠理"，这就是"卫外"的实质。故本篇后文有"清静，则肉腠闭拒，虽有大风苛毒，弗之能害。"反之，如果阳气虚，则营卫到达腠理间的就少，因之腠理就要空疏，皮肤功能低下，气门开阖也要失调，于是就为外邪的入客造成可乘之机，这就是卫外不固。

卫外与卫气都用了"卫"字，但它们的意义却各有不同。阳主卫外之卫，乃卫护之义；卫气之卫，乃取周行、营养之义。

阳气属真气范畴，为先天；卫气属谷气范畴，为后天。因而二者的关系为阳气为主，卫气为从，卫气是在阳气的统御敷布下参与了卫外作用，营养了皮腠，发挥了皮腠的正常开阖功能，才起到了卫外的作用。（关于真气，参见【附录二】。）

阳气与卫气为二物，从《灵枢·邪客》和《灵枢·大惑论》中关于不得瞑的病机的论述中也可看出。如《灵枢·大惑论》说："卫气不得入于阴，常留于阳，留于阳则阳气满，阳气满则阳跷盛，不得入于阴则阴气虚，故目不瞑矣。"从这里可以看出卫气和阳气分明是两个东西，卫气行于阳经时，它就是阳气的内容物，而行于阴经时，它就成为阴气内所包含的生理物质了。

又如《灵枢·脉度》："阳脉不和，则气留之，气留之则阳气盛矣。阳气太盛，则阴不利，阴脉不利则血留之，血留之则阴气盛矣。"

现代医学的"抗病机能"一词，人们常用，《中医学基础》也使用它，"抗病机能"的内容包括甚广，但总体来说，它应属中医学"阳气"的范畴。

原文

因于寒，欲如运枢[1]，起居如惊[2]，神气乃浮。因于暑，汗，烦则喘喝，静则多言，体若燔炭[3]，汗出而散。因于湿，首如裹[4]，湿热不攘[5]，大筋緛短，小筋弛长[6]。緛短为拘，弛长为痿。因于气，为肿，四维相代[7]，阳气乃竭。

校注

[1] 枢：户框，即门轴、门臼，犹今之颊也。

[2] 起居如惊：惊，因有惊骇之义，然《内经》用"惊"字多为形容突然躁动之义。如《素问·评热病论》："卧则惊，惊则咳甚也。"《灵枢·百病始生》之"在经之时，洒淅喜惊"等，皆其例。《文选》："军惊师骇。"李善注引"宋衷《春秋纬》注曰：'惊动也'。《广雅》曰：'骇起也'。"又《吕览·慎大》："莫敢直言，其生若惊。"高诱注："惊，乱貌。艮不敢保其尘也。"故王冰在《素问·上古天真论》"起居有常，不妄作劳"下注曰："《生气通天论》曰：'起居如惊，神气乃浮'，是恶妄动也。"杨上善在"清静则肉腠闭拒"下注云："不为躁动，毛腠闭拒。"皆此义也。

[3] 体若燔炭：燔，烧灼。形容身热如烧炭。

[4] 首如裹：一般皆从朱丹溪《格致余论》之说，谓："湿者，土浊之气，首为诸阳之会，其位高而气清，其体虚，故聪明得而系焉。浊气熏蒸，清道不通，沉重不爽利，似乎有物以蒙冒之。"朱氏所说的病状，多见于内湿或感"天之邪气"（《素问·阴阳应象大论》）的湿温证。如《素问·刺热》所说的"脾热病者，先头重"即是。又如《金匮要略·痰饮咳嗽病》："心下有支饮，其人苦冒眩，泽泻汤主之"皆是。但本论所说的是感受地之湿邪为病者，与上述两种情况不同，因而其证候也有所不同。

[5] 不攘：攘，除也。

[6] 大筋緛短，小筋弛长：緛，收缩的意思。弛，弛懈之义。此二句乃互文见义，当重叠起来读。《内经》中此类互文之例甚多，如《素问·评热病论》前云"口干苦渴"，后云"口渴舌干"。又《灵枢·大惑论》："心有所喜，神有所恶。"《灵枢·营卫生会》之"毛蒸理泄"，"营安从生，卫于焉会"等皆是。又如《琵琶行》："浔阳江头夜送客，枫叶荻花秋索索（有作"瑟瑟"者）。主人下马客在船，举酒欲饮无管弦。"又如《乐府》诗："战城南，死郭北"，亦即城南城北皆有战死也。又如《素问·风论》："其寒也，则衰食饮；其热也，则消肌肉。"亦是言因其寒热而消瘦不欲食也。

[7] 四维相代：张介宾："四维，四支也。相代，更迭为病也。"

阐幽发微

（一）语序问题

朱震亨《格致余论·生气通天论病因章句辨》云："'因于寒，欲如运枢'以下三句，与上文义不相属，皆衍文也。'体若燔炭，汗出而散'两句，当移在此。"

吴鹤皋则将"欲如运枢，起居如惊，神气乃浮"移至"因而上卫外者也"之后；将"体若燔炭，汗出而散"移至"因于寒"之后。秦伯未《读内经记》尝宗之，云："按'欲如运枢，起居如惊，神气乃浮'三句，当紧接'是故阳因而上，卫外者也'句下，所以申阳气当旋运而不息也。'因于寒'句，当在下文'体若燔炭，汗出而散'上，所以申伤于寒则有此症状也。"

以上吴、秦二家的见解，都是根据了"理校"法，是很有道理的，我们应当采用。

"欲如运枢，起居如惊，神气乃浮"言阳气的运行，喜欢像户枢的运转那样沉稳灵敏，而不喜欢如惊似狂那样的躁动，动作杂暴，使真气（阳气）浮越，不能卫外，以致容易为邪气所侵袭。

（二）四时气伤人

1. 伤寒
病因：因于寒。

病状："体若燔炭""毫毛毕直"，故当恶寒、无汗，脉当紧。

病机：阳气浮越感受寒邪，寒邪助阴抑阳，使阳气消耗低落更加，寒邪之性主于收引凝滞，而使皮肤收急，腠理闭塞，必恶寒，"或已发热或未发热"，以致卫气不得由气门以宣泄，郁留于腠理之间，而逐渐导致阳气盛而发热，热得就像烧红的火炭。还当有头痛、项强等证。足见发热须待卫气郁积不得宣泄，始能导致阳盛而发热也。此时当如《素问·玉机真脏论》所说的那样："今风寒客于人，使人毫毛毕直，皮肤闭而为热，当是之时，可汗而发也。"用麻黄汤开腠理发其汗，把寒邪和郁留的血气宣泄出去，阳气不盛，热即散。

《伤寒论》3条："太阳病，或已发热，或未发热，必恶寒，体痛，呕逆，脉阴阳俱紧者，名为伤寒。"

2. 暑病（热病）
病因：因于暑。

病状：①汗，烦，喘喝；脉当洪；②静（昏睡），多言。

病机：摄生不善，阳气浮越不固，感受了暑热之邪，热邪助阳损阴，那就会更加助热邪主于弛张散泄之性，导致阳气盛而使皮肤弛缓，腠理开张，汗液外泄。微热尚可自加调节而愈；热邪盛，则不能消散自愈，热盛而扰乱心胸，欲使人烦躁而气息"喘粗"，喝喝有声。若汗多伤津则渴；若过此气伤液耗之阶段，热邪内传于心包，病人即昏睡而较为安静，热扰神明，则现谵言妄语而"多言"。有燥屎者与承气汤，无燥屎者与安宫丸。

3. 湿痹
病因："因于湿"，感受清冷潮湿之气，"清湿地气"。

病状：①"首如裹"：首先受邪关节局部出现如有物裹束般之拘紧重著感；②病久湿郁化热，或为拘挛，或为弛废（缓）。

病机：如果阳气浮越不固而不卫外，感受了湿邪，那就会由于湿邪之性重浊黏滞，且易"湿流关节"，而首先在受邪的关节部出现如有物裹束般的拘紧木强感，或兼重著酸楚的感觉，名为湿痹。如果未能及时治愈就会湿郁化热，湿热日久不除，就会伤筋，而使大筋、小筋或者短缩，或者弛长。短缩的多是热胜于湿，伤血而筋燥，故为拘挛；弛长的多是湿胜于热，湿阻营卫不养于筋而痿废不用。

"首如裹"的病机：湿困清阳，"清道不通"（丹溪）。

外湿——感受天之湿邪——湿温；

内湿——脾虚，湿浊内停——痰饮。

《内经》中关于湿邪伤人的记载，多数是指地之湿邪而言。例如《素问·太阴阳明论》说："伤于湿者，下先受之。"《灵枢·百病始生》也说："风雨则伤上，清湿则伤下。"而《灵枢·小针解》则说得更明确："清气在下者，言清湿地气之中人也，必从足始，故曰清气在下也。"所有这些记载都说明，地之湿气伤人都是从下部开始，与"天之邪气感则害人五脏"不同，而是"地之湿气感则害皮肉筋脉"（《素问·阴阳应象大论》）。感受地之湿气，多出现下肢关节重滞酸楚如裹之局部症状，而并无头部"如裹"之证。故"首"应作"先"理解。不可一见有湿邪就一概不加分析地认为都有"头部沉重不爽"的"如裹"之证，是很教条的。学《内经》应以《内经》的理论原则为依据，而不应用后人的误解强加于《内经》，我们也不应不加分析地盲从。

附黑龙江省祖国医药研究所张琪同志验案一则：

主证：肢体痿软酸痛，体沉重感，手心热，或一腿不能伸，或用力则病情加重。尿黄，苔白腻，脉缓。（西医诊为"神经根炎"）。诊为：湿热伤筋。处方：穿山龙一两，公藤（即老鹳草）一两，苡仁一两，地龙三钱，黄柏三钱，苍术三钱，白芍八钱，萆薢四钱，茯苓四钱，甘草二钱，知母三钱，牛膝三钱。

4. 气虚浮肿

病因：阳气虚，《素问·阳明脉解》："四肢者，诸阳之本也。"《素问·阴阳别论》："结阳者，肿四肢。"

病状：浮肿，"四维相代"，上下四末交替浮肿。气虚浮肿，卧则面肿，起则足肿，久病，或摄生不善，导致阳虚。

病机：阳气虚，运行无力，致卫气滞留于腠理而不得还，故浮肿。如浮肿上下四末交替出现，则为阳气衰竭之征。

原文

阳气者，烦劳则张[1]，精绝，辟积[2]于夏，使人煎厥[3]；目盲不可以视，耳闭不可以听，溃溃乎若坏都，汩汩乎不可止[4]。阳气者，大怒则形气绝而血菀[5]于上，使人薄厥[6]。有伤于筋，纵，其若不容[7]。汗出偏沮[8]，使人偏枯[9]。汗出见湿，乃生痤疿[10]。高粱[11]之变，足生大丁[12]，受如持虚[13]。劳汗当风，寒薄为皶[14]，郁乃痤。

校注

[1] 张：《左传》："张，强也。"《说文》："施弓弦也。"有张强、紧张之义。

[2] 辟积：辟，通"襞"，襞积亦作"襞襀"，即衣服上的褶子。《汉书·司马相如传上》："襞积褰绉。"颜师古注："襞积，即今之裙福。"（褰音牵。司马贞《索隐》引苏林："褰绉，缩蹙之也。"）

[3] 煎厥：古病名。厥谓气逆。阳气亢极，煎津液而致气逆的一种病叫作煎厥。厥，气逆也。气逆甚则四末厥冷，极则昏厥不知人。

[4] 溃溃乎若坏都，汩汩乎不可止：《水经注》："水泽所聚谓之都。""都，池也"（《广雅·释地》）。汩，

急流貌。《枚乘·七发》："混汩汩。"吕延济注："混汩汩，相合疾流貌。"形容病势之危急，如水库崩坏，水流涌急奔涌而不可止。

[5] 菀：同"郁"，积满的意思。

[6] 薄厥：《汉书·宣帝纪》："既壮，为取暴室啬夫许广汉女。"颜师古："暴室者，掖庭主织作染练之署，故谓之暴室，取暴晒为名耳。或云薄室者，薄亦暴也。今俗语亦云薄晒。"古"薄"与"暴"通。薄，迫也。由"血菀于上"，薄迫于经，阻绝经气之畅通所致，故名。《选读》："古病名。薄，同迫。薄厥，即因大怒而迫使气血上逆之证。"按："血菀于上"，薄迫于经，阻绝经气之运行，致使"阴阳气不相顺接"而为厥。故名"薄厥"。

[7] 其若不容：《释名·释姿容》："容，用也。"

[8] 偏沮：沮（jǔ）。水湿浸润之义。即偏身汗湿浸润。按：《千金方》作"偏袒"。袒，裸露也。《诸病源候论》引《养生方》云："大汗勿偏脱衣，喜得偏风，半身不遂"（《千金方·养生门》同）。据此，则知"汗出偏袒"是病因，故能"使人偏枯"。若"汗出偏沮"，则是已得偏枯之证矣。

[9] 偏枯：即半身不遂。《灵枢·热病》："偏枯，身偏不用而痛，言不变，志不乱。"

[10] 痤痱：痤，小疖；痱，汗疹。痤痱乃复词偏义，以痱为主。按：《内经》复词偏义之例甚多，如"终始"，或终或始。

[11] 高粱：通"膏粱"。膏是脂膏，粱是细粮。这里指厚味美食。

[12] 足生大丁：足，可以的意思。《新校正》训为"饶生大丁"。丁，杨注："大疔肿"，即痈疽疔毒之类，非但指"疔"言。

[13] 受如持虚：形容得病容易，犹如持空虚之器以受物一样。

[14] 皶：《选读》："面上的赤瘰（非也），如粉刺一样。"粉刺之名，始见于《肘后》。

阐幽发微

（一）煎厥

人身的阳气，若过度烦劳扰动，就会被激怒而亢奋，阳气亢奋就要腠理开张而汗出，以致竭绝。津液精气来自内脏和阳经，如《灵枢·终始》说："阳受气于四末，阴受气于五脏"，本篇后文也说："阴者藏精而起亟也，阳者卫外而为固也。"所以精气津液耗损太甚，就会导致阴气不足。因此本篇下文有"阳强不能密，阴气乃绝"的说法，和本句的"精绝"是一个意思。夏天天气炎热，"精绝"的阴虚之人，或长途跋涉，或集会日中，或烈日下劳作，内有阳亢，外加酷暑，两热相煎，阴气益虚，阴虚甚而阳亢极，则"阴阳阳气不相顺接"，而使人突然晕倒，不省人事。目盲、耳闭，乃形容休克之状。此外尚有身热、肢厥、面色苍白、脉虚数等证。《内经》又名"伤暑"。《素问·刺志论》："气盛身热，得之伤寒；气虚身热，得之伤暑。"后世名"中暍""中暑"。《诸病源候论》："夏日炎热，人冒涉途路，热毒入内，与五脏相并，客邪炽盛，或郁瘀不宣，致阴气卒绝，阳气暴壅，经络不通，故奄然闷绝。"

此即后世所谓之"伤暑"，指"中暑"之轻者，《医学心悟》："伤暑者，盛之轻者也，……中暑者，盛之重者也。"

按：伤暑分阴、阳。阴暑由于暑月纳凉或饮冷受寒，静而得病，故名。有表证发热头痛，无汗恶寒，肢体酸痛者，与益元散；有里证呕吐、泄泻、腹痛者，与藿香正气散。阳暑，因在烈日下劳作或远行受热，动而得病，故名。症见头痛、烦躁、大热、大渴、大汗、脉浮、气喘或短气等，可与白虎或白虎加参汤，或竹叶石膏汤、生脉散等。

治法：《诸病源候论》："夫热暍不可得冷，得冷便死。此谓外卒以冷触其热，蕴积于内，不得宣发故也。"忌用冷水法及卧冷湿地，治当移至阴凉处，针刺人中、十宣穴，与太乙玉香丹或清心丸之类，或与童便、姜汤皆可。醒后与清暑益气汤：西洋参、石斛、寸冬、黄连、竹叶、荷梗、甘草、知母、粳米、西瓜翠衣，水煎服。

（二）薄厥

人身的阳气，当大怒的时候，就会经气上逆使经络之气阻绝不通，血液郁满，积于上部，使人发生"薄厥"。厥后筋脉有如受伤而弛纵，功能不全。

人大怒则"怒动于心则肝应"，肝藏血，肝气逆，则血逆而足少阳胆经、足厥阴肝经之气血上逆，"肝浮胆横"《灵枢·论勇》经气突然上逆而不下，一时头部血气郁满，阻绝了阴阳之气的顺接，（因实而不顺接，与煎厥反）就使人突然僵仆，不省人事，尚有口噤握拳，唇青肢冷等证。因为是血气薄逆于经，阻绝了经气的流通而导致的厥，故名"仆击"或"击仆"。

气厥，气复返后，其人因四肢搐急，使关节之筋受伤而疼痛、无力，好似不受使用似的。这不要紧，将养些时日，自能恢复。

（三）偏枯

人在汗出后，不可偏身脱衣露体，裸露的部分极易感受风邪而使人发生偏枯即半身不遂的病证。

病机：汗出之时，正是"血弱气尽，腠理开"之时，也就是阳气卫外功能低下之时，此时如偏身脱衣，裸露的偏身，即感受虚风，故《灵枢·刺节真邪》云："虚邪偏客于身半，其入深，内居荣卫，荣卫稍衰，则真气去，邪气独留，发为偏枯。"

其证："身偏不用而痛，言不变，志不乱"《灵枢·热病》。据此可知《内经》所言之偏枯乃中风之轻证，相当于《金匮要略》之"邪在于经，即重不胜"之"中经"之证，颇类现代医学所谓之"脑动脉血栓形成"之偏瘫。

虚邪偏客于身半，阻碍了真气的通达，即"真气去"，故半身不能随意运动。以上乃言起居无常，喜怒无节对阳气的影响所导致的病变，可见摄生之重要。

按：《素问·血气形志》："经络不通，病生于不仁。"可见经气有司知觉、运动之功能也。此为知觉属"感传"，运动属"调节"功能之由。

（四）痤痱

汗出之后，如遇见湿气，阻遏了热气的升发，就可以发生痱子（汗疹）。个别严重者，可以发生小疮疖。本证多系汗出之后，不及时扑粉、更衣，因而汗湿之气外郁，热气被遏，湿热郁于皮腠，故生痤痱。

（五）大丁

经常吃厚味美食的人，容易患疔疖疮痈肿等外科病，这种人患这类病就如同拿了空虚的器皿去盛物一样容易。

病机：膏粱之体，即摄取脂肪、细粮、美酒、厚味太过之人，由于"肥者，令人内热"《素问·奇病论》，热积为火，其变生疾病，则为生痈疽疮疔毒之证，这是内因；外因再感受虚邪逆于腠理，阻碍了营卫的通行，于是内火外邪，合而发为痈肿。故云"受如持虚"。若无此内因，则不必然发病。

（六）皶

劳动汗出之时，如果面部受到风寒，风寒迫于皮腠，可以产生面皶，即粉刺，郁结过甚，便可以成为痤疮。本证多生于青年人。

病机：劳汗当风，汗孔为风寒所薄迫，则汗孔中之"脂液遂凝，蓄于玄府，依孔渗涸，皶刺长于皮中"（王注），质如米粉，故名粉刺，若阳气盛者，玄府为皶刺所阻塞，卫气不得宣泄，遂郁积而为疮疖——青春疙瘩。

原文

阳气者，精则养神，柔则养筋[1]。开阖不得，寒气从之，乃生大偻[2]。陷脉为瘘[3]，留连肉腠，俞气化薄[4]，传为善畏，及为惊骇。营气不从，逆于肉理，乃生痈肿。魄汗[5]未尽，形弱而气烁[6]，穴俞以闭，发为风疟。故风[7]者，百病之始也，清静[8]则肉腠闭拒，虽有大风苛毒，弗之能害，此因时之序也[9]。故病久则传化，上下不并[10]，良医弗为。故阳畜积病死，而阳气当隔[11]，隔者当泻，不亟正治，粗乃败之。

校注

[1] 精则养神，柔则养筋：精，"强也"，见《集韵》。又《吕览》："自蔽之精者也。"高注："精，甚也。"柔，和缓之义。即阳气的一般的柔缓的功用。《管子》："然则柔风甘雨乃至。"尹知章注："柔，和也。"《素问·痹论》："阴气者，静则神藏，躁则消亡。"与本论此句，同为"阴阳之气"的基本理论。

[2] 大偻：指身躯伛偻，即"曲背"。

[3] 陷脉为瘘：陷，"溃也"（《广雅·释言》），引申有"蚀"义。故王注为"陷缺"。《慧琳藏经音义》引《考声》："久疮不瘥，曰瘘。"瘘疮因有瘘管经年流脓淌水，不易收口。

[4] 俞气化薄：俞，通"腧"，有俞脉相连内通脏腑。气化，真气的变化作用。杨注："俞者，各系于脏，气化薄，则精虚不守，故善畏而好惊也。"

[5] 魄汗：《左传》："人生始化曰魄。"杜注："魄，形也。"魄汗即形体有汗，亦即汗出之义（"自汗"乃症状）。多因强力或大暑。

[6] 形弱而气烁：即形体虚弱，精气消铄。"烁"乃"铄"之通假。仲景所谓"血弱气尽"是也。

[7] 风：即虚风之简称。

[8] 清静：指思想清静（情志调和）无邪欲，形体清静，起居有常，不妄为。"起居有常，不妄作劳。"

[9] 此因时之序也：因，顺随也。序，秩序，引申为常度之义。这是顺应四时常度进行摄生的效果。

[10] 不并：并，交774。不并，不相交通的意思。

[11] 阳气当隔：当，①遮蔽，挡阻。《左传》："使祝蛙置戈于车薪以当门。"②值，遇到。《易·辞下》："易之兴也，当殷之末世，周之盛德邪!当文王与纣之事耶？"

阐幽发微

综上可见，虚风这个病因（上文的寒、热等，实皆含有虚邪者）是百病的开端，也就是说百病都是由它引起或传变而成的，所以它是一个最危险的致病因素。虽然如此，人们如果能够遵循以清静为主导，以顺应四时常度为基础的摄生方法去进行摄生的话，就能够保持人体真气的调和而"阴平阳秘"。这样阳气卫外的功能正常使肉腠（卫外）闭拒，即使是有盛大的邪风、苛刻的毒气（最严厉的毒气）也是不能为害的。虽然如此，但也应"虚邪贼风，避之有时"，对流行的疫病也应"避其毒气"《素问·刺法论》，不可自恃太甚。

病久不愈，则传变（化），发展到上下不通的时候，虽有高明的良医也没有办法了。所以阳气蓄积盛极导致病死的，是由于阳气阻隔。隔塞不通的就应当用泻法，如果未能积极地给以正确的治疗，这就是为粗人所误了。

（一）阳气者，精则养神，柔则养筋

人体的阳经皆上于头，督与三阳皆上于头，故头为"诸阳之会"，以督为主。而太阳又与督脉会于巅，并"从巅入络脑"，故阳气的最精强的功用是奉养髓海，使人精神旺盛，"轻劲多力，自过其度"《灵枢·海论》；阳气的一般功用才是敷布卫气的，濡养筋肉皮腠而行卫外之职。故阳虚之人多精神萎靡，呵欠频频。人皆知其一般功用，而多忽脑之最精强的功用。

（二）开阖不得，寒气从之，乃生大偻

阳气的一般功用是濡养筋肉肤腠，如果阳气失调，则腠理的开闭也将失常，风寒虚邪便可因其不能闭拒而乘虚由背俞侵入，深客于脊膂"节腠"之间，以致使人筋骨拘挛背脊偻俯，颇似今之"脊椎结核"。

《素问·气穴论》说："邪溢气壅，脉热肉败，荣卫不行，必将为脓，内销骨髓，外破大腘，留于节腠，必将为败。"

《素问·脉要精微论》："诸痈肿筋挛骨痛，……此寒气之肿，八风之变也。"

（三）陷脉为瘘，留连肉腠，俞气化薄，传为善畏，及为惊骇

"留于节腠，必将为败"，若进一步发展溃蚀到脉道，则顺脉道而形成瘘管，逐渐迂曲外达，留连于肉腠之间而不愈，终年流脓淌水，缠绵不已，名为瘘疮，后世又名"流注"。病久则俞脉的气化虚薄，俞脉内连脏腑，故脏腑的气化亦随之而虚弱，因而传变继发喜惊善恐的证候。这是由于精血受到消耗，心肾之气虚弱，故而心悸惊恐。（关于肉腠，参见【附录三】。）

（四）营气不从，逆于肉理，乃生痈肿

寒邪侵入分肉之间，阻碍了营卫的畅通，使营气逆留在腠理之中，就会发生痈肿疮疡。

阳主卫外，阳气不固，则寒邪侵入于"脉俞，散于分肉之间，与卫气相干，其道不利，故使肌肉愤䐜而有疡"《素问·风论》。寒邪在腠理的络脉中阻逆了营卫之气的畅行，营气不通，卫气亦随之不通，因而局部之"荣卫不行，必将为脓"《素问·气穴论》，不仅《素问·风论》这样论述，《灵枢·痈疽》也说："寒邪客于经络之中则血泣，血泣则不通，不通则卫气归之，不得复反，故痈肿。"

（五）魄汗未尽，形弱而气烁，穴俞以闭，发为风疟

形体汗出的时候，正是形体虚弱，精气消烁的时候，此时感受了风寒疟气，周身的俞穴因而闭合，便发生风疟。

病机：形体由于劳作、暑热等原因汗出未已，正是形体虚弱、精气消耗之时，外感风寒疟气，穴俞因而闭合，疟气留舍于体内，则发风疟。风疟即"痎疟"。《素问·疟论》："夫风之与疟也，相似同类，而风独常在；疟得有时而休者，何也？岐伯曰：风气留其处，故常在；疟气随经络沉以内薄，故卫气应乃作。"言卫气与疟气相争始发作。

（六）故风者，百病之始也

百病之始也，如《素问·玉机真脏论》说："是故风者，百病之长也，今风寒客于人，使人毫毛毕直，皮肤闭而为热。"故《素问·热论》因之而说："人之伤于寒也，则为病热。"又如《素问·疟论》说："（先热后寒）温疟者，得之冬中于风，寒气藏于骨髓之中。"又如《素问·风论》先云："风之伤人也，……或为疠风"，后又言"风寒客于脉而不去，名曰疠风。"在《伤寒论》中也有这种例子，或言中风或言伤寒或风寒连言。有关风的问题，见【附录四】。

风邪之性主于升散开泄，它所导致的疾病多流连传变，初起既可引起表证，亦可内传引起里证，变化无常，所以《素问·风论》说它"善行而数变，……至其变化乃为他病也，无常方，然致有风气也。"

本节重点阐述了阳气的"卫外""养神"的生理作用，并相应地指出了摄养阳气的基本方法，即以清静为主导、以顺应四时常度为基础的摄生方法，照此而行，就能保持阳气的调和，腠理闭拒，免为外邪所伤。

如果未能注意摄生，而导致阳气虚弱，卫外不固，那就会因感受不同的病因，而发生暑病、伤寒、湿痹、煎厥、薄厥、偏枯、痈肿疔毒、大偻、瘘、疟疾等证，这不仅使我们从中认识到阳气在这些疾病中的病理作用，而且从反面也可以看出阳气的重要性。

最后又特别指出虚风这个病因的严重性，它随不同季节含有不同邪毒之气，故为"百病之始"，它"善行而数变"，是外因中最危险的致病因素，所以摄生还应当注意"虚邪贼风，避之有时"。

第三节　阴阳的生理作用和阴阳偏盛所导致的病变及其严重后果

原文

故阳气者，一日而主外。平旦人气生，日中而阳气隆，日西而阳气已虚，气门[1]乃闭。是故暮而收拒，无扰筋骨，无见雾露，反此三时[2]，形乃困薄[3]。

岐伯曰：阴者，藏精而起亟[4]也；阳者，卫外而为固也。阴不胜其阳，则脉流薄疾[5]，并乃狂[6]。阳不胜其阴，则五脏气争[7]，九窍不通[8]。是以圣人陈阴阳[9]，筋脉和同[10]，骨髓坚固，气血皆从。如是则内外调和，邪不能害，耳目聪明，气立如故[11]。

风客淫气[12]，精乃亡[13]，邪伤肝也。因而饱食，筋脉横解[14]，肠澼，为痔。因而大饮，则气逆。因而强力[15]，肾气乃伤，高骨[16]乃坏。凡阴阳之要，阳密乃固，两者不和，若春无秋，若冬无夏。因而和之，是谓圣度[17]。故阳强不能密，阴气乃绝；阴平阳秘，精神乃治；阴阳离决[18]，精气乃绝。

校注

[1] 气门：即汗孔。

[2] 三时：指平旦、日中、日西。

[3] 形乃困薄：实指多病而言。马莳："未免困窘而衰薄矣。"

[4] 起亟：亟、極古通用。如《太素》即作"极起"。又如《素问·四气调神大论》："无泄皮肤，使气亟夺。"《太素》亦作"极夺"。亟者，积极也。又如《素问·汤液醪醴论》之"微动四极"，《太素》即作"四亟"，均可证。

[5] 薄疾：脉来搏指有力而数疾。

[6] 并乃狂：并，交并，引申为加甚的意思。这里指阳气盛极而致狂乱。

[7] 五脏气争：因其脏气争藏而致五脏之气紊乱不调。如怒则肺气盛，而血气并于肝是也。

[8] 九窍不通：指昏厥不省人事，如"目盲""耳闭"一般。《金匮玉函经》："脾者，……不及则九窍不通，六识闭塞，犹如醉人。"足证"九窍不通"为"六识闭塞，犹如醉人"的必死之证。

[9] 陈阴阳：陈，施也。见《汉书·刘向传》："陈漆其间。"注："施也"，施行也，用也。陈阴阳即行阴阳法之义。

[10] 筋脉和同：和同，同义复词。即筋脉舒和之义。按："筋脉"即经脉，经、筋古通用。如《素问·阴阳应象大论》："故善治者治皮毛，其次治肌肤，其次治筋脉。"而《素问·缪刺论》则谓"夫邪之客于形也，必先舍于皮毛，留而不去，入舍于孙脉，留而不去，入舍于络脉，留而不去，入舍于经脉。"又后文"筋脉沮弛"即"经脉沮弛"。

[11] 气立如故：立，《说文》："大，人也。一，地也。"王注："真气独立如常。"即真气行立如常，而无疾病。

[12] 淫气：淫，有太过、浸淫之义。如《灵枢·百病始生》："至于其淫泆，不可胜数。"这里指淫泆之病气。

[13] 精乃亡：精指广义之精，如"烦劳则张，精绝"之精。亡，失也。这里作耗伤解。

[14] 横解：横，充溢之义。陆游《冬暖》诗："老夫壮气横九州。"解，通懈，弛缓之义。

[15] 强力：强，勉强，力所不及勉强为之，是为强力。王注："强力，谓强力入房也。"亦合经旨。

[16] 高骨：指腰间之脊骨。肾主骨，"腰者，肾之府。"故肾气有伤，则反映于腰间脊骨病伤。

[17] 圣度：指最好的养生法度。

[18] 离决：决，分也。

阐幽发微

（一）阳气在一日之中的运行规律

人身的阳气，在一天之中，是主外、主管躯体的。平旦的时候，人气开始上升（这里指阳气。人气即正气，包括一切生理物质及真气在内。见《灵枢·卫气行》之人气又指卫气，即可知）。日中的时候，阳气就最隆盛，到了日西的时候，阳气渐趋衰少，汗孔也就随之闭合了。所以到了夜晚人体就应安静，使阳气收敛，肉腠闭拒，不要再像白天那样"烦劳"，扰动筋骨，也不要出外远行触冒雾露，如果违反了上述三个时间阳气消长的规律，形体就会为疾病所困迫。

按：人体阳气的这种随昼夜天地阴阳消长而有盛衰的周期性，就是今天所谓的"生物钟"现象之一，此外人体生理还有朔望周期、四季周期等周期性变化，故血气（脉）应之而有变化。

（二）阴阳二气的关系及调和阴阳的重要性

阴经是主内的，其主静的功能有助于五脏生精、藏精，是管营养五脏、守藏阴精的。"阴者，藏精而起亟也"乃言阴之功能；"阳者卫外而为固也"乃言阳之功能，若解阴为阴精，是精之功能为藏精矣。

五脏之精，由阴经以运行输出，故先行阴之时即为阴藏精之时，行阳之时欲输出最根本者，阴气与脏气统一也。《灵枢·本神》："五脏主藏精者也，不可伤，伤则失守而阴虚。"虚则不能起亟。阴经主静的功能正常，五脏才能化生精气并得藏而不妄泄。故《素问·痹论》说："阴气者，静则神藏，躁则消亡。"

精气，并起输精于阳经以支持阳经卫外的积极作用的。而阳经是主外的，统御卫气于腠理，是管营养躯壳，启闭气门，强固肌表，起卫护机体体表不受外邪侵害的卫外作用的。同时也就卫护了"阴主内"的藏精作用。

二者的关系是："阴在内，阳之守也；阳在外，阴之使也"（《素问·阴阳应象大论》）。即阴经的功能是侧重在主内的，因而是支持阳经卫外的内勤；阳经的功能是侧重在主外的，因而是卫护阴经藏精的外使。阴阳二气相反相成，相互制约，相互为用，保持着相对的平衡，否则即为病态。

如果阳经感受了热邪，"邪气盛则实"，就要导致阳气的亢盛，而阴气就不能胜任制约阳气的功能，于是就"阳胜则热"，脉之流行薄指有力而数疾；阳气盛极（《难经·二十难》谓为"重阳则狂。"），则热扰神明，而致神昏"狂言"（《素问·评热病论》："狂言者，是失志。"）。《灵枢·脉解》："阳明络属心。"故阳明热病多现昏愦谵语。

如果阴经感受了情志的刺激，就要导致阴气亢盛，而阳气就不能胜任制约阴气的功能，于是就某脏一时血气郁争，阳气一时不及为阴气输传血气，而经气郁闭，而阴阳气不相顺接而昏厥、四末逆冷。《难经·二十难》所谓"重阴则癫"是也。

所以会养生的圣人，循行"阴阳法"（王注）以摄生，"春夏养阳，秋冬养阴"，（《素问·移精变气论》："动作以避寒，阴居以避暑。"）使经脉和顺（静和），骨髓坚固，气血顺从。这样就内外调和，邪气不能侵害，耳聪目明，"真气独立而如常"，身体健康而不为邪气所动摇。

大凡阴阳二经关系的要领，在于主动、主外的阳气闭密于外，主静、主内的阴气才能守藏于内，如果阴阳不协调，那就好像有春气没有秋天，有冬天没夏天一样。所以随其阴阳的盛衰而调和使之归于协调，就是最好的摄生法度。如果阳气过于亢盛，而不能固密（"阳气者，烦劳则张"），阴气守藏之精气津液就要大量消耗而竭绝。阴气和平，阳气固密，生命活动才能正常（后文"精神乃殃"，亦指生命）。如果阴阳二经的功能在病因作用下，偏盛偏衰至于极点，那就要导致阴阳二经功能的离决，即具有相反的一面，失去相成的一面，从而形成经气竭绝，生命危殆。正如《谷梁传》所说："孤阴不生，独阳不长。"王冰对此亦说："无阴则阳无以生，无阳则阴无以化。"

（三）饮食起居伤人

风邪客于人体后，淫泆传变，入里化热，伤精耗液，则必阴虚。（《灵枢·本神》："五脏主藏精者也，不可伤，伤则失守而阴虚。"）肝之精气津液不足，不养于筋，则筋脉拘急，而现抽搐痉厥，"肝风内动"之证（"热极生风"之型），所以说"邪伤肝也"。如未现肝风之证抽搐、舌红、苔黄、脉弦数，又何以知其为"邪伤肝"呢？中医学的特点之一为"辨证施治"，故不可离开临床观察现证而空设理论。

按：肝阳化风之证：眩晕欲仆，头痛如掣，肢麻振颤，手足蠕动，语言不利，步履不正。

舌红，脉弦细。病机：肝肾之阴过度亏耗，阳气（太阳、少阳）失所御制，便亢而生风。所以《临证指南医案》说："内风乃身中阳气之变动。"若卒然昏仆，舌强不语，口眼㖞斜，半身瘫痪，则为中风。风痰上扰，蒙蔽清窍故昏仆。

因由饱食过量，胃肠充满扩张，因而肠间的经脉（主要指络脉）也随之充满（弛懈）扩张，于是络中的血气即因络脉之弛懈扩张而郁留难返，更加肠澼下利（此指下利之持续时间较长者，未必便是肠澼），越发加重了直肠部络脉中血气的郁积而不得上行，久则变为恶血生痔疮。久则亦可"陷脉为瘘"，亦有因便秘而致者。

因由骤然饮水过多，脾气散精不及，则水停胃中，而致胀满，妨碍呼吸（膈肌抬高故），故呼吸急促气逆而喘。

因由勉强"用力举重，若入房过度"《灵枢·邪气脏腑病形》损伤了肾气，使腰脊之大骨伤病而疼痛，不能"转摇"俯仰。

本节的中心内容是阐述阴阳的生理作用及其相反相成，相互制约，相互为用的关系。阴经系统是主管营养内脏的，其主静的功能有助于内脏守藏经气，并能输精于阳经，起支持阳经系统卫外的积极作用；而阳经系统则是主管躯壳的，能统御敷布卫气腠理起营养肌腠皮肤、强固体表、启闭气孔、卫护机体不受外邪侵害的作用（同时也就卫护阴的藏精，不致妄耗）。阳气卫外，有赖于阴气的藏精作用的支持；而阴气的藏精，则有赖于阳气的卫外作用的保护。二者的关系是相互为用，相互制约，经常维持相对平衡的。

如果阴阳二经的相对平衡由于某种病因而遭到破坏，轻则"阳胜则热，阴胜则寒"而患热证、寒证，重则"阴不胜其阳，则脉流薄疾，并乃狂；阳不胜其阴，则五脏气争，九窍不通。"最严重的还可引起亡阴，亡阳，以至于只有相反并无相成而"阴阳离决，精气乃绝"。

此外，如感受风邪，可内传化热耗伤肝阴；饮食或起居无节，则可导致内脏负担过重而有伤胃肠或肾气等，皆与摄生有关。

阴阳失和，主要由于摄生不善所致，因而必须注意在摄生中"顺四时而适寒暑，和喜怒而安居处，节阴阳而调刚柔"，以保持阴阳的相对平衡，不使发生偏胜，使"阴平阳秘，精神乃治"。

第四节　伤于四时邪气"留连"传变为各种疾病的病机及五味偏摄太过的危害

▨ 原文 ▨

因于露风[1]，乃生寒热[2]。是以春伤于风，邪气留连，乃为洞泄[3]。夏伤于暑，秋为痎疟[4]。秋伤于湿，上逆而咳，发为痿厥[5]。冬伤于寒，春必温病。四时之气，更伤五脏。

▨ 校注 ▨

[1] 露风：露，《方言》："败也。"露风，即败恶之风。《素问·脉要精微论》有"恶风"，亦即虚风。如《灵枢·官能》："是得天之露，遇岁之虚，救而不胜，反受其殃。"将"露"与"虚"对举，从而可知"露"与"虚"义通。又《灵枢·岁露》："因立春之日，风从西方来，万物又皆中于虚风，此两邪（'冬虚邪入客于骨'矣）

相抟，经气结代者矣，故诸逢其风而遇其雨者，命曰遇岁露焉。"即遇岁之虚风。

[2] 寒热：为病名，相当于后世之虚损痨瘵。如《素问·风论》："风之伤人也，或为寒热，或为热中，或为寒中，或为疠风。"《杂病源流犀烛》即以痨瘵为虚损之重者。劳瘵见《三因方》，似《难经·十四难》之肺虚损。《肘后》名"尸注""鬼注"；《千金方》始将"尸注"列入肺脏篇。并有肺虚损。

[3] 洞泄：洞，《说文》："疾流也。"《诸病源候论》："洞泄者，利无度也。"丹波元简《素问识》："水谷不化，如空洞无底，故谓之洞泄。"是洞泄乃下利如注之证也。

[4] 痎疟：疟疾的总称。《素问·疟论》："此皆得之夏伤于暑，热气盛，藏于皮肤之内，肠胃之外，皆荣气之所舍也。"只言"痎"，则为"二日一发疟"（《说文》）。疟疾的病状，《素问·疟论》："疟之始发也，先起于毫毛，伸欠乃作，寒栗鼓颔，腰脊俱痛，寒去则内外皆热，头痛如破，渴欲冷饮。"潜伏期：间日疟平均二周，恶性疟平均十二日，三日疟平均四周左右。复发：间歇一段时间以后又发作（排除重新感染，称为复发，间歇时间短的（约2~3个月）称为近期复发，长的（半年以上）称为远期复发。

[5] 痿厥：《太素》杨注："不能行也。"非痿不能行，及"痿厥足悗"。《灵枢·口问》："下气不足，则乃为痿厥足悗。"《素问·四气调神大论》："冬气之应，养藏之道也，逆之则伤肾，春为痿厥，奉生者少。"皆说明与肾气虚有关。故痿厥乃寒证，与痿证之因湿热者不同。

阐幽发微

（一）寒热的病因病机

阴阳素虚之人感受虚邪后，初似感冒，发热恶寒，继则邪气入肺，而继续寒热不愈。故名寒热。其病机为：昼日阳虚而腠理开阖失调，而时时恶寒；夜则阴虚更加邪在阴分而发热（邪盛于阴而发热，阴虚内热更加虚，阳不固于外，且有"寝汗"出（《素问·脏气法时论》）。久则因寒热寝汗而消耗精血。《素问·风论》："其寒也，则衰食饮，其热也，则消肌肉，故使人解㑊而不能食。"

《灵枢·寒热》："黄帝问于岐伯曰：寒热瘰疬在于颈腋者，皆何气使生？岐伯曰：此皆鼠瘘寒热之毒气也，留于脉而不去者也。"

寒热之预后：《灵枢·论疾诊尺》："尺肉弱者（虚劳），解㑊，安卧脱肉者，寒热，不治。"

《金匮要略·血痹虚劳病》："虚劳里急，悸，衄，腹中痛，梦失精，四肢酸疼，手足烦热，咽干口燥，小建中汤主之。"方后附《千金方》："疗男女因积冷气滞，或大病后不复常，苦四肢沉重，骨肉酸疼，吸吸少气，行动喘乏，胸满气急，腰背强痛，心中虚悸，咽干唇燥，面体少色。或饮食无味，胁肋腹胀，头重不举，多卧少起，甚者积年。轻者百日渐致瘦弱。五脏气竭，则难可复常，六脉俱不足（阴阳俱不足），虚寒乏气，少腹拘急（里急），羸瘠百病，名曰黄芪建中汤，又有人参二两。"

又"虚劳，里急，诸不足，黄芪建中汤主之。"注："于小建中汤内加黄芪一两半，余依上法。气短胸满者加生姜；腹满者去枣，加茯苓一两半；及疗肺虚损不足，补气加半夏三两。"（加黄芪，或有盗汗也。）

（二）春伤于风，夏生飧泄

春季伤于虚风，邪气留连在膜原，至夏，遇人肠胃真气虚弱（多因"饮冷当风"，则邪气乘虚内传而病肠风下利。此即《素问·风论》之"久风入中，则为肠风飧泄。"据此则知此洞泄乃飧泄肠澼之证也。

《素问·阴阳应象大论》:"春伤于风,夏生飧泄。"《素问·风论》:"久风入中则为肠风飧泄。"《灵枢·论疾诊尺》:"春伤于风,夏生后泄肠澼。"《素问·脉要精微论》:"久风为飧泄。"

(三)夏伤于暑,秋为痎疟

据《素问·疟论》,夏季伤于暑热之疟气,"热气盛,藏于皮肤之内,肠胃之外,此荣气之所舍也。""秋伤于风,则病成矣。""疟气随经络沉以内薄,卫气应乃作,极则阴阳俱衰,卫气相离,故病得休,卫气集则复病也。""并于阳则阳胜,并于阴则阴胜。"

病机:疟邪以其"内薄于五脏,横(包括营气)连募原",故多先发于阴经,故阳经之卫气皆并聚于阴分,与邪相争,"当是之时,阳虚而阴盛,外无气故先寒栗也。"病气随经气"复出阳",则卫气亦随之并表于阳分,当是之时,"则阴虚而阳实",故发热而渴。但"疟者,风寒之气不常也,病极则复",邪衰病休,"极则阴阳俱衰,卫气相离,故病得休。"次日,疟气又"蓄积而作",则"卫气集,则复病也。"

按:《素问·疟论》云:"论言夏伤于暑,秋必痎疟,今疟不必应者何也?(疟疾一年四季均可发病,但以夏秋二季为多。)岐伯曰:此应四时者也。其病异形者,反四时也。"言一般是如此,其各别感邪时间有异者,则为反四时者也。又云:"夫风之与疟也,相似同类,而风独常在,疟得有时而休者何也?岐伯曰:风气留于处,故常在。疟气随经络,沉以内薄,故卫气应乃作。"据此可知,疟气亦是虚风之类也。

(四)秋伤于湿,上逆而咳,发为痿厥

秋伤于湿者,发为痿厥为主,多因秋季雨水过多,气道约缩,冷湿较甚,故人感冷湿之邪,则助内湿之痰饮,上逆于肺,至冬季严寒,各种痰饮导致肺络气逆,故生咳嗽。《灵枢·邪气脏腑病形》说:"形寒寒饮则伤肺。"此为痰饮咳嗽之常见病因。发为痿厥,非所必然,亦即可发可不发,当视感受冷湿之程度及体质情况而定。如"下气不足",亦即肾虚寒之体,感受冷湿之邪,至冬令严寒,寒甚则易发"痿厥"。乃因下部厥寒之气上逆,与故湿相合,故令两下肢厥冷而两足痛滞不便利,产生"痿厥足悗"之证。

按:《素问·金匮真言论》:"冬善病痹厥。"杨注"伤湿冬病,故为痹厥。"此乃湿甚则多痹,寒甚则多厥也,故疑"痿厥"或是"痹厥"之误。

(五)冬伤于寒,春必温病

此句《伤寒例》作"春必病温"。多因室外劳作汗出"血弱气尽",腠理空疏,故邪气得以深入伏于膜原。(《素问·金匮真言论》:"夫精者,身之本也,故藏于精者,春不病温。")王叔和所谓"是以辛苦之人,春夏多温热病,皆由冬时触寒所致"是也。以其邪伏膜原,位于半表半里,故发病之初既有与太阳相争而发热、头痛之外热证(半表);又有与阳明相争而心烦、口渴之里热证(半里)。仲景列于《太阳病篇》,然遇不恶寒乃阳明证,实为辨证设也。因其邪伏膜原而发,故以里热伤津为较重。脉数、舌亦苔白或兼黄。兼新感者,还有恶寒、无汗或少汗,脉数兼浮,或兼咳嗽、胸痛等。新感多犯肺,春温多伏邪。

《类经》:"伤寒温疫,多起于冬不藏精及辛苦饥饿之人。盖冬不藏精,则邪能深入,而辛苦之人,其身常暖,其衣常薄,暖时窍开,薄时忍寒,兼以饥饿劳倦,致伤中气,则寒邪易入,待春而发。此所以大荒之后,必有大疫,正为此也。但此辈疫气既盛,势必传染,又必于虚者

先受其气，则有不必冬寒而病者矣。"

按：张氏"不必冬寒而病之说"，盖本之于汪机："有不因冬伤于寒而病温者，此特春温之气，可名曰春温。如冬之伤寒，秋之伤湿，夏之中暑相同，此新感之温病也。"新感温病学说盖自此始。

（六）四时之气，更伤五脏

四时之气，即风暑温寒，交相更替，皆能伤人重病。《素问·八正神明论》："以身之虚，而逢天之虚，两虚相感，其气至骨，入则伤五脏。"其关键在于四时之气是否含有虚邪及人身阳气卫外功能是否固密。温病之感新邪而病者居多，因新感诱发邪伏者亦不少，纯属伏邪发病者，只有春温一证。（关于伏邪致病，参见【附录五】。）

本段的中心思想是说明四时之病，虽各有感受基本季节邪气而发病的"近因"（此为人所夙知者），但亦有因伤上一季节受邪后，"邪气留连"不去，而成为本季节发病的"远因"的，这是人们所易为忽略的，这对后世"伏邪"致病的学说，具有很大的启发意义。

原文

阴[1]之所生，本在五味；阴之五宫[2]，伤在五味。是故味过于酸，肝气以津[3]，脾气乃绝[4]。味过于咸，大骨[5]气劳，短肌[6]，心气抑。味过于甘，心气喘满[7]，色黑，肾气不衡。味过于苦，脾气不濡，胃气乃厚。味过于辛，筋脉沮弛[8]，精神乃央。是故谨和五味，骨正筋柔，气血以流，腠理以密，如是则骨气以精[9]。谨道如法，长有天命。

校注

[1] 阴：指阴精。

[2] 五宫：张介宾："五脏也"。观"伤在五味"，则知生亦皆通过五脏。《素问·至真要大论》："夫五味入胃，各归所喜，故酸先入肝，苦先入心，甘先入脾，辛先入肺，咸先入肾。久而增气，物化之常也。气增而久，夭之由也。"伤在五味，故夭由之也。

[3] 肝气以津：《释名·释形体》："津，进也，汁进出也。"肝气由之亢进，肝之精气津液溢泄，即是"肝气以津"。故张介宾说："津，溢也。"

[4] 脾气乃绝：指脾之功能受到损害，非竭绝之谓。

[5] 大骨：张介宾："如肩、脊、腰、膝皆大骨也。"

[6] 短肌：短，短少之义。《楚辞·卜居》："夫尺有所短，寸有所长。"故杨注："肌肉短小（少）。"犹言瘦也。

[7] 心气喘满：懑也。心胸之气满闷。古人皆以剑突下为心口，胃部为心下。

[8] 筋脉沮弛：筋脉即经络。如《素问·血气形志》："经络不通，病生于不仁。"《灵枢·九针论》即作："筋脉不通，病生于不仁。"沮弛，胡澍《素问校义》："沮，坏也。"

[9] 骨气以精：精强也。是前"精则养神"。

阐幽发微

阴精的生养，本在于饮食的五味，通过五脏来生养，所谓"阴受气于五脏"（《灵枢·终始》）

是也。而五脏则又可因五味摄取偏多而为之所伤。正如王冰的注释所说的那样："虽因五味以生，亦因五味以损，正为好而过节，乃见伤也。"

（一）过食酸味之害

长期过食酸味的，由于"酸入肝"（《素问·宣明五气》），则肝气亢进，肝胆之津汁疏泄太过，（"肝气以津"包括胆之精气在内），则必将影响脾之功能，酸收太过本即对脾胃不利，（《灵枢·五味论》："酸入于胃，其气涩以收。"）更加胆汁溢泄太过，（《灵枢·天年》："五十岁，肝气始衰，肝叶始薄，胆汁始灭。"）则导致脾气衰损，运化功能失常，而现吞酸、吐酸甚或肝胃气痛、气逆作呕等木克土的证候。

（二）过食咸味之害

长期过食咸味的，由于"咸入肾"，则肾气偏盛，肾气不和则不能生精，不养骨髓，而骨气虚弱，腰脊肩膝等大骨易于疲劳；咸多则血液凝注厚浊（《灵枢·五味》："血与咸相得则凝。"）而不流畅，故心气抑滞不行而郁闷不舒（心肌梗死之前兆），肌肉亦因血气凝泣而不得充分吸收濡养，故久则肌肉瘦少。

（三）过食甘味之害

长期过食甘味的，由于"甘入脾"，就会因甘味之性滞缓，影响中上二焦之气不能畅行（吸收与输转），而令人心胸满闷喘息。偏食甘，脾气胜，肾气失去平衡协调，肾不和则血中缺少肾之精气，故现黑色。

（四）过食苦味之害

长期过食苦味的，由于"苦入心"，助长心火，"苦性坚燥"（王注），（黄连味苦，《名医别录》谓其"调胃厚肠"；厚朴味苦，《名医别录》亦谓"厚肠胃"。）能使脾气过燥（吸收水分功能盛）而不濡润，胃肠之气亦因苦燥而厚实故便秘。引申如炭类、大黄、龙胆之类，宜少服。

（五）过食辛味之害

长期过食辛味的，由于"辛入肺"，偏走气分而散气，能使经脉扩散，"开腠理，致津液"（《素问·脏气法时论》）而汗出。故《灵枢·五味论》说："辛者与气俱行，故辛入而与汗俱出矣。"（者矣二字，据《甲乙经》《太素》补。）（葱蒜之气盛故走气；辣椒之味盛故走血。）辛味之"开腠理，致津液"，初始虽有润泽之功，久则却有使经脉过于疏泄而功能迟缓败坏之弊，而使生命有遭受灾殃（多病）的后果。

因此，注意调和饮食五味，能使骨气强健（正，即无病义），筋膜柔和，血气流畅，腠理致密。这样，骨气由于得到充分的滋养而精强有力，谨守养生之道，循摄生之法，自可"苛疾不起"（《素问·四气调神大论》），而长享天赋的寿命。

本段主要阐述五味虽能养人，但亦可因摄取偏过而伤人，并从内脏相关的角度出发分述五味偏嗜之害及导致内脏间相互影响的后果。这对预防保健、饮食疗法及临床用药（特别是久服的丸药之类）都具有指导意义。

小　结

本篇的中心内容是本着"人参天地"的基本观点，详细阐述了人的日常生活必须顺应阴阳四时变化规律的重要性，强调摄生要做到思想清静，无私心杂念和不良嗜欲，以使保持机体的真气不妄消耗，达到"阴平阳秘，精神乃治"的"治未病"的目的。

阳气是人体最富活动性的生理因素，如果摄生不善，首先会影响到阳气的变异，从而导致卫外不固，发生许多疾病。本篇列举了多种疾病，如伤寒、伤暑、中湿、煎厥、薄厥、大偻、痈肿、寒热、洞泄、痎疟、痿厥、温病等。着重说明阳气的重要性及其在病理上的作用。同时由于饮食无节，起居无常，亦可影响到阴气的失常，从而导致许多病变。本篇也列举了多种疾病，如肠澼、气逆、（肾虚）腰痛、脾不运化、心气郁闷、胃气强厚、筋脉松弛等证，以说明阴气的重要性，阴阳二气相辅相成，相互依赖又相互制约，"两者不和，若春无秋，若冬无夏"，是缺一不可的。所以经文强调"阴平阳秘，精神乃治"的摄生法度，只有这样才能达到"内外调和，邪不能害"的保健目的。

就具体内容而言：本篇的中心内容，主要是论述人体的真气与天地（自然界）之气是息息相通的，所以摄生必须本着天地四时的规律去进行，以保持人体"阴阳之气"——真气的调和，这就是经文所一再强调的"此因时之序"的道理。

根据上述的主题思想，本篇所阐述的具体内容，首先应当以"阴者藏精而起亟也，阳者卫外而为固也"和"阴平阳秘，精神乃治"这两个理论原则为阴阳说在生理方面的两个最重要、最基本的理论原则。如"阳因而上卫外者也"，"阳气者一日而主外"，皆由此而来。与此相适应，在摄生方面因而一再强调首先须注意清静则志意治，"顺之则阳气固"的摄养阳气的原则。

在病理方面：则以"阳强不能密，阴气乃绝"和"阴阳离决，精气乃绝"为最基本的理论原则。像"阳气者，烦劳则张，精绝，辟积于夏，使人煎厥""风客淫气，精乃亡，邪伤肝也"等都是"阳强不能密，阴气乃绝"的例子。此外，因阳气不能固密，而感受风、暑、湿、寒等所导致的病变，最后也都会伤及阴气，造成阴气的消亡，这都是阳病及阴的例子。尤其是"阴阳离决"，更是机体精气将绝的基本病机。如《伤寒论》390 条的"吐已下断，汗出而厥，四肢拘急不解，脉微欲绝者，通脉四逆加猪胆汁汤主之。"（这是 389 条"既吐且利，小便复利而大汗出，下利清谷，内寒外热，脉微欲绝者，四逆汤主之"的发展），是阳虚之极而行将阴阳离决的病机的具体表现。阴阳离决，互不制约，只相反而不相成，则阳自行其本能而发热、汗出；阴自行其本能而四逆、吐利，进而阴竭吐利自止，阳亡绝汗出不流，统一体逐步瓦解。

此外，我们从经文对上述这些基本理论的阐述中，还可以了解到关于某些疾病的比较具体的病态和病机。如在病态方面："辟积于夏，使人煎厥""风客淫气，精乃亡，邪伤肝也"等都是"阳强不能密，阴气乃绝"的例子。此外，因阳病态，但在渴与喘的记述方面略欠详尽，因而不能确诊它究竟是麻杏石甘汤证，还是白虎汤证；而后半部分记述的则是热在营分或心包的神昏谵语的病态，也由于不知有无舌蹇肢厥而无从确定是该用清营汤或安宫牛黄丸。尽管如此，但它毕竟为后之学者对温热病的临床认证奠定了基础。

在病机方面：论述湿痹所导致的肢体痿软不用或挛急等证的病机时，所指出的"湿热不攘，大筋软短，小筋弛长，软短为拘，弛长为痿"，就是一个比较具体的例子，它是后世关于湿郁化热的病机学说的先声。

又如"开阖不得，寒气从之，乃是大偻，陷脉为漏，留连肉腠"的关于流注、疮瘘的病机以及"阴不胜其阳，脉流薄疾，并乃狂"的阳气盛极导致狂病和"阳不胜其阴，则五脏气争，九窍不通"的薄厥之类的病机等，都是本篇经文在病态、病机学说方面比较具体而可取的例子。

在病因学说方面：本篇提出了以大风苛毒（包括邪气、贼邪）为代表的许多外界病因，如风、暑、湿、寒等致病因子和"邪气留连"的"伏邪"发病学说等，对后世广义伤寒的病因学、发病学的发展都有着十分重要的指导意义。

最后，经文还指出饮食的摄取不可暴然过量，以免伤及肠胃，五味的食用不可长期偏摄，以免导致脏气的偏盛偏衰，这些都是关于预防保健的摄生学的重要内容。

【附录一】

"贼邪"，即《素问·太阴阳明论》的贼风虚邪。在本论称"贼邪"，在《灵枢·岁露论》则称为贼风邪气。如说"逢年之盛，遇月之满，得时之和，虽有贼风邪气，不能危之也。"与本论的"虽有贼邪，弗能害也"的意义是一致的，句式也是一样的。只不过本论里把它简化为贼邪而已。

"贼风邪气"也是一个合成词，可以把它分解为"贼风"和"邪气"。邪气的概念就是虚风中所包含的"邪毒之气"，它对人体具有贼害的作用。例如《灵枢·刺节真邪》说："邪气者，虚风之贼伤人也。"所以数犯此者，则邪气伤人。"邪气"即相当于"虚邪"。这从以下两篇经文的论述中，也可得到证实。

《灵枢·官能》说："邪气之中人也，洒淅动形。正邪之中人也微，先见于色，不知于其身。"而同样的内容在《灵枢·邪气脏腑病形》里却写作："虚邪之中身也，洒淅动形。正邪之中人也微，先见于色，不知于身。"这两篇经文不论所述的内容或句式都是一样的，但一称"邪气"，一称"虚邪"，从而使我们认识到在《内经》里，邪气和虚邪的概念是一致的。在《素问·太阴阳明论》里我们曾经指出过，贼风虚邪的别称有八，再加上贼风邪气、贼邪、邪气，就有十一个名称了。原有的是：贼风虚邪、贼风、虚邪、虚邪贼风、虚风、邪风、风、虚邪之风。算上"大风苛毒"，就是十三个了。

应该特别指出的是，在《内经》里"邪气"一词的含义和后世一般所说的"邪气"的含义是不同的。我们今天所理解的"邪气"是泛指一切致病因子而言，它不仅包括了内因、外因和不内外因，而且还包括了在原始病因作用下所产生的一些非生理性物质，如瘀血、痰饮、水气等，甚至包括在原始病因作用下对机体所引起的一些损害结果，都可用邪气这一概念来代称，这是后人们对《内经》"邪气"这一概念的认识的发展，于《内经》邪气有广义、狭义之分了。

我们今天所用的"邪气"的概念（《素问·四时刺逆从论》："是故邪气者，常随四时之气血而入客也，至其变化不可为度。"《素问·风论》："至其变化乃为他病也，无常方。"），约和《内经》中的"邪"的概念大致相等。正如王冰在《素问·脏气法时论》中"夫邪气之客于身也"下的注释所说的那样："邪者，不正之目，风寒暑湿饥饱劳逸，皆是邪也，非唯鬼毒疫疠也。"王氏此注对阐发"邪"这一概念，固然是很正确的，但可惜他的这一注释是在"夫邪气之客于身也"这句经文下面作的，他这样注的一个不良后果，是容易使后世把"邪气"错当作"邪"来加以理解，从而混淆了《内经》中关于"邪气"与"邪"这两概念的界限。所以后世对"邪气"这一概念认识的扩大，可能与王冰的注释有关。

在"风雨寒热，不得虚邪不能独伤人"的理论启发下，王叔和在《伤寒论》中又提出了"寒毒"之气、"时行之气"等属于"邪气"范畴的概念；葛洪在《肘后方》中则提出了"疠气""鬼毒""天行毒气"等概念；与《素问·风论》之"疠"异。

仲景即沿用了"邪风""邪气"及"贼邪"等概念。巢元方在《诸病源候论》中则又提出了"乖戾之气"（卷八中包括吴又可的"戾气"）的概念；加上王冰在《素问·脏气法时论》的注释中所补充的"鬼毒疫疠"等，使"邪气"的内容日益得到充实的发展。

【附录二】

真气为中医基础理论的一个重要概念。"真"有"本原"之义，又有"自身"之义。《庄子·山木》："见利而忘其真。"陆佳明《释文》引司马彪曰："真（本身），身也。"故经有名"形气"，"气"着重指功能而言。《难经·三十六难》称之为原气，仲景合称为"元真"之气，都是"本原之气"的意思（固有的生理功能，故遍全身）。《素问·四气调神大论》："逆其根，则伐其本，坏其真矣。"

但是自从《难经·八难》《难经·三十六难》以来，学者对真气的认识出现了混乱的现象，其根源在于《难经》。如《难经·八难》说："诸十二经脉者，皆系于生气之原。所谓生气之原者，谓十二经之根本也，谓肾间动气也。"生气即原气，但又说它是"肾间动气"，肾间动气乃冲脉之气，固属真气之一，但不得便谓冲脉为"生气之原"，此其一。其二则为与《难经·三十六难》所论有矛盾。《难经·三十六难》说："然：肾有两者，非皆肾也。其左者为肾，右者为命门。命门者，诸神精之所舍，原气之所系；男子以藏精，女子以系胞，故知肾有一也。"《难经》提出"命门"这一功能单位，固然是《内经》而后的一个理论发展，但它又说右肾命门为"原气之所系"，故真气足，即是脏腑、经络的功能旺盛；真气盛，即是脏腑、经络的功能低下。而治疗则亦是心肺之真气虚，补其心肺；肝肾之真气虚，补其肝肾。

与肾间动气说似乎歧贰不一，使人无所适从。好在命门在右肾，肾间动气在两肾之间，都与肾脏有关，故后世就把原气归之于肾，说："原气主要由先天之精化生而来"[《中医学基础》第二节（一）气的分类与生成]，先天之精化为胚胎，岂能只化为藏于肾之气耶？藏之于肾。（究竟为何物，似乎渺茫！）果如此，则该生来当即有精液可遗泄也。

《内经》关于真气的论述是朴素的，具体的与《难经》不同。《灵枢·刺节真邪》说："真气者，所受于天，与谷气（营卫）并而（合同）充身也。"这里首先说明真气（先天之精既化为胚胎，即化为机体之一切组织器官）受自于先天胚胎，与后天谷气一起共同充满，并营养全身，周身无处不有。《素问·离合真邪论》："真气者，经气也。"《灵枢·本神》："五脏主藏精者也，不可伤，伤则失守而阴虚。"《素问·平人气象论》："脏真散于肝，……脏真通于心，……脏真濡于脾，……脏真高于肺，……脏真下于肾。"这两篇经文具体指明了经络之气、脏腑之气就是真气。仲景云："若五脏元真通畅，人即安和。"《脾胃论》："胃中元气盛，则能食而不伤。"仲景"五脏元真"与《素问·平人气象论》的论述是一脉相承的。《内经》还称真气为生气、正气、人气、形气、神气（《灵枢·九针十二原》："神气之所游行出入也。"）、谷气（《灵枢·终始》："谷气来也，徐而和。"）。

《类经·四卷》"若雾露之溉，是谓气"下说："人身之大气，名为宗气，亦名为真气。"而在二卷中又认为"真气乃真阳也。"其自相矛盾如此。又于《类经附翼·大宝论》中说："此所谓元阴元阳，亦曰真精、真气也。"张氏多引道家之说，如真阴真阳说即是。即引《黄庭经》《梁子》《珠玉等》，主要言老子曰："真我之大宗师也"等。

【附录三】

腠理是什么？有无不同名称？它的生理、病理意义怎样？

腠理《内经》中或作"膲理"（《素问·生气通天论》），即肌肉组织凑表会合处之间隙、纹理之义。《内经》还称腠理为"肉腠"或"肉理"（并见《素问·生气通天论》），亦称之为"分肉之间"（《素问·风论》），或简称之为"分肉间"（《灵枢·口问》）、"分间"（《灵枢·四时气》）、"分腠"（《素问·水热穴论》）、"分理"（《太素·诸风数类》），偶尔亦用"节腠"（《素问·气穴论》）、"溪谷"为腠理。

腠理为真气（经气）及营卫血气所灌注、通会之处，以使皮肉组织得到濡养温煦，从而收到"分肉解利，皮肤调柔，腠理致密"（《灵枢·本脏》）抵御外邪的效果，这就是腠理的生理意义。如《金匮要略·脏腑经络先后病》说："腠者，是三焦通会元真之处，为血气所注；理者，是皮肤脏腑之纹理也。"又王冰在《素问·举痛论》注中说："腠，谓津液渗泄之所；理，谓纹理逢会之中。"都阐明了腠理的概念及其生理意义。

腠理既是真气出入的道路，也是邪气乘人体真气之虚而入客的道路。如《灵枢·小针解》说："在门者（气门、气穴），邪循正气之所出入也。"张仲景在《伤寒论》中亦说："血弱气尽腠理开，邪气因入。"腠理（气门、气穴）不仅是"邪循正气之所出入"于人体的道路，同时也是邪客之所。如《灵枢·五癃津液别》："寒留于分肉之间，聚沫则为痛。"《素问·生气通天论》："营气不从，逆于肉理，乃生痈肿。"《灵枢·周痹》："风寒湿气，客于外分肉之间，迫切而为沫，沫得寒则聚，聚则排分肉而分裂也，分裂则痛"等，都说明了腠理的病理意义。

综上可见，腠理乃是中医学基本理论中的一个非常重要的基本概念，我们必须全面掌握它。

【附录四】

古代医家们关于"风"的认识约有以下三种内容：

1. 风气

"风气"相当于今天我们所说的空气，因为肉眼看不见它，所以名之曰"空气"，犹如我们用肉眼看不到"大风苛毒"，因而把它叫作"虚邪"一样。空气肉眼虽然见不到它，但是古人从空气流动的现象风的上面却察觉到了空气的存在，因而把它叫作风气。例如《灵枢·九宫八风》的八方之实风"主生，长养万物"即是。又如张仲景在《金匮要略》中所说的："夫人禀五常，因风气而生长，风气虽能生万物，亦能害万物，如水能浮舟，亦能覆舟。"亦是其例。再如《诸病源候论》也说："风是四时之气，分布八方。"所有这些论述，都证明古人是把风气当作"空气"来理解和使用的。

2. 春季的气候特点

这个风就是刮风的风。《素问·阴阳应象大论》所谓"东方生风，风生木"的风，就是指的春季多风，使草木更生的春风而言。这种风有时较大、较凉，也可在人体虚弱时致人于病，如轻微的感冒。但为病较轻，而且也较易治愈，或者可以不治自愈。这就是《灵枢·官能》所说的"正邪之中人也微，先见于色，不知于其身，若有若无，若亡若存，有形无形，莫知其情。"以及《灵枢·刺节真邪》所说的"正风者，其中人也浅，合而自去，其气来柔弱，不能胜真气，故自去。"都是指的这一类情况而言。

3. 虚风的简称

即本论"风者，百病之始也"，及《素问·风论》《素问·玉机真脏论》的"风者百病之长"的"风"。这种风气里面包含有虚邪，所以《灵枢·百病始生》称之为"虚邪之风"。虚风中所包含的邪毒之气，随四时气候之不同而有所不同。故经文每用"风雨寒暑"（《素问·调经论》《灵枢·百病始生》）来代表它，有时可独邪为病，如中风（桂枝证）、风温，亦可兼邪为病，如风寒、风热、风寒湿三气杂至等，既有生物因素，又有物理因素。其中尤以"寒毒"最为"杀厉之气"（《伤寒例》）。助阴损阳，最能降低人体的抵抗力，成为诱发多种疾病的起因，而且它比风邪容易为人所感知，所以《内经》而后逐渐又用"寒"来代表风为百病之始，以打消人们对风邪的空虚感。如广义伤寒即是。所以它导致的疾病是多种多样的，"其病名异，其名不同。"从《灵枢·百病始生》所说的"风雨寒热，不得虚邪，不能独伤人"的理论原则来看，所谓风雨寒热，实际就是指的不同时令的不同虚邪，因其有季节性发病的差异，所以古人才赋予了它六淫的形式，所以《素问·四时刺逆从》说："是故邪气者，常随四时之气血而入客也，至其变化，不可为度。"就是说的这个道理。《灵枢·岁露论》："贼风邪气之中人也，不得以时，然必因其开也。"这就告诉我们不必然非得在四时有了"从其冲后来"的虚风，人们才会感受贼风邪气，只要人体真气失调腠理开，就有随时感受邪气的可能。

【附录五】

"伏邪"始见于《瘟疫论》。《内经》时期无"伏邪"一词，概称之为"故邪"。如《灵枢·贼风》云："夫子言贼风邪气之伤人也，令人病焉，今有其不离屏蔽，不出空穴之中，卒然病者，非不离贼风邪气，其故何也？岐伯曰：此皆尝有所伤于湿气，藏于血脉之中，分肉之间，久留而不去；若有所堕坠，恶血在内而不去。卒然喜怒不节，饮食不适，寒温不时，腠理闭而不通。其开而遇风寒，则血气凝结，与故邪相袭，则为寒痹。其有热则汗出，汗出则受风，虽不遇贼风邪气，必有因加而发焉。"这里有新感伏邪的先声了。类似的记载还有许多，如《灵枢·岁露论》说："（冬至）其以昼至者，万民懈惰而皆中于虚风（劳倦），故万民多病（时疫），虚邪入客于骨而不发于外，至其立春，阳气大发，腠理开，因立春之日，风从西方来，万民又皆中于虚风，此两邪相抟（伏邪、新感），经气结代者矣。"又如《素问·疟论》在论述"先热而后寒"的温疟的病因、病机时说："得之冬中于风，寒气藏于骨髓之中，至春则阳气大发，邪气不能自出。因遇大暑，脑髓烁，肌肉消，腠理发泄，或有所用力，邪气与汗皆出。此病藏于肾，其气先从内出之于外也。"以上两例经文，都是比较后世"邪伏少阴"说之所本。《素问·疟论》在论"其间日发者，由邪气内薄于五脏，横连募原也。其道远，其气深，其行迟，不能与卫气俱行，不得皆出”之说。是后世邪伏膜原说之所本。又《素问·疟论》论"疟先寒而后热"的病因时说："腠理开发，因遇夏气凄沧之水寒，藏于腠理皮肤之中，秋伤于风，则病成矣。"《素问·风论》亦有"风气藏于皮肤之间，内不得通，外不得泄"等说，为后世邪伏肌肤说之所本。此外还有邪伏骨髓说，亦本于《灵枢·岁露论》《素问·疟论》而来。

中医的伏邪学说，与现代医学关系传染病学的"潜伏期"的理论比较来看，还是有其实际意义的。如疟疾一病，当疟原虫被吞噬细胞吞噬而数月减少到相当程度时，人体虽不出现症状，但血中仍有少量的疟原虫存在，到人体抵抗力减低时，原虫数日又行增加，这就是疟疾复发的一个原因。间歇时间短的称为近期复发（2～3月），长的可达半年以上，称为远期复发。就是伏邪的一个例子。又如麻风杆菌，在人体的潜伏期可达数年之久（2～5年，长者可达十年）。这些例子都可说明伏邪的存在是可能的。

伤寒等温热病，其自然病程大多是有规律可循的。如斑疹伤寒（潜伏期，最多三周），在三、四、五月流行，回归热在夏秋，以冬春为多。（此二病皆有虫为传染媒介）。回归热可有黄疸，鼻衄，黑便及瘀斑等出血症状亦有谵妄。肠伤寒则全年可见，以夏秋为多，潜伏期可多达六周。伏于肠系膜淋巴结及其他淋巴组织。可见有白㾦常见于汗出后。大叶性肺炎则四时皆有，而以冬春居多。

《素问·热论》："今夫热病者，皆伤寒之类也。"说明温热病，应归入伤寒之类，所谓伤寒，即外感虚邪为病之总称。即《素问·玉机真脏论》："今风寒客于人，使人毫毛毕直，皮肤闭而为热"之伤于风寒是也。故《素问·热论》云："人之伤于寒也，则为病热，热虽甚不死，其两感于寒而病者，必不免于死。"所谓两感即有新感加伏邪之意。如《诸病源候论》云："或三阴三阳传病，又重感于寒，名为两感伤寒，则腑脏俱病。"此即为热病之新感加伏邪病势急重，传染迅速也，故有日传一经之病情出现。若传其经而病愈者即为"不两感于寒"者。

《难经·五十八难》："伤寒有五：有中风、有伤寒、有湿温，有热病、有温病，其所苦各不同。"

第二十章　素问·阴阳应象大论

　　"阴阳"，指医理的阴阳，人体的阴阳二经。以哲理之阴阳"有名而无形"，不易理解，故提出多种应象以明之。应，为通应，象，为征象。《易经·系辞上》："见乃谓之象""拟诸形容，象其物宜"，即人体阴阳二经的功能包括脏腑生理、病理的功能在内，与天地阴阳之象相应，故名"阴阳应象"。因其所论内容广泛，为关于阴阳五行学说的纲领性篇章，故名"大论"。马莳："此篇以天地之阴阳，万物之阴阳，合于人身之阴阳，其象相应，故名篇。"

　　本篇首先论述了哲理阴阳的规律及在哲理阴阳规律的指导下古代医家对自然界的天地、云雨、水火、气味以及人体的组织、生理物质等所具有的阴阳属性的分析和认识；并进而阐明了与天地阴阳相应象的人体阴阳二经（包括脏腑）的生理功能及其在病理、诊断与治疗等方面的作用；篇中还对自然界的五方、五气、五味、五色、五音以及人体的五脏、五体、五窍、五志、五声、五变（动）等与"五行"相应的征象作了系统地归类，阐发了人体以五脏为中心的五个生理活动系统之间的相互联系及其与自然界"五行"之间的相互关系。本篇是《内经》中揭示阴阳五行规律并运用此规律去观察与分析事物的一篇比较系统的篇章。

第一节　哲理阴阳的概念及其基本规律

原文

　　黄帝曰：阴阳[1]者，天地之道[2]也，万物之纲纪[3]，变化之父母[4]，生杀之本始[5]，神明之府[6]也。治病必求于本。

校注

　　[1] 阴阳：哲理的阴阳是一个"有名而无形"（《灵枢·阴阳系日月》）的抽象概念。古代哲学家把存在于客观事物之中的"相反相成"的特殊的本质属性抽取出来，在思维中推广到一切事物上去，进而认识到一切客观事物内部和事物之间都存在着"相反相成"的两个方面，从而把它概括成为普通的规律。用"阴阳"来反映宇宙间两个相反相成的事物范畴及其相互间的本质联系。

　　[2] 天地之道：天地，指自然界。道，规律。《易经·系辞》曰："一阴一阳之谓道。"天地即一阴一阳，乃自然界之最大阴阳。阴阳二种气、二种运动、二种作用，一阴、一阳"相反而皆相成也"。《矛盾论》："道为中国古代哲学家的通用语，它的意义是'道路'或'道理'，可作'法则'或'规律'解说。"《老子》："道法自然。"即从自然界抽取、概括出来的，故为自然规律。

[3] 万物之纲纪：万物，"物"指事物。纲纪，网之总绳曰纲，分目曰纪。《选读》："犹言纲领。"张介宾："大曰纲，小曰纪，总之为纲，周之为纪，物无巨细，莫不由之。"后文云："是故天地之动静，神明为之纲纪。"按：此处作"统括、控制、支配"理解，以纲纪有统辖之义。"神明为之纲纪"下，杨注："以神明御之为纲纪也。"寓有统括、管辖之义，如《诗经》："勉勉我王，纲纪（统辖）四方。"《史记》："夫春生夏长，秋收冬藏，此天道之大经也，弗顺则无以为天下纲纪，故曰四时之大顺，不可失也。"此纲纪乃法度、法纪之意也。

阴阳为统辖万事万物的两个相反相成的范畴。本篇后文"天地者，万物之上下也。"万物与人皆在天地之中，故无不受天地阴阳规律之统括、控制。

[4] 变化之父母：《礼记》正文："先有旧形，渐渐改者，谓之变；虽有旧形，忽改者，谓之化。"变，为"渐变"；化，为"突变"。《素问·天元纪大论》："物生谓之化，物极谓之变。"事物从无到有，就叫作"化"，从有以至发展到极点，就叫作"变"。变和化是一切事物运动、发展的两个必然过程——"量变和质变"。所以《素问·六微旨大论》："夫物之生从于化，物之极由乎变。变化之相薄，成败之所由也。"《素问·六微旨大论》："成败倚伏，生乎动，动而不已，则变作矣。"动静为运动的两种主要形式，亦即是运动。朱熹："变者化之渐，化者变之成。"阴可变为阳，阳可化为阴，然而变化虽多，无非阴阳之所生，故谓之父母。《选读》谓："事物变化之所由生，故谓父母。"固是，但略嫌言之过简。按：万物之运动，皆不外动静、迟速、升降、出入等既相反又相成之运动形式。故不离阴阳法则，为其父母。

[5] 生杀之本始：《选读》："生，发生、发展；杀，死亡（死灭）、消失（消亡）；本始，根本、由来。"实即"终始"。按：一切事物的发生与消亡，皆由于阴阳相反相成的动静变化，故后文说："阳生阴长，阳杀阴藏。"阴阳既相反又相成，天地气交则万物化生；若只有相反而不相成，则万物死灭。《淮南子》："其生物也，莫见其所养而物长；其杀物也，莫见其所丧而物亡，此之谓神明。"

[6] 神明之府：神明，乃"神"之派生词（"神"为本词，"明"为词头缀）。如《素问·天元纪大论》："阴阳不测谓之神。"《易经·系辞上》："阴阳不测之谓神。"《素问·灵兰秘典论》："心者，君主之官，神明出焉。"

神明之府：自然界一切神妙莫测的现象（或事理），皆出自阴阳相反相成所起的变化作用。故后文又云："是故天地之动静，神明为之纲纪。"即天体的运动是由阴阳相反相成的作用替它主持、管辖。阴阳相反相成的作用，是事物发展变化的内在因素或力量。"神明之府"，即言阴阳相反相成为万物运动、变化、发生与消亡的根源，是使事物发生变化的内在力量，其发生作用的具体（特殊）过程尚为人们暂时不能测知之处（细节部分）也，即是神秘之处。故为自然界奥妙之所在。

《易经·说卦》："神也者，妙万物而为言者也。"言"神"是指万物的奥妙处而言。此奥妙处即是阴阳变化之难测处。然而随着科学的发展，必逐步将其难测之奥妙处揭示出来！如天体之"黑洞"，客观事物的复杂多样性是无穷的。

按：《内经》"神明"有五义：①精神活动；②事理玄妙（阴阳变化作用莫测）；③自然现象（并指阴阳变化作用）；④技术等次（《灵枢·邪气脏腑病形》："知之则神且明矣。"）；⑤生理功能（"府精神明"）。

阐幽发微

本节为哲理阴阳之总纲。《内经》中既用哲理的阴阳作为指导思想，指出了阴阳的概念及其基本规律，同时又用它作为手段、作为分析和认识事物的方法。

（一）阴阳的概念

阴阳是自然界的一个相反相成的普遍规律，万物都离不开它的统括和制约。因而它也是分析和认识一切事物的本质属性和本质联系的纲领。《吕氏春秋·圜道》谓万物"殊类殊形"，而阴阳分析的方法，就是古人分析、认识和掌握这宇宙万物有多样性的本质属性和本质联系的一个纲纪。它是一切事物运动（动静）变化的根源；是一切事物发生、发展和死灭、消亡的根本原因，是自然界一切奥秘的所在。因而治病也必须从阴阳这个根本问题上去探求。人体以维持阴阳的相对平衡为摄生第一要义，所指"阴平阳秘，精神乃治"就是这个意思。如果阴阳一旦因内因或外因失去相对之平衡而互有偏胜时，则必将出现"阴胜则阳病，阳胜则阴病（病不足也）；阳胜则热，阴胜则寒"的病机与病状，故临证治疗必须探求其病因、病机之在阴在阳，以为辨证施治之依据。"夫邪之生也，或生于阴，或生于阳，其生于阳者，得之风雨寒暑，其生于阴者，得之饮食居处，阴阳喜怒。""阳道实，阴道虚"，此即八纲以阴阳为首的道理所在，惜今已不知为何物。《景岳全书》云："凡诊病施治，必先审阴阳，乃为医道之纲领。阴阳无谬，治焉有差。医道虽繁，而可以一言蔽之者，曰阴阳而已。"

（二）阴阳的基本规律

阴阳是一个普遍规律，它就存在于具体事物之中，因而不可能苛求把它当作一个独立的事物拿来观摩它、化验它，而必须密切地结合具体事物去谈论阴阳。某一物质，即使由宏观分析到微观，其内部仍然是包含阴阳。《素问·金匮真言论》："阴中有阳，阳中有阴。"提示阴阳中复有阴阳。如"细胞内部在分子水平上去分析它，仍然包含有 CAMP——环磷酸腺苷（阳）和 CGMP——环磷酸鸟苷（阴）。"

阴阳不是认识论、方法论。中医即运用阴阳分析法以认识事物。阴阳分析法即"阴阳者，一分为二也"（《类经》）。只有"一分为二"的事物之间才能存在"相反相成"的内在联系。阴阳相反相成为万物的动静变化之动力、根源。如《素问·天元纪大论》："所以欲知天地之阴阳者，应天之气动而不息，故五岁而右迁；应地之气静而守位，故六期而环会。动静相召，上下相临，阴阳相错，而变由生也。"含有运动、发展即变化等义。《矛盾论》："矛盾即是运动，即是事物，即是过程，也即是思想。"（阴阳的意义，参见【附录一】。）

根据本篇经文参以运气七篇，则阴阳之基本规律有三：

①阴静阳躁（即运动）

"动"与"静"是相反相成的两种运动形式，它包括："升降出入，无器不有"；又云："气有往复，用有迟速。"故《素问·六微旨大论》说："动而不已，则变作矣。"可见宇宙万物是恒动的。动静衍化为升降、出入、往复、迟速。

②变化生杀（消长即发展，运动是变化之父母）

"化"与"生"，标志事物从无到有的发生；"变"与"杀"，标志事物从有到消亡的发展。故《素问·六微旨大论》说："物之生从于化，物之极由乎变，变化之相薄，成败（生杀）之所由也。"《素问·阴阳应象大论》亦云："阳生阴长，阳杀阴藏"，而阴阳相反相成是生杀的本始。故《素问·天元纪大论》："动静相召，上下相临，阴阳相错（动静不已），而变由生也。"

③阴阳转化（依一定条件）

《素问·六元正纪大论》说："动复则静，阳极反阴。"《素问·阴阳应象大论》说："重阴必阳，重阳必阴。"而阴阳转化的根本原因在于阴阳互根。正如《素问·四气调神大论》王注："阳气根于阴，阴气根于阳；无阴则阳无以生，无阳则阴无以化。"

第二节　人体阴阳的作用及人体生理物质的阴阳属性

原文

　　故[1]积阳为天，积阴为地。阴静阳躁[2]，阳生阴长，阳杀阴藏[3]，阳化气，阴成形[4]。寒极生热，热极生寒[5]，寒气生浊，热气生清。清气在下，则生飧泄[6]；浊气在上，则生䐜胀[7]。此阴阳反作[8]，病之逆从[9]也。故清阳为天，浊阴为地；地气上为云，天气下为雨；雨出地气，云出天气。故清阳出上窍，浊阴出下窍[10]；清阳发腠理，浊阴走五脏[11]；清阳实四肢，浊阴归六腑[12]。

校注

[1] 故："故"字，上无所承，乃起语词。

[2] 阴静阳躁：《选读》："躁，就是动。静与动是相对而言的。这是说明事物运动形态的两种相对概念。"正如《素问·阴阳别论》云："静者为阴，动者为阳。"《素问·天元纪大论》："应天之气，动而不息，……应地之气，静而守位。"此言天地之运动形式，天属阳相对地动，地属阴相对天静。后文云："是故天地之动静"，故知"阴静阳躁"，乃指天地言。盖天地乃宇宙之一大阴阳也。然而阴阳动静，极则必反。故《素问·六元正纪大论》说："动复则静，阳极反阴。"《素问·六微旨大论》："动而不已，则变作矣"——运动、发展。又曰"不生不化，静之期也""生化息矣"，是说不可能有绝对的静，故王夫之《思向录》云："废然之静，则是息矣。"

[3] 阳生阴长，阳杀阴藏：《选读》："高士宗：'阴阳者，生杀之本始，故阳生而阴长，阳杀而阴藏。'这是说明阴阳的相互依存关系。"《春秋·谷梁传》："独阴不生，独阳不长。"人体阴阳之气亦然。张志聪："春夏主阳生阴长，秋冬主阳杀阴藏。"张注："所谓独阳不生，独阴不成"亦类此。

此乃言天地阴阳之作用。意为春夏为天地阴阳之气交会之时，"天气下降，气流于地（天地气交，万物化生）；地气上升，气腾于天"（《素问·六微旨大论》），则万物生长。所谓"天气"，指"寒暑燥湿风火（无形），天之阴阳也。"所谓"地气"乃指"木火土金水火（有形），地之阴阳也"（《素问·天元纪大论》）。故春夏风暑等天气下降，自然气候适合于生物之"生"；地之五行元素上升，为生物之成长提供养料（土、水、火），适宜于生物之"长"。而秋冬则为天气分之时，天阳去，燥寒之气不宜于生物生长，故生物杀灭，地气收敛（藏），"水冰地坼"，蛰虫周密，生物之根实，元气皆归藏于土，故曰阴藏。

按：天阳虽能"生"万物，亦能"杀"万物（阳气收杀，功能抑制）；地阴可以"长"万物，亦可以"藏"万物（阴气潜藏，物质静止）。进一步分析则"生""杀"比之于"长""藏"，偏向于躁动、明显；而"长""藏"比之于"生""杀"，则偏于安静、不明显。故生杀作用属阳，长藏作用属阴。再进而分析，则"生"为阳中之阳，"杀"为阳中之阴；"长"为阴中之阳，而"藏"为阴中之阴。阴阳分析，愈分愈细。阴阳相互为用之中，往往以阳为主导，阴为辅。"阳杀"即阳不"生"也，"阴藏"即阴之不"长"也。前者为功能抑制，后者为物质静止。故阳生则阴随之长，阳杀则阴随之藏，此阴阳相互为用之一例也。

[4] 阳化气，阴成形：天阳的作用能化气，即阳热能将有质之形分化为无形之气（有形无形，以目之视限为准）；地阴的作用能成形，即阴寒能将无形之气（最微小、最基本的物质实体）聚合成为有质之形。人体阴阳之气亦然。以水为例，由于阳热的蒸发作用而水化分为气，由于阴寒的凝聚作用，而气又化合为水。但无形之气的化生，离不开有质之形的分解；而有质之形的生成又离不开无形之气的化合。所以《素问·天元纪大论》说："在天为气（五气），在地成形（五行），形气相感，而化生万物矣。"以天例人，人身之阴阳亦同此理，下文即论述之。

[5] 寒极生热，热极生寒：《选读》："阴阳在一定条件下可以转化。寒为阴，寒极生热，则转化为阳，热为阳，热极生寒，则转化为阴。"

按：《灵枢·论疾诊尺》说："故阴主寒，阳主热。故寒甚则热，热甚则寒。"故知本论此二句上当脱"故阴主寒，阳主热"两句，以承上文，由天地之阴阳，转而论及人体之阴阳。否则"寒极生热，热极生寒"二句突如其来，令人不解其究竟为论四时之寒热，抑或为论人体之寒热。然观下文，又明系论人体之寒热，故知此上当脱"阴主寒，阳主热"二句，且与后文"此阴阳反作"遥相呼应。《灵枢·论疾诊尺》："此阴阳之变（反作）也。"

本论后文说："阳胜则热，阴胜则寒；重寒则热，重热则寒。"联系起来看，就可以理解此处"寒极生热，热极生寒"亦是指人体寒热言，当移至后讲其机理。人体的阴阳二经的本气，是阴主静、主寒，阳主动、主热的。在正常状态下，二经之气，既相反又相成，既相互拮抗（相互对抗，相互阻抑），又相互依赖（成全），故动静、寒热适中。但在病因存在的条件下，则阴阳二经之气即失去平衡，或为阳胜，或为阴胜。阳胜，则其主动、主热的功能占优势，故发热；阴胜，则其主静、主寒的功能突出，故身寒。寒证发展到极点，就会生出热的征象来；热证发展到极点，就会生出寒的征象来。其病机为阴经之血气盛留，不与阳经相荣通（营周），则阳气虚极而阳亡于外，故反现汗出、不恶寒等假热证。或阳经之血气盛留，不与阴经相荣通（营周），则阴气虚极而阴绝于内，故反现四末厥冷之假寒证（阴阳气不相顺接）。此即后世所谓之"真寒假热""真热假寒"也。如《伤寒论》350 条："伤寒脉滑而厥者，里有热，白虎汤主之。"此热厥，虽里有大热，而脉却不数而缓滑，身无大热而四逆，腹热甚（阴气虚甚，阳气郁满而黏稠度增高，故四末之阴阳气不相顺接也）。又如 370 条："下利清谷，里寒外热，汗出而厥者，通脉四逆汤主之。"例如中毒性肺炎、中毒性痢疾等，由于热毒极重，大量消耗机体正气，在持续高热情况下，可突然出现体温下降，四肢厥冷，脉微欲绝等一派阴寒危象，此即"热极生寒"。东坡云："大实有羸状，至虚有盛候。"虚实之辨，当以脉之虚实为准，寒热真假之辨，则当以小水之赤白为据也。《灵枢·脉度》："阳气太盛则阴不利，阴脉不利则血留之，血留之则阴气盛矣。阴气太盛，则阳气不能荣也，故曰关；阳气太盛，则阴气弗能荣也，故曰格。……关格者，不得尽期而死也。"

[6] 飧泄：即消化不良的水谷利。"飧"，《说文》："餔也。从夕食。"《说文》："餔，申时食也。"段注："餔，作晡。"《素问·太阴阳明论》亦有"飧泄"。

[7] 䐜胀：䐜（chēn），䐜胀，即胸腹胀满。

[8] 反作：《选读》："即反常。"按：作，为也。当云"反常之作用"。

[9] 逆从：《选读》："即逆的意思，是偏义复词。吴鹤皋：'逆从，不顺也。'"按：虽然如此，亦当观上下文，此处乃言"寒极生热"为逆，泄胀为从。

[10] 清阳出上窍，浊阴出下窍：《选读》："上窍，指耳目口鼻。下窍即前后二阴。清阳与浊阴都是相对而言的（下同），但它们的含义各有不同。这里的清阳主要指呼吸二气及发声、视、嗅、味、听等感觉功能。浊阴指大小便。"

按：《选读》之解可商。清阳与浊阴乃是一对阴阳，故必须本诸"一分为二"的原则去分析它。"发声""视""听"等与"大小便"并无相反相成之联系，故不当作为一对阴阳来加以认识。此处出上窍之阴阳，当是指津液之属的涕唾，出下窍的浊阴当是指小便而言。二者同属体之津液所化，然唾液出上窍，入水而上浮，故为清阳；小便出下窍，入水而下沉，故为浊阴。

[11] 清阳发腠理，浊阴走五脏：《选读》："腠理，指汗孔及皮肤肌肉组织间隙。这里的清阳是指温润皮肤肌肉组织间的卫气，浊阴指五脏所藏的精血津液。"《素问·经脉别论》："食气入胃，浊气归心。"《素问·痹论》："荣者，水谷之精气也。和调于五脏，洒陈于六腑，乃能入于脉也。"按：此处之清阳、浊阴，乃指水谷精气中的营、卫言。

[12] 清阳实四肢，浊阴归六腑：《选读》："这里的清阳指充养四肢，产生动力、热能等的阳气；浊阴指消化道内的饮食物、糟粕和膀胱内的尿液。"

按：《灵枢·小针解》："水谷皆入于胃，其精气上注于肺，浊溜于肠胃。"故知此处实四肢之清阳乃指水谷之精微，归六腑之浊阴乃指水谷之糟粕而言。清阳浊阴之升降出入，关键在于脾胃，如《四圣心源》所云："人之中气左右四旋，脾主升清，胃主降浊，在下之气不可一刻不升，在上之气不可一刻不降。"

阐幽发微

本节首先分析宇宙间的一大阴阳——天地的体用，都存在着相反相成的规律，然后以天例人，将阴阳规律推及于人，以明"阴阳应象"。

轻清升发的最微小、最基本的物质——气，悬浮在上，积聚起来而构成为天；重浊沉降的物质——气，凝聚在下，积聚起来而构成为地。天地为宇宙之一大阴阳，在上具有光和热的"天为阳"（《灵枢·经水》），其运动对地则为相对地动；在下不具有光和热的"地为阴（阴暗）"，其运动对天则为相对地静。这是"天地之动静"，后文春夏天阳地阴之气交会，则万物生长；秋冬天阳地阴之气分趋，则万物杀藏。

阳热的作用能将有形之质，分化为无形之"气"；阴寒的作用能将无形之气凝聚成有质之形。以上乃言天地阴阳之体用。以天例人，人体阴经的本气应乎地，故主寒；阳经的本气应乎天，故主热。但阴胜生寒之极，反而会生假热；阳胜生热之极，反而会生假寒。阴主寒，阴盛生寒，能成形，则不利于正气的流布，能使水谷不化，津液凝泣，而生浊气、痰饮之类；阳主热，阳热之气，能化气，有利于水谷的运化，能使津液蒸散，而化为精微。

阳热所化生的水谷之清气，当"上注于肺"，若清气在下，乃是阳气虚不能运化水谷、行散津液，因而清气不能由水谷中分离出来，故生飧泄；水谷之浊气当由胃传导而下，若浊气在上，乃因阴气胜，使水谷不化，津液凝泣，水谷浊气不能向下传导，而停留于中，或痰饮停于胸中，故生䐜胀。实则阳虚阴胜，水谷不化，或飧泄或䐜胀或二者并存。这是"阴阳之气"的反常作用所导致的病变的逆与从。《伤寒论》355条："病人手足厥冷，脉乍紧者，邪结在胸中，心下满而烦，饥不能食者，病在胸中，当须吐之，宜瓜蒂散。"此亦"浊气在上"之例也。

《灵枢·论疾诊尺》："此阴阳之变也"，言为阴阳之反常变化。飧泄、䐜胀为从，"寒极生热，热极生寒"为逆。故"治病必求于本"，即必须探求其病之在阳分还是在阴分，为阴胜或阳胜，阴虚或阳虚，所谓"善诊者，察色按脉，先别阴阳。"随其偏盛而调之，是为"圣度"。故八纲以阴阳为首也。

自然界轻清上浮的阳性物质构成为天，重浊下凝的阴性物质构成为地。地上水气经阳热的蒸发而上腾为云，天上的云气经阴寒的凝聚而下降为雨。雨虽降自天，但雨的形成出于地之阴寒之气对天之云气的凝聚；而云虽升自地，但云的形成却出于天之阳热之气对地上水气的蒸发。云虽是地之水气蒸腾而成，但却是出于天之阳气的蒸发作用。此明阴阳相成、互根之理。

以天例人，人体的生理物质也是可以分为"清阳"与"浊阴"两大类的。津液中的清阳之气如唾液，则出上窍；津液中的浊阴之气如小水，则出下窍。水谷精气中的清阳之气如卫气，则外发于腠理，水谷精气中的浊阴之气如营气，则内走于五脏；水谷中的精微为清阳，则充实于四肢，水谷中的糟粕为浊阴，则流归于六腑。

本节从天地的形成谈起，说明天地为宇宙之一大阴阳，并在分析了天地体用的阴阳属性之后，以天例人，进一步阐明了人体"阴阳"的作用及其"反作"的病变。最后用分析人体生理物质的阴阳属性为例，示人以运用阴阳分析之法。即必须是具有内在联系的事物才可以用阴阳去分析。值得注意的是，必须是具有同一性质的相对事物——"不但在一定条件之下共处于一个统一体中，而且在一定条件之下互相转化"——才可以用阴阳去分析（参见【附录一】）。

第三节　真气与味、形、精及壮火、少火的关系
并分析气味的阴阳属性及气味厚薄的作用

原文

水为阴，火为阳[1]；阳为气，阴为味[2]。味归形，形归气，气归精，精归化，精食气，形食味，化生精，气生形。味伤形，气伤精[3]，精化为气，气伤于味[4]。

阴味出下窍，阳气出上窍[5]。味厚者为阴，薄为阴之阳[6]。气厚者为阳，薄为阳之阴[7]。味厚则泄，薄则通[6]。气薄则发泄，厚则发热[7]。

壮火之气衰，少火之气壮[8]。壮火食气，气食少火[9]。壮火散气，少火生气。

气味辛甘发散为阳，酸苦涌泄为阴[10]。阴胜则阳病，阳胜则阴病。阳胜则热，阴胜则寒。重寒则热，重热则寒。

校注

[1] 水为阴，火为阳：张介宾："水润下而寒，故为阴；火炎上而热，故为阳。水火者，即阴阳之征兆；阴阳者，即水火之性情。"火，是物质的燃烧过程所产生的光和热。后文"水火者，阴阳之征兆也。"阴阳为一抽象之规律，故用水火为其象征。

[2] 阳为气，阴为味：既以水火明示阴阳之征兆矣，则依此推之于气味，气味亦可分析为属阴属阳。气无形，如火之倾向于升散而虚，可游离于药食而播散，且服后其作用之发挥亦较快，故比之于味，则属阳，如肉桂、附子之类是也。味，《说文》："滋味也。"《集韵》："饮食之味也。"有质，如水之沉降而实，不能游离于药食而播散，且食后其作用之发挥亦较慢（但却比气持久），故比之于气，则属阴，如河车、阿胶之类是也。

[3] 味伤形，气伤精：凡云伤者，皆为失于节制之故。王冰于《素问·生气通天论》注云："虽因五味以生，亦因五味以损，正为好而过节，乃见伤也。"此味伤形之理。气机过用则耗伤精气（以"精化为气"）。

[4] 精化为气，气伤于味：精气可以转化为功能，实即为催化、促进某种机能之精汁也。即精生气，气生神。味既能伤形，"形归气"，即可通过形以伤气，故味亦能伤气。

[5] 阴味出下窍，阳气出上窍："阳为气，阴为味"，味有质属阴，如水之沉降而实，故出下窍；气无形属阳，如雾露之升散而虚，故出上窍。试以葱与辣椒而论，二物皆辛，然葱以气胜，故其气出上窍，而口中有臭味并能发汗，此时刺激眼目流泪；辣椒则以味胜，故虽口无臭气，然却能犯痔疮。《选读》引王注"味有质，故下流于便泻之窍；气无形，故上出于呼吸之门。"

[6] 味厚者为阴，薄为阴之阳；味厚则泄，薄则通：味为阴，味厚者则出下窍之力亦厚，故为纯阴。味薄者，出下窍之力亦薄，故为阴中之阳。此就其味之"体"言。再就其"用"言，则味厚重者，出下窍降泄之力亦厚，泄下；味轻薄者，出下窍泄泄之力亦薄，故只通利而不泄下。

[7] 气厚者为阳，薄为阳之阴；气薄则发泄，厚则发热：气为阳，气厚者则出上窍之力亦厚，故为纯阳。气薄者，出上窍之力亦薄，故为阳中之阴，此就气之"体"言。

再就其"用"言，则气厚重者，出上窍升发之力亦厚，故能助阳气使人发热；气轻薄者，出上窍升发之力亦薄，故只能轻微助长阳气而令气门开张，腠理发泄，而不足令人发热。此只是气味厚薄属性之一般规律，非绝对皆如此。

[8] 壮火之气衰，少火之气壮：壮火，邪火，即病理之火；少火，正火，即生理之火。"衰"即"病"义，

真气失调即为病。不可理解为虚衰，以壮火多气郁。《选读》："壮火，指过于亢盛之阳气，阳气过亢，便是邪火；少火，指正常状态不亢不卑柔和的阳气。"张介宾："阳和之火则生物，亢烈之火反害物，故火太过则气反衰，火和平则气乃壮。"阳和之火是以化生万物；亢烈之火是以败乱生机。《选读》谓："壮火，指过于亢盛的阳气；少火，指正常状态的阳气。"照此，火就是阳气了。但《选读》的作者却忽略了经文中还有"气衰""气壮"之说。"气衰""气壮"的"气"即真气，而阳气乃真气之一，若如《选读》所说，岂非"火"就是真气了么？而"壮火之气衰"，就是"过亢的阳气"能使阳气衰，岂不自矛自盾吗？真气不和，仍名真气，不得为之改，名曰火。

[9] 壮火食气，气食少火："壮火散气""壮火之气衰"，故云"壮火食气"。"少火生气""少火之气壮"，故云"气食少火"，即真气接受少火之生养。

[10] 气味辛甘发散为阳，酸苦涌泄为阴：涌，《说文》："涌，滕也。""滕，水超涌也。"即水向上冒，这里指涌吐。药物的气味，辛甘之味多不喜下行（个别下行者，属阳之阴），故既有"辛甘"之味，又具"发散"之用的皆属阳；酸苦（咸）之味多喜下行（个别苦甚者，亦可令气逆作呕；个别上行者，属阴之阳），故既有"酸苦"之味，又具"涌泄"（偏义副词）之用的，皆属阴。《素问·至真要大论》："辛甘发散为阳，酸苦涌泄为阴，咸味涌泄为阴，淡味渗泄为阳。六者或收、或散、或缓、或急、或燥、或润、或耎、或坚，以所利而行之，调其气，使其平也。"

阐幽发微

本节以"水为阴，火为阳"为例，推衍、分析了气与味的阴阳属性，与水火相似，也是一阴一阳，一虚一实，一向上，一向下，或发散，或涌泄，都有阴阳的共性。而于此共性之中，又各有其气味的厚薄、作用的泄下与通利、"发热"与"发泄"等。

（一）气味精形的关系

五味摄入人体后，经过"形""气"而归于"精"，以生生化化。故"形""气""精"三者的关系是可逆的、相互的，即五味通过"形"可以作用于"气"、于"精"（"形归气，气归精。"）；而"精"又反过来可以作用于"气"、于"形"（"精化为气""气生形"）。也就是说形能生养气，气能生养精；而精亦能化生气，气亦能生养形。

《素问·生气通天论》王注："虽因五味以生，亦因五味以损，正为好而过节，乃见伤也。"其反常的关系则为五味虽能生养形，但摄取不当亦能伤形，且于伤形之同时而伤及于气，气伤后又可伤精（影响精之生化）。所以说五味既能通过形以养气与精，亦能通过形以伤气与精。这一切就是"味归形"这一段经文的精神实质。味、形、气、精的关系，以气为其核心，五味必须通过气才能归于精，精亦必须通过气才能生养形。故气既"归精"，又能"伤精"；精既"食气"，又能"化气"。气能生精，精亦能化气；气能伤精，精亦能食气。

"精食气（气归精）"之精，乃指水谷之精气。水谷之精气的化生，须消耗一定的功能；"精化为气"之"精"乃是"化生精"之"精"，即五脏的精气（"五脏者，藏精气而不写也"），能化为五脏之气的脏精。经虽未言"形伤气"，而实则形亦可伤气也。如"阳气者，烦劳则张"，即是形体烦劳躁扰而致使阳强不能密以伤气也。又如后文之"先肿而后痛者，形伤气也"，皆是形可伤气之例。

虽未言"形伤气"，实可伤气。如后文："先肿而后痛者，形伤气也。"又煎厥亦是。

由图1可以看出四者的关系首先是"四归"（有形—无形—有形—无形以至无穷）；其次为

"二生一化"（亦可谓为"三生"）；再次为"二食"（实亦即二归，无义）；最后为"三伤"。（当以"四归""三生""三伤"为主）。"三伤"乃四者的反常关系。

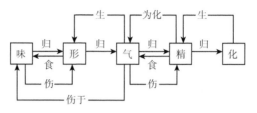

图 1 味、形、气、精的关系

其中以气与精的关系最为密切而复杂，可以相互转化。如气能生精，精亦能化气；气能伤精，精亦能食气。

（二）药食气味阴阳属性（表 1）

表 1 药食气味阴阳属性表

味 { 厚（浓）—— 属阴 —— 主泄下 —— 大黄之类
　　薄（淡）—— 属阴中之阳 —— 主通利 —— 茯苓、薏米之类

气 { 厚（盛）—— 属阳 —— 主发热 —— 细辛、附子之类
　　薄（弱）—— 属阳中之阴 —— 主发泄 —— 麻黄之类

（三）少火与壮火

阳气为阳经之气，属真气范畴，已屡言之矣。火与阳气当有所区别，因火有"壮火之气衰"故也。火当是指人体内的谷气（包括吸入的天阳之气），经真气的气化作用而产生热能的过程而言（火是物质的燃烧过程所产生的光和热）。人身火气的"少""壮"，与人体真气的"壮""衰"是成反比的。故人身之火气，喜其少而不喜其壮，喜其平和而不喜其炽烈。欲求常得"少火"，关键在于摄生。饮食无节，起居无常，忧恐喜怒，房事无度，实为壮火产生的常见病因。

少火，当包括君火（心阳）、命火、相火（易于妄动，肝胆火，实则命火亦是相火）在内。凡此皆"善者不可得见，恶者可见"（《素问·玉机真脏论》）。任督之气络于心肾，君火衰则相火亦减，相火炽则君火亦炎。君相二火之变化于无穷，端赖二火之栽根于地，故五脏六腑皆以得任督的十二经之气，其各自之功能始得充分发挥也。

人体的气化作用对水谷精微的燃烧变化（氧化）有着直接的决定性作用。气化作用正常，则谷气的燃烧变化即正常，因而产生的热能亦正常，此即所谓的"少火之气壮"（即气治）；如果气化作用异常（新陈代谢异常），则谷气的燃烧变化即异常，而产生的热能亦异常，这就是所谓的"壮火之气衰"（即气病）。如：悲哀气郁则火起于肺，《医经溯洄集》："上不行，下不通，则郁矣，郁则少火，皆成壮火。"《脾胃论》："元气不行，气化为火。"《素问·调经论》："有所劳倦，形气衰少，谷气不盛，上焦不行，下脘不通。胃气热，热气熏胸中，故内热。"故有些所谓"内热"，实则皆为火证；郁怒急躁则火起于肝；醉饱（包括肥甘）劳倦则火起于脾；忧愁思虑则火起于心；《临证指南医案》："情志不适，郁则少火变壮火。"淫欲念多，入房过度则火起于肾。"气有余便是火""气不足便是寒"等都是因饮食起居之失节，思想情志之过

极（或感外邪之后期）而导致有关脏腑、经络的气化功能异常，从而导致谷气燃烧变化（包括脏腑组织对水谷精微的同化、异化过程）异常，产生了壮火。小儿无火证，盖以此也。其由吮食母之火乳而生火，或感外邪发热生火除外。河间《素问玄机原病式》："五志过极，皆为热甚。"《临证指南医案》所谓的"情志不适，郁则少火变壮火"是也，即真气的气化作用异常。"衰"即病也。人体产生壮火之时，即为脏腑经络的气化功能异常而处于病态之时，故东垣所谓"火与元气不两立"，盖以此也。谷气精微燃烧过亢，则伤耗精气亦多，阴虚阳胜，虚火即因此而生，故可致真气虚衰。

火与热亦有密切的关系。发热为阳气之所主，壮火多兼阳气亢奋（气有余，气郁化火），故火亦能使人发热，阴虚之火亦相对地导致阳盛而发热。精微堆积为郁火，精微过耗为虚火，皆为气病。《医碥·发热》："热生于火，火本于气，其理不外气乖、气郁两端。"

外感虚邪导致的阳盛之发热，阳气偏盛则呈病理性的机能亢进，故往往导致各种火证。其后期往往因气化之异常而兼有火邪，故温热病后期，其病多重，每每火热并称。"诸躁狂越，皆属于火。"《温热经纬》："风寒燥湿，悉能化火，此由郁遏使然。"所谓"气郁化火"是也。古人往往火热连言，纠缠不分，原因就在这里。可见火能生热，热亦能生火，热为火之渐，火为热之极，只不过火生热则易见，热生火则不显罢了（为热所掩）。

从病因学角度来看，热邪属外因，而火邪则多为内因或不内外因，是一种刺激因子、病理产物。故外因病的后期亦可有火邪。

从病机学角度来看，无论是火还是热又都与阳气亢奋（或阴气虚衰）有关。

"壮火"之证，随其脏气之不同而有不同之现证。如：①肺火：燥咳，咯痰不爽，咽喉不利，甚或咽痛，咯吐黄痰。②心火：心烦不寐，或口舌生疮。③肝胆火：急躁易怒，口苦目赤，甚或呕苦、偏头痛。④脾胃火：咽干口燥，牙龈肿痛，食不下，大便不畅，小水赤涩等。⑤肾火：头晕耳鸣，梦遗滑精，小水淋沥、赤涩等。壮火：反常的病理之火，有外感内伤之别，虚火实火之辨，阴火阳火之异。

《脾胃论》："心火者，阴火也，起于下焦，其系于心，心不主令，相火代之；相火，下焦包络之火，元气之贼也。"又在《安养心神调治脾胃论》："《素问·灵兰秘典论》云：'心者，君主之官，神明出焉'，凡怒、忿、悲、思、恐、惧，皆损元气。夫阴火之炽盛，由心生凝滞，七情不安故也。心脉者，神之舍，心君不宁，化而为火，火者，七神之贼也。"

赵献可："人生先生命门火。"命门主火论即源于此。邵念方："命门水亏"的常见症状是："头目眩晕，腰酸脚弱，绵绵发热，羸瘦憔悴，虚烦不眠，精神倦怠，脉虚无力等。"实属少见之论。虞抟："夫两肾固为真元之根本，性命之所关，虽为水脏，而实有相火寓乎其中，象水中之龙火，因其动而发也。愚意当以两肾总号命门。"

第四节　体内阴阳的偏盛

原文

阴胜则阳病，阳胜则阴病。阳胜则热，阴胜则寒。重寒[1]则热，重热则寒。寒伤形，热伤气。气伤痛，形伤肿。故先痛而后肿者，气伤形也；先肿而后痛者，形伤气也。

风胜则动，热胜则肿[2]，燥胜则干，寒胜则浮[3]，湿胜则濡泻。

天有四时五行，以生长收藏，以生寒暑燥湿风。人有五脏化五气，以生喜怒悲忧恐。故喜怒伤气，寒暑伤形。暴怒伤阴，暴喜伤阳。厥气上行，满脉去形。喜怒不节，寒暑过度，生乃不固。

故重阴必阳，重阳必阴。故曰：冬伤于寒，春必温病；春伤于风，夏生飧泄；夏伤于暑，秋必痎疟；秋伤于湿，冬生咳嗽。

校注

[1] 重：重叠，增益，引申有"极"之义。如"寒极生热"或"热极生寒"（《灵枢·论疾诊尺》）。"重寒"指病状，"重阴"乃指病机。

[2] 肿：热肿，相当于今日所谓之"发炎"。

[3] 浮：应为"胕"字。

阐幽发微

本节言天之五气、人之五志伤人为病——"喜怒伤气，寒暑伤形。"

（一）阴阳偏胜的病机

1. 阴胜则阳病，阳胜则阴病

阴阳偏盛，乃由一定病因所促成，或由一方亢盛（阴胜）而导致另一方虚衰（即病胜）；或由一方虚衰而导致另一方相对地亢盛（即病不足）。故临证治疗，当辨证求因，审因用药。如纯系阳胜则伐阳，纯系阴胜则抑阴；或由阴虚导致相对地阳胜者，则宜"壮水"，或由阳虚导致相对地阴胜者则宜"益火"是也。

2. 阳胜则热，阴胜则寒

"阳主外"，多受外因之邪，《素问·太阴阳明论》所谓"故犯贼风虚邪者，阳受之"是也。邪客于阳则导致阳气胜，"阳主动主热"，阳盛则主动主热的功能胜过"阴主静主寒"的功能，故现热证。"阴主内"，多受内因之邪，《素问·太阴阳明论》所谓"食饮不节，起居不时者，阴受之"是也。饮食寒凉或入房过度则导致"阳虚而阴盛"，"阴主静""主寒"（不消化，飧泄），阴盛则胜过"阳主动主热"的功能，而现寒证。

"阳胜则热"，可调动大量营卫之气以与邪争。人体免疫系统的吞噬细胞，如对某种细菌（如肺炎双球菌）无能为力时，则免疫系统中产生一种抗体，叫免疫球蛋白，它和免疫系统中的"补体"——血清蛋白质合作以杀菌、溶菌、灭活病毒及促进吞噬细胞的吞噬。在上述吞噬细胞消灭异物的过程中，人体就会产生致热原引起发烧，这是机体防御能力良好的标志。

阴气偏胜，可致阳气受病，如四逆下利，则阳气势必随之消耗，而不能与阴气平衡，故阳病不足（《素问·生气通天论》称之为"阳不胜其阴"）；阳气偏胜，亦可导致阴气受病，如阳亢则阴气势必随之消耗，而不能与阳气平衡，故阴病不足，此即"阴不胜其阳"。《灵枢·五邪》："阳气有余，阴气不足，则热中善饥；阳气不足，阴气有余，则寒中肠鸣腹痛。"

现将这四句作如下排列，又更明显：

阴胜则阳病——阴胜则寒——寒证（阴证）

阳胜则阴病——阳胜则热——热证（阳证）

治则："阴胜则寒"者，当"寒者热之"《素问·至真要大论》——四逆汤（或附子理中汤）；"阳胜则热"者，当"热者寒之"《素问·至真要大论》——白虎汤（或黄连解毒汤）。（参见【附录二】）

3. 重寒则热，重热则寒

此即前文之"寒极生热，热极生寒"；亦即后文之"重阴必阳，重阳必阴"，今合而论之。

如中毒性痢疾、中毒性肺炎等，由于热毒极重，大量消耗机体正气，在持续高热情况下，可突然出现体温下降、四肢厥冷等一派阴寒危象。

阴阳二经之本气，阴主寒，阳主热，二者相反而相成，保持着相对的平衡。在病因作用下，"阴阳二气"失去平衡，则或为阳胜，或为阴胜（主静、主寒的功能突出）。"阴胜则寒"，阴气盛极，则血气大量静止于阴，不能输精于阳以主静，故格阳于外，而不能营周于阳，阳气虚极，则阳亡于外（无根矣，如回光返照之一瞬），而致"阴阳气不能顺接"，反现亡阳的虚热证，阳气虚极则腠理开泄，未得扩张故面赤。如《伤寒论》370条之"下利清谷，里寒外热，汗出而厥者，通脉四逆汤主之"是也。外虽有高热，而其小便必白，脉必微细，舌必白滑甚至灰黑。"阳胜则热"（主动、主热的功能突出），阳气盛极，则血气大量保留于阳，精津而不能营周于阴（黏稠伤津故），格阴于内，而至"阴阳气不相顺接"，反现厥逆之假寒证。如《伤寒论》350条："伤寒脉滑而厥者，里有热，白虎汤主之。""重阳必阴"之"阴阳气不相顺接"之病机为阴气虚甚，而阳气盛满，汗出津伤，以致血气黏稠，故不能与阴气相顺接，而致厥逆。其证虽有四末厥逆之寒象，但其腹热必盛，脉必数滑，舌必黄而中心焦黑，甚至全舌焦干起黑刺，是其辨证之要点。此即《伤寒论》335条所谓之"厥深者，热亦深"是也。

按：人体阴阳二经之气，阳主动、主热、主外；阴主静、主寒、主内，二者相互制约、相互依赖，保持着相对的平衡。但在病因存在的条件下，则可导致阴胜或阳胜，从而使阴阳的相对平衡遭到破坏，产生发热或者身寒等证候。寒热之极，则"重阴必阳，重阳必阴"，而现真寒假热，或真热假寒的阴阳转化现象。

（二）寒热形气伤

1. 寒伤形，热伤气

寒热皆可伤形，最后通过形又可伤气。然二者又略有不同。后文有"喜怒伤气，寒暑伤形"似相矛盾。又《灵枢·寿夭刚柔》亦云："风寒伤形，忧恐忿怒伤气，气伤脏乃病脏，寒伤形乃应形。"当以此二条为准。

寒邪外来，使人"寒则腠理闭，气不行，故气收矣。"虽亦体痛、发热、恶寒，然卫气不出，热而无汗，精气耗损不甚，故曰"伤形"。《素问·刺志论》："气盛身寒，得之伤寒；气虚身热，得之伤暑。"一为卫气闭郁导致阳盛，一为汗液大泄，导致阴虚。

气盛身寒，得之伤寒：形为寒束——气闭——气盛——伤形。

气虚身热，得之伤暑：气为热耗——气泄——气虚——伤气。

热邪内侵，则使人"炅则腠理开，荣卫通，汗大泄，故气泄矣。"虽亦发热、体痛，但因汗多，气伤耗液，兼有阴虚，故曰"伤气"。实则皆伤形而后伤及"经气"（经气中之卫气），引起经气之变动异常（"是动则病"）。

2. 气伤痛，形伤肿

此只论形、气伤病之一般特征。经气为邪气所伤，无论其为寒、热，经气变动，即《素问·举痛论》所谓："气不通，故卒然而痛"，形体、筋骨、四肢某部为邪气所客，就会"营气不从，逆于肉理""卫气归之，不得复反""乃生痛肿"。或因外伤，瘀血内停，亦生肿胀。

3. 故先痛而后肿者，气伤形也；先肿而后痛者，形伤气也

此只论痛与肿先后之关系。凡先有疼痛而后肿胀的，乃由气分之不通，而后导致营卫之不行，最后波及于形体，而致生痛肿，若只痛不肿者，则为形不伤。凡先有肿胀而后产生疼痛的，乃形体局部之伤病，导致卫气郁于局部，故生肿胀，甚则阻碍经气之畅行，故生痛肿。若只肿不痛者为轻证，不为气病，只为形病。

按：根据前文味、形、气、精关系之论述，则形必归之于气，气实为形体之主宰（经气）。此段经文由"寒伤形"至此，多有语病，所述之理颇为机械，与后文及《灵枢·寿夭刚柔》不合，不可取也。

又按：寒热之邪，皆伤形体并及于真气，但寒邪初客仅在形体，使"皮肤闭而为热"而已；而热邪则初病即及于气分，使人腠理开张，卫气（津液）泄越，经气虚，故"气虚身热，得之伤暑"，所以说"寒伤形，热伤气"。

（三）五气致病的病机

1. 风胜则动

《素问·五运行大论》："故燥胜则地干，暑胜则地热，风胜则地动（地上之物动也），湿胜则地泥，寒胜则地裂，火胜则地固矣。"《素问·六元正纪大论》："故风胜则动，热胜则肿，燥胜则干，寒胜则浮，湿胜则濡泄，甚则水闭胕肿。"乃言五运六气对人的影响。

岁风气有余，则人在气交之中即易感受风邪（外风）为病。"风者善行而数变""风客淫气（入里化热，外风引动内风），精乃亡（风邪之性，升散开泄），邪伤肝也。"故肝之精气津液耗伤而致"肝阴"虚，筋脉失养（此即"肝苦急"），故生抽搐之证（瘛疭），或因摄生不善，素体肝肾阴虚，而致肝风内动，则生眩晕，"振掉摇动之类"。

眩晕与掉摇或抽搐并现，后世属之于肝风。其证眩晕欲作，头痛如掣，肢麻振颤，手足蠕动，语言不利，步履不正，舌红，脉弦细。若卒然昏仆，舌强不语，口眼喎斜，半身瘫痪，则为中风，乃因肝肾之阴过度亏耗，阳气失所御制，便亢而生风。所以《临证指南医案》说："内风乃身中阳气之变动。"

2. 热胜则肿

岁热气有余，则人在气交中，即易受热邪为病。热盛生火，火热太过则血液秽浊，"热伤血脉""极热伤络"，即郁于腠理而发痈肿。此只是热胜之一症。

3. 燥胜则干

岁燥气有余，则人在气交之中，即易感受燥邪为病。燥盛则从火化，而伤津液，"干于外，则皮肤皱揭；干于内，则精血枯涸；干于气及津液，则肉干而皮著于骨"（《素问·六元正纪大论》王注）。后文所谓"热伤皮毛"，即指燥从火化也。

4. 寒胜则浮

岁寒气太过，人在气交之中，即易感受寒邪为病。寒盛则皮肤收急，卫气闭郁而导致阳胜，故令人蒸烊发热，气盛而无汗。此即《素问·热论》所谓"人之伤于寒也，则为病热"是也。

姚止庵："虚大而外涌者，浮也，寒水壅滞之所生。"是解"浮"为"虚浮""浮肿"也。

5. 湿胜则濡泄

岁湿气太过，人在气交之中即易感受湿邪为病。湿伤脾胃，"脾恶湿"，故湿盛则内外合邪使水谷不分而泄泻。

按：寒暑燥湿风五气太过，皆可伤人致病。然其发病却各有其特点：风邪为病，多易引起抽搐掣动的证候；热（火）邪为病，则多易引起痈肿之类的证候；燥邪为病，又易引起"津液枯涸，内外干涩之病"；寒邪为病，则多易引起发热的证候；湿邪为病，则多易引起泄泻甚至浮肿的证候。

（四）内外伤病机

（1）天有四时五行，以生长收藏，以生寒暑燥湿风；人有五脏化五气，以生喜怒悲忧恐。

《管子·四时》："四时者，阴阳之大经也。"言四时乃天地阴阳之一大常经、常道。故言"四时"，实即言阴阳。《素问·天元纪大论》："天有五行御五位，以生寒暑燥湿风。人有五脏化五气，以生喜怒思忧恐。"悲、忧皆肺志，故"悲"当以《素问·天元纪大论》作"思"为是。言天有阴阳五行，以生四时，寒暑燥湿风五气，以生长收藏；人有五脏化生五种神气，即喜怒思忧恐五志。天有属于五行之五方以生"五气"，人有属于五行之五脏以生"五志"。此为承上启下，以天例人，言天有"寒暑燥湿风"五气，人亦有"喜怒悲忧恐"之五气，此天人之气虽无形，然却皆能致病。

（2）故喜怒（内因，代表五志）伤气，寒暑（外因，代表五气）伤形。

喜怒为五脏之情志，故喜怒无节可直接引起脏气（功能）之变动失常，故能伤五脏之气（脏气）；寒暑为天气，"寒暑过度"则伤人，以邪从外来，故先伤形，而致寒热体痛等外证。此即《灵枢·寿夭刚柔》所谓："风寒伤形，忧恐忿怒伤气，气伤脏乃病脏，寒伤形乃应形。"据此亦可知"喜怒"乃代表七情，"寒暑"代表五气。

（3）暴怒伤阴，暴喜伤阳。

卒暴强烈之大怒，能致厥阴经之气上逆，气为血之帅，故气逆血亦逆，厥阴血气上逆，则下部少阳之气走之。故足厥阴之经气上下菀满而厥，故曰"伤阴"。阴气过实，甚则尚可致"呕血"。卒暴强烈之大喜，则经气（阳经之气）弛缓，筋脉弛懈，甚则血气下陷而不能升，故《素问·举痛论》称"喜则气缓"。经气弛缓，血气不升，主要是阳气弛缓，四肢无力，"四支者，诸阳之本也"（《素问·阳明脉解》），故曰"伤阳"。

（4）厥气上行，满脉去形。

据此则上之喜怒是以暴怒伤阴为主也。厥气，逆上之经气。经气上逆，则血亦随之上逆，因而上部经脉之血气菀满，阻绝经气的流通，导致薄厥，不知人，犹如真（形）气去离形骸，形体无气，故曰"去形"。

（5）喜怒不节，寒暑过度，生乃不固。

言五气、五志伤人。喜怒不节，则伤脏气，寒暑过度则伤形体，伤形体继则亦伤脏气，形体、脏气屡受伤害，则生命岂能强固？

（6）故重阴必阳，重阳必阴。

已于前"重寒则热，重热则寒"句下合并解释过。

（7）故曰：冬伤于寒，春必病温（从《太素》）；……冬生咳嗽。

此四句，见《素问·生气通天论》，今从略。

按：内因五志之强烈刺激，可直接伤及脏气；外因五气之侵客，可首先伤及于形体。喜怒之伤气，尤以怒气之伤最为突出，常可导致气厥而不知人。故摄生必须"顺四时而适寒暑，和喜怒而安居处"(《灵枢·本神》)，否则必将因"喜怒不节，寒暑过度"而导致生命不能强固。

第五节　万物之间皆有阴阳五行之内在联系

原文

帝曰：余闻上古圣人，论理人形[1]，列别脏腑[2]，端络经脉[3]，会通六合[4]，各从其经[5]，气穴所发，各有处名[6]；溪谷属骨，皆有所起[7]；分部逆从，各有条理[8]；四时阴阳，尽有经纪[9]；外内之应，皆有表里[10]，其信然乎？

校注

[1] 论理人形：系统论述人的形体。

[2] 列别脏腑：各个辨别人的脏器。

[3] 端络经脉：端，评审、端详。络，连络，前后相接，如"络绎不绝"。即详细弄清经络的连接关系，"端络"有弄清线索之义。

[4] 会通六合：融合贯通十二经脉的阴阳配合。王注："六合，谓十二经脉之合也。"

[5] 各从其经：张志聪："各从其经正而相通也。""经正"即别行的正经。

[6] 气穴所发，各有处名：经气所输注之穴为气穴，亦即腧穴。

[7] 溪谷属骨，皆有所起：王注："肉之大会为谷，肉之小会为溪。"实即腠理之间，溪谷之会。"属骨者，为骨相连属处"，即关节，经亦名"属骨"。言肌肉、筋脉（腱）皆有其所起止之处。

[8] 分部逆从，各有条理：张志聪："分部者，皮之分部也。皮部中之浮络，分三阴三阳，有顺有逆，各有条理也。"

[9] 四时阴阳，尽有经纪：经纪，秩序。引申为常度、规律。即天地阴阳有规律。

[10] 外内之应，皆有表里：外内，即阳阴；表里，即内外。上已言"外内"，故此言表里。即外在的与内在的都有一定的联系。

阐幽发微

本段说明阴阳变化之用为五行、五脏等万物"生成之方始"，故万物之间，皆有阴阳五行之内在联系。

黄帝问道：我听说上古有医学修养的圣人，系统论述人的形体，各个辨别人的脏腑，详细弄清经络连接的（线索）关系，融会贯通了经络的阴阳配合，"各从其经"，气穴的发生显现，各随其处而有定名，肌肉和筋骨关节都有其起止会合之处，皮部阴阳经络的循行，各有其逆顺的秩序（条理），有条不紊，四时寒暑的变迁，都有一定的常度（纲纪），机体内在的阴阳与外在的阴阳相联系。

第六节　四时五脏阴阳应象

原文

岐伯对曰：东方生风，风生木，木生酸，酸生肝，肝生筋，筋生心，肝主目。其在天为玄，在人为道，在地为化。化生五味，道生智，玄生神[1]。神在天为风，在地为木，在体为筋，在脏为肝，在色为苍，在音为角，在声为呼，在变动为握[2]，在窍为目，在味为酸，在志为怒。怒伤肝，悲胜怒，风伤筋，燥胜风，酸伤筋，辛胜酸。

南方生热，热生火，火生苦，苦生心，心生血，血生脾，心主舌。其在天为热，在地为火，在体为脉，在脏为心，在色为赤，在音为徵，在声为笑，在变动为忧，在窍为舌，在味为苦，在志为喜。喜伤心，恐胜喜，热伤气，寒胜热，苦伤气，咸胜苦。

中央生湿，湿生土，土生甘，甘生脾，脾生肉，肉生肺，脾主口。其在天为湿，在地为土，在体为肉，在脏为脾，在色为黄，在音为宫，在声为歌，在变动为哕，在窍为口，在味为甘，在志为思。思伤脾，怒胜思，湿伤肉，风胜湿，甘伤肉，酸胜甘。

西方生燥，燥生金，金生辛，辛生肺，肺生皮毛，皮毛在肾，肺主鼻。其在天为燥，在地为金，在体为皮毛，在脏为肺，在色为白，在音为商，在声为哭，在变动为咳，在窍为鼻，在味为辛，在志为忧。忧伤肺，喜胜忧，热伤皮毛，寒胜热，辛伤皮毛，苦胜辛。

北方生寒，寒生水，水生咸，咸生肾，肾生骨髓，髓生肝，肾主耳。其在天为寒，在地为水，在体为骨，在脏为肾，在色为黑，在音为羽，在声为呻，在变动为栗，在窍为耳，在味为咸，在志为恐。恐伤肾，思胜恐，寒伤血，燥胜寒，咸伤血，甘胜咸。

校注

[1] 其在天为玄，在人为道，在地为化。化生五味，道生智，玄生神：此六句，为本段五行论之总纲，故当提前，观其余四行无此六句可知其为错简也。又"其"为指代，而"其"上为"肝主目"，义不相接，不知"其"字何所指，亦可证其为错简也。

按：《素问·天元纪大论》云："阴阳不测谓之神，……夫变化之为用也，在天为玄，在人为道，在地为化，化生五味，道生智，玄生神。"言阴阳变化之作用，在天则玄远幽深，微妙莫测，形迹未显，故曰"玄"。在人则为可以认识和可资遵循的客观规律，故曰"道"。在大地则为万物生化之父母，故曰"化"。

地之生化能化生"五材"，五材各有其气味，即"炎上（作用）作苦（味），润下作咸，从革（从之革形）作辛，曲直作酸，稼穑作甘"是也。人们掌握了客观规律，按照规律行事，自然处事得当，无往不利，聪明智慧。阴阳变化之用为自然界奥秘之所在，未知其变化之具体过程的细节，故曰"玄生神""阴阳不测谓之神"。神指阴阳变化的作用，亦即促使事物变化的内在力量或因素。

"润下作咸"。孔疏："水性本甘，久浸其地，变而为卤，卤味乃咸。""炎上作苦"。孔疏："火性炎上，焚物则焦，焦是苦气。《月令·夏》云：'其臭焦，其味苦。'苦为焦味，故云'焦气之味'也。嗅之在气，在口曰味。""曲直作酸"，木有曲直之用。孔疏："木生子实，其味多酸，五果之味虽殊，其为酸一也。""从革作辛"。孔疏："金之在火，别有腥气，非苦非酸，其味近辛，故辛为金之气味。""稼穑作甘"。孔疏："甘味生于百谷，谷是土之所生，故甘为土之味也。"

五行：即以"五材"为代表的五种事物的功用、本质属性及其相互之间的内在联系的概括。

[2] 在声为呼，在变动为握：呼，大声高叫。多指愤怒时之高声大嚷。变动，指异常之变动，实即病变。

▌阐幽发微▌

本节论述了阴阳变化的作用，为万物生成之终始，而阴阳变化生成之万物又"不离于五"（《灵枢·通天》），故五行也是宇宙万物的一个纲纪。无论天地的五方、五气、五材、五味、五色、五音以及人之五脏、五体、五窍、五声、五志、五变等，无不与五行相通应，故无不具有既相生又相克的制化关系。

1. 东方生风，风生木，木生酸，酸生肝，肝生筋，筋生心，肝主目

按：此一段，与《素问·天元纪大论》文法略异，当是另一关于五行说之记载，经大论作者合并者也。

东方生风，乃根据我国之地理位置而论述者。《素问·脉要精微论》："彼春之暖"，暖风，春令之气候特点。（参见【附录三】）东方滨海，尤以春时季节风大，故云东方生风。风能摇动枝干，有利于动物冬眠苏醒，植物体内之汁液营养由根部向上输导，使草木萌发，并利于植物之伸长条达及子实之播散，故曰：风生木。草木多含酸质，其果实亦多味酸，即或甜果，其中亦多含维生素 C，故曰木生酸。《尚书·洪范》："木曰曲直，曲直作酸。"孔疏："木生子实，其味多酸，五果之味虽殊，其为酸一也。"酸味对肝脏亲和力较强，有利于肝之生养，故曰酸生肝。肝之精气，滋养于筋，所谓"食气入胃，散精于肝，淫气于筋"（《素问·经脉别论》）是也。筋生心，筋脉强健有益于心。1628 年哈维在其所著《心血运动论》中说："凡筋肉强壮而有力的人，他们的肌肉也愈坚实，他们的心脏愈强、愈厚、愈密、愈多纤维。"反之，关节如患风湿，则每易引起心病。肝主目，肝之精气滋养于目，能增进目之视力，故曰肝主目。肝"虚则目䀮䀮无所见"，当养肝补血。或致夜盲，维生素 A 与视紫质的合成有密切的关系，故目赤肿痛当清肝泻热。《临床肝脏病学》："肝藏储存的维生素 A，对网膜感光色素视红（视紫质）的合成有密切的关系，约为体内总量的 95%，……缺乏维生素 A，可以引起夜盲病、角膜软化，……利用维生素 A 制剂也能改善肝硬化病人的暗适应情况。"余脏类同。

2. 五气五行

神在天为风，在地为木：此与《素问·天元纪大论》文相合。言阴阳变化不测之谓神，在天则化生无形之风，即寒热气流相交而生风。在地则化生有形之草木等植物。《素问·天元纪大论》："在天为气，在地成形，形气相感，而化生万物矣。"《素问·六节藏象论》："天食人以五气，地食人以五味。"天人内外之应，即以五气、五味为纽带。余脏类同。

3. 五体五脏

在体为筋，在脏为肝：阴阳五行之形气相感，化生五气、五味，则化生人体之筋膜、肝脏。余脏类同。

4. 五色五音

在色为苍，在音为角：皆为五行归类，以为五行系列。苍，草色，即青色，植物之色。可利用五色以调剂病人之好恶。角（jué，音爵），为角调式之音乐（调式为角调式）。郝懿行《尔雅义疏》说："宫者（东方红），……其声重厚（中庸、庄重、和谐）；……商者（哀乐），……其声敏疾（凄厉、哀婉、忧伤）；……角者，其声圆长，经贯清浊绵长、悠扬、抒情）；……徵者（花腔）；……其声抑扬遞续（欢快、跳跃、活泼、高亢、流畅）；……羽者（十面埋伏）；……其声低平掩映（深沉、紧张、恐怖）。"《国语》："大不逾宫，细不过羽。"《史记·乐书》："感于物而动，故形于声，声相应，故生变，变成方，谓之音。"又云："情动于中，故形于声。声成文，谓之音。"《集解》引郑注："宫商角徵羽杂比曰音，单出曰声。"郑曰："八音并作克谐，曰乐。"即交响乐。

王注："角谓木音，调而直也（调达圆直）。《乐记》曰：角乱则忧，其民怨。徵谓火音，和而美也。《乐记》曰：徵乱则衰，其事勤。""宫谓土音，大而和也（'大而重。'《素问·五常政大论》注。下同。）《乐记》曰：宫乱则荒，其君骄。""商谓金声，轻而劲也。《乐记》曰：商乱则陂（必，不正也）。""羽乃水音，沉而深也（'深而和也'）。《乐记》曰：羽乱则危，其财匮。"《史记·乐书》："及其调和谐合，鸟兽尽感，而况怀五常，含好恶，自然之势也。"

按：音乐之调式决定着乐曲旋律之变化与感情，故可动人脏腑情志，故能用以进行教化（《乐书》："以补短移化，助流政教。"），亦能用以辅助医疗。当代医学已初步认识到音乐与医疗之关系，然较我国则差两千年矣。音乐之声波，能刺激动、植物，动、植物皆可接受音乐之影响，何况人为万物之灵乎？

1964年6月15日《哈尔滨科技报》1版《植物也愿听音乐》："法国有一位园艺家，把一具耳机套到一个番茄上，每天播音乐三小时，结果长出了两公斤重的番茄。为了证实植物对音乐的'感觉'，科学工作者又进行了对比试验，每天早晨给一组受试黑枣，定时播放优美的'小夜曲'，让另一组定时听刺耳的喧哗声。结果听音乐的那组长得好，而另一组长得很差。科学工作者们还发现，不同的植物有不同的音乐'爱好'。黄瓜、南瓜喜欢箫声；番茄偏爱浪漫曲；橡胶树喜欢风琴音乐，但不喜欢交响乐。如番茄之听音乐者，则可较不听者，均产一倍还多。黑枣听音乐者生长好，产量高，听噪音者则发育不良，减产。"

5. 五脏病之声及变动

肝：在声为呼，在变动为握。肝在志为怒，怒则语声高大而叫呼。肝主筋，肝气之变动——如怒，则于声色俱厉之同时而两手亦多握拳，尤以气厥之两手握固更为明显。此外肝阴虚，不养筋，现拘挛抽搐之证亦是。

心：在声为笑，在变动为忧（憂）。心在志为喜，喜则发笑声。"在体为脉，在脏为心"。脉与心实为一体，犹胃之与肠之有大小粗细之分也。心气有余则喜，心气不足则为变动，则为忧。《太素》："神有余则笑不休，神不足则忧"（《甲乙经》同）。此忧乃指忧愁言，不乐观矣。与肺之悲忧异。《灵枢·百病始生》："忧思伤心。"

脾：在声为歌，在变动为哕。歌，《说文》："詠也。"詠，曼声（柔美曰曼）长吟也。故王注："歡声也。"歡，为继声和唱。《说文》："歡，吟也。谓情有所悦，吟歡而歌詠。"段注："古歡与叹义别。歡与喜乐为类；叹与怒哀为类。"在志为思，忧思，即边劳作边哼哼之歌咏是也。

饮食入胃，脾气散精上注于肺。今胃有故寒气（原即虚寒），与邪纳入甚猛（或甚热、甚辣）的谷气俱还入胃中（实则被顶回胃中），以致谷气（热）与寒气相乱（寒则收引，热则弛张）。真气与乱气相攻冲，致寒气与热谷气一齐上逆，欲从胃上口出而不得，激动胃上口处，牵动膈肌，发生痉挛，故为哕。此是脾胃之变动。《太素》杨注曰："小甚，心之气血皆少，心气寒也，心气寒甚，则胃咽气有聚散，故为哕也。"《灵枢·口问》："谷入于胃，胃气上注于肺，今有故寒气与新谷气俱还入于胃，新故相乱，真邪相攻，气并相逆，复出于胃，故为哕。"

肺：在声为哭，在变动为咳。肺在志为悲忧，故悲哀则为哭声。王注："哭，哀声也。"肺之病变为咳嗽。《太素》杨注曰："气忤也。"《素问·宣明五气》："精气并于肺则悲。"

肾：在声为呻，在变动为慄。呻，《说文》："吟也。"徐锴注："声引气也。"肾在志为恐，人于惊恐之余每多发呻吟声："哎……（哼哼……亦是）吓死我了。"哎即为声先引气而出也。

慄，王注："慄为战慄，甚寒大恐而悉有之。"二者皆肾所主。

6. 情志所伤及所胜

东方：怒伤肝，悲胜怒：《灵枢·邪气脏腑病形》："若有所大怒，气上而不下，积于胁下，则伤肝。"过怒则肝气逆，怒极之人，每多号泣，即肺志来胜也。又心病还得心药医。可用悲哀之事语之以治其怒（余脏类推）。

《名医类案卷二·郁》："一女许嫁后，夫经商二年不归，因不思食，困卧如痴，无他病，多向里床睡。朱（丹溪）诊之，肝脉弦出寸口，曰：此思想气结也，药难独治，得喜可解，不然令其怒，脾主思，过思则脾气结而不食，怒属肝木，木能克土，怒则气升发，而冲开脾气矣。今激之，大怒而哭，至三时许，令慰解之，与药一服，即索粥食矣。朱曰，思气虽解，必得喜，则庶不再结。乃诈以夫有书旦夕归，后三月，夫果归而愈。"又如恐胜喜之例。

喜伤心，怒胜喜：过喜则心气涣散，恐则心气紧张，故能克之。思伤脾，怒胜思：过思则气结，脾之水谷不利；怒则气盛上逆，能冲开脾气之结。忧伤肺，喜胜忧：过悲忧则肺气消虚，喜则心气舒畅，"气和志达，荣卫通利"，故能胜忧。恐伤肾，思胜恐：过恐则肾气下陷，失精或阳痿，思虑则智生，恐惧之情，可得而解。

7. 五气所伤及所胜

东方：风伤筋，燥胜风："风客淫气，精乃亡，邪伤肝也。"即因风热伤耗肝阴，而致抽搐痉厥之证，故曰"风伤筋"。燥乃秋令，秋燥之时，天高气爽，无春之大风，故为燥胜风。燥热之天气亦无风。又治风之药多为温燥发散之品。

南方：热伤气（脉气），寒胜热："炅则腠理开，荣卫通，汗大泄，故气泄。"寒为冬令之气候，故能胜热。寒热相胜，当以多寡为准。

中央：湿伤肉，风胜湿：《素问·痿论》："有渐于湿，以水为事，若有所留，居处相湿，肌肉濡渍，痹而不仁，发为肉痿。"故伤肉。风为春令，风能带走湿气，故曰"风胜湿"。

西方：热伤皮毛，寒胜热：西方秋令，其气本燥，然燥之太过则从火化，故曰"热伤皮毛"，即因燥热伤津耗液故也。王安道《医经溯洄集》："秋令为燥，然秋之三月，前近于长夏，其不及，则为湿所胜，其太过则同于火化，其平气则又不伤人，此经所以于伤人止言风暑湿寒，而不言燥也。"

北方：寒伤血，燥胜寒：《素问·举痛论》："寒气入经而稽迟，泣而不行，客于脉外则血少，客于脉中则气不通，故卒然而痛。"燥从火化，能胜寒，以"寒生水"，燥则无水，故可减少寒气，且从火化有热，故可胜寒。

8. 五味所伤及所胜

肝：酸伤筋，辛胜酸。酸味收涩，过食酸，或体内酸多，则筋膜收敛约缩。如《灵枢·五味论》："膀胱之胞薄以懦，得酸则缩蜷，约而不通，水道不行，故癃。"此以膀胱、尿道为例说明"酸"能使筋膜收敛约缩之例。又，现代医学所谓之脱水后产生的酸中毒，使人筋肉痉挛亦是其例。辛性润散，酸性收涩，以润散解收涩，能使筋挛缓解，故曰辛胜酸。

心：苦伤气，咸胜苦。苦为火味，焦苦燥气，助长心火，克制肺金，能使肺气燥涩而少气；咸为水味，能润，故能胜苦燥。

肺：辛伤皮毛，苦胜辛。辛味散气，发泄太过，能使孔窍开阖失调，伤津过多，故皮毛干燥。苦寒之品，能胜辛散之燥，故云苦胜辛。现代生物学认为："在爬行动物以前，皮肤或是专门的呼吸器官（如原生动物到线形动物，身体结构简单，由身体表面的细胞直接与外环境之间进行气体交换，没有专门的呼吸器官），或是对肺的呼吸活动起着重要的辅助作用（如两栖类动物。如蛙，肺还不太发达，皮肤起着重要的辅助作用。），可见皮毛与肺的关系之密切。

脾：甘伤肉。《素问·五运行大论》作："甘伤脾"。酸胜甘：甘味滞缓，太过则伤脾而纳呆不养于肉。酸为木味，酸收能使滞缓缓解，故云"酸胜甘"。

肾：咸伤血，甘胜咸。《灵枢·五味论》"咸入于胃，其气上走中焦，注于脉，则血气走之，血与咸相得则凝，……血脉者，中焦之道也，故咸入而走血矣。"肾"在体为骨"，《素问·皮部论》"少阴，……其出者，从阴内注于骨。"《灵枢·经脉》："少阴者，冬脉也，伏行而濡骨髓者也。""在窍为耳"，肾上腺皮质分泌的醛固酮（AD），是联系肾与耳之间的物质基础。AD对内耳功能有促进作用，能抗聋。

按：以上经文，为《内经》中关于五行学说的基本理论。它把人体以五脏为核心的五个生理活动系统（包括五窍、五体、五声、五志、五变）与自然界的五行（包括五方、五气、五材、五味、五色、五音）相通应的征象（阴阳五行应象），作了系统的归类（由特殊到一般），揭示了机体内在环境之间及机体与外在环境之间的本质联系（五行相应）。它是建立在长期精密观察和医疗实践的基础之上的，这种五行归类法虽然还不够尽善尽美，但这种力求把错综复杂的客观事物条理化，并从中找出其本质联系的思想方法在两千年前则是很先进的。至今仍对我们有很大的启发意义（参见【附录四】）。

第七节　阴阳为万物之能始

原文

故曰：天地者，万物之上下也[1]；阴阳者，血气之男女也[2]；左右者，阴阳之道路也[3]；水火者，阴阳之征兆也[4]；阴阳者，万物之能始也[5]。

校注

[1] 天地者，万物之上下也：天地为宇宙之一大阴阳，天覆地载，万物皆在其中，故无不受天地之道——阴阳的统括、制约与影响。五行之类皆在其内矣。

[2] 阴阳者，血气之男女也：血气指生命，等于说人。在人类中，男女就是人类的阴阳。《素问·金匮真言论》："此皆阴阳、表里、内外、雌雄相输应也。"故经文有用阴阳作男女代称的地方，这习惯起源于《易经》，起源于生殖崇拜。

[3] 左右者，阴阳之道路也：就方位言左为东（阳），右为西（阴）（面南）。《素问·五运行大论》："上者右行（天体向右行），下者左行（地球向左转），左右周天，余而复会也。"言地球在黄道上由西向东以每秒 30 公里的速度运行，且地球本身之自转亦由西向东转，故看到地球外之天体皆由东往西行，这叫作"视运动"，即由于地球之左行，而看到在赤道上的天体是往右行。宇宙为一大天球，一切事物皆不离于一之无限延长，此无限延长之一，到头来围成一个大圆，这个大圆的道路就不离乎左右，即天地运行之道路。

[4] 水火者，阴阳之征兆也：若就日常之生活物资言（五材），水火即为阴阳之象征迹象。由水火之性用即可看出阴阳的征象（苗头）。参见"水为阴，火为阳"注解。

[5] 阴阳者，万物之能始也："始"读"胎"。《素问·四气调神大论》："故阴阳四时者，万物之终始也。"故王注："谓能为变化生成之元始。"

阐幽发微

本段所言之上下、左右、男女、水火皆为既相反又相成之对立统一体，皆符合阴阳之规律，皆为阴阳之应象，所以阴阳是万物生成之终始。

第八节　人体阴阳的相互作用及其偏胜的"病能"并指出摄养阴阳的意义

原文

故曰：阴在内，阳之守也；阳在外，阴之使也[1]。

帝曰：法阴阳奈何[2]？

岐伯曰：阳盛则身热，腠理闭，喘麤为之俯仰，汗不出而热，齿干，以烦冤[3]，腹满死，能冬不能夏[4]。

阴胜则身寒，汗出，身常清[5]，数栗而寒，寒则厥，厥则腹满死，能夏不能冬。此阴阳更胜之变，病之形能也[6]。

帝曰：调此二者奈何[7]？

岐伯曰：能知七损八益，则二者可调，不知用此，则早衰之节也[8]。

年四十，而阴气自半也，起居衰矣。年五十，体重，耳目不聪明矣。年六十，阴痿，气大衰，九窍不利，下虚上实，涕泣俱出矣。

故曰：知之则强，不知则老，故同出而名异耳[9]。智者察同，愚者察异[10]，愚者不足，智者有余，有余而耳目聪明，身体轻强，老者复壮，壮者益治。

是以圣人为无为之事，乐恬愉之能[11]，从欲快志于虚无之守[12]，故寿命无穷，与天地终，此圣人之治身也。

校注

[1] 阴在内，阳之守也；阳在外，阴之使也："阴在内，阳之守也"之"守"，读去声，乃名词，即"官守"之义。《孟子》曰："有官守者，不得其职，则去之"是也。"阳在外，阴之使也"之"使"，亦当读去声，亦名词，即《史记·项羽本纪》："数使，使趣齐岳，欲与俱西。"亦即《集韵·志韵》："使，将命者"之义也。《论语·子路》："使于四方，不辱君命，可谓士矣。"守，《说文》："守官也。"是"守"有"守其官治其事"之义也。《礼记》："在官不俟屦。"郑注："官谓相连治事处也。"王注："阴静，故为阳之镇守；阳动，故为阴之役使。"

[2] 法阴阳奈何：法，取法、效法、从事之义。即遵循（或按照）阴阳的理论原则去诊视疾病。

[3] 冤：《甲乙经》作"闷"，《太素》作"悗"，杨注："故烦闷也"，冤当是"悗"之别字。

[4] 能冬不能夏：能，《甲乙经》作"耐"。

[5] 清：同凊。《说文》："凊，寒也，从水，青声。"去声。《玉篇》："冷也。"

[6] 此阴阳更胜之变，病之形能也：更，更替，即轮流更换之义。这就是阴胜或者阳胜的病变，阴病或者阳病的病状（或言病形、病态）。《伤寒论》283条"病人脉阴阳俱紧（沉），反汗出者，亡阳也。"

[7] 调此二者奈何：此二者，指阴阳。问欲使阴阳调适无病（即摄生也），应当如何施行。

[8] 能知七损八益，则二者可调，不知用此，则早衰之节也：欲使阴阳调适，关键在于摄生，摄养阴阳法，除"春夏养阳，秋冬养阴"（《素问·四气调神大论》）以外，还须注意性生活，即王注所谓的"房色"之有节制。《灵枢·本神》的"节阴阳而调刚柔。"（关于七损八益，参见【附录五】。）

[9] 知之则强，不知则老，故同出而名异耳：所以说，知用七损八益调摄阴阳之法者则身体较之不知者强壮；不知用七损八益调摄阴阳之法者，则身体较之知者衰老。所以同是出身少壮而却有"强"与"老"（名称）之不同也。

[10] 智者察同，愚者察异：聪明智慧的人，于同是少壮之时就能察知摄生的重要而注意调摄阴阳；而不聪明的人，则于已出现"强"与"老"的差异时才知道不知摄生之弊，才去注意摄生。

[11] 是以圣人为无为之事，乐恬惔之能：《老子》："道常无为而无不为。"又："是以圣人处无为之事，行不言之教。""为"与"乐"对举，"事"与"能"对举，义可通也。"事"字，随上下文之不同，而可有较特殊的意义，如指"军事""战事""急事"等。如《左传》："一人殿之，可以集事。"本论之"事"，当指不为"名利之事"言。能，《广雅·释诂》："任也"（职事，务作），即职务之义。"能事"，所能之事。

[12] 从欲快志于虚无之守：从欲快志"即《素问·上古天真论》："各从其欲，皆得所愿"之义。王注："志不贪，故所欲皆顺；心易足，故所愿必从。"守持虚无之道，故志欲皆顺。胡澍《素问校义》："'守'，当为'字'，……'字'，'居'也。虚无之字，谓虚无之居也。'守'与'字'形近致误。"

阐幽发微

（一）以医理阴阳说明阴阳二者关系

阴经的功能是主内，主要作用于内，故言"阴在内"，"在内"指功能言。阳经的功能是主外的，主要作用于外，故言"阳在外"。（"营在脉中，卫在脉外。"）"在外"亦指功能言。此为前言阴阳之功能，次言阴阳之关系：阴主内"藏精而起亟"，故为阳经之守持（主持）。阳主外，"卫外而为固"，故为阴经之役使（外），即为卫护阴服务的（见《素问·生气通天论》）。阴的功能作用于"内"，阳的功能作用于"外"。

此于言天地之阴阳后，申言人体之阴阳，亦"阴阳应象"之义也。《素问·调经论》："夫阴与阳，皆有俞会，阳注于阴，阴满之外，阴阳匀平，以充其形。""阴满之外"即阴满之阳，以"阳主外"，故可为阳之代称。此亦医理阴阳即阴经阳经简称之证也。

（二）阴阳偏盛的病理

1. 阳胜之病

邪客于阳，则阳盛，阳主热，故发热。阴主静、主寒或功能不及矣。阳主热，阳胜阴衰，则发身热，腠理闭塞而喘粗。初期感受热邪之阳胜，本当腠理开而汗出，《素问·举痛论》所谓："灵则腠理开，荣卫通（'蒸蒸发热'），汗大泄"是也。今既云"腠理闭"，则当是热病晚期，阳盛而兼阴虚，"热甚有如火灼"，故热而无汗也。热邪不得随汗外泄，内迫于肺，故喘息气粗并借以散热。因为发热、腠理闭、喘粗，而俯仰不宁也，故云"为之俯仰"。阳盛之极，阴虚之甚，故不能作汗也，故云"汗不出而热"。"阴气内绝，故汗不出"（杨注）。齿干，为"热盛至骨"（杨注），伤及髓液，不荣于齿之征，此前必已有"舌焦，唇槁腊，嗌干欲饮"等证矣。烦悗乃热入心包扰乱神明之征，杨注："热以乱神，故烦闷也"，其人当有谵妄也。若至腹满便结，则为腑气不通，升降之机得息之征，故为死证。其人当循衣摸床，"不大便五六日，上至十余日，……惕而不安，微喘直视"，脉"涩"（《伤寒论》212条）也。

《灵枢·刺节真邪》："是阳气有余，阴气不足，阴气不足则内热，阳气有余则外热，内热相搏，热于怀炭，外畏绵帛近，不可近身，又不可近席，腠理闭塞，则汗不出，舌焦，唇槁，腊干嗌躁，美食不让美恶。"此等阳胜阴虚之"热病"，于冬季寒令，尚可引日，若于夏季热令，则促其命期矣。

2. 阴胜之病

阴主寒，阴胜阳衰，则发身寒（常清者，无温时也）。《伤寒论》148条："此为阳微结，……阴不得有汗，今头汗出，故知非少阴也。"阴证不得有汗，今反"汗出"，乃阴盛亡阳可知也。阳气得亡，启闭气门之功能失守。"身皮肤常冷"（杨注），"数战慄"而恶寒，实则未必战慄，乃喻其恶寒之甚，其人必"蜷卧"。阴盛则血气静留于阴，而无力输出于阳（甚则"无脉"《伤寒论》315条），故"阴阳气不相顺接"于四末，而现四末厥冷之证。"厥则腹满死者（杨注："冷气满腹"），其人必兼下利清谷或呕吐也。《伤寒论》295条云："少阴病，恶寒，身蜷而利，手足逆冷者，不治。"其人当"无脉"也。当与白通加猪胆汁汤，"服汤脉暴出者死，微续者生"是也。腹满者，乃阴寒凝结，中气不化，升降之机将息之征也。《素问·三部九候论》："九候之脉，皆沉细悬绝者，为阴，主冬，故以夜半死。盛躁喘数者，为阳，主夏，故以日中死。"此等阴盛阳衰之寒证，于夏季热令，尚可引日，若于冬季寒令则促其命期也。

（三）人衰老的规律

经以约略之数十岁言人之衰老的规律，可以《素问·上古天真论》及《灵枢·天年》作参考。

1. 年四十，而阴气自半也，起居衰矣

四十，约略之数，男子五八、女子五七，阴阳之气开始衰败。自，自然、当然。人年岁到了四十岁的时候，由于不知七损八益而肾气衰（"五八肾气衰，发堕、齿槁"），故阴经之气自然就衰减一半了。"阴者藏精而起亟也"，故阴气衰即反映脏气衰精气衰，起居动作也就不似壮年，而衰弱无力了。五脏之气衰减之次：肾→肝→心→脾→肺。

2. 年五十，体重，耳目不聪明矣

人年五十岁时，即气衰，筋气亦因不得养而虚衰，故行动不灵敏而觉身体本重，肝之精气少，不养于目，故目花而不精明。肾精益虚，不充于耳，故耳亦不聪。《灵枢·天年》："五十岁，肝气始衰。"《素问·上古天真论》："七八，肝气衰，筋不能动。"

3. 年六十，阴痿，气大衰，九窍不利，下虚上实，涕泣俱出矣

人年六十岁时，"天癸竭，精少，肾脏衰，形体皆极，则齿发去"，故阴痿不起也；真气大衰，阴阳气俱不足，"头为诸阳之会"，阳气虚，不能奉养"髓海"，故九窍不利。耳、目皆为"宗脉之所聚"故也。下虚指五脏皆虚言，上实指头部之浊气多。重点在言下之虚，上之实乃为与下虚对待而言，实则上亦当虚，故涕泣皆失于控制也。

（四）圣人治身之道

知用七损八益调摄阴阳之法者则身体较之不知者强壮；不知用七损八益调摄阴阳之法者，则身体较之知者衰老。所以同是出身少壮而却有"强"与"老"（名称）之不同也。聪明智慧的人，于同是少壮之时就能察知摄生的重要而注意调摄阴阳；而不聪明的人，则于已出现"强"与"老"的差异时才知道不知摄生之弊，才去注意摄生。所以早期知道调摄阴阳的人，能使真气有余，耳目聪明身体轻强，老年时也好像壮年一样，壮年时就越发健康了。所以通达养生之道的人，喜欢做顺应自然（做无虑活动）的事，乐于从事安闲清静的工作。圣人能"恬惔虚无，真气从之"，故能"寿命无穷，与天地终"。这是圣人的治身之道，摄生之法。

本节主要论述人体阴阳二气的关系及调摄阴阳之法。

阴主内而阳主外，阳赖阴在内之支持，阴赖阳在外之卫护，既相反又相成，保持着相对的平衡。一旦阴阳发生偏胜，则或由"阳胜则热"而发展至阳胜之极，现齿干（津枯），腹满便闭而死；或由"阴胜则寒"而发展至身寒阴胜之极，现四逆汗出（亡阳），腹满而死。摄养阴阳之法，主要在于知用"七损八益"，否则由于房事无节，耗伤精气，可导致早衰由四十岁的"肾气衰"开始以至"肝气衰"，终至"五脏皆衰，筋骨解堕"（《素问·上古天真论》），"九窍不利"到六十岁即衰老不堪了。所以通达摄生之道的人，于少壮之时即注意摄生，故能精气有余，身体轻强，延年益寿；而不知摄生的人则到早衰的现象出现以后，才知道讲求摄生，虽云"亡羊补牢"，犹未为晚，但毕竟是和早知摄生之道的人有"知之则强，不知则老"的差异的。

第九节　以"天地阴阳所不能全"，注明人体耳目手足有上左下右功能偏强之理

原文

天不足西北，故西北方阴也，而人右耳目不如左明也。地不满东南，故东南方阳也，而人左手足不如右强也。帝曰：何以然？岐伯曰：东方阳也，阳者其精并于上，并于上则上明而下虚，故使耳目聪明，而手足不便也。西方阴也，阴者其精并于下，并于下则下盛而上虚，故其耳目不聪明，而手足便也。故俱感于邪，其在上则右甚，在下则左甚，此天地阴阳所不能全也，故邪居之。故天有精，地有形，天有八纪[1]，地有五里[1]，故能为万物之父母。清阳上天，浊阴归地，是故天地之动静，神明为之纲纪，故能以生长收藏，终而复始。惟贤人上配天以养头，下象地以养足，中傍人事以养五脏。

校注

[1] 八纪、五里：八纪，八节之风也，即四立、二分、二至。五里，五行之道也。杨注："天有八风之纪，纪生万物；地有五行之理，理成万物。"王注："八纪，谓之八节之纪；五里，谓五行化育之里。"

第十节　"生气通天"，故治病必须遵循"天之八纪""地之五里"

原文

天气通于肺，地气通于嗌，风气通于肝，雷气通于心，谷气通于脾，雨气通于肾。六经为川，肠胃为海，九窍为水注之气。以天地为之阴阳，阳之汗，以天地之雨名之；阳之气，

以天地之疾风名之。暴气象雷，逆气象阳。故治不法天之纪，不用地之理，则灾害至矣。

阐幽发微

本节主要阐述了人体内阴阳二经的生理功能及其相互关系，"故天有精，地有形。天有八纪，地有五里。"天有无形之精气，地有有形之物质。天有八节以生八风，地有五行以生五里——"五行化育之里"（王注）。

按：上二节所论之内容乃运用取象比类之法将人体之生理现象与自然现象进行比附，其中不免有牵强附会之处，其与医理有关者，无外提示给我们以"因时因地制宜"之论点。

第十一节　天、地、水谷之邪，伤人有轻重之别，治疗当须图之于早

原文

故邪风之至，疾如风雨[1]，故善治者治皮毛，其次治肌肤，其次治筋脉，其次治六腑，其次治五脏。治五脏者，半死半生也[2]。故天之邪气，感则害人五脏[3]；水谷之寒热，感则害于六腑[4]；地之湿气，感则害皮肉筋脉[5]。

校注

[1] 故邪风之至，疾如风雨："故"字无所承，为起语词。"邪风"即"虚风"之别称，前已指出过。以"疾风"喻之，知其非风也明矣。言虚风之至（侵犯）于人体，其伤人迅疾如风雨。因而善于治病的"上工"，都是在邪气刚一侵入皮毛的发病之初，就给以恰当的治疗，不使其传变深入，以免耗伤正气。这样可收到早期治愈，减少病人痛苦的效果。《素问·八正神明论》所谓"上工救其萌芽"是也，非仅指治外因之病。

[2] 其次治肌肤，……治五脏者，半死半生也："其次"为指"中工"言，不能早期发现，故于疾病发展传变时才给予治疗。"其次治五脏"者，乃指"下工"言，即《素问·八正神明论》所谓之"下工救其已成，救其已败"是也。病入五脏，势已危殆，故虽治之，亦只有一半治愈的可能了。

[3] 故天之邪气，感则害人五脏：邪气即虚邪，前已指出过，言天之虚邪贼风乃外因中最危险的致病因素，为"有病"之长，"善行数变"，故人感受了它就会患严重的疾病。"害人五脏"，乃喻其深重之至。

[4] 水谷之寒热，感则害于六腑：水谷指饮食，饮食之寒热不适，如过食生冷，或失于节制，暴饮暴食，皆可伤于肠胃、三焦。如《素问·生气通天论》："因而饱食，筋脉横解，肠澼为痔。""因而大饮，则气逆。"《素问·痹论》："饮食自倍，肠胃乃伤。"及《灵枢·小针解》之"言寒温不适，饮食不节，而病生于肠胃"是也。

[5] 地之湿气，感则害皮肉筋脉：地之清冷潮湿之气，伤人多从下部开始，故《灵枢·小针解》："言清湿地气之中人也，必从足始。""湿流关节"，重浊黏滞，故多伤筋骨关节，阻碍真气之畅达。《金匮要略·痉湿暍病》："湿家之为病，一身尽疼，发热，身色如熏黄也。"此是天之湿邪为病（还有湿温），与地之湿邪不同。

阐幽发微

1. 邪传迅速，宜治未病

"善治者治皮毛"的精神实质为强调早期发现早期治疗，是"不治已病，治未病"（《素问·四气调神大论》）预防为主思想在治疗中的体现。中医的"治未病"包括以下三方面的内容：①摄生防病。②早期治疗。《素问·缪刺论》："夫邪之客于形也，必先舍于皮毛；留而不去，入舍于孙脉，留而不去，入舍于络脉，留而不去，入舍于经脉，内连五脏，散于肠胃。"《素问·皮部论》曰："邪客于皮，则腠理开，开则邪入客于络脉，络脉满则注于经脉，经脉满则入舍于腑脏也。"据此则"治肌肤"，乃指治"络脉"言，"治筋脉"，乃指治"筋脉"言也。如《素问·刺热》："病虽未发，见赤色者，刺之，名曰治未病。"③防其传变，"见肝之病，知肝传脾，当先实脾"是也。

2. 邪气来源不同，伤人各异

原文言"故天之邪气，感则害人五脏；水谷之寒热，感则害于六腑；地之湿气，感则害皮肉筋脉。"实乃言"邪气在上，浊气在中，清气在下"（《灵枢·九针十二原》），"三部之气，所伤异类"（《灵枢·百病始生》），故于临证时，当解其病因之为外为内，病位在上在下，审因用药，庶不致头痛医头，脚痛医脚也。

第十二节　"察色按脉"以"先别阴阳"为要领；祛邪扶正以"因势利导"为原则

原文

故善用针者，从阴引阳，从阳引阴[1]，以右治左，以左治右，以我知彼，以表知里，以观过与不及之理[2]，见微得过，用之不殆[3]。善诊者，察色按脉，先别阴阳[4]，审清浊而知部分[5]；视喘息，听音声，而知所苦[6]；观权衡规矩，而知病所主[7]；按尺寸，观浮沉滑涩，而知病所生。以治则无过，以诊则不失矣[8]。

故曰：病之始起也，可刺而已；其盛，可待衰而已[9]。故因其轻而扬之[10]，因其重而减之[11]，因其衰而彰之[12]。形不足者，温之以气；精不足者，补之以味[13]。其高者，因而越之；其下者，引而竭之[14]；中满者，泻之于内[15]。其有邪者，渍形以为汗；其在皮者，汗而发之[16]；其慄悍者，按而收之[17]，其实者，散而泻之[18]。审其阴阳，以别柔刚[19]。阳病治阴，阴病治阳[20]。定其血气，各守其乡[21]。血实宜决之，气虚宜掣引之[22]。

校注

[1] 故善用针者，从阴引阳，从阳引阴：善用针者，善从阴经俞穴用针以导引聚阳经之气来补阴经之虚（阴虚则必相对地阳盛），是谓"从阴补阳"。或从阳经俞穴用针以引聚阴经之气来补阳经之虚，是谓"从阳补阴"，以使阴阳归于平衡。张志聪曰："阴阳气血，外内左右，交相贯通。故善用针者，从阴而引阳分之邪，从阳而引阴分之气。"甚虚者，连"徐入徐出，谓之导气"（《灵枢·五乱》）都不能用，而只如《灵枢·九针十二原》所

说的"静以徐往，微以久留""待远气乃来"而息出针可矣，不以右治左，以左治右。《素问·缪刺论》："缪刺之于手足爪甲上，视其脉，出其血，间日一刺，一刺不已，五刺已。"以浅刺井穴和呈现郁血的络脉为主。《金匮要略·中风历节病》："贼邪不泄，或左或右，邪气反缓，正气即急，正气引邪，喝僻不遂。"向左歪者，邪反在右也，故针刺当取患侧之地仓、颊车（近取）、合谷、内庭（远取）及太冲等穴。

杨注："谓以缪刺，刺诸络脉；谓以巨刺，刺诸经脉。"刺络脉之穴，即正经之交络也。王注："亦兼公孙、飞扬"等证。《素问·缪刺论》："邪客于经，左盛则右病，右盛则左病，亦有移易者，左痛未已而右脉先病，如此者，必巨刺之，必中其经，非络脉也。"又《灵枢·官针》："八日巨刺，巨刺者，左取右，右取左。"马注："《素问·缪刺论》以刺经穴为巨刺，刺络穴为缪刺，皆左取右，右取左。"缪刺浅，巨刺深。《素问·缪刺论》："有痛而经不病者，缪刺之，因视其皮部有血络者，尽取之，此缪刺之数也。"又曰："夫邪客大络者，左注右，右注左，上下左右与经相干，而布于四末，其气无常处，不入于经俞，命曰缪刺。"

[2] 以我知彼，以表知里，以观过与不及之理：杨注："谓医不病，能知病人""或瞻六腑表脉，以知五脏里脉；或瞻声色之表，能知脏腑之里也。"《素问·平人气象论》："常以不病调病人，医不病，故为病人平息以调之为法。"依此以诊析病性的太过与不及，乃以常衡变之法。

[3] 见微得过，用之不殆：即"见微而知著"也。见到疾病之轻微见证，即可知其病情及其可能的发展，能运用这样精明的诊疗技术临证，就不会发生误诊、误治的危险。

[4] 善诊者，察色按脉，先别阴阳："善治"必以"善诊"为前提，故将"善诊"提前。临证察色按脉，当先辨别其病之在阴在阳（以便针治），为阴胜或阳胜；阴虚或阳虚。如《素问·疟论》云："病在阳，则热而脉躁；在阴，则寒而脉静"（迟缓）。《素问·阴阳别论》云："静者为阴（迟缓），动者为阳（躁急）；迟者为阴（在阴），数者为阳（在阳）。"

[5] 审清浊而知部分：清浊，指色之浮（显）泽（鲜）与沉浊（晦暗）而言。《灵枢·五色》曰："审察泽夭，谓之良工。沉浊为内（阴），浮泽在外（阳），黄赤为风，青黑为痛，白为寒，黄而膏润为脓，赤甚者为血。……五色各见其部，察其浮沉，以知浅深，察其泽夭，以观成败，察其散抟，以知远近，视色上下，以知病处。"

部分：指病所在之部分言。即前引"视色上下，以知病处"之义。此是广义之部分，而狭义之部分则指脏腑在面部之"部分"，详见《灵枢·五色》："庭者，首面也；阙上者，咽喉也；阙中者，肺也；下极者，心也；直下者，肝也；肝左者，胆也；下者，脾也；方上者，胃也；中央者，大肠也；挟大肠者，肾也；当肾者（肾下），脐也；面王以上者，小肠也；面王以下者，膀胱子处也。"

[6] 视喘息，听音声，而知所苦：诊视（观察）病人的喘息（呼吸），察听病人的声音，以知病人所患的病苦为何证。如《金匮要略·脏腑经络先后病》："息摇肩者，心中坚，息引胸中上气者咳；息张口短气者，肺痿唾沫。"又如"咳而上气，喉中水鸡声"，是肺中寒饮（射干麻黄汤证）；咳如犬吠者，是喉风（白喉）等是也。又如"病人语声寂寂然，喜惊呼者（细而小也），骨节间病。语声暗暗然不彻者，心膈间病；语声啾啾然细而长者，头中病。"总之如《中藏经·阴阳大要调神论》所云："阳候多语，阴候无声，多语者易济，无声者难荣。"《素问·脉要精微论》："中盛脏满，气胜伤恐者，声如从室中言，是中气之湿也。言而微，终日乃复言者，此夺气也。衣被不敛，言语善恶，不避亲疏者，此神明之乱也。"

[7] 观权衡规矩，而知病所主；按尺寸，观察沉滑涩，而知病所生："权衡规矩"，指四时常脉应指之象。正如《素问·脉要精微论》所云："以春应中规，夏应中矩，秋应中衡，冬应中权"是也。"所主"即"所在"，指病位在何脏腑。《素问·至真要大论》："谨察阴阳所在而调之。"切验四时脉候的常平与否，以知其病之所在，在于何脏何腑。（五脏之平、病、死脉见《素问·平人气象论》。）再注意切按其尺肤与寸口之浮沉滑涩，以知其疾病之所以发生的表里寒热。"所生"指病因为寒热风湿。《素问识》："谓按尺肤而观滑涩，按寸口而观浮沉也。尺，非寸关尺之尺，古义为然。"《灵枢·邪气脏腑病形》："脉滑者，尺之皮肤亦滑；脉涩者，尺之皮肤亦涩。……故善调尺者，不待于寸；善调脉者，不待于色。能参合行之，可为上工。"《素问·至真要大论》："北政之岁，三阴在下，则寸不应，三阴在上，则尺不应；南政之岁，三阴在天，则寸不应，三阴在泉，则尺不应。"据此，则《内经》有脉分寸尺之说也。故《素问·平人气象论》有凭寸口脉以诊病之记载也。只是《内经》时期之寸口诊亦只分尺、寸，阴阳而已，尚无关脉也。

按：杨上善说："依此大经，竟无关部。关者，尺寸分处，关自无地。依秦越人，寸口为阳，得地九分；尺部为阴，得地一寸，尺寸终始一寸九分，亦无关地。华佗云：尺寸关三部各有一寸，三部之地合有三寸。未知此言何所根据。王叔和、皇甫谧等各说不同，并有关地，既无根据，不可行用。但关部不得言无，然是尺寸分处，自无其地，脾脉在中，有病寄见尺寸两间，至下脉经之中，具定是非也。"考：《脉经》："寸后尺前名曰关，阳出阴入，以关为界。阳出三分，阴入三分，故曰三阳三阴。"据此则关地乃得六分，"阳得寸内九分"（《难经》），则寸部亦仅得六分矣。"阴得尺内一寸"，则尺部实得气分也。关之有地盖始自《脉经》也。

[8] 以治则无过，以诊则不失矣：以治（则）无过，"则"据《甲乙经》补。按照这样通过望闻问切，四诊合参去进行诊治，就不会发生误诊或误治了。就会诊断正确而不致失误，据此决诊去进行治疗，就可以治疗得当而无医疗过失。审、察、循、扪、按、视、听、相、占、观，皆诊之互词，以诊察包括望、闻、问、切也。

[9] 故曰：病之始起也，可刺而已；其盛，可待衰而已：张介宾："及其既盛，则必待其盛势衰退而后已。已者，止针止药之谓。"疾病初起，病气轻浅，在于皮毛，故可只用针刺治疗即可收效（有简单之义）；若其病势炽盛，则必须经过多方治疗（针灸、按摩、毒药），使其病势衰减，直到痊愈而止。

按："其盛，可待衰而已"，已者止也，即直至将病势治疗到衰减而愈为止。与《灵枢·逆顺》："其次刺其已衰者也"略有差别。《灵枢·逆顺》所言乃指上工在治疗过程中所抓住的几个不同治疗时机，这都是最有利于治疗的时机。而本论之"其盛可待衰而已"，乃指对不同疾病发展阶段之治疗原则，故不能相提并论。唯疟疾有"方其盛时必毁，因其衰也，事必大昌"之治疗特点，主指急性热病。《灵枢·逆顺》："《刺法》曰：无刺熇熇之热，无刺漉漉之汗，无刺浑浑之脉，无刺病与脉相逆者，……上工刺其未生者也；其次，刺其未盛者也；其次刺其已衰者也。下工刺其方袭者也，与其形之盛者也，与其病之与脉相逆者也。故曰：上工治未病，不治已病，此之谓也。"

[10] 故因其轻而扬之：因，顺随也。言随其病气之轻浅，可一举而扬除之。《说文》："扬，飞举也。"乃比喻除病之易，如扬弃尘埃也。在此治疗思想指导下，施针用药一般无甚顾忌，以此时多为初起之轻证，正气尚且未虚，故可轻用发汗、攻下等祛邪之法。

[11] 因其重而减之：随其病气之深重，而逐步挫折衰减其病势，因其不能如轻浅之疾而可一举荡除也，如痨瘵、积聚等难治之证是也。在此治疗思想指导下，治法须随证候之变化而灵活变换，或泻或补或补泻兼施，用药当谨慎灵活，以逐步减少其证候，使病性由复杂渐趋单纯而得到改善，不可急于一战成功。杨注："谓湿痹等，因其沉重，燔针按熨，渐减损也。"

[12] 因其衰而彰之：随其病气之衰减，邪气已退，正气已虚之时，可施诊用药以彰此。在此治疗思想指导下，无论其原为虚证或实证，经过治疗后，邪退正衰，皆可依此法以扶正祛邪。总以"扶正而不恋邪，祛邪而不伤正"为原则。以上之治疗的指导思想，皆为针对病情之总趋势所确定的。其精神实质皆不外乎祛邪扶正，因势利导。

[13] 形不足者，温之以气；精不足者（包括血在内），补之以味：以下所论皆属治法。病人形气虚之，阳气不振，时或恶寒，"形瘦少气"（杨注），当以温补之药如黄芪、人参、附子等以益其阳气，补中益气汤、十全大补丸、黄芪建中汤等。《素问·脏气法时论》："气味合而服之，以补精益气"下《新校正》曰："按孙思邈云：精以食气，气养精以荣色；形以食味，味养形以生力。"

病人精气亏损，血气乏竭，瘦弱憔悴，如劳、损等证，当以龟、鹿二胶（龟鹿二仙胶，内有参杞）、海马、蛤蚧、海参、羊肉、胎盘、阿胶等血肉之品以补其精血，乳、蛋、鸡、鱼等皆在其内，大补阴丸、全鹿丸、虎潜丸、河车大造丸、龟龄集之类。《素问·脏气法时论》："毒药攻邪，五谷为养，五果为助，五畜为益，五菜为充。气味合而服之，以补精益气。"《素问·五常政大论》："无毒治病，十去其九。谷肉果菜，食养尽之，无使过之，伤其正也。"皆属"因其衰而彰之"治则之内。

[14] 其高者，因而越之；其下者，引而竭之：病位高于上焦的，可随其高而用涌吐之法以越出之，瓜蒂散之类是也。若病位低于下焦的，可随其低下而用导法引出其病以竭之，如不大便之用（蜜）煎导法，转胞之用葱管导尿法等皆是。

[15] 中满者，泻之于内：泻，"倾也"（见《玉篇》）。言内中胀满的，可用消导法，于内部消除之，如用四消丸、枳实导滞丸之类是也。按：《灵枢·九针十二原》："满则泄之。"此当用"泄"字。泄，减也。《左传》："济其不及，以泄不过。""泻""泄"二字每通用。吴崐："中满，腹中满也。此不在高不在下，故不可越，亦不可竭，但当泻之于内，消其坚满是也。"《内经知要浅解》："如在中焦胀满的可用消运和中来逐渐排除。"

[16] 其有邪者，渍形以为汗；其在皮者，汗而发之：若有外邪客于体表的可用热汤或药汤以（桃核、榔叶煎汤）浸浴之，以使其作汗而解。亦可用熏蒸之法，如《外台秘要》："又疗伤寒。阮河南蒸法：薪火烧地良久，扫除去火，可以水小洒，取蚕沙，若桃叶、桑柏叶、诸禾糠及麦麸（麸俗字）皆可。易得者，牛马粪亦可用，但臭耳。桃叶欲落（吴注："天寒，腠理密，汗不易出"，似是。）时，可采收取干之。以此等物著火处，令厚二、三寸，布席卧上温覆。用此发汗，汗皆出，若过热，当细审消息，大热者可重席，汗出周身辄便止。当以温粉粉身，勿令遇风。"若邪在皮毛，只是令人"皮肤闭而为热"的，"当是之时，可汗而发也"，与麻黄汤。汗可指轻浅小疾，亦可指麻黄证。于麻黄汤未出现前，古人多用辛、附、桂之类取汗，若逢天寒而腠理闭者，则汗不出，故用渍形以取汗。有麻黄汤后其法已无需用矣。

[17] 其慓悍者，按而收之：慓悍，卒暴也。按：谓遏制，止也。收，谓"定其慓悍也"。慓悍之疾，谓病势急猛者，则遏止之。《史记·周本纪》："五按乌毋出。"《诗经》："以按徂旅。"《释文》："按，本作遏"，遏亦止义。病势急猛（慓悍）的，如暴病之证，当先用逐头折之之法，以抑制收定其势，然后继续图之。如暴注下迫之用清火涩肠法（白头翁汤）；热盛汗多之用泻热救阴法等皆属此类。

[18] 其实者，散而泻之：邪气盛实的，不定之词，或为表实，或为里实，随其实之所在或发散之，或泻下之。

[19] 审其阴阳，以别柔刚：此论诊断。柔刚与阴阳对举，实为阴阳之互词。《素问·天元纪大论》："曰阴曰阳，曰柔曰刚。"王注："阴阳天道也，柔刚地道也。……《易》曰：'玄天之道，曰阴与阳；玄地之道，曰柔与刚'，此之谓也。"故"以别柔刚"即辨别其阴阳之太过或不及也。李中梓谓："审病之阴阳，施药之柔刚。"不合阴阳刚柔之本义，仍应"以辨别其为阴证（虚证）、阳证（实证）"为是。张介宾："柔则属阴，刚则属阳。"

[20] 阳病治阴，阴病治阳：此下始为论治。阳病之由阴虚导致者，则治其阴（若果阳太过则泻阳）。阴病之由阳虚导致（若果阴太过则泻阴）者，则治其阳。如《素问·至真要大论》说："诸寒之而热者取之阴；热之而寒者取之阳"是也。杨注："人阴阳二经，阴经若实，阳经必虚（不必然），阳经若实，阴经定虚（不一定），故阴虚病者宜泻阴，阴实病者，宜补阳也。"当云"阳实病者，宜补阴，阴实病者，宜补阳。"

[21] 定其血气，各守其乡：杨注："须定所病在气、在血，各守血气病之别乡。"

[22] 血实宜决之，气虚宜掣引之：决，《说文》："下流也。"段注："决水之义。"即放水。此处作"放血"解。《灵枢·卫气》："故实者，绝而止之；虚者引而起之。"掣，音誓。牛两角之竖者，谓之掣。《太素》《甲乙经》均作"掣"，故通用。血实指"血络"，必"盛坚横以赤，上下无常处，小者如针，大者如筋"（《灵枢·血络论》），当"刺出其血以见通之"（《素问·三部九候论》）。经气虚者，当补其气，掣引，即杨注所谓"补乃用针引气"是也。亦即前文之"从阴引阳，从阳引阴"，以致其气之义也。吴崐："掣，掣固。气虚，经气虚也。经络之气，有虚必有实处（与前杨注："阴经若实，阳经必虚，阳经若实，阴经定虚。"正相暗合。），宜掣引其实者，济其虚者，刺法有此。"按：吴氏此注深得经旨。

阐幽发微

1. 察色按脉，以阴阳为纲

善于诊断的"上工"，在临证中"察色按脉，总是以先别阴阳为要领，并且重视四诊合参，所以很少有诊断上的失误。《景岳全书·传忠录》："凡诊病施治，必须先审阴阳，乃为医道之纲领，阴阳无谬，治焉有差？"而善于用针的上工，在治疗中则是根据病情而采取不同的治法或者是"阳病治阴"，或者是"从阳引阴"或者是用缪刺法刺络脉穴"以右治左"，或者是用巨刺法，刺经脉穴"以左治右"，或者是"病在上者取之下"（《灵枢·官针》名"远道刺""取府俞也"即取下合穴），或者是"病在下者取之上（《灵枢·终始》"病在足者，取之腘"），从不单纯地"头痛医头，脚痛医脚"，所以绝少发生治疗上的过失。

2. 治则治法

治则，是指治疗的法则，它是古人在临证中所总结出来的"临证治疗规律"，如"盛则泻之，虚则补之。"祛邪扶正，它是指导临证治疗方法处方用药的根本原则和总的方针。它是由主治医生在整体观念和辨证论治基本理论指导下，对临证中所获得的四诊资料，进行全面辨证后，确定采取的。治法，则是指按治则的规定所选择的适合于病性的具体治疗方法（或措施）。如在"虚则补之"治则下，或"温之以气"，或"补之以味"；"实则泻之"治则下，或发汗或泻下或逐瘀。治法在同一疾病的不同阶段，随其病情之变化，可随时更换，即所谓"随证治之"。而治则却不一定要随之改变，如脾胃虚寒，可致呕吐（"吐多者，去术加生姜三两"）、胀满（腹满者，去术加附子一枚）、停饮（去参加苓桂）、眩晕、腹痛（腹中痛者，加人参、足前成四两半）等，虽可随其证之变化而加减，然总不离乎以理中汤为主是也。当然治则有时也要更换，但必须是在病机有根本变化时才可，否则，在一般情况下治则是不变的。无论是治则或治法，其总的目的皆为在病人机体内部"邪正分争"的过程中，随其邪正力量的对比而"因势利导"地匡正祛邪，以达治愈疾病之目的。

证，就是机体在发病过程中表现出来的许多症状之间的本质联系和正邪相争机转（包括病性、病位）的反映。机体的感邪发病主要是由于"真邪相搏"，出现了阴阳的偏盛或偏衰所致。故治疗的原则总不外祛邪扶正、调理阴阳，而祛邪扶正，则又必须随其"正邪分争"之趋势，或"渍形以为汗"，或泻下以祛邪，实则泻之；或形不足者，温之以气，精不足者，补之以味，虚则补之等法，因其轻而扬之，因其重而减之，因衰而彰之，以"因势利导"之。而其余各种治法（《素问·至真要大论》尚有许多）则都是在治则规定的范围内所选取的适合于病情的具体治疗方法或措施，这对后世关于治则、治法的发展，都具有很大的启发意义。

表 2　治疗的指导思想表

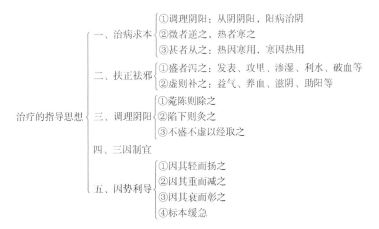

【附录一】

《内经新识》："阴阳学说的现代意义：日本学者伊原信夫从阴阳论与现代原子论对比来阐明中医阴阳学说的现代意义。他认为阴阳论是一种一元论的分析法（去路），也是综合法（归路）。它在认识论方面，是根据阴阳的基准，对真实的四次元的（疾病）事相，从阴、阳两个侧面作主体的（因而是具体的），而且是瞬间的（因而是动态的）观察，能够进一步及早地掌握活生生的动态。阴阳的范畴基本上不是像原子（粒子）那样绝对的存在（即不是从具体存在的场所绝对分离），它的一切阶段的'事相'，都是相对的。换句话说，这犹如向阳与背阴的关系一样，是对立的，同时是相辅相成的。他指出阴阳学说有难以推翻的优点：①能同时进行综合和分析；②是'即物的'同时，又能体系化；③认识论（诊断）和方法论（治疗）能有机结合。与此相反，现代医学采用原子论，把生命现象与物理、化学现象等同起来，作为当前技术水平中的物质最终姿态（单位）来掌握。但这种优越的原子论也隐藏着重要的缺点，首先是从方法论的制约条件来修正时间和空间使之断层化，这就不能不使客观事物处于冻结静止状态。不仅如此，用分析仪器认识要素（原子）群，只能认识那些符合分析仪器绝对条件的要素群，而这些要素群，只不过是以硬从邻近要素中强被隔离出来的形式认识的，不能如实地将它们原来活生生的进展形态复制出来。"

【附录二】

《"寒者热之，热者寒之"之浅析》："随着现代科学研究进入中医领域，人们从寒热证的某些生理指标的变化，初步探讨了寒证与热证的本质，为更好地掌握这一治则及客观地指导用药提供了依据，也为寒证与热证应用温热药和寒凉药的程度与分寸提供了客观标准。如有人把人的唾液量、血压、体温、心搏间隔以及呼吸间隔作为观察指标，综合其变化为一平衡指数（按：此指数因人而异），通过观察正常人的平衡指数，发现其有一定的范围，而寒证与热证的这一平衡指标与正常人不同。热证患者的平衡指数高于正常值，多为正值，而且尿中儿茶酚胺及17-羟皮质类固醇均增多。寒证患者的平衡指数则低于正常，多为负值，肾上腺素、多巴胺、去甲肾上腺素的排出量均低于正常。热证患者经服用寒凉药物调整后，平衡指数降低，趋于正常，尿中儿茶酚胺及17-羟皮质类固醇排出量减少。而寒证患者经服用温热药后，平衡指数增高，尿中儿茶酚胺及17-羟皮质类固醇的量增加，肾上腺素、去甲肾上腺素、多巴胺亦恢复正常。……当用药后，症状基本消除，无证可辨时，应观察平衡指数及尿中儿茶酚胺和17-羟皮质类固醇的数值是否恢复正常，以确定寒热证是否真正解除。……当某一热证或寒证经治疗后，平衡指数恢复至正常范围，而临床证候未完全缓解时，应继续用药，达到临床症状的完全解除"（《中医报》1988年2月27日第2版）。

人体是有机的整体，阳经受邪可影响阴经，阴经受邪也可影响阳经（在一定条件下）。《素问·阴阳应象大论》所说的"重阴必阳，重阳必阴""寒极生热，热极生寒"即是。另外，外邪可通过阳经传入阴经，内脏病可通过经络反映于体表。充分说明了在病理上阴阳经互为影响、互相转化的关系。

【附录三】

《冠子》："斗柄指东，天下皆春；斗柄指南，天下皆夏；斗柄指西，天下皆秋；斗柄指北，天下皆冬。"

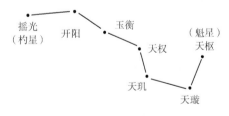

（杓，音标，指斗柄之星）

从宇宙来看，地球在黄道上由西向东以每秒30公里的速度运行着，因其公转轨道为椭圆，且与赤道面相交成23°26′的角度，故有四季寒暑和昼夜长短的差别。周天（黄经）360°（春分为黄赤交呈值0°，秋分亦为黄赤交呈值90°。）太阳每移行15°为一气（日行一日），一年共24节气。节气表示太阳在太空的不同视位置，因此也相应地表示了四季。（立春，太阳的视位置，在黄经315°。）

28宿为在黄道带与赤道带两侧的恒星群（古亦称星座、星官，然与合之划分天区标志之星座不同）。根据太阳在星体间之视交动位置（在角立春）（如在黄经0°，即房宿开始为春分），即可定一年之节气。（古多用斗柄所指之方向十二辰，即为月建，正月建寅等是。)(月月常加戌。即戌时看。)

当地球在轨道上运行至黄经 315°时即为立春。此位置上之地球恰值春令。此时春风飘扬，在我国风从东方来，故曰"东方生风"。古人这种把时间与空间密切地结合的观点是非常科学的(空间是物质存在的广延性，时间是物质存在的持续性和顺序性，故称宇宙。)

【附录四】

田成庆《"心主神明""五行学说"是错误理论吗？——对"中医基础理论一点看法"的看法》："从微观方面看，现在知道的夸克只有五种，还有胎儿细胞只能分裂五十代的'海尔弗利克界限'是五的倍数。五在自然界就是如此现成，从宏观到微观，从结构到功能皆有自然生成的五，难怪人们以五为定数了。无独有偶，控制论专家艾比什在《大脑设计》一书中画的'内稳定器模型'，不就是以 ABCDE 五个字母组成和中国外园内星的五行图一模一样吗？只不过以五个英文字母代替了金、木、水、火、土五行字样。对这样的图加拿大一位大学博士称它为'宏观宇宙和微观宇宙界动力模型的最简单的形式''组成了阴阳平衡定律和物质守恒定律完美的有代表性图'。这位博士说：'这些动力关系在科学和医学上具有巨大的价值。'在科学上，五行模型已为人体内脏之间提示了某些相互关系。这与西方生理学是根本不同的途径。西方生理学清楚地详细说明每个器官的功能，但对它们之间的相互关系却相当含糊。对脑子的单个神经细胞了解得很多，但对它的功能如思想、记忆以及作出决定却十分困惑。西方科学在研究个别单位的细节已进行得很好，但对这伟大的复杂体系中的工作机制的理解还差得很远。正是这种观点，五行动力模式很有意义。"

(摘自《新中医》，1981，(1)：15)

【附录五】

长沙马王堆汉墓出土帛书及竹简古医书计一十四种，竹简《养生方》属其中之一。其内容分《十问》《合阴阳方》《杂禁方》《天下至道谈》四个部分，大都属于先秦时代房中术一类的所谓养生方法，……其中《天下至道谈·七损八益》虽涉及男女性生活的问题，但有参考研究价值。祖国医学对预防疾病、防止早衰，除饮食起居外，认为房事可与饮食并重，故古人说："饮食男女，人之欲存焉。"

原文："(摄养阴阳之)气有八益、有七孙(损)，不能用八益，去七孙，则四十而阴气自半也，五十而起居衰，六十耳目不蒽明，七十下枯上说(脱或渴)，阴气(萎)不用，课(涕)泣留(流)出。令之复壮有道，去七孙以振其病，用八益以贰(《说文》：'益也。')其气，是故，老者复壮，壮不衰。"

"君子居处，安乐饮食，次(原作沢)欲，皮奏曼密，气血充羸，身体轻利。疾使内，不能道，产病出汗楣(喘)息，中烦气乱；弗能治，产内热；饮药约(若)灸以致(聚得)其气，服司(食)以辅其外，强用之不能退，产痤瞳(瞳)蠹；气血充羸(羸)，九激(窍)不通，上下不用，产痤睢(疽)。故善用八益、去七孙，五病者不作。"

"八益：一曰治气，二曰致沫，三曰知时，四曰畜气，五曰和沫，六曰窃气(亦作积气)，七曰寺(侍)盈，八曰定倾。七孙：一曰闭，二曰泄，三曰竭(后文作'搵'，当是'温'或蕴字)，四曰勿，五曰烦，六曰绝，七曰费。"

《医心方》引《玉房秘诀》云："《素女》曰：阴阳有七损八益：一益曰固精，……二益曰安气，……三益曰利脏，……四益曰强骨，……五益曰调脉，……六益曰蓄血，……七益曰益液，……八益曰道体。"

《七损第十七》引《玉房秘诀》云："《素女》曰：一损谓绝气，……二损谓溢精，……三损谓杂脉，……四损谓气泄，……五损谓机关(《至道谈》作'厥伤')，……六损谓百闭，……七损谓血竭。"

按：七损八益，各家之注不一，综其大义，约有四说：①七为阳数，八为阴数。……阳不宜消，阴不宜长(见《类经》及《内经知要》)。②与上说相反，谓"阳常有余而阴常不足也""知阴精之不足而无使其亏损"(张志聪)。③七损者，女子月事贵乎时下；八益者，男子精气贵乎充满，反之则病(王注，汪约，高解)。④《素问·上古天真论》述男女生长发育过程：女子七岁肾气盛，经二七、三七至四七而极，是女子有四益；男子八岁肾气盛，经二八、三八、至四八而极，是男子亦有四益，二四合为"八益"。女子脉衰始于五七，经六七至七七而竭，是女子有三损；男子肾气衰始于五八，经六八、七八至八八而竭，是男子有四损，三、四合为七损（《素问识》）。杨注则以"阴阳相胜，遂有七损八益"，并将诸证或分或合以凑七损八益之数，不免牵强附会之弊，故不列举。马氏则将阴阳误以为营卫，其说更属不经，故亦不录。（如算杨、马之说，则为六说。）"七损八益"乃房中术的术语，详见《玉房秘诀》。言能利用"七损八益"，即避其"七损"行其"八益"，则虽用"房色"亦无伤也，如不知用此"七损八益"之法，则为早衰。

第二十一章　素问·灵兰秘典论（节选）

题解

　　"灵兰"即"灵台兰室（灵兰之室）"的简称，相传是黄帝藏书之所。"秘典"即"秘藏典籍"。按：《选读》及《校释》《汇粹》皆如此注释，盖皆本之于吴注也。吴崑云："灵台兰室，黄帝藏书之所，秘典，秘藏典籍也。"本篇所论述的十二脏腑的主要功能，古人认为是很重要的，应当作为秘典，保藏于灵兰之室，以示珍贵，故篇名《灵兰秘典论》。本篇以封建社会统治机构的不同职称来比喻人体十二脏的功能，特别强调了心在十二脏中的主导作用和十二脏之间相互协调、分工合作的重要性。

原文

　　黄帝问曰：愿闻十二藏[1]之相使[2]，贵贱[3]何如？岐伯对曰：悉乎哉问也，请遂言之。心者，君主之官也，神明出焉。肺者，相傅之官[4]，治节[5]出焉。肝者，将军之官，谋虑出焉[6]。胆者，中正之官，决断出焉[7]。膻中[8]者，臣使之官，喜乐出焉[9]。脾胃者，仓廪之官[10]，五味出焉。大肠者，传道之官，变化出焉[11]。小肠者，受盛之官，化物出焉。肾者，作强之官，伎巧出焉[12]。三焦者，决渎之官，水道出焉[13]。膀胱者，州都之官，津液藏焉，气化则能出矣[14]。凡此十二官者，不得相失[15]也。故主明则下安，以此养生则寿，殁世不殆[16]，以为天下则大昌。主不明则十二官危，使道闭塞不通[17]，形乃大伤，以此养生则殃，以为天下者，其宗大危[18]，戒之戒之。

校注

　　[1] 十二藏：张注："藏，藏也。六藏（包括膻中）六腑、总为十二。分言之，则阳为腑，阴为藏（当言：腑为阳，藏为阴）。合言之，则皆可称藏，犹言库藏之藏，所以藏物者。"

　　[2] 相使：张注："相使者，辅相臣使之谓。"即相互使用的意思，在此指十二脏腑的功能及其相互联系。

　　[3] 贵贱：张注："贵贱者，君臣上下之分。"这里是主从的意思，指脏腑功能的主要、次要之分。指相使地位之高低、主次言。

　　[4] 相傅之官：相傅，古代官名，辅助君主而治国者，如相国、宰相。姚绍虞注："肺之为藏，上通呼吸，下复诸藏，亦犹相辅之职。佐一人以出治，而为百僚之师表也。"

　　[5] 治节：治，治理、正常。节，节奏、节度。即正常的生理节奏由之而出。治节，即治理、调节的意思。张注："肺主气，气调则营卫藏腑无所不治，故曰治节出焉。"肺藏气，气舍魄。魄为人体的感觉及与之相应的下意识的反应运动，亦即人体固有的运动与反应的本能（详见《素问·六节藏象论》），呼吸运动是其代表，为"无条件反射"，一身气机活动的治节由之而出。如《灵枢·动输》："肺气从太阴而行之，其行也，以息往来，

127

故人一呼脉再动，一吸脉亦再动，呼吸不已，故动而不止。"故有辅助心君的功能。气行则血行，气滞则血涩，气止则血止，故主治节。呼吸快则心动加速，呼吸慢则心动缓。

[6] 将军之官，谋虑出焉：高世栻注："气勇善怒，犹之将军之官。运筹揆度，故谋虑由之出焉。"恽铁樵《群经见智录》说："肝主怒，拟其似者，故曰将军。怒则不复有谋虑，是肝之病也。从病之失职，以测不病时之本能，故谋虑归诸肝。"

谋虑出焉，"魂"相当于今之"条件反射"。客观事物作用于感觉器官，引起脑的活动，在"无条件反射"（魄）联系的基础上，形成种种"条件反射"（魂）联系，成为心理活动的物质基础，故曰"谋虑出焉"。

按：诸家不解"魂"之实质，故不解所以喻肝为"将军之官"之含义。"肝藏魂，开窍于目"，魂为知觉，为感性认识，为条件反射，在"随神往来"过程中能对感觉材料进行加工，为思维准备条件，故谋虑出焉。"将军"与"相傅"同义，即君主之辅佐，一文一武，为君主之左膀右臂。《灵枢·五癃津液别》所谓："肺为之相，肝为之将"是也。并非因"肝主怒"即喻为将军，若依次例，则"肺之悲"即可为相傅耶？《素问·奇病论》曰："夫肝者，中之将也，取决于胆，咽为之使。（《灵枢·经别》："足少阳之……属胆，散之上肝，贯心，以上挟咽。"《灵枢·经脉》："肝足厥阴之脉……循喉咙之后，上入颃颡。"通咽。）此人者，数谋虑不决，故胆虚。"肝胆相表里，胆虚肝亦虚，是谋虑由于魂，非由于怒也。

[7] 中正之官，决断出焉：王冰注："刚正果决，故官为中正；直而不疑，故决断出焉。"胆何以"刚正果决""直而不疑"？盖胆气盛满者，则肝心等内脏必坚实端直，精神充足，故其人遇事勇而能决也。若胆气虚衰者，则其肝心等内脏亦必虚弱弛缓，精神怯缩，故其人遇事优柔寡断，狐疑不决也。《素问·六节藏象论》所谓"十一脏取决于胆"，盖以此也。《灵枢·论勇》："勇士者，……三焦理横，其心端直，其肝大以坚，其胆满以傍。"三焦理横是证心脏盛满，胆满肝亦必大，故其人勇而能决，不畏首畏尾也。

[8] 膻中：这里指心包络。（又为任脉经穴名，在两乳间。）包络为心之外膜。附有脉络如络，故名心包络。在胚胎学上与三焦同源。亦称"心之包络"，如《灵枢·邪客》："故诸邪之在于心者，皆在于心之包络。"《太素》杨注："膻，胸中也。音檀。"

按：膻中与心包络本为二物（见《灵枢·经脉》手少阳脉及《灵枢·胀论》），乃指心包外，两肺间之空间而言（心胸主动脉，气管，食管皆在其中。今称"纵隔"）。《内经》中有时与胸中混言不分（见《灵枢·海论》《灵枢·五味》）。析言之，则胸中为大；混言之大可贱小，故亦可以胸中代膻中；有时又与心包络混言不分（见《素问·脉要精微论》及本篇）。

[9] 臣使之官，喜乐出焉：吴崑注："主化气而承治节，宣神明者也，是行君相之令，故曰臣使。然膻中气化，则阳气舒，而令人喜乐，气不化则阳气不舒，而令人悲愁，是为喜乐之所从出也。"

按："臣使"，即君主时代之奉使命之小官吏。《仪礼·士丧礼》："乃赴于君。"郑玄注："臣，君之股肱耳目。"心包能传达君主之旨意，故为"臣使之官"。喜为心之志，《素问·阴阳应象大论》载"在志为喜"。喜由心出，经心包传达于外，故曰"喜乐出焉"。

《灵枢·邪客》："心者，五脏六腑之大主也，精神之所舍也。其脏坚固，邪弗能客也，客之则心伤，心伤则神去，神去则死矣。故诸邪之在于心者，皆在于心之包络。"后世"心包代心受邪"之说即出于此。

《灵枢·胀论》："膻中者，心主之宫城也。"《素问·血气形志》："少阳与心主为表里。"《灵枢·经脉》："心主手厥阴心包络之脉。"《灵枢·邪客》："包络者，心主之脉也。"是心主即心包络也。膻中本为心包外，两肺间之空间。故《灵枢·海论》云："膻中者，为气之海。"《灵枢·五味》又云："其大气之抟而不行者，积于胸中，命曰气海。"《灵枢·营气》云："从肾注心，外散于胸中，循心主脉，出腋下臂，……合手少阳，上行，注膻中，散于三焦。"又《灵枢·经脉》："三焦手少阳之脉，……入缺盆，布膻中，散络心包。"《素问·脉要精微论》："左外以候心，内以候膻中。"此膻中与本篇所指同。

[10] 仓廪之官：《礼记》："谷藏曰仓，米藏曰廪。"仓廪之官，即管理粮食仓库的官吏。官为官职、官能、智能之义，不作"官吏"解。否则"君主之官"，当作何解？脾主运化，胃司受纳，为水谷之海，故为仓廪之官。

[11] 传道之官，变化出焉：高世栻："糟粕所出，犹之传道之官，食化而变粪，故变化由之出焉。"王注："变化，谓变化物之形。""传道，谓传不洁之道。"

传道：《三因方》引"道"作"送"。

《太素》："大肠（者），传导之府也。"而《灵枢·本输》则作"大肠者，传道之府。"道，古通"导"，疏导也。《太素》即作"传导之府"。传道之官大肠能向下传送疏导化物，使之变化而为糟粕也。

[12] 作强之官，伎巧出焉：伎，同技，指多能；巧，精巧的意思。作强者，为强也，即通过有目的的作为而致强化之义。伎巧乃坚持作强之结果。唐容川："盖髓者，肾精所生，精足则髓足，髓在骨内，髓足则骨强，所以能作强，而才力过人也。精以生神，精足神强，自多伎巧，髓不足者力不强，精不足者智不多。"

强：个人——才力优于他人。

　　国家——实力优于他国。

肾：藏志正常——不忘所学（意），持之以恒，自强不息。

　　藏精正常——髓海有余，轻劲多力，自过其度。

元代李治《敬斋古今黈》："故知作强者，乃精力之谓。"有精力始能自强不息，"强勉奋作"（《辞海》）也。

按：肾藏精与志，精生髓"精足则髓足"，髓足则"髓海有余，则轻劲多力，自过其度。"骨气精强，自然超过其本人的估计。志为人之记忆力、毅力，它能使人的精神专注于既定的目的，并为实现它而坚持作为到底。故能使人作强而练出精巧熟练的技能。

[13] 三焦者，决渎之官，水道出焉：张注："决，通也；渎，水道也。上焦（赅心肺）不治，则水泛高原；中焦（赅脾胃）不治，则水留中脘；下焦（赅肾膀胱）不治，则水乱二便。三焦气治，则脉络通而水道利，故曰决渎之官。"

张注："脉络通而水道利"，道出水道之实质。《素问·经脉别论》云："脾气散精，上归于肺，通调水道，下输膀胱。"盖"肺输百脉""以行荣卫阴阳"（《素问·平人气象论》），故水道实即脉道、气道也。《灵枢·五癃津液别》曰："阴阳气道不通，四海闭塞，三焦不写，津液不化，水谷并行肠胃之中，别于回肠，留于下焦，不得渗膀胱，则下焦胀，水溢则为水胀。"《难经·三十一难》："下焦者，当膀胱上口。"

据《灵枢·五癃津液别》及《难经·三十一难》的记载则知下焦连属膀胱，是下焦始为水道也。《灵枢·营卫生会》云："上焦如雾（宣行营卫），中焦如沤（腐熟水谷），下焦如渎（济泌别汁）。"亦可证下焦为水道也。

《类经》："惟虞天良曰：三焦者，指腔子而言，总曰三焦，其体有脂膜。在腔子之内，包罗乎五脏六腑之外也。"

[14] 州都之官，津液藏焉，气化则能出矣：州都，本为水中可居之处，这里可作水液会聚之处解。张介宾："膀胱位居最下，三焦水液所归，是同都会之地，故曰州都之官，津液藏焉。……津液之入者为水，水之化者由气，有化而入，而后有出，是谓气化则能出矣。"唐容川："人但知膀胱主溺，而不知水入膀胱，化气上行，则为津液；其所剩余质，乃下出而为溺。经文所谓气化则能出者，谓出津液，非出溺也。"

按：《辞海》："州都，官名。三国·魏·曹丕时行九品中正制，郡置中正，置州都，掌管地方选拔官吏事宜。"是州都与蓄水无关也。当作"洲潴"，"潴"与"都"古通用。水停聚处曰"潴"。《管子·水地》："水以为都居。"尹知章注："都，聚也，水聚居于下，卑也。"《水经注·文水》郦道元注曰："临湖又有一城，谓之潴城。水泽所聚谓之都，亦曰潴，盖即水以名城也。"张舜徽《说文解字约注》："都、潴皆聚会意。水所亭为潴，犹人所聚为都，语原同耳。"《广雅·释地》亦曰："都，池也。"是州都乃指湖泊沼泽等水所停处而言也。气化，指真气对各种生理物质的变化作用（化生、输布及转化）。本篇的气化主要是指阳气对津液的蒸化作用。

[15] 相失：彼此失去正常的协调关系。马莳注："凡此十二官者，上下相使，彼此相济，不得相失也。"

[16] 殁世不殆：殁，通"殁"，终也。殁世，终身的意思。殆，《说文》："危也。"张志聪："终身而不致危殆。"

[17] 使道闭塞不通：《左传》："不如小决使道。"使道，脏腑相使之道，即十二脏腑相互联系的道路。张介宾："心不明则神无所主，而脏腑相使之道闭塞不通。"马莳："心主不明，则十二官危，凡各经转输之路，皆闭塞不通。"

[18] 其宗大危：宗，指宗族、宗庙，这里指国家政权。其宗大危，犹言统治地位有倾覆之危。

阐幽发微

黄帝问道：我想知道人体十二脏的职责分工，其高低贵贱是怎样的呢？

岐伯答道：您问得真详细啊！请允许我尽量地说一说吧！

心这个脏器是人体的最高领导，精神意识由此而出，具有像一国之尊的君主那样的职能。肺这个脏器，藏气和魄，能控制一身气机活动的节奏，具有像宰相辅佐君主那样的职能，正常的生理节奏（节度）由此而出。肝这个脏器，藏血和魂，能"随神往来"而参与意识，具有像将军辅佐君主那样的职能，谋虑由此而出。胆这个脏器，与肝相表里，胆气虚则肝气亦必虚，故谋虑而能决断，具有像遴选人才的中正之官那样的职能，勇敢的判断力由此而出。膻中心包这个脏器，围护着心而接受、传达它的命令，具有像臣使那样的职能，心意的喜乐由它传达出来。脾胃这两个脏器，主腐熟水谷，输布精微，具有像仓廪那样的职能，饮食的精微由此而出。大肠这个脏器，主传送化物，分别清浊，具有像传导之官那样的职能，它能把水谷最后变化为糟粕。小肠这个脏器主盛受水谷，"泌糟粕，蒸津液"，具有像受盛之官那样的职能，化物即水谷经脾胃的气化所生的精微与糟粕由此而出。肾这个脏器，藏精与志，精足则髓海有余，轻劲多力，志强则不忘所学。坚持有恒，具有像作强之官那样的职能，技巧由之而出。三焦这个脏器，是包裹在五脏五腑外面的一个膜质的器官。主通行上、中、下三部的"阴阳之气"，具有像决渎之官那样的职能，水道（气道）由之而出。膀胱这个脏器，是贮藏津液的器官，具有像州都之官那样的职能，所聚藏的津液经过气化作用蒸化后，把所剩余糟粕排出体外。

以上这十二个脏器的职能（官能），必须在心的主宰下互相协调，不允许相互脱节。所以君主之官的心，如果神志精明（明白事理），功能正常，则下属十一脏的功能也会安定正常。按照这个道理来养生，就能长寿，终生不会发生危殆的重病，用来治理天下，就会使国家大为昌盛。心的神志如果不明，那么十二官的功能也会随之紊乱。各脏腑相互联系的渠道也由于功能紊乱而闭塞不通，形体就要受到严重的伤害，依照这个道理来养生，就会招致灾殃，用来治理天下，就会有丧失国家政权的危险，需要警惕再警惕！

小　结

本篇用古代国家机构的不同职能作比喻，来说明人体十二脏腑的主要生理功能及其相互关系，是藏象学说的主要理论之一。

文中用君主之官来比喻心在十二脏腑中是居于主导地位的，以"主明则下安""主不明则十二官危"来说明心的生理功能正常与异常，对其余脏腑的影响有"安"与"危"的不同，以突出心的主导作用的重要性，并以"凡此十二官者，不得相失也"来强调人体十二脏腑在心的主宰下，既分工又合作的整体性，是中医学统一整体观念的重要内容之一。

【附录】

《战国史·第六章·二，中央集权官僚机构的建立》："就出现了中央集权的官僚政治，在国君之下，有一整套官僚机构作为统治工具。这个官僚机构，是以相和将为其首脑的。……这和奴隶制时代各国卿大夫同时掌握政权和兵权的制度是不同的。""相"是官僚机构的"百官之长"（《荀子·王霸篇》《吕氏春秋·举难篇》），称为相邦或相国（据铜器铭文，相国都称相邦，或许传世古书上的相国都是因汉代避刘邦讳而改的），又称丞相，也统称为宰相（《韩非子·显学篇》）。……将军原是春秋时代晋卿的称号，如蔺相如为赵国上卿，廉颇称之为将军。因为春秋时代卿大夫不仅有通知权力，而且有宗族和'私属'的军队亲自统率着。到了战国时代，由于统治范围的扩大，官僚机构的庞大复杂，由于常备兵的建立和征兵制度的推行、战争规模的扩大和战争方式的改变，在官僚机构中不得不文武分家，产生了文官的首长——相，和武官的首长——将。秦国设相位，是较迟的。……一直到公元前 328 年（秦惠王十年）张仪做秦相，秦才开始设立相位，……（前 306 年）秦昭王初立时以魏冉为将军，警卫首都咸阳，从此秦才有将军（《史记·穰侯列传》）。可见《素问·灵兰秘典论》乃秦汉时代之著作也。

第二十二章 素问·六节藏象论（节选）

题解

　　六，指六十日甲子一周之次数，一岁之中共有六周，即三百六十日分为六个节段，故称"六节"。节，《说文》："竹约也。"故节，有节段、节度之义。此是大概之数，实则一年为 365 又 1/4 日。

　　"藏象"即脏腑生理功能表现于外的征象、迹象、特征。张介宾："象，形象也。藏居于内，形见于外，故曰藏象。"非是，五脏之形象岂能直现于外？盖象者，征象、迹象也，乃五脏功能之间接现于外者也。王冰注："象，谓所见于外，可阅者也。"又于《素问·五脏生成》："五脏之象，可以类推"下注："象，谓气象也。言五脏虽隐而不见，然其气象性用，犹可以物类推之。"是"藏象"乃脏气之征象也，即内脏功能反映在体表的征象。这些"藏象"又与天之六节（气）四时相通应，故称《六节藏象论》。

第一节 人赖天地之气、味以生养，故与天地之气相通应

原文

　　余闻气合而有形[1]，因变以正名[2]。天地之运，阴阳之化，其于万物，孰少孰多，可得闻乎？岐伯曰：悉哉问也！天至广不可度，地至大不可量，大神灵问[3]，请陈其方[4]。草生五色，五色之变，不可胜视[5]；草生五味，五味之美，不可胜极；嗜欲不同，各有所通[6]。天食人以五气[7]，地食人以五味，五气入鼻，藏于心肺，上使五色修明[8]，音声能彰。五味入口，藏于肠胃，味有所藏，以养五气[9]，气和而生，津液相成[10]，神乃自生。

校注

　　[1] 气合而有形：天地之气相合，而化生有形的万物。《素问·宝命全形论》："天地合气，命之曰人。"《管子·内业》："凡人之生也，天出其精，地出其形，合此以为人。"人为万物之灵的代表，天地之精气自然化生为人。"五日谓之候，三候谓之气，六气谓之时，四时谓之岁。"故人体须顺应四时之规律始能成立成长。"人以天地之气生，四时之法成"（《素问·宝命全形论》），故"人与天地相应"。

　　[2] 因变以正名：因，顺随的意思。随其运动变化的不同形态以辨别、区分其属性与名称，正定其名称。《选读》引吴注："因变以正名，谓万物化生，各一其形，则各正其名而命之也。"

　　[3] 大神灵问：大，指规模广、程度深、性质重要。《诗经》："大赂南金。"郑玄笺："大，犹广也。"《左传》："国之大事，在祀与戎。"神灵，即深奥莫测之义。《素问·天元纪大论》："阴阳不测谓之神。"即规模广

大而深奥的问题之义。吴崑："神灵，指天地阴阳而言。言大哉天地阴阳之问也。"

[4] 请陈其方：方，道理、规律之义。《论语》："可谓仁之方也已。"注"道也"，又"大也"。《庄子》："吾长见笑于大方之家。"成玄英疏："方，犹道也。"大方之家，谓懂得大道理的人。即请允许我陈述一下它的大道理吧。

[5] 不可胜视：胜，尽也。犹言不能看遍。下文之"不可胜极"，亦犹言不能遍尝。《孙子》："声不过五，五声之变，不可胜听也，色不过五，五色之变，不可胜观也，味不过五，五味之变，不可胜尝也。"（变皆衍变之义。）

[6] 嗜欲不同，各有所通：吴崑注："五脏各有嗜欲（所喜），声色臭味，各有所通而入五脏也。"
《素问·至真要大论》："五味入胃，各归所喜。酸先入肝，苦先入心，甘先入脾，辛先入肺，咸先入肾。"《素问·五脏生成》："故心欲苦，肺欲辛，肝欲酸，脾欲甘，肾欲咸。"

[7] 天食人以五气：食，音义同"饲"，供食物给人吃的意思。五气，风、暑、湿、燥、寒。《素问·天元纪大论》："神在天为风，在地为木；在天为热，在地为火；在天为湿，在地为土；在天为燥，在地为金；在天为寒，在地为水。故在天为气，在地成形，形气相感，而化生万物矣。"天之五气，地之五味，即"天地之运，阴阳之化"之于万物者。

吴崑："五气，非徒臊焦香腥腐而已。此乃地气，非天气也。盖谓风气入肝，暑气入心，湿气入脾，燥气入肺，寒气入肾。当其不亢不害，则能养人。人在气交之中，以鼻受之，而养五脏。是天食人以五气也。"按：丹波元简《素问识》云："吴注似是而却非。下文云：'五气入鼻，藏于心肺。'若如吴说，则当云'藏于五脏'。"

按：丹波之说非是。盖经言"五气入鼻，藏于心肺"，乃因五气先入肺，心肺皆在上焦，故言藏于心肺，而实则气有所藏，以养五脏也。张介宾云："五气入鼻，由喉而藏于心肺，以达五脏。"若如丹波之言，则"五味入口，藏于肠胃"，岂非亦当云藏于五脏耶？再则臊焦香腥腐五气却可只藏于心肺乎？

"五气入鼻，藏于心肺"下依下文"五味入口"之例，当增"气有所藏，以养五脏"为是。

[8] 上使五色修明：《辞海》："修，善、美好。"《文选》："伊中情之信修兮。"李善引旧注："修，善也。"《说文》："修饰也。"修饰之，则光彩焕发也。《灵枢·小针解》："五脏使五色循明，循明则声章，声章者，则言声与平生异也。"言五气经心肺而养五脏，五脏得养，则其精气转输向上使面部五色美好明润，光彩焕发。

[9] 五气：这里指五脏之气（见《素问·五脏别论》）。

[10] 津液相成：成，成就。饮食津液（精微）的滋养以相成就。

阐幽发微

黄帝说：我听说天地之气相合，而化生有形的万物，随着万物运动变化的不同形态，以正定其名称。天地的运转、阴阳的变化，对于所化生的万物，哪些阴少，哪些阳多，何者属阴，何者属阳？可以使我知道吗？

岐伯说：您问得真详细啊！天地的广大是不能度量的，对于您所问的这广大而深奥的问题，请允许我只陈述一下它大略的道理吧。植物生有各种颜色（总不离于五），五色的衍变是不能都看遍的；植物生有各种滋味（也不离于五），五味的美味，是不能都尝遍的。以上言"阴阳之变""孰少孰多"不能尽知，与天地之大，不能度量义同。五脏所欲（喜欲）各不相同，声色臭味也就随其所欲而各有所通连（亲和性）。如角音、青色、臊臭、酸味，春气通肝；徵音、红色、焦臭、苦味，夏气通心；宫音、黄色、香臭、甘味，长夏通脾；商音、白色、腥臭、辛味，秋气通肺；羽音、黑色、腐臭、咸味，冬气通肾。天供给人以春风、夏暑、长夏湿、秋燥、冬寒五气，地供给人以酸、苦、甘、辛、咸五味，五气、五味为人类赖以生存的必需物质条件。五气由鼻吸入，戾气、温毒由口鼻而入之所本，藏于心肺，以养五脏，转输于上而使面部的五色美好明润，声音响亮；五味由口食入，藏于肠胃，五味各归藏于五脏，以养五脏之气。五脏之气调和而生五脏之精，再加上水谷的精微津液相合滋养，神气就自然不断地化生出来。神之生须自然界的五气、五味的营养，亦人参天地也。

　　本节中心内容，是阐述人与外在环境是相通连、相统一的。即人离不开周围环境，而与之进行物质交换，也就是新陈代谢（空气、饮食及排泄）。这就是"人参天地"或"人与天地相应"的根本道理。《金匮要略》："夫人禀五常，因风气而生长。风气虽能生万物，亦能害万物，如水能浮舟，亦能覆舟"生动地说明了自然界的空气、气候对人类的生养与危害的重要关系。

第二节　五脏藏象举例

▌ 原文

　　帝曰：藏象何如？

　　岐伯曰：心者，生之本[1]，神之变[2]也；其华在面，其充在血脉，为阳中之太阳，通于夏气。肺者，气之本，魄之处也；其华在毛，其充在皮，为阳中之太阴，通于秋气。肾者，主蛰[3]，封藏之本[4]，精之处也；其华在发，其充在骨，为阴中之少阴，通于冬气。肝者，罢极之本[5]，魂之居也；其华在爪，其充在筋，以生血气，其味酸，其色苍[6]，此为阳中之少阳，通于春气[7]。脾、胃、大肠、小肠、三焦、膀胱者，仓廪之本，营之居也，名曰器[8]，能化糟粕，转味而入出者也，其华在唇四白[9]，其充在肌，其味甘，其色黄，此至阴之类[10]，通于土气[11]。凡十一脏取决于胆[12]也。

▌ 校注

[1] 生之本：《选读》："生谓生命，本谓根本。"高士宗："心为身之主，故为生之本。"

[2] 神之变：《选读》："《太素》遗文。林校云：详神之变，全元起本并《太素》作'神之处'。"观下文'魄之处''精之处''魂之居''营之居'，以作'处'为是。处，即居处的意思。"《五行大义》《云笈七签》引"变"并作"处"，与林校合。

　　按：《选读》之"《太素》遗文"意不明确。"《太素》遗文"乃萧延年所辑，附于其所校之《黄帝内经太素》附篇"黄帝内经太素遗文并杨长原注"内。然仅有"神之处"三字。据其自注亦是从林亿等新校正本及林亿等校正《甲乙经》《脉经》与日本《医心方》所引考补。今《选读》既已全引"林校"之文，则不当于其前又冠以"《太素》遗文"四字，殊属蛇足。

[3] 蛰：《选读》："虫类伏藏为'蛰'。"当于伏藏上加"冬季"二字。

[4] 封藏之本：封，封闭。藏，深藏。即固密收藏。肾主藏精，宜闭固而不妄泄，故称封藏之本。

[5] 罢极之本：《选读》："'罢'，音义同'疲'。'极'，《说文》：'燕人谓劳曰极。'"罢极，实指耐受劳作言，能耐劳，始罢极。张介宾："人之运动由乎筋力，运动过劳，筋必罢极。"李今庸："本节'罢极'的'罢'字当为'能'字，而读为'耐'，其'极'字则训为'疲困'。所谓'能极'，就是'耐受疲劳'。人之运动在于筋力，肝主筋，而司人体运动，故肝为'能极之本'。"《素问·痹论》："淫气乏竭，痹聚在肝。"即疲乏困竭。吴注："动作劳甚，谓之罢极。肝主筋，筋主运动，故为罢极之本。"李今庸："'能'读为'耐'和'耐极'之义，徒见古有'罢极'之词，遂于'能'上妄加'四'头，而成'罷'（罢），今应改正。"可参。诸脏皆言其生理功能，而肝独言耐极，不合体例。

[6] 以生血气，其味酸，其色苍："以生血气"，据丹波说，当是衍文，当删。根据林校，此六字及下文"其味甘，其色黄"六字，并当去之，似较妥。

《新校正》："后人不识，据《素问·阴阳应象大论》已著色味评矣，此不当出之。今更不涤心、肺、肾三脏之色味，只去肝、脾二脏之色味可矣。"按：《内经》各篇非出自一时一地一人之手，《素问·六节藏象论》作者亦可著与它篇重复之经文，尤其对只学《素问·六节藏象论》而未学《素问·阴阳应象大论》之初学者，则当增入心、肺、肾三脏之色味，使其内容完整为是。

[7] 阳中之少阳，通于春气：张介宾："木王于春，阳气未盛，故为阳中之少阳。"前文所谓"得五行时之胜，各以气命其脏。"以属木的春之风气，而命名肝为木脏。

按：王本《素问·六节藏象论》之肺为"阳中之太阴"，肾为"阴中之少阴"及肝为"阳中之少阳"，皆为错简。故《新校正》云："按'太阴'，《甲乙经》并《太素》作'少阴'，当作少阴。肺在十二经虽为太阴，然在阳分之中，当为少阴也。"

《素问·金匮真言论》："所以欲知阴中之阴，阳中之阳者，何也？……故背为阳，（《素问·脉要精微论》："背者，胸中之府。"）阳中之阳，心也；背为阳，阳中之阴，肺也；腹为阴，阴中之阴，肾也；腹为阴，阴中之阳，肝也；腹为阴，阴中之至阴，脾也。"故《新校正》谓："然在阳分之中，当为少阴也"之说甚是。此为脏腑阴阳分析法。《新校正》又云："按全元起本并《甲乙经》《太素》：'少阴'作'太阴'，当作太阴。肾在十二经虽为少阴，然在阴分之中，当为太阴。"《灵枢·九针十二原》："阳中之少阴，肺也，……阳中之太阳，心也，……阴中之少阳，肝也，……阴中之至阴，脾也，……阴中之太阴，肾也。"《新校正》只引全元起本、《甲乙经》《太素》，而不及《灵枢》者，正如其在《调经论》中所言："按今《素问》注中引《针经》者多《灵枢》之文，但以《灵枢》今不全，故未得尽知也。"是证林亿等未得见《灵枢·九针十二原》之文也。《素问·逆调论》："肝，一阳也。"《灵枢·阴阳系日月》："故足之阳者，阴中之少阳也；足之阴者，阴中之太阴也；手之阳者，阳中之太阳也；手之阴者，阳中之少阴也。腰以上者为阳，腰以下者为阴。其于五脏也，心为阳中之太阳，肺为阳中之少阴，肝为阴中之少阳，脾为阴中之至阴，肾为阴中之太阴。"

[8] 名曰器：吴崑："盛贮水谷，犹夫器物，故名曰器。"六腑能运行糟粕。转五味而入养五脏，出糟粕而通前后二阴，故六腑为水谷精气、糟粕升降出入之器。

[9] 其华在唇四白：华，华采表现，即五脏精气的华采表现在某处。《素问·脉要精微论》："气之华也。"凡荣华、繁华、华丽亦必皆与草木开花相同而有华采美色显现于外也。《素问·五脏生成》："此五脏所生之处荣也"，王注："荣美色也。"华采美色显现之义也。《素问·异法方宜论》："其民华食而脂肥"（羊羔之美），即美食也。唇四白，《选读》："即口唇周围的白肉。"《素问·五脏生成》："脾之合肉也，其荣唇也。"《灵枢·五阅五使》："口唇者，脾之官也。"《灵枢·师传》："视唇舌好恶，以知吉凶。"

[10] 至阴之类："阴中之至阴，脾也"（《素问·金匮真言论》）下，王注："脾为阴脏，位处中焦，以太阴居阴，故谓阴中之至阴也。"

考"至阴"，经文五义：①地为至阴；②脾属土，亦名至阴（《素问·金匮真言论》）；③长夏为土月（《素问·痹论》），亦名至阴；④肾亦名至阴，《素问·水热穴论》："肾者，至阴也，至阴者，盛水也。"；⑤经穴名，《灵枢·本输》："至阴者，足小趾之端也。"

[11] 通于土气：五脏与四时气候的相应，这里没有指出与脾相应的季节，仅提到"通于土气"一句，这是因为脾与土的配合，有两种说法，一种是脾不独主于时，如《素问·太阴阳明论》说："帝曰：脾不主时何也？岐伯曰：脾者土也。治中央，常以四时长四脏，各十八日寄治，不得独主于时也。"春、夏、秋、冬配合肝、心、肺、肾四脏，脾属土，土为万物之母，所以寄旺于四时之末各十八日。另一种是脾主长夏，四时配心、肝、肺、肾与上说一致。长夏指季夏六月，居中属土，暑令多雨多湿，故与脾土相应。两说不同，可以并存。"长夏"，本论前文"春胜长夏"。王注："所谓长夏者，六月也。土生于火，长在夏中，既长而王，故云长夏也。"《灵枢·顺气一日分为四时》："脾为牝脏，其色黄，其时长夏。"按：本论前文有"五行时"之说，以土配长夏，当从本论。

《素问·五脏别论》："夫胃、大肠、小肠、三焦、膀胱，此五者，天气之所生也；其气象天，故写而不藏。此受五脏浊气，名曰传化之腑，转味而入出者也。"本篇谓"通于土气"，二说不合。是明系以脾为主也。

[12] 凡十一脏取决于胆：考《说文》："决，行流也。"行流必先谋划，然后始能决之。行流又有分流、断流之举，故分决、决断皆为引申义。《选读》引李东垣："胆者，少阳春升之气，春气升则万化安，故胆气春

升，则余脏从之，所以十一脏取决于胆也。"

按："十一脏"之"脏"作"内脏"理解，非但指五脏之脏也。"十一脏取决于胆"，即《素问·奇病论》之"取决于胆"，决指"决断"而言。东垣之说纯属附会不可从也。《灵枢·论勇》曰："勇士者，目深以固，长衡直扬，三焦理横，其心端直，其肝大以坚，其胆满以傍。"故凡胆气足，遇事勇而能决者，皆为内脏坚实之征。反之，则"怯士者，……肝系缓，其胆不满而纵"。诸内脏亦皆虚缓者，遇事则畏首畏尾，优柔寡断也。胆气实，始能果决。

《素问·灵兰秘典论》："胆者，中正之官，决断出焉。"《素问·奇病论》："夫肝者，中之将也，取决于胆，咽为之使（为胆之使，故少阳病，口苦，咽干，目眩）。此人者，数谋虑不决，故胆虚（肝亦虚）。"

▌ 阐幽发微 ▌

黄帝说：五脏生理功能的外在征象表现在哪些方面呢？《素问·金匮真言论》："五脏应四时"，故"各以气命其脏"。

岐伯说：心脏是生命的根本，是藏神处，神明出焉。它的华彩美色显现在脸上（面部血管丰富），它充养的组织主要在血脉（重在脉，与心相连），血脉的功用根本在心，无心之跳动则为死血，死脉矣。其味苦，其色赤，其性属火，故为阳脏。它居于膈上属阳的部位中，以阳居阳，所以是阳中的太阳，根据"五脏应四时"理论，心和天地的夏气相通应。

肺脏是一身之气的根本，是藏魄之处，魄力由此而出。它的华彩美色显现在毫毛上，它充养的组织主要在皮肤。其味辛，其色白，其性属金（清肃），故为阴脏，它居于膈上属阳的部位中，以阴居阳，所以是阳中的少阴，和天地的秋气相通应。

肾脏在五脏中最低下，如蛰虫之伏藏，是封闭收藏功能的根本，是藏精之处（肾不言"志之处"者，精足则志强也），生殖之精由此而出。它的华彩美色显现在头发上，齿应骨之余，亦应表现在齿之密实及坚固与否上。它充养的组织主要在骨髓。其味咸，其色黑（幽暗之属水深之色），其性属水，故为阴脏，它居于膈下属阴的部位中，以阴居阴，所以是阴中的太阴，和天地的冬气（闭藏）相通应。

肝脏，是身体耐受疲劳的根本，是藏魂的处所（魂由此而出）。它的华彩美色表现在爪甲上（爪为筋之余），它充养的组织主要在筋膜，能藏血气。肝之精气能生养血气，《灵枢·本神》言"肝藏血"。其味酸，其色苍，其性属木（条达）（钱乙谓"中藏相火"），故为阳脏，它居于膈下属阴的部位中，以阳居阴，故为阴中之少阳，和天地的春气相通应。

脾是一身水谷精微的原本，是藏营之处，营气由此而出。胃和大肠、小肠、三焦、膀胱都像盛贮食物的器具，它的华彩美色显现在口唇四边的白肉上，它充养的组织主要在肌肉。其味甘，其色黄，其性属土（土中含湿），生万物，故为阴脏，以太阴居阴，故为阴中之至阴，和天地的长夏之气相通应。

心——主血脉，与夏令暑热盛长之"火"气相类，故通应而象之。肺——主呼吸，与天气直接相通，其气清肃，与秋令肃杀收敛之"金"气相类，故通应而象之。肾——主水藏精，主于封藏，与冬令严寒闭藏之"水"气相类，故通应而象之。肝——主筋膜，为一身运动生发之本，与春令温和生发之"木"气相类，故通应而象之。脾——主运化，主肌肉，藏营，为一身营养之来源，与四季长夏万物之"土"气相类，故通应而象之。

按：本论所述之"五充"，它篇经文或称"五合""五主"。如《素问·五脏生成》："心之合脉也，其荣色也，其主肾也。肺之合皮也，其荣毛也，其主心也。肝之合筋也，其荣爪也，其主肺也。脾之合肉也，其荣唇也，其主肝也。肾之合骨也，其荣发也，其主脾也。"《素问·宣明五气》《素问·痿论》："肺主身之皮毛，心主身之血脉，肝主身之筋膜，脾主身之肌肉，肾主身之骨髓。"

一般说来，以上十一脏的强弱（包括谋略），可以从胆气的决断力上（是否勇敢能断）体现出来。胆气实，则刚毅果决；胆气虚，则优柔寡断。十一脏中胆是主决断的。

小　　结

本论是《内经》关于"藏象"学说的具有代表性的篇章。它系统而较全面地阐述了中医关于脏腑生理功能的理论。

《内经》的藏象学说，虽然也有其大体的解剖学知识为依据，但更主要的是通过内脏（是谓藏象）功能表现于外的各种生理现象的精密观察，并结合了医疗实践的反复验证而逐步总结出来的，故名"藏象"。它已突破了解剖学概念的局限，在阴阳五行学说的指导下，以人体的内环境统一（以五脏为核心的内脏相关的整体性，"凡此十二官者，不得相失也"）及人参合在天地间（人参天地）这个"大系统"之间，是其中的一部分（子系统），自然要受天地之气的影响和制约（天食人以五气，地食人以五味），人体与外环境统一即"人与天地相应"的统一整体观为其特点。又人体脏腑的生理特点是以五脏藏守五神、充养五体，外应四时，内合六腑，并以心为主的五个生理活动系统为核心。现分述各脏腑的要点如下：

（1）心藏神，为"神之处"，是产生神明的器官，能主精神活动，协调脏腑的功能，为"五脏六腑之大主"，故为"生之本"。《素问·灵兰秘典论》："心者，君主之官，神明出焉。"《灵枢·本神》："所以任物者，谓之心。"《类经》："心为五脏六腑之大主，而总统魂魄，兼赅志意。故忧动于心则肺应，思动于心则脾应，怒动于心则肝应，恐动于心则肾应，此所以五志惟心所使也。"心血气充养"身之血脉"，血脉运行的功能正常，上荣于面，则面部的色泽红润（面部血脉最丰富），所以说"其华在面，其充在血脉。"临证时观其面色的荣枯红润与否，即可知其心主血脉的功能是否正常，若面白无华，则知其人心气不足，血脉空虚；心属火，为一身热能之原，故为君火，在五脏中性质属阳，又居于膈上阳位，以阳居阳，故为"阳中之太阳"；"南方生热，热生火，火生苦，苦生心。"故"心与夏气相通应。"心王于夏，其味苦，其色赤（火色）。

（2）肺藏魄，为"魄之处"，魄为人体的感觉及与之相应的下意识的反应，是神、魂赖以建立的基本功能，是机体固有的运动与反应的本能。《素问灵枢类纂约注》："人之运动属魄。"肺是心的功能的辅佐，故又称之为"相傅之官"；肺司呼吸而藏气，故为"气之本"；呼吸运动，即魄的功能。《灵枢·本神》："肝藏血，血舍魂；……脾藏营，营舍意；……心藏脉，脉舍神；……肺藏气，气舍魄；……肾藏精，精舍志。"

肺"朝百脉，输精于皮毛"，以充养之，故肺的功能正常，则毫毛润泽，所以说"其华在毛"，其充在皮。《素问·痿论》："肺主身之皮毛，心主身之血脉，肝主身之筋膜，脾主身之肌肉，肾主身之骨髓。"临证时观其毫毛的荣枯润泽与否，即可知其肺主皮毛的功能是否正常，若皮毛枯槁憔悴，则知其肺气虚损。肺属金性喜清肃而恶燥热，在五脏中性质属阴，但居于膈上阳位，以阴居阳，故为"阳中之少阴"；"西方（秋）生燥，燥生金（其色白），金生辛，辛生肺"，故肺与秋气相通应，其味辛，其色白。

（3）肝藏魂，故为"魂之居"，魂为人体的知觉，是精神活动较高级的部分（感性认识，如嗜欲、梦幻），也是心的功能的辅佐，故又称之为"将军之官"，也是神赖以建立的功能之一。肝的精气，养"身之筋膜"，筋膜坚韧，则能耐受疲劳，故为"罢极之本"；"爪为筋之余"，肝养筋膜的功能正常，则爪甲坚韧润泽，所以说"其华在爪，其充在筋"。临证时观其爪甲的荣枯润泽与否，即可知其肝主筋膜的功能是否正常；若爪甲薄弱或脆裂变形，则知其肝之精血不足。肝属木，性喜条达，中藏相火，在五脏中性质属阳，居于膈下（腹中）阴位，以阳居阴，故为"阴中之少阳"。"东方生风，风生木，木生酸，酸生肝"，故肝与春气相通应，其味酸，其色苍。

（4）肾藏精，主蛰，蛰亦深藏之义，位置最深下，故主封藏而不妄泄；肾藏志，志为记忆力、坚强、果决和毅力，它能使人的精神专注（集中指向）于既定的目的（志），并为实现它而坚持作为到底，所以又称之为"作强之官"。肾的精气充养身之骨髓，脑为"髓海"，故肾的精气充足，则髓海充足，头发润泽，所以说"其华在发，其充在骨"，临证时观其头发的荣枯与否，即可知其肾主骨髓的功能是否正常；若其头发枯槁脱落，牙齿枯槁松动，则知肾精亏损，不荣于骨、发。肾属水，《素问·逆调论》："肾者水脏，主津液"，在五脏中性质属阴，又位居膈下阴位，以阴居阴，故为"阴中之太阴"；"比方冬生寒、寒生水，水生咸，咸生肾"，故肾与冬气相通应，其味咸，其色黑。

（5）脾藏意，意为意念，是心理过程的开始，凭记忆的表象，能使人进行想象、思考。故思考太过，则伤脾。脾藏营，为人身营气等水谷精微之所出，故为"仓廪之本，营之居也"。脾所出的精微充养肌肉，脾开窍于口，唇为口之门户，故脾藏营的功能正常，则口唇周围肌肉润泽、全身肌肉丰满，所以说"其华在唇四白，其充在肌"，临证时观其口唇的荣枯润泽与否，即可知其脾藏营的功能是否正常；若唇四白无华或萎黄，则知其脾气虚，营气衰少，不养于肌肉。脾属土，长四脏、周身、生万物，在五脏中性质属阴（土中含湿），又位居膈下阴位，以太阴居阴，故为"阴中之至阴"；"中央化湿，湿生土，土生甘，甘生脾"，故脾与长夏之气相通应，其味甘，其色黄（土之色）。所以"五华"对临床诊断具有重要的指导意义。

按："五华"属五脏生理的精华反映在体表的华彩美色，是五脏功能正常与否的望诊依据。我们可借以诊知五脏之情。如：心"其华在面"，面色红润为血脉充盛的表现；若面白无华，即可诊知其人心气虚损，血脉不足。肺"其华在毛"，皮毛润泽为肺"输精于皮毛"之功能正常；若皮毛憔悴枯槁，则可诊知其人肺气虚损，不能"输精于皮毛"。肾"其华在发"（亦在齿），毛发润泽，牙齿坚固润泽，为肾精充足的表现，精足则髓充，髓海有余则发齿得养，为正常；若发燥易落或牙齿松动（过敏），这都是肾精不足的表现。肝"其华在爪"，肝之经血足，则筋力充足，耐受疲劳，爪甲坚韧润泽，为正常；若爪甲薄软，甚至脆裂变形，则是肝之精血不足之征。脾"其华在唇四白"，口唇红润与四边白肉之交界红白分明润泽，是脾"藏营"功能正常的表现，若口唇苍白不泽甚至萎黄，即可诊知其人必脾虚，"不能为胃行其精气"。故掌握五脏"五华"之所在及其表现之常变，对临证诊断是具有指导意义的。

（6）胃、大肠、小肠、三焦、膀胱这五腑具有受纳水谷、传导化物（包括精微、糟粕）、"转味而入出"（摄入饮食精微，排出水谷糟粕）的功能，如盛贮食物的器具一样，所以统称之为"器"。《灵枢·本脏》："五脏者，所以藏精神血气魂魄者也。六腑者，所以化水谷而行津液者也。"《素问·五脏别论》："夫大肠、小肠、三焦、膀胱……名曰传化之府。"又曰："六腑者，传化物而不藏。"《灵枢·卫气》："六腑者，所以受水谷而行化物者也。"《灵枢·经水》："六腑者，受谷而行之，受气而扬之。"

（7）胆藏精汁为"奇恒之府"，胆气盛实，则十一脏皆盛实，其人遇事即勇而能决断。所以十一脏的强弱，可以从胆的决断力上体现出来。

本篇所述的藏象学说，是以大体解剖学的知识为基础，并结合了对人体"内脏功能表现于外的各种生理现象"的精密观察和医疗实践的反复验证而总结出来的。它已突破了形态学的局限，而力求揭示以五脏为核心，外应四时，内合六腑，藏受五神，充养五脏的五个生理活动系统的内在联系。

第二十三章　素问·五脏别论

题解

本篇五脏乃统指内脏。所述奇恒之府的概念，与《内经》其他篇章有关脏腑的论述不同，是关于脏腑理论的另一种论述，故名《五脏别论》。篇中论述了奇恒之府的功能特点及其与传化之府的区别，同时还指出了五脏与六腑的生理功能特点。最后论述了诊断独取寸口的道理，并指出医生临证诊察疾病的大法，即对不同病人所应采取的正确态度。

第一节　"藏精气而不写""传化物而不藏"是区分脏腑功能的要点

原文

黄帝问曰：余闻方士[1]，或以脑髓为藏，或以肠胃为藏，或以为腑，敢[2]问更相反[3]，皆自谓是，不知其道，愿闻其说。岐伯对曰：脑、髓、骨、脉、胆、女子胞[4]，此六者，地气之所生也，皆藏于阴而象于地，故藏而不写[5]，名曰奇恒之府[6]。夫胃、大肠、小肠、三焦、膀胱，此五者，天气之所生也，其气象天，故写而不藏[7]，此受五脏浊气，名曰传化之腑[8]。此不能久留，输写者也。魄门亦为五脏使[9]，水谷不得久藏。所谓五脏者，藏精气而不写也，故满而不能实[10]；六腑者，传化物而不藏，故实而不能满也。所以然者，水谷入口，则胃实而肠虚[11]；食下，则肠实而胃虚，故曰实而不满，满而不实也。

校注

[1] 方士：指通晓方术的人，在此指医生。

[2] 敢：谦词，自言冒昧之意。《论语·先进》："敢问死？曰：未知生，焉知死。"注："敢，冒昧之辞。"

[3] 更相反：高世栻："方士之中，更易其说，彼此相反。"即指上文或以肠胃为脏，或以为腑的不同说法。《古汉语虚词手册》："更相：一、副词，表示彼此对待的关系，用在动词的前面，可译为'互相'。例如：乡里皆谓已死，更相庆——乡里的人们都认为周处死了，互相庆贺。""更相反"，即互相矛盾。《难经·七十五难》："然，金木水火土，当更相平。"即相互制约之义。

[4] 女子胞：即子宫，又名胞宫。

[5] 写：与"泻"通。泻，传泻，排泄的意思。

[6] 奇恒之府：高世栻："奇，异也。恒，常也。言异于常府。"即特殊的府。

[7] 天气之所生也，其气象天，故写而不藏：张介宾："若此五府包藏诸物而属阳，故曰天气所生。传化浊气而不留，故曰泻而不藏。因其转输运动，故曰象天之气。"

[8] 传化之腑：王冰："言水谷入已，糟粕变化而泄出，不能久久留住于中，但当化已输泻令去而已（王注：但以糟粕为化物，非是），传泻诸化，故曰传化之腑。"按：即传导化物之腑也。《素问经注节解》："化物，水谷所化之物也。"

[9] 魄门亦为五脏使："魄"与"粕"，古通用。魄门即肛门。肛门传送糟粕，故名魄门。"使"，奉使命而行事者也。张介宾："虽诸府糟粕固由其泻而脏气升降亦赖以调，故亦为五脏使。"

[10] 满而不能实：满，指精气盈满；实，指水谷充实。而"不能实"，就是说五脏贮藏的都是精气，只任盈满而不堪水谷之充实。《广雅·译诂》："能，任也。"任，胜也、堪也。犹只任盈满而不堪实也。胃肠所受纳的都是水谷，只堪充实，而不任其实满。盈，满盈则气不得上下矣。

[11] 胃实而肠虚：姚绍虞："食之所在为实，食之所不在为虚。"下同。《灵枢·平人绝谷》："胃满则肠虚，肠满则胃虚，更虚更满，故气得上下。"

阐幽发微

黄帝问道：我听说医生们，有的以脑髓为脏，有的以肠胃为脏，有的把这些称为腑，我冒昧地向您请教，他们这些互相矛盾的说法，都说自己的对，是什么道理，请给我讲一讲。

岐伯回答说：脑、髓、骨、脉、胆、女子胞，这六种组织器官，是禀承地气所生成的，它们都贮藏阴性物质（细小难见之物——精血津液，与水谷糟粕之显而易见者不同）。

五脏只任精气之藏满而不任精气之结实；六腑只任水谷之充实，而不堪水谷之藏满。藏而不泻，《灵枢·本脏》："五脏者，所以藏精神血气魂魄者也"，它原来就蕴藏有精神血气魂魄，故名曰藏，只能输出精气于体内其他脏器（官）、组织，而不能像六腑那样排泄于体外；此"藏而不泻"乃指后文之"藏精气而不泻"言。泻而不藏，《灵枢·本脏》："六腑者，所以化水谷而行津液者也"，它是"受水谷而行化物"的，故名曰腑，只能装水谷，最后把糟粕排泻出体外，而不能像五脏那样藏满了精气。

脑、髓、骨、脉、胆、女子胞，好像大地主于静藏一样，所以它们的功能特点是贮藏而不是排泻，因此叫作奇恒之府。胃、大肠、小肠、三焦、膀胱，这五个器官是禀承天气所生成的，它们的特性，好像天体主于运动一样，所以它们的功能特点是排泻而不是贮藏。这些器官受纳五脏所需要的浊气，所以叫作传化之府，这些器官不能让水谷久留于其间，而是必须及时转输和排泻的。肛门也是听命于五脏而行事的，水谷糟粕同样也不能久留于其间。此六者，唯脑与女子胞堪称奇恒之府。《灵枢·经脉》："人始生，先成精，精成而脑髓生。"

所谓五脏，它的功能是贮藏精气而不是像六腑那样能向体外传泻糟粕输泻水谷的，所以藏而不泻；六腑是传导水谷所化之物而不像五脏那样能贮藏精气，所以只充实了水谷而不能胜水谷的满藏，其所以然的道理，是饮食入口以后，则胃中充实而肠中尚空虚；食物由胃向下传送后，则肠中充实而胃又空虚。所以说六腑是"实而不满"，五脏是"满而不实"的。

本节首先论述了"奇恒之府"——脑、髓、骨、脉、胆、女子胞与"传化之府"——胃、大肠、小肠、三焦、膀胱的区别；奇恒之府"藏而不写"；传化之府"写而不藏"。

但奇恒之府藏中有泻，泻中有藏，其功用既似六腑，又类五脏，如胆藏精汁，如《难经·四十二难》："胆在肝之短叶间，重三两三铢（合今九钱四分），盛精汁三合（合今60毫升）"，但又主输泄于胃肠；女子胞藏精血主胎孕，却又能排泄经血、产出胎儿，所以是特殊的府。六腑精微经五脏而储藏，五脏浊气亦经六腑而排泻。故真正的奇恒之府只有脑、女子胞、胆。

其次阐述了脏腑总的功能的区别，五脏功能的特点是"藏精气而不写""满而不实"；六腑功能的特点是"传化物而不藏""实而不满"。五脏藏精气，是人体精气神化生之处，故五脏在生理、病理上可影响全身的六腑、五官和五体。六腑传化水谷，"胃满则肠虚，肠满则胃虚，更虚更满，故气得上下"。五脏藏精气，喜其盈满，而不喜其填实。因实则气积结而不畅；六腑传化物，喜其填实而不喜其盈满，因满则气不得上下而不通。后世治则中"六腑以通为用"的论点即导源于此。近年来采用通里攻下法治疗急腹症，就是应用了六腑"写而不藏""以通为用，以降为顺"的理论为指导，取得了可喜成果。

魄门与内脏亦有密切关系。魄门的启闭要依赖于心神的主宰，肝气的条达，肺气的宣降，脾气的升提，肾气的固摄，方能不失其常度。而魄门功能正常又能够协调内脏的升降之机。所以魄门的功能常能反映内脏的状况。这对临床辨证、治疗、预后等，都有其一定的指导意义。

第二节　诊脉独取寸口及诊病必须全面观察病人的道理

原文

帝曰：气口[1]何以独为五脏主？岐伯曰：胃者，水谷之海，六腑之大源也。五味入口，藏于胃，以养五脏气，气口亦太阴也。是以五脏六腑之气味，皆出于胃，变见于气口。故五气入鼻，藏于心肺，心肺有病，而鼻为之不利也[2]。凡治病，必察其下，适其脉，观其志意，与其病也[3]。拘[4]于鬼神者，不可与言至德[5]。恶于针石者，不可与言至巧。病不许治者，病必不治，治之无功矣。

校注

[1] 气口：指两手桡骨头内侧桡动脉的诊断部位，又叫"脉口""寸口"。按脏腑经络学说，气口属手太阴肺经的动脉，因此下文有"气口亦太阴也"一句。张介宾："气口之义，其名有三：手太阴肺经脉也，肺主诸气，气之盛衰见于此，故曰气口；肺朝百脉，脉之大会聚于此，故曰脉口；脉出太渊，其长一寸九分，故曰寸口。是名虽三，而实则一耳。"按："气口""脉口"其义一也。气亦指脉气言，非如张介宾所谓肺气之气也。"口"者，"人所以言食也"（《说文》），舍此别无可代。故引申之有重要通道之义，如关口、山口、海口、洞口等是。"寸口"为脉气往来必经之关口，故《难经·二难》称为"脉之大要会也。……从关至鱼际，是寸口内"，其得阴内一寸，故名寸口。《素问·经脉别论》："肺朝百脉，输精于皮毛。毛脉合精，行气于府，府精神明，留于四脏，气归于权衡，权衡以平，气口成寸，以决死生。"

[2] 故五气入鼻，……而鼻为之不利也：张琦："此与上文义不属，有遗脱也。"备考。五气，指自然界的清气，《素问·六节藏象论》有"天食人以五气"的说法。

[3] 凡治病，必……与其病也：《太素》作"故曰：凡治病者，必察其上下，适其脉候，观其志意，与其病能。"文理似是。张介宾："适，测也。"

[4] 拘：拘执。这里是迷信的意思。

[5] 至德：至，极或最的意思；至德，这里引申为医学理论，即最得事宜的道理，引申为科学道理之义。

按：《灵枢·师传》："且夫王公大人，血食之君，骄恣从欲，轻人，而无能禁之，禁之则逆其志，顺则加其病，便之奈何？治之何先？岐伯曰：人之情，莫不恶死而乐生，告之以其败，语之以其善，导之以其所便，开之以其所苦，虽有无道之人，恶有不听者乎？"

阐幽发微

黄帝问道：气口脉怎么就能独特地诊察五脏之气的变化呢？岐伯说：胃是受纳饮食的地方，是六腑"受水谷而行化物"的源头。饮食入口后，下藏于胃，经过脾的运化，以滋养五脏之气，气口是手太阴肺经，五脏六腑的精气与谷气，都是来自胃肠，而上输于肺，再经心肺宗气的宣行而显现于气口处。肺朝百脉，是大会血气的脏器，为五脏六腑气之所终始。如《难经·一难》："寸口者，五脏六腑之所终始。"故各脏血气的平衡与否可从肺经的寸口反映出来。天之五气吸入鼻腔后，贮藏于心肺，心肺有病，鼻就因之而呼吸不利。

凡是治病，必须诊察病人周身上下的经脉（全身诊法）。《素问·三部九候论》："必审问其所始病与今之所方病，而后各切循其脉，视其经络浮沉，以上下逆从循之。"如《灵枢·周痹》："故刺痹者，必先切循其下之六经，视其虚实。"测候其脉象，再观察病人的神志（思想表现）以及病症表现。如果病人的神志表现是迷信鬼神的，和他讲科学道理也是没用的；如果是厌恶扎针的，和他说针刺的技巧也是没用的；如果是不愿接受治疗的，那就不必治了，即使勉强治疗，也不能收到预期的功效。尤其是针刺治疗，神不使，更不易收效。

小　　结

本节首先阐述了诊脉独取寸口的道理，寸口属手太阴肺经。"肺朝百脉"，宣行营血，"输精于皮毛"后，血气环周又大会于肺，故各脏血气的盛衰变化，就可于肺经的寸口上反映出来。《难经·一难》关于诊脉"独取寸口"的理论，即导源于此。

其次详细讨论了医生临证时除诊脉和了解病状外，还必须尽可能详细地诊察病人全身十二经（或与病有关脏腑之经脉）的上下终始，有无菀陈陷下的血络，以及病人的精神意识表现等，只有这样才能得出较为正确的诊断，有了正确的诊断，才能有正确的治疗。

最后强调要破除迷信，相信科学。可见远在秦汉时代的医家们早就已经掌握朴素唯物主义，反对唯心主义了。

第二十四章　素问·脉要精微论（节选）

题解

本篇重点讨论了脉诊，同时对望、闻、问、切等诊法，也分别作了扼要的阐述，并提出了四诊合参以决死生的诊法原则。由于所述诊法的理论，都是中医诊法中最关键、重要而精细的部分，故名《脉要精微论》。

第一节　切脉、望色须在平静安适的条件下进行

原文

黄帝问曰：诊法何如？岐伯对曰：诊法常以平旦[1]，阴气未动，阳气未散，饮食未进，经脉未盛，络脉调匀，气血未乱，故乃可诊有过之脉。切脉动静而视精明[2]，察五色，观五脏有余不足，六腑强弱，形之盛衰，以此参伍[3]，决死生之分。

校注

[1] 平旦：即清晨卯时，约五、六点左右。

[2] 精明："精明"即指目而言。张氏谓"视目之精明"未知何所指。《灵枢·小针解》："言上工知相五色于目。"《灵枢·邪客》："因视目之五色，以知五脏，而决死生也。"《灵枢·四时气》："视其目色，以知病之存亡也。"又言："诊神气也"，固然为"视精明"的内容之一。但本篇重在"察五色"。张氏误以为"察五色"为察面之五色，不知《内经》有"视目之五色"的诊法（见《灵枢·邪客》），致有此误。一盲引众盲，贻误后学匪浅。考《灵枢·大惑论》："目者，五脏六腑之精也，……是故瞳子黑眼法于阴，白眼赤脉法于阳也，故阴阳合抟而精明也。"说明五脏之精合抟为一，而发生明照万物的作用，是为精明。故精明既是目的功用，亦是目的别称。下文云："夫精明者，所以视万物"，即是明证。

[3] 参伍：参合杂伍、相伍，即彼此相参互证的意思。张注："以三相较谓之参，以伍相类谓之伍。"

阐幽发微

黄帝问道：诊脉的方法怎样呢？岐伯说：诊法常以平旦为诊脉之最理想的时间。因为这时人刚刚醒来，阴经之气尚未受到扰动，阳经之气也尚未耗散，此二句乃喻机体尚无剧烈活动之义。并且尚未进过饮食，因而经脉之气尚未充盛，络脉之气也还调匀，气血未受饮食劳作的扰乱，所以这时容易诊察出有病的脉来。此是脉诊的原则之一，即在平静安适的环境下进行。在

切按脉象动静变化的同时，还须要审视病人的两目，察看其五色的变化，观、察、诊、视、占、相、候，以诊候五脏的有余不足，六腑的强弱，形体的盛衰，用这些来相互参合比伍，以"决诊"其疾病的轻重死生。

按：本节经文提出的"诊法常以平旦"的精神实质（结合《三因方》），就是告诉我们脉诊要在平静安适的条件下进行，包括医者自身，以排除附加因素的干扰，古人之所以提出"常以平旦"是因为清晨人体内外环境都比较安静，经络、气血都处于相对稳定的状态，因而是诊得较为真实脉象的最理想时间。常见的附加因素：

（1）饮食：注意病人饮食的时间及饮食的内容；

（2）活动：注意病人活动的状况（量）及与脉诊的时距；

（3）情志：注意病人就诊中情志之变化等。

《身经通考·何为看脉之时》："人醉莫与诊视，自醉莫诊视他人，或乘车走马，必待宁息，方与诊视。"《三因方》："经云常以平旦，阴气未动，阳气未散，饮食未进，经脉未盛，络脉调匀，乃可诊有过之脉，或有作为，当停宁食顷，俟定乃诊，师亦如之。"

另外，色脉合参的精神实质就是告诉我们必须从整体出发，把望、闻、问、切结合起来，做到四诊合参，不可单凭诊脉，以尽量取得全面而正确的诊断。《灵枢·邪气脏腑病形》："能参合而行之者，可以为上工。"

第二节　脉的生理作用及长短等脉的脉象及其主病

原文

夫脉者，血之府[1]也。长则气治，短则气病，数则烦心，大则病进，上盛则气高，下盛则气胀[2]，代则气衰，细则气少，涩则心痛，浑浑革至如涌泉，病进而危[3]，弊弊绵绵其去如弦绝[4]，死。

校注

[1] 血之府：府，《说文》："文书臧也。"即府库。李念莪《内经知要》："营，行脉中，故为血府。"然行是血者，是气为之司也。《灵枢·逆顺》曰："脉之盛衰者，所以候血气之虚实。"则知此举一血而气在其中，即下文气治（真气也）、气病，义益见矣。《素问·五脏生成》："诸血者，皆属于心。"《素问·刺志论》："脉实血实，脉虚血虚。"《灵枢·经水》："经脉者，受血而营之。"则脉既是血之府库，又是血之通道，故血气之虚实，血行之畅涩，首可反映之（脉诊的原理）。

[2] 上盛则气高（呼吸之气也），下盛则气胀："上"，当为"关以上"；"下"，当为"关以下"。张介宾："上盛者，邪壅于上也（痰热交阻者多）。气高者，喘满之谓。""下盛者，邪滞于下，故腹为胀满。"多为胃家实。

上盛：《金匮要略·肺痈肺痿咳嗽上气病》："肺痈，喘不得卧，葶苈大枣泻肺汤主之。"但须辨其寸口脉之盛大有力与无力。如同篇"上气，面浮肿，肩息，其脉浮大，不治"。此"浮大"即是浮大无根之脉，为肺肾气虚之极，故不治。《素问·脉要精微论》所论除尺肤诊外，皆为寸口诊法。故上盛、下盛实为寸口脉之阴阳诊法，开后世寸尺之法门。《伤寒论》299条："少阴病，六七日，息高者，死。"此则是脉微细而不上盛。

下盛：《伤寒论》208条："阳明病，脉迟，虽汗出不恶寒者，其身必重，短气，腹满而喘，有潮热者，此外欲解，可攻里也。手足濈然汗出者，此大便已鞕也，大承气汤主之。"此即是脉沉迟按之有力，尺中尤甚（腹满而喘，不大便），乃缘腑气不通，脉气亦郁滞不畅之故。若如214条"谵语，发潮热，脉滑而疾者，小承气汤主之"，以其燥结未甚，故脉滑而疾也。

[3] 浑浑革至如涌泉，病进而危："浑浑"，滚滚的意思。"革"，《集韵》："急也"（紧急之急，非疾急之急）。浑浑革革，《脉经》《甲乙经》并作："浑浑革革至如涌泉，病进而危；弊弊绰绰（《甲乙经》注"一本作绵绵"，《太素》与此同），其去如弦绝者，死。"《太素》作"革至"。《新校正》云："按《甲乙经》及《脉经》作浑浑革革，至如涌泉，病进而危。"惟"危"作"色"，当从之。《荀子·富国》："财货浑浑如泉涌"，即"源泉涌流貌"。《素问·疟论》："无刺浑浑之脉。"观《素问·三部九候论》："其应疾，中手浑浑然者，病。"浑浑，形容脉气之来，如水泉之喷涌，是洪大而数也。革革，形容脉大而浮坚。"釜沸中空，绝无根脚"，乃三阳热极，无阴之候，朝见夕死。

[4] 弊弊绵绵其去如弦绝：王冰注："绵绵，言微微似有而不甚，不应手也。如弦绝者，言脉卒断，如弦之绝去也。"据此，似为脉细欲绝之脉象。有人认为即《金匮要略》所说："按之如索不来，或曲如蛇行"之脉象，可参。

按："弊弊"，疲困。弊，败坏、疲困。《战国策·秦策》："黑貂之裘弊。"又《战国策·西周策》："兵弊于周。"而"绵绵"，连绵不断貌。合之则为脉象微弱疲弊而绵细如丝，毫无搏动之势。"去"指脉搏由指下消逝甚速，为血气已绝之征，故主死。《伤寒论》："脉绵绵如泻漆之绝者，亡其血也。"乃形容脉去如"泻漆之绝"，极细而无搏动之势，终至断绝。"来"，指脉搏波由尺至寸而来，来时有力，去时亦徐，多为实证；"去"，指脉搏波由指下消逝而去，来时徐缓，去时甚疾，多为虚证。

阐幽发微

1. 长脉

长脉：首尾端直，超过本位。主禀赋有余，血气充调，真气调和，治而不乱。然须"软弱招招，如揭长杆末梢"（《素问·平人气象论》），长而带缓，方为无病之脉。若长而弦硬或长而浮盛有力，则皆为病脉，即李濒湖所谓"长主有余之病"是也。

2. 短脉

短脉：首尾（寸尺）俱短，不能满部。主真气虚乏，无力通畅血脉。李濒湖所谓"短主不及之病"是也。然须短而迟涩，方为真气虚乏之征，若短而有力，则又为血滞气郁，或痰滞食积阻碍气道，致使脉气不伸，又为本虚标实证矣。《脉经》24脉中无长、短、革脉，然就其所论之实质看，则是有革无牢，至《脉诀》始收长、短脉。

3. 数脉

数脉：一息五至以上曰数。脉来频数，乃阳胜之征。《素问·生气通天论》："阴不胜其阳，则脉流薄疾。""阳胜则热"，故内热而心烦。其象当兼沉，若兼浮则为表热矣。

4. 大脉

大脉：脉来盛大满指，但无洪涌鼓指之象。乃邪气盛，真气不虚，邪正相争之征。故主病势正在发展。《伤寒论》186条："伤寒三日，阳明脉大。"然必大而有力，若大而无力，则又是虚象矣。如《金匮要略·血痹虚劳病》："夫男子平人，脉大为劳。"是其例也。

5. 上盛

上盛：寸部脉盛，即为上盛（分寸尺之先声）。为病邪在于上焦之征，多为痰热交阻，真气因而上逆，与邪相搏，故胸中气满喘逆。若呼吸无力，呼多吸少则为"息高"证，主死。一虚一实，所当细审。

6. 下盛

下盛：尺部脉盛，则为下盛。为病邪在于中、下二焦之征。真气因而下趋，与邪相搏，故便结不通，腹气胀满。

注：长短，是脉搏的长度。迟数，是脉搏的频率（或速率）。大小，是脉之振幅。考《脉经》无大小二脉，有洪细二脉，后世将大小附于洪细之下。有力为实，无力为虚，是脉搏之强度。上盛、下盛，是脉之部位，浮沉亦然，均提示位置。

7. 代脉

代脉：《伤寒论》："脉来动而中止，不能自还，因而复动者，良久复动，止有定数，名曰代，阴也。得此脉者，必难治。"乃真气衰微之征，故其脉气不能自相接续。止有定数者，一脏无气故也。若无定数之结代脉，尚可治。《伤寒论》177 条"伤寒，脉结代，心动悸，炙甘草汤主之。"另外，温热病汗下后，亦有现结代脉者，急与大剂滋阴清热之剂亦可挽救。

按：结代，是脉搏之节律。动而中止，不能自还，良久复动，止有定数。《灵枢·根结》："持其脉口，数其至也，五十动而不一代者，五脏皆受气；四十动一代者，一脏无气；三十动一代者，二脏无气；二十动一代者，三脏无气；十动一代者，四脏无气；不满十动一代者，五脏无气，予之短期。"

8. 细脉

细脉：脉细如线，应指显然。经文"细"与"小"通用。如《素问·平人气象论》曰："尺寒脉细，谓之后泄。"而《灵枢·论疾诊尺》则谓："尺肤寒，脉小者，泄，少气"，是其证也。细为血气虚少，其人必形气虚弱，面白无华，呼吸气少。"气少"指"脉气"，亦兼呼吸。《素问·刺志论》："气盛身寒，得之伤寒，气虚身热，得之伤暑。"《甲乙经》《伤寒例》皆作"脉盛"可证。此为脉证相应，为可治。若"形盛脉细，少气不足以息者，危"（《素问·三部九候论》）。《脉经·卷五》："肥人，脉细小如丝者，死。"《素问·玉机真脏论》："形气相失，谓之难治。"或者，如《伤寒论》所言"病若谵言妄语，身当有热，脉当洪大；而手足厥逆，脉沉细而微者，死也。"此皆脉证之不相应者也。

按：经文"细"与"小"通用（与后世之论"细"脉不同）。如《素问·平人气象论》云："尺寒脉细，谓之后泄。"而《灵枢·论疾诊尺》则云："尺肤寒，脉小者，泄，少气。"是其证也。

9. 涩脉

涩脉：往来艰涩，如轻刀刮竹，与滑脉相反。涩为血少津亏，或气滞伤精。《伤寒论》所谓"涩者，荣气不足"是也。若涩而有力，则当是气滞夹瘀，或夹痰、夹食之征，乃因有所痹阻，气行不畅之故，属实证矣。张介宾："脉见涩滞者，多由七情不遂，营卫耗伤，血无以充，气无以畅。"此是属虚之涩。然七情不遂，亦可导致血气瘀滞，因而夹瘀属实者有之。

按：涩（多细涩）则心痛，古多指"心口痛"，即今之所谓"胃脘痛"。胃脘痛之由于"情志郁结"者，日久往往因气滞而导致血瘀，故胃脘疼痛如刺，甚者拒按，"舌质带紫，脉涩"（《内科讲义》）。此即《灵枢·邪气脏腑病形》之"涩者，多血少气，微有寒"之虚中夹实之涩也。

真正属于"心痛"之心痛亦有之。今世之冠心病，即有心痛之证，乃因心络之血气痹阻不畅，心失所养，故拘急作痛。1977 年 11 期《新医药学杂志》"治急性心肌梗死并发症验案"一文之第三例"急性心肌梗死频发心绞痛治验"："患者形体干瘦，心绞痛频频发作，痛有定处，痛时心慌，大汗出，……脉细涩，苔少，质暗。"《素问·脉要精微论》说：'细则气少，涩则心痛'，再加上患者痛有定处，舌质暗，为气虚血瘀无疑，故用补气活血化瘀法治疗。处方：党参、红花、生大黄、苏木各三钱，黄芪、赤芍、生地、生山楂各五钱，瓜蒌皮一两，苦参四钱。……服药十余剂，心绞痛已基本控制，适当活动后不再发作。"

按：细脉，亦是脉搏之振幅。涩脉，或是由于血流量减少，或是血液变稠，黏滞性增高，或是总的外周阻力增加，即末梢血管的阻力增加。中医认为是肺气虚，血行无力。

临证时当平脉辨证，根据病位、病情，以定其为何种心痛。滑涩乃血流的畅与涩。滑为心输出量充足，同时血管壁弹性高，紧张度低，顺应性好，因而外周阻力小的一种脉象。《灵枢·厥病》："真心痛，手足清至节，心痛甚，旦发夕死，夕发旦死。"

脉象的形成与心血的输出量、血管壁的紧张度（弹性）、血液的质和量、血压的高低、外周阻力的大小以及脉搏的振幅、速率、节律、强度、位置和长度等有关。《脉经》首次系统论述各种脉象计 24 种：浮、芤、洪、滑、数、促、弦、紧、沉、伏、革、实、微、涩、细、耎、弱、虚、散、缓、迟、结、代、动。南宋崔嘉彦《脉诀》增牢、长、短、疾四脉，共为 28 脉。《濒湖脉学》则为 27 脉，较崔氏少一"疾"脉。清代张璐《诊宗三昧》则集诸家脉名，列 32 种脉，包括《太素脉法》的清、浊。《景岳全书》则又减为 16 种脉。后二者皆嫌繁简失当。

10. 涌泉脉

涌泉脉：浑浑（滚滚）革革至如涌泉，病进而危。《荀子·富国》："财货浑浑如泉流。"即"源泉涌流见"。革革：音亟亟，乃輆者。《说文》："輆，急也。从革，亟声。"张舜徽："古言急，今言紧。革以紧为用，非特束物然也。"脉来如泉水之涌流，大而浮（坚），为邪气盛实之征，故为病势正在发展。大有"汩汩乎不可止"之势，预后多危。《素问·大奇论》："脉至如涌泉，浮鼓肌中，太阳气予不足也。少气味，韭英而死。"（"肌中"，《太素》作"胞中"。）《素问·疟论》："无刺浑浑之脉。"急性病尚可勉力，若为久病则危。《太素》："浑浑革至如涌泉，病进而绝；弊弊绰绰其去如弦绝者，死。"

11. 弦绝脉

弦绝脉：弊弊绵绵其去如弦绝死。脉来极细而疲敝，绝无搏动之象，其去突然于指下消逝，乃血气将竭之征。多于久病垂危时见之。

以上十一种脉象，共分为平脉、病脉和危脉三类，具体阐述了第一节所提出的"切脉动静""故乃可诊有过之脉"的脉诊法，奠定了后世寸口脉诊法的基础。本段论述了脉诊的原理，归纳如下：

（1）脉为血府，故血之虚实可据以诊知（大小、虚实、微细芤）；《素问·刺志论》："脉实血实，脉虚血虚。"

（2）脉是血行之通道，故脉之紧张与否及血行之畅涩皆可据以诊知（弦紧、弱软、滑涩）。

（3）气为血之帅，故真气之顺与逆，及逆在表里上下（浮沉、寸尺、结代、迟数）何部，亦可据以诊知（五脏之腑）。

（4）脉以胃气为本：血中有大量的谷气津液，久病谷气竭绝，脉无胃气则死。《素问·玉机真脏论》："脏气者，不能自至于手太阴，必因于胃气，乃至于手太阴也。"《素问·五脏别论》："五脏六腑之气味，皆出于胃，变见于气口。"《素问·平人气象论》："人以水谷为本，故人绝水谷则死，脉无胃气亦死。所谓无胃气者，但得真脏脉，不得胃气也。"故四时五脏之病脉，可据真脏脉以知何脏之气将绝。《素问·六节藏象论》："五味入口，藏于肠胃，味有所藏，以养五气，气和而生，津液相成，神乃自生。"脉无和缓从容，犹气色之无面纱，故经脉中无营卫血气之运行，而只现五脏之气故也。

第三节　诊察精明五色善恶及其功能常变的大法

原文

夫精明五色者，气之华也。赤欲如白裹朱[1]，不欲如赭[2]；白欲如鹅羽，不欲如盐；青欲如苍璧[3]之泽，不欲如蓝[4]；黄欲如罗裹雄黄，不欲如黄土；黑欲如重漆色，不欲如地苍[5]。五色精微象见[6]矣，其寿不久也。

夫精明者，所以视万物别白黑，审短长，以长为短，以白为黑，如是则精衰矣。

校注

[1] 白裹朱：马莳："白，当作帛。"白，帛二字古通用。乃丝织物之总名，今统谓之绸。《素问·五脏生成》则谓"如以缟裹朱。"缟即今之绢也。朱，即朱砂。张介宾："白裹朱，隐然红润而不露也。"

[2] 赭：张介宾："赭，代赭也。"即代赭石。

[3] 苍璧：苍，即青色。璧，即玉石。张介宾："苍璧之泽，青而明润。"

[4] 蓝：草名，可作靛青，其色深而不鲜明。

[5] 地苍：《脉经》《甲乙经》并作"炭"字，是黑而枯槁的意思，即青黑色土壤。重在喻其"晦暗无光"。《素问·脉解》："所谓面黑如地色者。"

[6] 五色精微象见：吴崑："精微象见，言真元精微之气，化作色相毕见于外，更无藏蓄者，是真气脱也，故寿不久。"后文"如是则精衰矣"。按："精微"此处乃精气衰微之义，即精衰也。五色精气衰微之象，即"不欲"之色。

阐幽发微

眼目的五色，是五脏精气外荣的华彩美色，所以可据以诊候五脏之气的常变。《灵枢·大惑论》："五脏六腑之精气，皆上注于目而为之精。精之窠为眼，骨之精为瞳子，筋之精为黑眼，血之精为络，其窠气之精为白眼，肌肉之精为约束，裹撷筋骨血气之精而与脉并为系，上属于脑。"

精明血络及两眦赤肉的红色，喜欢它像朱砂被裹上绢帛那样隐然红润而不外露，不喜欢它像代赭石那样的赤而紫暗。《灵枢·大惑论》："目者，五脏六腑之精也，……故阴阳合抟而精明也。"五脏阴阳精气合抟而明照事物，是为"精明"，即目也。《灵枢·邪客》："因视目之五色，以知五脏而决死生。"本论前文"视精明，察五色，观五脏有余不足。"与之相同。《灵枢·论疾诊尺》："目赤色者，病在心，白在肺，青在肝，黄在脾，黑在肾。"色善为五脏和调，精血充足；色恶为脏器将绝，精血已败。余同此。

精明的白眼，喜欢它像鹅羽那样，白润光洁；不喜欢它像咸盐那样白而青暗无光。若为面色，当白里透粉，不当纯白且光洁。青（黑）眼，喜欢它像青玉那样青而莹润光洁；不喜欢它像蓝（靛）叶那样青而晦暗无光。若为面色，当"如以缟裹绀"，青里透紫，不当纯青且光洁。眼睑的黄色，喜欢它像绢罗裹着雄黄那样隐约，黄里略带红而润泽含蓄；不喜欢它像黄土那样黄而枯槁。"色现皮外，气含皮中"，含蓄润泽，此方为面色也。瞳子的黑色，喜欢它像重漆的镜子那样，幽黑深湛，光可鉴人；不喜欢它像黑土那样黑而枯槁，晦暗无光。瞳子如此，则"目不见人，立死"(《素问·玉机真脏论》)。若为面色，当黑里透紫，不当黑而光洁，甚于"乌羽"也。《素问·玉机真脏论》："色泽以浮，谓之易已"，"色夭不泽，谓之难已"。在面部此为病色，若在眼球则喜其滑泽光洁也。

按：《素问·五脏生成》："白如豕膏者生""白如枯骨者死""生于肺，如以缟裹红""青如翠羽者生""青如草兹者死""生于肝，如以缟裹绀""生于脾，如以缟裹栝楼实""黄如蟹腹者生""黄如枳实者死""生于肾，如以缟裹紫""黑如乌羽者生""黑如炲者死"。如果五脏精气衰微之象——"不欲"之色已现，乃五脏之气将绝，精血已败之征，寿命定然不久了。人的眼目，是明视万物，辨别黑白，审察短长的器官，如果长短不分，黑白颠倒，这也是五脏精气衰微的表现，乃临终前视觉错乱之征，寿命也定然不久了。精明功能的反常、视觉的错乱，是五脏精气衰微、神明紊乱的反映。《灵枢·大惑论》说："目者，心使也。"目系上属于脑，神明紊乱，则"十二官危"，故为将死之征。

按：本节从精明五色的善恶和功能的常变两方面阐述了第一节所提出的"视精明，察五色，观五脏有余不足"的诊法。精明五色与面部五色的色诊标准有所不同，面部五色，以润泽含蓄为善，以"色泽以浮"为病，"色夭不泽"为恶。精明五色之血络、眼睑部分与面部色诊标准相同，而其白眼、青（黑）眼及瞳子部分则不同，以滑泽光洁为善，以"色夭不泽"，晦暗无光为恶。这主要是因为眼球的组织构造与肌肉的组织构造不同的缘故，所以其标准亦异。

第四节　通过望、闻、问诊以候五脏"失守""失强"之法

▮ 原文

五脏者，中之守[1]也。中盛脏满，气盛伤恐[2]者，声如从室中言，是中气之湿也。言而微，终日[3]乃复言者，此夺气[4]也。衣被不敛，言语善恶，不避亲疏者，此神明之乱也。仓廪不藏者，是门户不要[5]也。水泉不止[6]者，是膀胱不藏也。得守者生，失守者死。

夫五脏者，身之强[7]也。头者，精明之府[8]，头倾视深，精神将夺矣。背者，胸中之府[9]，背曲肩随[10]，府将坏矣。腰者肾之府，转摇不能，肾将惫[11]矣。膝者筋之府，屈伸不能，行则偻附[12]，筋将惫矣。骨者，髓之府[13]，不能久立，行则振掉[14]，骨将惫矣。得强则生，失强则死。

▮ 校注

[1] 五脏者，中之守：守，守持。持，掌管之义，如持家。是"守"与"持"对举也。中，身内。谓五脏是守藏精气之处。《灵枢·本神》："五脏主藏精者也，不可伤，伤则失守而阴虚，阴虚则无气，无气则死矣。"凡身内精气的化生、贮藏、调用及神志活动皆为五脏之所主。

"守"字辨：①"五脏者，中之守也"：此"守"乃名词，当读去声。即《左传》："有天子之二守国、高在。"杜预注："国子、高子，天子所命为齐守臣，皆上卿也"之谓也。又《孟子》曰："有官守者，不得其职则去之。"②失其守：此"守"乃动词，当动上声。孔颖达疏："持、守之义亦相通也。"此即《说文》："守官

也"之义，谓守其职、治其事之谓也。

[2] 中盛脏满，气盛伤恐：丹波元简："推下文例，'者'字当在'言'下。"吴崑："藏满，藏气壅塞而满也。"张琦："气盛五字衍文，湿伤脾土，故中满盛。"

按：《三因方》引本文作"中气之涩"。陈言曰："中盛则气盛，中衰则气弱，故声如从室中言，是气之涩也。"中气有畅、涩之分，无干、湿之说。且"涩"可概括痰湿之邪在内，故用"涩"于义为长。《灵枢·五癃津液别》："气湿不行。"《太素》即作"气涩不行"，又如《灵枢·大惑论》："皮肤湿"，《太素》即作"皮肤涩"。足见古籍中"湿"与"涩"每易混淆，当须审情度理予以校勘。"中"指身内，此处具体指身内之胸中。言胸中邪气充盛，肺脏壅满，气道受痰浊之阻遏而不畅，故语声不嘹亮、不清彻，犹如从内室中说话一般。临证常见者为"肺气肿"病。伤寒之结胸亦然。《金匮要略·脏腑经络先后病》："语声喑喑然不彻者，心膈间病。"伤于大惊卒恐之语音闷喑，乃因"恐则气下"，一时咽喉失润之故。

[3] 终日：终，意也、尽也。终日，尽日也。此为常训。此处则当作"良久"解，俗所谓"老半天"是也。

[4] 夺气：夺，失之甚也。夺气即气虚之甚也。

[5] 仓廪不藏者，是门户不要：仓廪，指脾胃。要、约，古通用。"要"属上古宵韵，"约"属药韵，宵、药二韵部具有阴入对转关系；且"要""约"均属上古影纽，为正纽双声。故二字音近，具备通借条件。《汉书·高帝纪》："待诸侯至而定要束耳句"，颜师古注曰："要亦约。"《史记·高祖本纪》正作"约"。张介宾："要，约束也。幽门、阑门、魄门皆仓廪之门户。门户不能固则肠胃不能藏，所以泄利不禁，脾脏之失守也。"《金匮要略·呕吐哕下利病》："五脏气绝于内者，利不禁，下甚者，手足不仁。"

[6] 水泉不止：水泉，指小便。止，禁也，即自己不能禁止。王冰："水泉，谓前阴之流注也。"水泉不止，即尿失禁之证。

[7] 身之强：身，即形体。张介宾："此下言形气之不守而内应乎五脏也。脏气充则形体强，故五脏为身之强。"言五脏为身强之本。

[8] 头者，精明之府：高士宗："人身精气上会于头，精明上出于目，故头者精明之府。"精明之府，即是精气神明之府的意思。按：精明者，目也（目为脑之延续）。头是两目所在处，故为之府。目为五脏精气合抟之产物，其系上属于脑，为"心之使"，是神气之窗，故可诊精神盛衰。"精神将夺"为久病之危证，与上"神明之乱"之属高热危证者不同，后者尚可治。

[9] 背者，胸中之府：张志聪："心肺居于胸中，而俞在肩背，故背为胸之府。"

[10] 背曲肩随："随""隋"二字古通用。如《素问·玉机真脏论》之"譬于堕溺"，《太素》即作"辟于随溺"，又《素问·长刺节论》："须眉堕"，《太素》即作"须眉随落"，可证。隋，有堕音。《史记·天官书》："廷藩西有隋（当破读）星五。"司马贞《索隐》："隋，谓下垂也。"《太素》："肩随内消"，杨注："肩随内藏消瘦也。又两肩下垂，曰随。"当以又注为是。楼英《医学纲目》中"随"作"垂"，当是意校尔。《庄子·让王》："今且有人于此，以随侯之珠，弹千仞之雀，世必笑之。""随珠"亦作"隋珠"，足证"随""隋"古通用。

[11] 惫：吴崑："惫与败同，坏也。"字本作"憊"，音败。段注："《通俗文》：'疲极曰憊。今《周易》《公羊传》皆作憊。据《广韵》薄蟹切，则当读败为是。'"

[12] 偻附：吴崑："偻，曲其身也。附，不能自步，附物而行也。"

[13] 骨者，髓之府：张介宾："髓藏于骨，故骨为髓之府。"《素问·脉要精微论》："髓者，骨之充也。"

[14] 振掉：振动掉摇。

阐幽发微

（一）闻诊

（1）"中气之湿"的闻诊法：胸中有痰饮或心膈间有湿浊搏结，因而（胸）内中邪气充盛，脏气壅满，气道为湿浊之邪所阻而不畅，故声如出内室中发出而不嘹亮、不清彻。多为虚中夹实证，间或为实证。

（2）夺气闻诊法：上是气涩，此是息利。闻病人语言声音低微，老半天才勉强又说一句，这是由于气虚之甚，"少气不足以息"《素问·三部九候论》的缘故。胸中为气之海，"气海不足，则气少不足以言"《灵枢·海论》。气虚至此地步，其预后可虑也。

（3）神明之乱：此是闻诊与望诊相合之诊法。见病人扬手掷足，不知敛盖衣被，闻其语无伦次，言语善恶也不避亲疏，即知是神明紊乱的现证。伤寒热病，阳明燥实，或热入心包者，多有此证，及时泻热存阴，或用清心开窍之法尚可挽救。精神失常者则不卧床，属实证。《伤寒论》212 条："伤寒，若吐若下后，不解，不大便五六日上至十余日，日晡所发潮热，不恶寒，独语如见鬼状，若剧者，发则不识人，循衣摸床，惕而不安，微喘直视，脉弦者生，涩者死；微者，但发热谵语者，大承气汤主之。"又如风温证，因失语或误治而热陷心包者，邪热内陷，灼液为痰，痰热阻闭包络，神志被蒙，则神昏谵语，或昏愦不语，宜清宫汤送服安宫牛黄丸。

（二）问诊

（1）门户不要：如问及二便，病人云泄利不能自禁的，是脾胃虚寒已极，不能藏纳水谷，故胃肠之各门户——幽、阑、魄门失去了制约之职，若贲门不要，则为呕吐，当视其兼证，以决死生，如兼见四逆、脉绝者危。当速灸之，兼与四逆汤。经治疗后利止，"脉还，手足温者生"《伤寒论》368 条。利止，即经所谓"得守者生"是也。若治疗后仍下利不止，手足"不温，若脉不还，反微喘者，死"《伤寒论》362 条。即"失守者死"是也。

（2）水泉不止：如问及二便，病人云小便失禁的，那是肾与膀胱之气虚寒太甚，不能制约津液藏泄的缘故。尤其膀胱之气的虚实更为直接，如《素问·宣明五气》："膀胱不利为癃，不约为遗溺。"《素问·灵兰秘典论》："膀胱者，州都之官，津液藏焉。"膀胱不约，则津不藏，故遗溺。小便不禁，亦当视其兼证以决死生，若与吐利并现兼厥者危。中风不省人事而遗溺、手撒者亦危。经治疗后"得守者生，失守者死"。

按：临证中二便最须当问，如《素问·标本病传论》："小大不利治其标，小大利治其本。"足见二便不仅关乎病机，亦且决定治则，最关紧要。《素问·玉机真藏论》："脉细、皮寒、气少、泄利前后、饮食不入，此谓五虚。……浆粥入胃，泄注止，则虚者活。"《伤寒论》389 条："既吐且利，小便复利，而大汗出，下利清谷，内寒外热，脉微欲绝者，四逆汤主之。"377 条："呕而脉弱，小便复利，身有微热，见厥者难治，四逆汤主之。"《素问·三部九候论》："必审问其所始病，与今之所方病，而后各切循其脉。"亦问诊之圭臬也。

（三）望诊

五脏是身体强健之本，"身之强也"。它与外在的五官、肢体都有着密切的内在联系，脏气充则形体强，故五脏精气之盛衰，也可从形体强弱的变化上表现出来。

1. "精神将夺"的望诊法

目系上属于脑，故头为精明之府。如将病人扶坐，而现头倾不举，且两目凹陷，直视无神，是目系之气将绝，督脉之气（阳脉之海）亦将绝的现证。《素问·玉机真藏论》："大骨枯槁，大肉陷下，……目眶陷，真藏见，目不见人，立死。"目陷视深为精神行将夺失的表现，因为

"目者，心之使也"。耳亦在于头，与目皆谓"宗脉之所聚"，故久病视深，耳亦当聋。病至此，病人尚应有"大骨枯槁，大肉陷下"之证。

2. "胸府将坏"的望诊法

望之胸廓畸形。脊背为胸廓之梁柱，为肋骨所附著处，故为胸中之府。若见病人背曲而偻附，肩堕而下颈，是肺气衰败，无以充实胸中，因而胸府将坏的证候。多为痨瘵久病晚期之现证，亦必有"大骨枯槁，大肉陷下，肩堕（《太素》作随）肉消"之证（《素问·玉机真脏论》）。

3. "肾将衰惫"的望诊法

腰是肾之所在处，肾俞即在十四椎两旁去中行各寸半。如腰部不能转摇俯仰（因疼痛而活动困难），这是肾脏精气行将衰败，不能营养腰骨及其周围之筋肉（组织）的证候。

4. "筋将衰惫"的望诊

膝为关节之较大者，《素问·五脏生成》："诸筋者，皆属于节。"故膝为筋之会聚处，而膝下之阳陵泉即为筋之会穴。若见病人下肢不能屈伸（有困难），因而行走则须偻附其身而挂棍，这是其肝脏精气衰败，不养于筋膜，筋膜之气亦将衰败的证候。《素问·经脉别论》："食气入胃，散精于肝，淫气于筋。"

5. "骨将衰惫"的望诊法

"骨者，髓之府""髓者，骨之充（充填营养）"（《素问·解精微论》），骨赖髓以滋养，髓赖骨以保藏。若见病人不能久立即赶紧坐下，行动则振颤而摇晃不稳，不能行步，这是肾精衰败不能生髓，因而骨气虚弱已极的证候。

以上诸证，经医治后能得守复强则预后良好，如不能复强，为五脏精气已竭，不能淫精于其所合，故预后不良。据此可知，形体之失强，虽为筋骨组织之衰惫，实由五脏精气之虚竭，故曰"五脏者，身之强也"。

按：本节从闻诊、问诊、望诊几方面进一步阐述了第一节所提出的"观五脏有余不足，六腑强弱，形之盛衰"的诊法。①在闻诊方面：重点指出了从病人声音的变化、言语的异常，以诊知病因、病位（内脏）及病情虚实的方法。②在问诊方面：提示二便失禁，是内在脏腑职能失守的结果，可作为测知脏腑之气虚实的依据，是问诊的重要内容之一。③在望诊方面：阐述了观察病人体态异常及活动障碍等诊候脏气虚实的方法。这是根据了"有诸内，必形诸于外"的原则。以上几种诊法都是"以常衡变"之法，临证中如能根据这一原理，对病人的一切声音、呼吸、语言、二便、饮食及体态等的异常变化，运用四诊合参的辨证技能仔细寻究其异常的所以然，则自能深得病情，诊断无误。

第五节　反四时脉与关格脉的预后

原文

岐伯曰：反四时者，有余为精[1]，不足为消[2]。应太过，不足为精；应不足，有余为消。阴阳不相应，病名曰关格。

校注

[1] 精:《吕氏春秋·勿躬》:"自蔽之精者也。"高注:"精,甚也。"又《至忠篇》:"乃自伐之精者。"高注并训为"甚"。王注为"邪气胜精"。

[2] 消:消虚不足之义。

阐幽发微

1. 反四时脉

包括两方面:脉与四时相反,脉证相反。

2. 有余为精,不足为消

此言脉来有余为邪盛,脉来不足为正虚。乃言其常。

3. 应太过,不足为精;应不足,有余为消

此言其变,即为四时也。邪盛之脉应有余,而反脉来不足者,是邪甚而正衰也,为难治。正虚之脉应不足,而反脉来有余者,亦为邪甚正虚,亦难治。《素问·平人气象论》:"脉有逆从四时,未有藏形,春夏而脉瘦,秋冬而脉浮大,命曰逆四时也。风热而脉静,泄而脱血脉实(《素问·玉机真脏论》作"泄而脉大,脱血而脉实"似是)。病在中脉虚,病在外脉涩坚,皆难治,命曰反四时也。"

4. 阴阳不相应,病名曰关格

阴阳之脉,即人迎、寸口脉之盛衰大小比例不相应也。《素问·六节藏象论》:"故人迎(一盛病在少阳,二盛病在太阳,三盛病在阳明)四盛已上为格阳",《灵枢·禁服》又名"外格";寸口(一盛病在厥阴,二盛病在少阴,三盛病在太阴)四盛已上为关阴,又名"内关"。人迎与寸口俱盛四倍以上为关格。《灵枢·终始》:"关格者,与(予)之短期。"短期"不得尽期(四时)而死也"。本论之"阴阳不相应,病名曰关格",非仅指"人迎与寸口俱盛四倍以上"之"关格",而是指或为关,或为格,或为关格而言。

关格病机:《灵枢·脉度》:"阴气太盛,则阳气不能容也,故曰关;阳气太盛,则阴气弗能容也,故曰格。阴阳俱盛,不得相容,故曰关格。关格者,不得尽期而死也"(即"短期")。《难经·三十七难》:"关格者,不得尽其命而死矣。""尽期",尽其命期也。阳气盛极于外为格,言阳气于外格拒阴气不与之相容通也;阴气盛格于内为关,言阴气于内关塞不与阳气相容运也。格阳(外格)关阴(内关),皆为本经邪气盛而血气止过盛,因而对立之经(表里经)不能与之相荣通。凡此皆阴阳行将离决之危候。若阴阳邪气俱盛,脉来皆盛四倍以上,则为关格,关格乃死候,故予之短期。关格病状,《内经》缺如。后世说法不一,当以《平脉法》之说为准:"关则不得小便,格则吐逆"是也。既关且格,则当吐逆而二便不通(似为"完全肠梗阻"之类)。

按:《灵枢·禁服》:"人迎四倍者,且大且数(连用,指两事同时并进),名曰溢阳,溢阳为外格,死不治。……寸口四倍者,名曰内关,内关者,且大且数,死不治。"《难经·三难》:"关之前者阳之动也,脉当九分而浮。过者,法曰太过,减者,法曰不及。遂上鱼为溢,为外关(格)内格(关),此阴乘之脉也。关以后者,阴之动也,脉当一寸而沉。过者,法曰太过,减者,法曰不及。遂入尺为覆,为内关(格)外格(关),此阳乘之脉也。故曰覆溢,是其真脏之脉，人不病而死也。"按：本难之关格似属倒误，其源来自《难经·三十七难》关格之颠倒。《伤寒论》："寸口脉浮而大，浮为虚，大为实，在尺为关，在寸为格，关则不得小便，格则吐逆。"按：此以尺、寸为阴阳，与《内经》异也。

第六节　人体脉气的变化与天地阴阳之气的消长相通应

原文

帝曰：脉其四时动奈何？知病之所在奈何？知病之所变奈何？知病乍在内奈何？知病乍在外奈何？请问此五者，可得闻乎？

岐伯曰：请言其与天运转大也。万物之外，六合[1]之内，天地之变，阴阳之应，彼春之暖，为夏之暑，彼秋之忿[2]，为冬之怒[3]，四变之动[4]，脉与之上下[5]，以春应中规[6]，夏应中矩[7]，秋应中衡[8]，冬应中权[9]。

是故冬至四十五日，阳气微上，阴气微下；夏至四十五日，阴气微上阳气微下，阴阳有时，与脉为期，期而相失，知脉所分[10]。分之有期，故知死时[11]。微妙在脉，不可不察，察之有纪，从阴阳始[12]，始之有经，从五行生，生之有度，四时为宜[13]。补泻勿失，与天地如一，得一之情，以知死生。

是故声合五音，色合五行，脉合阴阳[14]。

校注

[1] 六合：指四方上下。

[2] 忿：王冰："忿，一为急，言秋气劲急也。"

[3] 怒：王冰："秋忿而冬怒，言阴少而之壮也。"此处为借以形容冬寒凛冽。《素问·至真要大论》："故阳之动，始于温，盛于暑；阴之动，始于清，盛于寒。"

[4] 四变之动：张介宾："春生夏长，秋收冬藏，是即阴阳四变之动。"按：言四时之气的变动，人亦应之。

[5] 上下：指脉之上下搏动，与四时相应。马莳："正以上下者，浮沉也。"按：上下，即脉与四时阴阳盛衰相应（上下亦可理解为"搏动"）。

[6] 春应中规：中，是合的意思，恰好对上，下同。马莳："春时之脉，其应如中乎规，规者，所以为圆之器也，春脉软弱，轻虚而滑，如规之象，圆活而动，故曰春应中规也。"

[7] 夏应中矩：马莳："夏时之脉，其应如中乎矩。矩者，所以为方之器也。夏脉洪大滑数，如矩之象，方正而盛，故曰夏应中矩也。"

[8] 秋应中衡：衡，求平之器，即秤杆。马莳："秋时之脉，其应如中乎衡。秋脉浮毛，轻涩而散，如衡之象，其取在平，故曰秋应中衡也。"

[9] 冬应中权：权，计重之器，即称锤。马莳："如权之象，其势下垂。"张介宾："冬气闭藏，故应中权，而人脉应之，所以沉石而伏于内也。凡兹规矩权衡者，皆发明阴阳升降之理，以合乎四时脉气之变象也。"

[10] 期而相失，知脉所分：是指四时脉象与上述规矩衡权的法度不相适应，据此而知脉所分属的脏腑病变。

[11] 分之有期，故知死时：是根据五脏四时之气的衰旺以五行生克规律推求，可以知死生之时。详见《素问·脏气法时论》。

[12] 从阴阳始：张志聪："察脉之纲领，当从阴阳始，即冬至阳气微上，夏至阴气微上，阴阳上下自有经

常之理。"

[13] 四时为宜：宜，当从《太素》作"数"，以本段为韵文故。术数，方术、方法、理论。

[14] 脉合阴阳：王冰："脉彰寒暑之休王，故合阴阳之气也。"即脉的升降浮沉，是与阴阳上下相适应的。

阐幽发微

黄帝问道：脉在四时的动象各怎样？根据四时脉动的变化，怎么就能够知道病之所在、知道病的变化吉凶、知道病或在内或在外呢？请问这五个问题，可以讲给我知道吗？岐伯说：请让我从人身阴阳之气的消长与天地运转有联系这广大的道理来谈起吧！万物之外，六合之内，天地之气的升降变化，阴阳消长的相应，就表现在那春天的温暖（风为温），渐变为夏天的炎热；秋天的清凉，渐变为冬天的凛冽（此言"天运转大"）。这种四时之气的变动，万物皆与之相应，人体的脉气也与这四时阴阳的消长相应。所以，人体的脉象，春天随着阳气的初盛而"轻虚而滑"，微有起伏，合于规之象；夏天随着阳气的盛极而洪大如钩，起伏方正，合于矩之象；秋天随着阴气的初盛，"轻涩而散"，上下平调，合于衡之象；冬天随着阴气的盛极，如石而沉，合于权之象。

冬至后45天（立春），天地的阳气开始微微上升，阴气微微下降；夏至后45天（立秋），天地的阴气又开始微微上升，阳气微微下降。天地阴阳之气的升降有一定的时间，人体脉象的变动也与之相应。如果脉象的变动与四时阴阳的升降不相一致，就可以根据脉象的变化而分辨其病在何脏了，再根据五脏应乎四时的规律，结合五行学说，就可推知其病的轻重死生了。《素问·六节藏象论》："求其至也，皆归始春，未至而至，此谓太过，则薄所不胜，而乘所胜也，命曰气淫。……至而不至，此谓不及，则所胜妄行，而所生受病，所不胜薄之也，命曰气迫。所谓求其至者，气至之时也。""冬至之后甲子夜半少阳起。"

脉诊是诊法中微妙的部分，不可不细心体察。察脉有一定的纲纪，那就是从分辨四时阴阳开始，"阴阳有时，与脉为期"，天地阴阳升降，人与之应，然后在阴阳的基础上再以五行相生相克为常经（经，常规也），以四时五脏为法度，按着五行相克相生的规律去推寻正常与异常，进行揆度，就可"决诊"。

根据上述四时五脏阴阳的法度诊断后进行治疗，就能补泻得当，和天地的阴阳消长相一致，能得此人与天地阴阳相统一的道理（实质），就可以决诊病情预后的吉凶。

所以闻诊听声要结合五行的五音之理（规律）来分析，宫音：中庸、和谐、庄重的曲调；商音：凄凉、忧伤的曲调；角音：抒情、悠扬的曲调；徵音：欢快、高亢的曲调；羽音：深沉、紧张、甚至恐怖的曲调。望诊察色要结合五行的五色之理（规律）来分析。切诊按脉要结合四时的阴阳消长和五脏主时的规律来分析。

本段反映了中医理论的基本特点——"人参天地"的观点，说明人体阴阳的消长和天地阴阳的升降是相统一的，所以脉有规矩权衡的四时周期变化。这就是今天所谓的"生物钟"现象。如果脉与四时不符，则说明机体真气对四时周期的适应能力有了改变，生物钟出了故障，是为病态。重点论述了以下几个问题：

（1）四时之气的变动——"四变主动"，万物皆与之相应，人体脉气的盛衰（上下）也与这四时阴阳的消长相应。

（2）四时常脉：故春应中规，轻虚浮弦，"软弱招招"，微有起伏，合于规之象（阳气初盛）；

夏应中矩：洪大如钩，起伏方正，合于矩之象（阳气盛极）；秋应中衡：轻虚浮涩，上下平调，合于衡之象（阴气初盛）；冬应中权：如石而沉，应指充实，合于权之象（阴气盛极）。

（3）冬至后 45 天（立春），天地的阳气开始微微上升，阴气微微下降；夏至后 45 天（立秋），天地的阴气开始微微上升，阳气微微下降。

（4）如果脉象的阴阳盛衰变化，与四时阴阳的升降不相一致，就可以根据脉象的变化，而分辨出它是哪个脏腑的病变及其预后吉凶了。如《素问·平人气象论》说："脉有逆从，四时未有脏形（应时脉象），春夏而脉瘦（沉细），秋冬而脉浮大，命曰逆四时也。"结合四时规律"四时为数"及五行生克学说，即可推知其病情的轻重凶吉，"分之有期，故知死时"。

第七节　诊脉之道及四时的脉名

原文

是故持脉有道，虚静为保[1]。春日浮，如鱼之游在波；夏日在肤，泛泛乎[2]万物有余；秋日下肤，蛰虫将去[3]；冬日在骨，蛰虫周密[4]，君子居室。故曰：知内者，按而纪之[5]，知外者，终而始之[6]，此六者[7]持脉之大法。

校注

[1] 保：《甲乙经》作"宝"。丹波元简："盖保、葆、宝，古通用。"

[2] 泛泛乎：吴崑："泛泛然充满于指。"又《说文》："泛，浮也。"即形容脉浮肤表，洪大而充满指下。按："泛泛"，乃形容漂浮貌。《说文》："泛，浮也。"乃言浮行，如泛舟，泛海。

[3] 蛰虫将去：蛰虫，指藏伏土中越冬之虫。吴崑："秋日阳气下降，故脉来下于肌肤，像蛰虫将去之象也。"又，"去"字，义与"藏"同。《经典释文》引裴松之云："古人谓藏为去。"《三国志》："何忍无急去药"下，裴松之注云："古语以藏为去。""去"，通"弆"（jǔ），藏也。

[4] 蛰虫周密：李念莪《内经知要》："冬令闭藏，沉伏在骨，如蛰畏寒，深居密处。"《太素》"周"作"固"为是。

[5] 知内者，按而纪之：内，指五脏。张志聪："欲知内在脏腑阴阳之虚实者，按其脉而纪之。"即上文"察之有纪，从阴阳始"是也。

[6] 知外者，终而始之：外，指四时阴阳。内指内脏，外指躯壳。欲知其躯体之病变，则须"各切循其经脉"，由上到下，由始到终，"逆从循之"（《素问·三部九候论》），"视其经络浮沉（三阴候）"，有无"坚而血及陷下者"（《素问·举痛论》），以诊知其为何经虚实之病。

[7] 六者：指春、夏、秋、冬，"按而纪之""终而始之"言。《灵枢·终始》："终始者，经脉为纪。……必先通十二经脉之所生病，而后可得传于终始矣。"《素问·皮部论》："余闻皮有分部，脉有经纪，……别其分部，左右上下，阴阳所在，病之终始。"《灵枢·本输》："凡刺之道，必先通十二经络之所终始。"

阐幽发微

诊脉是有原则的，即以虚心静意为最重要。今之边诊脉边闲谈者，不合此道矣。四时脉象各有不同，规矩衡权（人参天地）。

春天的脉：微浮，其微浮的情状，如同鱼儿浮动在水波之中那样，浮而不露出水面，皮肤好比水面，脉出至皮下。这是比喻春脉虽微浮但弦长略有波动起伏（水微起伏曰波，波之跳动者为浪）。这是因为春天"阳气微上""春者，天气始开，地气始泄，冻解冰释，水行经通，故人气在脉"（《素问·四时刺逆从论》）。即收敛之经络开始舒缓，但末梢及腠理尚紧密，有阻力故弦。弦脉系外周阻力增加，故而出现"端直以长，如按琴弦"的脉象感觉。

夏天的脉：洪大，其洪大的情状，如同浮现到皮肤似的，和夏季万物都盛长有余一样。这是因为夏天的阳气盛极，"夏者，经满气溢，入孙络受血，皮肤充实"，经络盛满，皮肤舒缓，外周阻力降低的缘故。

秋天的脉：轻虚浮涩，其浮涩的情状，虽然也在皮下（入于皮下），但却如同虫子将要蛰藏似的，不大那么活泼有力了，不似"如鱼之游在波"。这是因为秋天"阳气微下""秋者，天气始收，腠理闭塞，皮肤引急"，皮腠经络都开始收敛的缘故。

冬天的脉：沉伏在骨部，其沉伏的情状，如同虫子入了蛰那样深伏周密（茧、蛹之类），好比君子（士大夫）深居于内室以避寒气一样。这是因为冬天阳气闭藏，"冬者，盖藏，血气在中，内著骨髓，通于五脏。"血气收敛，内脏偏多，外之孙络及皮腠收缩。

所以说，要知道内脏的虚实，可通过切按其脉，看五脏与四时阴阳是否相应以为诊脉的纲领，要知道躯体哪一经的病变，可通过切循其有关皮部之经络，由终到始，由始到终，反复审视，以诊知其虚实。

按：本篇指出诊脉之道有二：①在平静安适的条件下进行；②虚静为宝。本节所论述的"持脉有道，虚静为宝"和第一节的"诊法常以平旦"，即要在平静安适的条件下进行，同为脉诊的重要原则。在脉诊中只有排除了附加因素的干扰并能虚心静意、全神贯注地进行诊脉，才能辨识复杂的脉象，为辨证提供可靠的依据。至如《选读》所谓"为病人平息以调之"，以及脉分寸尺，则属诊脉的方法，与"虚静为宝"之诊脉原则有别。

本节对于四时脉象的形容，与上节规矩衡权是一致的，都是根据人体与四时阴阳消长变化的机理来阐述的，其具体脉象仍当以《素问·平人气象论》关于五脏四时脉象的描绘为准。如果四时脉象不符，则说明机体对四时周期的适应机能有了改变，生物钟出了故障即为病态。至于是否与五行生克规律完全相合，则不应绝对化，只可参考。

第八节　风、痹、厥、久风、脉风等病形成后传变为寒热、消中、巅疾、飧泄、疠风的机理

▰ 原文

帝曰：病成而变何谓？岐伯曰：风成为寒热[1]，痹成为消中[2]，厥成为巅疾[3]，久风为飧泄[4]，脉风成为疠[5]。病之变化，不可胜数[6]。帝曰：诸痈肿筋挛骨痛，此皆安生？岐伯曰：此寒气之肿[7]，八风之变也。帝曰：治之奈何？岐伯曰：此四时之病，以其胜治之[8]愈也。

校注

[1] 风成为寒热：风，指中风，即感冒言。风邪之性升散开泄，初起即可引起表证，既而内传，又可引起里证（且多含它邪），变化无常，故"善行而数变"。寒热为虚损痨瘵（见《素问·生气通天论》）。

[2] 瘅成为消中：瘅，吴崑："瘅，热邪也（里热）。积热之久，善食而瘦，名曰消中。"《素问·气厥论》："大肠移热于胃，善食而瘦，又谓之食㑊。"

[3] 厥成为巅疾：王冰："厥为气逆也。"张介宾："气逆于上，则或为瘀痛，或为眩仆，而成顶巅之疾也。"《素问·五脏生成》："是以头痛、癫疾，下虚上实，过在足少阴巨阳，甚则入肾。"

[4] 飧泄：《素问·太阴阳明论》："食饮不节，起居不时者，阴受之。……阴受之则入五脏，……下为飧泄，久为肠澼。"飧泄，即泄泻，后世又名"水谷利"（别于痢疾）。

[5] 脉风成为疠：疠，即疠风。《素问·风论》："风寒客于脉而不去，名曰疠风。"

[6] 病之变化，不可胜数：其变甚多，是数不胜数的。

[7] 寒气之肿：《灵枢·痈肿》："寒邪客于经络之中则血涩，血涩则不通，不通则卫气归之，不得复反，故为痈肿。"《灵枢·九针论》："八正之虚风，八风伤人，内舍于骨节腰脊节腠理之间，为深痹也。"风寒虚邪，乘阳气虚，皮腠开阖不得，而乘虚侵入，"其入深""内舍于骨节、腰脊、节腠之间""内搏于骨则为骨痹。搏于筋，则为筋挛；搏于脉中（毛脉），则为血闭，不通则为痈"（《灵枢·刺节真邪》）。

[8] 以其胜治之：《素问·至真要大论》："治诸胜复（六气），寒者热之，热者寒之，温者清之，清者温之，……衰者补之，强者泻之，……此治之大体也。"张志聪："以胜治之者，以五行气味之胜治之而愈也。"此皆四时风寒暑湿之虚邪所致之病，当据五行相胜的法则用药治之，是可以治愈的。

阐幽发微

1. 寒热

感受虚风（《灵枢·寒热》言其内含"寒热之毒气"），始则发热，汗出恶风，有若感冒，久而"留连不已"，即是"风成"。其人肺气素虚者，则风邪内传于肺，而变为寒热病。即是风成，多为"小骨弱肉"之人中风而盛（《灵枢·五变》）。《难经》名"肺虚损"，《肘后》名"尸注""鬼注"，《千金方》始将"尸注"列入肺脏篇。发热，汗出，久则耗气伤精，阴阳俱虚，昼则阳虚而恶寒，夜则阴虚而发热，更加风邪在太阴，故"寝汗出"。"其寒也，则衰饮食，其热也，则消肌肉"，寒热交作，久则消耗精气，脾胃为后天之本，脾胃气虚，则饮食减少，肌肉消瘦，四肢"怠惰"（《灵枢·邪气脏腑病形》），进而阴虚甚，"咳唾血"。

2. 瘅

消中，多由嗜酒而恣食肥甘，"肥者令人内热，甘者令人中满，故其气上溢，转为消渴。"或因五志过极化火亦可导致中焦内热，则消谷善饥，久则脾之津液精气，皆为热邪所耗，小便数出，不营于肌肉故瘦，其舌必黄燥苔，脉数实，小水赤。其治则如《灵枢·师传》所云："夫中热消瘅则便寒。""热中消中不可服膏粱、芳草、石药，石药发瘨，芳草发狂"（《素问·腹中论》）故也。先与调胃承气汤加芩连之属，继用玉女煎，统名消瘅。《素问·通评虚实论》："凡治消瘅，……肥贵人则膏粱之疾。"《素问·奇病论》："此人必数食甘美而多肥也。"《素问·宣明论方》："上消者，……又谓之鬲消病也。"《素问·气厥论》："心移热于肺，传为鬲消。"下消多责之于肾阴亏损，良因纵欲过度，虚火妄动。中医之消证颇与现代医学之糖尿病、尿崩证（尿比重低于1.006）类似。《选读》于篇末"兰草汤"下云："脾瘅，即脾胃有热。它的主要症状就是口中时有甜味，舌苔腻。其成因多由吃肥甘厚味太过，以致脾胃湿热内蕴，故现口甘、苔腻。治用一味兰草，煎汁内服，可以清化湿热，消除胀满。"兰草即佩兰。气味辛平芳香，能醒脾化湿，清暑辟浊。临床用佩兰一两，沏水代茶，治口甜苔腻，久久不除者有良效。"然此是未"转为消渴"之时也，若已"转为消渴"，乃"瘅成为消中"，则兰草汤不适用矣。

3. 巅疾

巅疾：《太素》杨注："僵仆，倒而不觉等谓之癫，驰走妄言等谓之狂。"《诸病源候论》："痫者，小儿病也，十岁以上为癫，十岁以下为痫。"经气厥逆，致成巅疾者，以情志抑郁不遂，导致肝经气逆者为多见（暂时之逆），久则"气上而不下"（经常之逆）（见于《素问·奇病论》《素问·方盛衰论》），遂致"上实下虚"渐积逆气为实，气逆极（《素问·宣明五气》："搏阳则为巅疾"）则厥阴与督脉之气相搏并于巅，而致督脉之气强实故"反僵"、头痛（《灵枢·癫狂》）。经气不相顺接于巅，故僵仆不知人。治当豁痰开窍，息风定痛为主。定痫丸主之（《医学心悟》方）：天麻、川贝、胆南星、半夏、陈皮、茯苓、茯神、丹参、寸冬、石菖蒲、远志、全蝎、僵蚕、琥珀、辰砂，以竹沥、姜汁、甘草熬膏和药为丸，如弹子大，辰砂为衣，每服一丸，日再服，重者可日三服。

《灵枢·癫狂》："癫疾者，疾发如狂者，死不治。"曾见一患者，即先患癫疾多年，后发展至狂而死。《素问·脉解》："阳尽在上，而阴气从下，下虚上实，故狂巅疾也。"《素问·厥论》："阳明之厥，则癫疾，欲走呼，腹满不得卧，面赤而热，妄见而妄言。"《素问·阴阳类论》等所述皆为癫狂之"癫"。《素问·通评虚实论》："癫疾厥狂，久逆之所生也。"《难经·五十九难》："癫疾始发，意不乐，僵仆直视，其脉三部，阴阳俱盛是也。"《灵枢·癫狂》："癫疾，……呕多涎沫，气下泄，不治。"

4. 飧泄

《诸病源候论》："水谷痢者，由体虚腠理开，血气虚，春伤于风，邪气留连，在肌肉之内（当在'募原'），后遇脾胃大肠虚弱，而邪气乘之，故为水谷痢也。"风邪流连于膜原（初起有发热、恶风之证），久之乘饮食失节（久则长期低热），肠胃虚弱，而传入肠胃（风气走窜奔响），影响消化则为"肠风飧泄"，甚者，饮食未进，即入厕，"久为肠澼"（《素问·太阴阳明论》），便下脓血。《素问·风论》："久风入中，则为肠风飧泄。"

5. 疠风

《素问·风论》："风之伤人也，或为寒热，……或为疠风，……故风者百病之长也。"是风寒即虚风也。"风寒客于脉而不去，名曰疠风。"脉风久治不去，即为"疠"也。虚风客于脉中，留连不去，即成疠风，足见疠风邪伏之久也。疠风，《素问·长刺节论》又名"大风"。以其毒气甚疠，为风邪之最大者也。疠风之毒，客于血脉之中，能使荣气腐坏而不清洁，故可使人之气色败坏，身发红、发肿块，骨节沉重，须眉堕落，进而皮肤疡溃，鼻柱烂坏，即今天的麻风病。以"结核样型"及"瘤型"最为常见，古代所述多为瘤型。《素问·风论》："疠者，有荣气热胕，其气不清，故使其鼻柱坏而色败，皮肤疡溃。"《素问·长刺节论》："病大风，骨节重，须眉堕，名曰大风。刺肌肉为故，汗出百日；刺骨髓，汗出百日，凡二百日，须眉生而止针。"《灵枢·四时气》："疠风者，素刺其肿上，已刺，以锐针针其处，按出其恶气（《甲乙经》作'恶血'），肿尽乃止。常食方食，无食他食。"方食，即忌动风、发毒食物的食谱。

《千金方》曾记载有一人因患癞疾逃入山中，常年食松子而病愈。并有"服天门冬方"云：治"恶疮、痈疽、肿、癞疾，重者周身脓坏，鼻柱败烂。服之皮脱虫出，颜色肥白。"扫风丸：大风子三斤半，薏苡仁、荆芥各八两，苦参、白蒺藜、小胡麻、苍耳、桂枝、当归、秦艽、白芷、草乌、威灵仙、川芎、钩藤、木瓜、菟丝子、肉桂、天麻、川膝、首乌、千年健、制青礞石、川乌、知母、栀子各二两，共研为细面，水泛为小丸。成人初服二钱，日二服，三日后，如无呕吐恶心等反应，可每服二钱半，日二服。一周后，可改为日三服。古时对疠病者即已有隔离之措施。如 1957 年底，湖北云梦出土秦简载，秦时即设有收容、隔离麻风病人的官设机构"疠迁所"（见《文物》1976 年第 8 期），一般皆据《续高僧传》谓隔离麻风病人始于隋唐，非是。

第九节　色脉合参诊病久新之法

原文

帝曰：有故病五脏发动[1]，因伤脉色，各何以知其久暴至之病乎？岐伯曰：悉乎哉问也，征[2]其脉小色不夺者，新病也；征其脉不夺其色夺者，此久病也；征其脉与五色俱夺者，此久病也；征其脉与五色俱不夺者，新病也。肝与肾脉并至，其色苍赤，当病毁伤不见血，已见血，湿若中水也[3]。

校注

[1] 有故病五脏发动：张介宾："有故病，旧有宿病也。五脏发动，触感而发也。"
[2] 征：吴崑："征，验也。"即验看、观察的意思。征：证也，验也。即验证之义。
[3] 肝与肾脉并至，……湿若中水也：丹波元简："此一节与上下文不相顺承，疑有脱误。"

阐幽发微

黄帝：有久（陈）病，五脏又因有所触动而发病（病因刺激），因而影响到色脉发生变化，这根据什么可以知道它是久病还是新得的病呢？岐伯：一般来说，验证他的色脉。所谓"夺"指色脉与证相失之甚，即"色夭不泽"，所谓"逆"也。若色虽有变化，但"色泽以浮"者，则不为"夺也"。"不夺"非不变也。

（1）新病：①脉——不夺，或小。新病脉多实大，今脉小必是泄泻或失血之证。②色——不夺。五脏精气未伤，故色浮泽，与病相应。

（2）久病：①脉——夺或不夺。（逆四时）脉尚与证相应，如病在里脉沉小是也。②色——夺。（色夭不泽）脏气已伤，血肉已败，故"色夭不泽"，与病不相应。

《素问·玉机真脏论》："未有脏形，于春夏而脉沉涩，秋冬而脉浮大，名曰逆四时也。病热脉静，泄而脉大，脱血而脉实，病在中脉实坚，病在外脉不实坚者，皆难治。"例一：如新病热病，色赤，脉洪大，色脉皆与病相应，是为"脉与五色俱不夺"，故知为新病。例二：如新病泄泻，脉已有变易而细小，真气虽虚，但色黄而不晦暗，是未与病相失，为"色不夺"，故知其病程亦不长。《素问·玉机真脏论》"色泽以浮，谓之易已；脉从四时，谓之可治；色夭不泽，谓之难已；……脉逆四时，为不可治。"例三：如久病痰饮咳嗽，喘不得卧，"支饮亦喘而不能卧，加短气，其脉平也（或弦涩）。"其脉虽未夺，然其色却青暗乌灰（沉夭晦浊），甚或口唇发绀，是为"色夺"，故知其为久病也。例四：如久病鼓胀，其脉弦细劲急，其"色苍黄晦暗"，是为脉与五色俱夺，知为久病，且预后不良也。

"肝与肾脉并至，其色苍赤。当病毁伤不见血，已见血，湿若中水也。"肝肾并至之脉是沉弦脉。脉沉弦而舌色苍赤发紫，应当是因搏斗或堕坠而外部未见出血之内有瘀血之证，故色脉如此。其证当伤处内里胀痛，或胁痛短气。若堕坠之见血者，意为内无瘀血，而非为毁伤之证之义，而见沉弦脉的，则当是内有湿气痰饮，或"水在腹中也"（王注）。《金匮要略·水气病》："肝水者，其腹大，不能自转侧，胁下腹痛，时时津液微生，小便续通。"本篇上文云："肝脉搏坚而长，色不青（而紫），当病坠若搏，因血在胁下，令人喘逆。"《金匮要略·痰饮咳嗽病》："脉沉而弦者，悬饮内痛"，"病悬饮者，十枣汤主之"。

按：本节虽讨论了新病、久病与色脉的关系，但实质上，是以辨析色之夺与不夺为中心内容。因为脉气对疾病的反应较为迅速，而气色的反应则较为缓慢。这是因为新病多轻浅，脏气未损，气血微伤，所以脉气虽有（改）变异，但气色并未夺失；久病则多深重，脏气已伤，精血俱损，已不能正常营养各组织器官，故气色变坏而"色夺"。虽然如此，色脉之夺与不夺，还须与证合参，故闻、问二诊仍需结合。"肝与肾脉并至"一段，为色脉证合参之临床"平脉辨证"之先河。只有色、脉、证合参才能体现中医脉诊之妙用，若只死背《脉诀》，而不能灵活运用"平脉辨证"，就失去了脉诊的灵魂。唯《平脉法》及《辨脉法》对《内经》这一精神有所发挥。

第十节　讨论十八种病脉所主的病证及诊脉以推知病位在内外、上下之法

▌ 原文

尺内两旁，则季胁也，尺外以候肾，尺里以候腹中。附上左外以候肝，内以候鬲，右外以候胃，内以候脾。上附上右外以候肺，内以候胸中，左外以候心，内以候膻中。前以候前，后以候后。上竟上者，胸喉中事也。下竟下者，少腹腰股膝胫足中事也。

麤大[1]者，阴不足阳有余，为热中也。来疾去徐，上实下虚，为厥巅疾；来徐去疾，上虚下实，为恶风[2]也。故中恶风者，阳气受也。有脉俱沉细数者，少阴厥也；沉细数散者，寒热也；浮而散者为眴仆[3]。诸浮不躁者，皆在阳，则为热；其有躁者在手，诸细而沉者，皆在阴，则为骨痛；其有静者在足。数动一代者，病在阳之脉也，泄及便脓血。

诸过者切之，涩者阳气有余也，滑者阴气有余也；阳气有余为身热无汗，阴气有余为多汗身寒，阴阳有余则无汗而寒。推而外之，内而不外，有心腹积也[4]。推而内之，外而不内，身有热也[5]。推而上之，上而不下，腰足清也。推而下之，下而不上，头项痛也。按之至骨，脉气少者，腰脊痛而身有痹也。

▌ 校注

[1] 麤大：麤，音义同粗，王冰："粗大，谓洪大脉也。"按：此句《甲乙经》《太素》皆属上文尺肤诊法下，是也。杨注："尺之皮肤文理粗发者，是阴衰阳盛，热气熏肤，致使皮肤粗起，故为热中。"王氏并上文尺肤诊法亦不解，故所注皆误。《素问·平人气象论》："脉尺麤，常热者，谓之热中。"杨注："脉之（犹诊之）

尺地皮肤粗，又常热，是其热中也。"

[2] 恶风：前一恶风，读为"恶风"（去声），后一"恶风"读为平声。"为恶厉的风邪"，实即虚风。

[3] 眴仆："眴"与"眩"通，"仆"即"跌倒"。"眴"，本音"瞬"，义亦与"瞬喧"同，亦通"眩"，此处当从王冰作"眩"为是。

[4] 推而外之，内而不外，有心腹积也：王冰："脉附臂筋，取之不审，推筋令远，使脉外行内而不出外者，心腹中有疾乃尔。"又《金匮要略·五脏风寒积聚病》："诸积大法，脉来细而附骨者，乃积也"可证。

[5] 推而内之，外而不内，身有热也：王冰："脉远臂筋，推之令近，远远不近，是阳气有余，故身有热也。"按：王氏释此二句义欠明晰。盖推者，求也，度也，即推求之义。言切脉时，反复推求其脉于浮分，而其脉却始终沉而不显于浮分的，知非表病，乃心腹有积聚，若反复推求其脉于沉分，而其脉却始终浮而不显于沉分的，知其内无病而邪在表，故曰"身有热也"。有以指法之推移释本段经文者，如汪机之《脉决刊误·附录》云："谓以指挪移于部之上下而诊之，以脉有长短之类也，又以推开其筋而诊之，以脉有沉伏止绝之类也。似与经旨不合，故不取之。"

阐幽发微

1. 来疾去徐

"来"指脉搏波由伏而起应指曰"来"，"去"指脉搏波由起而伏，由指下消逝曰"去"。脉来由伏至起较为劲疾有力曰"来疾"，其波从指下由起而伏至消逝却较徐缓（徐对疾言），此等脉多为沉弦有力之脉，脉搏波由伏至起应指有力，故可感知其来之疾与其去之徐（沉脉易于感知其去）。滑寿《诊家枢要》："来者，自骨肉之分而出于皮肤之际（即应指最显之时），气之升也；去者，自皮肤之际而还于骨肉之分，气之降也。"脉波之消逝是由于气机上逆，故脉亦上逆有力，逆久则上实下虚，实与虚乃相对为言，故为气机厥逆而致之巅疾。《选读》谓"厥"为"昏厥"，可商。前文已云"厥成为巅疾"。《素问·宣明五气》："搏阳则为巅疾。"是厥阴之厥气搏于督阳则为巅也。

2. 来徐去疾

脉由伏至起而应指较为徐缓、无力，而其由指下消逝却甚迅速，此等脉多为浮弱之脉（浮脉不易感知其去之情，故去疾），乃阳气虚弱，相对地阴盛之征。阳主上，阴主下，故曰上虚下实（实对虚言，即阳虚而阴不虚）。阳虚则外寒，故恶风寒。阳主卫外，故虚风（恶风）伤人，首犯阳分，为中风病，宜桂枝汤证。《素问·太阴阳明论》："故犯贼风虚邪者，阳受之。"可互证。

3. 有脉俱沉细数者，少阴厥也

两手脉来俱沉细而数，是少阴经气厥逆之征。沉主在里，细主血虚，数主有热，其证当于厥逆之外而有发热、神昏、齿干舌燥，舌质紫绛等证，乃因热久不退，传入阴分，伤阴耗血，故现此少阴厥逆之证，治当清热滋阴。《伤寒论》285条："少阴病，脉细沉数，病为在里，不可发汗。"294条"少阴病，但厥无汗，而强发之，必动其血。"

4. 沉细数散者，寒热也

沉细数散之脉，见于寒热，乃寒热病晚期之脉，预后可虑。沉细数为阴虚内热之象，若更兼散漫无根，不禁寻按，则为元气将散之征。《素问·平人气象论》："寸口脉沉而喘曰寒热。"《选读》不知寒热病，谓"是少阳受寒而反发热"，竟将脉象置而不论。

5. 浮而散者，为眴仆

脉浮一般主病表，但应浮而不散，若浮而虚散，不禁寻按者，则多为里虚之候，为虚劳之甚可知。即仲景所谓"极虚亦为劳"之脉也。乃因肾虚之甚，累及髓海，髓海空虚之甚，则现眴仆之证。《灵枢·海论》云："髓海不足，则脑转耳鸣，胫酸眩冒，目无所见。"当与大补元煎，或右归饮之类，以补肾益精、滋阴潜阳。《金匮要略·血痹虚劳病》："卒喘悸，脉浮者，里虚也。"即浮虚之脉。又"夫男子平人，脉大为劳，极虚亦为劳。"

6. 诸浮不躁者，皆在阳（太阳），则为热，其有躁者在手

凡浮脉不躁疾的（尚安静），一般皆为病在阳分（足经），主阳盛则热；若浮而躁疾的，则是阳盛之甚，由足经而及于手经，手足经气俱盛，其热亦当甚于前者。按：《选读》谓："如浮而躁动不静的，则兼涉手少阴心而为烦。"是对《内经》"在足""在手"之脉法不甚了解，故而将"在手"理解为"手少阴"。躁静，此指迟数言。阳主躁，阴主静，阳主外，阴主内，故浮为在阳主外，沉为在阴主内。《灵枢·终始》："人迎一盛，病在足少阳，一盛而躁，病在手少阳，……人迎三盛，病在足阳明，三盛而躁，病在手阳明。""脉口一盛，病在足厥阴，一盛而躁，病在手心主，……三盛而躁，在手太阴。"

7. 诸细而沉者，皆在阴（少阴），则为骨痛，其有静者在足

凡沉细之脉，一般皆为病在阴分（手经），主血气虚寒，不养于骨节，故骨节痛，若沉细而迟的，则是虚寒之甚，由手经而及于足经，手足经气俱虚，不仅骨节痛且兼手足寒矣。《伤寒论》305 条："少阴病，身体痛，手足寒，骨节痛，脉沉（微细）者，附子汤主之。"脉浮弦细兼躁，为手足少阳俱病；脉浮兼躁，为手足太阳俱病；脉浮大而躁数，为手足阳明俱病。（阳经强调躁不躁，阴经强调静不静。）《灵枢·阴阳系日月》："手之十指以应天之十干，足之十二经脉，以应地之十二支。"《素问·阴阳别论》："所谓阴阳者，去者为阴，至者为阳，静者为阴，动者为阳，迟者为阴，数者为阳。"张志聪注："此审别十二经脉之阴阳也，夫脏为阴，腑为阳，手足之阴阳乃六腑，六腑之经脉，故当以脉之来去动静迟数而分别其阴阳。"

8. 数动一代者，病在阳之脉也，泄及便脓血

数而时止名为促，是促脉也。主阳盛热实之证。"阴不胜其阳，则脉流薄疾"，疾甚则时促，促脉之泄，乃热泄，热伤肠络，故便血，里急后重，当白头翁汤主之。《伤寒论》："脉阳盛则促。"《金匮要略·呕吐哕下利病》："下利脉数而渴者，今自愈，设不差，必圊脓血，以有热故也。"

9. 诸过者切之，涩者，阴气有余也，阴气有余，为多汗身寒

凡病脉，一般说来，诊得涩脉的（当微涩），当是阴气有余的病证，阴气盛则寒，阳气虚则汗出，"阴不得有汗""汗出为阳微"（《伤寒论》148 条），故知其证为亡阳，其脉当涩而且微。如《伤寒论》325 条："少阴病，下利，脉微（而）涩，呕而汗出，必数更衣，反少者（亡津液），当温其上，灸之（百会）。"可见阴胜汗出身寒之阳证，必有四逆，下利清谷或呕吐等危证，当急与通脉四逆汤，"下利清谷，里寒外热，汗出而厥"（《伤寒论》317 条）。

本论阴阳有余之讹误，历代皆不敢订正，以诸本皆然，其误由来已久之故。今据《灵枢·邪气脏腑病形》及《素问·阴阳应象大论》之经文订正之。《灵枢·邪气脏腑病形》："滑者阳气盛，微有热，涩者多血少气，微有寒。"涩脉提示气滞血瘀。《素问·阴阳应象大论》："阴胜则身寒，汗出，身常清，数栗而寒，寒则厥，厥则腹满，死。"

10. 滑者，阳气有余也，阳气有余，为身热无汗

诊得滑脉的，为阳气有余的病证。"阳胜则热"，故发热，热甚伤津而阴虚，故无汗。如《伤寒论》350条："伤寒，脉滑而厥者，里有热，白虎汤主之。"据此可知此阳盛阴虚乃温热病之热深厥深阶段，其证除"身热无汗"外，尚应有四末厥冷，齿干舌燥等证，其脉亦多滑而兼数或不数。《素问·阴阳应象大论》："阳胜则身热，腠理闭，喘粗为之俯仰，汗不出而热，齿干以烦冤，腹满，死。"

11. 阴阳有余，则无汗而寒

阴阳俱有余之脉当"阴阳俱紧"，为麻黄汤证之伤寒，其证初起无汗而恶寒，体痛头痛，然二三日必发热，以卫气郁积故也。《伤寒论》3条："太阳病，或已发热，或未发热，必恶寒，体痛，呕逆，脉阴阳俱紧者，名为伤寒。"

12. 推而外之，内而不外，有心腹积也

切脉时，反复推求其脉于浮分，而其脉却始终沉而不显于浮分的，知其病确为在里，当是腹中有积证，真气与邪相搏于内，脉应之而沉。凡推外之，内之、上之，下之等法，皆为欲从其反面以证其脉之确在何部。

13. 推而内之，外而不内，身有热也

若反复推求其脉于沉分，而其脉却始终不显于沉分的，知其病确为在外，当是外感发热之证。真气与邪相搏于表，故脉应之而浮。

14. 推而上之，下而不上（原为上而不下），腰足清也

若反复推求其脉于寸部，而其脉却始终寸部不盛，而尺部明显的（沉弦），这是下部有寒湿之邪，故其腰腿当清冷而痛。当与甘草干姜茯苓白术汤（肾着汤），真气与邪相搏于下，故脉应之而尺甚。《素问·太阴阳明论》："故伤于风者，上先受之，伤于湿之，下先受之。"

15. 推而下之，上而不下（原为下而不上），头项痛也

若反复推求其脉于尺部，而其脉却始终尺部不盛，而寸部明显的（浮缓），这是太阳中风证，故头项强痛而汗出、恶风，当与桂枝汤。真气与邪相搏于上，故脉亦应之而寸盛。《伤寒论》12条："太阳中风，阳浮而阴弱"，即寸浮而尺弱，结合上条，"推而内之，外而不内，身有热也"，即知其脉当浮且寸浮尺弱也。《伤寒论》42条："太阳病，外证未解，脉浮弱者，当以汗解，宜桂枝汤。"是明浮弱乃指尺寸，非指浮沉也。秦伯未《读内经记》曰："上文云，'推而外之，内而不外，有心腹疾也，推而内之，外而不内，身有热也。'是外之而不外，内之而不内，皆为有病，然则此文亦当言上之而不上，下之而不下，方与上文一例。若如合本，推而上之，上而不下，推而下之，下而不上，则固其所耳，又何病焉。且阳升阴降，推而上之，下而不上，则阴气太过，故腰足为之清，推而下之，上而不下，则阳气太过，故头项为之痛。"

16. 按之至骨，脉气少者，腰脊痛而身有痹也

若重按至骨，始能触到，且脉沉细者，是肝肾气虚，精血不足，不养于筋骨之故，当腰脊痛，关节痛，当与三痹汤加苁蓉、狗脊之属。杂证之气虚头痛，多头痛绵绵，过劳则甚，体倦无力，食欲不振，脉细无力。若肾虚头痛，则多头脑空痛，眩晕耳鸣，腰膝无力，遗精带下，脉沉细无力。皆与本条寸浮尺弱之脉证不合。

本节共论述了十八种脉象及其主病，这十八种脉就其病机来看，大致可归结为如下六大类：

1. 阳胜

来疾去徐，上实下虚，为厥巅疾。诸浮不躁者，皆在阳，则为热。诸浮，……其有躁者，在手。数动一代者，病在阳之脉也，泄及便脓血。滑者，阳气有余也，为身热无汗。推而内之，外而不内，身有热也。推而下之，上而不下，头项痛也。

2.阴胜

涩者，阴气有余也，为多汗身寒。推而外之，内而不外，有心腹积也。推而上之，下而不上，腰足清也。

3. 阳虚

来徐去疾，上虚下实，为恶风也。浮而散者，为眴仆（实为阴阳俱虚）。

4. 阴虚

有脉俱沉细数者，少阴厥也（阴虚阳盛）。沉细数散者，寒热也。

5. 阳虚阴盛

诸细而沉者，皆在阴，则为骨痛。诸细而沉，……其有静者，在足。按之至骨，脉气少者，腰脊痛而身有痹也。

6. 阴阳有余——则无汗而寒（脉阴阳俱紧）

以上十八脉，计阳胜者七脉，阴胜者三脉，阳虚者二脉，阴虚者二脉，阳虚阴盛者三脉，阴阳有余者一脉。

小　　结

本篇在《内经》论述诊法的各篇中，是精确性较高的一篇，具有许多特点：

1. 在脉诊方面

提出了脉诊的两条基本原则，即①诊脉必须在平静安适的条件下进行；②诊脉时必须虚心静意地对脉象进行体察。只有实行这两条原则，才有可能排除正常、病理反应以外的附加因素的干扰，而诊得确切的脉象。

详细论述了脉的生理作用及人体的真气对天地阴阳升降的适应性反应，从而说明了脉象所以有四时差异的道理，是《内经》关于"人参天地"学说的具体而微的内容之一。

具体阐述了长、短、数、大、代、细、涩、上盛、下盛、涌泉、弦绝及篇末十八种脉的脉象及其主病，这和《素问·平人气象论》中关于寸口脉诊的具体论述，同为《内经》时期关于脉诊经验的较为晚期的总结，是《内经》脉诊中的精华部分，为后世寸口诊法的发展奠定了坚实的基础。

2. 在望诊方面

①提出了精明五色的善恶标准，与《素问·五脏生成》关于面色的善恶标准，共同构成了中医色诊的理论基础。②具体举例说明病人各种体态异常的主病及其预后，是中医望诊学说中的最早而又最切实可行的望诊法。

3. 在闻诊方面

说明了中气之涩、夺气、神明之乱等证的闻诊要点，为《内经》中关于闻诊的最具体部分，给后世闻诊的发展以很大的启示。

4. 在色、脉、证合参方面

本篇不仅强调了在诊断中必须四诊合参以决死生，而且还运用色、脉、证合参进行辨证方面作了示范性的阐述。如沉弦脉，现青色者为肝病，若不现青色，而现色苍赤（紫色）的，则不必是肝病，而应是"毁伤"或"坠若搏"所致的外虽未见血，而内里却有出血的瘀血证，当病胁腹胀痛之证；若不是外伤而引起内出血的，则当是腹中有水的"肝水"病（或悬饮证）。这是张仲景的平脉辨证法的先声，是《内经》诊脉辨证的精华。此外，关于久病的诊断，提出以"色夺"为重点，这对我们临证决诊疾病的新久轻重有很重要的指导意义。

5. 在尺肤诊法方面

本篇对尺肤诊法的分部，也作了具体的论述，在《内经》各篇中也是独一无二的，对我们研究尺肤诊法具有很大的参考价值！

第二十五章　素问·平人气象论

题解

气，脉气也。脉气者，即脉管本身及其内所流动之血气也。二者之统一表现即为脉动之体状，亦即脉气之动象也。简言之"脉象"亦为"气象"。《素问·脉要精微论》："脉者，血之府也。"《灵枢·经水》："经脉者，受血而营之。"《素问·五脏生成》："诸脉者，皆属于心。"本篇中心内容为讨论气血平和之人"不病"之脉的脉象以及一些气血不和之人的病脉及死脉的脉象，从而揭示出用对比分析的方法来认识平脉与病脉是中医诊法的一个重要原则。本篇对四时五脏的脉象，如何表现为生死的顺逆作了分析和对比，因全篇以讨论气血和平之人的脉象为主，故名《平人气象论》。

第一节　脉息至数的正常与异常及其主病

原文

黄帝问曰：平人何如？岐伯对曰：人一呼脉再动，一吸脉亦再动，呼吸定息，脉五动，闰以太息[1]，命曰平人。平人者，不病也。常以不病调病人，医不病，故为病人平息以调之为法。人一呼脉一动，一吸脉一动，曰少气。人一呼脉三动，一吸脉三动而躁，尺热曰病温，尺不热脉滑曰病风，脉涩曰痹[2]。人一呼脉四动以上曰死，脉绝不至曰死，乍疏乍数曰死。

校注

[1] 闰以太息：张介宾说："呼吸定息，谓一息既尽而换气未起之际也。脉又一至，故曰五动。"又曰："闰，馀也，犹闰月之谓。言平人常息之外，间有一息甚长者，是为闰以太息，而又不止五至也。此即平人不病之常度。"

[2] 脉涩曰痹：《新校正》云："《甲乙经》无'脉涩曰痹'一句"，是也。此盖因后文有此二句，后人因而误加之也。使"滑涩"对言，参后"脉涩曰痹"解。其病机见第四节。按：以此处上文是"人一呼脉三动，一吸脉三动"。"躁"及"滑"等皆阳脉，就此数脉而来本属当然。今涩脉亦接数脉而言，颇与脉法不合，故知其衍也。

阐幽发微

本节是从脉息至数方面来讲"平人"的脉动及其变化与主病。

1. 平人的脉息至数及调脉之法

古人对脉搏的计算，是以"平人"——"不病"之人的呼吸作为标准来衡量的。正常人的"脉动"是"呼吸定息，脉五动"。《灵枢·终始》："所谓平人者，不病，不病者，脉口人迎应四时也。"然人之体质、性格、年龄互有不同，因而呼吸亦有长短缓急之异，如《脉经》："凡诊脉，当视其人大小、长短及性气缓急，脉之迟速、大小、长短，皆如其人形性者，则吉；反之者，则为逆也。脉三部大都欲等，只如小人、细人、妇人脉小软，小儿四、五岁，脉呼吸八至，细数者，吉。"故欲诸医所调，毫厘不差亦难矣。今世已有手表可利用之，然亦非绝对，大凡一分钟呼吸 14～18 次，脉动 70～90 动，皆为正常（当然要视其形质）。吾侪于临证之际，当知自己之呼吸缓急规律也。

2. 较平人不及的脉息至数及其主病

《难经·十四难》："一呼一至，一吸一至，名曰损，人虽能行，犹当着床，所以然者，血气皆不足故也。"一呼一至，一吸一至，呼吸定息脉来一至，是乃迟脉也。"少气"者，血气衰少也。

3. 较平人太过的脉息至数及其主病

若人一呼脉三动，一吸脉三动而躁（王冰解为"烦躁"非是）疾的（"阴不胜其阳，故脉流薄疾也"，指脉动的神气感觉），是为数脉，脉数疾而兼"尺肤热甚者，乃病温也"。《灵枢·论疾诊尺》："尺肤热甚，脉盛躁者，病温也。"阳盛阴虚，阳胜及于阴，故尺肤热甚也。尺肤热者，身必热也。若脉缓滑而尺肤不热（阳胜阴不虚，未迫及于阴）者，乃为风热之病，其尺肤亦滑而淖泽也。风热主于阳分（肤肉之分），而有汗出，故尺肤滑而淖泽也。《灵枢·论疾诊尺》曰："其脉盛而滑者，汗且出也"，因其有汗，故尺热不甚，其脉亦不似温病之躁疾也。

4. 死脉至数

人若一呼脉四动，则一吸亦必四动，是一息八九至以上之脉，乃数疾之甚也。比之常人多动一倍，乃厥阳亢极，元气将散之征也。其至数几不可数矣。《难经·十四难》曰："一呼五至，一吸五至，其人当困，沉细夜加，浮大昼加，不大不小，虽困可治；其有大小者，为难治也。一呼六至，一吸六至，为死脉也；沉细夜死，浮大昼死。"沉细为阴，以阴加阴故死；浮大为阳，以阳加阳故死。"脉绝不至"，乃心动已止，脉气已绝，营卫不行，神气已去，"神去则机息"，故死也。乍疏乍数，即乍迟乍疾也，忽数忽迟，已失常度，乃真气将绝，气血紊乱之征，故死也。脾绝之脉也，"真脾至，弱而乍数乍疏"。《灵枢·根结》："予之短期者，乍数乍疏也。"《十败脉歌》："雀啄连连，止而又作。屋漏水流，半时一落。弹石沉弦，按之指搏。乍疏乍密，乱如解索。本息未摇，鱼翔相若。偃刀坚急，循刃责责。转豆累累，如循薏仁。麻促细乱，其脉失神。败脉十种，自古以闻；急救下药，必须认真。"

以上经文论述平人脉息之数，并在此基础上就平人脉息至数及病脉加以论述，以常达变，且有对比之意在焉。经文于论理之文，多喜采用正常与变异对比叙述之法，或取象比类之法以便理解也。以"不病"的"呼吸定息脉动"为准，多少者皆为病。

第二节　胃气在脉诊中的重要性

原文

平人之常气禀于胃，胃者平人之常气也，人无胃气曰逆，逆者死。春胃微弦曰平，弦多胃少曰肝病，但弦无胃曰死。胃而有毛曰秋病，毛甚曰今病。脏真散于肝，肝藏筋膜之气也。长夏胃微软弱曰平，弱多胃少曰脾病，但代无胃曰死，软弱有石曰冬病，弱甚曰今病。脏真濡于脾，脾藏肌肉之气也。夏胃微钩曰平，钩多胃少曰心病，但钩无胃曰死，胃而有石曰冬病，石甚曰今病。脏真通于心，心藏血脉之气也。秋胃微毛曰平，毛多胃少曰肺病，但毛无胃曰死，毛而有弦曰春病，弦甚曰今病。脏真高于肺，以行营卫阴阳也。冬胃微石曰平，石多胃少曰肾病，但石无胃曰死，石而有钩曰夏病，钩甚曰今病。脏真下于肾，肾藏骨髓之气也。

阐幽发微

本节论述了四时脉象，一般以有胃气曰"平"，胃气少曰"病"，无胃气曰"死"，可见胃气在脉诊中的重要性。四时的平、病、死脉，皆以胃气之多少和有无为衡量标准。

1. 胃气与脉

以下进一步指出"平人之常气"，气者，脉气也。言脉息至数正常及其异常，因已知之矣，然仅知脉息至数正常及其异常，尚不足矣尽脉诊之道也。于此基础上，尚须知脉气之常与异常也。

"脉气"者，脉之气也。脉管本身，加上脉管内流行着的内容物也，即血气（营气）。二者之统一表现为脉动之体状（今称脉搏），即脉气之象——气象——脉象。脉象包括脉内容物与脉管所共同形成的脉体之变化，及脉管壁紧张力之变化、脉内容物多少之变化、脉动数之变化、脉动力之变化及脉位之变化等。平人正常的脉气是禀受自胃的水谷之气（脉气中混有谷气，如无谷气则只剩脏真之气矣。非真言胃也，今世有将胃切除者。）——营卫，所以胃的水谷之气，就是人的正常的脉气——常气（《灵枢·海论》："胃者，水谷气血之海也。"）。人的脉气如果失去胃气，就叫作"逆"，逆者死，以无水谷精微奉生故也。有胃气之脉如何也？"脉弱以滑，是有胃气"（《素问·玉机真脏论》），是胃气乃和缓从容之象也。《灵枢·始终》："谷气来也，徐而和"，是也。后文曰："人以水谷为本，故人绝水谷则死，脉无胃气亦死。"病甚，不能利用水谷之精微以滋养故其真象独现，而失去胃气之和缓矣。《素问·玉机真脏论》曰："五脏者，皆禀气于胃，胃者，五脏之本也，……故病甚者，胃气不能与之俱至于手太阴，故真脏之气独见，独见者，病胜脏也。"观此可知，真脏脉的脏气本身之垂死挣扎搏动，其内容物已虚竭矣。

2. 四时平病死脉

（1）弦为春时平脉，春属木，乃肝气旺盛之时，故弦亦为肝脉也。《素问·宣明五气》："肝脉弦。"然当以有胃气之微弦为正常，若胃气少者，弦必甚（弦急），此则肝病之征也。以肝脏真气失和，不能受胃气以化肝精，故肝脉胃气少，而真象（本象）现而弦多也。若"但弦无胃"，弦急如刃，则如人绝水谷，肝之气化已绝，故无胃气也。

（2）若虽有胃气，但却少弦象，而反有"毛象"者，乃肝虚肺盛，金来克木之兆也（二脏失和较之但肝病者为重也），至秋肺金当令之时，则必病也。"毛"者，肺脉也，云"毛"者，乃形容其脉之"轻虚以浮，来急去散"也。《难经·四难》则谓："浮而短涩者，肺也。"《诊家枢要》曰："持脉之要有三，曰举、曰按、曰寻。轻手取之曰举，重手取之曰按，不轻不重、委曲求之曰寻。"然滑氏对"来去"的解释却谓"察脉须识上下、来去、至止六字，不明此六字，则阴阳虚实不别也。上者为阳，来者为阳，至者为阳；下者为阴，去者为阴，止者为阴也。上者，自尺部上于寸口，阳生于阴也；下者，自寸口下于尺部，阴生于阳也；来者，自骨肉之分，而出于皮肤之际，气之升也；去者，自皮肤之际而还于骨肉之分，气之降也；应曰至，息曰止也。"然对脉动之"来去"颇难辨识，故后世不言也。《难经·三难》："初持脉，如三菽之重，与皮毛相得者，肺部也；如六菽之重，与血脉相得者，心部也；如九菽之重，与肌肉相得者，脾部也；如十二菽之重，与筋平者，肝部也；按之至骨，举指来疾者，肾部也。"来者，指脉搏波初鼓应指之时言也；去者，指脉搏波应指后由指下通过言也。其波应指之初有徐疾之分，应指后由指下通过亦有迟速之别，所谓速者，与散小之意相似也。迟速皆对来之徐疾言，非谓至数之迟数也。若不仅有毛，且胃气减者，而毛脉甚著者，目前即已有病也。以肺气太过，肝气太虚，木受金邪故也。

（3）"脏真散于肝"，乃言真气挟谷气输散于肝，以养肝气，肝气得养，则淫精于筋，以肝脏营养筋膜之气也（"脏真"与"真脏"不同）。

余四脏义例同此，兹从略。

① "钩"脉，即今"洪"脉也。《伤寒论》曰："春弦秋浮冬沉夏洪。"《素问·宣明五气》王注："如钩之偃，来盛去衰。"《太素》杨注："而称勾者，曲也，珠连高下，不如弦直，故曰勾也。"即洪脉之波大而鼓，各波之间有高下如钩曲。

② "代"脉，更代也。脉动"和柔相离，如鸡践地。"前后之波，不相连属而似更替，故曰代也，若无胃气则但代不还，如屋之漏，如鸟之啄矣。如水之流。代有至数之代，有形体之代，即忽强忽弱，变、易常态也。《内经》脉象名称与后世多不同：如钩（洪）、代、横（代）、促（进）、急（弦紧）、喘（疾）、躁（疾）、搏坚、关格、悬绝等，或为后世所无之名，或与后世含义不同。

脉象的辨识是一项很细致的工夫。没有长期的实践是不易正确掌握的。王叔和对这一问题有很深刻的体会，他说："脉理精微，其体难辨，弦紧浮芤，辗转相类，在心易了，指下难明。谓沉为伏，则方治永乖，以缓为迟，则危殆立至；况有数候俱见，异病同脉者乎？"脉诊的精微与复杂，于此可见矣。

以上说明了四时五脏的平脉、病脉及死脉的脉象，所有这些脉象的变化，主要都是以"胃气"的多少及有无为衡量的标准。与上段合观，我们可以体会出首先熟悉正常的脉息至数和有"胃气"的正常脉象，是脉诊的一项最基本的功夫，必须对这两个最基本的功夫有一定的修养，实现"通常达变"的目的。

第三节　虚里脉的部位和诊法

原文

胃之大络，名曰虚里，贯膈络肺，出于左乳下，其动应衣[1]，脉宗气[2]也。

盛喘数绝者，则在病中[3]，结而横[4]有积矣。绝不至曰死，乳之下其动应衣，宗气泄也。

校注

[1] 其动应衣：《甲乙经》作"其动应手"，是。

[2] 宗气：宗，众也、总也。合众，总观之有"大"义，故亦有"尊"义，"长"义。"虚里"所脉之"宗气"，即脉气之大者也。犹言脉之"总气"也。按：《灵枢·五味》："其大气之抟而不行者，积于胸中，命曰气海。"又《灵枢·口问》："目者，宗脉之所聚也。"《素问·五脏生成》："诸脉者，皆属于目。"又《灵枢·口问》："耳者，宗脉之所聚也。"

[3] 盛喘数绝者，则在病中："喘"，《扬子方言》："遣喘，转也。"《说文》："疾息也。"此指脉气言。言"虚里"脉动盛大而数疾，如喘者，形容其起伏之意也。"绝"，极也，喻其数之极，则为"病在中"之征也。"中"，当指膻中言。一般指内脏言，即下文："乳之下，其动应衣，宗气泄也"之义，二者必兼见。

[4] 结而横："结"者，《内经》时乃指结滞不畅言，脉来缓，时一止也。"横"者，"断"也。《山海经·大荒西经》："横道而处。"《后汉书》："东横乎大河。"凡此皆横断之义。"结而横"者，即脉动缓时止而中断不能自还者也。即后世之"结代"脉是也。一说"横"作"脉盛有力"。然杨上善只言"脉结"，张介宾只言"停阻则结横而为积"。

阐幽发微

本节主要讨论虚里脉的部位和诊法。

1. 虚里平脉及意义

足阳明胃的络脉，除了十五络脉中的"丰隆"外，（与脾络）还有一个大络名叫"虚里"（不包括在十五络之内），其脉从胃贯膈，络于肺，而出于左乳下（俗名乳根，又叫气眼），它在动甚时，是可能应衣的，然在一般情况下是不应衣的，只是在用手扪诊时，可感到"其动应手"。或可以望诊看到局部的脉动。"虚里"既为脉之宗气，故可候宗气、血脉之气及心气之虚实。宗气"积于胸中，出于喉咙，以贯心肺，而行呼吸焉。"

2. 虚里病脉及主病

盛喘数绝，动必应衣，故为膻中之病变，乃宗气泄越不守所致也，最为虚劳之本，必有惊悸怔忡之证。张介宾："虚里跳动最为虚损病本。故凡患阴虚劳怯，则心下多有跳动，及为惊悸慌张者，是即此证，人只知其心跳，而不知为虚里之动也。"若现此结而横之脉，则必为内脏有积，因而真气结滞不畅，故现此象也。《难经·十八难》曰："脉结甚，则积甚；结微则气微。"《伤寒论》："太阳病，身黄，脉沉结，少腹鞕，小便不利者，为无血也。小便自利，其人如狂者，血证谛也，抵当汤主之。"若虚里脉绝无不至者，为胃气已竭，故主死。以上乃"虚里"诊法之叙述，此法世多不行，近世又有行之者矣。吾侪于临证之际，行腹诊之前，可先以手候其虚里之动，然后再及心下腹部，不仅可免手之寒温对腹部不适，且亦可减少病家之过敏也。

第四节 多种病脉所主的病态及真脏脉现的死期

原文

欲知寸口太过与不及，寸口之脉中手短者，曰头痛；寸口脉中手长者，曰足胫痛；寸口脉中手促上击者，曰肩脊痛；寸口脉沉而坚者，曰病在中；寸口脉浮而盛者，曰病在外；寸口脉沉而弱，曰寒热及疝瘕少腹痛；寸口脉沉而横，曰胁下有积，腹中有横积痛；寸口脉沉而涩，曰寒热。

脉盛滑坚者，曰病在外；脉小实而坚者，病在内。脉小弱以涩，谓之久病；脉滑浮而疾者，谓之新病。脉急者，曰疝瘕少腹痛。脉滑曰风，脉涩曰痹，缓而滑曰热中，盛而坚曰胀。脉从阴阳，病易已；脉逆阴阳，病难已；脉得四时之顺，曰病无他；脉反四时及不间脏[1]曰难已。臂多青脉曰脱血，尺脉缓涩[2]，谓之解㑊，安卧脉盛谓之脱血，尺涩脉滑谓之多汗，尺寒脉细谓之后泄，脉尺粗常热者谓之热中。肝见庚辛死，心见壬癸死，脾见甲乙死，肺见丙丁死，肾见戊己死。是为真脏见，皆死[3]。

校注

[1] 不间脏：谓不依相生之序而传，而依相克之次而传也，故为难治。逆推间脏为生。《难经·五十三难》曰："经言七传者死，间脏者生，何谓也？然七传者，传其所胜也，间脏者，传其子也。"七传者，次传也。吕广曰："七，当为次字之误也。"

[2] 尺脉缓涩：当为"尺缓脉涩"之误，以此处皆色脉与尺参合以诊也。《灵枢·邪气脏腑病形》："夫色脉与尺肤相应也，如桴鼓影响之相应也，不得相失也。"此色除面色外，尚包括尺、臂、鱼之色也。

[3] 肝见庚辛死，心见壬癸死，脾见甲乙死，肺见丙丁死，肾见戊己死。是为真脏见，皆死：此六句，当是前四时平、病、死脉后之文，乃错简出此也。张介宾："此言真脏脉见者，遇克贼之日而死。"

阐幽发微

本节说明"寸口太过与不及"的多种病脉及病态，并指出真脏脉现的死期。

1. 寸口脉主病

（1）短脉：短为脉体不及尺寸之两端，主不及（短则气病，病不足），阳气不及于上，故为头痛也。杨注曰："短者，阳气不足，故头痛也"（或为阴不足之头痛）。此属内伤之头痛，与外感自异也。当参余证，此只言脉，非为一般。

（2）长脉：长为脉体超过尺寸之两端，主有余（长则气治，治于足）。阳气下乘于阴，故足胫痛（当有阳明外证）。张介宾："阴不足，则阳凑之，故足胫痛。"按：皆非绝对，只可参考。

（3）促脉：促为脉来促迫，急促，甚者或可引起"时一止，复来"。《伤寒论》曰："脉阳盛则促。"脉来急促，而由尺上击至寸口触指有力者，乃邪盛于上，阳气亦"因上而卫外"，故脉应之而上击也。其证或有头痛之证，故仍需参以问诊也。《伤寒论》34条："太阳病桂枝证，医反下之，利遂不止，脉促者，表未解也。喘而汗出者，葛根黄芩黄连汤主之。"故知本条肩背痛外，当有太阳表证也。

按：以上三脉皆为特殊之诊法，非一般之概论也。本节所述为《内经》中寸口脉法最多、最详、最接近后世者，然仍有经验不足尚属初级阶段。《脉经》只有24脉之脉法之名（浮、沉、迟、数、滑、涩、虚、实、洪、微、紧、缓、弦、芤、牢、濡、弱、散、细、伏、动、促、结、代），《脉诀》始收"长短"。《内经》有大小脉之记载，《灵枢·邪气脏腑病形》："大者，多气少血，小者，血气皆少。"必须参以它诊，否则未可定论，故后世绝少引用耳。《内经》时寸口诊尚差。

（4）沉而坚：寸口脉沉为病在内，坚为邪气实之征，坚者（即紧也）而有力也。浮而盛者为邪在外，则血气外越以与邪争；邪在内，则气血内聚以与邪搏，故脉应之而有浮沉也。

（5）浮而盛：诸沉脉皆主里，浮盛则主外，后世浮沉之脉主病表里之说，即源于此也。虽不偏于浮沉，亦可据其盛与小，以知病之内外。

（6）沉而弱：寸口脉沉而弱者，弱为气血虚弱之征，虚劳之脉也。故必有寒热，心悸等症，《金匮要略·惊悸吐衄下血胸满瘀血病》："寸口脉动而弱，动即为惊，弱则为悸。"至于疝瘕、少腹痛乃或有之证，却未必然。以腹痛之脉多弦急也。亦有少阴阳虚之清谷腹痛。（《新校正》："按《甲乙经》无此十五字，况下文已有寸口脉沉而横，曰寒热，脉急者曰疝瘕少腹痛。此文衍当去。"是也。）

（7）沉而结代：寸口脉沉而时结代者，乃胁下有积块，或腹内有积块横亘作痛之征，《难经·十八难》曰："脉结甚，则积甚；结微则气微。……假令脉结伏者，内无积聚，脉浮结者，外无痼疾，（或）有积聚，脉不结伏，有痼疾，脉不浮结，为脉不应病，病不应脉，是为死病也。"真气已不与邪争，是将败也。所以然者，积聚阻碍真气之畅行，故令脉结代也。

（8）沉数急而喘：寸口脉沉而数急如喘者，同虚里之盛喘数绝。下文："病心脉来喘喘连属"乃虚损之脉也，阴精不足，虚阳鼓动，故脉数急，冀其营卫之行加速，以供精气乏竭之需也，多兼弦细。

张介宾："滑数、洪数者多热，涩数、细数者多寒；暴数者，多外邪；久数者，多虚损。"陆九芝亦谓："数脉非热甚，即极虚"是也。《金匮要略·呕吐哕下利病》："问曰：病人脉数，数为热，当消谷引食，而反吐者，何也？师曰：以发其汗，令阳微膈气虚，脉乃数。数为客热，不能消谷，胃中虚冷故也。"又曰："寸口脉微而数，微则无气，无气则荣虚，荣虚则血不足，血不足则胸中冷。"《诸病源候论》："客热者，由人脏腑不调，生于虚热。客于上焦，则胸膈生痰实，口苦舌干；客于中焦，则烦心闷满，不能下食，客于下焦，则大便难，小便赤涩。"

（9）盛大滑坚：脉盛大而滑且坚有力者，必为新病，乃外受邪气，广义伤寒之类也。滑坚而盛大，或浮滑而数，皆外邪所中，广义伤寒之类，皆主新病，以其血气当盛也。

（10）小实而坚：若脉短小而坚实有力者，乃血气虚损、邪气牢固之征，必为久病而在内也。坚或小弱而涩皆主久病，以其精血已亏，邪气牢固也。

（11）小弱而涩："小者，血气皆少。"脉小弱而涩者，乃久病，血气亏耗之征也。

（12）浮滑数疾：若浮滑而数疾者，乃外邪所中，阳盛以争，气血尚盛之征，故必为新病。

（13）弦急：脉弦急者，皆为阴胜之征，故为疝瘕或腹痛之证也。《灵枢·邪气脏腑病形》：

"诸急者多寒。"寒则收引，故急。古之疝为腹痛之疝，非外肾之疝也。《诸病源候论·诸疝候》："疝者，痛也。或少腹痛，不得大小便；或手足厥冷，绕脐痛，白汗出；或冷气逆上，抢心腹，令心痛；或里急而腹痛。此诸候非一，故云诸疝也。"《说文》："疝，腹痛也。"瘕，"女病也"。《说文》："盖女子少腹多患癥瘕，故言女病也。后引申为凡腹中有瘕块可移动者，亦曰瘕，不分男女矣。汉以前或言癥，或言瘕，或言癥瘕，未尝分为二病也。"此亦因寒而致血气凝滞，搏结不散，积而为瘕也。

（14）滑："脉滑曰风"，风指风热言。在内曰"热中"，在外曰"风"。多为发热，汗出，恶风，头痛之证。

（15）涩："脉涩曰痹"，血痹之证，其"脉自微涩"（或寸关微，尺中小紧。"在寸口关上小紧。"），乃血气虚弱"卧出（露也）而风（微风）吹之，血凝于肤者为痹"《素问·五脏生成》）。其证为"身体不仁"（指皮肤）也。血凝皮肤，痹阻经络，荣卫不达，故为皮肤不仁也。血气弱虚，复被微风，痹阻其血络，荣气不能畅达，故脉涩也。《素问·逆调论》曰："荣气虚则不仁，卫气虚则不用；荣卫俱虚则不仁且不用，肉如故也。"《素问·痹论》："其不痛不仁者，病久入深，荣卫之行涩，经络时疏，故不通，皮肤不营，故为不仁。"血气虚弱，外中微风，故皮肤不仁也。

按：《灵枢·论疾诊尺》："尺肤涩者，风痹也。"《金匮要略·血痹虚劳病》："血痹，……阴阳俱微，寸口关上微，尺中小紧，外证身痛不仁，如风痹状，黄芪桂枝五物汤主之。"《素问·五脏生成》："卧出而风吹之，血凝于肤者为痹。"其病因乃血气虚弱，复被微风，痹阻其血络，荣气不能畅通，故脉涩也。《金匮要略·血痹虚劳病》："但以脉自微涩在寸口，关上小紧。"是知血痹，脉当微而兼涩也。痹证多在筋骨间，《素问·痹论》："营卫之气，……不与风寒湿气合，故不为痹。"《金匮要略·中风历节病》："夫风之为病，当半身不遂，或但臂不遂者，此为痹。"

《金匮要略·痉湿暍病》曰："太阳病，关节疼痛而烦，脉沉而细者，此名湿痹。"又曰："伤寒八九日，风湿相搏，身体疼烦，不能自转侧，不呕不渴，脉浮虚而涩者，桂枝附子汤主之。"《灵枢·小针解》："清气在下者，言清湿地气之中人也（必从足始）。"又《灵枢·邪气脏腑病形》："身半以下者，湿中之也。"又《灵枢·百病始生》："清湿则伤下。"凡此皆是说明清湿之邪，乃为阴邪，其脉一般皆当不数也。《素问·痹论》："其热者，阳气多，阴气少，病气胜阳遭阴，故为痹热。"是亦有数种可能。考《灵枢·脉经》虽言"涩脉细而迟，往来难且散，或一止复来。"然病情不同，亦有例外也。如《伤寒论》363条："下利，寸脉反浮数，尺中自涩者，必清脓血"，即是一例也。

（16）缓而滑：王注："缓谓纵缓之状，非动之迟缓也。阳盛于中，故脉滑缓。"《灵枢·邪气脏腑病形》："诸缓者，多热。"以热则弛缓也。

按："缓"指脉之神态言，有二义：①和缓，舒缓。即和缓从容之胃气也。②弛缓，纵缓。即脉动弛缓之病脉也。（如胶皮筋之失韧性然也。）

吴山甫《脉语》曰："缓，状如琴弦久失更张，纵而不正，曰缓。与迟不同，迟以数言，缓以形言，其别相远矣。若脉来不浮不沉，中取之从容和缓者，脾之正脉也。"《金匮要略·黄疸病》："寸口脉浮而缓，浮则为风，缓则为痹，痹非中风，四肢苦烦，脾热必黄，瘀热以行。"痹，热也。古与"疸"通用。《金匮要略·黄疸病》："然黄家所得，从湿得之，一身尽发热，面黄肚热，热在里，当下之。"《金匮要略·痉湿暍病》："湿家之为病，一身尽疼，发热，身色如熏黄也。"（即《诸病源候论》之"湿疸"也。）足证黄疸之病因乃由于湿邪郁而化热，脾恶湿，湿热不解，遂郁蒸而发黄也。《伤寒论》259 条："伤寒发汗已，身目为黄，所以然者，以寒湿在里不解故也，以为非瘀热而不可下也，当于寒湿中求之。"熏黄亦有因热者，见"风温"。

《伤寒论》187 条："伤寒脉浮而缓，手足自温者，是为系在太阴。太阴者，身当发黄，若小便自利者，不能发黄，至七八日，大便鞕者，为阳明病也。"若"至七八日，虽暴烦，下利，日十余行，必自止，以脾家实，腐秽当去故也"（《伤寒论》278 条）。此即缓脉之或可为热，或可为正气复也。系者，双关之辞也，若热瘀于内者，手足无大热，至七八日必现大便鞕之阳明证也。若在此期中，而有小便不利者，则瘀热不得泄，必湿热相搏而发黄也。若至七八日，暴烦下利，日十余行者，乃脾家实，自将腐秽排除之证，不治亦必自止。所谓系在太阴，即指此也。正气来复者，亦现脉缓而手足自温也。

滑亦阳盛之脉，既缓且滑，其为内中有热也明矣。

（17）盛而坚：脉盛大而紧张有力者（多兼沉），乃内中之寒气实，故病脉胀满也。按：《灵枢·胀论》曰："夫胀者，皆在于脏腑之外，排脏腑而廓胸胁，胀皮肤，故名曰胀。"此乃指水、血、气、食之胀，多指鼓胀之类。此处所言乃指胀满之症状言也。

2. 脉逆从阴阳四时的预后

（1）逆从阴阳：《伤寒论》："凡脉，大浮数动滑，此名阳也；脉，沉涩弱弦微，此名阴也。凡阴病见阳脉者生，阳病见阴脉者死。"何者，以气血机能皆不足以与邪争，邪胜而精却，故也。如《金匮要略·痉湿暍病》曰："太阳病，发热，脉沉而细者，名曰痉，为难治"，即其例也。此证头痛，身热足寒而颈项强急，其脉当紧弦，而反沉细者，是荣卫虚，正气不足之征也，邪实正虚，故曰难治。又如《伤寒论》290 条："少阴中风，脉阳微阴浮者，（微细为本，伤寒之互词）为欲愈"，亦是肾阳来复之征也。故愈。

（2）逆从四时：若脉从四时为病气微，真气当能适应四时，仅有弦多胃少之类，故脉从四时也。若夏沉冬浮，或春毛秋弦，为脉逆四时，皆为邪实脏虚，故脉为大变，故难治也。（详见《素问·玉机真脏论》）《灵枢·病传》曰："诸病以次相传，如是者，皆有死期，不可刺也。间一脏及二三四脏者，乃可刺也。"

3. 寸口尺肤对举

（1）尺肤青脉：臂多青脉，乃虚寒之征，未必即为脱血。《灵枢·经脉》曰："诸脉之浮而常见者，皆络脉也。……凡诊络脉，脉色青，则寒且痛，赤则有热。"

（2）尺缓脉涩：此属尺脉对举。《灵枢·论疾诊尺》曰："尺肉弱者，解㑊。"是"尺缓"，即尺肉弛缓，亦即弱而弛懈之意也。尺肉弛懈，全身之肌肉亦必弛懈，而脉又涩细，是血气虚少，肌肉懈弛，气血虚少，其人不解㑊无力亦不可能也。考《素问》言"解㑊"者有五，即《平人气象论》《玉机真脏论》《刺疟论》《刺要论》《四时刺逆从论》。《灵枢》则见于《论疾诊尺》。又《素问·气厥论》尚有"食亦"之病，谓"亦"有"重叠"之义，谓"食已则饥而瘦也"（《素问·诊要经终论》《灵枢·海论》）。

（3）安卧而脉盛：脉盛为外邪所致之阳胜，阳盛应身热而"喘粗为之俛仰"，"烦冤"不宁，今病者反静而安卧，是非阳胜于外，乃血热于脉中也明矣，血热者，当吐衄，故知其脱血也。一般兼"目睛晕黄"者，必衄；兼"烦咳者，必吐血"。一般失血较多心烦，不安，体倦，或虚热或口燥。今病者无此等证，知是将失或正在脱血之时也。若脱血后如此者为逆也，后文"泄而脱血脉实，……皆难治。"若吐血后"咳逆上气，其脉数而有热，不得卧者死"，以有阳无阴故也。失血过多，热邪犹盛，势难遏止，且不受补，故死也。

（4）尺涩脉滑：尺涩者，荣气虚也，脉滑者，阳气盛也，以盛阳加于弱阴，则必汗出不止，故曰多汗。主要以脉滑为汗出之重点，尺涩不主要。尺与脉不相应，乃逆证也，当虚损之自汗也。

（5）尺寒脉细：尺寒者，阳气微，内必虚寒，脉复细小，是为亡血亡津液。故知其必有久泄也。《灵枢·论疾诊尺》曰："尺肤寒，其脉小者，泄，少气。"泄则血气虚，故少血气也。古"细"与"小"通用。如称"小子"曰"细子"（见《灵枢·禁服》）。

（6）脉尺粗常热：诊其尺肤粗糙，中热伤阴，故尺肤枯干面粗糙也。而常热不已者，乃热中也。热中即内中有热也（即里热之谓）。《素问·脉要精微论》："粗大者，阴不足，阳有余，为热中也。"《脉经》："尺脉粗常热者，谓之热中，腰胯疼，小便赤热。"

本节所论诸脉有寸口诊法及寸口与尺肤诊合参诊法，大都为后世脉法所宗，如沉为病在里，浮为病在外，结代为有积，弦急为腹痛，浮滑而疾为新病，小弱而涩为久病；缓而滑曰热中，盛而紧曰胀；以及安卧脉盛为脱血，尺寒脉细为后泄等。个别者，虽与后世脉法有差异，亦不足为奇，以事物当有所发展也。

第五节　水肿、黄疸、胃疸、风水及妇人妊子的各种诊法

原文

颈脉动喘疾咳曰水，目裹微肿如卧蚕[1]起之状，曰水。面肿曰风，足胫肿曰水[2]。溺黄赤安卧者，黄疸。已食如饥者，胃疸。目黄者曰黄疸。妇人手少阴脉[3]动甚者，妊子也。

校注

[1] 卧蚕：《太素》作"颈脉动疾喘咳曰水，目果微肿如卧起之状曰水。"有谓"卧蚕"乃"蚕眠之后必脱皮，脱皮之后其皮色润泽有光"。每于晨起时眼睑浮肿，此因平卧及眼睑组织疏松之故。

[2] 面肿曰风，足胫肿曰水：原在"胃疸"后，此经所论乃接前水病而言者也，其句次"足胫肿曰水"乃因错简而有误，若紧接上文则易晓矣。今据原文义移前。

[3] 手少阴脉：王注"手少阴脉，谓掌后陷者中，当小指，动而应手者也"，是指"神门穴"也。杨注："手少阴脉，心经脉也。"《新校正》曰："按全元起本作足少阴。"《太素》亦作"手少阴"。然足少阴说亦有理，当验证之。

阐幽发微

本节指出水肿、黄疸和妇人"妊子"的诊法及水肿与黄疸的诊法与分型。

1. 水肿诊法

水肿病在《内经》多篇均有论及。有水、水肿、风水、胀、水胀、肤胀等名。如：《灵枢·论疾诊尺》："视人之目窠上微痈，如新卧起状，其颈脉动，时咳，按其手足上窅而不起者，风水

肤胀也。"《灵枢·胀论》："卫气并脉循分肉，为肤胀。"按：言风水者，以腹未大也。《素问·水热穴论》："勇而劳甚，则肾汗出，肾汗出逢于风，内不得入于脏腑，外不得越于皮肤，客于玄府（水气言也），行于皮里，传为胕（肤）肿，本之于肾，名曰风水。"《素问·水热穴论》曰："帝曰：肾何以能聚水而生病？岐伯曰：肾者，胃之关也，关门不利，故聚水而从其类也。上下溢于皮肤，故为胕肿，胕肿者，聚水而生病也。"《素问·风论》曰："肾风之状，多汗恶风（当有体痛、发热），面疣然胕（浮）肿，脊痛不能正立，其色炲，隐曲不利，诊在肌上，其色黑。"《灵枢·水胀》："水始起也，目窠上微肿，如新卧起之状，其颈脉动时咳，阴股间寒，足胫肿，腹乃大，其水已成矣。以手按其腹，随手而起，如裹水之状，此其候也。"《灵枢·水胀》："肤胀者，寒气客于皮肤之间，鼚鼚然不坚，腹大，身尽肿，皮厚，按其腹，窅而不起，腹色不变，此其候也。"《灵枢·五癃津液别》："邪气内逆则气为之闭塞而不行，不行则为水胀。"《灵枢·五癃津液别》："阴阳气道不通，四海闭塞，三焦不写，津液不化，……留于下焦，不得渗膀胱，则下焦胀，水溢，则为水胀。"《金匮要略》在《内经》基础上，论述了风水、皮水等水肿病。如：《金匮要略·水气病》："寸口脉沉而滑者，中有水气，面目肿大，有热，名曰风水。""视人之目裹上微壅，如蚕，新卧起状，其颈脉动，时时咳，按其手足上，陷而不起者，风水。""风水脉浮，身重（酸痛），汗出恶风者，防己黄芪汤主之。""风水恶风，一身悉肿，脉浮而渴，续自汗出，无大热，越婢汤主之。"

综观上述，则水病初起之特征有三也：

（1）颈之人迎脉动，望之可见，动之有如喘促之疾急，且时时咳逆者，乃水也。此缘水气上泛，水克火，充于脉，壅于肌腠，故脉动甚，显迫于肺，故咳逆上气。

（2）裹微肿（上下眼睑），目窠上如卧蚕（"目下有卧蚕"），如新卧起之状者，亦水也。《素问·评热病论》曰："水者，阴也，目下亦阴也，腹者至阴（水）之所居，故水在腹者，必使目下肿也。"（睾亦当肿，组织疏松可容水故也，阴部组织疏松。）

（3）足胫肿，按其手足上窅而不起者，亦水也。（水就下，故胫肿。随经脉通调水道，下输膀胱，水精四布，五经并行，达于腠理故也。古人则认为由三焦即胸腹膜腔入渗溢为水者。）腹大，以手按其腹，随手而起，如裹水之状，亦水也。此《诸病源候论》所谓之"大腹水肿"是也。《千金方》有"大腹水肿方"（牛黄、椒目、昆布、海藻、牵牛、桂心、葶苈）。

水肿病之病因为："勇而劳甚，则肾汗出"（强力之汗出于肾，以作强故），逢于风得之。水肿病之病机为：风邪客于玄府，行于皮里（指腠理），影响三焦之气化，气滞水停，故传变而致浮肿，兼现发热。及于脾肾，其病机为："肾者，胃之关也，关门不利，聚水而从其类"，肾不能正常通利，故水停下焦，"溢则为水，留即为胀。"脾不虚则游溢精气，上输于肺，通调水道，下输膀胱，水精四布而为水，若脾虚则水留于中而为鼓胀之类。

2. 黄疸诊法

《灵枢·论疾诊尺》："身痛面色微黄，齿垢黄，爪甲上黄，黄疸也。安卧，小便黄赤（有小便不利在内），脉小而涩者，不嗜食。"亦黄疸也。按："胆色素对于弹性组织有亲和力，因此含有弹性纤维的组织，如巩膜、皮肤等黄染最著。"皮肤痒感问题，视人体质而异，可有可无。（主要为肝细胞性黄疸，皮肤瘙痒与黄疸深度成正比。）缓脉多为反流性黄疸。故其尿能染色，汗亦黄色，黄疸型肝炎，脉迟缓，若现谵妄、昏愦、抽搐者，危。《金匮要略·黄疸病》："谷疸之为病，寒热不食，食即头眩，心胸不安（上腹部不适，腹满），久久发黄，为谷疸，茵陈蒿汤主之。"此当是《灵枢·论疾诊尺》之"安卧，小便黄赤，脉小而涩者，不嗜食"（涩有

"迟"意也）。若恶心呕吐，便稀黏，口秽苔腻者为湿重于热，可与胃苓汤加茵陈、板蓝根、藿香等味。腹满便硬者下之。《金匮要略·黄疸病》又曰："黄疸，腹满，小便不利而赤，自汗出，此为表和里实，当下之，宜大黄硝石汤。"此"小便不利而赤"即经文之"溺黄赤"也。"已食如饥"者，乃胃热，观下文引《金匮》文可见，恐是消瘅之类也，又名消中。《金匮要略·消渴小便不利淋病》："趺阳脉浮而数，浮即为气，数即消谷，而大便坚，气（阳气）盛则溲数，溲数即坚，坚数相搏，即为消渴。"《金匮要略·水气病》："趺阳脉当伏，今反数，本自有热，消谷，小便数，今反不利，此欲作水。"《金匮要略·黄疸病》："趺阳脉紧而数，数则为热，热则消谷，紧则为寒，食即为满。"凡趺阳脉数者，皆为胃热，故消谷或消渴。紧而数者，多为谷疸也。

综上以观，则经论黄疸之特征有三：

（1）目黄者，黄疸也，乃缘小便不利，热郁于中，不得泄越，经郁热蒸，"脾色必黄，瘀热以行"故也。脾主为胃行其津液，脾为湿热之邪所困，不能正常行散津液，故不当滞留之湿邪郁入血行（瘀热以行）而发身黄也。《素问·风论》："风气与阳明入胃，循脉而上，至目内眦，其人肥则风气不得外泄，则为热中而目黄。"足证发黄乃缘风热外邪所引起也。《景岳全书》曰："凡大惊大恐及斗殴伤者，皆有之。尝见有虎狼之惊，突然丧胆而病黄者，其病则骤。有酷吏之遭，或祸害之虑，恐怖不已而病黄者，其病则徐。……又尝见有斗殴之后，日渐病黄者，因伤胆而然，其证则无火无湿，其人则昏沉困倦，其色则正黄如染。凡此数证，皆因伤胆，盖胆伤则胆气败，而胆液泄，故为此证。"并引《灵枢·四时气》曰："胆液泄则口苦，胃气逆，则呕苦，故曰呕胆。"张氏于其实践中又补出胆液外泄发黄之说，询为《内经》之功臣，然此在经论中，仍归"脾主为胃行其津液"范畴之内也。至清代蒋式玉（《临证指南医案》黄疸篇之执笔者，乾隆时人，为华云岫之同志）在《临证指南医案》中又就张氏之说加以发挥，他说："阳黄之作，湿从火化，瘀热在里，胆热液泄，……阴黄之作，湿从寒水，……胆液为湿所阻，渍于脾，浸淫肌肉，溢于皮肤，色如熏黄。"此皆属湿热蕴蓄不化，导致津液之行散失常，以致胆液流行，越乎常轨，致成黄疸也。肝与胆相表里，肝开窍于目，胆液随经脉流行，而亲和于目，正是其表里本能联系之表现也。且目之白睛，其色纯白，黄色表现亦较他处为明显易辨，古人诊病首先"切脉动静，而视精明，察五色，观五脏有余不足"（《素问·脉要精微论》）。故能早期发现黄疸病之此特征也。

（2）尿黄赤，安卧，小便不利。溺黄赤，乃热郁于内，小便不利，津液为热邪所煎炼，故而赤浊，安卧者，亦因热尚未成实，未与宿谷相搏，腹尚未满，故能安卧。乃初起多头眩，倦怠故安卧也。身痛而色微黄，齿垢黄，爪甲上黄，此是风湿所致也。黄之甚者，不仅目黄，身黄，小便黄，且齿垢、爪甲、汗液与涕唾皆可发黄。据《金匮要略》当有身热之证。《金匮要略·痉湿喝病》："湿家之为病，一身尽疼，发热，身色如熏黄也。"仲景又补充但头汗出齐颈而还。湿热非不可下，如《金匮要略·黄疸病》："然黄家所得，从湿得之，一身尽发热，面黄肚热，热在里，当下之。"

（3）胃疸，食已如饥。考《诸病源候论·黄疸诸候》中有"黄疸候"，其证"黄疸之病，此由酒食过度，腑脏不和，水谷相并，积于脾胃，复为风湿所搏，瘀结不散，热气郁蒸，故食已如饥，令身体面目及爪甲、小便尽黄，而欲安卧。"据本篇所论，则《诸病源候论·黄疸候》当是"胃疸候"也。是胃疸之病因，乃缘酒食过度，脾胃不和所得，其病机为"水谷相并，积于脾胃，复为风湿所搏，瘀结不散（热郁于中，中热），热气郁蒸，故食已如饥"也。酒食不节，脾胃积滞，醉卧当风，复感风邪传里化热，风热与胃中湿浊相搏，湿热郁蒸而发黄。食已故饥者，中热消谷故也。《外台秘要》引《古今录验》"九疸秦王散方"云："胃瘅，食多喜饮，栀子仁主之。"又引许仁则"疗诸黄方七首"曰："又疗黄疸病，此病与前急黄不同，自外状与平常无别，但身体正黄，甚者眼色如檗，涕涎洟、小便及汗，悉如檗汁（实则唾、涕皆不黄也），食消多于寻常，稍觉瘦悴乏力。此病不甚杀人，亦有经年累岁，不疗而差者，此由饮酒多，亦是积虚热所致也。"此证似胃疸也（目液曰涕，鼻液曰洟）。

以上三点以目黄及尿赤（可染帛），为最有临证诊断之价值。

黄疸病因为：①外感风热，热不得越，内传于脾，湿热相搏，脾湿郁入血行，后世有阴阳之黄。②斗殴伤胆，胆气败而胆液泄。黄疸病机为：①肝胆相表里，故亲和于目，且目纯白。②湿热内郁，煎炼津液，故小便赤浊而不利，甚可染帛也。头目眩晕者，清阳不升；倦怠者，脾主四肢也。热中故食已如饥也。

3. 手少阴脉动主妊子

《灵枢·论疾诊尺》："女子，手少阴脉动甚者，妊子也。"《素问·阴阳别论》曰："阴搏阳别，谓之有子。"杨注："阴脉聚，阳脉不聚也。"阴指"寸口"，阳指"人迎"。按：王注："阴谓尺中也，搏谓搏触于手也，尺脉搏击，与寸口殊别，阳气挺然，则为有妊之兆。"此说后世多宗之。如《儒门事亲》曰："尺脉洪大也"，《素问·阴阳别论》所谓阴搏阳别之脉，试之于今，往往有验。"诸家以寸尺合阴阳，其说固不逢乎阴阳之旨，然其说实仿自《难经》，《内经》中尚无其例也。《内经》每以人迎为阳，寸口为阴。《内经》尺寸对举时，皆指尺肤与脉而言，尚无"寸关尺"之说也。如《素问·阴阳别论》有"阴虚阳搏谓之崩"之论，证以《灵枢·论疾诊尺》："尺炬然热，人迎大者，当夺血"，是明寸口与人迎对言也。

总之无论"手少阴脉动甚"也好，"阴搏阳别"也好，皆是指妇人经闭三月以上言，非指三月以内言也。以三月之内，血气养胎，胎气未盛，脉多平和而尺中小弱，即《金匮要略》所谓"妇人得平脉，阴脉小弱，其人渴，不能食，无寒热，名妊娠"是也。并云："于法六十日当有此证"，足证六十日，阴脉尚小弱也。又焉能搏击于手耶？故候经断三月以内妊娠之诊法，当以《素问·腹中论》之说："何以知怀子之且生也？岐伯曰：身有病而无邪（病）脉也"为基本诊断原则，参以《金匮要略》之说，始为得法也（病指经闭，恶阻之类）。并须问明此前月经情况正常否。

本节所述各项诊法，为极有临证诊断价值之诊法，对后世诊断学的发展，有很重要的意义，当须熟记。

第六节　脉以"胃气为本"

▋ 原文

脉有逆从四时，未有脏形。春夏而脉瘦，秋冬而脉浮大，命曰逆四时也。风热而脉静，泄而脱血脉实，病在中脉虚，病在外脉坚涩者，皆难治，命曰反四时也。人以水谷为本，故人绝水谷则死，脉无胃气亦死。所谓无胃气者，但得真脏[1]脉不得胃气也。所谓脉不得胃气者，肝不弦，肾不石也。太阳脉至，洪大以长；少阳脉至，乍数乍疏，乍短乍长；阳明脉至，浮大而短。夫平心脉来，累累如连珠，如循琅玕，曰心平。夏以胃气为本。病心脉来，喘喘连属，其中微曲曰心病。死心脉来，前曲后居，如操带钩曰心死。平肺脉来，厌厌聂聂，如落榆荚[2]，曰肺平。秋以胃气为本。病肺脉来，不上不下，如循鸡羽，曰肺病。死肺脉来，如物之浮，如风吹毛，曰肺死。平肝脉来，软弱招招[3]，如揭长竿末梢曰肝平。春以胃气为本。病肝脉来，盈实而滑，如循长竿，曰肝病。死肝脉来，急益劲如新张弓弦，曰肝死。平脾脉来，和柔相离，如鸡践地，曰脾平。长夏以胃气为本。病脾病来，实而盈数，如鸡举足，曰脾病。死脾脉来，锐坚如鸟之喙，如鸟之距[4]，如屋之漏，如水之流，曰脾死。平肾脉来，喘喘累累如钩，按之而坚，曰肾平。冬以胃气为本。病肾脉来，如引葛，按之益坚，曰肾病。死肾脉来，发如夺索，辟辟[5]如弹石，曰肾死。

校注

[1] 真脏：真，正也，本也，脏腑之本象如此，然后天必赖水谷之滋养，如胃气绝，则本象现，现即将绝矣。《太素》杨注："古本有作'正脏'，当是秦始皇名'正'，故改为'真'耳，'真''正'义同也。"

[2] 厌厌聂聂，如落榆荚："聂"与"欇"通，《说文》："木叶摇也，从木聶声。"《说文段注订补》谓"木叶摇白"是"摇貌"之误。《甲乙经》作："如循榆叶"（轻而涩也）。《难经·十六难》亦作："如循榆叶"是也。

[3] 软弱招招："招招"与"柖柖"通。《说文》："柖，树摇貌也。"段注："柖之言招也，树高大，则如能招风者然。"《汉书》："体招摇若永望"，注"招摇，申动之貌"。此"招摇"与"柖榣"同。此经之软弱柖柖，乃形容弦脉于指下，既申动而又软弱不弦不硬之意。

[4] 距：《说文》："鸡距也。"

[5] 辟：同"擗"，椎也。《素问·玉机真脏论》："如指弹石，辟辟然。"

阐幽发微

本节指出脉以"胃气为本"的所以然，并列举三阳之脉、四时平脉、病脉与死脉的脉象及其预后。

（一）脉与四时

"脉有逆从四时"至"命曰反四时也"，文与《素问·玉机真脏论》重，彼论上下文意相属，故于彼论释之，本论从略。

（二）脉与胃气

"人以水谷为本，故人绝水谷则死"，乃借宾定主，以说明脉与胃气之关系，犹如人之与水谷也。五脏之脉气，必赖胃气之滋养，始能按时现于寸口。否则脏真之气，无充养之资，不能共胃气而至于手太阴，是谓"无胃气"，而但见真脏之脉矣。譬如油灯无油之将熄也，必有一忽然光亮之长焰，而后熄，人之脉"无胃气"而现真脏脉者，亦犹夫是也。所谓"肝不弦，肾不石"者，谓真脏脉见，不似肝之弦脉，肾之石脉等，五脏平脉之象也。其象特异，后文自有叙述，兹从略。

（三）三阳平脉

《素问·经脉别论》："帝曰：太阳脏何象？岐伯曰：象三阳而浮也；帝曰：少阳脏何象？岐伯曰：象一阳也，一阳脏者，滑而不实也；帝曰：阳明脏何象？岐伯曰：象大浮也。太阴脏搏，言伏鼓也；二阴搏至，肾沉不浮也。"《难经·七难》曰："经言，少阳之至，乍小乍大乍短乍长；阳明之至，浮大而短；太阳之至，洪大而长；太阴之至，紧大而长；少阴之至，紧细而微；厥阴之至，沉短而敦。此六者，是平脉邪？将病脉邪？然皆五脉也。其气以何月各王几日？然，冬至之后，得甲子少阳王；复得甲子阳明王；复得甲子太阳王；复得甲子太阴王；复得甲子少阴王；复得甲子厥阴王。王各六十日，六六三百六十日，以成一岁，此三阳三阴之五时日大要也。"

按：据《难经》此文，则经文是有脱简也。《难经》作者去古未远，尚能得见完本，故能全引也。其王时乃按一、二、三阳，一、二、三阴之序排列，是本阴阳之气多少以应天时阴阳也。然颇与四时平脉不合，故后世不言也。冬至后一阳生于地下，为少阳始生之时，故其脉乍数乍疏乍短乍长，滑而不寒，乍阴乍阳也。意味着冬脉之变化开始。复得甲子六十日，则阳气渐王矣，故脉亦应之而"浮大而短"也。阳气渐趋于外，故浮，以气未盛故短。复过六十日，阳气太盛，故脉来洪大而长。复过六十日，阳气渐衰，阴气渐盛，故脉来紧大而长，于长大之阳脉之中，已有属阴之紧象矣。故《素问·经脉别论》谓"太阴脏搏，言伏鼓也。"言太阴脉已近沉伏，然仍鼓指有力，即紧脉也。复过六十日，阳气益衰，阴气益盛，故脉来沉而不浮，且紧细而微也。复过六十日，阴气盛极，阳气潜伏，故脉沉短而敦，敦，厚也，短而敦厚，即"石"脉也。"伤寒三日，阳明脉大"（《伤寒论》186 条）。"伤寒三日，少阳脉小者，欲已也"（《伤寒论》271 条）。"太阴中风，四肢烦疼，阳微阴涩而长者，为欲愈"（《伤寒论》274 条）。"少阴中风，脉阳微阴浮者，为欲愈"（《伤寒论》290 条）。"厥阴中风，脉微浮为欲愈，不浮为未愈"（《伤寒论》327 条）。

（四）五脏平病死脉

1. 心脉

（1）平脉：心脉之常平者，其气常如珠相连，前后累累不绝，如以手顺摩琅玕。《说文》："琅玕似珠者。"即石之似珠者也。此形容夏心脉来之气象也。脉气由手下经过如珠累累（联贯成串曰累累），是缓滑之钩脉也。缓而滑乃胃气也，故曰"以胃气为本"（本，根也）。

（2）病脉：若钩多胃少，则脉来如喘，则脉来急促而洪大也，且前后紧相连属，其波中间仅微似有间隔，故曰"微曲"，即脉搏波动之间，微有高下之屈曲也。此是心火亢盛，故病。

（3）死脉：若脉来寸口部有波动，而关尺部并皆弦直者，是为前曲后居，居直也。每动则如此象者，是为但钩无胃，故为心死之征。

2. 肺脉

（1）平脉：肺之平脉，"轻虚以浮"如以手顺摩榆叶，在指下轻微摇动而过也。以秋时阳气收敛，故脉在肤下，不甚鼓动也。此是秋时浮毛之脉兼有胃气之象也。故曰"以胃气为本"。

（2）病脉：若毛多胃少，脉来如于手摩鸡羽，即《素问·玉机真脏论》所谓："其气来毛而中央坚，两傍虚"者，是为肺气受邪之征也。"不上不下"者，喻其浮而弦细，只觉脉动，指下无上下之感也。前已引滑氏"上者，自尺部上于寸口，……下者，自寸口下于尺部。"

（3）死脉：若脉来"如脉之浮瞥瞥然，如风吹毛纷纷然"（王注）者，乃浮散无根之脉，是但毛无胃也，故主死。《素问·玉机真脏论》："真肺脉至，大而虚，如以毛羽中人肤。"

3. 肝脉

（1）平脉：肝脉之常平者，弦脉应于指下，软弱不弦不硬，宛如揭持长竿之细梢，既挺然指下，又软弱招招也。软弱招招，即春时肝脉之胃气也。故以有胃气为本。

（2）病脉：若脉来盈满而充实有力，且于手下通主滑利，是肝气不和，实邪有余之象也，指下之弦脉，如以手循摩长竿之干，已无软弱招招之象矣。

（3）死脉：若脉来"急而益动"（《甲乙经》同），如以手按在新张起的弓弦之上，是但弦无胃之真脏脉，乃胃气已绝之征，故死也。

4. 脾脉

（1）平脉：脾脉之常平者，其来如鸡践地，和柔相离，言如鸡足落地之雍容不迫，和缓舒徐且又波动前后相更代也。所谓代者，即此意也。除弦脉外，肺脉如循榆叶，其波不断，心、肾则喘喘累累如连珠，唯脾脉则缓代相离也。此是长夏时脾脉之有胃气者也。故曰以胃气为本。

（2）病脉：若脉来，充实有力且盈满数急，如鸡举足之急而"爪聚，中间不空"（杨注），不仅不空而且中间坚实者，颇近滑数小实之脉，是脾经之邪气实之征也，故曰脾病。

（3）死脉：若脉来尖锐而坚硬触手，如乌鸦之口喙，如鸟之悬地短爪般之尖硬者，乃胃气绝无，脾死之象也。若就其脉动之至数言之，则脉来如屋之漏（尖小），点滴无伦，时动时无，或如流水时，由指下流通而过（平至不鼓），绝无至数可言，此亦脾无胃气之真脏脉也。

5. 肾脉

（1）平脉：肾脉之常平者，其来如钩脉之累累如珠，主滑利，然却不似钩脉之洪大而浮也。按之而坚者，正是沉取充实不绝于指下，不似心脉之沉取不实也。此是石而有胃气之脉象也。

（2）病脉：若脉来如手引葛，凡引皆须用手指用力牵引。若手按脉上似以手指拉弓，而弓弦似葛藤所作般，既坚实又较弦脉沉而粗强搏指者，乃肾之邪气实也，是为石多胃少，故肾病也。即今之牢脉也。

（3）死脉：若脉来如夺索般突然，强力绷起，应手弹指，如弹丸之击手者，是为但石无胃，乃肾气已绝也。

此上四时五脏之平、病、死脉之脉象，叙述极为形象，后世不仅乐于沿用，且仿此以解说诸脉，实为中医脉学之重要论述，当反复熟读玩味，体会其精神实质，以指导诊断实践。

小　结

本篇首先论述了常人的脉息至数，提出了"以不病调病人"的以常衡变的诊脉方法，至今仍一直沿用。本篇重点阐述了四时五脏脉的平、病、死脉的产生与胃气的多少、有无的关系，提出了"脉以胃气为本"的理论。还具体提出了四时五脏脉的平、病、死脉的脉象，对后世脉学理论的发展起了重要的指导作用。特别是寸口脉主病的理论，有重要的临床意义，成为后世脉学进一步分类发展的基础。

根据"以常衡变"的原则，对异常的脉息至数和脉象及其主病也进行了讨论。因而论及寸口诊及尺寸诊法。

本篇关于虚里诊法的论述，对心脏病的诊断很有临床意义。所谓虚里诊法，就是用触诊法诊察心尖的搏动情况。现在医学在临床上诊断心脏病时，也十分重视心尖搏动情况。祖国医学能在两千年前认识到心尖搏动变化对诊断心病的意义，是非常可贵的，这是祖国医学精华的一部分。

本篇的"手少阴脉动甚者，妊子也"的提法，缺乏临床应用价值。现在确定妊娠主要是靠了解生活史、月经史和实验室检查。关于单从诊脉就可以确定妊娠的理论，还有待进一步的研究和探讨。

本篇对水肿、黄疸的临床症状的描述很准确，在今天来看，也仍是诊断水肿、黄疸的重要临床体征。

所有这些有关诊断学方面的论述，都是古人临证实践的经验汇总，是后世中医诊断学不断发展的基础，故对本论应有足够认识。

第二十六章　素问·玉机真脏论（节选）

题解

"玉机"指刻著于玉版之玄机妙理，非"重宝"则不著，一般皆著之于竹帛。"真脏"，指论述真脏脉的脉象及所以主死之理。本篇中心内容为讨论五脏四时平脉、病脉的脉象和病状，并着重指出诊察病脉的机要，是以平脉为标准，较平脉"太过与不及"者，皆为病脉，并须色、脉、形、气合参。同时还说明了真脏脉的脉象和真脏脉所以主死的道理。还着重论述了"五实""五虚"的死生机转等。这些理论都是脉诊中最机微要妙的部分，而且是"著之玉版"的，故名《玉机真脏论》。

五脏应乎四时五行的平脉和与此相反之病脉的脉象及其病状

原文

黄帝问曰：春脉如弦，何如而弦？岐伯对曰：春脉者，肝也，东方木也，万物之所以始生也，故其气来，软弱轻虚而滑，端直以长，故曰弦，反此者病。帝曰：何如而反？岐伯曰：其气来实而强，此谓太过，病在外。其气来不实而微，此谓不及，病在中。帝曰：春脉太过与不及，其病皆何如？岐伯曰：太过则令人善忘，忽忽眩冒而巅疾；其不及，则令人胸痛引背，下则两胁两肤满。帝曰：善。

阐幽发微

1. 春时平脉

"黄帝问曰，春脉如弦，何如而弦？岐伯对曰，春脉者，肝也，东方木也，万物之所以始生也。故其气来，软弱轻虚而滑，端直以长，故曰弦，反此者病。"此结合自然气候，以释春脉，"人与天地相应"，故脉亦应之。

2. 春时反脉

"帝曰，何如而反？岐伯曰：其气来实而强，此谓太过，病在外。其气来不实而微，此谓不及，病在中。"在外者，在经；在中者，在脏也。言如脉充实有力，弦多胃少，是为肝有实邪，病当在于躯体。"外"指躯体言。《素问·金匮真言论》曰："夫言人之阴阳，则外为阳，

185

内为阴。"即躯体为阳,内脏为阴也。杨注谓:"皮毛肤肉在外为阳,筋骨脏腑在内为阴。"按:杨注有语病,以《灵枢·寿夭刚柔》之说合之皮毛肤肉筋骨皆当为阳方是也。曰"内合于五脏六腑,外合于筋骨皮肤。是故内有阴阳,外亦有阴阳。在内者,五脏为阴,六腑为阳;在外者,筋骨为阴,皮肤为阳。"《伤寒论》之言内外,即本于此。如脉来不充实而微弱者,是为肝气不足,病当在于体腔之中(脏腑自然在内矣)。其余诸脏体例与此相同,其释义准此。不再赘述。

3. 反脉主病

"帝曰:春脉太过与不及,其病皆何如?岐伯曰:太过则令人善忘,忽忽眩冒而巅疾;其不及,则令人胸痛引背,下则两胁两肤满。"

(1)善忘:《新校正》云:"按《素问·气交变大论》云:岁木太过,……甚则忽忽善怒,眩冒巅疾。则'忘'当作'怒'是也,当从之。""巅疾",《太素》《甲乙经》作"癫疾"是也。

(2)杨注:"春脉太过,以邪在胆少阳。少阳之脉,循胸里,属胆,散之上肝,贯心,又抵角上头。故善忘、忽忽眩冒而巅也。"王注:"忽忽,不爽也。眩,谓目眩,视如转也。冒,谓冒闷也。肤,谓腋下胁也。忘当为怒字之误也。《灵枢经》曰:肝气实,则怒。肝厥阴脉,自足而上入毛中,又上贯膈,布胁肋,循喉咙之后,上入颃颡,上出额,与督脉会于巅,故病如是。"

按:"巅"古作"颠",即"瘨"。古皆通用。《尔雅·释诂》:"瘨,狂也。"是古多瘨狂并言。然详分之瘨与狂自是二病。《难经·五十九难》:"狂癫之病,何以别之?然,狂之始发,少卧而不饥,自高贤也,自辨智也,自倨贵也,妄笑好歌乐,妄行不休是也。癫病始发,意不乐,僵仆直视,其脉三部阴阳俱盛,是也。"

①《灵枢·癫狂》曰:"癫疾始生,先不乐,头重痛,视举,目赤,甚作极,已而烦心。"又曰:"癫疾始作,而引口啼呼喘悸者。"又曰:"癫疾始作,先反僵,因而脊痛。"又曰:"筋癫疾者,身倦挛急大。"癫疾深者,如现"呕多沃沫,气下泄,不治。""视举"者,戴眼直视也。"悸",动也。"反僵"即反强,反张也。狂巅又见《素问·脉解》。《系传》徐锴曰:"杨雄曰:'臣有瘨眩病。'瘨,倒也。"瘨眩,即风眩。《诸病源候论》曰:"痫者,小儿病也(本出《脉经》,引在脉候中)。十岁以上为癫,十岁以下为痫。"《千金方》引徐嗣伯曰:"大人曰癫,小儿则为痫,其实一也。"《难经·五十九难》杨玄操注曰:"癫,颠也。发则僵仆焉。故有颠蹶之言也。阴气太盛,故不得行立而倒仆也。"《诸病源候论》:"风癫者,由血气虚,邪入于阴经故也。人有血气少,则心虚,而精神离散,魂魄妄行,因为风邪所伤,故邪入于阴,则为癫疾。……其发,则仆地吐涎沫,无所觉是也。原其癫病,皆由风邪故也。"《素问·大奇论》:"心脉满大,痫瘛筋挛。肝脉小急,痫瘛筋挛。"杨注:"是则多气热盛,故发小儿痫病。"癫疾乃厥阴经血气盛壅,搏迫于督脉所致。《素问·脉解》:"所谓甚则狂巅疾者,阳尽在上,而阴气从下,下虚上实,故狂巅疾也。"《素问·五脏生成》:"是以头痛巅疾,下虚上实。"气逆于上不下,久则为癫也。《素问·脉要精微论》:"风成为寒热,瘅成为消中,厥成为巅疾。"《素问·奇病论》:"帝曰:人生而有病巅疾者,病名曰何,安所得之?岐伯曰:病名为胎病,此得之在母腹中时,其母有所大惊,气上而不下,精气并居,故令子发为巅疾也。"精气并居,即"生之来谓之精"之真也,真气混并,多为厥阴或阳明或太阳经气逆损,而搏并于督脉所致也。厥阴多搏督脉,阳明则多并少阴心居。《素问·方盛衰论》:"气上不下,头痛巅疾。"

以上所引诸论,皆以癫为癫痫之病,取"颠沛僵仆"之义。与后世所谓"癫狂"之"癫"不同也。

②《尔雅疏证·释诂四》曰："瘨，狂也。"王念孙："瘨之言颠也。"（意即颠倒也）。《素问·腹中论》："石药发瘨，芳草发狂"，此因热中，再用燥烈之药，而易为瘨狂也。王冰注云："多喜曰瘨，多怒曰狂"，字通作"颠"。《急就》："'疝瘕颠疾狂失响'，颜师古注云：'颠疾，性理颠倒失常也。'"是指精神病中意志、情绪、思想之颠倒失常者言也。至王肯堂于《证治准绳》之癫狂痫总论中，始认为癫狂属于精神病之有沉郁性和有发扬性者，而痫则专为一病也。此盖唐以后之说也。《素问·通评虚实论》："癫疾厥狂，久逆之所生也。"《素问·阴阳类论》："二阴二阳皆交至，病在肾，骂詈妄行，癫疾为狂。"此当是病在心。《素问·脉解》："太阳所谓甚则狂癫疾者，阳尽在上，而阴气从下，下虚上实，故狂癫疾也。"《素问·厥论》："阳明之厥则癫疾，欲走呼，腹满不得卧，面赤故而热，妄见而妄言。"此即颠狂之颠疾也。《难经·二十七难》："圣人图设沟渠，通利水道，以备不然。天雨降下，沟渠溢满，当此之时，霶霈妄行，圣人不能复图也。"逆极气溢于督脉而不得返，故积久而为颠疾也。

癫疾的病因主要是由情志不和，气郁而逆，气上而不下，因而上部经脉之血气实，下部经脉之血气虚，（《素问·调经论》："血并于阴，气并于阳，故为惊狂。"阴经多血少气，血溢于冲任，阳经多气少血，气并于督脉。）久则"上实下虚"，气逆极则血气精渗溢于督脉，故精气与督脉之经气搏而并居，而现督脉病于强实，故发为癫痫僵仆，或并阳明之经冲心而为神明颠倒狂乱也。《素问·骨空论》："其少腹直上者，贯脐中央，上贯心入喉，上颐环唇，上系两目之下中央。"故癫疾之在于肝经者，多为癫痫；在于胃经者多为癫狂也。古无"癫狂"之言，尚未细分也。督脉僵仆者，缘督脉强不与太阳、厥阴、任脉顺接故也。

巅疾的病机，主要为经气厥逆，上而不下（上多下少），下虚上实，"精气并居"所致。所谓精气并居者，血（精）气与经气相搏并也，逾时则散，颇与"大厥"相似也。经文每多头痛与巅疾并言，可知经气逆上，则上实而下虚，如在本经则为头痛，并于督脉，则为巅疾也。

巅疾与大厥之分在于：大厥之类为突因暴怒，本经血气骤菀于上，阻绝经气故厥，病一时，而巅疾则素因经气逆上而不下（非绝对不下也，乃上多下少）。逆极则精气并病属常态，此其别也。至于经气之逆，其因甚多，不仅在肝，经每取太阳阳明等经治之，可知也。厥阴与太阳皆与督脉会于巅，入络脑，督脉为奇经，正经逆行极，其气必溢于督脉，并极故生巅疾也。言如肝气太过，或可为善怒，或可为眩晕（诸风掉眩，皆属于肝），或可为巅疾也。此不过略数例而言，非只于此，不可不知也。余脏同此。

（3）肝脉"布胁肋"，肝气不及，则肝脉失养，则肝脉急，急则脑痛引背也。"肝苦急，急食甘以缓之"（《素问·脏气法时论》）。肝气不及之虚寒者，且现两胁胀满，所以然者，寒气自下逆上，经气因而不得下行，寒气客于肝经，而血气凝滞，故两胠满也。杨注："胠"，腋下，三寸以下之胁也。《金匮要略·腹满寒疝宿食病》："趺阳脉微弦，发当腹满，不满者，必便难，两胠疼痛，此虚从下上也。当以温药服之。"

原文

夏脉如钩，何如而钩？岐伯曰：夏脉者，心也，南方火也，万物之所以盛长也，故其气来盛去衰，故曰钩，反此者病。帝曰：何如而反？岐伯曰：其气来盛去亦盛，此谓太过，病在外，其气来不盛，去反盛，此谓不及，病在中。帝曰：夏脉太过与不及，其病皆何如？岐伯曰：太过则令人身热而肤痛，为浸淫；其不及则令人烦心，上见咳唾，下为气泄。

阐幽发微

1. 夏时平脉

"帝曰：善。夏脉如钩，何如而钩？岐伯曰：夏脉者，心也，南方火也，万物之所以盛长也，故其气来盛去衰，故曰钩，反此者病。"

2. 夏时反脉

"帝曰：何如而反？岐伯曰：其气来盛去亦盛，此谓太过，病在外，其气来不盛，去反盛，此谓不及，病在中。"

3. 反脉主病

"帝曰：夏脉太过与不及，其病皆何如？岐伯曰：太过则令人身热而肤痛，为浸淫；其不及，则令人烦心，上见咳唾，下为气泄。"

（1）心火，则身热而肤痛，发为浸淫之疮，"病机十九条"云："诸痛痒疮，皆属于心"是也。刘河间曰："人近火气者，微热则痒，热甚则痛，附近则灼而为疮，皆火之用也。"夫心主血脉，色赤属火，心火亢盛，则血热，"热甚则疮痛，热微则疮痒"。足见心火有余，血热气壅，易为疮痛浸淫也。有解作"热邪渐深"者，有解作"汗也"者，今从张志聪说。

（2）心气虚，血少不足以养心，故虚阳亢动而心烦不安，"虚阳侵肺而咳唾，下为不固而气泄"（介宾），以肺者大肠相表里也。心火虚，则不能制金，则肺气盛实而为咳唾泄气，小肠咳矢气。

原文

帝曰：善。秋脉如浮，何如而浮？岐伯曰：秋脉者，肺也，西方金也，万物之所以收成也。故其气来轻虚以浮，来急去散，故曰浮，反此者病。帝曰：何如而反？岐伯曰：其气来毛而中央坚，两傍虚，此谓太过，病在外；其气来毛而微，此谓不及，病在中。帝曰：秋脉太过与不及，其病皆何如？岐伯曰：太过，则令人逆气而背痛愠愠然[1]。其不及，则令人喘呼吸少气[2]而咳，上气见血，下闻病音。

校注

[1] 愠愠然：愠，《说文》："怒也、怨也。"马莳："不舒畅。"按："愠"通"蕴"。如为"蕴蕴"则为"隐隐"也。

[2] 喘呼吸少气："吸"下当脱"吸"字，"吸吸"，动貌，喻其短气而呼吸之微动也。

阐幽发微

1. 秋时平脉

"帝曰：善。秋脉如浮，何如而浮？岐伯曰：秋脉者，肺也，西方金也，万物之所以收成也。故其气来轻虚以浮，来急去散，故曰浮，反此者病。"

2. 秋时反脉

"帝曰：何如而反？岐伯曰：其气来毛而中央坚，两傍虚，此谓太过，病在外；其气来毛而微，此谓不及，病在中。"其气来如循鸡羽，两傍散而中央不散。

3. 反脉主病

"帝曰：秋脉太过与不及，其病皆何如？岐伯曰：太过，则令人逆气而背痛愠愠然。其不及，则令人喘呼吸少气而咳，上气见血，下闻病音。"

（1）气盛则胸中气逆，满而不下；经气壅阻，故背部隐隐作痛，以背为胸之府故也，胸亦或痛也。

（2）气虚则短气而喘，呼吸气少；虚甚则下气上逆而咳，痰中带血，此肺虚劳，火来刑金也，"下闻病音"，杨、王并以"胸中喘呼气声"为解，介宾则以"喉下有声"为解，未知是否，姑录存参。

原文

帝曰：善。冬脉如营[1]，何如而营？岐伯曰：冬脉者，肾也。北方水也，万物之所以合脏也。故其气来沉以搏[2]，故曰营，反此者病。帝曰：何如而反？岐伯曰：其气来如弹石者，此谓太过，病在外；其去如数者，此谓不及，病在中。帝曰：冬脉太过与不及，其病皆何如？岐伯曰：太过则令人解㑊，脊脉痛而少气不欲言；其不及则令人心悬，如病饥，䏚中清，脊中痛，少腹满，小便变[3]。帝曰：善。

校注

[1] 营：兵营也。军事操练在营外，军机运筹在营内，"卫外营内"，亦取此义也。杨注："沉聚内营。"王注："脉沉而深如营动。"吴崑："如营兵之守"（张、马同），亦莫非此义也，皆"深沉运营"之义。运营、经营亦由此引申而言。即环绕之义，亦据营房安扎围绕引申而来也。

[2] 沉以搏：搏，喻应指有力，按之不绝之意。按：《甲乙经》"搏当作濡，义如前说。"又曰"当从《甲乙经》为'濡'。何以言之？脉沉而濡，濡，古软字，乃冬脉之平调脉。若沉而搏击于手，则冬脉之太过脉也。"

[3] 小便变：《甲乙经》校注："《素问》下有䏚中清，脊中痛，小腹满，小便变赤黄四句。"今本《素问·玉机真脏论》"小便变"下无"赤黄"二字，当据补。

阐幽发微

1. 冬时平脉

"帝曰：善。冬脉如营，何如而营？岐伯曰：冬脉者，肾也。北方水也，万物之所以合脏也。故其气来沉以搏，故曰营，反此者病。"

2. 冬时反脉

"帝曰：何如而反？岐伯曰：其气来如弹石者，此谓太过，病在外；其去如数者，此谓不及，病在中。"如弹石者，"石多胃少"也。"其去如数"，《太素》作"其去如毛"，当从。言脉尚沉营，惟脉动之波应手缓，去如毛之微弱。

3. 反脉主病

"帝曰：冬脉太过与不及，其病皆何如？岐伯曰：太过则令人解㑊，脊脉痛而少气不欲言；

其不及则令人心悬，如病饥，䏚中清，脊中痛，少腹满，小便变。帝曰：善。"王注："肾少阴脉自股内后廉，贯脊属肾，络膀胱，其直行者，从肾上贯肝膈，入肺中，循喉咙，侠舌本，其支别者，从肺出络心，注胸中，故病如是也。䏚者，季胁之下，侠脊两旁空软处也。肾外当䏚，故䏚中清冷也。"

（1）张介宾："冬脉太过，阴邪胜也，阴邪胜，则肾气伤，真阳虚，故令人四体懈怠，举动不精，是谓解㑊。脊痛者，肾脉之所至也。肾藏精，精伤则无气，故少气不欲言，皆病之在外也。"按：冬脉太过，何以现不足之证耶？然，太过者，皆谓病气之太过，非谓正气之有余也。故病气太过亦伤元气，而现精伤之证也。

（2）张介宾："其不及则真阴虚，虚则心肾不交，故令人心悬而怯，如病饥也。季胁下空软之处曰䏚中，肾之旁也。肾脉贯脊，属肾，络膀胱，故为脊痛，腹满，小便变等证。变者，谓或黄或赤，或为遗淋，或为癃闭之类。由肾水不足而然，是皆病之在中也。"皆由房事太过，肾阴亏损所致也。

【以下原文及讲解缺如。】

第二十七章　素问·经脉别论

题解

　　经脉是人体血气运行的径路，也是诊察脉象以知病情的依据。而本篇所讨论的内容则是关于经脉理论中所未言及的一些生理、病理，脉象及针刺治法等，故名《经脉别论》。本篇首论惊恐忿劳过极导致经脉、内脏失其正常变化；次论饮食的消化、吸收、输布的全部生理过程，阐明了经脉的作用以及独诊寸口以决死生的道理；最后论述了三阴三阳脉气独至的病变与治法及三阴三阳经的正常脉象。

第一节　饮食居处过用无节对机体的影响

原文

　　黄帝问曰：人之居处动静勇怯[1]，脉亦为之变乎？岐伯对曰：凡人之惊恐恚劳[2]动静，皆为变也。是以夜行则喘[3]出于肾，淫气[4]病肺。有所堕恐，喘出于肝，淫气害脾。有所惊恐，喘出于肺，淫气伤心。度水跌仆，喘出于肾与骨[5]。当是之时，勇者气行则已，怯者则著而为病也。故饮食饱甚，汗出于胃。惊而夺精，汗出于心。持重远行，汗出于肾。疾走恐惧，汗出于肝。摇体劳苦，汗出于脾。故春秋冬夏，四时阴阳，生病起于过用，此为常也。

校注

　　[1] 勇怯：勇，气盛无所畏避曰勇。怯，通懦，柔弱之义。勇怯指人体质的强弱。吴鹤皋："壮者谓之勇，弱者谓之怯。"勇即体壮之人，怯即体弱之人。

　　[2] 恚劳：恚（huì），恨、怒的意思；劳，指心劳，包括忧思。此劳指过用言，非专指精神之劳也。

　　[3] 喘：非指呼吸之喘，经文用"喘"乃为形容经脉搏动之洪大促迫言，即喘动变异之义是也，正是回答关于"脉亦为之变乎"之问也。如《素问·平人气象论》："病心脉来，喘喘连属"，"寸口脉沉而喘，曰寒热"，"胃之大络，名曰虚里，……盛喘数绝者，则病在中。"又如《素问·大奇论》："脉至如喘，名曰暴厥。"《素问·举痛论》："寒气客于冲脉，……故喘动应手矣。"《素问·五脏生成》："赤脉之至也，喘而坚。"

　　[4] 淫气：淫，杨上善："淫，过也。"如《灵枢·百病始生》："至于其淫泆，不可胜数。"《灵枢·本神》："流淫而不止"，"至其淫泆离脏则精失"，泆，《说文》："水所荡泆也。"流淫，《选读》谓："指妄行逆乱为害之气。""淫气喘息，痹聚在肺"（《素问·痹论》）下，王注："淫气谓气之妄行者"《说文》段注："凡言淫泆者，皆谓太过。"病气有余，始能淫泆及于他脏。故淫气当指浸淫传变之病气。

　　[5] 喘出于肾与骨：此句疑有错简，依上文例，当是"度水跌仆，喘出于肾，淫气伤骨。"以喘出于肾则

191

可，喘出于骨则不通。

阐幽发微

1. 是以夜行则喘出于肾，淫气病肺

夜行何以与肾有关？肾为阴藏，气主闭藏，日西气门乃闭，故夜行太过则肾气外泄。喘出于肾，是内踝后跟骨上太溪脉为之变动。卫气昼日始于太阳，太阳统司卫气，夜晚始于少阴，则少阴统司之。故夜行扰动筋骨，则阴气不得闭藏，须亟输精气特别是卫气于外，以支持四肢之烦扰，故少阴之太溪脉必为之喘动急而变异也，以肾主作强故也。若夜行过久过劳，则其淫泆之气，必然要累及到肺，因肺藏魄主气，体魄过劳，则肺气喘息，劳累过度，而致肺气耗损。张介宾："阴伤则阳盛，气逆为患也。肺肾为母子之脏，而少阴之脉上入肺中，故喘出于肾，则病苦于肺。"此乃就其太过之结果言，乃例推性质，然实际因此而引致肺病者，甚少。多半达不到此种程度。当以"喘出于肾"为主。《灵枢·卫气行》："昼日行于阳二十五周，夜行于阴二十五周，……其始入于阴，常从足少阴注于肾，……脾复注于肾为周。"

2. 有所堕恐，喘出于肝，淫气害脾

《类经》："有所堕坠而恐者，伤筋损血，故喘出于肝。"《灵枢·邪气脏腑病形》："有所堕坠，恶血留内，若有所大怒，气上而不下，积于胁下，则伤肝。"足证此处所言"堕恐"乃因堕坠而惊恐，恐是陪衬，而非堕与恐，以堕坠为主。堕坠伤肝，故肝脉喘动变异。以肝大而重，最重坠，易伤损故。若由高处坠落惊恐（以堕坠为主），因其伤筋损血，故动肝，故五里脉为之喘动。若病气太过，则淫泆之气，可累及于脾，而致消化失常。以"恶血留内"，"积于胁下"，伤肝害脾，故影响消化。

3. 有所惊恐，喘出于肺，淫气伤心

惊恐则神越气乱。肺主气，气乱，故喘出于肺；心主神，神越则心虚，肺之逆气乘之，故淫气伤心。按：《素问·举痛论》曰："惊则心无所倚，神无所归，虑无所定，故气乱矣。"《灵枢·本神》云："恐惧者，神荡惮而不收。"可证人卒然惊恐则心神荡乱，故气口脉喘动不宁，故谓喘出于肺也（寸口肺脉）。心本应候神门，然神门脉不甚显，不易候知，且心主血脉，与肺同居胸中，故可反映于气口。余脏不主血脉，故当多候其本经之动脉。若惊恐太过，则淫泆之气可致心悸不宁，神志怔忡不安而病伤心之证。

4. 度水跌仆，喘出于肾与骨

"度"同"渡"。渡水，水寒可伤肾。张琦："水气通肾，跌仆伤骨，故肾气上逆而喘。"后文云："持重远行，汗出于肾。"肾主骨，为"作强之官"，负重远行，则骨气过劳，肾精过耗。《灵枢·邪气脏腑病形》云："有所用力举重若入房过度，汗出浴水，则伤肾。"《素问·水热穴论》："勇而劳甚，则肾汗出，肾汗出逢于风……传为胕肿，本之于肾，名曰风水。"皆属"强力"，据此可知其人乃因远行或负重，劳力汗出而涉水，水寒乘虚伤肾，其人当腰痛或"传为胕肿"。跌仆或伤腰，亦可累及肾脉喘动变异，其跌仆之甚者，尚可伤及骨气。骨为肾所主，故亦累及肾脉，太溪脉（内踝后跟骨上陷中、下部地）为之喘动有变异。

5. 勇者气行则已，怯者则著而为病

身体强壮者，通过真气的运行调节，抗病机能强，就可恢复正常，自然无事；身体衰弱者，由于真气虚弱不能自行调节，抗病机能低下，病因就要留著不去而生病了。此句以人体质之勇

怯来说明诊察疾病的大法，必须观察病人体质的强弱、骨肉和皮肤的坚脆与荣枯，才能够掌握病情的实质，这是诊断的重要法则。

6. 饮食饱甚，汗出于胃

汗，不可仅从字面理解，此处之汗，其实质乃言过劳，即所消耗之精气，盖谓某脏之负担过重、精气大耗之义。如《素问·评热病论》曰："复热者，邪气也，汗者精气也。"饮食过饱，则胃之负担过重，《素问·痹论》曰："饮食自倍，肠胃乃伤。"张琦："汗为阴液，由阳气外泄，饱食胃满气溢，故胃津外出。"由热饮食之刺激，"毛蒸理泄，卫气走之"，故汗出。此时之汗，乃热饮食之刺激更加过饱，使腠理开张，卫气走之，故汗出，过则伤胃。

7. 惊而夺精，汗出于心

《选读》：精，是指精神而言。谓因惊恐而扰乱人之精神、心神紧张，阴阳皆紧张，故汗出于心。《素问·举痛论》："惊则心无所倚，神无所归，虑无所定，故气乱矣。"《灵枢·口问》："大惊卒恐，则血气分离，阴阳破败，……血气不次，乃失其常。"神明惊惧之时，则真气突然紊乱失调，一时阴阳气也紧张失调，故汗出，心神负担过重则心悸不守（惊恐汗出，参见【附录】）。

8. 持重远行，汗出于肾

王冰："骨劳气越，肾复过疲，故持重远行，汗出于肾也。"肾主骨，为作强之骨，强力则骨气过劳，肾精大耗，"骨劳气越"，故汗出于肾，即是肾气大耗之时。

9. 疾走恐惧，汗出于肝

吴鹤皋："肝主筋而藏魂，疾走则伤筋，恐惧则伤魂，肝受其伤，故汗出于肝。"恐惧实即精神紧张之义。精神紧张之急速奔跑，最疲劳关节之筋膜，更加恐惧而神魂紧张，即使肝气失调，更复大耗肝之精气，以筋膜为肝精之所养也。故此汗出之时，正是肝气耗损之时也。

10. 摇体劳苦，汗出于脾

《难经·四十九难》曰："饮食劳倦则伤脾。"张介宾："摇体劳苦，则肌肉四肢皆动，脾所主也，故汗出于脾。"摇体劳作，四肢肌肉大耗营养精微，脾主肉而藏营，古之劳苦大众，多消瘦，盖以脾营不给，更复消耗故也。

11. 故春秋冬夏，四时阴阳，生病起于过用，此为常也

人在一年四季里，必须顺应四时阴阳的规律去摄生，正如《素问·上古天真论》所言，必须做到"食饮有节，起居有常，不妄作劳"；同时要"顺四时而适寒暑，和喜怒而安居处，节阴阳而调刚柔"（《灵枢·本神》），一切都要适度，身体与精神情志过度劳用，就要致病，这是一般的规律。当然"过用"就是超过了机体所能耐受的程度，这程度又因人之勇怯而有所不同。

本节着重阐述了以下三方面的问题：

（1）机体的动静劳逸、神志的剧烈变动，都可以影响到脏腑、经脉的生理功能，从而引起经脉的喘动变异。

（2）当机体由于夜行、堕坠、惊恐、渡水、跌仆等因素而引起，肾、肝、肺、心等脏气及经气变异时，体壮者可由于真气的运行调节而恢复正常；体弱者则由于真气不能自行调节恢复，而将使某些生理变异继续留著下去，从而形成疾病。病之轻重随勇怯而异。

（3）机体的一切生理活动如饮食、起居、情志等，都应该有适当的节制，不可过度劳用，否则就会生病。病与不病，须视其过用之程度及体质之勇怯而定。

第二节　饮食精微在体内输布的过程

原文

食气[1]入胃[2]，散精于肝，淫气[3]于筋。食气入胃，浊气[4]归心，淫精于脉。脉气流经，经气归于肺，肺朝百脉[5]，输精于皮毛。毛脉合精[6]，行气于府[7]，府精神明[8]，留于四脏。气归于权衡[9]，权衡以平，气口成寸[10]，以决死生。饮入于胃，游溢[11]精气，上[12]输于脾，脾气散精，上归于肺，通调水道，下输膀胱，水精四布，五经并行[13]。合于四时，五脏阴阳，揆度[14]以为常也。

校注

[1] 食气：指谷食而言。

[2] 胃：经言胃，有混言、析言之分。混言之，包括整个胃肠系统。《灵枢·阴阳清浊》："气之大别，清者上注于肺，浊者下走于胃。"《灵枢·胀论》："胃之五窍者，闾里门户者。"即会厌、贲门、幽门、阑门、魄门。《灵枢·本输》："大肠、小肠皆属于胃。"《灵枢·五癃津液别》："中热则胃中消谷，消谷则虫上下作，肠胃充郭，故胃缓。"《灵枢·上膈》："喜怒不适、食饮不节、寒温不时，则寒汁流于肠中，流于肠中，则虫寒，虫寒则积聚，守于下管，则肠胃充郭。"足证《灵枢·五癃津液别》之胃，即胃肠之混称。即仲景所谓"胃家"是也。析言之则只言胃。

[3] 淫气：淫，这里作浸淫、滋养解释；气，即谷食之精气。淫气，浸淫滋养之气。

[4] 浊气：王注："谷气也。"马莳："谷气入胃，其已化之气，虽曰精气，而生自谷气，故可名为浊气也。"指谷气中的浓稠部分。

[5] 肺朝百脉：张志聪："入胃之谷气，先淫气于脉，百脉之经气，总归于大经，经气归于肺，是以百脉之气，皆朝会于肺也。"

[6] 毛脉合精：毛指皮毛，脉指皮肤之孙络，肺主皮毛，心主脉，肺藏气，心藏血。合精者，言血气精微于末梢之会合也。毛脉合精，即气血相合。

[7] 行气于府：府，指大的经脉。《素问·脉要精微论》："夫脉者，血之府也。"行气于府，即精气行于血脉之中的意思。

按：《内经》言"府"其义甚烦，总之皆以藏聚、府库之义为用。如《灵枢·四时气》："秋取经俞，邪在府，取之合。"又《素问·疟论》："故风无常府，……邪气之所合，则其府也。"此外如六腑、"脉者血之府"（《素问·脉要精微论》）、"气府"（即气穴）等等。又《素问·阴阳应象大论》："阴阳者，天地之道也，……神明之府也。"

又按："行气于府"之府，愚意以为当是指胸中，实际即指肺脏而言。王冰注云："府，谓气之所聚处也，是谓气海，两乳间，名曰膻中也。"两乳间乃言膻中穴也。《灵枢·五味》："谷始入于胃，其精微者，先出于胃之两焦，以溉五脏，别出两行营卫之延，其大气之抟而不行者，积于胸中，命曰气海，出于肺，循喉咽，故呼则出，吸则入。"又《灵枢·邪客》："五谷入于胃也，其糟粕、津液、宗气，分为三隧。故宗气积于胸中，出于喉咙，以贯心肺，而行呼吸焉。"以上两篇经文都说"胸中"为宗气所积存处为气海，亦即膻中也。胸中为肺之府，故"行气于府"实即为"毛脉合精"之后，仍还流回归于肺脏之意。否则下文之"留于四脏"即不可理解，何以不言五脏耶？盖言府即言肺矣。正以胸中为肺之府，《灵枢·胀论》："夫胸腹脏腑之郭也"，为宗气所积处，能贯心肺而行呼吸，为"脉气流经"之枢纽，故"毛脉合精"后，复返之于府也。始于太阴，回于太阴。

[8] 府精神明：府精，指经脉中的精气。神明，是运动变化正常不乱的意思。府精神明，即经脉中气血充溢，运行正常而不乱。"府精神明"乃指肺朝百脉之血与吸入的天阳之气相合，即血气相合，具有神妙莫测之作用，故曰神明。观下句"气归于权衡，权衡以平，气口成寸"，亦可见"府"乃指脏府即肺言也。

[9] 权衡：平衡的意思，即五脏之气平衡。吴崑："言其平等，而无低昂也。"

[10] 气口成寸：即手太阴肺经的寸口。《难经·二难》："然尺寸者，脉之大要会也。"从鱼际，是寸口内。

[11] 游溢：即涌溢，是精气满溢的形容词。浮游动涌溢之义。

[12] 上：上声，动词，向上活动之意。

[13] 水精四布，五经并行：张志聪："水精四布者，气化则水行，故四布于皮毛。五经并行者，通灌于五脏之经脉也。"

[14] 揆度：度量的意思。一说为古医经名，可参。

阐幽发微

（一）食气的输布过程

1. 食气入胃，散精于肝，淫气于筋

谷气入胃后，经脾气运化、吸收其精微，弥布散于肝脏，以生养肝脏，化生肝之精气，肝之精气与水谷精微随经脉弥散于周身以滋养周身筋膜之气。《素问·平人气象论》："脏真散于肝，肝藏筋膜之气也。"亦是经过血行而入于肝也。《灵枢·经脉》："肝足厥阴之脉……其支者，复从肝别贯膈，上注肺。"《素问·调经论》："五脏之道，皆出于经隧，以行血气。"《灵枢·玉版》："胃者，水谷气血之海也。海之所行云气者，天下也。胃之所出气血者，经隧也。"当是由肝入心，亦一道也。与脾脉共为二道。

2. 食气入胃，浊气归心，淫精于脉

《素问·灵兰秘典论》："小肠者，受盛之官，化物出焉。"《灵枢·决气》："中焦受气取汁，变化而赤，是谓血。"《灵枢·邪客》："营气者，泌其津液，注之于脉，化以为血。"《灵枢·营卫生会》："中焦亦并胃中（《甲乙经》《太素》皆作"胃口"），出上焦之后，此所受气者，泌糟粕，蒸津液，化其精微，上注于肺脉，乃化而为血，以奉生身，莫贵于此。"此简言之，首应浊气归心。其通道为"脾足太阴之脉，……其支者，复从胃，别上膈，注心中。"此亦一道也。谷气入胃后，经胃之腐熟，传送于小肠，经脾气之运化，泌糟粕，蒸津液，吸收精微津液，注之于脉，化而为血，而上注于心，输往全身的过程中也就浸淫滋养周身的血脉。

3. 脉气流经，经气归于肺，肺朝百脉，输精于皮毛。毛脉合精，行气于府，府精神明，留于四脏。气归于权衡，权衡以平，气口成寸，以决死生

脉气实即言血气，血气分布经脉流行，最后都要经过肺脏，肺脏朝百脉，以行呼吸。后又输送包括肺之精气在内的血气到达于周身以至皮毛。血气于皮毛会合后，又反流回肺脏。在此循环一周的过程中，《灵枢·营卫生会》："谷入于胃，以传与肺（先经心），五脏六腑，皆以受气。"肺之精气（包括天阳之气）与血气流于其余四脏，使五脏之气都能达到平衡协调，五脏之气平衡协调，则生理机能正常，如五脏之气有盛衰，即可随脉气反映于气口，故于气口处，能反映出脏气的太过与不及，所以能据以诊断疾病，判明预后的吉凶。

按：《内经》时期，人体血液循环以肺脏为中心，即"小循环中心说"。如《灵枢·动输》："胃为五脏六腑之海，其清气上注于肺，肺气从太阴而行之，其行也，以息往来，故人一呼脉再动，一吸脉亦再动，呼吸不已，故动而不止。"后世谓肺为"橐龠"，为血行之动力，合本篇"肺朝百脉"之说以观之，其以肺为循环中心不是很显然的么？张介宾以心肺释毛脉，与经旨不合，亦有以膻中释府，以心释神明者，权衡之说不合。《素问·平人气象论》说："藏真高于肺，以行荣卫阴阳也。"也认为肺是宣行营卫气血的脏器。结合本篇之"肺朝百脉，输精于皮毛"，都说明了《内经》时期是以肺为循环中心的。至王冰注《素问·五脏生成》始明确提出"肝藏血，心行之"。1628年英国的哈维才奠定了血液循环的理论基础。王冰《黄帝内经素问·序》作于唐宝应元年（762），比哈维早866年。

又按：《内经》时期，"藏"之与"府"，其义相通，藏为"藏物之所"，亦犹府库之义。故《内经》前期之医家，或称府为藏，或称藏为府，其名称盖不统一。至于《内经》时期，尚留有痕迹。如《素问·五脏别论》即有"余闻方士，或以脑髓为脏，或以肠胃为脏，或以为府……脑、髓、骨、脉、胆、女子胞……名曰奇恒之府。"又如《素问·六节藏象论》："凡十一脏，取决于胆也。"

（二）水饮的输布过程

水液入胃后，水精之气浮游涌溢，上输于脾经，经脾脏的吸收（指脾气的行津液功能，《素问·奇病论》："夫五味入口，藏于胃，脾为之行其精气。"《素问·厥论》："脾主为胃行其津液者也。"）输布入于经脉，而上归于肺脏，肺朝百脉后，宣行经气，通调水道。经脉既是"气道"亦是"水道"。《素问·逆调论》："夫水者，循津液而流者也。"

按：肺之"通调水道，下输膀胱"功能，即后世"肺为水之上源"说之所本，故在治疗上有"宣肺行水"法。

把水精之气下输到膀胱，在此过程中，"水精四布"于周身，"五经并行"其津液而滋养五脏六腑，最后经肾与下焦而注入于膀胱。再合之于四时、五脏、脉象变化以及阴阳消长的规律，就可以揣度它的正常与异常了。《素问·上古天真论》："肾者主水。"《素问·逆调论》："肾者水脏，主津液。"《灵枢·营卫生会》："故水谷者，常并居于胃中，成糟粕而俱下于大肠，而成下焦，渗而俱下，济泌别汁，循下焦而渗入膀胱焉。"《难经·三十一难》："下焦当膀胱上口。"

按：脾，形态单位，指今日之脾脏和胰脏。《素问·太阴阳明论》："脾与胃以膜相连耳。"《难经·四十二难》："脾重二斤三两，扁广三寸，长五寸，有散膏半斤，主裹血。"当是包括胰之重量。机能单位指消化系统对水谷精微的运化、输布之功能而言。《素问·奇病论》："夫五味入口，藏于胃，脾为之行其精气。"《素问·厥论》："脾主为胃行其津液者也。"此津液即水谷之精微。无脾之运化、吸收，则精气不能行，亦即无精气可行也。

本节说明饮食入胃后，经脾气的运化、吸收，就可以通过经脉把精微物质输送到心脏、肺脏去，经肺的宣行，循经脉输布于周身，以至于皮毛。血气精微在体表毛脉合精后又复返回心肺，这就完成了水谷精微和血气在人身的一次循环，环周不休。在这一循环过程中，水精四布五经并行，"谷入于胃，以传与肺，五脏六腑，皆以受气"（《灵枢·营卫生会》），筋骨皮毛都得到了滋养，从而使脏腑之气平衡协调。正因为"肺朝百脉"，所以脏腑之气如失去平衡，其盛衰皆可随脉气反映于"气口"，根据四时五脏脉象的过与不及，就可以"揣度"其病情及预后的吉凶。同时正因"肺朝百脉"，所以肺气通调则百脉通调，水道也通调，后世所谓"肺为水之上源"，即指此肺气之宣行（降）作用而言。

第三节　三阴三阳经气独盛至证治及三阴三阳的脉象

原文

太阳脏[1]独至[2]，厥喘虚[3]气逆，是阴不足阳有余也。表里当俱泻[4]，取之下俞[5]。阳明脏独至，是阳气重并[6]也。当泻阳补阴，取之下俞。少阳脏独至，是厥气[7]也。跷前卒大[8]，取之下俞。少阳脏独至者，一阳之过也。太阴脏搏[9]者，用心省真[10]，五脉[11]气少，胃气不平，三阴也。宜治其下俞，补阳泻阴。一阳独啸，少阳厥也[12]。阳并于上，四脉争张，气归于肾[13]。宜治其经络；泻阳补阴。一阴至，厥阴之治也。真虚[14]痟心[15]，厥气留薄[16]，发为白汗[17]，调食和药，治在下俞。帝曰：太阳脏何象？岐伯曰：象三阳而浮也。帝曰：少阳脏何象？岐伯曰：象一阳也，一阳脏者，滑而不实也。帝曰：阳明脏何象？岐伯曰：象大浮也。太阴脏搏，言伏鼓也。二阴搏至，肾沉不浮也。

校注

[1] 脏：《内经》时期"脏""府"的概念互通，故可互用。在此指"府"，即脏腑所属之经脉而言。

[2] 独至：言气口脉呈现"太阳藏"脉之象，特别明显是为"独至"。张琦："独至，谓一经之气独盛也。"

[3] 喘虚：虚同嘘。张琦："太阳主皮毛，内合于肺，经气郁，故喘虚而气逆。"按："喘虚"犹《素问·生气通天论》之"喘喝"。

[4] 表里当俱泻：张介宾："以阳邪俱盛也。故必表里兼泻，而后可遏其势。"

[5] 下俞：足部俞穴。太阳独至取膀胱经之束骨穴和肾经之太溪穴；阳明独至取阳明之俞穴陷谷和太阴之俞穴太白；少阳独至取胆经之俞穴临泣。太阴脏搏补足阳明之陷谷，泻足太阴之太白；二阴独啸宜泻太阳经穴昆仑、络穴名飞扬，补少阴经穴复溜、络穴大钟；一阴至宜取厥阴之俞穴太冲。

[6] 阳气重并：张琦："阳莫盛于阳明，阳邪传之，是谓两阳相并。"阳气重并，则阳气盛实。

[7] 厥气：逆气。张介宾："胆经之病连于肝，其气善逆，故少阳独至者是厥气也。"

[8] 跷前卒大：跷，阳跷脉。"卒"同"猝"，突然的意思。卒大，即突然肿大。

[9] 搏：坚强搏指之意。

[10] 省真：省，察也。真，真脏也。谓用心者察是否为真脏脉。

[11] 五脉：即五脏之脉。

[12] 一阳独啸，少阳厥也：《选读》从《新校正》："详此上明三阳，此言三阴，今此再言少阳，而不及少阴者，疑此一阳乃二阴之误也。又按全元起本此为少阴厥，显知此即二阴也。"

[13] 阳并于上，四脉争张，气归于肾：承上句"二阴独啸"，谓少阴肾经之相火并于上，以致肺、心、脾四脉不和，失其调柔之常态。王冰："心、脾、肝、肺四脉争张，阳并于上者，是肾气不足，故气归于肾也。阴气足，则阳气不复并于上矣。"姚止庵："注解精妙。凡六脉浮数洪大，重按无力，其证面红目赤，火气上升，躁扰不宁，玉液尤甚者，尽属肾虚水亏，不能制火。孤阳上浮，有似三阳实热，而不知为肾水不足之所致，肾足则水王，水王则火自降而归于原矣。"

[14] 真虚：即真气虚弱。张介宾："肝郁独至，真气必虚。"

[15] 痟心：痟，喜渊切，心酸痛也。

[16] 留薄：《选读》："谓厥气留而不散，与真气相薄。"

[17] 白汗：即魄汗，冷汗。《金匮要略·腹满寒疝宿食病》："寒疝绕脐痛，若发则白汗出，手足厥冷，其

脉沉紧者，大乌头煎主之。"当是手厥阴心包络经气逆，故瘄心酸痛也。经气厥逆，而薄于脏，逆而不下，故使人瘄心而汗出也。应注意饮食的调养和药饵的治疗。如用针刺可取足厥阴的太冲穴。此即因剧痛而出之白汗也。按：白汗虽通魄汗，然与魄汗又微有区别。魄汗谓形体有汗之义。

▍阐幽发微 ▍

1. 三阴三阳经气独盛至证治

（1）太阳脏独至，厥喘虚气逆，是阴不足阳有余也。表里当俱泻，取之下俞。

太阳经气独盛，"人迎大再倍于寸口"（《灵枢·经脉》），其证当病"踝厥"。踝厥之证："病冲头痛，目似脱，项似拔，脊痛，腰似折，髀不可以曲，腘如结，腨如裂，是为踝厥。"此即狭义伤寒之证，故其人喘息气粗，经气上逆而头痛，是为太阳之气有余，而少阴之气相对地不足，阳之所以有余，乃因感受外邪所致，故当泻太阳之下俞，膀胱之下俞名"束骨"（小趾外侧本节后肉际陷中）。经言"阴不足，阳有余"，又言"表里当俱泻"，其义殊可疑。今据"表里当俱泻"，而认定其"阴不足"乃对"阳有余"言，是相对地不足之意。

按："束骨"非常用穴。似当考虑取其原穴"京骨"。京骨在第五跖骨粗隆外侧凹陷处，主头痛、项强、癫痫、腰腿痛及心肌炎、脑膜炎等。又按：经言"表里当俱泻"，其义可疑，恐与"阳明藏独至"之"当泻阳补阴"互倒致误。

（2）阳明脏独至，是阳气重并也。当泻阳补阴，取之下俞。

阳明脉独至，其脉为"人迎大三倍于寸口"，其证当病大热烦渴。《灵枢·经脉》："消谷善饥，尿色黄。"这是阳气特别盛实，应该泻阳补阴，取其足部的俞穴，泻足阳明经的陷谷，补足太阴经的太白。

按：陷谷，第二趾外间直上，第二、三跖骨间陷谷。太白，第一跖骨小头的后下方，主头痛、胃痛、腹胀、水肿、痢疾、急性胃肠炎、便秘等。又按：当取原穴"冲阳"，在解溪下一寸半，足背最高处，动脉应手，主头痛、牙痛、疟疾、热病、精神病等。

（3）少阳脏独至，是厥气也。跷前卒大，取之下俞。少阳脏独至者，一阳之过也。

少阳经气独盛，其脉象"人迎大一倍于寸口"，现"滑而不实"之象，其证当病经气厥逆，"少阳之厥，则暴聋，颊肿而热，胁痛，骺不可以运。"（《素问·厥论》），或"头痛、耳聋不聪、颊肿"等证（《素问·脏气法时论》），在阳跷脉前的少阳经脉处，猝然肿大，"足外反热"，"外踝前及诸节皆痛"（《灵枢·经脉》），治当取足临泣穴。

按：足临泣，在第四五跖骨结合部的前后凹陷处，主头眩、目痛、腋下肿、胫肿等。少阳经气独盛，是少阳经气不和之过，故取其下俞。余脏仿此。又按：当取原穴丘墟，"在足外廉，踝下（前下）如前，陷者中"（《甲乙经》），主颈项痛、腋下肿、胸胁痛、下肢痿痹、外踝肿痛、疟疾。

（4）太阴脏搏者，用心省真，五脉气少，胃气不平，三阴也。宜治其下俞，补阳泻阴。

太阴经气搏指，应当用心省察，辨别是否是真脏脉。据此条，则知本段经文，仍是言脉诊，既是言脉，则三阳脉有脱简也。因为《素问·玉机真脏论》曾经说："脾脉者，土也，孤脏以灌四傍者也，……善者不可得见，恶者可见"故也。足太阴脾经的脏脉搏击如果特别明显而现沉伏鼓指有力的脉象，这是脾经邪气过盛的缘故。如果虽沉伏鼓指有力，而不是"锐坚如鸟之喙，如鸟之距，如屋之漏，如水之流"（《素问·平人气象论》），那就不是"脾死"的真脏脉，而是五脏脉气衰少，胃气不足，阳明不能与太阴相平衡，是三阴之气独盛的脉气反应。其证当现"身重、善饥、肉痿、足不收、行善瘛、脚下痛"（《素问·脏气法时论》）。治当补阳泻阴，补其阳明之陷谷，泻太阴之太白也。马莳云："当补足阳明胃经之俞穴陷谷，泻足太阴脾经之俞穴太白。"

按：据"用心省真"，则知此节乃言三阴三阳脉诊法也。

（5）二阴独啸，少阴厥也。阳并于上，四脉争张，气归于肾。宜治其经络，泻阳补阴。

二阴经气独盛，是少阴热厥。《素问·厥论》："少阴之厥，则口干、溺赤、腹满、心痛。"心为君火，为阳中之太阳，心阳盛于上，则肺、肝、脾、肾四脏脉气不和，"寸口大再倍于人迎"（《太素》作"血脉争张"），而归于肾水不足，不能制火所致。治当调其经络"泻阳补阴"，泻手太阳之下合穴"巨虚下廉"（《灵枢·邪气脏腑病形》："小肠合入于巨虚下廉。"）以导火下行；补足少阴之复溜。

按：复溜，足内踝上二寸陷者中，当跟腱之前缘。主泄泻、肠鸣、水肿、腹胀、腿肿、足痿、盗汗、脉微细时无、身热无汗。

（6）一阴至，厥阴之治也。真虚痟心，厥气留薄，发为白汗，调食和药，治在下俞。

一阴经气独盛，是厥阴经脉所主。其脉"寸口大一倍于人迎"。由于心包真气虚弱，而心酸痛，厥气（厥逆之经气）留而不去，（散）与脏气相薄，故心酸痛，痛发则魄汗出，可理解为"冷汗"，因痛而出冷汗。应注意饮食的调养和药饵的调剂。同时用针刺取足厥阴的太冲治疗。

按：太冲穴，主崩漏、疝气、遗溺、小便不通、内踝前缘痛、胁痛、口喝、小儿惊风、癫痫、头痛、目赤肿痛、眩晕、失眠。

2. 三阴三阳的脉象

《素问·平人气象论》新校正引吕广曰："太阳王五月六月，其气大盛，故其脉洪大而长也。""少阳王正月二月，其气尚微，故其脉来进退无常。""阳明王三月四月，其气始萌未盛，故其脉来浮大而短。"太阳为三阳，为诸阳之主，故其脉浮。少阳为一阳，为半表半里，故其气滑而不实。阳明为二阳，为诸阳之里，故其邪盛则脉大而浮也。《伤寒论》186条："伤寒三日，阳明脉大。"太阴为三阴（为至阴），故邪盛则脉沉伏而鼓指也。《伤寒论》278条："伤寒脉浮而缓，手足自温者，系在太阴。"少阴为二阴，邪盛，则肾沉不浮也。《伤寒论》281条："少阴之为病，脉微细，但欲寐也。"《伤寒论》305条："少阴病，身体痛，手足寒，骨节痛，脉沉者，附子汤主之。"（附子理中去草加芍）厥阴为一阴，两阴交尽，其脉已伏。《伤寒论》338条："伤寒，脉微而厥，至七八日肤冷，其人躁，无暂安时者，此为脏厥。"《伤寒论》343条："伤寒六七日，脉微，手足厥冷，烦躁，灸厥阴，厥不还者，死。"

本段所论之三阴三阳脉象很抽象，不具体，首先未明言是寸口诊法抑或是全身之三部九候诊法。据篇末所言及参之以《素问·平人气象论》《素问·至真要大论》及《难经·七难》，似指寸口诊法而言，果如此，则仅凭脉象不言病形，焉能即定为三阳某经之病，或三阴某经之病耶？且上述所参各篇，皆言脏气应时之常脉，与此之言病脉不同，切不可以彼倒此，视为一脉也。本段惟篇末所述脉象为常脉，尚属详实。然与上引各篇亦有出入，故后世不言也。应仿《选讲》它篇之列，删去此节为是。

小　结

本篇论述了惊恐恚劳等情志过用，致使经脉失其常度，五脏功能受到影响而发生经脉喘动变异及汗出精（气）越等证。从五脏皆可发生经气喘动变异及汗出的机理中，可以了解到五脏分证法的辨证论治理论，体会出同病异治的理论原则。同时还可从中理解到同样病因易致的经气喘动变异、汗出等证，随人体质的强弱之不同，可有发病与不发病之异。

尤有价值的是篇中重点而详细地叙述了饮食物在体内的整个消化、吸收、输布的生理过程，其中虽与肺脾心肝膀胱等脏有关，然脾肺起着主要作用。值得注意的是，在水液代谢方面，本文虽未言及肾，而就整个中医体系来说肾在水液代谢方面的作用与肺脾一样，是不可忽视的。其中肺通调水道的理论，又开后世"肺为水之上源"之先河。由此可见，中医学的生理学是多么丰富多彩，耀人眼目。它虽与现代医学之生理学不尽相同，然就其能够结合当时的解剖学知识而达到如此之严密的推理，高度的概括，精辟的论理，并一直有效地指导着中医的临床实践，则是十分难能可贵的。

至于三阴三阳脉气独至的病变治法及三阴三阳经的生理脉象，则是上古时代的诊法内容，《内经》时期就已很少应用，今天我们仅作了解而已。

【附录】

《出汗与卫生》："在惊恐的时候，常会吓出一身冷汗。因为这时体内交感神经兴奋（阳盛阴亦盛，故既汗出，而又发凉），一方面使汗腺分泌，同时又使皮肤血管收缩，由于流过皮肤的血液减少，皮肤显得苍白冰凉，所以这时流出来的是冷汗。"（《光明日报》1963年8月13日第4版）

《生理学》（徐本彦主编）："依久野宁的研究，情绪紧张的出汗，以手掌、足底和腋下（此三处皆阴分也）三处特别显著，而这几处的汗腺对于热刺激却并不敏感。"

"汗的生成并不是简单的血浆滤过作用，而是汗腺细胞通过代谢过程而产生的，具有很高的分泌压力。汗腺分泌活动固然同皮肤血流有密切关系（一般情况下，汗分泌增加时，皮肤血管也在舒张，皮肤血流较为舒畅），但也有皮肤血管收缩而大量汗出的，精神紧张和缺氧时的所谓出冷汗，就是这种情况。"

第二十八章　素问·太阴阳明论

题解

本篇主要论述了脾足太阴经的生理、病理，而兼及与其相表里的胃足阳明经，故名《太阴阳明论》。

第一节　阴阳（太阴、阳明）二经的循行及功能所主各有不同，其受邪发病亦各异

原文

黄帝问曰：太阴阳明为表里，脾胃脉也。生病而异者何也？岐伯对曰：阴阳异位，更虚更实，更逆[1]更从[1]，或从内[2]或从外[2]，所从不同，故病异名也。帝曰：愿闻其异状也。岐伯曰：阳者天气[3]也，主外；阴者地气[3]也，主内。故阳道实[4]，阴道虚[4]。故犯贼风虚邪者阳受之，食饮不节，起居不时者，阴受之。阳受之则入六腑，阴受之则入五脏。入六腑则身热，不时卧[5]，上为喘呼；入五脏则䐜满闭塞，下为飧泄，久为肠澼。故喉主天气，咽主地气。故阳受风气，阴受湿气。故阴气从足上行至头，而下行循臂至指端；阳气从手上行至头，而下行至足。故曰阳病者上行极而下，阴病者下行极而上。故伤于风者上先受之，伤于湿者，下先受之。

校注

[1] 逆、从：《太素》杨注："春夏阳明为实，太阴为虚，秋冬太阴为实也。春夏太阴为逆，阳明为顺，秋冬阳明为逆，太阴为顺也。手三阴从内向外也，手三阳从外向内也。"

[2] 从外、从内：外指躯体，内指内脏。《素问·金匮真言论》："夫言人之阴阳，则外为阳，内为阴；言人身之阴阳，则背为阳，腹为阴。"

[3] 天气、地气：《素问·至真要大论》："本乎天者，天之气也，本乎地者，地之气也。"王注："化于天者为天气，化于地者为地气。"《易》曰"本乎天者，亲上，本乎地者，亲下。"《素问·五脏别论》："脑、髓、骨、脉、胆、女子胞，此六者，地气之所生也。皆藏于阴而象于地，故藏而不写。""夫胃、大肠、小肠、三焦、膀胱，此五者天气之所生也，其气象天，故写而不藏。"

[4] 实、虚：《素问·通评虚实论》："邪气盛则实，精气夺则虚。"

[5] 不时卧：《甲乙经》作"不得眠"，是知"时"乃"得"之讹也。《素问·热论》："阳明主肉，……故身热目疼而鼻干，不得卧也。"

阐幽发微

1. 太阴、阳明二经的生理特性不同

阴阳二经（本文以太阴、阳明为例）的循行部位是不同的，阳经循行在机体的阳侧面，连于六腑，主外；阴经循行在机体的阴侧面，连于五脏，主内。由于"阳道实，阴道虚"，它们发病或虚或实，或顺或逆，或是由于外因引起，或是由于内因导致，其病之所从来即病因不同，故患病各异。继而又进一步以生理来说明上述问题：阳经的气性应乎天，阳经系统是禀受天气所生的，故其气性象天，《素问·生气通天论》云："阳因而上，卫外者也。"阳经其本气主动、主热、主外，即和天阳之气的属性是一致的，故名之曰阳。它的生理功能主要是主管营养躯壳，卫护体表，不受外邪侵害；阴经的气性应乎地，阴经系统是禀受地气所生的，故其气性象地。亦即和地阴之气的属性是一致的，所以名之曰阴。其本气主内、主静、主寒。它的生理功能主要是主管营养内脏，守藏精气，不令外泄。

附：经络的功能

（1）感传。经脉司知觉之感传，如《素问·血气形志》："经络不通，病生于不仁。"《素问·痹论》："荣卫之行涩，经络时疏，故不通（痛）。"

（2）调节。表现在（治疗上以及在）生理上对外在环境的适应方面，如《灵枢·岁露论》："寒则皮肤急而腠理闭，暑则皮肤缓而腠理开。"可见皮肤为阳气所主。

（3）运动。《灵枢·刺节真邪》："真气去，邪气独留，发为偏枯。"

（4）抗病机能。《素问·上古天真论》："恬惔虚无，真气从之，精神内守，病安从来。"又如《灵枢·根结》："真邪相搏。"

内脏疾患或损伤引起耳壳出现压痛点，即所谓低电阻点。……利用慢性埋藏电极的方法，证实耳壳低电阻点的形成，主要是由于病理性刺激给迷走神经传导向中冲动所致，而交感神经是病理性信息传出的主要途径（内脏–体表联系向中传导途径的研究. 中医杂志，1979，（10）：57）。按：这与"阳主外，阴主内"恰好暗合。

通过上述的资料经络是体表神经血管淋巴管的综合物。经络主要有调节体内外的相互作用（"主要是一种良性双向性的调节作用"），体液主要有调节机体内部各个组织之间的作用，而神经则是调节系统的主导者。神经体液和经络的协调活动是体内各系统器官进行正常机能的保证（刘卓佑，周康瑜，杨作体.经络作用的临床实验研究. 中国针灸，1981，（02）：25-28）。

2. 太阴、阳明二经的病理特征不同

病理上"阳道实，阴道虚"：正因为阳是主外的，所以感受外因之邪而引起阳经发病的一般规律，多实证；而阴是主内的，由于摄生不善的内因之邪而导致阴经发病的一般规律则多虚证。触犯了外来贼风虚邪（参见【附录一】）的，主外的阳经多受邪而发病；因由饮食无节、起居无常的，主内的阴经多受邪而发病。《素问·调经论》："夫邪之生也，或生于阴，或生于阳，其生于阳者，得之风雨寒暑，其生于阴者，得之饮食居处，阴阳喜怒。"经脉受邪之病即《灵枢·经脉》所谓"是动则病"也。阳经受邪发病，就要循经入传与和它相连属的六腑；阴经受邪发病，就要循经入传与和它相连属的五脏。阴主内，多直接引起内脏发病；阳主外，每先由外证始。病气（湿热之邪）传入到六腑（这里重在言阳明，实为以阳明为例），就要一方面有阳脏发热，阳明主肉，故身热，而热在肌肉，胃肠热，耗伤五脏精气，热扰心胸，故烦热不得卧寐，热邪迫肺故呼吸"喘粗"。肺脉"下络大肠还循胃口"，腑气不通，病气传入到五脏（这里重在言太阴，实为以太阴为例），就要导致脾气虚弱而不化水谷，清浊不分，精微不能上

注于肺，出现"清气在下，则生飧泄；浊气在上，则生膜胀"《《素问·阴阳应象大论》）的证候。"闭塞"乃形容胀满，气不通畅之态。泄利日久，就要成为肠澼（参见【附录二】）之证。《素问·调经论》尚有"厥气上逆，寒气积于胸中而不泻"的阴寒直中之"中寒"证。

《伤寒论》184条："始虽恶寒，二日自止，此为阳明病也。"《伤寒论》273条："太阴之为病，腹满而吐，食不下，自利益甚，时腹自痛。"《伤寒论》280条："太阴为病，脉弱，其人续自便利，设当行大黄芍药者，宜减之，以其人胃气弱，易动故也。""故喉主天气，咽主地气。"喉司呼吸，故主天阳之气；咽司咽纳水谷，故主地阴之气。《素问·阴阳应象大论》曰："天气通于肺，地气通于嗌。"是喉通于肺，咽通于脾胃也。《易》曰："本乎天者亲上，本乎地者亲下。"此乃言本乎上者亲上，本乎下者亲下之理，天之邪伤上，地之邪伤下，同气相求，用以引起下文：后文阳从手起下行，受天邪，阴则从足起上行故受地邪。"故阳受风气，阴受湿气。"所以阳气是主外，主上的，就易感受风邪；而阴气是主内、主下的，所以就易于感受湿邪。故王冰注释说："同气相求尔。"《灵枢·口问》："阳者主上，阴者主下。"《灵枢·小针解》："邪气在上者，言邪气之中人也高，故邪气在上也。浊气在中者，言水谷皆入于胃，其精气上注于肺，浊溜于肠胃，言寒温不适，饮食不节，而病生于肠胃，故命曰浊气在中也。清气在下者，言清湿地气之中人也，必从足始，故曰清气在下也。"

3. 阴阳经疾病的传变规律不同

"故阴气从足上行至头，……而下行至足。"阴经之气的运行，是从足上行至指端，阳经之气的运行，是从手下行至足（上行、下行皆须将双手上举，其上、下行自顺矣）。阳经的病变，多是先由上部发病，病到极点就循经向下部发病，阴经的病变多是由下部发病病到极点就循经向上部发展传变。总结出阳病的特点是由上向下发展，阴则由下向上发展。故伤于风邪的，上部先受其邪；而伤于湿邪的，则下部先受其邪。这和前面说过的"阳受风气，阴受湿气"是相应的。阳经之气"象天"，故其本气即法象天阳之气而主动、主热、主外，故病则上行极而下。阴经之气"象地"，故其本气即法象地阴之气而主静、主寒、主内。阴阳二经的功能，《内经》称之为阴气、阳气，或合称"阴阳之气"（见《灵枢·行针》)。如《素问·厥论》说："阳气起于足五指之表，阴脉者，集于足下而聚于足心，故阳气胜，则足下热也。""阴气起于足五指之里，集于膝下而聚于膝上，故阴气胜，则从五指至膝上寒。"本论后文亦云："故阴气从足上行至头，而下行循臂至指端；阳气从手上行至头，而下行至足。"足证阴气、阳气即阴经之气、阳经之气的简称。《灵枢·逆顺肥瘦》："手之三阴，从脏走手；手之三阳，从手走头；足之三阳，从头走足；足之三阴，从足走腹。"《灵枢·邪气脏腑病形》："身半已上者，邪中之也；身半已下者，湿中之也。"

关于阴阳的讨论，参见【附录三】。

第二节　脾主四肢及其与胃相表里的机理

原文

帝曰：脾病而四肢不用何也？岐伯曰：四肢皆禀气于胃[1]，而不得至经[2]，必因[3]于脾，乃得禀也。今脾病不能为胃行其津液[4]，四肢不得禀水谷气，气日以衰，脉道不利，筋骨肌肉，皆无气以生，故不用焉。帝曰：脾不主时何也？岐伯曰：脾者土也，治[5]中央，常[6]以四时长[7]四脏，各十八日寄治[8]，不得独主于时也。脾脏者常著胃土之精[9]也，土者生万物而法天地，故上下至头足[10]，不得主时也。帝曰：脾与胃以[11]膜相连耳[12]，而能为之行其津液何也？岐伯曰：足太阴者，三阴也，其脉贯胃，属脾，络嗌，故太阴为之行气于三阴[13]。阳明者，表也，五脏六腑之海也，亦为之行气于三阳[14]。脏腑各因其经而受气于阳明，故为胃行其津液。四肢不得禀水谷气，日以益衰，阴道不利，筋骨肌肉无气以生，故不用焉。

校注

[1] 禀气于胃：禀，承受、领要之义。《内经》言"胃"，有混言、析言之分。胃的混言指"胃家"，即胃肠之义。《灵枢·本输》："大肠、小肠皆属于胃。"胃的析言但指胃。

[2] 至经：《太素》作"径至"是也，当从。

[3] 因：凭借、依据之义。

[4] 行其津液：行为行散之义。津液：指水谷之精气。如《素问·厥论》云"脾主为胃行其津液者也。"《素问·奇病论》："夫五味入口，藏于胃，脾为之行其精气。"然其精神实质却包含了腐熟和运化水谷精微的作用，只有消耗吸收了，才能行散。

[5] 治：王冰："主也。"有管理之义。

[6] 常：永久，即经常之义。

[7] 长：抚养。《诗经》："长我育我。"

[8] 寄治：暂时依附，客也，托也。

[9] 脾脏者常著胃土之精：此句经文之句读，约有二类：①"胃"下读（如此断句者，"著"皆读为"着"）。王冰："著，谓常约著于胃也。"马莳："脾与胃，土之精，相为依著。"张介宾："脾常依附于胃，以膜连通。"②连读，不点断，如此断句者，"著"皆读如"箸"。张志聪："脾之所以长王于四脏者，得胃土之精也。"脾之灌四傍，何需胃精？高士宗："著，昭著也。胃土水谷之精，昭著于外。"《太素》本句作"脾脏者常著土之精也。与《素问·太阴阳明论》不同，故不引杨注。《针灸甲乙经校释》："'著'，贮，蓄积的意思。《集韵》：'贮，积也。或作著。'"语译："脾脏属土，经常吸收蓄积胃土的精华。"经只言"为胃行其津液"，未尝言贮积胃土之精也。当如此句读："脾藏者，常著胃，土之精也。""者"字，于句首虽"作语助，表提示"，然而不立其"指事之词"之义。犹言"这个东西"，在"脾"下即表示"这个脏器"，在"土"下则表示"这个五行之一"。著，附著，连著，接触义。译为：脾脏与胃连著，为土之精华。

[10] 上下至头足：《类经》："脾胃为脏腑之本，故上至头，下至足，无所不及，又岂得独主一时而已哉。"

[11] 以：用也，由也。

[12] 耳："而已"的合音。

[13] 为之行气于三阴：三阴：①指太阴为三阴，少阴为二阴，厥阴为一阴。②太、少、厥阴的合称。须视上下文以定其所指。吴崑："为之，为胃也（将胃中水谷化精微）。三阴，太、少、厥也。脾为胃行气于三阴，运阳明之气，入于诸阴也。"此即为之行气于内也。

[14] 为之行气于三阳：吴崑："为之，为脾也。行气于三阳，运太阴之气入于诸阳也。"将脾所化生之精气行散与三阳，即行于外也。

阐幽发微

1. 脾病四肢不用的机理

四肢都是从胃肠来承受水谷精气，但却不能由胃就直接送达四肢，还必须凭借脾的消化、吸收的作用，四肢才能禀受到水谷的精气。现在脾病，不能再为胃腑消化吸收和行散输布水谷精气，所以四肢就不能禀受到水谷的精气，因而精气日渐消耗衰少，脉道也因血气虚少而日渐不通，筋骨肌肉都缺乏水谷精气的滋生，所以四肢就衰弱无力而有如不受使用。临床可见倦怠无力，不能举动之症。

2. 脾不独主于时

脾在五脏中的属性，就像五行中土的属性一样，主管中央，经常于四时以长养四脏，所以于立春、夏、秋、冬之前四季各寄治主管十八天，而不单独主旺于一个时令。脾是和胃连著在一起的，是禀土之精气而生，故其性类土。脾土是生养万物而法象天地的，如天地之生养万物。所以法天地而上至头下至足无处不养，灌溉四傍，四脏得养，故四时之末皆有脾气寄治而不独主一个时令。

关于脾与时令之关系，《内经》中有两说：

（1）脾主长夏。脾虽"常以四时长五脏，各十八日寄治"而旺于四季，然从五行土"治中央"（《素问·玉机真脏论》："脾为孤脏，中央以灌四傍。"）的理论原则来看，仍应以脾主"长夏"为主是。《素问·六节藏象论》："春胜长夏，长夏胜冬，冬胜夏，夏胜秋，秋胜春，所谓得五行时之胜，各以气命其脏"，据《素问·金匮真言论》"所谓四时之胜也"，则此文"五行"下当说"四"字。

（2）不独主时。脾属土，治中央，长养四脏；故得各十八日寄治；脾属土，生万物而法天地，故上下至头足，而不独主一时。

3. 脾为胃行津液的机理

足太阴脾经是三阴，《素问·热论》："太阴脉布胃中络于嗌。"不只是以膜相连耳，还有经络。《素问·热论》："巨阳者，诸阳之属也。"《素问·阴阳类论》："三阳为父，……三阴为母。"王注："母所以育养诸子，言滋生也。"同时为诸阴之长，它的经脉贯通胃腑，连属于脾，络于咽门，故足太阴脾能将脾之精气注之于胃，能为胃腑行散水谷精气于三阴经。足阳明胃经，是足太阴脾经的表经，不言"太阴者，里也"，足证此文以言脾为主，故谓"阳明者，表也"，它是五脏六腑的水谷之海，它也能为脾行散水谷精气于三阳经。表里通力协作，既腐熟又运化，五脏六腑各凭借着足太阴脾经行散水谷精气的作用而得以禀受。包括脾经对肌肉的营养物质供给的影响以及对于营养物质的同化和异化的影响。此乃论脾主四肢的生理及脾胃表里合作的关系。

按：脾"为胃行其津液"乃本论关于脾脏生理学说的重点。脾脏为胃腑行散水谷精气的实质乃指脾脏对水谷的运化、吸收的功能而言，即仲景所谓的"消化"。《金匮·血痹虚劳病》："脉沉小迟名脱气，其人疾行则喘喝，手足逆寒，腹满，甚则溏泄，食不消化也。"消化之名，殆始于此。整个消化功能以脾为主，此外，胆汁能激活"胰蛋白酶元""胰脂肪酶元"，因此肝木能疏土，对消化有影响。只有对水谷进行消化之后，才能吸收其精微，才能行散（输布）其精微。所以《素问·厥论》说："脾主为胃行其津液者也"，而《素问·奇病论》则说："夫五味入口，藏于胃，脾为之行其精气。"可见"津液"即是"精气"。水谷入胃后，胃只是主贮藏腐熟以利脾之运化，只有经脾气的运化后才能析出精微，以供吸收和行散，以养肌肉全身。所以《灵枢·本神》说："脾藏营。"《内经》不仅把精神意识分别归入以五脏为核心的五个生理活动系统，而且把各种生理功能都做了分属，如"脾藏营"，即是把脏腑经络的营养性作用，归入了脾脏及其经络。"脾藏营"的意义除指消化吸收水谷精气外，还应该包括今日所谓植物性神经系统的营养性作用，即包括对组织营养物质供给的影响，对营养物质进入组织内的过程的影响，以及对于营养物质的同化和异化的影响。

此外，关于水谷精微的名称在《内经》中或称津液或称精微或称谷气。其实质要旨指营卫而言。营卫实为人体内水谷精微之大宗。如上引《素问·奇病论》文。《灵枢·五味》云："谷始入于胃，其精微者，先出于胃之两焦，以溉五脏，别出两行，营卫之道。"又如《灵枢·邪客》云："五谷入于胃也，其糟粕、津液、宗气，分为三隧。故宗气积于胸中，……营气者，泌其津液，注之于脉。"《灵枢·五癃津液别》："故上焦出气，以温肌肉，充皮肤，为其津。"足证营卫即津液也。故《温热经纬》引沈尧封云："卫气即津液也。"

小　结

本篇由讨论太阴阳明为表里，生理上相互配合，而生病却各不相同开始，首先讨论了阴阳二经系统的属性及其循行和功能的不同（阳象天气，阴象地气，阳由上而下，阴由下而上，阳主动、主热、主外，阴主静、主寒、主内），并说明了阴阳二经系统感邪和发病的一般规律，从而回答了太阴阳明所以"生病而异"的道理。

其次阐述了脾与胃在生理上的表里关系。从组织结构上来讲，脾与胃是"以膜相连"的，而其经脉又互相联络；从生理功能的配合上讲，则胃主受纳和腐熟水谷，而运化和行散水谷精微则有赖于脾，所以互为表里。人体五脏六腑、四肢百骸的营养来源，主要是来自脾胃的通力合作，特别是脾的"为胃行其津液"的生理功能。所以脾病则"不能为胃行其津液"，便产生四肢因缺乏营养而倦怠无力，不能举动的证候。脾为胃行其津液，主四肢为一重点，营养为又一重点。

本论关于脾胃的表里关系及脾主四肢，"为胃行其津液"的理论，为中医关于脾胃学说的基本理论，对后世脾胃学说的发展起着根本性的指导作用。

最后，关于"脾不主时"的说法，《内经》中不够统一，而多数篇章则均主张脾主"长夏"（《素问·金匮真言论》《素问·六节藏象论》），后世多宗脾主长夏之说。

【附录一】

贼风虚邪：王注："邪乘虚入，是谓虚邪"，加之《素问·评热病论》有"邪之所凑，其气必虚"，故其注对后世影响较大，极须纠正。要注意以下五个问题：①须知贼风虚邪之概念；②又当知贼风虚邪之别称；③了解"风"即虚风；④当知邪气即虚邪；⑤掌握"邪气"与"邪"之区别。

贼风虚邪是两个复合词构成的合成词，因此可以分解为"贼风"和"虚邪"，如《素问·移精变气论》就说："贼风数至，虚邪朝夕。"在《素问·上古天真论》里又称之为"虚邪贼风"。虚邪着重说邪，"贼风"着重说风。其义实一。以上虽有四个名称：①贼风虚邪；②虚邪贼风；③贼风；④虚邪，然而尚不止此。在它篇经文里还把虚邪贼风称之为⑤"虚邪之风"（《灵枢·百病始生》），或⑥"贼风邪气"（《灵枢·岁露论》），或称之为⑦虚风，⑧邪风，或更简称为⑨"风"，⑩"邪气"（《灵枢·刺节真邪》），如《灵枢·九宫八风》说："风从其所居之乡来为实风，主生长，养万物；从其冲后来为虚风，伤人者也，主杀主害者。谨候虚风而避之，故圣人曰：避虚邪之道，如避矢石然。"在这里先称"虚风"，又称"虚邪"，足证虚风即虚邪。而在《灵枢·九宫八风》篇末则又说："故圣人避风如避矢石焉，其有三虚（《灵枢·岁露论》："乘年之衰，逢月之空，失时之和，因为贼风所伤，是谓三虚。"）而偏中于邪风，则为击仆偏枯矣。"又把虚风称之为邪风或径直简称之为"风"了。

以上四个名称加上虚邪之风、虚风、邪风、风就有十个不同的名称了。《素问·脉要精微论》的"恶风"就有十一个，再加"贼邪"，就是十二个。特别应该指出的是"风"这个病因学上的概念，在《内经》中往往是"虚风"的同义词，即"虚风"的简称，因而不可把它作为一般的"风雨寒热"之风来理解，而是包含有虚邪在里面的虚邪之风。如《灵枢·百病始生》说："风雨寒热，不得虚邪，不能独伤人，……此必因虚邪之风，与其身形，两虚相得，乃客其形。"可见虚邪是随风而至，而风之伤人致病也是由于它里面包含有虚邪（肉眼看不见的邪气）的缘故，不含有虚邪的风为正风（实风），是"主生长，养万物"而不伤人的。所以《素问·生气通天论》称"风者百病之始也"，《素问·风论》说："风者百病之长也。"就是因为它是虚风之故。而虚风是外因中最严重、最危险的致病因素。此外还有贼风邪气、贼邪、邪气等名称。

《灵枢·岁露论》又说："贼风邪气之中人也，不得以时，然必因其开也。""逢年之盛，遇月之满，得时之和，虽有贼风邪气，不能危之也。"这就告诉我们不必然非得在四时有了"从其冲后来"的虚风，人们才会感受贼风邪气，只要人体真气失调腠理开，即可感邪。贼风虚邪在《灵枢·岁露论》里称之为"贼风邪气"，而贼风邪气，在《素问·生气通天论》里则又把它简称之为"贼邪"，即"清净则志意治，顺之则阳气固，虽有贼邪弗能害也。"贼风邪气也是一个合成词，所以"邪气"即相当于虚邪。如《灵枢·刺节真邪》说："邪气者，虚风之贼伤人也。"邪气就是虚风中所含的邪毒之气，它对人体是有贼害作用的。

《内经》里的"邪气"，和我们今天一般所说的邪气的含义是不同的，二者有广义和狭义的区别。我们今天所说的邪气是泛指一切致病因子而言，它不仅包括了内因、外因和不内外因，而且还包括了在原始病因作用下所产生的一些非生理性物质，如瘀血、痰饮、水气等，甚至包括在原始病因作用下对机体所引起的一些损害结果，也都可用邪气来代称，这是《内经》而后人们对"邪气"这一概念认识的发展。

我们今天所用的"邪气"的概念，约和《内经》中的"邪"的概念大致相等。正如王冰在《素问·脏气法时论》："夫邪气之客于身也"下注释所说的那样："邪者，不正之目，风寒暑湿、饥饱劳役，皆是邪也，非唯鬼毒疫疠也。"王氏此注，对阐发"邪"这一概念，固然是很正确的，但可惜他的这一注解是在"夫邪气之客于身也"这句经文下面作的，这样注的一个不良后果是，容易使学者把"邪气"错当作"邪"来加以理解，从而混淆了《内经》中关于"邪气"与"邪"这两个概念的界限。仲景沿用了"邪风""邪气""贼邪"等概念。

《内经》而后，王叔和在《伤寒例》中又提出了"寒毒"之气、"时行之气"等属于虚邪范畴的概念；葛洪在《肘后方》中则提出了"疠气""鬼毒""天行毒气"等概念；巢元方在《诸病源候论》中则又提出了"乖戾之气"（包括吴又可的"戾气"）的概念；而王冰在《素问·脏气法时论》的注释中则又补充了"鬼毒疫疠"等，使虚邪的内容日益得到充实和发展。

《灵枢·邪气脏腑病形》："虚邪之中身也，洒淅动形，正邪之中人也微，先见于色，不知于身。"而《灵枢·官能》："邪气之中人也，洒淅动形，正邪之中人也微先见于色，不知于其身。"内容、句式完全相同。《素问·四时刺逆从论》："是故邪气者，常随四时之气血而入客也。至其变化，不可为度。"《素问·风论》："至其变化乃为他病也，无常方。"《素问·生气通天论》以"大风苛毒"为虚邪贼风的最严重代表。算上它就是十三个名称了。再加"露风"就是十四个了。即虚邪之风、贼风虚邪、虚邪、贼风、贼风邪气、虚邪之风、虚风、邪风、贼邪、邪气、恶风、露风、风、大风苛毒，共14个名称。

此是总结之语："含有对人体具有贼害性质的邪毒之气的异常风气"是为虚邪贼风，是外因中最严重、最危险的致病因素，故古人提倡"谨候虚风而避之"。

【附录二】

肠澼一证，历代医家多以为是痢疾，这与本论"下为飧泄，久为肠澼"的经文是不相吻合的，故有必要加以考证，以明其实。

考《集韵》："澼，肠间水也。"所谓"肠间水"是指肠间的"津汁垢腻"而言。《外台秘要》云："肠澼痢者，由积冷在肠，肠间垢涕不能自固，便有此痢。"又云："又肠澼痢候，食（矢）稀或稠，便但似脓，每便极滑，痢有常期。"根据这一记载可知，所谓肠间津汁垢腻就是如涕似脓的肠垢。《诸病源候论》说："肠垢者，肠间津汁垢腻也。有热痢蕴积，肠间虚滑，所以因下利而便肠垢也。"《金匮要略·五脏风寒积聚病》："大肠有寒者，多鹜溏；有热者，便肠垢。"《素问·风论》"久风入中，则为肠风飧泄。"肠风飧泄，多"肠风下血"者，故知亦是肠澼也。《圣济总录》："痢久不已，肠间虚滑，津垢乃出。"

综上所述，可知肠澼一证乃久利之便肠垢、甚至便血或便脓血者。其病因有寒有热，有虚有实或虚中夹实。大抵因热者多由痢疾迁延失治，转为慢性者而致。其与痢疾之别在于痢疾之病程短暂，且有"里急后重"，而肠澼则病程较长，虽有里急但无后重，甚或"每便极滑"。其虚寒者多由飧泄迁延失治而来，其病因为摄生不善，饮食无节。其与飧泄（水谷利）之别则在于：飧泄为胃肠消化功能低下，以至水谷不分而下利，多属机能病变，病程短暂；而肠澼则为下利日久（久痢）导致肠道本身"虚滑"，因而"肠间垢涕不能自固"而便肠垢，甚或肠道溃破而便血或便脓血。因此本病的病程较长，其病因亦往往是新陈相兼，寒热错杂。

正因为肠澼是久利，又病因复杂，多内外互因、虚实相兼、寒热错杂，所以往往久治难愈，甚至多有死证。如《素问·通评虚实论》就有"肠澼便血何如？……身热则死，寒则生"；"肠澼下白沫何如？……脉沉则生，脉浮则死（真气浮越无根）""肠澼下脓血……脉悬绝则死，滑大则生"等记载，足见此病之为大证。

肠澼当包括：①肠结核（有脓血便则为溃疡性肠结核）；②慢性溃疡性结肠炎、慢性结肠炎；③慢性菌痢；④长鞭毛虫病（亦有黏液便，但儿童多见）；⑤结肠癌；⑥阿米巴痢疾。

治疗：仲景《伤寒杂病论》未及此证，唯于《伤寒论》338条于论乌梅丸证即"蛔厥"证后云："蛔厥者，乌梅丸主之。又主久利。"此久利当包括"肠澼"在内。1972年11月于甘肃武威县旱滩坡东汉早期墓葬中出土的《武威汉代医简》（早于仲景近200年）中有关于本病方治的记载：第82号木牍："治久泄肠澼，血□□裹□□□□医不能治，皆射去方：黄连四分，黄芩、石脂、龙骨、人参、姜、桂各一分，凡七物皆并冶合，丸以蜜。大如弹丸。"其方义与乌梅丸相近，虽未用乌梅之涩肠止泻，然却用了赤石脂、龙骨之涩肠止泻，余则重用黄连及芩、柏、参、桂等，皆并相类，药皆寒热并用，温补固涩兼施。

【附录三】

阴、阳主内、外；阳受外邪发病，阴受内邪发病；阳病多实证，阴病多虚证；阳病发展入传于腑，阴病发展入传五脏等。

（一）阴阳的实质

《内经》阴阳有"哲理的阴阳"与"学理的阴阳"之分。

1. 哲理的阴阳

即《素问·阴阳应象大论》所说的："阴阳者，天地之道也"的阴阳是一个自然规律，它反映着宇宙间两个"相反相成"的事物范畴。它既是《内经》学术的指导思想，又起着方法论的作用。如《灵枢·阴阳系日月》说："且夫阴阳明者，有名而无形，故数之可十，离之可百，散之可千，推之可万，此之谓也。""有名无形"，指哲理的阴阳，学理的阴阳则"有名有形"。《素问·阴阳离合论》："阴阳者，数之可十，推之可百，数之可千，推之可万。"这就说明了阴阳是个方法论，可以用它作为分析事物、认识事物的本质属性及其本质联系的手段。《素问·阴阳离合论》："阴阳钟钟，积传为一周，气里形表而为相成也。"

正因如此，所以有时就用通过阴阳分析而得出来的关于某一事物的阴阳属性去代表那一事物，而径称其为"阴"或"阳"，如《素问·调经论》《灵枢·本神》以"阴阳"代表男女。但这种用作代称的情况只是个别的，不是成于一人之手之故，用阴阳代表某一事物或某一类事物的属性则是普遍的用法。如"清阳出上窍"，"阳为气，阴为味"，即是代表属性，正因为阴阳是表示事物的属性，所以就不是代表该事物的名称，因此在研究《内经》学术时，最好不要把阴阳看作是代名词。实践中，当细绎上下文义，以定其所指。只有男女例外，因古代就有称男女为阴阳的习惯。

由宏观世界分析到微观世界，一切事物内部仍然存在着阴阳两个方面。在运用阴阳分析法则时，必须注意一个问题，即被分析的对象必须是具有既相反又相成的（本质）内在联系的事物，才可以用阴阳来分析它。在这个问题上，张介宾曾提出过一个著名的原则，即"阴阳者，一分为二也"（《类经·二卷·阴阳应象》）。王注："一谓离合也。"离则为二，合则为一。"数之可万"，直至CAMP（环磷酸腺苷）（阳）、CGMP（环磷酸鸟苷）（阴），古人虽不能认识及此，然按阴阳分析法则，则此等事物的存在及认识是可能的。它是分析、认识一切事物的本质属性的要领。现在中医学术界有提出阴为"阴精"，阳为"阳气"者，殊不合阴阳分析的原则。

阴阳的几个规律：①相反相成。《汉书·艺文志》："仁之与义，敬之与和，相反而皆相成也。"；②动静变故（《素问·六微旨大论》）；③升降消长（《素问·六微旨大论》）；④动复则静，阳极反阴（《素问·六元正纪大论》）。

2. 学理的阴阳

为中医学术所特有的阴阳，它不像哲理阴阳为各门科学的共用，即如本论所说，阳为阳经之简称，阴为阴经之简称。这不是什么代名词，其本名就叫"阴""阳"。如《灵枢·邪气脏腑病形》曰："阴之与阳也，异名同类，上下相会，经络之相贯，如环无端。"《灵枢·营卫生会》亦云："阴阳相贯，如环无端。"故逢"阴阳"，首须弄清其为哲之阴阳，抑为学理之阴阳？《灵枢·寒热病》："取阴阳之络，视主病也。"此即比勘、互证，用《内经》自己的话来做出解释。

《类经》二卷引"道书曰：……四大一身皆属阴，不知何物是阳精。"阴精说亦为张氏所提出。四卷"以其藏蓄阴精"，不提阳精。《类经附翼》："……非以精为真阴乎？""非以形为真阴乎？""肾有精室，是曰命门，为天一所居，即真阴之府，精藏于此。""命门之火谓之元气，命门之水谓之元精。"当前学术界有用"阴精""阳气"这一对概念来解释学理阴阳者，余以为殊不合"一分为二"之旨，值得商榷。

（二）阴阳的功能

现将阴阳之气的内容列于下：

阴气——阴经之气——阴经形态本身及运行于其中的血气（包括脏腑之精气）；阴经的（感传、调节）主静、主寒、主内的功能及运行于其中的生理物质的能。

阳气——阳经之气——阳经形态本身及运行于其中的血气（包括脏腑之精气）；阳经的主动、主热、主外的功能及运行于其中的生理物质的能。《灵枢·海论》："夫十二经脉者，内属于腑脏，外络于肢节。"联系脏腑肢节，沟通上下内外，构成有机整体。

气——宇宙间最微小、最基本的物质实体的能。质能联系的概念，即质量发生改变，则能量相应地发生改变。反过来也如此。即"质实则能实，质虚则能虚"。

能量：物质运动的一般量度。任何物质都离不开运动，如机械运动、分子热运动、电磁运动、化学运动、原子核与基本粒子运动等。……相应于不同形式的运动。能量分为机械能、分子内能、电能、化学能、原子能等。……能量可以在物质之间发生传递，这种传递过程就是做功或传递"热量"。例如河水冲击水力发电机，……转换为电能。做功则消耗，否则须得到补充。自然界一切过程都服从能量守恒和转换定律。

《素问·阴阳应象大论》："阴静阳躁。"（《素问·六元正纪大论》："动复则静，阳极反阴。"是明躁即动也。）《灵枢·论疾诊尺》："故阴主寒，阳主热。"此于论四时寒暑之后，突论学理之阴阳，最易误解。《素问·皮部论》："阳主外，阴主内。"《灵枢·口问》："阳者主上，阴者主下。"《素问·生气通天论》："是故阳因而上"，本论后文："阳病者，上行极而下。"还有《灵枢·卫气行》"阳者主昼，阴者主夜。"《灵枢·终始》："阴者主藏，阳者主腑。"

（三）主内、主外

"内"，指内脏，"外"，指身躯。阴阳二经虽然都是"内属于腑藏，外络于肢节"（《灵枢·海论》），但是其生理功能却各有侧重，阴经侧重于"主内"，阳经侧重于"主外"。阴经侧重于对五脏供应血气营养以及把五脏的精气输出以供应周身。如《灵枢·终始》："阴受气于五脏。"《素问·调经论》："五脏之道，皆出于经隧，以行血气。"阴主内，还表现在阴主静的功能正常，阴气平和则脏气得养，精气得藏，"精神内守"；若阴气躁动则脏气不宁，精气耗损，而不得藏。故《素问·痹论》云："阴气者，静则神藏，躁则消亡。"阳经侧重于把由阴经接受来的血气精微供应于躯体，特别是统御敷布卫气于腠理以进行濡养，使筋骨劲强，关节滑利，皮肤润柔，腠理致密，从而体表（外体）的功能正常（孔窍启闭正常），外邪不能侵入。如《灵枢·终始》："阳受气于四末"（手太阴肺宣于四末）。《素问·生气通天论》说："阳者卫外而为固也。"阳主外，还表现在阳气平和则阴气得藏，精神饱满，"筋骨劲强"，"阳气者，精则养神，柔则养筋"。若阳气不足或过亢，则卫外不固或阴胜阳虚而多病。如《素问·生气通天论》说："阳气者，精则养神，柔则养筋。"又说"阳强不能密，阴气乃绝。"《素问·阴阳应象大论》："壮火之气衰，少火之气壮。"《素问·调经论》："阳虚则外寒，阴虚则内热，阳盛则外热，阴盛则内寒。"《类经》注曰："阳主表，其气热；阴主里，其气寒。所以阳虚则寒，阳盛则热，阴虚则热，阴盛则寒也。"惜其未能"吾道一以贯之"，而于它处则又随意云云尔。

第二十九章　素问·热论

题解

"热病"即温热病的统称。本篇对热病的成因、六经主证、传变规律、治疗大法、愈后遗热（留、余）的原因与热病的禁忌及"两感"热病的症状、预后等，都做了系统的论述，是一篇讨论热病的纲领性文献，故名《热论》。

第一节　热病的概念及其自然病程的六经证候、转归和治疗大法

原文

黄帝问曰：今夫热病[1]者，皆伤寒[2]之类也。或愈或死，其死皆以六七日之间，其愈皆以十日以上者，何也？不知其解，愿闻其故。岐伯对曰：巨阳者，诸阳之属也，其脉连于风府，故为诸阳主气也[3]。人之伤于寒也，则为病热[4]，热虽甚不死；其两感于寒而病者，必不免于死[5]。

校注

[1] 热病：热，《说文》："温也。"温，《玉篇》："渐热也。"温乃热之渐，热乃温之极。故温热混言之则不分，热病，实即温热病。《素问·生气通天论》："冬伤于寒，春必温病"（《素问·阴阳应象大论》同）。《灵枢·论疾诊尺》作"春生瘅热"，《太素》即作"春乃病热"，而在《太素》中则又作"至春病温"，可见热、温于古义通。又如《素问·评热病论》却说"有病温者"，《灵枢·热病》及《素问·刺热》之五十九刺，《伤寒例》则谓"凡治温病可刺五十九穴。"《扁仓列传》："脉法曰：热病阴阳交者，死。"皆可证温热通用。

[2] 伤寒：病名，为外感病的总称。有广义、狭义之分，如《难经·五十八难》云："伤寒有五，有中风、有伤寒、有湿温、有热病、有温病。"其中"有伤寒"，即为狭义的伤寒。本论所谓"皆伤寒之类也"，乃指广义伤寒。

[3] 巨阳者，诸阳之属也，其脉连于风府，故为诸阳主气也：《伤寒例》于"故头项痛"上有"以其脉上连风府"七字。滑伯仁《读素问钞》将此二十一字移于下文"伤寒一日，巨阳受之"之后，是也。巨阳即太阳，风府为督脉经穴，在项后正中入发际一寸。

"太阳为三阳之长，《伤寒例》'故头项痛，腰脊强'下注作'太阳者，膀胱之经，为三阳之首，故先受病。'"它的经脉通连于风府穴，而入络于脑，阳气最盛故为三阳之长。三阳皮部最广，尤其太阳皮部更大，主管卫气，阳气之变动，以太阳为先，由太阳敷布于三阳。《素问·评热病论》："巨阳主气，故先受邪"，主卫外之

气。如《素问·生气通天论》："平旦人气生，日中而阳气隆，日西而阳气已虚，气门乃闭。"《灵枢·本脏》："三焦膀胱者，腠理毫毛其应。"三焦通应腠理，膀胱通应毫毛。《诸病源候论》作"太阳者，膀胱之经，为三阳之首，故先受病也。"

属，本为族属，引申之有族属之长的意思。杨注谓："诸阳者，督脉、阳维脉也。督脉，阳脉之海，阳维，维诸阳脉，总会风府，属于太阳。（风府本为督脉穴，阳维会此，何会之有？又何以属于太阳？谬甚。）故足太阳脉为诸阳主气。"按：杨注非是。经文言"其脉连于风府"，正是强调督脉为阳脉之海之重要。正以太阳连于督脉，故能为"诸阳之属"。

[4] 人之伤于寒也，则为病热："寒"有二义：一为狭义之寒，指冬令的严寒之气，《伤寒例》所谓："冬时严寒，万类深藏，君子固密，则不伤于寒，触冒之者，乃名伤寒耳。""中而即病者，名为伤寒。"二为广义之寒，即虚风的同义词，经文每"风寒"连言。如《素问·玉机真脏论》："是故风者，百病之长也，今风寒客于人，使人毫毛毕直，皮肤闭而为热。"《素问·骨空论》："余闻风者，百病之始也。……风从外入，令人振寒，汗出，头痛，身重，恶寒。"

《素问·脉要精微论》云："彼春之暖（春风实即温气），为夏之暑，彼秋之忿，为冬之怒"，本一风气（空气）耳，具体存在方式为四时之气，为了打消人们对虚风的空虚感，故《内经》中时常风寒连言，甚至有时用寒为代表，如《素问·热论》之"伤寒之类"。实际上"风雨寒热，不得虚邪不能独伤人"，故虽言伤寒，亦是伤于含有虚邪的寒。这就是广义伤寒之所以"广"的原因所在。五版教材亦谓："故'伤于寒'的寒，可概括各种外来之邪。"寒邪之性主于收引凝滞，人感"寒则皮肤急而腠理闭"（《灵枢·岁露论》），闭则卫气不得泄越而引起阳气盛，故"阳胜则热"。

[5] 其两感于寒而病者，必不免于死：脉当阳数、细数而躁。两感：表里两经同时受邪发病，如太阳与少阴两感，阳明与太阴两感，少阳与厥阴两感。《灵枢·邪气脏腑病形》："阴阳俱感，邪乃得往。"《伤寒论》219条："三阳合病，腹满身重，难于转侧，口不仁，面垢，谵语，遗尿。发汗则谵语（甚）；下之则额上生汗，手足逆冷。"此合病皆在阳，若合阴则两感。"

"两感"是《素问·热论》对热病的急重型，兼五脏证候，新感引动伏邪亦重的理论性描述，因其发病后三、四日间便已危笃，脉当沉数、细数而躁，故谓其为"死"证。"必"字乃强调"不免于死"之意，当与"热虽甚不死"（症状单纯）对看，治疗得当亦有可生者。

《内经》时期多用针刺治疗热病，详见《素问·刺热》及《灵枢·热病》等篇。故遇有急重而复杂或严重伤阴之证，如《素问·评热病论》之阴阳交，则无能为力也。

阐幽发微

黄帝问道：现在所说的温热病，都属于广义伤寒之类。这病有痊愈的，有死亡的，死亡的都在六、七日之间，痊愈的都在十天以上，这是怎么回事呢？我想知道它的缘故？岐伯回答说：太阳经是三阳经之长，它的经脉通连于风府穴，而入络于脑，所以它替诸阳经主管卫气（卫气由太阳敷布于三阳及腠理）。人感受了寒邪之后，皮肤闭塞，卫气不得泄越，就要引起太阳经气亢盛而发热（"阳主热"），热虽然很重，但也不会导致死亡，因为"当是之时，可汗而发（之）也"（《素问·玉机真脏论》）。发散之后，自可"体若燔炭，汗出而散"，所以不会死亡。那种表里二经都感受了寒邪而同时发病的就有死亡的危险。

原文

帝曰：愿闻其状。岐伯曰：伤寒一日[1]，巨阳受之，故头项痛，腰脊强[2]；二日，阳明受之，阳明主肉，其脉挟鼻络于目，故身热，目疼而鼻干，不得卧也[3]；三日，少阳受之，少阳主胆[4]，其脉循胁络于耳，故胸胁痛而耳聋[5]。三阳经络皆受其病，而未入于藏者[6]，故可汗而已。四日，太阴受之，太阴脉布胃中，络于嗌，故腹满而嗌干[7]；五日，少阴受之，少阴脉贯肾，络于肺，系舌本，故口燥舌干而渴[8]；六日，厥阴受之，厥阴脉循阴器而络于肝，故烦满而囊缩[9]。三阴三阳，五脏六腑皆受病，荣卫不行，五脏不通，则死矣[10]。

　　其不两感于寒者，七日，巨阳病衰，头痛少愈；八日，阳明病衰，身热少愈；九日，少阳病衰，耳聋微闻；十日，太阴病衰，腹减如故，则思饮食；十一日，少阴病衰，渴止不满[11]，舌干已而嚏[12]；十二日，厥阴病衰，囊纵，少腹微下[13]，大气[14]皆去，病日已矣。帝曰：治之奈何？岐伯曰：治之各通其脏脉[15]，病日衰已矣。其未满三日者，可汗而已；其满三日者，可泄而已[16]。

校注

[1] 一日：指发病之第一天。下文之"二日""三日"……"六日"皆指发病日数。后世医家高世栻惑于病情未必与日数相应，故有"一日受，二日受者，乃循次言之，非一定不移之日期也"的说法，故五版教材所谓"都是指热病传变的次序及发展的阶段，不能理解为具体的日数"，以为圆滑之说，这样就把"一日"的概念偷换了，这是不严肃的。

　　殊不知《热论》关于伤寒日数之说，在古代乃是对伤寒理论的一大贡献，它使在此之前对伤寒病自然病程的漫无头绪的认识，转变为有规律的认识，对掌握伤寒病自然病程的发展、预后及治疗都提供了线索和理论依据。凡急性热病初起多伴有头痛、体痛、发热，此"伤寒一日，巨阳受之"（《素问·热论》）之所本也。急性热性病的病情发展变化较快，且多有六、七日的阶段性，故必须以日记述。即今日之现代医学在论述"传染病"之"临床表现"时，亦仍然按日详述，按周概述。不计日，则其自然病程即漫无头绪，医者于发病后几日着手诊治，心中无数，对其传变和预后日期亦无规律可循。如二日，阳明证未见，则知其为未传也，知其病势轻缓，仍在太阳，七日可自愈。有此计日法后，即或病情之传变有急重或轻缓而不一致者，亦可作特殊情况对待而使医者心中有数。

　　计日之法传至张仲景仍沿用不废，如《伤寒论》4条："伤寒一日，太阳受之。脉若静者，为不传；颇欲吐（少阳），若躁烦（阳明），脉数急者（病势急重），为传也。"5条："伤寒二、三日，阳明、少阳证不见者，为不传也"，深得经旨。这里，仲景于计日法之上又补充了传经与不传经的辨证法，即在计日的基础上察其有无与日数相应的有关脉证，以定其为传与不传。这是张仲景对《素问·热论》伤寒计日法的发展。现代时间生物学发现所谓"六日节律"，与六经之说相符，故传经说可从。（关于六日节律，参见【附录】）

[2] 头项痛，腰脊强：《伤寒例》于"故头项痛"上，有"以其上脉连风府"，七字。当以《伤寒例》为正，今本《素问》显有倒误，观阳明言脉可知经气亢盛，郁满不畅，不通则痛。《讲义》："足太阳之脉从额交颠，下项，循肩髆内，挟脊，抵腰中（《灵枢·经脉》），太阳受邪故头项痛，腰脊强。原文未言'发热'当系省文（前文已言'人之伤于寒也，则为病热'）。以下各经同此。"当有"恶寒"。

[3] 身热，目疼而鼻干，不得卧也：张介宾注："伤寒多发热，而独此云身热（蒸蒸发热）者，盖阳明主肌肉，身热尤甚也。"《伤寒论》182条："阳明病外证云何？答曰：身热，汗自出，不恶寒，反恶热也。"184条："始虽恶寒，二日自止，此为阳明病也。""挟鼻络于目"，"经气盛，故目疼而鼻干"。《素问·逆调论》云："胃不和，则卧不安。"《伤寒论》5条："伤寒二、三日，阳明、少阳证不见者，为不传也。"故二日有此现证则为阳明受病，如未现此证，则仍在太阳，故其不传（阴，阳）者，至"七日巨阳病衰"也。热病初起有头痛恶寒，故云"一日，太阳受之。"实则当阳明证为主。

[4] 少阳主胆：《讲义》："'胆'，《甲乙经》《太素》均作'骨'。《新校正》云：'按全元起本胆作骨，元起注云，少阳者，肝之表，肝候筋，筋会于骨，是少阳之气所荣，故言主于骨。'上文云阳明主肉，肉之里为骨。《灵枢·经脉》有'胆足少阳之脉，……是主骨所生病者'句。"按："主胆""主骨"皆有所本，本论既云"主

胆"，即无须节外生枝矣，且少阳主骨之说，论据不够充分。

[5] 胸胁痛而耳聋："胸满胁痛"，胸中为邪气由表入里之门户，邪入则满，古多吐之。少阳脉"循胁络于耳"，邪气客，则经气盛，郁满不畅，故胁痛、耳聋。尚应有目赤、烦躁。《伤寒论》37 条："设胸满胁痛者，与小柴胡汤。"《伤寒论》264 条："少阳中风，两耳无所闻，目赤，胸中满而烦者，不可吐下，吐下则悸而惊。"

[6] 未入于藏者：藏，内脏。古府、脏可通用，未入于内，则仍在外，故可汗。如《素问·六节藏象论》："凡十一脏取决于胆也"，可证。《讲义》：《新校正》云：按全元起本，'藏'作'府'。《甲乙经》《太素》均作'府'。但'藏'如作内部脏腑解，与下文'治之各通其藏脉'的'藏'同义，则亦可通。一说'藏'指三阴之里，未入藏，是邪在三阳，未入三阴。"按：后说不可从。"未入于藏者"很重要，这是辨证法。

[7] 腹满而嗌干：脾胃之病，实则阳明（"布胃中"），虚则太阴，故此腹满、嗌干，乃脾胃俱热，津液亏乏，故咽干、便秘而腹胀、不思食（后文"则思饮食"）。

[8] 口燥舌干而渴：热邪传入少阴，则肾水燥竭，故其经脉所属络之器官干燥而渴，当急下之。《伤寒论》320 条："少阴病，得之二、三日，口燥咽干者，急下之，宜大承气汤。"然须与白虎汤证辨，腹满便闭为辨证要点。

[9] 烦满而囊缩：热邪传入厥阴，"厥阴脉循阴器而络于肝"，"其支者，复从肝别贯膈，上注肺"（《灵枢·经脉》）。热邪上冲心肺，故烦躁；"肝者，筋之会也，筋者，聚于阴器而脉络于舌本也。故脉弗荣则筋急，筋急则引舌与卵，故唇青、舌卷、卵缩"（《灵枢·经脉》）。热伤肝阴，脉气不荣于筋，故筋急而囊缩，少腹亦拘急，故腹满更甚，甚则当有舌卷，唇青。《素问·举痛论》："厥阴之脉者，络阴器，系于肝……故胸胁与少腹相引痛矣。"筋脉拘急，则少腹与阴囊皆拘急。

[10] 三阴三阳，五脏六腑皆受病，（有"则"字）荣卫不行，五脏不通（《伤寒例》作"腑脏"），则死矣：此二十二字《伤寒例》移于"两感"之末"六日死"下。于义为顺。此二十二字，最易使人误认以上六经主证为传变。《伤寒例》于"囊缩"下，有"此三经皆受病，已入于腑，可下而已"十四字。核以上文"三阳经络皆受其病，而未入于藏者，故可汗已。"则此处当有"三阴经络皆受其病，而已入于藏者，故可泄而已（不限于下之）。"体例方为一致。

[11] 少阴病衰，渴止不满：《素问识》："《甲乙经》《伤寒例》并无'不满'二字（当系"懑"字，言不烦懑也），上文不言腹满，此必衍文。"《伤寒论》310 条："少阴病，下利，咽痛，胸满（懑），心烦，猪肤汤主之。"

[12] 嚏：《灵枢·口问》："阳气和利，满于心，出于鼻，故为嚏。"是嚏乃阳气调和通利，上升向外之征（"阳因而上，卫外者也"），故满于心胸，出于鼻窍而喷嚏于外也。《素问·宣明五气》云："肾为欠，为嚏。"肾阳虚，则多欠而精神不振，且易感凉而作嚏。临床上，嚏为感寒后阳气振奋欲驱寒之反应。若虽作嚏而不能祛寒者，"则著而为病也"（《素问·经脉别论》）。《金匮要略·腹满寒疝宿食病》："中寒，其人下利，以里虚也。欲嚏不能，此人肚中寒。"

[13] 囊纵，少腹微下：《讲义》："收缩及少腹拘急的症状渐见舒缓。"

[14] 大气：《讲义》："指邪气。王冰注：'大气，谓大邪之气。'"

[15] 治之各通其脏脉：《讲义》："根据病变所在脏腑经脉予以调治。通，有疏通调治之意。"

按：热病六经证候实系一病之不同日数上的自然病程上应有之证，观其"病衰"之过程亦可看出基本传变，故有发展为它经之证者，名之曰传，否则不传。经文之所以用一日太阳、二日阳明等说论述，乃为示人以六经病面貌，至其主气之日现则为传。六经证候与各经有关，故只能按经络学说的有关理论论述。只是未能提出某一经病之主证为其纲领，是其不足之处。实际上热病虽然一日有头痛恶寒等证，但二日恶寒即当自止，而应以身热、汗出、恶热为其主证。（后文"阳明病衰，身热少愈"可证。）至于其余各证，乃一病（热病）之逐日发展，见则为传，不见则病仍在阳明也。另外，之所以用六经理论阐述各日程的证候，还受着治疗的局限。大家都知道，《内经》时期治疗热病是以针刺为主的，治疗不同日程上所出现的证候，必须选取与治疗该证有关的腧穴以刺之（治之各通其脏脉），并非仅取一经之穴就能治好，所以《灵枢·经脉》有"盛则泻之，虚则补之"，"不盛不虚，以经取之"的治则，这里面就寓有"实则泻其子，虚则补其母"（《难经·六十九难》）的意思在内。所以结合治疗，也必须用六经分证的理论来进行论述。

[16] 其未满三日者，可汗而已；其满三日者，可泄而已：《讲义》："'三日'亦非固定日数。未满三日（指'未入于藏'，仍在表言），言病犹在三阳（不通）之表；已满三日（指'已入于藏'者言），指邪已入三阴之里（不通）。王冰注：'此言表里之大体也。《正理伤寒论》曰：'脉大浮数，病为在表，可发其汗；脉细沉数，病在里，可下之，由此则虽日过多，但有表证而脉大浮数，犹宜发汗；日数虽少，即有里证而脉沉细数，犹宜下之。正应随脉证以汗下之。'泄，泄其热也。"用泄热的针法。

《灵枢·热病》："热病而汗且当出，及脉顺（不躁疾）可汗者，取之鱼际、太渊、大都、太白，泻之则热去，补之则汗出。"泄：散泄，消减，乃与发汗散热作区别，故不可理解为泻下。《灵枢·九针十二原》："凡用针者，虚则实之，满则泄之，宛陈则除之，邪盛则虚之。"

按：可汗与否，虽言日数，但亦须结合现证，当回顾上文"而未入于脏者"句，此处未言，乃省文。"可汗""可泄"二法，主要示人以表里先后之治疗次序，对后世治疗伤寒病启发很大。张仲景即本《素问·热论》的启示，明确提出治疗伤寒必须先发表后攻里的原则。如《伤寒论》44条："太阳病，外证未解，不可下也，下之为逆。"又如106条："其外不解者，尚未可攻，当先解其外。外解已，但少腹急结者，乃可攻之，宜桃核承气汤。"

阐幽发微

黄帝说：希望知道热病的病状是怎样的？岐伯回答说：伤寒热病发病的第一天，是太阳经受病，太阳主于卫气，它的经脉"连于风府""下项""挟脊抵腰中"，所以经气亢盛，郁满不畅，就出现头项疼痛，腰脊木强不舒的证候。自然病程的第二天，是阳明经受病，阳明主于肌肉，它的经脉"挟鼻络于目"，所以经气亢盛，郁满不畅，就出现身体蒸蒸（热在肉分）发热（有汗之故），目疼（目赤），鼻干，烦满，不得卧寐的证候。自然病程的第三天，是少阳经受病，少阳主于胆，它的经脉"循胁络于耳"，所以经气亢盛，郁满不畅，就出现胸胁疼痛，听觉不灵的证候。此当于身热、目疼、鼻干、不得卧基础上，又增胁痛、耳聋之证，较一、二日病重矣。三阳经都已受病，而病邪还只在经络，未传入内脏的，可以用发汗解表的治法来退热。热病自然病程的第四天，是太阴经受病，"太阴脉布胃中，络于嗌"，热邪客之则经气亢盛，热伤津液（脾阴与胃阴），脾不能为胃行其津液，故便秘腹满，而咽喉干燥。第五天，是少阴经受病，"少阴脉贯肾，络于肺，（连）系舌本（根）"，热邪客之则经气亢盛，热伤肾阴，故口干舌燥而渴饮；实为在脾胃燥热之基础上，又增燥渴，乃一病之逐日发展。第六天，是厥阴经受病，"厥阴脉循阴器而络于肝，其支者，复从肝别贯膈，上注肺"，热邪客之则经气亢盛，热伤肝阴，则脉气不荣于筋，筋脉拘急，则牵引阴囊上缩，少腹亦拘急而腹满甚；热气循经上熏心胸（心包），故烦。这样，三阴三阳，五脏六腑皆已病遍，荣卫津液枯竭不行，五脏已伤，经气不通，就将死亡（不必然，参下文）。

热病不是两感于寒的（病势不急重），也可自然自愈（"伤寒不治得中医"）。例如七天头上，头痛见轻的，就是太阳经病邪衰退，经气渐和的表现，如《伤寒论》8条："太阳病，头痛至七日以上自愈者，以行其经尽故也。若欲作再经者，针足阳明，使经不传则愈"；八天头上，身热见轻的，就是阳明经病邪衰退的表现；九天头上，耳聋见轻的，就是少阳经病邪衰退的表现；十天头上，腹胀消减如常，大便已通，能进饮食的，就是太阴经病邪衰退的表现；十一天头上，口渴已止，舌已不干（望诊），而能打喷嚏的，就是少阴经病邪衰退的表现；十二天头上，阴囊松缓，不再上缩，少腹也不拘急而松缓下来的，就是厥阴经病邪衰退的表现，至此大邪之气都已退去，病就一天比一天好起来。此缘"真邪相搏"，正气与邪气同时耗散，最后邪衰正胜，故愈。

黄帝说：怎样进行治疗呢？岐伯说：治疗的方法就是根据病在哪一经，就通调哪一经的经气，病邪就可以日渐衰退了。其大法就是：不满三日，病仍在阳，尚未入传于内脏的，可以通过汗法使病邪由表而解；已满三日，病已入阴的，可以通过泄法，使邪散病愈。总之，既要计算日数，又要详察脉证，不可偏执。

《外台秘要》："华佗曰：夫伤寒始得一日在皮，当摩膏火灸即愈；若不解者，至二日在肤，可法针，服解肌散发汗，汗出而愈；若不解者，至三日在肌，复发汗则愈；若不解者，止，勿复发汗也。至四日在胸，宜服藜芦丸微吐则愈，若更困，藜芦丸不能吐者，服小豆瓜蒂散吐之则愈。视病尚未醒醒者，复一法针之。五日在腹，六日入胃，入胃则可下也。"得此可证日数之说。然而，针刺热病有许多条件限制。如《灵枢·逆顺》云："无刺熇熇之热，无刺漉漉之汗，无刺浑浑之脉，无刺病与脉相逆者。"《灵枢·热论》还记载了"不可刺"的死证："一曰，汗不出，大颧发赤，哕者死；二曰，泄而腹满甚者死；三曰，目不明，热不已者死；四曰，老人婴儿，热而腹满者死；五曰，汗不出，呕下血者死；六曰，舌本烂，热不已者死；七曰，咳而衄，汗不出，出不至足者死；八曰，髓热者死（《灵枢·寒热病》："骨寒热者，病无所安，汗注不休，齿未槁取其少阴于阴股之络，齿已槁，死不治。"）；九曰，热而痉者死，腰折，瘛疭，齿噤㗭也。凡此九者，不刺也。"

第二节　热病愈后，时有遗热的病机及热病的禁忌

原文

帝曰：热病已愈，时有所遗[1]者，何也？岐伯曰：诸遗者，热甚而强食之，故有所遗也。若此者，皆病已衰而热有所藏，因其谷气相薄[2]，两热相合，故有所遗也。帝曰：善。治遗奈何？岐伯曰：视其虚实，调其逆从，可使必已矣。帝曰：病热当何禁之？岐伯曰：病热少愈，食肉则复，多食则遗[3]，此其禁也。

校注

[1] 时有所遗：时，时常。遗，杨上善注："遗，余也。大气虽去，犹有残热在脏腑之内外，因多食，以谷气热与故热相薄，重发热病，名曰余热病也。"

[2] 薄：《讲义》："通搏，相互搏结之意。"

[3] 食肉则复，多食则遗：复，病愈而复发。张介宾注："复者，病复作；遗，则延久也。凡病后脾胃气虚，未能消化饮食，故于肉食之类皆当从缓，若犯食复，为害非浅，其有挟虚内馁者，又不可过于禁制，所以贵得宜也。"

阐幽发微

黄帝问道：热病已经痊愈，但时常有余热不退的，这是怎么回事呢？岐伯说：许多余热不退的病，是由于在热很盛的时候，勉强给病人进食，所以导致余热不退。像这样的情况，大都是在病已衰退的时候，而有余热藏留，是因为脾胃不和，不能消谷，郁而生热，热邪与谷气相

搏结, 谷气郁留产生的热与邪热相结合, 所以造成余热不消退。黄帝说: 讲得好。治疗余热不退该怎样治呢? 岐伯说: 审察病情的虚实, 调治其逆常的经气, 就一定能治好。

黄帝说: 患了热病应该注意什么禁忌呢? 岐伯说: 热病略微见好的时候, 给他吃肉类食物, 就会重又发热, 这是因为 "肥者, 令人内热"(《素问·奇病论》), 能助长热邪的缘故; 给他过多进食, 就会使发热延迟不退, 轻的仅 "日暮微烦", 这是由于脾胃尚弱, 谷气难消, 容易与热邪搏结不散的缘故。这都是热病所应禁忌的。《伤寒论》398 条: "病人脉已解, 而日暮微烦, 以病新差, 人强与谷, 脾胃气尚弱, 不能消谷, 故令微烦, 损谷则愈。"《伤寒论》394 条: "伤寒差以后, 更发热, 小柴胡汤主之。脉浮者, 以汗解之, 脉沉实者, 以下解之。"

第三节　两感热病的症状、病机、预后及温热病与季节的关系

▨ 原文

帝曰: 其病两感于寒[1]者, 其脉应与其病形何如? 岐伯曰: 两感于寒者, 病一日, 则巨阳与少阴俱病, 则头痛口干而烦满。二日, 则阳明与太阴俱病, 则腹满, 身热, 不欲食, 谵言[2]。三日, 则少阳与厥阴俱病, 则耳聋, 囊缩而厥[3]; 水浆不入, 不知人, 六日死。帝曰: 五脏已伤, 六腑不通, 荣卫不行, 如是之后, 三日乃死, 何也? 岐伯曰: 阳明者, 十二经脉之长也, 其血气盛, 故不知人三日, 其气乃尽, 故死矣[4]。

凡病伤寒而成温[5]者, 先夏至日者为病温, 后夏至[6]日者为病暑, 暑当与汗皆出, 勿止[7]。

▨ 校注

[1] 两感于寒:《灵枢·论勇》: "其皮厚而肌肉坚者, 长夏至而有虚风不病矣。其皮厚而肌肉坚者, 必重感于寒, 外内皆然乃病。"此重感于寒即《灵枢·邪气脏腑病形》之 "阴阳俱感, 邪乃得往。"《素问·缪刺论》: "阴阳俱感, 五脏乃伤。"此邪之从皮毛而入, 极于五脏之次也。亦即两感也。据此, 则两感似有由阳迅速传阴之义。

[2] 谵言:《素问·评热病论》又称 "狂言", 即说胡话。《素问·脉要精微论》: "言语善恶不避亲疏者, 此神明之乱也。"脾胃热邪循胃络上入心包, 扰乱神明, 故谵妄也。《灵枢·经别》: "足阳明之正, 上至髀, 入于腹里属胃, 散之脾, 上通于心上循咽, 出于口, 上颏颅还系目系, 合于阳明。"《素问·脉解》: "阳明络属心, 故曰上走心为噫也。"

[3] 厥: 这里指手足厥冷。厥因 "阴阳气不相顺接"有寒热之分, 寒因阳气虚血行无力; 热因阳气盛, 津少血稠。

[4] 阳明者, ……故死矣: 高世栻注: "五脏六腑, 神气运行, 皆禀气于胃, 故阳明者, 乃十二经脉之长也。阳明多气多血, 故其血气盛, 不知人, 则神气已绝, 而阳明之气未绝, 故不知人三日, 其阳明之气乃尽, 故死矣。"

按: "阳明者, 十二经脉之长也", 乃从 "五脏六腑皆禀气于胃"(《灵枢·五味》)的理论角度而言, 以 "阳明者, 五脏六腑之海"(《素问·痿论》)最为 "多气多血"故为十二经血气之长也。《素问·血气形志》: "阳明常多气多血。"与 "太阳为三阳之长"乃从 "主外" "主气"的角度而言者, 有所不同。

[5] 温: 五版教材指热病。与前文 "今夫热病者, 皆伤寒之类也", "人之伤于寒也, 则为病热"同义。马莳注: "此言温病、暑病各有其时也。伤寒之病发于冬者, 为正伤寒, 如上文所言是也(上文所言乃热病, 未

尝言正伤寒）。其有所谓温病者，则夏至以前者为病温，……后夏至日者为病暑。"

[6] 夏至：二十四节气之一，多在每年阳历六月二十一或二十二日，夏至日是我国绝大部分地区日照时间最长的一天。

[7] 暑当与汗皆出，勿止：皆，都、普遍，皆当读"偕"。五版："汗出则暑邪外泄，故不可止汗。"按：指用针刺止汗。参前第一节第二段注释"未满三日者，可汗而已"，引《灵枢·热病》文。《素问·举痛论》："炅则腠理开，荣卫通，汗大泄，故气泄。"卫气泄越，则暑热之邪亦同泄越，故温热病之自汗出，乃机体真气散热的功能反应，不可止之，止之则热必甚。

阐幽发微

黄帝说：热病两感于寒的，它的脉应和病状都是怎样的呢？岐伯说：两感于寒的，发病的头一天就太阳和少阴表里两经一同发病，就出现头痛、口干而烦懑（既有表证，又有里证）。第二天，就阳明和太阴两经一同发病，就出现腹胀、身热、不欲食、谵语等证候；第三天，就少阳与厥阴两经相继一同发病，就出现耳聋、囊缩而厥逆。（《灵枢·经脉》："足厥阴气绝，……故脉弗荣则筋急，筋急则引舌与卵，故唇青，舌卷，卵缩。"）至此三阴三阳皆已病遍，五脏六腑皆已损伤，水浆已不能进（不知饮水，更不用说进食物了），神志皆不知人，到第六天就要死亡。

（前此言将第一节之二十二字移来）黄帝说：五脏已伤，六腑之气不通，营卫也衰竭而不能正常运行，像这样以后，还要经过三天才死亡是怎么回事呢？岐伯说：胃为水谷之海，五脏六腑之大源，其经脉多气多血，故为十二经脉之长。病到水浆不入、不知人的程度，还能经过三天才死亡，主要是阳明经的血气未尽，实则为周身之血气未尽的缘故。三天后，阳明经的血气耗尽，所以才死亡。

凡是伤于寒（虚邪）而变成为温热病的（《伤寒例》："寒毒藏于肌肤，至春变为温病，至夏变为暑病。"），夏至日以前病的是温病；夏至日以后病的是热病。篇首曾引《难经·五十八难》："伤寒有五：有中风、有伤寒、有湿温、有热病（暑病）、有温病。"《伤寒例》："暑病者，热极重于温也。"温热病的成因以新感为主，伏邪次之。暑热之邪应当让它与汗液一同散出，不要用止汗的治（刺）法去止汗，这会妨碍散热，使热病加重。《伤寒论》6条："太阳病，发热而渴，不恶寒者，为温病。"《伤寒论》219条："三阳合病，腹满身重，难以转侧，口不仁，面垢，谵语，遗尿。发汗则谵语，下之则额上生汗，手足逆冷。若自汗出者，白虎汤主之。"

小　　结

《热论》是一篇系统而又比较全面的关于热病的文献。它把热病的新感（伏邪）及两感于寒作了对比，并把热病的病因、病状、治法、传变、预后、禁忌等均作了创造性地论述，特别是六经分证法，为后世伤寒、温病学说的划分类型、辨证施治奠定了基础。所以本篇着重指出一切外感热病，都属伤寒之类。在治疗方面，篇中提出了"汗""泄"两法及其先后施治的次序，对后世伤寒温病临床医学的发展，起了根本的指导作用。篇中还对温热病的护理和禁忌作了规定，为中医护理之先河。最后指出由于发病的季节不同，外感热病又可分为伤寒、温病和热病（暑病）三大类，是祖国医学关于急性热病的疾病学和临床医学的一篇重要著作。

【附录】

现代"时间生物学"还发现所谓"六日节律"现象，这与六经主日说正相符合，这是对伤寒日数说的有力佐证。

1. 斑疹伤寒

斑疹伤寒为北方在旧社会常见的急性传染病。病原体为立克次体经虱传染。男性成人的病死率较女性略高。过度疲劳及全身抵抗力下降时尤易得病。本病的流行季节与虱子滋生季节相同，以冬春两季较多，每年10、11月开始增多，次年3、4、5月达高峰。故王叔和有"是以辛苦之人，春夏多温热病，皆由冬时触寒所致"。曹植亦谓："夫罹此者，悉被褐茹藿之子，荆室蓬户之人耳。若夫居处鼎食之家、重貂累蓐之门，若是者鲜焉。"

大部分患者急遽发病，伴有寒颤、剧烈而持久的头痛、周身肌肉疼痛、极度疲乏、失眠、胃纳减退、鼻衄、眼结膜及睑部充血等。体温在发病时即迅速上升，于第3、4日达高峰成稽留型，有时有弛张情况。热度在第11～14日呈下退趋势，而于2～4日内迅速退至正常（伤寒不治得中医）。热程约14日。神经精神症状极为明显，初期有惊慌和兴奋的面部表情（随高热出现），后则神志迟钝或谵妄，甚至昏迷、大小便失禁。其他如肌肉痉挛（肉𥆧）、舌颤动、吞咽和呼吸困难、两手震颤或抓空等（循衣摸床）亦有所见。病情轻重不一，病程一般在12～20日之间（再经过经）。支气管肺炎是本病常见的并发症，并有导致死亡的可能性。

2. 回归热

回归热是回归热螺旋体引起的急性传染病，虱为媒介。流行期同斑疹伤寒。起病急、畏寒、寒颤、头痛，发热迅速达40℃左右，多数呈持续型，少数呈弛张或间歇型。全身疼痛、部分病人恶心、呕吐、腹泻、咳嗽等症（小柴胡证）。可有鼻衄、出血、呕血、黑粪等出血现象（桃核承气证），皮肤有瘀斑、出血性点状皮疹，腓肠肌有明显压痛。随病程之发展，少数病例出现黄疸（茵陈蒿汤证）。严重者有昏迷、谵妄、抽搐等脑膜炎症。凡高热头痛之病，都有面部及眼结膜充血之症，可见其头部充血也。回归热发病6～7日后体温骤降，伴以大汗，甚至产生虚脱。经过平均七天的间歇期后，全部症状重复出现，即所谓"回归"。回归发作大都较轻，病程也较短，经过一个时期后又退热而进入第二个间歇期。以后逐渐减轻，复发次数可达4～5次之多，但多数在发作2～3次后自愈。

3. 钩端螺旋体病

钩端螺旋体病是一种流行颇广的自然疫源性急性传染病，几乎波及全球。现有40个型别：秋季热型、黄疸出血型、流感伤寒型……本病症状轻重不一，轻者与上呼吸道感染相似；重者可有黄疸、出血、出血性肺炎，以及肝、肾功能衰竭等。黄疸出血型：发冷、寒战后体温急速上升，弛张在38～40℃之间，持续3～10日，平均为5～6日，逐渐下降。全身疼痛突出，剧如刀割，尤以腓肠肌为甚，头痛、胸痛亦常见。部分病人有腹痛、咳嗽、咯血、鼻衄、全身或局部淋巴结肿大、皮肤黏膜出血点、胸膜刺激或中枢神经系统症状如感觉过敏、烦躁、谵妄等。黄疸期可有血尿或尿闭、肝昏迷等症。流感型伤寒：本型较轻，于发热期后即进入恢复期，而无黄疸期。在流行期间绝大多数均属本型，起病急，体温可达39～40℃，少数病人呈稽留热，临床上与伤寒相似。有剧烈头痛、眼结膜充血、全身疼，尤以腓肠肌更为明显，为本病的突出症状。多数病人均有食欲减退、四肢无力、恶心呕吐（小柴胡证），有时有咽痛、咳嗽等类似上呼吸道感染的症状，发热可持续6～9天后下降，症状消失。

4. 伤寒

伤寒杆菌引起的急性传染病，全年都有，但以夏、秋二季为多（湿温）。发病缓慢，有全身不适、乏力等前驱症状，部分伴有咽喉炎。以后体温呈梯形上升，于一周内到40～41℃，并有畏寒、头痛、食欲减退、烦渴、腹胀、便秘等症状，右下腹可有轻度压痛。第2周内发热持续不退，多呈稽留型热，少数呈弛张型。持续10日至2周左右。神志迟钝，呈无欲状态，可现耳聋，重者谵妄、昏迷、虚性脑膜炎等。7～10日部分出现玫瑰疹、白痦（常见于大量汗出后）。脉搏于此期相对缓慢，是特点之一。第3～4周为伤寒自然病程的转折时期，往往在此期出现并发症，如肠出血、肠穿孔、心力衰竭（四逆）或支气管肺炎等。无并发症者，体温渐呈弛张型，而于一周左右逐趋下降，症状也逐渐缓解。有较大量出汗。一个月左右完全恢复。

第三十章 素问·评热病论

题解

评，议也，即讨论之义。热病，即"温热病"。由于篇中所讨论的几种病证，都是感受风邪或热邪所致，病情变化都属于热病即广义伤寒的范畴，所以叫作《评热病论》。本篇详细地讨论了阴阳交、风厥、劳风、肾风等几种热性病的变证的病因、病状、病机及其预后。着重阐述以"邪""正"消长为判断疾病发展变化及其预后吉凶的主要依据，从而强调了正气对于人体的重要性。阴阳交和肾风二证为本篇讨论的重点。

第一节 阴阳交的脉证、病机及其预后

原文

黄帝问曰：有病温者，汗出辄[1]复热，而脉躁疾，不为汗衰，狂言不能食，病名为何？岐伯对曰：病名阴阳交[2]，交者死也。帝曰：愿闻其说。岐伯曰：人所以汗出者，皆生于谷，谷生于精[3]，今邪气交争于骨肉而得汗者，是邪却而精胜也。精胜则当能食而不复热；复热者邪气也，汗者精气也，今汗出而辄复热者，是邪胜也，不能食者，精无俾[4]也。病而留者[5]，其寿可立而倾也。且夫《热论》[6]曰：汗出而脉尚躁盛者死。今脉不与汗相应，此不胜其病也，其死明矣。狂言者是失志，失志者死，今见三死[7]，不见一生，虽愈必死也。

校注

[1] 辄：犹"即"也。

[2] 阴阳交：交，《说文》："交胫也。"就是阴阳之气交错紊乱，不能相反相成，不能相互制约、相互依赖的意思。《灵枢·根结》："肝肺内膜，阴阳相错。"滑寿："交，谓交错也，交合阴阳之气不分别也。"《素问·五运行大论》："尺寸反者死，阴阳交者死。"谓"岁当阴在寸，而脉反见于尺。""岁当阳在左，脉反见右。"

[3] 谷生于精：于，介词。"皆生于谷"之"于"，表动作之所以由来（见《词诠》）。"谷生于精"之"于"，表动作之所归趋。犹言"谷生精"之意。这样例子在他篇经文中也有，如《素问·逆调论》："肾者水也，而生于骨。"亦犹言"生骨"也。

[4] 无俾："俾"，音比，使也。然与"裨"，音必，通"益"，助也。《说文》："俾，益也。"段注："经传之俾，皆训'使也'，无异解，盖即益义之引申。"不能食，则精不得谷气之生养，故精无补益。汪机："谷气化为精，今不能食，则精无所俾益。"

[5] 病而留者：《新校正》引《甲乙经》作"而热留者"，今从之。《脉经》《玉函经》并作"汗出而热留者"，

义更明晰。观王冰之注似王本亦有"汗出"。"若汗出疾速，留著而不去。"

[6]《热论》：指《灵枢·热病》。

[7] 三死：马蒔："汗出辄复热，不能食者，一死；汗出脉尚躁盛者，二死；汗出反狂言失志者，三死。"杨注："汗出而热不衰，死有三候：一不能食，二犹脉躁，三者失志。汗出而热，有此三死之候，未见一生之状，虽差必死。"

阐幽发微

黄帝问道：有患温热病的经过汗法之后，马上又发热，而脉搏躁动疾数，发热不因为汗出而衰减，（希望通过出汗而退热，脉不躁疾，然未衰减，更则知汗出乃治之使汗也），出现语言狂乱，饮食不进的证候，这叫什么病？岐伯回答说：病名叫阴阳交。即阴阳之气交错紊乱，"阴与阳并"不能相反相成，是死证。黄帝说：希望知道它的道理。岐伯说：人之所以能够出汗，都是来源于水谷入胃后化生的精气。现在邪正相争于骨肉之间（喻其深也），而能够出汗，乃是真气通过动营卫体液作汗，以祛除邪气的结果。一般说来，这是邪气退却而精气战胜邪气的反应。汗出后精气胜就应当进食，而不再发热，脉静身凉，阴阳平调，饮食自可。汗出后还发热就是邪气未退之征。汗是水谷精气——卫气所化，汗后马上又发热，是邪气胜精气衰的反应（徒伤津液），更加不能进食，则精气越发得不到补益了。所以发汗后还继续发热的，更加脉躁急、狂言，病人很快就会有生命危险。况且《灵枢·热病》亦认为：热病汗出而脉仍躁盛的是死证。

"阴阳交"乃病名，即阴阳之气交错紊乱，亦即真气交错紊乱，乃危亡之证。是热病中的"坏病"。其脉证有五：以汗出、复热、脉躁疾、狂言失志、不能食为主进行互辨，而在互辨中又须时刻以"汗出辄复热"为核心。

一、阴阳交的脉证分析

（一）辨汗

汗出：余四证皆与汗出有关。有自汗出与发汗使病人汗出之分。

1. 自汗

温热病因感受热邪，阳主外，感受外邪，阳先受之，故阳盛则热。热邪之性主弛张，性散泄，使皮腠弛缓，腠理开泄，而人体卫气之性"慓悍滑疾，见开而出"（《灵枢·营卫生会》），腠理开则卫气泄越，故自汗出。汗乃卫气所化，卫气为水谷之悍气，故解"汗者精气也。"若经自汗出而退热者，是"正胜而邪却"，多为邪气轻浅，正能胜邪。若自汗出而不能退热者，是邪气盛实，故仍发热自汗出。此时即须借助药力以祛邪清热。这就是温热病的"外证"之所以有"身热，汗自出，不恶寒，反恶热"（《伤寒论》182条）的道理。但由于自汗出而伤津恶化者较阴阳交为缓慢，一般须经过一周左右。始渐神昏谵语或燥结，不能食。很显然像阴阳交这样汗后突然恶化的热病，并非由于自汗可知。

"汗出辄复热"为阴阳交病机的重要线索。温热病"身热，汗自出，不恶寒，反恶热"乃是其本证，得病即有自汗，未尝云死。医患当然都不能指望通过自汗这一应有的证候而愈病，轻者故可愈。如果通过自汗即能自愈，那必然是很轻微的热，绝不是温热病这样的大证所能轻易通过自汗而自愈的。根据"汗出辄复热""而脉躁疾不为汗衰"，可知把不复热和脉不躁疾都寄希望于"汗出"，而此"汗出"乃是借以散热的治疗措施，是可以想见的。

2. 发汗

发汗解表祛邪后，当脉静身凉，即《灵枢·热病》所说的"其得汗而脉静者，生。"这是因为药力辅助正气发汗后，热邪随汗解，邪气已除，阳气已不盛，故脉搏不再数疾而安静身凉。热病汗出，是"精胜邪却"，精胜则当脉静身凉，今反"辄复热""复热者邪气也"，汗出精伤，邪气仍在，为邪胜正虚，故为逆。逆，脉躁疾不为汗衰；顺，"脉静"而为汗衰，故当缓弱，此是汗之得当，这也属于"正胜而邪却"的范畴。但阴阳交之汗后"辄复热"，很显然，乃汗之不当所致。此种情况耗伤正气。

（1）误汗：即热邪已入里，当清热以祛邪，今反攻其表，乃不当汗而汗，不仅不能祛邪，反而伤正。《内经》时期治疗伤寒（温热病）是采取计日治法，即《热论》所说的："其未满三日者，可汗而已，其满三日者，可泄而已。"尚有些教条，未能如仲景时辨证之精细，以现证为准，"伤寒二、三日，阳明、少阳证不见者，为不传也。"但却为后世观察热病之发展阶段提供了线索，仲景是也。正因《内经》时对伤寒病汗、下的时机还掌握不准，时有失误，故《难经·五十八难》有"伤寒有汗出而愈，下之而死者，有汗出而死，下之而愈者"这样的关于伤寒病所以有汗、下生死的探讨，主要是汗下时机掌握地不好。这里的"汗出"即指治法，阴阳交即属"汗出而死"之类，直至仲景时医中仍有如此误治者。

（2）汗不如法：《内经》时期的汗法多用"燔针"（仲景叫作"烧针"），以助阳出汗，或用辛温药物以助阳发汗。温热病乃热邪所导致，故初起微恶风寒时，当用辛凉解表，此时若误用烧针或辛温发表不仅徒伤津液，反而越发助阳伤阴，呈火上浇油之势。故对发高热病人，不能乱投发汗解热药，这是本论给我们的启示。

虽然如此，因系初起，尚不至马上就危及生命，不可救逆。若在温热病的热盛时期，热已入里（非初起），因连日高热自汗，本已津液大亏，此时清热生津犹恐不及，若再误用上述汗法（辛温发汗），就将祸如反掌（既误用又用药不当），而使病人出现热甚，以及神昏谵语（狂言失志）、不能食、脉躁疾等危证。这种类似的例子，在《伤寒论》和《脉经》里均有记载，仲景称之为"一逆尚引日，再逆促命期。"叔和则径谓："如此死者，医杀之也。"《脉经》："其人素伤于风，因复伤于热，风热相搏，则发风温，四肢不收，头痛身热，常汗出不解，治在少阴、厥阴，不可发汗，汗出谵言独语，内烦躁扰，不得卧，善惊，目乱无精。治之，复发其汗，如此者，医杀之也。"可见古有原发之风温证（仲景之风温乃温热病误治之坏病），其证头痛身热，常汗出不解，庸医不识其为阳明外证，误以为中风表证，故误汗杀人。

这两种汗出不当，皆可致阴阳交，故阴阳交乃坏病。由此得出启示，治疗温热病当在辨证施治的基础上，时刻以"存津液"为要领。

（二）辨热

辄复热：辄，即也。汗出后，马上还发热，这是由于不当汗而汗，或汗不如法，所以未能祛除热邪，邪气仍在，故仍发热，所以经文论"复热者，邪气也"。这样不仅是仍发热，而且热较前必然更甚，即仲景所谓"若发汗已，身灼热者"（烙手）是也。这是由于误汗伤津所致。津液是广义的"精气"，伤津则精气益虚，形成正虚"邪胜"（今汗出而辄复热者，是邪胜也）的局面，所以预后不良，纵无其他逆证亦属"难治"。所谓"今邪气交争于骨肉而得汗者"，乃形容邪客之深重，"交争"指邪正相争。邪正于体内深部相争而能作汗法祛邪，乃是正气胜邪或在药力辅助下胜邪的表现，故当"邪却"而热退，今热仍在，故知非"邪却而精胜"，乃是邪胜而精衰，故为逆。

（三）辨脉

脉躁盛：阳气盛则"脉流薄疾"。汗出后，阳气泄越，故当脉静而弱，此为脉与汗相应。这既是由于邪退，也是由汗后正虚，再加发热期间也耗伤津液，都是造成正虚的因素。热病汗出，是"邪却精胜"，精胜当脉静身凉，今反"脉躁疾"是邪气虚阳气盛，"阴不胜其阳，则脉流薄疾"，"不为汗衰"，"此脉不可与汗相应"，此正不胜其病也，故为逆。今汗后不仅脉未缓弱，反而躁疾盛大，这是热邪越发炽盛而正不胜邪的反映。此为"脉不与汗相应"，故亦为逆。

（四）辨神志

狂言者是失志：狂言失志，即神志失常，指神昏谵语而言。《素问·脉要精微论》曾云："衣被不敛，言语善恶，不避亲疏者，此神明之乱也。"神明昏乱，谵言妄语，乃邪入心包之危证，《灵枢·邪客》曰："心者，五脏六腑之大主也，精神之所舍也，其脏坚固，邪弗能客也，客之则心伤，心伤则神去，神去则死矣。故诸邪之在于心者，皆在于心之包络。"《素问·灵兰秘典论》曰："主不明则十二官危"，全身脏腑机能都将因此失去正常的功能联系而陷于全身机能紊乱，故危。邪入心包如不能及时抢救，如使用安宫牛黄丸之类，则必入心，神去而死。

（五）辨饮食、二便

不能食：汗出是"邪却而精胜"，病当能食。今汗出而仍发热且不能食，乃因误汗伤津，大便燥结，胃干而渴，或胃中干，腑气不通、胃失和降，故不能食，若无其他逆证，尚可用下法治之。今与汗后脉躁盛，仍发热、狂言、失志等证并现则为危证。汗出之后，不能食，则津液精气得不到补充，故云"精无俾也"，故为逆。其大便当燥结不通，或热结旁流。

二、阴阳交的要素

（一）阴阳交的含义

①属热病（坏病）范畴；②表证已解，邪入阴分，病位深在骨肉；③出现阳热盛而阴精竭之证；④基本证候：反复发热，汗出而热不退，脉躁疾（一死），狂言（二死），不能食（三死）；⑤预后比较差。

阴阳交共有四种说法：①见上；②阴阳之气不分（王冰注、滑寿注）；③阳邪胜而复阴起。杨注："汗者，阴液也。热者，阳盛气也。阳盛则无汗，汗出则热衰。今汗出而热不衰者，是阳邪盛而复阴起，两者相交，故名阴阳交也。"是杨注以"交"为会也；④阴阳交即两感病。余之"阴阳之气交错紊乱，不能相反相成"为第五种。

（二）证候和病机

阳气盛极、阴气衰竭，阴阳之气交错紊乱，不能相反相成，因而阴不制阳，正不胜邪，终致"阴阳离决，精气乃绝"。

当列五辨：①汗出；②热；③脉；④神志；⑤饮食（二便）。

（三）转归

生——汗出后——┌能食——胃气得复
　　　　　　　└脉静——邪却正安

死——今见三死，不见一生

综上以观，阴阳交是一种死证，因为它"今见三死，不见一生"，故"虽愈必死也"，虽愈，乃言其死之必。这种汗后突然恶化必死的证候，主要是由于汗不如法，不仅未能祛邪，反而助热伤津所造成的。

本节所讨论的热病汗后脉静身凉为邪却精胜，汗后复热脉躁为邪盛正衰，在温热病的治疗和判断预后上有重要的意义。邪正相争的结果，以正胜邪却为吉，以邪盛正衰为凶。另外本节关于汗不如法，伤津助热，以致汗后复热病甚的论述，对后世治疗温热病有很大的启示，后世温热病学说关于"治温病宜刻刻顾其津液"之说，其精神与本论是一致的。

至于论中所谓"虽愈必死"，乃是就《内经》时期的医疗水平而言。不应据此就坐视待毙。《灵枢·九针十二原》："疾虽久，犹可毕也。言不可治者，未得其术也。"《素问·汤液醪醴论》："病为本，工为标，标本不得，邪气不服。"当如吴鞠通所言："经谓必死之证，谁敢谓生，然药之得法，有可生之理。"当尽力设法抢救。如吴氏提出下之不通，正虚不能运药者，用新加黄龙汤（大承气加地、参、归。今则改为用调胃承气加上药，更加海参、姜汁）；邪闭心包，内窍不通者，与牛黄承气汤（安宫牛黄丸2丸，调生大黄末）；津液不足，无水舟停者，与增液承气汤（增液汤加大黄、芒硝）。《疫疹一得》又提出类似上证而无燥屎者，可用清瘟败毒饮（芩、连、栀、羌、地、知、玄、丹、犀、翘、桔、赤芍、竹叶）等，都是本此精神而创立的方法。特别是今天又有现代医学的点滴补液等法，更是大有回春之机。

第二节　风厥的病因、病症、病机及治法

原文

帝曰：有病身热汗出烦满，烦满不为汗解，此为何病？岐伯曰：汗出而身热者风也，汗出而烦满不解者厥[1]也，病名曰风厥[2]。帝曰：愿卒闻之。岐伯曰：巨阳主气[3]，故先受邪，少阴与其为表里也，得热则上从之，从之则厥也。帝曰：治之奈何？岐伯曰：表里刺之[4]，饮之服汤[5]。

校注

[1] 厥：逆也。这里指少阴肾经之气上逆。

[2] 风厥：马莳："以其太阳感风，少阴气厥，名为风厥之证。"杨上善："足太阳与少阴表里，故太阳先

受邪气，……即为上热下寒，以为厥逆汗出不解烦满之病也。"

[3] 巨阳主气：巨阳，足太阳经。足太阳经为阳经之首，主一身之表的卫气。

[4] 表里刺之：谓刺法当泻足太阳，补足少阴。

[5] 饮之服汤：《太素》无"服"字。杨注："饮之汤液，以疗其内。"

阐幽发微

黄帝说：有患身体发热，汗出，烦闷，烦闷不因汗出而解除，这是什么病？岐伯说：汗出而身体发热，这是感受了风热之邪；汗出而烦闷（表证不当烦，烦为里热盛之征）仍不解除的，四末微厥，是由于足少阴经气厥逆的缘故。这个病叫风厥。黄帝说：愿意彻底知道这个病的发病机制。岐伯说：足太阳经与督脉相通连，为三阳之首领，敷布卫气，所以首先感受邪气。足少阴经与足太阳经互为表里，太阳发热，太阳经气亢盛则相对地少阴经气虚，故其气逆上以起呕，所以就发生"上热下寒"的风厥证。黄帝说：怎样治疗呢？岐伯说：针刺其表里经。泻足太阳（风门）以散其热，补足少阴（太溪）以补其阴，则厥气自平。再给病人内服汤药以清热生津，如竹叶石膏汤之属。

风厥是一种外感风热之邪所致的热病。按：《内经》时期多喜用"厥"或"痹"以为病名。厥为经气之逆，痹为经气之闭，皆就其病机以为病名。

1. 风厥的病因

为太阳感受风热之邪。是太阳之脉在头部的风府穴与督脉相通连，其阳气最盛（皮部亦最大），故为三阳之长，"为诸阳主气"，主敷布卫气于皮腠，主一身之表，故先感受风热（风寒）外邪。所以《讲义》谓"风厥属于热病。"阳气之变动，以太阳为最先反应。

2. 病症与病机

（1）发热：太阳受邪，经气亢盛，阳经本气主动主热，故其经气盛则发热。

（2）汗出：阳气盛则于发热之同时，还要开张腠理，卫气之性"慓悍滑疾，见开而出"，故汗出。若外受寒邪，则因寒邪之收引凝滞而皮肤收急而不得开张，今所受为风邪，风邪之性，开泄升散，故易汗出。"外伤于风，内开腠理，毛蒸理泄，卫气走之"（《灵枢·营卫生会》），故汗出。《素问·阴阳别论》："二阳一阴发病，主惊骇、背痛、善噫善欠，名曰风厥。"

（3）烦闷不解：烦闷，乃因太阳盛，少阴虚，阴不济阳，故热甚而烦闷。十二经皆由一阴一阳构成表里经关系。阳主动主热，阴主静主寒。阴阳二经保持着一种相反又相成的协调关系，从而维持着生理功能的动态平衡。属里的阴经"藏精而起亟"，起支持阳气卫外的积极作用；属表的阳经"卫外而为固"，起固密体表不受外邪侵袭，以使阴气不致耗散的卫外作用。二者是相互制约，相互依存的。

（4）得热则上从之：所谓"得热则上从之"，就是从太阳与少阴相表里的生理关系上讲的。太阳热盛则少阴之气随之而上逆，以支持太阳，"阴上济阳"，为热所耗，故导致阴气消虚。少阴的这种经气上逆的机制就称之为厥。厥有虚实之分，少阴之厥属因虚致厥之厥。

3. 治法

针刺其表里经，泻足太阳（风门、至阴）以散泄风热；补足少阴（太溪）以补其阴，则厥气自平。再给病人内服汤药以清热生津或辛凉解表，如竹叶石膏汤、玉女煎之属。

第三节　劳风病的病因、病状、病机及预后

原文

帝曰：劳风[1]为病何如？岐伯曰：劳风法在肺下[2]，其为病也，使人强上冥视[3]，唾出若涕，恶风而振寒，此为劳风之病。帝曰：治之奈何？岐伯曰：以救俯仰[4]。巨阳引，精者三日，中年者五日，不精者七日[5]，咳出青黄涕[6]，其状如脓[7]，大如弹丸，从口中若鼻中出[8]，不出则伤肺，伤肺则死也。

校注

[1] 劳风：《讲义》引杨注："劳中得风为病，名曰劳中，亦曰劳风。"张仲景："劳风者，因劳伤风也。"《素问识》："简按，此一时劳而受风之证。"

[2] 法在肺下："法"，准则、常则、法则，于法当在肺。"下"，犹言"部"也。下，位置在低处。下，属也。苏轼诗："强将之下无弱兵。"肺之属，下为皮毛。张介宾："肺下者，在内则胸膈之间，在外则四椎、五椎之间也。风受于外，则病应于内，凡人之因于劳者必气喘，此劳能动肺可知。"

[3] 强上冥视：强（jiàng），不柔顺的意思。即颈项木强发硬，头目昏眩之义。强上有二解：①王注："膀胱气不能上荣，故使人头项强而视不明也。"②杨注："强上，好仰也，冥视，晚，迟也，谓合眼迟视不见也。"杨注合"以救俯仰"之义。"视"下《太素》有"晚"字，当"俛"字之传讹。《素问识》："盖冥视，即目眩之谓。"《千金方》即作"目眩"。《素问·脉解》："所谓强上引背者，阳气大上而争，故强上也。"邪在太阳。上，指颈项。"冥视"下，当脱"俛仰喘喝"四字。张注："邪在肺下，则为喘逆，故令人强上不能俛首，风热上壅，则畏风羞明，故令人冥目而视。"

[4] 以救俯仰：尤怡《医学读书记》："肺主气而司呼吸，风热在肺，其液必结，其气必壅，是以俯仰皆不顺利，故曰当救俯仰也。救俯仰者，即利肺气，散邪气之谓乎？"故当救治其证。当先解其表之风邪，然后利其肺气。

[5] 巨阳引，精者三日，中年者五日，不精者七日：《太素》无"年"字，似是。按："巨阳引"下，当脱"邪"字。《灵枢·寒热》："请从其本引其末，可使衰去而绝其寒热。"首从太阳经引出风气表邪。言由太阳经引邪外出，刺泻风府、肺俞，再利肺气，则精气充盛的青年人三日许，精气稍衰的中年人五日许，精气大虚的老年人七日许即可咳出青黄如稠脓的结痰而向愈。七日后则脓成不治也。热痰不除，郁热不散，可有化脓之趋势。

[6] 咳出青黄涕：《素问识》："《千金》'涕'上有'浓'字。"当从。

[7] 其状如脓：《太素》"脓"上有"稠"字，是也。即张石顽所谓"乃久已支塞肺窍之结痰"。

[8] 若鼻中出：若，或也。《太素》"鼻"下有"孔"字，是。《素问识》："《千金》'出'下有'为善'二字。"于义为长，当从。（《诸病源候论》作"为善也"。）

阐幽发微

黄帝说：劳风的症状是怎么样的呢？岐伯说：劳风病是由于风邪客于肺的下部。这种病使人颈项木强发硬，头目昏眩，咳出的痰像脓鼻涕似的黏浊，恶风，见风即振寒、寒慄。这就是劳风的症状。黄帝说：怎样治疗？岐伯说：首先要通利肺气，祛除结痰，使胸中通畅，俯仰自如。针刺足太阳经以排出邪气。精气充盛的青年人三日许，精气稍衰的中年人五日许，

精气大虚的老年人七日左右即可咳出颜色青黄像稠脓似的凝结成块的痰，大的像弹丸一样，从口鼻排出病就好了，如不能排出，就要"口中辟辟燥咳"而伤肺，肺脏受伤，就会唾脓血而死亡。

1. 病因

"因劳伤风（虚风）"（张注），故名劳风。本病多因过分劳累之后，肺气虚而感受风热之邪所致。病初起，邪在表，肺主皮毛，肺虚受邪，则皮毛亦虚而开阖失调，故恶风而振寒。手太阴的经别，"入走肺，散之太阳"，风邪由太阴影响到太阳，故太阳经气实强，而致颈项木强发硬，头昏目眩。风热之邪内壅于肺，煎炼津液为痰，痰结气阻，肺气上逆，则咳痰如稠脓。风热与结痰壅阻肺络则营卫留止，而化热为脓。

2. 病状

（1）强上冥视。张介宾说："邪（风热）在肺下，则为喘逆，故令人强上不能俛首。"风热之邪，客于肺脏，煎炼津液（尤在泾："其液必结"），而为浊痰，肺热与浊痰交结，壅阻气道（"其气必壅"），因而"喘不得卧"（"肺痈，喘不得卧，葶苈大枣泻肺汤主之"），颈强仰息不能俛首，头目昏眩，甚则"目欲脱"，以风热上扰更加呼吸困难所致。

（2）唾出若涕。风热在肺，煎炼津液，故使痰稠若涕。

（3）恶风而振寒。本病因劳而肺气虚，感受风邪，肺主皮毛，肺虚则皮毛之气亦虚，更加风邪之性开泄，使皮毛开张，故恶风寒。王注："劳热相合，故恶风而振寒。"或是初在皮毛，渐而入肺，由表寒入肺而化热欤？"劳风之病"为"病在表里"，其病机之发展趋势为"由表入里，由寒化热"，并可因"痰热不除，郁热不散"而有"化脓"的不良预后。

3. 治法

"以救俛仰"，俛仰为形容呼吸困难之状，《灵枢·五乱》："清浊相干，……乱于胸中，则俛仰喘喝，接手以呼。"以救俛仰，即急当救治其喘息之苦。尤在泾谓："即利肺气，散邪气之谓乎"是也，针刺可刺风门、肺俞、魄户等穴，法当与葶苈大枣泻肺汤。此肺痈初期之治法，如痈脓已成即不可用。经用"以救俛仰"之治法后，巨阳之气不虚，能引邪外出的，则精气充盛的青年人三日许，精气稍衰的中年人五日许，精气大虚的老年人七日许，即可咳出青黄如稠脓的结痰，大如弹丸，从口中或鼻中排出而向愈。王注："平调咳者，从咽而上出于口；暴卒咳者，气冲突于蓄门而出于鼻。"如果不能排出的话，结痰就会阻塞肺窍而使局部的营卫留止，而痈肿化脓吐痰如豆籽腥臭而伤肺，最后导致死亡。

《诸病源候论》："肺为五脏上盖，候身之皮毛，若肤腠虚，则风热之气先伤皮毛，乃入肺也。其状使人恶风寒战，（面目浮肿，喘鸣迫塞），目欲脱，涕唾出，候之三日内及五日内，不精明者是也。七八日微（疑是"咳"之讹）有青黄脓涕如弹丸大，从口鼻内出为善也。若不出则伤肺，变咳嗽唾脓血也。"足证劳风即是肺痈。

按：本节从"精者""中年者""不精者"之治愈日期中，可以体会出人体正气充足是促使疾病向愈的决定因素，正气充足则能胜邪，则症状轻，病程短，正气不足，则正不胜邪，则症状重，病程长，故在临证治疗中，须时刻注意顾护正气，勿使"致邪伤正"，为治疗的要领。

第四节　肾风的病因、病症、病机及其误治后的变证

原文

帝曰：有病肾风者，面胕痝然壅，害于言[1]，可刺不？岐伯曰：虚不当刺，不当刺而刺，后五日其气必至[2]。帝曰：其至何如？岐伯曰：至必少气时热，时热从胸背上至头，汗出手热，口干苦渴，小便黄，目下肿，腹中鸣，身重难以行，月事不来，烦而不能食，不能正偃，正偃[3]则咳甚，病名曰风水[4]，论在《刺法》中[5]。帝曰：愿闻其说。岐伯曰：邪之所凑[6]，其气必虚；阴虚者，阳必凑之。故少气时热而汗出也。小便黄者，少腹中有热也。不能正偃者，胃中不和也。正偃则咳甚，上迫肺也。诸有水气者，微肿先见于目下也。帝曰：何以言？岐伯曰：水者阴也，目下亦阴也，腹者至阴之所居。故水在腹者，必使目下肿也。真气上逆，故口苦舌干，卧不得正偃，正偃则咳出清水也。诸水病者，故不得卧[7]，卧则惊，惊则咳甚也，腹中鸣者，病本于胃也。薄脾则烦不能食。食不下者，胃脘隔也。身重难以行者，胃脉在足也。月事不来者，胞脉[8]闭也，胞脉者属心，而络于胞中，今气上迫肺，心气不得下通，故月事不来也。

校注

[1] 面胕痝然壅，害于言：胕（fū），同肤浮。痝（māng），"病因"，见《广韵》。然此处用"痝"与上下文义不相涉，当从《太素》作"庞"（páng），二声为是。《玉篇》："庞，大也。"杨注："庞然者，面皮起貌。"王注："痝然，肿起貌。"《素问·风论》："肾风之状，多汗恶风，面痝然浮肿。"是知面胕即面肤也。《金匮要略·水气病》："寸口脉沉滑者，中有水气，面目肿大，有热，名曰风水。""害于言，"乃言壅肿之甚，口唇肿厚，妨害语言也。

[2] 后五日其气必至：气，指病气。王冰注："至，谓病气来至也。然谓藏配一日，而五日至肾。"

[3] 正偃：仰卧之义。

[4] 风水：张介宾："肾主水，风在肾经，即名为风水。"按：风水、肾风，词异而实一。其命名含义与上节劳风之名义相类，即均从病因、病理、病位而得。《灵枢·百病始生》云："气有定舍，因处为名"，是其义也。

[5] 论在《刺法》中：《刺法》，上古医经篇名，屡见于《素问·腹中论》《素问·奇病论》《素问·调经论》等篇。已亡。可参考《素问·水热穴论》。

[6] 凑：《说文》："水上人所会也。"会聚、奔趋之义。阴气虚，阳气必然要凑聚过来，因而引申有乘袭、侵犯之义。

[7] 故不得卧：故，本来之义。《史记·魏豹彭越列传》："魏豹者，故魏诸公子也。"卧，卧寐。卧则惊：惊，形容突然躁动有如受到惊扰之词（《素问·生气通天论》）。水肿病人之"里水"盛者，本来是不能得到"正偃"睡眠的，这是由于"水在腹"，五脏受其薄迫而胀满、呼吸困难之故。《素问·水热穴论》所谓"下为胕肿大腹，上为喘呼"是也。在这样的病情下，病人即使有时得眠，也会因水气迫肺呼吸不利而睡眠中被憋以致突然躁动醒来，有如受到惊扰似的，醒后就因肺气逆而剧烈咳喘而"咳出清水"样的稀痰。

[8] 胞脉：即任脉。《灵枢·五音五味》："冲脉、任脉皆起于胞中，上循背里，为经络之海。"《素问·骨空论》："督脉者，……其少腹直上者，贯脐中央，上贯心，入喉，上颐环唇，上系两目之下，中央。"《素问·奇病论》："胞络者系于肾。"督脉络于肾。故后世云："任主胞胎。"

阐幽发微

黄帝说：有患肾风的，面部浮肿的很厉害，以至口唇肿厚妨碍言语，这种病可以针刺以泄其邪么？岐伯说：肾风病是由于肾虚感受风邪而得，既然是虚证，就不应当用针刺的泻法。不应当用刺法而用了刺法，五日之后该病一定还会发作。黄帝说：症状重复发作的情况会怎么样呢？岐伯说：重复发作一定会出现短气、时时发热、从胸背上至头部出汗，手掌热，口干作渴，小便色黄，目下壅肿，腹中鸣响，身体沉重，行动困难，月经不来，胸中烦闷，不欲进食，不能仰卧，仰卧则咳嗽。这种病叫风水，有关的理论在《刺法》中记载得很详细。黄帝说：希望知道它的道理。岐伯说：凡是病邪凑聚之处，该处的精气一定亏虚，少阴经气虚，太阳经气必凑聚来乘袭它，所以少阴虚则呼吸气短，太阳盛则时时发热而汗出。阴虚阳乘之，故手心发热。小便黄是下焦（少腹）有热（太阳气盛，肾虚膀胱有热），《伤寒论》282 条："小便白者，以下焦虚有寒，不能制水，故令色白也。"不能仰卧，是水气犯胃，胃气不和，更主要的是因为仰卧则咳嗽的剧烈，是水气上迫于肺妨碍呼吸导致肺气逆的缘故。患有水气病的，一般都先于目下出现微肿。黄帝说：为什么呢？岐伯说：水属于阴邪，目下也是属于阴的部位，腹部为至阴之处，所以腹中有水，一定会在目下出现微肿（腹水则目下肿，风水则目上肿）。肾经之气逆乱失调，不能化水，津液不能上承，所以口干苦渴；因腹部有水，所以不能仰卧，仰卧就会使水气迫肺，咳吐清水。水气病人一般是不能够好好睡眠的（卧寐），睡着了就会突然憋醒像惊醒似的，憋醒了就要咳嗽的很厉害。腹中鸣响，是由于水气盛，侵犯到胃肠，水在胃肠中和气体相激荡，所以鸣响。水气薄迫于脾，则脾失运化，故烦满不欲进食；水邪阻隔胃脘，所以饮食不向下消化。身重行动困难，是因为脾胃主四肢，今水邪犯胃，不能进食，"四肢不得禀水谷气"（《素问·太阴阳明论》），故四肢无力，更加周身内外水气盛，体重增加，故身重难以行动。张介宾曰："水气居于肉中，故身重不能行。"

妇女月经不来，是因为胞脉受水气阻滞，闭塞不通的缘故。胞脉连属于心而下络胞宫，今水气上迫于肺，心气不得借肺气以下达胞宫，所以月经不来。黄帝说：讲得很好。《素问·奇病论》："胞络者系于肾"，实则与肾脉相连络也。当是系于任脉，任脉起于胞中，故任主胞胎。任脉下起生殖系统，上络于心。任与督为一脉，主将脑之天癸下交于肾及生殖系统，今肾病天癸难达。按：《素问·奇病论》云："胞络者系于肾。"肾病则可累及胞脉，似不必牵扯心气为言也。

肾风一病，又叫风水。《素问·水热穴论》："勇而劳甚则肾汗出，肾汗出逢于风，内不得入于脏腑，外不得越于皮肤，客于玄府，行于皮里，传为胕肿，本之于肾，名曰风水。"肾气虚时，为风热之邪所客，更伤肾气，以致不能化水，水气泛滥是本病的主要病机。风水初起如治疗得当，在短期内可痊愈，若治疗不当，重伤肾气，病气迁延，可产生一系列变证。今误用针刺的泻法，造成了少阴之气虚衰，虽一时病过了五天，还要反复。风热之邪外侵，阳经之气亢盛，阴经之气又虚，阳胜阴虚，故少气，时时发热汗出，手心发热（阴虚阳凑），小便发黄（肾虚膀胱有热）。水湿之邪内停，气机受阻，故不能仰卧，仰卧则咳，肾病气机受阻，任督之气不能下达，故女子月经不来，男子阳痿不起。水气侵犯脾胃，故腹中鸣而不能食。肾不化水，津液不能上承，故口干苦渴。水湿之邪泛滥，故面目周身浮肿、腹大、身重难以行动。

1. 肾风的病因

因强力汗出后，肾气虚，伤于风，故名肾风。

2. 肾风的病症

面目肿大，口唇肿厚，妨害语言。"少气时热而汗出"（发热、汗出），"肾者主水"，肾病不能化水，水气泛溢于周身，故浮肿。肾风误用针刺泻法后，病虽暂时略减，后五日仍要反复。因初起有表证。故当先解其外之风水，不当先泻其阴也。当与越婢汤或麻黄连翘赤小豆汤。

3. 反复后的病症、病机

（1）少气、时热、汗出、手热。"邪之所凑，其气必虚。阴虚者，阳必凑之。"少阳经气虚，太阳经气必然凑聚来乘袭它。少阴虚则呼吸气短，太阳盛则发热汗出，阴虚阳乘，故手心发热。

（2）小便黄。太阳气盛，膀胱有热，故小便黄。《伤寒论》282条："小便白者，以下焦虚，有寒，不能制水，故令色白也。"

（3）不能正偃，正偃则咳。不能仰卧，乃因水气犯胃，更主要的是仰卧则水气上迫于肺，气道不利，故"卧则惊，惊则咳甚也。""咳出清水也。"《素问·水热穴论》："肾为水肿，肺为逆，不得卧。"水病之人不得好好地睡眠（卧寐），睡着了就会突然憋的像惊醒了似的咳嗽起来。

（4）目下肿。水属阴，目下属阴（组织疏松），腹部为至阴之处，"故水在腹者"，必使目下浮肿。风水多目上肿，腹水则多目下肿。

（5）口干苦渴。"口苦舌干"，乃互文。肾之真气逆乱，不能化水，津液不能上承，故口干苦渴。

（6）腹中鸣，烦而不能食。水气侵犯胃肠，胃脘阻隔则食不下行；肠中水气多，则出现气水相激荡的肠鸣；水气薄迫于脾，脾失运化，故烦满不欲食。

（7）身重难以行。脾胃主于四肢，脾胃虚故四肢无力；更加周身内外水气盛，体重增加，故身重难以行。张介宾："水气居于肉中，故身重不能行。"

（8）月事不来。《素问·奇病论》："胞络者，系于肾。"胞脉，络于心、肾。今肾病，水气阻逆胞脉之气不能将心气（天癸）下交于肾，故月事不来。经谓"心气不得下通"，实指脑气不得下通。其在男子则阳事不举。《素问·风论》所谓"隐曲不利是也"。

按：本节主要讨论了肾风的病因、病机及误治后产生的一系列变证。《内经》中其他篇章对其症状又作了补充。如《素问·奇病论》："帝曰：有病痝然，如有水状，切其脉大紧，身无痛者，形不瘦不能食，食少，名为何病？岐伯曰：病生在肾，名为肾风。"又如《素问·风论》："肾风之状，多汗恶风，而痝然浮肿，腰脊痛，不能正立，其色炲，隐曲不利，诊在颐上，其色黑。"我们学习时应当前后各篇互参，方能对本病有一个正确的认识。

风水的治疗，《金匮要略·水气病》有比较详细地论述。指出风水表虚者，"风水，脉浮，身重，汗出恶风者，防己黄芪汤主之。"风水内热者，"风水，恶风，一身悉肿，脉浮不渴，续自汗出，无大热，越婢汤主之。"在临床上，肾小球肾炎初期，大多属肾风的范畴，用越婢汤或麻黄连翘赤小豆汤，多能取得满意的疗效。

按：本论所提出的"邪之所凑，其气必虚"之病机，是中医理论中的精华部分，它正确地阐明了机体与病邪，正气与邪气之间的辩证关系，强调了正气虚是产生疾病的内因。一旦发病后，在真邪相搏的过程中，正胜邪却则病退，邪胜正衰则病进。本论所阐发的这一邪正消长的规律对判断疾病的生死预后起着决定性作用。

小　结

　　本篇讨论了阴阳交、风厥、劳风、肾风等四种热病的病因、病机、病状及其预后。这些疾病都因感受风热之邪而发病，都属于热病之类，所以合为一篇加以讨论。

　　其中阴阳交是热病中的"坏病"。因治不如法导致精不胜邪，而产生了发热、脉躁疾不为汗衰、不能食，狂言三种死证。通过讨论这一疾病，突出地说明了邪正消长过程中，正胜邪却则病愈，邪盛正衰则病剧这一理论，在临床判断疾病预后吉凶上，是很有指导意义的。风厥，则是风热之邪侵入太阳经，阳气过亢不与少阴相顺接，少阴气虚厥逆，而致上热下寒的类似热厥的风厥证。劳风、肾风亦由外感风热之邪而得，一则在肺，一则在肾，部位不同，症状也各异。劳风是风邪在肺，病变部位在肺，故现"唾出若涕，恶风而振寒"。肾风是风热之邪伤肾，病变部位在肾，故现"面胕庞然壅，害于言"。其发病皆因正气不足，风邪乘虚而入，是其共同之处。

　　文中所指出的"邪之所凑，其气必虚"的论点，与"故邪之所在，皆为不足"（《灵枢·口问》）共同阐明了正气虚是形成疾病的主要原因。这与"正气存内，邪不可干"（《素问遗篇·刺法论》）的理论一样，都是强调了外因必须通过内因而起作用的道理，体现了祖国医学的朴素唯物论和自发辩证法的观点。

　　本篇通过对四种热病的讨论，突出地说明"正""邪"消长，是疾病向愈或恶化的关键。正胜邪却则病退，邪胜正衰则病进，从而正确地阐明了机体与病邪、正气与邪气之间的辩证关系，强调了正气在机体内的重要性。这是祖国医学病机学说中的精华，至今仍然对我们防治疾病起着重要的指导作用。

第三十一章 素问·逆调论

题解

"逆调"，不协调也。言人之阴阳，营卫气血不协调之病理变化，故篇名《逆调论》。本篇主要讨论由于阴阳、营卫之气逆调所形成的热烦、身寒、肉烁、骨痹、肉苛之诸证，及经脉脏气逆调所导致的不得卧、喘息、水气等几种病变。

第一节 热烦、身寒、肉烁、骨痹、肉苛的病机

原文

黄帝问曰：人身非常[1]温也，非常热也，为之热而烦满者何也？岐伯对曰：阴气少而阳气胜，故热而烦满也。帝曰：人身非衣寒也，中非有寒气也，寒从中生者何？岐伯曰：是人多痹气[2]也，阳气少，阴气多，故身寒如从水中出。帝曰：人有四肢热，逢风寒如炙如火者何也？岐伯曰：是人者阴气虚，阳气盛，四肢者阳也，两阳相得而阴气虚少，少水不能灭盛火，而阳独治，独治者不能生长也，独胜而止耳。逢风而如炙如火者，是人当肉烁[3]也。帝曰：人有身寒，汤火不能热，厚衣不能温，然不冻栗，是为何病？岐伯曰：是人者，素肾气胜，以水为事，太阳气衰，肾脂枯不长，一水不能胜两火。肾者水也，而生于骨，肾不生则髓不能满，故寒甚至骨也。所以不能冻栗者，肝一阳也，心二阳也，肾孤脏也，一水不能胜二火，故不能冻栗，病名曰骨痹，是人当挛节也。帝曰：人之肉苛[4]者，虽近衣絮，犹尚苛也，是谓何疾？岐伯曰：荣气虚，卫气实也[5]，荣气虚则不仁，卫气虚则不用，荣卫俱虚，则不仁且不用，肉如故也。人身与志不相有，曰死。

校注

[1] 常：王注："异于常候，故曰非常。"按：《素问·风论》漏风条"衣常濡"之次注为"衣裳濡"。而于本篇则又解"常"为"常候"，非是。《太素》即作"衣裳濡"。"常""裳"以形近致误。下文"人身非衣寒也"正与此相对。戴曲《礼记》孔疏："衣谓裳也"，足证"衣""裳"一义，乃互文。

[2] 痹气：《圣济总录》："痹气内寒者，以气痹而血不能运，阳虚而阴自胜也，血凝泣而脉不通，故其证身寒如从水中出也。"

[3] 肉烁：肌肉消瘦，瘦削也。

[4] 苛：《礼记》："疾有苛瘵。"可见苛即痛痒之类，皆属感觉异常。郑注："苛，疥也。"可商。《玉篇》："小草生刺也"，则似当有肌肤甲错之证，粗糙或菲薄。痛觉过敏，轻触亦痛，故虽近衣絮，犹疼痛如针刺也。

《素问·长刺节论》："病在骨，骨重不可举，骨髓酸痛，寒气至，名曰骨痹。"《素问·痹论》："以冬遇此（'风寒湿三气杂至'）者，为骨痹"，又曰："肾痹者，善胀，尻以代踵，脊以代头。"

肉苛：王注："苛谓痛重"。即肌肉顽麻沉重之意也。故知近衣絮温覆即"知觉者，为不仁也"。杨注："苛言柯，有本为苛，皆不仁之甚也。故虽衣絮温覆，犹尚不仁者，谓之苛。"

[5] 荣气虚，卫气实也：《素问识》："简按，下文云，营气虚则不仁，卫气虚则不用。营卫俱虚，则不仁且不用。则此七字不相冒，恐是衍文。"《素问·痹论》："其不痛不仁者，病久入深，荣卫之行涩，经络时疏，故不通，皮肤不营，故为不仁。"《灵枢·刺节真邪》："卫气不行，则为不仁。"《太素》："荣气虚，卫气实"，杨注："营虚卫实，气至知觉，故犹仁也。若营实卫虚者，肉不仁也。"按：杨注与《灵枢·刺节真邪》及《素问·痹论》义合。据此即知经文当是荣气实，卫气虚也。"又曰："营卫及经络之气疏涩，不营皮肤，神不至于皮肤之中，故皮肤不觉痛痒。"

▌ 阐幽发微 ▌

1. 热烦

黄帝问：人身，不是由于穿了衣裳才有温热，也不是由于衣裳穿得过厚，而才发热。那么人发热而且烦懑是什么缘故呢？岐伯答：这是因为阴气虚少，而阳气亢盛，阴主寒，阳主热，阴不能与阳气相抗衡，阳主热的作用占了优势，故而发热而烦懑，热扰心包，故烦。

2. 身寒

黄帝问：人有不是因为穿的衣裳单薄，也不是由外寒侵袭于内，但却像从内里往外生寒似的，这是什么缘故呢？岐伯答：那个人痹气多，由于阳经之气痹阻过多过甚，故云"多痹气"，营卫之气虚少，故阳气虚，而阴气盛，阴主寒的作用占了优势，所以那个人身上寒凉，如同从水里刚出来似的。

3. 肉烁

黄帝问：人有四肢发热，遇风寒更甚，就像用火烤得似的，那是什么缘故？"寒"当是"而"字之讹，下文云："逢风而如炙如火者"可证。且云"两阳相得"，《素问·疟论》云"风者阳气也"，本论云"四支者，阳也"，故为"两阳相得"也。岐伯答：这是那个人的阴气虚，阳气盛。四肢为诸阳之本，其性属阳，再加风气，是为两阳相得，而四肢的阴气又虚少，阴主寒，好比水，阳主热，好比火，阴气少，阳气多，好比"少水不得灭盛火"，则阳气的作用占统治地位，但"独阴不生，独阳不长"（《素问·四气调神大论》）。王注："无阴则阳无以生，无阳则阴无以化。"如独治阳，无阴气的配合协调就不能正常生长，所以四肢手脚发烧，遇到风就像火烧似的那么厉害，这样的人必然要四肢肌肉逐渐消烁如削，所以然者，"独阳不长"肌肉故也，以阴虚津液衰少故也。"阳独治，独治者，不能生长也。"此乃阴阳学说之理论原则之一，后世"孤阴不生，独阳不长"即是源于此。

4. 骨痹

黄帝问：有的人身上发凉，"汤火不能热，厚衣不能温"，然而他却不冻缩战慄，这是什么病？岐伯答：那个人他的素质一定是阴气亢盛（实为太阳气衰），乃因素日的工作经常接触水寒（如种水稻等水中作业），这样就必然是少阴之气胜，太阳之气衰，这和上面"肉烁"证的"阳气独治"恰好相反，这是"阴气独治"，然都属于"孤阴不生，独阳不长"的规律之内，所以肾脏生长骨髓的作用就减退了。

"一水不能胜两火"，衍文。"而生于骨"，《太素》作"而主骨"。肾为水脏，而主生骨髓，今肾水独治，无太阳之配合协调，则独阴不生，故骨髓虚少而不能充满于骨腔内，骨失正常荣养，故觉骨寒。虽中外皆寒而却不冻慄，这是由于还有两个属阳性的内脏的缘故。《素问·六节藏象论》："肝者，肝木有生发之性，内藏胆火即相火，此为阴中之少阳。"又"心者，为阳中之太阳。"肾属水和上两火脏相比就显得势单力孤，"一水不能胜上二火"（从《太素》），所以虽冷，却不至于冻慄，其原因是心肝之阳未衰之故。这个病名叫"骨痹"，其人当"骨节拘挛"（杨注）。所以然者，骨失所养故也，阴盛水湿，孤阴不长，髓虚，寒甚至骨，久则挛节。

按：《内经》言骨痹处甚多，义不统一。如《素问·气穴论》："积寒留舍，荣卫不居，卷肉缩筋，肋肘不得伸，内为骨痹，外为不仁。"《灵枢·寒热病》："骨痹，举节不用而痛，汗注烦心。"

5. 肉苛

黄帝问：人有肌肉顽麻不仁，出现皮肤菲薄或感觉异常，如蚁行感、针刺感、触电感等或虽然穿着衣絮犹尚不知觉衣也，名曰肉苛，虽然不离衣服絮棉的温覆保护，而且还是肉苛，触之较凉或较热，这叫什么病呢？岐伯答：那是"荣气实，卫气虚"的缘故。因为卫气是主"温分肉，充皮肤，肥腠理，司开阖"的（《灵枢·本脏》），卫气虚不能正常温煦皮肉，故皮肉失养而不仁，不仁者，无知觉也（植物神经功能障碍）。荣气虚则不仁，卫气虚则不用，荣卫俱虚，则不仁且不用，而肌肉如针刺也，甚者则肌肉逐渐萎缩，终至"人身与志不相有"，即身体无志意之统御，是为行尸走肉，故不能久留于人世，当"三十日死也"（《甲乙经》）。《灵枢·刺节真邪》："虚邪偏客于身半，其入深，内居荣卫，荣卫稍衰，则真气去，邪气独留，发为偏枯。"前已学过，此则全身不仁不用，较偏枯为尤重，故"其寿不久也"。

按："肉苛"一证颇似今日之"多发性神经炎"。本病有急性、亚急性和慢性等过程。病因殊为复杂。病理改变主要是神经纤维的髓鞘及轴突呈不同程度的变性，远端较明显。无论其原因为何，临床表现均有下述特征：

（1）普遍具有运功障碍、感觉障碍和植物神经功能障碍，这是由于病变损害脊神经中的三种结构——运动纤维、感觉纤维、植物神经纤维所致，这三种障碍可由于病因的不同而有所侧重。

（2）通常以肢体远端的症状重于近端，所谓远侧性。这是由于脊神经的末端距离其细胞体（即营养中枢）最远，在多种有害因素作用下最重。

（3）两侧肢体的症状常为对称性或基本对称。本病临床表现如下：

运动障碍。初起时病者感到指（趾）无力，不灵活，逐渐发展至手部及足部活动困难。检查可见肌张力减弱或消失，呈现下运动神经元性瘫痪（周围性瘫痪，与"上运动神经元性瘫痪——中枢性瘫痪"不同）的特点。受累肢体从轻瘫至全瘫，视病变的损害程度而异。

感觉障碍。病者常诉四肢末端发麻，感觉异常如蚁行感、针刺感、触电感等，并有刺痛或灼痛。检查可见四肢末端的感觉减退或消失，呈手套、袜子样分布。不少病者还有感觉过敏。

植物神经功能障碍。患处皮肤菲薄或粗脱屑，患肢苍白或轻度发绀，触之较冷或较热，皮肤汗闭或多汗，指甲失去光泽而断裂。

第二节 胃经、肺经气逆及水气病等对睡眠与呼吸的影响

原文

帝曰：人有逆气不得卧而息有音者，有不得卧而息无音者，有起居如故息有音者，有得卧行而喘者，有不得卧不能行而喘者，有不得卧卧而喘者，皆何脏使然？愿闻其故。岐伯曰：不得卧而息有音者，是阳明之逆也，足三阳者下行，今逆而上行，故息有音也。阳明者胃脉也，胃者六腑之海，其气亦下行。阳明逆，不得从其道，故不得卧也。《下经》曰：胃不和则卧不安，此之谓也。夫起居如故而息有音者，此肺之络脉逆也，络脉不得随经上下，故留经而不行，络脉之病人也微，故起居如故而息有音也。夫不得卧，卧则喘者，是水气之客也。夫水者，循津液而流也，肾者水脏，主津液，主卧与喘也。帝曰：善。

阐幽发微

1. 逆气不得卧而息有音者

不得睡眠而呼吸有音，谓息无音在胃，息有音在肺。岐伯答：这是由于阳明经的经气逆行不顺的缘故。足阳明经的经气都是由上向下运行，以下行为顺，现因经气厥逆失常而上逆，影响到肺经而呼吸有音。"足阳明之别，名曰丰隆，去踝八寸，别走太阴；其别者，循胫骨外廉，上络头项，合诸经之气，下络喉嗌。其病则气逆，喉痹……"（《灵枢·经脉》）。足阳明经别，于上部注于喉嗌，阳明气不行，则不仅影响到睡眠且呼吸有音。《脾胃论》："秋冬之月，胃脉四道，为冲脉所逆，并胁下少阳脉二道而反上行，病名曰厥逆，其证：气上冲咽，不得息而喘息有音，不得卧，宜调中益气汤加吴茱萸五分，随气多少而用之。"

2. 有不得卧而息无音者

《下经》（王注"上古经也"）曰："胃不和则卧不安"，胃不和，则多嗳气或睡不实而易醒。《类经》："今人有过于饱食，或病胀满者，卧必不安，此皆胃气不和之故。"《素问·病能论》："人有卧而有所不安者，何也？岐伯曰：脏有所伤及精有所之寄，则不安，故人不能悬其病也。"此亦"不得卧而息无音者"，然非胃之不和，乃缘"脏有所伤"，或精神有所负担，及俗所谓"有心事"也。如此者，亦致人失眠，人不得悬其心病而无事，故需解除其思想问题，即所谓"心病还得心药医"，而后始能得眠也。

3. 有起居如故而息有音者

岐伯答：夫有起居如故而息有音者，这是肺的络脉气逆失常的缘故（多因于寒，少因于热）。络脉之气厥逆不顺，其肺络中之痰饮则不得随经气以上下，痰饮能上则得排出，今不能上（非绝对之不能上，言不能如正常也），故留于肺经而不能行散络脉，病势轻浅微小，故能起居如故，而仅呼吸有音。所以然者，肺络中之痰饮阻碍其气道，故有音也，此肺经气逆之轻浅者。重者则"喉中如水鸡声"矣。

起居如常而息有音——肺之络脉气逆——病位在上；

不得卧而息有音——阳明胃气上逆——病位在中；

不得卧，卧则喘——肾之水气上逆——病位在下。

此皆"气机升降"失调，气机升降学说对后世影响很大。

4. 有得卧行而喘者（本篇重点问"不得卧"，故"得卧者"不在回答之列）

起卧如常，唯行动则喘者，是气虚也。中气不足，故行动则喘息。《素问·脉要精微论》："五脏者，中之守也。"中气虚，多是肺肾气虚。

5. 有不得卧不能行而喘者，有不得卧卧而喘者

此不能卧之"卧"，作"平卧躺下"解。言人躺下就喘，这里的喘实指呼吸困难言。人一躺下就呼吸困难而喘的，这是由于有水气客留的缘故。《素问·评热病论》："诸水病者，故不得卧，卧则惊，惊则咳甚也。"睡中突然憋醒如惊之状。水这个东西，是顺着经脉流行的道路（即经脉与三焦，《灵枢·五癃津液别》："阴阳气道不通，四海闭塞，三焦不泻，津液不化，水谷并行肠胃之中，别于回肠，留于下焦，不得渗膀胱，则下焦胀，水溢，则为水胀。"）而流行的，最后都要经过主水的脏器——肾脏的气化功能来处理。肺朝百脉，通调水道，为水之上源，肺出之水为清，经肾之水为浊，然浊中之浊者，由下焦至膀胱排出体外；浊中之清者，再经三焦阴阳气道上升至肺。故肾肺如气化失常（多感受风邪），不能化水，则必体内积水，如《素问·水热穴论》所云："少阴者，冬脉也，故其本在肾，其末在肺，皆积水也。"《灵枢·经脉》："肾足少阴之脉，其直者，从肾上贯肝膈，入肺中。"但是到了这种程度的水气病，即已经有了腹水了，正如《素问·水热穴论》："故水病，下为胕肿大腹，上为喘呼；不得卧者，标本俱病（指肾与肺），故肺为喘呼，肾为水肿，肺为逆不得卧。""卧则惊，惊则咳甚也"。正因肾不化水可导致水肿，连及肺脏，影响呼吸及睡眠，所以说"肾主卧与喘"也。其"有不得卧，不能行而喘者"与此同类，唯较重耳。

小　结

本篇讨论了热烦、身寒、肉烁、骨痹、肉苛、气逆等病变，而这些病变皆由阴阳之气失调，互有偏盛或经气逆调所致。篇中"荣气虚则不仁，卫气虚则不用"以及"胃不和则卧不安""肺之络脉逆"而息有音、"肾者水脏，主津液，主卧与喘也"等病机学说都是《内经》的一些基本理论，对后世临床医学的发展起了重要作用。

第三十二章　素问·咳论

题解

　　本篇讨论了咳嗽的成因、病状及其传变，指出五脏六腑之病皆能影响于肺而为咳，其病机不单独属于肺脏，并分别阐明五脏六腑咳的病状。最后还指出了针治咳嗽的法则。因为全篇专论咳证，故名《咳论》。

第一节　肺咳的病因、病机及五脏咳的成因

原文

　　黄帝问曰：肺之令人咳，何也？岐伯对曰：五脏六腑皆令人咳，非独肺也。帝曰：愿闻其状。岐伯曰：皮毛者，肺之合也，皮毛先受邪气，邪气以从其合也。其寒饮食入胃，从肺脉上至于肺[1]则肺寒，肺寒则外内合邪，因而客之，则为肺咳。五脏各以其时受病[2]，非其时，各传以与之[3]。人与天地相参，故五脏各以治时[4]，感于寒则受病，微则为咳，甚者为泄，为痛[5]。乘秋则[6]肺先受邪，乘春则肝先受之，乘夏则心先受之，乘至阴[7]则脾先受之，乘冬则肾先受之。

校注

　　[1] 其寒饮食入胃，从肺脉上至于肺：《讲义》谓："其，假设连词"，非是。"寒饮食"与"皮毛受损"（形寒），是为"重寒"，乃肺咳之常见病因，无论本篇或《灵枢·邪气脏腑病形》《灵枢·百病始生》《难经·四十九难》皆如此记载，其非假设可知。盖《讲义》作者不解此处"其"字之意，故有误解。考杨伯峻《古汉语虚词》云："'其'字是古汉语用法最复杂，意义最分歧的一个词。许多用法早已不存，但读古书又不可不知。"徐仁甫《广释词》曰："其犹'有'，内动词。训见《古书虚字集释》。《周语下》：'鲜其不济也，……鲜其不废也。'按'鲜其'即'鲜有'。"《魏策四》："'皆其所恃也'鲍改'其'为'有'。傅玄《晋郊祀歌·夕牲歌》：'常于时假，迄用其成。''其'一作'有'。""其寒饮食入胃"即有寒饮食入胃之意也。据《灵枢·本脏》："然有其独尽天寿，而无邪僻之病，百年不衰，虽犯风雨卒寒大暑，犹有弗能害也；有其不离屏蔽室内，无怵惕之恐，然犹不免于病，何也？"则此处"其"上乃省云"有"字。

　　[2] 五脏各以其时受病：各以其时，指五脏所主之时，如肝主春，心主夏，脾主长夏，肺主秋，肾主冬。于治时适逢脏气虚始受病。

　　[3] 非其时，各传以与之：非其时，指非五脏（肺）所主时之秋令。之，指示代词，指肺。张志聪注："五脏之邪上归于肺，而亦为咳也。乘春则肝先受邪，乘夏则心先受邪，乘秋则肺先受邪。是五脏各以所主之时而受病。如非其秋时，则五脏之邪，各传与之肺而为咳也。"若如此则只有五脏传肺矣，且"非其秋时"五脏

始传，若于秋时则五脏不传，则五脏何时受病邪？

按：五脏各以其时受病，非其时，则当是指"各以其时"之"其时"，即"五脏所主之时"也。言非五脏治时，则不受病，即不为五脏咳，各脏将其皮部所受之邪传之与肺也，故肺咳多也。五脏各于治时感寒现咳嗽，则为五脏咳，此感寒之轻微者。

"非其时各传以与之"，按：四时各有主时之脏气，"非其时"则指何脏言？肝主春时，夏令肝已不主时矣，然又有心主之，是四时皆有受病之脏，则何时传肺耶？故"非其时"当理解为："五脏各以其时"因脏气虚而受病，如脏气不虚则不受病，将其皮部所受之邪传之与肺。不传他脏者，肺合皮毛故也。如此始与"四季脾王不受邪"之说合。

《素问·六节藏象论》："故非其时则微，当其时则甚也。"《素问·通评虚实论》："非其时则生，当其时则死。"《素问·六节藏象论》："夫邪气之客于身也，以胜相加，至其所生而愈，至其所不胜而甚，至于所生而持，自得其位而起；必先定五脏之脉，乃可言间甚之时，死生之期也。"（以上言既病。）

《素问·风论》："以春甲乙伤于风者，为肝风；以夏丙丁伤于风者，为心风；以季夏戊己伤于邪者，为脾风；以秋庚辛中于邪者，为肺风；以冬壬癸中于邪者，为肾风。"《素问·痹论》："以冬遇此者为骨痹，以春遇此者为筋痹；以夏遇此者为脉痹；以至阴遇此者为肌痹；以秋遇此者为皮痹。"

[4] 治时：即上文五脏所主之时令。

[5] 微则为咳，甚者为泄，为痛：张介宾注："邪微者，浅而在表，故为咳；甚者，深而入里，故为泄为痛。"咳为肺的证候，泄与痛为五脏六腑受邪的症状，兼具泄与痛的症状，说明病情发展。

按：《讲义》以为"兼见泄与痛的症状"，为病情发展，似不合经旨。经文原义为：五脏各于其主令之时"感于寒则受病"，主令之时脏气一般皆王，今反受病者，必其脏气虚可知也。感寒轻微者，则为各脏之咳（当然现有咳嗽），感寒之甚者，则为上下泄（《素问·举痛论》："寒气客于五脏，厥逆上泄。"）或疼痛之证。杨上善："感伤寒病有轻有重，轻者为咳，重者以为泄及痛痹也。"此处尚有五脏于治时"伤于风者"，为五脏风；于治时感于风寒湿气者，发为五体痹，"各以其时，重感于风寒湿之气也"，则为五脏六腑痹。

[6] 乘秋则：乘，趁、因。贾谊《过秦论》："因利乘便。"《太素》及林亿、全元起本均无此三字。姚止庵注："'乘秋则'三字今删之。咳之为病，肺先受邪，随感随受，不独秋也。"

按：《甲乙》亦有"乘秋则"三字，循上下文及排比句式，此三字不当删。《太素》之无，当系脱简，《太素》脱误甚多，非此一端也。据此亦可知，全元起本与《太素》所据本当有所渊源也。

此段乃论五脏受邪有先后，各于治时先受邪。脏气虚与不虚，于其治时是否受邪即可测知"治时"脏气旺（统主一身），本不当病。今竟受邪致病，则其脏气偏虚当王不王甚明也。故因秋时感邪而微咳者，名肺咳；于春时感邪而咳者，为肝咳；……此是五脏咳之成因及其命名之依据也。

如此，始能与上文"五脏各以其时受病"及"五脏各以治时感于寒，则受病"之说相合。若从姚注，则肺脏"随感随受，不独秋也"，又何必详论"乘春则肝先受之"，"微则为咳"耶？且所谓五脏咳亦大可不必论，而由肺独揽可矣。

[7] 至阴："以至阴遇此者为肌痹"（《素问·痹论》）下，杨注："至阴六月，脾所主也。"王冰注："至阴谓戊己月及土寄王月也。"

按：至阴，经文所主不一，约有四义：①土为至阴。《素问·方盛衰论》："至阴虚，天气绝；至阳盛，地气不足。"马莳注："地位乎下，为至阴，若至阴虚，则天气绝而不降，何也？以其无所升也。天位乎上，为至阳。"脾属土，故亦名至阴。②长夏为土月，故亦名至阴。③肾为至阴。《素问·水热穴论》："肾者，至阴也，至阴者，盛水也。"可见《内经》非出一人之手。④经穴名。《灵枢·本输》："至阴者，足小趾之端也。"

阐幽发微

黄帝问道：肺使人咳嗽是怎么个道理呢？岐伯回答说：五脏六腑都能使人发生咳嗽，不只是肺脏。黄帝说：我希望知道它的情况。岐伯说：皮毛是肺的外应，是与肺相配合的。肺主气体交换，司呼吸，宣行荣卫，"散精于皮毛"。皮毛之气门亦有"散气以调节呼吸的作用"。如皮毛郁闭，气门不宣，则肺气亦失宣，则可导致喘息，麻黄汤证是已。皮毛（即皮肤）是人体的最外层，最先受风寒邪气，邪气由皮毛而入其所合的脏腑。另一方面，肺脉"起于中焦，下络大肠，还络胃口，上膈属肺。"有寒饮食入胃，其寒气由肺脉上入于肺，而导致肺寒，肺寒为内寒与皮毛所受的外寒结合起来，是为"重寒"（即《灵枢·百病始生》："重寒伤肺。"），"外内合邪"，因而"重寒"客留于肺，使气道约缩，肺络气逆而致咳，则成为肺咳。此为肺咳的直接病因。（参见【附录】）。

五脏各于其所主令的时节因脏气虚而受邪致病，不是它主令的时节则不受邪，而各传给肺脏，故肺虽于非其时亦可生咳，咳病独多也。实则"非其时"为脏气不虚而不受邪，遂由五脏皮部传之与肺矣。此为肺咳的间接病因。人与天地是相参合的，故受天地之影响，与自然界息息相通。"天食人以五气，地食人以五味"，所以五脏各于其所主治的时令感受寒邪而受病，感寒轻微的则为咳嗽；感寒较甚的则可为上呕、下泄或诸种疼痛（咽喉、胸、胁、腹部）。因于秋令受邪的则肺先受之；因于春时的则肝先受之；因于夏令的则心先受之；因于长夏的则脾先受之；因于冬令的则肾先受之，这就是"五脏各以其时受病"的规律。

本节说明"肺为咳"（《素问·宣明五气》）的病因病机是由于"形寒寒饮则伤肺，以其两寒相感""外内合邪""中外皆伤，肺气不宣，故气逆而上行"（《灵枢·邪气脏腑病形》）而成"为咳"（其中包括"各传以与之"的寒邪）。而五脏咳的成因，则是由于各脏在其主令之时，脏气虚，当王不王，感受微寒，因而客之，则为各脏之咳。然皆"关于肺"也。

第二节　五脏六腑咳的病状及其针治大法

原文

帝曰：何以异[1]之？岐伯曰：肺咳之状，咳而喘息有音，甚则唾血[2]。心咳之状，咳则心痛，喉中介介如梗状[3]，甚则咽肿喉痹。肝咳之状，咳则两胁下痛，甚则不可以转，转则两胠[4]下满。脾咳之状，咳则右胁下痛，阴阴[5]引肩背，甚则不可以动，动则咳剧。肾咳之状，咳则腰背相引而痛，甚则咳涎[6]。

帝曰：六腑之咳奈何？安所受病？岐伯曰：五脏之久咳，乃移[7]于六腑。脾咳不已，则胃受之。胃咳之状，咳而呕，呕甚则长虫[8]出。肝咳不已，则胆受之，胆咳之状，咳呕胆汁。肺咳不已，则大肠受之，大肠咳状，咳而遗失[9]。心咳不已，则小肠受之，小肠咳状，咳而失气[10]，气与咳俱[11]失。肾咳不已，则膀胱受之，膀胱咳状，咳而遗溺。久咳不已[12]，则三焦受之，三焦咳状，咳而腹满，不欲食饮。此皆聚于胃，关于肺[13]，使人多涕唾，而面浮肿气逆也。

校注

[1] 异：区分的意思。《广雅·释诂》："异，分也。"
[2] 唾血：唾即痰。《内经》时无痰字，多用唾、涕、涎等喻之。如《灵枢·经脉》："肾足少阴之脉，……咳唾则有血。"唾血，即痰中带血。又唾，古亦作"吐"字用。《礼记》："毋食不唾。"然此处非"吐血"之义。

[3] 喉中介介如梗状：形容咽喉部如有物梗之状。梗，《太素》作"哽"。《释文》："哽，塞也。"（《太素》作"哽"乃同音通用，仍应以《素问》《甲乙经》作"梗"为是。）介：古通芥。丹波元简注："介、芥古通，乃芥蒂之芥，喉间有物，有妨碍之谓。"《淮南子·说山训》："犹采薪者，见一芥掇之。"即草芥、小草、芥子。此处用以比喻喉中有细小的梗塞物。《灵枢·邪气脏腑病形》："胆病者，善太息，口苦，呕宿汁，心下憺憺，恐人将捕之，嗌中吤吤然数'咳'（从《甲乙经》增）唾。"（《集韵》："吤，声也。"《灵枢识》："吤，唯是介字从口者，必非有声之义。"）《灵枢识》："大甚为嗌吤。"杨上善注："吤吤谓阂，咽嗌之中，如有物阂也。"是"喉中介介如梗状"乃言喉似有细小如草芥之物，总有刺激感。即今日轻微或慢性咽喉炎病之咽部有异物刺激感是也。故病人"数咳唾"以除之，然不可得。梗：草木刺人。《文选》："梗林为之靡拉，朴丛为之摧残。"李善注："《方言》曰：凡草木刺人为梗。"

[4] 两胠：胠（qū），音区。《说文》："亦下也，从肉去声。"腋下，即胁之部位。左右腋下胁肋部。胠，《甲乙经》作"胁"。杨上善注："胠，有本作'胁'也。"王冰注："胠亦胁也。"

[5] 阴阴：指隐隐疼痛。疼痛之义乃承上文"右胁下痛"而来。

[6] 涎：《说文》："慕欲口液也。"《雷公炮炙论》："物之黏液也。"高世栻："甚则水气上逆而咳涎。"当为黏涎状痰。

[7] 移：蔓延传变之意。五脏咳久则进一步传于相合之腑。

[8] 长虫：即蛔虫，或作"蚘""蛕"。

[9] 遗失：《甲乙经》《太素》均作"遗矢"。矢，通"屎"。遗矢，即大便失禁。

[10] 失气：俗称放屁，亦称矢气。

[11] 俱：一致，共同之意。

[12] 久咳不已：泛指以上诸咳而言。盖三焦总司一身之气化功能，故久咳不已，皆可传于三焦，即传出脏腑之外矣。姚止庵注："此总论久咳之为害也，咳久则病不止于一脏一腑，而无所不病矣，故久咳不已，则三焦受之。三焦者，复帱上下，囊括一身，以气为用者也。所以咳在三焦，则气壅闭而不行，故令腹满而不思饮食。"《灵枢·五癃津液别》："阴阳气道不通，四海闭塞，三焦不泻，津液不化。"

[13] 此皆聚于胃，关于肺：水饮聚于胃，则上关于肺而为咳。言五脏六腑虽皆令人咳，而以肺胃两脏关系最为密切。

阐幽发微

五脏六腑咳，是根据既有咳嗽之主证，又有定位诊断意义的五脏六腑病的兼证而命名的。

（一）五脏咳

1. 肺咳

肺咳的病状是：咳嗽而兼有喘息，而且喘息气粗"喝喝"有音，严重的则可因咳伤肺络而咳痰带血。其病机为：形寒寒饮而使气道约缩，肺气失宣，肺络呼吸不利而作痒气逆，故咳。
《素问·评热病论》："劳风法在肺下，其为病也，使人强上冥视，唾出若涕，恶风而振寒，此为劳风之病。帝曰：治之奈何？岐伯曰：以救俯仰。巨阳引，精者三日，中年者五日，不精者七日，咳出青黄涕。"《灵枢·邪气脏腑病形》："肺脉急甚为癫疾，微急为肺寒热，怠惰，咳唾血，引腰背胸。"《灵枢·经脉》："肾足少阴之脉，……咳唾则有血，喝喝而喘。"又"肺手太阴之脉起中焦，……是主肺所生病者，咳，上气喘咳。"

2. 心咳

心咳的病状是：咳嗽就心痛，咽喉中如有草芥刺激感，严重的则发咽喉肿痛（吞咽困难）。其病机为：心为君火之脏，其脉"起于心中，此属心系，……其支者，从心系上挟咽。"心火为寒所郁，循经上炎，故有咽肿喉痹，加之频频"数咳唾"，故使咽肿喉痹。这是咽喉有轻微热肿之现症。

古之所谓心痛多达"九种"。有的是胃部，有的是胸中或心前区，未必定在心。

3. 肝咳

肝咳的病状是：咳嗽就两胁肋部疼痛，严重的不可以转侧（扭转）身体，转侧就感到两胁下胀痛。其病机为：肝脉"布胁肋"，寒邪经气不畅，故痛。不待咳亦痛矣。

4. 脾咳

脾咳的病状是：咳嗽就右胁下痛，隐隐的牵引肩背疼痛，严重的不可活动，活动就咳嗽的厉害，以脾主四肢故也。其病机为：《灵枢·经筋》："足太阴之筋，……循腹里，结于肋，散于胸中，其内者，著于脊。"故可隐隐牵引脊背作痛。且动则用气力，肺气不宣之甚者用气力亦咳剧也。实则右胁为肝胆部，胆经可至肩背。

5. 肾咳

肾咳的病状，咳嗽就腰痛相互牵引而痛，严重的就咳吐粘涎状痰。其病机为：肾脉贯腰背，"腰者肾之府也"。肾阳虚，水不化气，故痰液稀黏也。肾虚者，喉间多黏唾。严重的就咳吐黏涎状痰。

（二）六腑咳

1. 胃咳

脾胃相表里，脾咳日久不愈，胃就易受病。胃咳的病状，以胃气逆故呕吐，即是咳嗽兼呕吐，呕吐严重者可将蛔虫都吐出。

2. 胆咳

肝咳日久不愈，胆就易受病。胆咳的病状，是咳嗽兼呕吐胆汁。实则此亦是呕吐之甚者。胆病则胆汁泄多，胆汁泄于肠间多，则导致胃气逆，故呕吐苦水。以苦甚则"三焦之道皆闭而不通"，故气逆也。

《灵枢·四时气》："邪在胆，逆在胃，胆液泄则口苦，胃气逆则呕苦，故曰呕胆。"《灵枢·五味论》："苦入于胃，五谷之气，皆不能胜苦，苦入下脘，三焦之道皆闭而不通，故变呕。"

3. 大肠咳

肺咳日久不愈，大肠就易受病。大肠咳的病状是咳嗽就遗屎。以肺藏气，主治节。今咳久气虚，治节无权，大肠亦虚，魄门弛懈失约而大便失禁也。

4. 小肠咳

心咳日久不愈，小肠就易受病。小肠咳的病状，是咳嗽就放屁，放屁与咳嗽一齐失"出"。小肠为"受盛之官"，虚则沤盛过久，产酵气多，故屁多而不能禁也。此亦与下气弛有关。实则小肠咳之重者即由"失气"而发展为"遗矢"。

5. 膀胱咳

肾咳日久不愈，膀胱就易受病。膀胱咳的病状是咳嗽就遗溺。肾与膀胱气虚，则膀胱下口弛懈失约，故遗溺也。

6. 三焦咳

久咳不愈，则三焦受病。至此病已遍及三焦，非关一脏。三焦咳的病状，是咳嗽而兼现腹满，不欲饮食。多鼻涕样的浊痰，而面部浮肿，气虚喘逆。

久咳，多为经年或数年甚至数十年之咳，亦即现代医学所谓之慢性支气管炎、肺气肿之类。五脏六腑咳日久必然波及与有关脏腑相连之三焦（《素问·太阴阳明论》："脾与胃以膜相连耳。"），三焦为一身之大府，"是六腑之所与合者"（《灵枢·本输》），故病及三焦则已非一脏一腑之病矣。

《难经·三十八难》："所以腑有六者，谓三焦也。有原气之别焉，主持诸气。"此即后世"三焦总司一身之气"之所本也。然则滑寿曰："三焦主持诸气，为原气别使者，以原气赖其导引，潜行默运于一身之中，无或间断也。"即阴阳诸气出入脏腑，皆须通过三焦依赖而出入也。《难经·三十一难》："三焦者，水谷之道路，（《灵枢·本输》："是六腑之所与合者"，故可谓为"水谷之道路"。）气之所终始也"经气亦即原气之别一行使道路故也。《难经·六十六难》："三焦者，原气之别使也。主通行三气，经历五脏六腑。"《内经》《难经》皆无"三焦总司一身之气"之说，不可从也。胸腹膜系统乃五脏六腑之外府，何得有此驾乎五脏六腑之上之功用耶？除有关脏腑及与之相关联的三焦外（上或中或下），还皆"聚于胃，关于肺"。聚于胃，是不论何脏腑之咳最易集中影响于胃府，以胃在中焦，上下二焦皆以中焦为核心，故三焦咳久必由伤肺气而伤胃气，胃气虚，失于和降，故使人不欲饮食，腹中胀满。多见于肺气肿，膈肌下移，压迫胃府，消化失常。

咳为肺络气逆之主证，无论久咳新咳必皆关连于肺，久咳不已，则更伤肺气，故使人气虚喘逆痰饮不化而咳多，如涕之浊痰。面浮肿者，阳气虚也。诸阳经皆上头面，尤以阳明为主者。《素问·上古天真论》云："（五七）阳明脉衰，面始焦，发始堕。"今胃气虚，阳明气亦虚，不能与脾共行津液，加之肺气亦虚，运行无力，使腠理间湿气多而现浮肿，肺中水饮多而多涕唾，故后世有"脾为生痰之源，肺为贮痰之器"的理论。《素问·太阴阳明论》："故太阴为之行气于三阴。阳明者表也，五脏六腑之海也，亦为之行气于三阳。"此三焦咳的病机"皆聚于胃，关于肺"。新咳不必关胃亦不浮肿。故治三焦久咳除治肺外，还须兼调脾胃，这就是本篇经文在辨证施治上给予我们的启示。另据"形寒寒饮"之病因，也使我们体会到对久咳病人之养护须当戒寒食，防感冒也。

《素问·评热病论》："劳风法在肺下。其为病也，使人强上冥视，唾出若涕。"又"咳出青黄涕"。《难经·四十七难》曰："人面独能耐寒者，何也？然人头者，诸阳之会也。诸阴脉皆至颈、胸中而还，独诸阳脉皆上至头耳，故令面耐寒也。"《外台秘要》："诸久咳不已，三焦受之。其状咳而腹满，不欲食饮。此皆寒气聚于胃而关于肺，使人多涕唾而变面浮肿，气逆故也。"观此可知"聚于胃，关于肺"乃久咳之病机，非泛指一般之新咳也。《外台秘要》："又饮气嗽经久不已，渐成水病。其状亦不限四时，昼夜嗽不断，遇诸动嗽物，便致困剧，甚者乃至双眼突出，气即欲断，汗出，大小便不利，吐痰饮涎沫，无复穷限，气上喘急肩息，每旦眼肿，不得平眠。有如此者，宜合细辛等八味汤、葶苈子十五味丸服之方。又依前细辛等八味汤、葶苈子等十五味丸，不觉可，渐成水病，余一如前况，更加大小便秘涩（其便如羊粪），头面身体浮肿（肺心病），宜合大干枣三味丸服之方。"即葶苈大枣泻肺汤方加杏仁。

咳嗽的病因："形寒寒饮"（此为直接病因，五脏传来者为间接病因），"外内合邪"，此外还有风热咳嗽亦不少。咳嗽的病机："两寒相感，中外皆伤，故气逆而上行。"寒邪之性主于收引凝滞，寒则气道约缩，气逆而咳。咳嗽的病状：根据有定位诊断意义的脏腑分证，分五脏六腑咳，以"咳而喘息有音，甚则唾血"之肺咳为多见。"久咳不已"之三焦咳——"咳而腹满，不欲食饮""多涕唾而面浮肿气逆"亦较多见。

第三节　咳嗽的针刺治疗

原文

帝曰：治之奈何？岐伯曰：治脏者治其俞[1]，治腑者治其合[1]，浮肿者治其经[1]。帝曰：善。

校注

[1] 俞、合、经：是十二经脉分布在四肢肘、膝关节以下的一些特定穴位。有井、荥、输、经、合，合称五输穴。如《灵枢·九针十二原》："所出为井，所溜为荥，所注为俞，所行为经，所入为合。"在主治方面，均各有其特殊作用。

阐幽发微

1. 取俞穴

俞、腧、输三字古通。俞：《说文》："俞，空中木为舟也。从亼（集），从舟，从〈〈。〈〈，水也。"今音于（喻钮），古音兜（定钮）。取其中空之义，又取舟在水中能转输之意，乃会意字也。后因系人身之俞穴，故加肉旁而成"腧"字。又因俞穴能输转经络之血气，故又通用"输"字。腧：《集韵》："五脏输穴。"是已成专用字矣。犹"膲"为"人之三膲"之为专用字然。如《灵枢·背腧》作"腧"，而在《素问·举痛论》则作"背俞"。足证"腧""俞"古通。输：《说文》："委输也。从车，俞声。"（大徐音："式米切。"）如《史记·栾布列传》："以车功封俞侯。"而《汉书·栾布列传》则作"郁侯"。《说文》："郁，清河县，从邑，俞声。"（大徐音："式米切。"）《素问·调经论》："夫阴与阳，皆有俞会。阳注于阴，阴满之外，阴阳匀平，以充其形。"如《灵枢·本输》《灵枢·动输》之"输"，实即"俞"之通假。又如《素问·奇病论》："治之以胆募、俞。"而《太素》则作"胆募、输"。足证"输""俞"古通。又如《灵枢·九针十二原》《灵枢·本输》等篇五输穴之"所注为腧"，皆作"腧"不作"输"。是证"输"与"腧"古亦通假。以上可证输、俞、腧三字古本通用。

《灵枢·邪气脏腑病形》："中气穴则针染于巷。"此即取"空中"之义。《灵枢·卫气失常》："血气有输，骨有属。黄帝曰：愿闻其故。伯高曰：皮之部，输于四末；肉之柱，有臂胫诸阳分肉之间，与足少阴分间；血气之输，输于诸络。"此即取其能转输之义。又如《素问·举痛论》："寒气客于背俞之脉，则脉泣，脉泣则血虚，血虚则痛，其俞注于心，故相引而痛。"是"俞"具有能调节经与络之间、经与有关内脏之间血气的作用。又如会穴：则能交会调节阴阳表里经之间血气的作用。如《灵枢·动输》："其脉阴阳之道，相输之会。"又"夫四末阴阳之会者，此气之大络也。"

2. 取合穴、经穴

《灵枢·邪气脏腑病形》："荥输治外经，合治内府。……胃合于三里，大肠合入于巨虚上廉，小肠合入于巨虚下廉，三焦合入于委阳，膀胱合入于委中央，胆合入于阳陵泉。"（《灵枢·本输》："大肠属（主）上（巨虚），小肠属（主）下（巨虚），足阳明胃脉也。大肠小肠，皆属于胃，是足阳明也。"）是为"下合穴"。《难经·六十八难》："井主心下满，荥主身热，俞主体重节痛，经主喘咳寒热，合主逆气而泄。此五脏六腑井荥输经合所主病也。"五脏输穴为：心经神门，肺经太渊，脾经太白，肝经太冲，肾经太溪。六腑合穴为：大肠经曲池，胃经足三里，小肠经小海，膀胱经委中，三焦经天井，胆经阳陵泉。十二经经穴为：肺经经渠，大肠经阳溪，胃经解溪，脾经商丘，心经灵道，小肠经阳谷，膀胱经昆仑，肾经复溜，心包经间使，三焦经支沟，胆经阳辅，肝经中封。

【附录】

杨上善："寒饮、寒食入胃，寒气循肺脉上入于肺中，内外寒邪相合，肺以恶寒，遂发肺咳之病也。"《灵枢·邪气脏腑病形》曰："形寒寒饮则伤肺，以其两寒相感，中外皆伤，故气逆而上行。"《灵枢·百病始生》："重寒伤肺。"《难经·四十九难》："形寒饮冷则伤肺。"与此义同。《外台秘要》："《古今录验》：五脏六腑皆令人咳。肺居外而近上，合于皮毛，皮毛喜受邪，故肺独易为嗽也。"回顾肺之生理功能：①肺为华盖；②为娇脏，喜清肃而恶燥热；③主气，司呼吸，直接通外，易感外寒；④朝百脉，主宣降；⑤主治节，通调水道。

现代医学发现皮肤温度降低，可以降低呼吸道的防御功能。虽有实验，但机理尚未清楚。"针与气俱内，以开其门如利其户，针与气俱出"下，杨注："呼气之时，有孔开处。"气皆从心肺而出，比囊之呼吸也，针开孔时，病人吸气，故针与气俱入内也。

现代生物学关于动物呼吸系统化的理论告诉我们这样一个规律：越是低级动物，其呼吸作用越是依赖于体表。①在低等无脊椎动物中，从原生动物到线性动物，身体结构简单，由身体表面的细胞直接与外环境之间进行气体交换，没有专门的呼吸器官。②进化的结果导致产生较高等的无脊椎动物时，才有了专门的呼吸器官，但这个呼吸器官是由表皮的一部分转化成的。这部分的表皮扩大了它的表面积，或是向外突出成为水生种类的鳃，或是向内凹入生成陆生种类的气管。③在脊椎动物中，从两栖类开始，才出现了肺这个呼吸器官。但两栖类的肺呼吸机能还较差，还得由皮肤进行辅助呼吸（蛙类即是）。因此可以进一步认为从爬行动物到人，肺和皮肤的联系形式可能是变成更高级更复杂的形式了。

第三十三章 素问·举痛论

题解

举，谓列举。本篇列举了多种疼痛，并对疼痛的病状、病因、病机以及诊断等作了较详细地讨论，故名《举痛论》。篇中还详细阐述了怒、喜、悲、恐、惊、思、劳、热、寒等病因所导致的病证与病机。本篇为《内经》中关于病机学说的较为精当而重要的一篇。

第一节 因寒致痛的病机

原文

黄帝问曰：余闻善言天者，必有验于人；善言古者，必有合于今；善言人者，必有厌[1]于己。如此，则道不惑而要数极[2]，所谓明也。今余问于夫子，令言而可知[3]，视而可见[4]，扪而可得[5]，令验于己而发蒙解惑[6]，可得而闻乎？岐伯再拜稽首[7]对曰：何道之问也？帝曰：愿闻人之五脏卒痛，何气使然？岐伯对曰：经脉流行不止，环周不休，寒气入经而稽迟[8]，泣[9]而不行，客于脉外则血少，客于脉中则气不通，故卒然而痛。

校注

[1] 厌：《说文》："厌，合也"，与上文之"验，合"同义。杨注："必先足于己"是有满意之义也。似不切合。

[2] 要数极：要数即要理。极，为达到顶点而无谬误之义。

[3] 言而可知：指问诊。

[4] 视而可见：指望诊。

[5] 扪而可得：扪（mén），通"摸"。指切诊。

[6] 解惑：又是治法名称之一。见《灵枢·刺节真邪》。

[7] 稽首：《周礼》九拜中之最恭敬者，叩头至地稽留多时也。

[8] 稽迟：《说文》："稽，留止也。""迟，徐行也。"指血行迟滞。《太素》："寒气入焉，经血稽迟。"于义为长，当从。稽迟，与稽留不同。稽迟，为流行滞涩，然尚行也。

[9] 泣：王注："泣，谓血行不利。"又"寒则泣不能流，温则消而去之"（《素问·调经论》）下，王注："泣，谓如雪在水中，凝住而不行去也。"又《素问·八正神明论》："天寒日阴，则人血凝泣。"按：俞樾以为"泣乃沍之讹"。《玉篇》："沍，胡故切，闭塞也。"《左传》："深山穷谷，固阴沍寒。"注："闭也。"《列子》："霜雪交下，川池暴沍。"张湛注："得冬气，故凝阴水冻。"此言夏令得暴寒之冬气，合而观之，"泣"当是"沍"之讹。

阐幽发微

黄帝问道：我听说高明的医家，善于研究五运六气的，一定会在人身上有所应验（人与自然的关系）；善于研究古代医疗经验的，一定会在今天的临床实际中有所验证；善于研究人体生理、病理的，一定会在自身上有所体验。只有这样，才算是通晓了医学规律而无疑惑，掌握了真理而无谬误的所谓明达的人。现在我要向先生请教，能告诉给我通过问诊、望诊和切诊就能得知病情，并能自己行之有效验证应用的、发蒙解惑的方法吗？岐伯恭敬地回答说：您要问哪些道理呢？黄帝说：希望知道人的内脏突然疼痛，是什么病气使它这样的呢？岐伯答：人体经脉之气血（"流行"指气言）是运行于周身，循环不已的。那么，气血在体内是如何循环的？《灵枢·营卫生会》："营在脉中，卫在脉外，营周不休。"《灵枢·痈疽》："夫血脉营卫，周流不休。"《素问·热论》："荣卫不行，五脏不通，则死矣。"如果感受了寒邪，侵入到经脉，就会使"经血"流行滞缓，血气凝泣而不畅行，《素问·经络论》："寒多则凝泣。"《灵枢·阴阳二十五人》："切循其经络之凝涩，结而不通者，……凝涩者，致气以温之。"作"涩"不作"泣"。这是由于寒邪之性主于收引凝滞所促成的，如《素问·至真要大论》云："诸寒收引。"《素问·刺志论》："气盛身寒，得之伤寒；气虚身热，得之伤暑。"如果寒邪侵入的较轻浅，仅是在经脉之外，则经脉可因受寒邪的刺激而收缩变细，血流量因之减少而血少，血少则局部血虚，"血虚则痛"（第七问）；如果寒邪侵入较深较重，入侵到经脉之中，则不仅经脉收急，脉道变细，而且血液也凝泣不行，致使经气不通（后第六问有"脉不通，则气因之"），所以突然发生疼痛。何以"客于脉中则气不通"？后第八问曰："寒气客于脉中，则血泣脉急"故也。以上乃论总病机，以下进一步分别讨论各种不同痛证的病机。

除下所述血实（郁）、血虚（少）皆可致经气不通外，寒热之邪亦可导致经气不通：①寒邪之性，主于收引凝滞——耗伤阳气——血泣脉急——血郁——经气不通。②热邪之性，主于弛张散泄——煎灼津液——血液稠浊——血郁——经气不通。③热亦可导致经气不通：热甚则煎熬津液而使血液稠浊黏滞（黏稠度增加），因而血行亦可滞缓不通，所谓"热深厥亦深"也。④血郁除寒热病因外，气滞亦可导致经气不通作痛；外伤、痰饮亦可导致经气不通作痛。⑤血泣——经气不通——血实——刺痛——不喜按——因"血泣"而经气不通者（后世称为"不通则痛"），属实，不通则痛。⑥血虚——经气不荣——血少——隐痛——喜按——因"血虚"而经气不通者（后世称为"不荣则痛"），属虚，不荣则痛。（第七问："血虚则痛"）

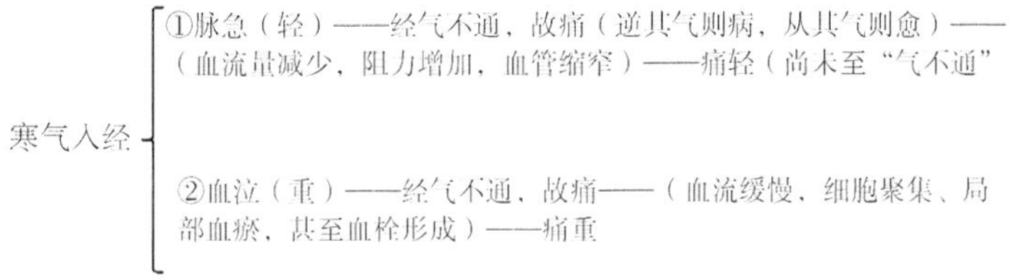

寒气入经 ┤
①脉急（轻）——经气不通，故痛（逆其气则病，从其气则愈）——（血流量减少，阻力增加，血管缩窄）——痛轻（尚未至"气不通"）
②血泣（重）——经气不通，故痛——（血流缓慢、细胞聚集、局部血瘀，甚至血栓形成）——痛重

图1 因寒致痛总病机示意图

本篇"气不通"则痛的病机学说，对后世病机与治则学说的发展，起了很大的指导作用。如李东垣在《医学发明》说："痛则不通。"并云："痛随利减，当通其经络，则疼痛去矣。"其弟子王海藏在《此事难知》中主张："将'利'字训作'通'字，或训作'导'字。"谓："在表者，汗之则痛愈；在里者，下之则痛愈；在血气者，散之行之则痛愈。"至朱丹溪，则于《丹

溪心法》门："诸痛，不可用参、芪、白术，盖补其气，气旺不通而痛愈甚。"故主张"痛忌补气"（当分虚实）。

至明，张介宾则于《医学发明》基础上又有所发展，如他在《景岳全书》说："凡治心腹痛证，古云'痛随利减'，又曰'通则不痛'，此以闭结坚实者为言，若腹无坚满，痛无结聚，则此说不可用也。其有因虚而作痛者，则此说更如冰炭。"且又于《质疑录》中说："肝血不足，则为筋挛、……为胁肋痛、为少腹痛、为疝痛诸证，凡此皆肝血不荣也。"于属实证的"不通则痛"说之外又增加一属虚的"不荣则痛"之说。而此属虚、属实之痛证病机，于《素问·举痛论》中则早已论及，只是学者只注意了"气不通"则痛，而忽略了"血虚则痛"而已。

又按：本论"经脉流行不止，环周不休"，与"心主身之血脉"（《素问·痿论》）的理论以及"故阴脉荣其脏，阳脉荣其府，如环之无端，莫知其纪，终而复始。其流溢之气，内溉脏腑，外濡腠理"（《灵枢·脉度》）等理论参合起来看，《内经》时期已将血液循环的循环式运行、无休止的运行及以心为主导等血液循环的主要环节，都已认识明确。与希腊医学相比较，公元前四世纪他们还不知道血液是流动的。公元二世纪罗马医学只认为血液像潮水，并不知道循环。直到公元十七世纪，英国哈维（1628 年著《动物心血运动的解剖研究》）才奠定了血液循环的理论基础，比《内经》约迟了近两千年，比王冰于公元 762 年注解《素问·五脏生成》所明确指出的"肝藏血，心行之"的关于血液循环的生理论述，也晚了 866 年。

第二节　寒邪客于不同脏腑、经络所导致的各种痛证及其病机

原文

帝曰：其痛或卒然而止者；或痛甚不休者；或痛甚不可按者；或按之而痛止者；或按之无益者；或喘动应手[1]；或心与背相引而痛者；或胁肋与少腹相引而痛者；或腹痛引阴股[2]者；或痛宿昔[3]而成积者；或卒然痛死不知人，有少间复生者；或痛而呕者；或腹痛而后泄者；或痛而闭不通者。凡此诸痛，各不同形，别之奈何？

岐伯曰：寒气客于脉外则脉寒，脉寒则缩踡[4]，缩踡则脉绌急，绌急[5]则外引小络，故卒然而痛。得炅[6]则痛立止，因重中于寒，则痛久矣。寒气客于经脉之中，与炅气相薄，则脉满，满则痛而不可按也。寒气稽留，炅气从上[7]，则脉充大而血气乱，故痛甚不可按也。寒气客于肠胃之间，膜原[8]之下，血不得散，小络急引[9]故痛。按之则血气散，故按之痛止。寒气客于挟脊之脉[10]则深按之不能及，故按之无益也。寒气客于冲脉，冲脉起于关元，随腹直上，寒气客则脉不通，脉不通则气因之，故喘动应手矣。寒气客于背俞之脉则脉泣，脉泣则血虚，血虚则痛。其俞注于心，故相引而痛。按之则热气至，热气至则痛止矣。寒气客于厥阴之脉，厥阴之脉者，络阴器，系于肝。寒气客于脉中，则血泣脉急，故胁肋与少腹相引痛矣。厥气客于阴股，寒气上及少腹[11]，血泣在下相引，故腹痛引阴股。寒气客于小肠膜原之间，络血之中，血泣不得注于大经，血气稽留不得行，故宿昔而成积矣。寒气客于五脏，厥逆上泄[12]，阴气竭，阳气未入，故卒然痛死不知人，气复反则生矣。寒气客于肠胃，厥逆上出，故痛而呕也。热气留于小肠，肠中痛，瘅热焦渴[13]，则坚干不得出，故痛而闭不通矣。

校注

[1] 喘动应手：《广雅疏证》："揣，蝡，动也。"揣音喘。蝡，蠕之异体字。《庄子》："惴耎之虫。"崔譔注云："'动虫也'。……喘耎、端蝡、喘蠕，古字通用，皆谓动貌也。凡虫之无足者，其动喘耎然。"喘动应手，即按之，觉手下如虫之喘蠕而动也。

[2] 阴股：《太素》杨注："阴下之股。"

[3] 宿昔：经久之义。张志聪注："稽留久也。"

[4] 缩踡：收缩、踡曲。

[5] 绌急：屈曲短缩而拘急。

[6] 炅：（jiǒng），热也。

[7] 寒气稽留，炅气从上：张琦《素问释义》："寒气稽留，热气从上，释相薄之义。"丹波元坚："《史载之方》引，删'满则'以下十七字，盖以为重复也。"故不译。按：《选读》据《素问绍识》同意删去"满则"以下十七字，作"与炅气相薄则脉满，……脉充大而血气乱，故痛甚不可按也。"似可不必。细绎原文无相矛盾之处，故应仍以原文为是。

[8] 膜原：《素问·奇病论》："病名曰伏梁，此风根也。其气溢于大肠而著于肓，肓之原在脐下，故环脐而痛也"（《素问·腹中论》）。又《灵枢·四时气》："邪在大肠，刺肓之原。""邪在小肠者，……散于肓（即膜原），结于脐，故取之肓原，以散之。"则此二论所言之"肓"则似有其物，又非指"腔腹肉理之间上下空隙之处"也。当是杨氏所言之肓膜，其原穴在脐下寸半之气海穴也。窃疑《灵枢·四时气》所谓之"肓原"，当即是膜原之原穴也。（参见【附录一】）。

[9] 小络急引，故痛：与一问之"则外引小络，故卒然而痛"可以互证。以见《太素》作"肠"之正确。

[10] 侠脊之脉：共有五说：①杨注："督脉侠脊"；②王、马、张注："足太阳膀胱经之脉"；③张志聪注："伏冲之脉"；④高注："五脏之俞"；⑤姚注："但指背间而言"。

[11] 厥气客于阴股，寒气上及少腹："厥气"与"寒气"互倒。厥、寒互易。《灵枢·百病始生》："积之始生，得寒乃生，厥乃成积也。"是"厥"乃寒邪随经上逆之气也。

[12] 厥逆上泄：杨注"厥逆上吐"下问有"上出"，同义。泄，犹"出"也。《文选》："穷岫泄云。"穷有空义。《释名·释疾病》："吐，泻也。故扬豫以东，谓泻为吐也。"

[13] 瘅热焦渴：《说文》："渴，尽也。"此为渴之本义。故与"竭"通。水干涸也。《周礼》："凡粪种，（赤色坚土）驿刚用牛，……渴泽用鹿。"孙诒让《正义》："渴泽，犹竭泽也。泽故有水，今涸渴，则无水而可耕种。"

阐幽发微

一问：其痛或卒然而止者？

答：寒气客于肠外，则肠寒，肠寒则缩踡，缩踡则肠绌急，"绌急"则外引小络，故卒然而痛，得炅则痛立止。

按："脉"，《太素》并作"肠"是也。以帝问"痛或卒然而止"，"或痛甚不休"等，皆系问内脏之痛，即前文"愿闻人之五脏卒痛何气使然"是也。故岐伯之所答亦皆系寒邪之侵犯内脏及其经络而致痛者。若云"脉"，则不免过于宽泛，难以定其究竟为何处之脉？若系体表之"脉外"，则应引起皮肤疼痛，且应有恶寒，重者可成冻疮，而不仅是"重中于寒，则痛久矣"。若果为体表之脉，则亦当先客于小络，何以竟先客于大络而后再牵引外之小络而作痛呢？！寒邪之性主于收引凝滞，寒邪如侵客的较轻浅，只是侵犯到肠管的外面，则使肠管因感寒而收缩踡曲，收缩踡曲肠管就要短缩而拘急，因而就牵引肠外膜原的小络脉，所以突然产生疼痛。因为感受的寒邪较轻，所以得到热气的温煦，就可以寒散肠舒而疼痛立即停止。

二问：或痛甚不休者？

答：因重中于寒，则痛久矣。

如果在上述轻微感寒的基础上，再重复感受寒邪，则肠寒甚，故绌急疼痛亦甚，而持续的时间亦较长，这就不是于腹外简单加以温煦所能缓解的了，故应当加以按摩治疗，才能解除。或与桂枝加芍药汤以温中散寒，行血止痛。

三问：或痛甚不可按者？

答：寒气客于经脉之中，与炅气相薄（搏也）则脉满，满则痛而不可按也。寒气稽留，炅气从之，则脉充大而血气乱，故痛甚不可按也。

寒气深客于肠胃经脉之中，较上述之在肠外者，又深入一步。与脉中的热气即血气相搏（即相争），则脉胀满，脉胀满就痛而不可按。主要是因为寒气稽留于脉中，热气即随之与寒气相搏，于是就形成了脉气充盛满大，而血气逆乱不调，所以痛甚而不可按。这是由于脉气胀满，加压则痛剧的缘故。

四问：或按之而痛止者？

答：寒气客于肠胃之间，膜原之下，血不得散，小络急引，故痛。按之则血气散，故按之痛止。

寒邪之性主于收引凝滞客于肠胃之间，膜原之下（膜原下为肠胃），络脉之外，因而膜原下肠胃间的小络绌急牵引（收引拘急，当有"肠绌急"），络中血气亦因而行散不畅，所以产生疼痛。本证与二问之"重中于寒"证程度相似。本证仅用温煦是不能缓解的，必须用按摩疗法，使痛处"热气至"（第七问），寒气散，则凝泣之血气得以行散，故按摩之则痛得止。

五问：或按之无益者？

答：寒气客于侠脊之脉则深（据杨上善、张介宾、张志聪注，不从王冰注），按之不能及，故按之无益也。《灵枢·刺节真邪》："虚邪之入于身也深。"

寒邪侵入挟脊两行的督脉（督之分支，与太阳重合。是否太阳浅，督脉深？），则侵入的较深，浅则不能客及督脉，挟脊的膂肉（膂，背也。膂肉即背脊之肌肉）既厚实，又有脊柱横突之支架，故难于按及深部之脉，不能达到病所，故按之无益，起不到应有的治疗作用。

六问：或喘动应手者？

答：寒气客于冲脉，冲脉起于关元，随腹直上，寒气客则脉不通，脉不通则气因之，故喘动应手矣。（升主动脉出心后成主动脉弓，向下移形于降主动脉；主动脉弓又分出头臂干、左颈总动脉、左锁骨下动脉。《素问·骨空论》与《难经·二十八难》作"起于气街，……至胸中而散。"此下则分支"出于气街"。）

寒气侵客于冲脉，冲脉下部约起始于关元穴（脐下三寸，"起始"指针感，非谓冲脉发源于此。），而顺着腹部中行直上而行，寒邪客之则脉气不通畅，不通畅则脉气因其阻逆而充盛，以手按其脐部则觉喘动（蠕动）应手，这是因为充盛的冲脉之气，强行于按手下通过之故。按之则致气，"热气至""气足""发手则热气下流于两股，如汤沃之状"，则寒气可散。

七问：或心与背相引而痛者？

答：寒气客于背俞之脉，则脉泣，脉泣则血虚，血虚则痛，其俞注于心，故相引而痛，按之则热气至，热气至则痛止矣。

寒邪客于背俞之脉，俞脉内通于内脏，受寒则血泣脉急而血少故痛。心俞之脉内连于心，故其疼痛由背俞到前心相互牵引作痛。以手按其心俞穴，重按不移，久则血聚气足而热，热则寒解气通，故痛止。《素问·调经论》云："按之则气足以温之，故快然而不痛。"与本问正相互发。《灵枢·背腧》："愿闻五脏之腧出于背者。……按其处，应在中而痛解，乃其腧也。"《灵枢·动输》："冲脉者，十二经之海也，与少阴之大络，起于肾下，出于气街。"此乃言其下段，而本篇之"起于关元，随腹直上"乃言其中段。《素问·骨空论》则谓"冲脉者，起于气街，并少阴之经侠脐上行，至胸中而散。"《灵枢·逆顺肥瘦》之"其上者"乃言中上于头者，是为上段也。《灵枢·逆顺肥瘦》："夫冲脉者，五脏六腑之海也，五脏六腑皆禀焉。其上者，（由咽峡上方之破裂孔入）出于颃颡，渗诸阳，灌诸精；其下者，注少阴之大络（肾动脉），出于气街（髂总动脉），循阴股内廉（胫后动脉），入腘中，伏行骭骨内，下至内踝之后属而别（足底内侧动脉）；其下者，并于少阴之经（入足下，动输），渗三阴；其前者（足背动脉，是胫前动脉的直接延续），伏行出跗属，下循跗，入大趾间，渗诸络而温肌肉。"

按：冲脉为胸，腹气之街。《灵枢·卫气》云："胸气有街，腹气有街，头气有街，胫气有街。"前人多误认"气街"为"气冲"，误矣。气冲乃阳明经穴，在曲骨旁二寸，耻骨上缘已是股动脉上端矣！在腹股沟上方，此下为腹动脉矣！按：《内经》牵引痛的论述与现代医学所谓之内脏放射痛相似。仲景于《金匮要略·胸痹心痛短气病》有："胸痹不得卧，心痛彻背者，栝蒌薤白半夏汤主之。"又有"心痛彻背，背痛彻心，乌头赤石脂丸主之"等方皆可选用。

八问：或胁肋与少腹相引而痛者？

答：寒气客于厥阴之脉，厥阴之脉者，络阴器系于肝，寒气客于脉中，则血泣脉急，故胁肋与少腹相引痛矣。此是寒客厥阴上部。

寒邪客于足厥阴之脉，厥阴脉"过阴器，抵小腹（挟胃），属肝（络胆，上贯膈），布胸胁"（《灵枢·经脉》），经气虚，寒气客在少腹以上则血泣脉急，所以胸胁和少腹上下相互牵引作痛。凡相引痛者，皆为一脉之病，故能相引。为虚寒性疼痛，脉当沉弦而涩。《金匮要略·腹满寒疝宿食病》："寒疝腹中痛及胁痛里急者，当归生姜羊肉汤主之。"

九问：或腹痛引阴股者？

答：寒气客于阴股，厥气上及少腹，血泣在下相引，故腹痛引阴股。此是寒客阴股处，厥阴脉上及少腹者。

厥气，本为经气厥逆。寒邪之随经气厥逆而上侵者，经亦称之为"厥气"。寒厥之气侵客于"阴下之股"，亦为厥阴脉所过之处（"循阴股，入毛中，过阴器，抵少腹"），进而循厥阴脉上入少腹，因其阴股处经脉之血气泣滞不行（气不通），故其疼痛在于阴股及睾部而牵引少腹亦作痛。《灵枢·经脉》："肝者筋之合也，筋者聚于阴器，而脉络于舌本也，故脉弗荣则筋急，筋急则引舌与卵，故唇青、舌卷、卵缩。"则本问于腹痛引阴股中即含有引卵缩痛之证在内也，此以男子为主。

十问：或痛宿昔而成积者？

答：寒气客于小肠（肠外）膜原之间（《灵枢·四时气》："邪在小肠者，连睾系，属于脊"，是小肠膜原属于脊也），络血之中，血泣不得注于大经，血气稽留不得行，故宿昔而成积矣。

寒邪客于小肠膜原之间（今之"小肠系膜"），络血之中（较甚），因寒邪之性主于收引凝滞，故使"小肠膜原"之小络"血泣脉急"，而腹有轻微疼痛（以"宿昔而成积"知之，不疼何以知宿昔？），络中血气凝泣稽留，不得流注于大经脉以"环周不休"而瘀滞（稽留）于局部络脉之中，日久则络中之"凝血蕴（积结）里而不散，津液涩渗"（《灵枢·百病始生》），清稀之液渗出，稠浊之物留积，逐渐变为干著而无生理意义的"恶气"（《灵枢·水胀》），久则新陈积累不已，日以益大，故宿昔（日久）而成积块。据《灵枢·水胀》《灵枢·刺节真邪》，其"宿昔"皆在一年以上也。

《灵枢·百病始生》："留而不去，传舍于肠胃之外，募原之间，留著于脉，稽留而不去，息而成积。"《灵枢·刺节真邪》："有所结，气归之，卫气留之（营气亦留之），不得反，津液久留，合而为肠溜，久者数岁乃成，以手按之柔。已有所结，气归之，津液留之，邪气中之，凝结日以易（益）甚，连以聚居，为昔瘤，以手按之坚。"《灵枢·水胀》："寒气客于肠外（肠之膜原），与卫气相搏，气不得荣，因有所系，癖而内著，恶气乃起，瘜肉乃生。其始生也，大如鸡卵，稍以益大，至其成，如怀子之状，久者离岁，按之则坚，推之则移，月事以时下，此其候也。"

十一问：或卒然痛死不知人，有少间复生者？

答：寒气客于五脏（脾胃），厥逆上泄，阴气竭，阳气未入，故卒然痛死（厥）不知人。气复反，则生矣。

寒气客于内脏（主要在脾胃），则心腹寒痛，痛甚则脏气厥逆，《讲义》："下文'厥逆上出'为呕，则本句'上泄'当为头汗出。"而冷汗出（向上泄越而出），甚则阴经（脏气）之气厥竭，阳经之气（外之阳气）又未能及时注入。总因剧痛而脉道拘急，脏气厥闭，气闭不通，遂致"阴阳气不相顺接。"仲景此语，即源于本论，而突然痛死不知人，即今之"疼痛性休克"，其手足亦必厥逆。少间，即少少间隔一会儿，阳气入阴者渐多，经气复续，阴阳气又相顺接，即可复苏。

十二问：或痛而呕者？

答：寒气客于肠胃，厥逆上出，故痛而呕也。

寒邪客于肠胃（因素虚），则肠胃绌急而心腹痛（当是"雷鸣切痛"），肠胃绌急甚，则腑气厥逆，胃中内容物即随其收急气逆而上出，故痛而呕吐，此较上证为轻。

十三问：或腹痛而后泄者？

答：寒气客于小肠，小肠不得成聚，故后泄腹痛矣。

寒邪侵客于小肠（素虚），则小肠收引拘急，故腹痛，小肠所受盛之水谷，因小肠之收急而迅速传下，不及"泌糟粕，蒸津液，化其精微"（《灵枢·营卫生会》）就传送与大肠，是为"不得成聚"，使水谷不得成便柱，《诸病源候论》："故糟粕不结聚而变为痢也。"实则大肠亦已受寒，故痛而即泄者，多在大肠；泄后而仍腹痛者，多在小肠，故泄下。当与理中辈。

《金匮要略·腹满寒疝宿食病》："腹中寒气，雷鸣切痛，胸胁逆满，呕吐，附子粳米汤主之。"《金匮要略·五脏风寒积聚病》："大肠有寒者，多鹜溏。"《灵枢·百病始生》："虚邪，……在肠胃之时，贲响腹胀，多寒则肠鸣飧泄，食不化；多热则溏出糜。"

十四问：或痛而闭不通者？

答：热气留于小肠，肠中痛，瘅热焦"竭"（从《太素》），则坚干不得出，故痛而闭不通矣。

热邪客留于小肠（亦当是大肠），则肠"热肿"而痛，热盛伤津，则津液焦竭，致使大便干燥坚硬而便闭不出，故腹痛而大便不通。《金匮要略·腹满寒疝宿食病》："痛而闭者，厚朴三物汤主之。"气闭为主，"以利为度"。

本节首先指出寒邪侵客于体内（非体表），往往引起"血泣脉急"，经气不通，因而发生疼痛的病机。同时在第七问又补出了"血虚则痛"的病机，从而奠定了后世关于疼痛的"不通则痛""不荣则痛"的病机学说的理论基础。其次说明了由于寒邪侵客的部位和程度有所不同，因而现证也有所不同。如：寒邪客于肠胃之外的就比较轻，只是疼痛而已，最轻的可以"得灵则痛立止"；而客于肠胃之内的就比较重，不仅痛剧，而且严重的还可以引起呕吐或泄泻等证候。再如寒邪客于经络的就比客于内脏的较轻，其疼痛的特点是上下相引而痛，或胸背相引而痛，甚或可以"宿昔而成积"；而客于内脏的不仅比客于经络的疼痛剧烈，而且严重的能够"卒然痛死不知人"。所以临证时必须"平脉辨证"，详细分析病位在何经何脏，病情为属寒属热、属实属虚，然后才能进行恰如其分的治疗。正如张介宾所述："凡痛而胀闭者多实，不胀不闭者多虚；痛而拒按者为实，可按者为虚；喜寒者多实，爱热者多虚；饱而甚者多实，饥而甚者多虚；脉实气粗者多实，脉虚气少者多虚；新病壮年者多实，愈攻愈剧者多虚；痛在经者脉多弦大，痛在脏者脉多沉微。必兼脉证而察之，则虚实自有明辨。"

第三节　运用望诊、切诊以候疾病寒热虚实之法

原文

帝曰：所谓言而可知者也，视而可见奈何？岐伯曰：五脏六腑固尽有部[1]，视其五色，黄赤为热，白为寒，青黑为痛，此所谓视而可见者也。帝曰：扪而可得奈何？岐伯曰：视其主病之脉，坚而血及陷下者，皆可扪而得也。

校注

[1] 固尽有部：固，为固然，即本来之义。部，为"部分"，亦名"色部"。《灵枢·五色》所谓"明堂骨高以起，平以直，五脏次于中央，六腑挟其两侧，首面上于阙庭，王宫在于下极"，是也。《灵枢·五色》曰："明堂者鼻也，阙者眉间也，庭者颜也，藩者颊侧也，蔽者耳门也。"（图2）

阐幽发微

黄帝说：这就是所谓通过问诊而得知病情之法。我再请教通过望诊而得知病情之法又怎样呢？岐伯答：五脏六腑本来都有它

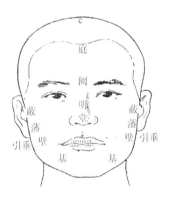

图2　明堂藩蔽图

各自的"色"部，诊视它色部的五色就可以得知其病情，如：黄赤为热。热邪之性主于弛张散泄也，热则"皮肤缓而腠理开"，血气充盈于浅表之阳络，故现黄赤。白为寒。白为血少，血少则生内寒，故白为寒，乃指虚寒言。《金匮要略·脏腑经络先后病》："色白者，亡血也。"可以证焉。青黑为痛。《素问·经络论》："寒多则凝泣，凝泣则青黑。"（原义乃谓阳络随时令之寒热而变，"此皆常色，谓之无病"。）寒邪之性主于收引凝滞，寒入则使血凝气滞，故色现青黑而痛。（青紫为是。）

按：络色青（青紫）为寒为痛，青久则黑或青黑而为痹，即久痛而痛处兼感觉不甚灵敏之证。较为难治，当先"解结"。以上这就是所谓通过望诊以得知病情之法。《内经》有诊络之色

诊法，当见《素问·经络论》《素问·皮部论》。如《素问·经络论》："热多则淖泽（充溢），淖泽则黄赤。"淖泽指血气言。《素问·离合真邪论》："夫邪之入于脉也，寒则血凝泣，暑则气淖泽。"《素问·皮部论》："其色多青则痛，多黑则痹。"

帝问：通过切诊以得知病情之法又怎样呢？

岐伯答：①诊视其有病之经脉，若见络脉有"盛坚"《灵枢·血络论》而鼓起，且有瘀血之色的，是为血气凝泣，局部络气瘀结的表现。凡络脉之"结而不通者，此于身皆为痛痹"《灵枢·阴阳二十五人》，当"切而从之，索其结络脉，刺出其血，以见通之"《素问·三部九候论》。

"坚而血""盛而血""盛坚横以（而）赤"——盛坚而血赤。切循诊法：《灵枢·周痹》："故刺痹者，必先切循其上下之大经（原作"其下之六经"，有讹脱，今据《甲乙经》改），视其虚实及大络之血结而不通，及虚而脉陷空者而调之，熨而通之。"又《灵枢·刺节真邪》："用针者，必先察其经络之实虚，切而循之，按而弹之，视其应动者，乃后取之而下之。"《灵枢·经脉》："经脉者，常不可见也。其虚实也，以气口知之，脉之见者，皆络脉也。"张介宾："脉坚者，邪之聚也，血留者，络必盛而起也。"为释，非是。《灵枢·脉度》云："经脉为里，支而横者为络，络之别者为孙。盛而血者，疾诛之。"又《灵枢·血络论》云："血脉者，盛坚横以赤，上下无常处，小者如针，大者如筋，则（即）而泻之，万全也。"皆可证张说之非。

又《素问·三部九候论》："必审问其所始病，与今之所方（正在）病，而后各切循其脉，视其经络浮沉，以上下逆从循之。"又《灵枢·终始》："凡刺之道，毕于终始，……终始者，经脉为纪。"故《素问·脉要精微论》有："知内者按而纪之，知外者终而始之。"故切循诊法亦可名终始诊法。刺络法：名"解结"。《灵枢·经脉》："故诸刺络脉者，必刺其结上，甚血者，虽无结，急取之，以泻其邪而出其血，留之发为痹也。"《灵枢·终始》："必先调其左右，去其血脉。"此即《灵枢·九针十二原》之"宛陈则除之"之法也。《素问·针解》："宛陈则除之者，出恶血也。"《灵枢·刺节真邪》："一经上实下虚而不通者，此必有横络盛加于大经，令之不通，视而写之，此所谓解结也。"《素问·缪刺论》："凡刺之数，先视其经脉，切而从之，审其虚实而调之，……因视其皮部，有血络者，尽取之。"《素问·刺腰痛论》："刺解脉，在郄中（委中）结络如黍米，刺之血射以黑，见赤血而已。"又云："刺解脉，在膝筋肉分间，郄外廉之横脉出血，血变而止。"

按：血络瘀结，则经气不通而痛，且多因久痛而致痹。后世因而有"久病入络"之说。叶天士尝云："遍阅医药，未尝说及络病"，乃致力于阐明"久病入络"之理，注重肝络（主指内脏），指出"初为气结在经，久则血伤入络"，"大凡经主气，络主血，久病血瘀"。故"痛为脉络中气血未和"。《临证指南医案·胃脘痛》："久痛入络"，"久痛必入络，气血不行"。指出对于络瘀之证，必用"辛润通络"，当"宗仲景肝著之病，用《金匮》旋覆花汤法"，说"新绛一方，……乃络方耳"。吴鞠通继之制"宣通络脉法"或称"宣通肝络法"，方药大抵相同，唯较为固定地使用苏子、降香以及生香附等药物，且常佐入生地、白芍、青皮等味。

岐伯答：陷下者，视其有病经脉之络，视之色白，按之脉陷空无气的，当现不现（如两肘、两腘处），是为气血不足之虚寒证，当温补或灸之。《灵枢·禁服》："陷下者，脉血结于中，中有著血，血寒，故宜灸之。"《灵枢·经脉》："凡此十五络者，实则必见，虚则必下，视之不见，求之上下，人经不同，络脉异所别也。"陷下，《素问·针解》："巨虚者，跷足胻独陷者。下廉者，陷下者也。"是证"陷下"有瘪陷不充，凹陷之义。《灵枢·禁服》："陷下者，脉血结于中，中有著血，血寒，故宜灸之。"《灵枢·周痹》："必先切循其上下之大经，……及虚而脉陷空者而调之，熨而通之。"

以上两种经气虚实的病情，都可以通过切诊而得知其病情。

第四节 九种经气失调的病因、病证与病机

原文

帝曰：善。余知百病生于气[1]也，怒则气上，喜则气缓，悲则气消，恐则气下，寒则气收，炅则气泄，惊则气乱，劳则气耗，思则气结。九气不同，何病之生？

岐伯曰：怒则气逆，甚则呕血及飧泄[2]，故气上矣。喜则气和志达，荣卫通利，故气缓矣。悲则心系[3]急，肺布叶举，而上焦不通，荣卫不散，热气在中，故气消[4]矣。恐则精却[5]，却则上焦闭，闭则气还，还则下焦胀，故气不行[6]矣。寒则腠理闭，气不行，故气收[7]矣。炅则腠理开，荣卫通，汗大泄，故气泄[8]。惊则心无所倚，神无所归，虑无所定，故气乱矣。劳则喘息汗出，外内皆越[9]，故气耗矣。思则心有所存[10]，神有所归，正气留而不行，故气结矣。

校注

[1] 百病生于气：张介宾云："气之在人，和则为正气，不和则为邪气，凡表里虚实，逆顺缓急，无不因气而至，故百病皆生于气。"张说未能道出"气"的确切概念。"气"乃质能联系之概念，当视其上下文，以定其所指。此处乃指"正气"，亦即真气。气机是真气升降出入活动的机制，即脏气与经气的联系及其变化过程。气化是真气对血气津液、水谷精微的变化作用（代谢）。张说盖本王注："夫气之为用，虚实逆顺缓急皆能为病，故发此问端"而来，然较王注则多语病，义更混淆。气机失调，实为百病始生之枢机，故血滞为瘀，津凝成痰；皆由气机之不畅也。气机失调，总不外气滞与气虚两大类。

[2] 飧泄：《甲乙经》《太素》《诸病源候论》并作"食而气逆"。与"气上"之病机相符。

[3] 心系：《灵枢·经脉》："心手少阴之脉，起于心中，出属心系（升主动脉、主动脉弓，侧重在此），下膈，络小肠，其支者（左、右颈总动脉），从心系上挟咽，系目系，其直者，复从心系却上肺（又侧重在肺动脉）。"可见心系实指升主动脉、主动脉弓及肺动脉（行静脉血）而言。重在言升主动脉、主动脉弓与肺动脉，以二脉皆由心上行故也（此外还有"上腔静脉"，入右心）。

[4] 气消：消，消索、消虚。《素问·示从容论》："形气消索。"索，尽也。《素问·调经论》："悲则气消，消则脉虚空。"

[5] 精却：却，退缩也。《甲乙经》作"神却"。《内经》中混言时，则精神可通用，以精为神之物基，神为精之妙用也。如《灵枢·营卫生会》："血者神气也"，《素问·痹论》："阴气者，静则神藏"，皆是例。张介宾以"恐惧伤肾则伤精"释之，非是。

[6] 气不行：校勘：《新校正》："详'气不行'，当作'气下行'也。"当从改。

[7] 气收：张介宾："寒束于外，则玄府闭密，阳气不能宣达，故收敛于中而不得散也。"气机收敛，以御寒。

[8] 气泄：校勘："泄"下当脱"矣"字。其余八段之末皆有"矣"字可证。张介宾："热则流通，故腠理开，阳从汗散，故气亦泄。气机散泄，以散热。"

[9] 外内皆越：马莳："人有劳役，则气动而喘息，其汗必出于外，夫喘则内气越，汗出则外气越，故气以之而耗散也。"内指内脏，外指躯体，言劳倦则内而消耗脏腑之精气，外而消耗躯体四肢之津液精气，故曰

"外内皆越"。杨注："皮腠及内脏腑皆汗，以汗即是气，故汗出内外气衰耗也。"

[10] 思则心有所存："思"，固有思考之义，然亦指忧思而言。《灵枢·本神》说："愁忧者，气闭塞而不行"，可以证也。其次为相思。存，思存也。《诗经》："虽则如云，匪我思存。"曹操《短歌行》："越陌度阡，枉用相存"，皆思念之意。

阐幽发微

黄帝说：我知道百病之生都生于经气的失调："怒则气上，喜则气缓，悲则气消，恐则气下，寒则气收，炅则气泄，惊则气乱，劳则气耗，思则气结。"九种气机变动各不相同，都产生什么病证呢？

按：经文中关于百病之生的论述尚有：《素问·调经论》："血气不和，百病乃变化而生，是故守经隧焉。"又《素问·至真要大论》："夫百病之生也，皆生于风寒暑湿燥火，以之化之变也。"又《灵枢·百病始生》："夫百病之始生也（风为百病之始），皆生于风雨寒暑，清湿喜怒。"盖《素问·调经论》与本篇乃言百病发生之病机在经气之变动，而其余二篇乃言百病发生之病因也。

岐伯分而论之：

1. 怒则气上

"怒则气逆，甚则呕血，及飧泄。"怒为肝之志，肝藏血，怒则肝气（肝之真气）上逆，"气为血之帅"，气逆则血逆，故"气上而不下，（血郁）积于胁下则伤肝"（《灵枢·邪气脏腑病形》）。肝络郁滞则胁痛（肝脉"布胁肋"），此为一般之郁怒所致，如怒甚，则气逆甚，血逆亦甚，其人胃络素虚者，则可因血气上逆之甚迫伤胃络而呕血；若脾胃素虚者还可因大怒而肝气急，肠胃之络气亦收急，血气上逆而紧张收缩，实则周身之孙络都紧张收缩，所以才能使血气上逆。以致影响运化功能，即所谓肝气横逆犯脾，而现噫气、泄泻，轻则"两胁中痛"（《灵枢·五邪》）及"食而气逆"；重则呕血及飧泄，甚或暴厥。

因怒致泄，后世名气泄。秦伯未："肝旺脾弱，亦能形成腹泻。主证为腹痛作胀，泻下溏薄，挟有矢气，常因情志不和反复发作，脉象多弦。治宜抑木扶土，用痛泻要方加味。"痛泻要方系刘草窗所制，原出《丹溪心法》，能泻肝补脾，治肝旺脾虚之肠鸣、腹痛。此外，大怒还可使"血之与气并走于上"（《素问·调经论》），"而血菀于上"，阻绝阴阳气的顺接而导致暴厥（薄厥）。气泄（泄泻）目前临床常见于肠神经官能症，以女性患者为多。

"气泄"之机："这种消化不良并不一定是先有胃肠道细胞的病理改变。由于胃肠道阻力增加，血管收缩，血流的改变如黏膜贫血就会影响黏膜的分泌和吸收，这种病理、生理过程其中有些是交感神经对血管的作用。""在情绪激动时，交感神经兴奋可使外周阻力增加，血管收缩，引起血压升高，消化不良等。"

2. 喜则气缓

"喜则气和志达，荣卫通利，故气缓矣。"喜为心之志，喜则心气（心之真气）和顺，情志畅达，经气舒缓，荣卫之行通利，这是生理的正常反应。虽然喜乐可使经气舒缓，然亦不可太过，正如张介宾所云："然喜甚则气过于缓，而渐至涣散，……《灵枢·本神》曰：'喜乐者，神惮散而不藏'，义可知也。"喜笑太过，则真气过于缓（弛）散，而致精神散漫，行动急忽，松松懈懈，不自检束，因而做事漫不经心（松懈）易出差错。

3. 悲则气消

"悲则心系急（此指肺动脉），肺布叶举，而上焦不通，荣卫不散，热气在中，故气消矣。"悲，指悲恸（非指悲忧）。如《灵枢·五癃津液别》："心系急，则肺举，肺举则液上溢，……故咳而泣出矣。"（关于悲哀泣出，参见【附录二】）。悲为肺志，然"悲哀愁忧则心动，心动则五脏六腑皆摇"《灵枢·口问》。"心动"即《灵枢·五癃津液别》之"心悲气并之"气并"，经气感并于心，则心动。是悲哀先动于心，心动则心系紧急，故肺系亦随之而紧急。《灵枢·口问》："忧思则心系急，心系急则气道约。"肺叶即张布抬举，而使上焦（胸中）壅塞不通，营卫之气因之不得宣散（宣散者少），血气（即热气）滞留于胸中，故外之经气消虚。其人必"形气消索"，面容惨淡，语言无力，形瘁气乏。

4. 恐则气下

"恐则精却，却则上焦闭，闭则气还，还则下焦胀，故气不（下）行矣。"恐为心知可怕，惟恐其加临于身，然终于出现。张介宾："心为五脏六腑之大主，而总统魂魄，兼赅志意。故忧动于心则肺应，思动于心则脾应，怒动于心则肝应，恐动于心则肾应，此所以五志惟心所使也。"恐惧则精神却缩（退缩），上焦之气机因紧张而闭塞（闭，即紧张，血气不外行）。由于精神过分集中于上以应付恐惧，而下焦之气机反而失于控制而弛缓，因而上焦之血气得以退还于下焦，气陷下焦，故下焦有胀坠感，恐甚则下焦之气机弛缓亦甚，则肾失固摄时可现小便失禁甚或遗精等。由于气机上紧下弛，血气不外行而下行，则其人必"面白脱色也"。《伤寒论》："人恐怖者，其脉何状？师曰：脉形如循丝，累累然（羸惫不绝貌），其面白脱色也。"

5. 寒则气收

"寒则腠理闭，气不行，故气（内）收矣。"寒邪之性主于收引凝滞，故人感"寒则皮肤急而腠理闭"《灵枢·岁露论》，以保阳气，以拒寒气（寒去则开），此为气机收敛之正常反应。"气不行"，乃言卫气行于外者少，阳气收敛故。若感寒太甚，则皮肤收急而不解，"使人毫毛毕直，皮肤闭而为热"（已不能自行开张），因卫气不得宣泄于外，郁留于体内，导致阳气盛（欲开气门以宣卫气），故发热、无汗而恶寒也。《素问·生气通天论》："因于寒，体若燔炭，汗出而散。"《素问·玉机真脏论》："今风寒客于人，使人毫毛毕直，皮肤闭而为热，当是之时可汗而发也。"

6. 炅则气泄

"炅则腠理开，荣卫通，汗大泄，故气泄（矣）。"热邪之性主于弛张散泄，故人感"暑则皮肤缓而腠理开"汗出《灵枢·岁露论》，以散热气，以保阴气（热去则闭），此为气机散泄之正常反应。若热邪太盛而伤于热，则皮肤弛缓（泄）而不解，使经络之气淖泽，荣卫通盛，腠理开张（重在脉外之卫气盛），汗液大泄，以卫气之性"慓悍滑疾，见开而出"故也。汗出多则伤津，津伤则渴饮，甚则"瘅热焦竭"而便闭不通。多为白虎汤证、承气证。此有荣卫通盛，故气泄不同于气虚，与伤暑之"精绝"有异。

7. 惊则气乱

"惊则心无所倚，神无所归，虑无所定，故气乱矣。"惊为事先毫无所知而突然发生之惊吓，精神处于无准备状态，与恐之明知可怕者不同。突然受到惊吓，由于精神毫无准备，故一时心无所倚托，神无所归趋，虑无所决定，仓促之间而手足无措（安放），心神不定，气机紊乱。《金匮要略·惊悸吐衄下血胸满瘀血病》："寸口脉动而弱，动即为惊，弱则为悸。"轻者，一时心神恍惚，或梦寐不安，睡中惊叫等；重者可使人呆若木鸡，甚至神志错乱，语无伦次，举止失常（急性反应性精神病）。余曾治一患者，因合房时受惊，而致阳痿不举多年。

8. 劳则气耗

"劳则喘息汗出，外内皆越，故气耗矣。"劳，过用也。包括强力、入房过度。肢体烦劳过用，则导致阳气盛，《素问·生气通天论》说："阳气者，烦劳则张。"故腠理开而汗出散热，肺脏亦因加强宣行营卫，故呼吸加快而喘息（亦兼散热）。内而脏腑之精气，外而肢体之津液（营卫）并皆泄越（消耗掉），故经气耗损。轻则喘息汗出，"有所劳倦，形气衰少"（《素问·调经论》），重则久而导致劳伤。《素问·宣明五气》："久视伤血，久卧伤气，久坐伤肉，久立伤骨，久行伤筋，是谓五劳所伤。"《素问·评热病论》："汗者，精气也。"《素问·经脉别论》："持重远行（主作强），汗出于肾。""摇体劳苦（主四肢），汗出于脾。""生病起于过用，此为常也。"《难经·四十九难》："强力入房则伤肾"，"饮食劳倦则伤脾"。

9. 思则气结

"思则心有所存，神有所归，正气留而不行，故气结矣。"忧思过度则心有所存想，神有所归趋（集中指向），精神始终集中指向一事物而不移（杨注："专思一事则心气驻一物。"），因而真气滞留而气血不畅行，故气机结滞。人在高度思想集中，过分用脑时，其他各中枢皆处于抑制状态。思为脾之志，故忧思首先伤脾，脾之真气结滞不畅，则影响脾主"为胃行其津液"的功能，而现不欲饮食，"四肢不得禀水谷气"，则四肢倦怠，久而面黄肌瘦等证。其在女子，日久还可因脾不统血，而影响月事甚或"不月"。

《素问·阴阳别论》："二阳（阳明胃）之病发心脾，有不得隐曲，女子不月。"忧思伤脾，日久可进而伤心，心伤气亦虚，虚则神虚而现失眠、健忘，以至心悸等证。忧思伤脾日久，可因"气日以衰"，营气虚少，不养于心而心气虚，故《灵枢·百病始生》又说"忧思伤心"，当与归脾汤。然心病还须心药医，当配合以精神疗法始能收其全功。《名医类案》："一女许嫁后，夫经商二年不归，因不食，困卧如痴，无他病，多向里床睡。朱（丹溪）诊之，肝脉弦出寸口，曰：此思想气结也，药难独治，得喜可解。不然，令其怒。脾主思，过思则脾气结而不食；怒属肝木，木能克土，怒则气升发，而冲开脾气矣。令激之，大怒而哭，至三时许，令慰解之，与药一服，即索粥食矣。朱曰：思气虽解，必得喜，则庶不再结。乃诈以夫有书旦夕且归，后三月，夫果归而愈。"又，清魏之琇《续名医类案》亦有一"女因思母成疾"案，以假托其母"今在阴司，欲报汝仇，汝病怏怏，实我所为"之卜语，令女大怒："我因母病，母反害我，我何思之？……遂不思，病果愈。此以怒胜思也。"此外又有恐胜喜等例。《素问·疏五过论》："诊有三常，必问贵贱，封君败伤，及欲侯王，故贵脱势，虽不中邪，精神内伤，身必败亡；始富后贫，虽不伤邪，皮焦筋屈，痿躄为挛。医不能严（禁），不能动神（不从命），（医者）外为柔弱，乱至失常，病不能移，则医事不行。"

小　　结

"百病皆生于气"，是《内经》病机学说的重要内容之一。本篇所列举的九种不同病因所导致的病证，都是在内外病因刺激下，导致经气变动的结果。所以在《灵枢·经脉》，于详述十二经循行后，都是"是动则病"的记载，其所病的证候远比本论所列的九种为多。因此在《灵枢·刺节真邪》又"有一脉生数十病者，或痛、或痈、或热、或寒、或痒、或痹、或不仁，变化无穷"的记载。

本篇所列举的怒、喜、悲、恐、惊、思等情志因素的变动所导致的气上、气缓、气消、气下、气乱、气结等病机，都是直接引起有关脏腑经络的气机（功能）失调而发病，故后世把它归之于病因学中的"内因"。《内经》时期这种把心理现象和病理现象之间的内在联系明确提出来的病机理论是首创的，是符合辩证观点的。欧美到 20 世纪初叶，才逐渐意识到精神因素对疾病的关系，在此以前则是机械唯物的。

篇中的寒热因素所导致的气收、气泄等，都属阳气的反应与失调，因为是由外界的寒热邪气所引起的躯体经络的气机失调而发病，故后世把它归之于病因学中的"外因"。篇中的劳倦（包括房事）所导致的气耗，既非由于内之七情，又非由于外之虚邪（六淫），而是由于肢体过用而导致的既内耗脏腑之精，又外耗筋肉之气，"外内皆越"的病变，故后世把它归之于病因学中的"不内外因"。

以上九种病因所导致的气机失调的病证与病机，皆为临证所常见，熟悉这些基本理论对掌握中医的病机学说及辨证求因的基本技能都具有重要的意义。

【附录一】

《说文》："膜，肉间胲（肓）（阂也）（合音）膜也。从肉，莫声。"《释名·释形体》："膜，幕也，幕络一体也。"犹言周身也。《释名·释采帛》云："煮茧曰莫（膜），莫，幕也；贫者著衣，可以幕络絮也。"张介宾于《类经》说："盖膜犹幕也，凡肉理脏腑之间，其成片联络薄筋，皆谓之膜，所以屏障（保护组织）血气者也。凡筋膜所在之处，脉络必分，血气必聚，故又谓之膜原，亦谓之脂膜。"按：张氏释筋膜之义固是。然谓筋膜即膜原，则嫌尚有一间未达。

定义：盖"膜"为"筋膜"，原为"原系"。王冰注："膜原"即"筋（脂）膜"之游离于脏腑而系属于背部者。其最大之游离部分，遮盖于腹腔诸内脏的前面，如帷幕然，故亦名"幕原"，相当于现代医学所谓的"大网膜"。《灵枢·四时气》："邪在小肠者，连睾系，属于脊"，是小肠之膜原属于脊。按：筋（脂）膜，古或称"肓膜"（胲膜）。如《太素》："此言陷于肉肓，而中气穴者也。"杨注："肉肓者，皮下肉上之膜也，量与肌肤同类。"又注曰："不陷肓膜，则气不行分肉间也。"《素问·痹论》："熏于肓膜，散于胸腹。"杨氏释"肓"为"肓膜"。而王冰则以"肓"为"鬲肓"。盖本之于《素问·刺志论》。而张介宾则谓："肓者，凡腔腹肉理之间，上下空隙之处，皆谓之肓。……《灵枢·胀论》曰：'陷于肉肓，而中气穴'，则肓之为义，不独以胸膈为言，又可知也。"张注较之王注，似乎近理，当以张注为是（《类经》）。膜原为伏邪停伏之处，属半表半里。若只言膜原乃指大网膜，若言"小肠膜原"，则是指"肠系膜"而言。

《素问识》："《太阴阳明论》云：脾与胃以膜相连。盖脏腑之间，有膜而相遮隔，有系而相连接，此即膜原也。"又《素问·疟论》云："由邪气内薄于五脏，横连于募原也"（《灵枢·百病始生》）。"幕原"，《太素》作"膜原"。足证"膜""幕"古通。《灵枢·百病始生》："传舍于肠胃之外，募原之间。"张志聪注："募原者，肠胃外之膏膜。"大网膜：在上，胃脾韧带与大网膜之间是直接延续的。被覆于胃后壁的腹膜，由胃大弯经结肠韧带移行于横结肠，构成横结肠系膜的上层，继而覆盖于胃床（在腹壁）各脏器（左肾、膈、结肠左曲、脾的胃面）的表面。可见大网膜也是与背部相连的。

【附录二】

《强忍住自己的眼泪，就等于慢性自杀》："含钠，含钾，含酶，含氨基酸，含油，含其他黏液，……眼泪这种混合物的比例是变化无穷的。由于真正悲伤而痛哭的眼泪所含的蛋白质，比由于削洋葱而流出的眼泪所含的蛋白质要多得多。"（《参考消息》1980.4.12. 第3版）

《有泪，就让它流》："情感性眼泪含有的蛋白质是有毒的物质，其浓度远远超过其他情况，如因洋葱刺激而引起的眼泪中的蛋白浓度。因此，有些科学家断言，眼泪的功能之一，是使人的机体在处于紧张状态时所产生的有害毒素排出体外。"（《健康顾问》1980.11. 第1版）

第三十四章　素问·风论

题解

风有"实风""虚风"之分。《灵枢·九宫八风》云：实风"从其所居之乡来""主生，长养万物"；虚风"从其冲后来""主杀，主害者"。本论之风乃指虚风而言。篇中对虚风所致的各种疾病的症状、病机、诊法等进行了较详细的论述，并指出虚风"善行而数变"，且为"百病之长"的严重性。所以篇名《风论》。

第一节　"风"的概念、特性及其所导致的多种风病的症状与病机

原文

黄帝问曰：风之伤人也，或为寒热，或为热中，或为寒中，或为疠风，或为偏枯，或为风也[1]，其病各异，其名不同。或内至五脏六腑，不知其解，愿闻其说。

岐伯对曰：风气藏于皮肤之间，内不得通，外不得泄。风者，善行而数变[2]，腠理开则洒然寒，闭则热而闷。其寒也则衰食饮；其热也则消肌肉。故使人怢㤜[3]而不能食，名曰寒热。风气与阳明入胃，循脉而上至目内眦，其人肥则风气不得外泄，则为热中而目黄；人瘦则外泄而寒，则为寒中而泣出。风气与太阳俱入，行诸脉俞，散于分肉之间，与卫气相干，其道不利，故使肌肉愤[4]䐜而有疡，卫气有所凝而不行，故其肉有不仁[5]也。疠者，有荣气热胕[6]，其气不清，故使其鼻柱坏而色败，皮肤疡溃。风寒客于脉而不去，名曰疠风，或名曰寒热。

以春甲乙伤于风者为肝风，以夏丙丁伤于风者为心风，以季夏戊己伤于邪者为脾风，以秋庚辛中于邪者为肺风，以冬壬癸中于邪者为肾风。

风中五脏六腑之俞[7]，亦为脏腑之风，各入其门户所中，则为偏风。风气循风府而上，则为脑风，风入系头[8]，则为目风，眼寒。饮酒中风，则为漏风。入房汗出中风，则为内风。新沐[9]中风，则为首风。久风入中，则为肠风飧泄。外在腠理，则为泄风。

故风者，百病之长也[10]，至其变化乃为他病也，无常方，然致有风气也。

校注

[1] 或为风也：《素问识》："'为风'之间恐有脱字。"《太素》作"或为贼风也"（《千金方》同）。"当从《甲

258

乙经》作"其为风也"。按：杨上善云"此之五者，以为风伤变成。"则"或为风也"，似应据《甲乙经》《太素》订为"其为风也，其病各异，其名不同。"即它所形成的风病，病状各异，是多种多样的。

[2] 善行而数变：行，运动，传布。《史记·扁鹊列传》："热气已上行，至头而动，故头痛。"《左传》："言之无文，行而不远。"言风邪之性善流布传变。

[3] 恢栗：杨注："振寒貌也。"王注："卒振寒貌。"按：《甲乙经》作"解㑊"。《素问识》："恢慄，……考字书并无振寒之义。《甲乙经》作'解㑊'于文理为多。"下附《内经》"解㑊"之文。

《素问·平人气象论》云："尺脉缓涩，谓之解㑊。"王注："寒不寒，热不热，弱不弱，壮不壮，仓不可名，谓之解㑊也。"

《灵枢·论疾诊尺》："尺肉弱者，解㑊，安卧，脱肉者，寒热，不治。"

《素问·刺禁论》："髓伤则消烁胻酸，体解㑊然不去矣。"《太素》杨注："解㑊，解惰也。"

《素问·刺疟》："足少阳之疟，令人身体解㑊，寒不甚，热不甚。"

《素问·四时刺逆从论》："夏刺经脉，血气乃竭，令人解㑊。"

《素问·玉机真脏论》："冬脉……太过，则令人解㑊。"

《素问·气厥论》："大肠移热于胃，善食而瘦，谓之食亦。"据此，㑊，当有瘦义也。

"少阳之复，治以咸冷"（《素问·至真要大论》）下，王注："而为解㑊不可名也。谓热不甚，谓寒不甚，谓强不甚，谓弱不甚，不可以名言，故谓之解㑊。粗医呼为鬼气恶病也。久久不已，则骨热髓涸齿干，乃为骨热病也。"《肘后方》名之曰"尸注""鬼注"。《千金方》将"尸注"列入肺脏篇。

[4] 愤：通贲，坟。高起来《谷梁传·僖公十年》："覆酒于地而地贲。"认为其本字为"贲"，"愤""膹"（《太素》即作"贲"）乃后起字。《广雅·释法》："愤，盈也。"

[5] 不仁：肌肉麻木而不知痛痒。《简明中医词典》："浅感觉障碍"。

[6] 热胕："热胕"连言者，为"热腐"；"面胕"（《素问·评热病论》）连言者，为"面肤"（《素问·风论》）；"足胕"连言者，即"足跗"；"胕肿"即"浮肿"（《素问·风论》《太素》）。

[7] 五脏六腑之俞：杨注："脏腑输者，当是背输。"

[8] 风入系头：今本《甲乙经》无此注。《素问识》："若作头系，则头字无著落，今据《甲乙经》注改'头系'，头系乃头中之目系。"

[9] 沐："濯发也"（《说文》），即洗头。

[10] 风者，百病之长也：长，王注："先也。"《吕览·谕大》："万夫之长。"注："大也"。按：亦犹"始也"，即开头排在第一之义。犹言有病都是由虚风所引起。《内经》中类似的论述还有如："故风者，百病之始也。清静则肉腠闭拒，虽有大风苛毒，弗之能害"（《素问·生气通天论》）。"余闻风者百病之始也"（《素问·骨空论》）。"风者，百病之始也；厥逆者，寒湿之起也"（《灵枢·五色》）。"是故风者百病之长也，今风寒客于人，始人之毫毛毕直，皮肤闭而为热"（《素问·玉机真脏论》）。

阐幽发微

（一）风的概念

《诸病源候论》："风是四时之气，分布八方，主生养万物，从其乡来者，人中少死病；不从其乡来者（即"从其虚之乡来"），人中多死病。"《太素》杨注："风气一也，徐缓为气，急疾为风。人之生也，感风气以生；其为病也，因风气为病。"合之以《金匮要略》首篇所论，则风气即空气也。

（二）"风"的特性

"善行而数变"，"至其变化，乃为他病也，无常方。"由于虚风中所含的邪毒之气多种多样，故其发病也多种多样，而善于传变，无固定之证型。初起既可引起表证，亦可"内至五脏六腑"引起里证。

（三）虚风所导致的各种疾病的症状与病机

1. 寒热

寒热病是由于素体禀赋不足（《灵枢·五变》："小骨弱肉者，善病寒热。"），感受了含有"寒热之毒气"（《灵枢·寒热病》）的虚风，"藏于皮肤之间"，初似感冒，但却不似感冒之可通过发表而能使风邪外泄；或者内传胃肠能得通下而解，而总是留连不去而寒热时作；风邪之性是善行而数变的，喜流布而数传变，留连不去，就多传变，入肺，逐渐使人阴阳之气虚弱，特别是阳虚，而导致腠理开阖失调，昼日阳虚，开则感寒，夜晚阴虚，由于腠理闭而不散热则热闷，由于寒热交作日久则消耗精血。（"其寒也则衰饮食，其热也则消肌肉"乃互文，即"其寒热也，衰饮食消肌肉"之义。）故使人消瘦怠惰（即解㑊）"而不能食"，脾气虚，"脾藏营"，营气消耗太过，则脾精不足，故脾不健运。

2. 热中

风邪客于足阳明之分，足阳明脉起于鼻上，交频中，旁纳太阳之脉，故风邪得以循足阳明脉而上至目内眦。其人肥胖则腠理致密，致密则风邪不易外泄，而郁留于中，郁而化热，而为热中（其人必素体阳盛）。肥人多湿，湿热上淫于目，致目黄。

《灵枢·五邪》："邪在脾胃，则病肌肉痛。阳气有余，阴气不足，则热中善饥；阳气不足，阴气有余，则寒中肠鸣腹痛。"《灵枢·师传》："夫中热消瘅则便寒；寒中之属则便热。"《素问·平人气象论》："缓而滑曰热中""脉（之）尺粗常热者，谓之热中。"《素问·腹中论》："夫热中，消中（消瘅）者，皆富贵人也。"故"其人肥"也。《素问·平人气象论》："目黄者曰黄疸。""溺黄赤，安卧者，黄疸。"

按：热中之证，当以《灵枢·五邪》所说"善饥"为主证，至于目黄之热中，乃是湿热合邪所致。盖风热入胃，则妨碍脾胃行散津液之功能，致肠间水谷津液及"胆汁"（《灵枢·天年》）等湿浊之气与热邪郁留于肠胃，湿郁热蕴，随经络周流于身，故发身黄，胆液流经于目，与白睛相结合，则现目黄。

3. 寒中

瘦人感受风邪，因其腠理疏松，风气容易外发腠理，随汗外泄，故使人阳虚而为寒中，阳明脉虚寒，不荣于目内眦，故"液道"（泪液之道，后世名"泪孔"，今名"泪囊"）失约而泣出。

《诸病源候论》："故痢色白，食不消，谓之寒中也。"

按：寒中之证，当以《灵枢·五邪》之"肠鸣腹痛"为主。以寒中即中寒也。至于泣出一证，非止寒中一证，脾气虚者，更易患泣出。

4. 疠风

"风气与太阳俱入，行诸脉俞，散于分肉之间（'间'下，《甲乙经》有'卫气悍邪时'五字；《太素》有'冲气淫邪'），与卫气相干，其道不利故使肌肉愤膜而有疡（在后），卫气有所凝而不行，故其肉有不仁也（在先）。疠者，有（《太素》无'有'字，语首助词，无义）荣气热胕"，其气不清，故使其鼻柱坏而色败，皮肤疡溃（结核型）。杨注："以下言疠疡也。"足证本段经文乃言疠疡。

虚风中之病风客于人体较深，循太阳脉而入，行于脉内而至各腧穴（杨注："俱入十二经脉输穴之中。"）外散于分肉之间，与分肉之间的血气相冲犯，凝结不行，使气道壅塞不利（《素问·痹论》："逆其气则病。"），故使肌肉发肿块而成"疠疡"，其色发红（高注）；肿处未起之前，患处因血气凝滞而不行（经气实亦不通），故肌肉先麻木而不知痛痒。疠病日久，则疠毒于血中化热，而使血气腐坏不清（杨注："胕，腐也。"《素问·阴阳类论》："沉为脓胕。"），以致周身的肿块溃烂，表面光亮，边缘不清楚，鼻柱也烂坏，气色容颜也败坏（须眉堕落）。

按：疠风初起，觉"皮肤不仁或淫淫若痒"（《外台秘要》），继则发红斑，继则肿溃无脓。"风寒客于脉而不去（足见疠风邪伏之久），名曰疠风，或名曰寒热。"《素问·脉要精微论》："脉风成为疠。"风寒客留于脉，则名"脉风"。脉风之状当为"或痹不仁，肿痛"，即《外台秘要》所谓"皮肤不仁，或淫淫若痒"等疠风初起之症，久治不愈，则病成而为疠风矣。因其病势较瘤型者为轻，且缠绵病久，故或视为"寒热"之类。似为结核类疾病。《素问·长刺节论》："病大风，骨节重须眉堕，名曰大风（风之最甚者）。"《灵枢·四时气》："疠风者，素刺其肿上，已刺，以锐针针其处，按出其恶气（《甲乙经》谓"恶血"），肿尽乃止，常食方食，无食他食。"《素问经注节解》："风病唯此为疠，故名疠风。今人有此病者多是父母相传，盖精血秽浊，胶固不散，一气相承，终久必毙。若如经言，风入脉俞，卫气凝涩，便为疠风，则似疠亦从外面入，气凝血热，鼻坏肤溃，几与父子相传者无辨矣。要而论之，得于外感者可治。得于父母者难治，学者不可不知也。"（关于麻风病，参见【附录一】）。

5. 脏腑之风

"以春甲乙伤于风者为肝风，以夏丙丁伤于风者为心风，以季夏戊己伤于邪者为脾风，以秋庚辛中于邪者为肺风，以冬壬癸中于邪者为肾风。风中五脏六腑之俞，亦为脏腑之风。"

甲乙、丙丁、戊己、庚辛、壬癸，乃十干纪日，故虽非春时中于风，而导致肝风者，乃系于甲日或乙日中于风故也。十年应五作，说见《素问·脏气法时论》。若非春时甲乙日中于风邪，而亦致肝风者，乃因风邪正中于肝俞，由俞脉内入于肝故也。脏腑之风，病状见后文。

6. 诸风病状与病机

（1）偏风："各入其门户所中则为偏风"（《甲乙经》作"风之所中"）。风邪由偏旁之腧穴客入，则为偏风。偏风即偏枯，如《诸病源候论》引《养生方》云："大汗勿偏脱衣，喜得偏风，半身不遂。"是风邪之所以偏中于身半者，乃缘汗出腠理开而偏身脱衣之故也。历代虽如此说法，然细释经文，则似指下文诸风言。

病机："虚邪偏害于身中，其入深，由居荣卫（经络之中）"（《灵枢·刺节真邪》），遇真气稍衰（起居、情志），则偏身邪气独留，经气阻绝不通，故半身不遂。病状："身偏不用而痛，言不变，志不乱"（《灵枢·热病》），"汗出偏沮"。

《医方类聚》引《神巧万全方》中"治中风半身不遂方论"云："盖指风则谓之偏风；指疾则谓之半身不遂；其肌肉偏小者，呼为偏枯。"《素问·八正神明论》："知诊三部九候之病脉处而治之，故曰守其门户焉。"是门户即俞穴也。杨注："门户，空穴也，邪气所中之处，却偏为病，故名偏风也。"《灵枢·九宫八风》："其有三虚（'乘年之衰，逢月之空，失时之机，因为贼风所伤是谓三虚。'）而偏中于邪风，则为击仆偏枯矣。"《圣济总录》："论曰人身所养者唯气与血，气血均等，则无过不及之害。稍至衰微，则所运不周，遂致体有偏虚，复因风客身一边者，谓之偏风。其状半体不知痛痒，或顽痹不仁，或纵缓，或痛痹是也。"

（2）脑风："风气循风府而上，则为脑风。"风邪客于督脉之风府而上入于脑（不必经脑户，亦可经太阳而传入，《素问·热论》："巨阳者，诸阳之属也，其脉连于风府。"）令人头痛，经久不瘥，时发时止，《素问吴注》："脑风，脑痛也。"其病机盖因风邪客留，经气不得通畅故也。

《甲乙经》："脑风目瞑，头痛，风眩目痛，脑空主之。"脑空在风池上，与脑户平。《圣济总录》治脑风头痛，或"时差时发"，或"头痛不已"，或"连目系紧急"，或"头痛不可忍"等，诸方大多用川芎、藿香叶、白附子、天麻、石膏、防风、荆芥、白芷、僵蚕、菊花、麻黄、细辛、白花蛇、羌活之属。据此，则知脑风即曹操所患之"头风"也。《医说》："脑风，头旋偏痛。"《圣济总录》："论曰《内经》谓：风气循风府而上，则为脑风。……脑户者，督脉足太阳之会也，又太阳脉起于目内眦，上额交颠上，入络脑，今风邪客搏其经，稽而不解，则脑髓内弱，故项背怯寒，而脑户多风冷也。"《张氏医通》用当归四逆汤。

（3）目风："风入系头，则为目风眼寒。"（《太素》作"眼寒"，属下句读。）《灵枢·寒热病》："足太阳有通项入于脑者，正属目本，名曰眼系。"《灵枢·大惑论》亦谓眼系"上属于脑，后出于项中。故邪中于项，因逢其身之虚，其入深，则随眼系，以入于脑。"吴注："目风，目痛也。"此"风入系头"，则当是项部足太阳经受风，经风府"入系头"，循目系而入目者。其证如张介宾所言："则或痛或痒或眼寒而畏风羞涩也。"《诸病源候论》有"目风泪出候"。《张氏医通》："人素有头风，因而目病，《内经》所谓"风入系头，则为目风眼寒"是也，发则头痛目亦病，目病头亦痛。轻则一年数发，重则连绵不已。"《圣济总录》有"治风邪入袭于头，目风眼寒，头目昏痛羌活散方"及"治风毒攻入系头，目风眼寒，及昏涩等疾，菊花散方。"及"治目风眼寒及昏肿多泪。细辛汤方"等。是目风之证多端，非止眼寒也。

（4）漏风："饮酒中风，则为漏风。"张介宾："酒性温散，善开玄府，酒后风中，则汗漏不止，故曰漏风。《素问·病能论》谓之酒风。"《讲义》引张璐说："偏风一名酒风，无论冬夏，额上常有汗出，此醉后当风所致。"

《素问·病能论》："有病身热（《太素》作"体"）解堕，汗出如浴，恶风，少气，此为何病？岐伯曰：病名曰酒风。……以泽泻、术各十分，鹿衔五分，合以三指撮为后饭。"王注："饭后药先。"杨注："先食后服，故为后服。"（按：杨注为是。）漏风症状见后文。

（5）内风："入房汗出中风，则为内风。"王注："因内风袭，故曰内风。"因入内汗出而中于风邪，故名内风。其证则如吴注"今人遗精、咳血、寝汗、骨蒸，内风之所致也。"于天星："本篇内风一证，虽与后世内风涵义迥异，但其病因叙入房在前，无疑，这给后世对内风证中属虚者的认识，不能不说起了启迪作用。"按：于氏以内中风与《内经》内风相提并论，非是。孙思邈："其状恶风，汗流沾衣被。"《增补内经拾遗方论》用大补黄芪汤（芪、防、参、归、芎、术、熟地、苓、草、五味、肉桂、山萸、肉苁蓉）治之。

（6）首风："新沐中风，则为首风。"刚刚洗完头，头部毛腠开张，因而中于风邪，就只叫作"首风"。

（7）肠风："久风入中，则为肠风，飧泄。"《选读》从张注，将"肠风"与"飧泄"点断读，非是。张注云："久风不散，传变而入于胃肠之中，热则为肠风下血。寒则肠谷不化而为飧泄泻痢。"

《素问·脉要精微论》："久风为飧泄。"即《素问·生气通天论》："春伤于风，邪气留连乃为飧泄"，亦即本篇之"久风入中，则为肠风飧泄"也。肠风之证即为飧泄，然其飧泄为"肠澼"，即便肠垢，久之则便中带血或脓血也。久风即感冒发热恶风，久而不食，但其热不甚，即今日所谓之连于膜原，乘饮食失节，肠胃内虚而内传也。《素问·阴阳应象大论》：

"春伤于风，夏生飧泄。"《灵枢·论疾诊尺》："春伤于风，夏生后泄肠澼。"《素问·生气通天论》："春伤于风，邪气留连（入中）乃为洞泄。"《素问·通评虚实论》："肠澼便血""肠澼下脓血"等证皆恶其"身热""脉悬绝"，喜其身寒、脉滑大也。

（8）泄风："外在腠理，则为泄风。"风邪之性主于升散开泄，客于腠理之间而不去，使阳气失调，则腠理不固，卫气"见开而出"，故令人"多汗"。《灵枢·营卫生会》名之曰"漏泄"。《灵枢·营卫生会》："此外伤于风，内开腠理，毛蒸理泄，卫气走之，……此气慓悍滑疾，见开而出，故不得从其道，故命曰漏泄。"杨注："谓之漏泄风也。"

（9）风为百病之长："故风者百病之长也，至其变化，乃为他病也，无常方，然致有风气也。"本论所称之风为"虚风"的简称，即含有对人体有贼害作用的"虚邪气"的异常风气，其所含的邪毒之气（《灵枢·百病始生》："风雨寒热，不得虚邪，不能独伤人。"）随"四时之气"（《素问·生气通天论》）而有所不同，人们感受何种邪气不可确定，"毒有差别"（《肘后方》），故所导致的疾病也"其病各异，其名不同"。且风"善行而数变"，故为"百病之长"。虚风是"百病之长"，百病都可以由虚风而导致，因虚风所含的邪气随四时而有所不同，初起既可引起表证，既而内传又可引起里证，善行而数变，其病各异，其名不同，"变化无穷"（《灵枢·刺节真邪》），没有常则，然而都是由于虚风所导致，这一点都是肯定的。

按：古多以"风""痹"名病，如《汉书·艺文志》经方有《五脏六腑痹十二病方》《五脏六腑疝十六病方》等。《内经》亦有"五脏六腑痹""五脏六腑风"（《素问·风论》）及"五脏十二经厥""七疝"等。

风：《素问·风论》；痹：《素问·痹论》《素问·五脏生成》《灵枢·邪气脏腑病形》；厥：《素问·厥论》《灵枢·经脉》《灵枢·邪气脏腑病形》；疝：《灵枢·邪气脏腑病形》《灵枢·经脉》《素问·大奇论》《素问·骨空论》。

第二节　五脏风、胃风的病状、病机及其诊候大法

原文

帝曰：五脏风之形状不同者何？愿闻其诊及其病能。

岐伯曰：肺风之状，多汗恶风，色皏[1]然白，时咳短气，昼日则差，暮则甚，诊在眉上[2]，其色白。心风之状，多汗恶风，焦绝[3]，善怒吓[4]，赤色，病甚则言不可快，诊在口上[5]，其色赤。肝风之状，多汗恶风，善悲，色微苍，嗌干善怒，时憎女子，诊在目下，其色青。脾风之状，多汗恶风，身体怠惰，四支不欲动，色薄微黄，不嗜食，诊在鼻上[6]，其色黄。肾风之状，多汗恶风，面痝[7]然浮肿，脊痛不能正立，其色炲[8]，隐曲不利[9]，诊在肌上[10]，其色黑。

胃风之状，颈多汗恶风，食饮不下，鬲塞不通，腹善满，失衣[11]则䐜胀，食寒则泄，诊形瘦而腹大。首风之状，头面多汗，恶风，当先风一日则病甚，头痛不可以出内，至其风日，则病少愈。漏风之状，或多汗，常不可单衣，食则汗出，甚则身汗，喘息恶风，衣常濡[12]，口干善渴，不能劳事。泄风之状，多汗，汗出泄衣上，口中干，上渍其风，不能劳事，身体尽痛则寒[13]。

帝曰：善。

校注

[1] 皏:《玉篇》:"浅白色也。"

[2] 眉上:《灵枢·五色》:"阙中者,肺也。"不可理解为眉毛的上部,而应理解为眉部。如"脸上"理解为脸部一样。

[3] 焦绝:杨注:"焦,热也;绝,不通也。言热不通也。"王注:"焦绝,谓唇焦而纹理断绝也。"张注:"言唇舌焦躁之极也。"又焦,焦躁。绝,极(《辞海》)。(杜甫《新安吏》:"中男绝短小,何以守王城。")焦躁之极。

[4] 吓:《广雅》:"怒也。"《辞海》:"怒叱声。"《庄子·秋水》:"鸱得腐鼠,鹓鶵过之,仰而视之曰:'吓!'"

[5] 诊在口上:《读内经记》:"诊在口上,其色赤,按口字当是舌之烂文,舌为心之苗,心病诊舌,方与上文肺诊眉;下文肝诊目下相合。若口字,则为脾之外候,文殊不类。"秦伯未之见甚是。

[6] 鼻上:《讲义》:"鼻上:亦称面王,为脾在面部的相应区域。鼻准最高部属脾,两鼻翼属胃。"

[7] 痝:(māng),《集韵》:"病困也。一曰病酒。"王冰注:"痝然,言肿起也。"未知其所本。按:《广韵》:"痝,病困。""厖,厚也,大也。"厖(páng),音旁。李善注:"厖、鸿,皆大也"。据之可知"痝"乃"厖"之讹也。《甲乙经》《太素》并作"厖"。

[8] 炲:(tái),音台。《玉篇》:"炲,煤烟尘也。"这里形容色黑。按:此云"其色炲"矣,后文又云"其色黑"似嫌重叠。

[9] 隐曲不利:《讲义》:即性机能减退。王冰注:"隐曲者,谓隐蔽委曲之处也。肾藏精,外应交接,今藏被风落,精气内微,故隐蔽委曲之事,不通利所为也。"《外台秘要》作"隐曲膀胱不通"。

[10] 肌上:《讲义》:"《甲乙经》《太素》均作'颐上'"(《甲乙经》原作"肌上")。《素问·刺热》:"肾病者,颐先赤。"杨上善注:"颐上,肾部也。有本为'肌上'误也。"《读内经记》:"按肌字当是䐊字之误。"《说文》:"䐊,颊肉也。"《集韵》义同,颊上为颧,颧正肾之外候也。䐊之讹肌,犹饑之与饥,機之与机,不足为异。"此乃本之于高注《说文解字约注》:"《释名·释形体》云:颐,或曰颊车,颊肉谓之䐊,犹颊车谓之颐。颐字古读同姬,则与䐊双声也,故其义近。"

[11] 失衣:衣读矢声,为动词,即穿着或覆盖之义。失衣即日间失于穿着、衣单、或夜卧失于覆盖。

[12] 衣常濡:裳,《太素》作"衣裳濡,口干善渴,不能(耐)劳事。"《说文》:"常,下属也。从巾,尚声。裳,常或从衣。"

[13] 口中干,上渍其风,不能劳事,身体尽痛则寒:《太素》作"口干上来"。按:"口中干,上渍其风",《素问》《甲乙经》《太素》三本互有出入,足见其讹误由来已久,寻其文义当是"汗出泄衣上渍,口干,恶风"之误。至于"身体尽痛则寒",当是或证(或为衍文)。周学海:"'汗出泄衣上'句无义理,'上渍其风'与'则寒'均疑有误字。"

阐幽发微

(一)肺风

"肺风之状,多汗恶风,色皏然白(平浅白),时嗽短气,昼日则瘥,暮则甚,诊在眉上,其色白。"风邪之性主于升散开泄,肺中于风邪则皮毛不固。卫气"见开而出",故多汗。皮毛虚,腠理开故恶风。肺气虚不能"输精于皮毛",故皮毛虚而色薄白,尤以两眉部皮肤为明显。肺虚风邪入客,则气道作咳,肺气虚则短气。其咳嗽、短气、汗出之证,昼轻夜甚者,乃缘邪在手太阴经,昼日阳气尚和,故瘥;夜则阴病,且阳入于阴与邪相争(当有阴虚发热),皮毛盖虚,故当有微热寝汗出"(《素问·脏气法时论》)。久则"怠堕,咳唾血,引腰背胸"(《灵枢·邪气脏腑病形》)。《素问·脉要精微论》所谓"风成为寒热"是也。《金匮要略·血痹虚劳》:"男子面色薄者,主渴及亡血、卒喘悸。脉浮者,里虚也。"

（二）心风

"心风之状,多汗恶风,焦绝善怒吓,赤色,病甚则言不可快,诊在口(舌),其色赤。"心为"阳中之阳",属阳脏,风亦为阳邪,故心受风邪,当发热汗出而恶风。姚止庵以为"心病则火炽而焦急",故善怒,似合理。面色赤,心有风热之邪故也。"热多则淖泽(经水沸溢《素问·离合真邪论》),淖泽则黄赤"(《素问·经络论》)。尤以舌色赤为甚。心之别络系舌本,病甚则热甚津绝不容于舌本,故"舌本强"而言语不灵便。再甚则谵妄矣,当属热病之类。《诸病源候论》:"心气不足,……舌本强。"《外台秘要》:"心风状,汗多,若脉气实则热,热则伤心,使人好怒。口为色赤,甚则言语不快,血脱,色干燥不泽。"

（三）肝风

"肝风之状,多汗恶风,善悲,色微苍,嗌干,善怒,时憎女子,诊在目下,其色青。"风邪之性主升散开泄,故伤于风则多腠理蒸泄而汗出,腠理开故恶风。肝藏血,肝气热则血稠黏,瘀滞不畅,故色微现青紫(绀)也。若寒则现青黑。《素问·经络论》所谓:"寒多则凝泣,凝泣则青黑"是也。肝脉"循喉咙之后,上入颃颡",肝气热,故嗌干;肝气盛,故善怒而恶人。"时憎女子"者,以在时男尊女卑,恶人之轻者,易先于女子身上表示出来,故曰"时憎",甚则亦不分男女矣。张介宾谓:"足厥阴脉,……其脉环阴器,强则好色,病则妒阴(好色乃肾气所主,病则妒阴牵强),故时憎子女也。"非是。按:善悲义难解(《讲义》按语"疑有错脱")。《灵枢·本神》之:"肝气虚则恐,实则怒"(《素问·脏气法时论》同)。又曰"心气虚则悲,实则笑不休。"今言"善悲"与它篇经义不合。待考。

《外台秘要》:"凡阴气外出,出则虚,虚则筋虚,筋虚则善悲,色青苍白,见于目下。"然与"肝气虚则恐"不合。又曰:"若阳气内发,发则实,实则筋实,筋实则善怒嗌干。"按:"心藏神""肝藏魂",故二脏之病多及精神情志。

（四）脾风

"脾风之状,多汗恶风,身体怠堕,四肢不欲动,色薄微黄,不嗜食,诊在鼻上,其色黄。"风邪之性,主升散开泄,故伤于风则多汗恶风。脾主四肢,"脾病不能为胃行其津液,四肢不得禀水谷气",故"四肢不欲动"。"身体怠堕,缘脾主肌肉,脾虚故肌肉无力。""不能食",亦缘脾气虚不能运化之故。脾藏营,营气虚,故面色浅薄微黄,尤其在鼻部明显。口唇亦当无华,以"其华在唇四白"也,此乃因劳倦汗出而当风所致。《素问·五脏生成》:"黄脉之至也,得之疾使四肢,汗出当风。"其汗出恶风,当是腠理虚故也。《素问·玉机真脏论》:"是故风者百病之长也,今风寒客于人,……当是之时,可汤熨及火灸刺而去之。弗治,病入舍于肺,……弗治,肺即传而行之肝,……弗治,肝传之脾,病名曰脾风,发瘅,腹中热,烦心,出黄。"《素问·厥论》:"内热而溺赤也。"

（五）肾风

"肾风之状,多汗恶风,面痝然浮肿,脊(《甲乙经》《太素》脊上有'腰'字)痛不能正

第三十四章 素问·风论 265

立（《外台秘要》作"不能久立"），其色焰，隐曲不利，诊在肌上，其色黑。"强力入房则肾汗出，逢于风，则风邪乘虚入肾，是为肾风。风性主于升散开泄，故多汗恶风。肾不化水，水气上溢，故面目肿大。"腰者，肾之府"，肾脉"贯脊"，肾病则精血不养于腰脊，故腰脊痛，不能直立。血中肾之精气比例失调，则面色发黑，尤以两颧及颐部为明显。肾气不和，精气不足（气逆，脑之天癸不得随任督下达，故男子阳事不举，女子月事不来），故性机能减退而"隐曲"之事"不通利所为"（王注）。按：《素问·评热病论》："月事不来者，胞脉闭也"，"今气上迫肺，心气不得下通，故月事不来也。"《素问·阴阳别论》将"隐曲"与"不月"分述。

《灵枢·论疾诊尺》："视其人目窠上微痈，如新卧起伏，其颈脉动，时咳，按其手足上，窅而不起者，风水肤胀也。"参以《素问·评热病论》，则风水似在肾风之后，有新轻久重之异。《素问·评热病论》："有病肾风者，面胕庞然壅，害于言，可刺不？岐伯曰：虚不当刺，不当刺而刺，后五日其气必至。……病名曰风水。"《素问·奇病论》："有病庞然如有水状，切其脉大紧，身无痛者，形不瘦，不能食，食少，名为何病？岐伯曰：病生在肾，名为肾风。肾风而不能食，善惊，惊已，心气痿者，死。"《金匮要略·水气病》："肾水者，其腹大，脐肿腹痛，不得溺，阴下湿如牛鼻上汗，其足逆冷，面反瘦。"

（六）胃风

"胃风之状，颈多汗，恶风，食饮不下，鬲塞不通。腹善满，失衣则䐜胀，食寒则泄，诊形瘦而腹大。"胃肠是一家，故仲景云"胃家"，《灵枢·本输》："大肠、小肠皆属于胃。是足阳明也。"胃为六腑之长，故胃风实赅胃肠之风而言。胃风的症状是：颈部多汗而恶风，以足阳明脉"从大迎前，下人迎，循喉咙"，阳明受风，则其所过之颈首部腠理开泄而多汗恶风。风邪入胃，则胃气失和，饮食不消，气不下传，故鬲塞不通（即"心下痞"也），食不化则产气与风气相合，故令人腹胀气满（其外证则"腹大"）。诊其形瘦而腹大，是胃风之主证。脾胃主于肌肉，食少故瘦，食不消，酵气多，故腹胀大。失衣则腹部感寒而越发影响消化，故腹部胀满甚；若饮食寒凉，则胃寒甚，寒则收引，胃肠收急，则未化之水谷急剧传下而泄泻。《新校正》云："按孙思邈云：新食竟取风，为胃风。"

（七）首风

"首风之状，头面多汗，恶风，当先风一日则病甚，头痛不可以出内，至其风日则病少愈。"首风，即前文"新沐中风，则为首风"也。头面腠理开泄故多汗而恶风。当先风一日则病甚，其文难解。当是脑为精明之府，为真气之所聚，故能于发病前一日而预知受风之日将到，故反应强烈，而头痛甚，恶风亦甚，见风则病剧，故不能出内室以避风，至其受风之日而病之稍微见轻，当是因痛甚已过，汗出已多，风气得以稍泄而势缓之故。按：人体真气对病气的反应微妙甚多，因不能对病人进行实验，故只能有待将来科学之进步作出回答。如《金匮要略·呕吐哕下利病》："下利已差，至其年月时复发者，以病不尽故也。当下之，以大承气汤。"生活中此例甚多也。

（八）漏风

"漏风之状，或多汗，常不可单衣，食则汗出，甚则身汗，喘息，恶风，衣常濡。"漏风的病状是"食则汗出"（多上半身），因风客腠理，遇热饮食熏蒸则汗出，严重时则遍身"汗"或

"多汗"，或胃热甚，或饮酒，故甚而自汗，即指此。"喘息"汗出伤气故喘息短气，"恶风"乃因腠理开泄之故。《新校正》引孙思邈："近衣则身热如火，临食则汗流如雨"，故"常不可单衣"，酒热与风邪相合，故内热。衣裳经常因多汗而濡湿，"口干善渴"，乃因多汗伤津液之故（且有内热）。不能劳事，乃因汗多伤津液精气（"汗者精气也"《素问·评热病论》），使身体懒惰无力。更加劳动则汗出益甚，故不能（能，《素问注释汇萃》读"耐"，非也。不能劳于事也。）劳事（较不耐为重）。按：马莳、张志聪皆以"常不可单衣"为"虽单衣亦欲却之"。与恶风似不合。

（九）泄风

"泄风之状，多汗，汗出泄衣上，口中干，上渍，其风，不能劳事，身体尽痛则寒。"泄风的病状是：多汗（自汗），这是因为风客腠理，气门开阖失调，故多自汗。汗出多，排泄于衣服上使衣服有污渍，杨注："多汗污衣。"汗多腠理虚，故恶风。汗多伤津液精气，故懈怠无力，不能劳动，且劳动则汗益多也。若年久，卫伤及营，则身体骨节失营而疼痛，且恶寒。以营卫俱虚故也，当与"桂枝加芍药生姜各一两，人参三两新加汤主之"，治"发汗后，身疼痛，脉沉迟者"《伤寒论》62条）。

《圣济总录》："治风虚多汗，少气，牡蛎白术散方。牡蛎煅赤三两，白术二两一分，防风去叉三两半。右三，捣罗为细散，每服二钱匕。温水调下，不计时。恶风倍防风；少气倍术；汗多面肿倍牡蛎。"《灵枢·营卫生会》："人有热饮食入胃，其气未定，汗则出，或出于面，或出于背，或出于身半，……此外伤于风，内开腠理，毛蒸理泄，卫气走之，故不得循其道。此气慓悍滑疾，见开而出，故不得从其道。故命曰漏泄。"杨注："谓之漏泄风也。"（医案参见【附录二】）

小　结

本论详细论述虚风所导致的多种疾病，充分说明了"风为百病之长"及其"善行而数变"的危害性（如寒热、疠风）。《素问·生气通天论》还曾以"大风苛毒"来描述虚风，更可看出其严重性。

论中关于疠风的病因、病状与病机的描述，是最早而较详细的描述，此处还可参考《素问·长刺节论》（"病大风，骨节重，须眉堕，名曰大风。刺肌肉为故，汗出百日；刺骨髓，汗出百日；凡二百日，须眉生而止针。"）及《灵枢·四时气》（"疠风者，素刺其肿上，已刺，以锐针针其处，按出其恶气（《甲乙经》作"恶血"），肿尽乃止。常食方食，无食他食。"）等篇以明治疗及摄养之法。

发热，汗出，恶风，是风邪伤人的常见证候，篇中即据此将一些汗出恶风的病收入本篇，如五脏风、胃风、首风、漏风、泄风等。但虚风中所含的"虚邪气"是多种多样的，他所导致的疾病也是"其病各异，其名不同"的，所以也不是所有虚风所导致的病必然孕有"汗出恶风"之症。这一点也应有正确的认识，如本论的"寒中""热中"。

论中所论的五脏风，都是因有汗出恶风并结合有五脏病的现证而命名的，这是《内经》对疾病命名的原则，他与后世所论的"肝风""脾风""内风"等纯由于内脏失调的病机而命名的"内风"证不同。今后疾病命名还应考虑：继承性原则、适应性原则、实用性原则、准确性原则（中医体系、中西医结合已习用者）。正如《灵枢·百病始生》："气有定舍，因处为名。"《灵枢·顺气一日分为四时》："气合而有病形，得脏而有名。"

【附录一】

麻风病以"结核型"及"瘤型"为最常见（古代所述多为瘤型）。（参看小结部分所引《素问·长刺节论》《灵枢·四时气》文）

结核型：以斑疹、丘疹形成的环状斑片为主，边缘高起清楚，分布多在面、四肢及臀部等处。除浅感觉障碍外，常有运动及营养障碍，如表现为手指弯曲、垂腕、垂足、面瘫、肌肉萎缩、足底溃疡、手、足部大疱（泡）及指趾骨变形等。亦可发生肢端温度降低、紫绀等周围循环障碍。本型为病人对麻风杆菌的反抗力强，约占麻风病人总数的 60%～70%。

1975 年底，湖北云梦出土秦简载，秦时即设有收容、隔离麻风病人的官设机构"疠迁所"（《文物》1976 年第 8 期）。一般皆据《续高僧传》谓麻风病人始于隋唐，非是。

【附录二】

刘少轩《对桂枝汤治自汗的点滴体会》：青年渔民素体健壮，夏日午饭后汗渍未干，潜入水中捕鱼（水寒客腠），回家时汗出甚多，自此不论冬夏昼夜，经常自汗出。曾用玉屏风散（芪、术、防及龙牡、麻黄根等，后来亦用桂枝汤加黄芪，稍愈而复发。经过半年余，体益疲乏，皮肤被汗渍呈灰白色（若在北方着衣，则污衣），汗孔增大，汗出时肉眼可见。自觉肢末麻痹，头晕，唯饮食如常，虽未病倒，但不能参加劳动（不能劳事）。脉浮缓，重按无力。汗出虽多，但口不渴（当是虽干不渴），尿量减少。流汗时间午、晚多而上午少，清晨未起床前略止片刻，其病虽久，脏气未伤，故脉仍浮缓。微发其汗以和营卫。《伤寒论》54 条："病人脏无他病，时发热自汗出而不愈者，此卫气不和也，先其时发汗则愈，宜桂枝汤。"

处方："（桂枝汤）清晨睡醒时服下。等少顷再吃热粥一碗以助药力（当云热稀粥），静卧数小时避风。第三天复诊，服药后全身温暖，四肢舒畅，汗已止，乃照原方加黄芪，服法如前，但不啜热稀粥，连服两剂愈。"

（《福建中医药》，1964，5：35）

第三十五章　素问·痹论

题解

痹者，闭也，《易·通卦验》郑玄注云："痹者，气不达为病"，为血气涩滞，经气痹阻之病。本篇所论，乃由风寒湿三气结合起来所导致的痹证。篇中对痹证的病因、病机、分类、证候、治疗和预后等作了系统地论述，故名《痹论》。

第一节　痹证的病因、病机与分类

原文

黄帝问曰：痹[1]之安生？岐伯对曰：风寒湿三气杂至，合而为痹也。其[2]风气胜者为行痹，寒气胜者为痛痹，湿气胜者为著痹也。

校注

[1] 痹：《素问识》："简按经中痹有四义。有为病在阴之总称者，见于《寿夭刚柔》；有专为闭塞之义者，如食痹、喉痹是也；有为麻痹之痹，王注云痛痹者是也；有为痛风历节之义，如本篇行痹、痛痹、著痹之类是也。此他总不离乎闭塞之义。"据《素问识》所论，结合经义，则痹字之义有五端：①病因：如痹邪、痹气（《素问·逆调论》）；②病机：经气闭阻；③病状：如麻痹不仁之痛痹、痛痹（《灵枢·阴阳二十五人》）；④病名：如湿痹、喉痹、心痹；⑤病位：如《灵枢·寿夭刚柔》："病在阴者，命曰痹。"

[2] 其：为回指上文所提及的事物或人。

阐幽发微

（一）痹证的病因

风寒湿三气混杂而至，结合起来成为痹证。杨注："三气杂至，合而为一"，三气缺一不可。尤以湿邪最为主要，故有"无湿不成痹，无虚不成痿"之说。

（二）痹证的病机

风寒湿邪痹阻经气，导致局部营卫之气运行涩滞，经气不通。并且湿邪之性重浊黏滞——多流聚于关节，故"湿流关节"（《金匮要略》），故痹痛多在关节处。（关于痹证的病因病机，参见

【附录一】)

（三）痹证的分类

按病因及证候特点分，此分类法后世仍沿用。

1. 行痹

病因为风寒湿杂至中之风气胜者（据"其风气胜者，……寒气胜者"则知是指上文之风寒湿三气杂至）。其证候特点为：痛处不一，游走不定。乃因风邪之性升散开泄，"善行而数变"，故善走窜。行痹多在皮肉，即皮痹、肌痹，然亦有在关节游走者。

2. 痛痹

病因为风寒湿杂至中之寒气胜者。其证候特点为疼痛剧烈，得热则缓，得寒则剧。乃因寒邪之性收引凝滞，使"血泣脉急"，经气不通较甚，故疼痛剧烈。后文云："痛者，寒气多也，有寒故痛也。"痛痹多在筋骨，即筋痹、骨痹之类。

《素问·长刺节论》："病在筋，筋挛节痛，不可以行，名曰筋痹，……病在肌肤，肌肤尽痛，名曰肌痹，伤于寒湿，……病在骨，骨重不可举，骨髓酸痛，寒气至，名曰骨痹。深者刺无伤脉肉为故。"

3. 著痹

病因为风寒湿杂至中之湿气胜者。其证候特点为酸痛重著固定不移，或顽麻不仁。乃因湿邪之性重浊黏滞（腻、停），留著于关节而不去，经气痹阻，营卫不达，故酸痛重著，湿邪黏腻停滞，不易速去，故缠绵难愈。《素问·生气通天论》："湿热不攘，大筋软短，小筋弛长，软短为拘，弛长为痿。"著痹日久易湿郁化热，可因湿热伤筋而致拘挛或痿废不用。著痹多在关节。按：湿性重浊，故多现身重头沉、水液浑浊、带下、湿疹、浸淫疮等；湿性黏腻停滞，故多缠绵不易速愈。

本论对痹证的分类方法及依据：

（1）行、痛、著痹乃按病因及证候特点进行分类之分类法；

（2）五痹乃按感邪季节与病位进行分类之分类法（与发病有关的气候特点）；

（3）五脏六腑痹乃按脏腑病变（功能失常）进行分类之分类法。

此处尚有如《素问·热论》《伤寒论》之按经络反应进行分类之"六经分证"法。

综上可见，对疾病进行分类，须考虑到与发病有关的各方面条件，包括病因、感邪季节、病位（脏腑经络五体）及临床表现等，如寒热虚实痛痹证候特点，并对这些表现的脏腑、经络、五体定位，以寒热虚实等定性，才能作出比较正确的归纳和分类。

第二节　五痹与四时五脏的关系及其内传的规律

原文

帝曰：其有五者何也？岐伯曰：以冬遇此者为骨痹，以春遇此者为筋痹；以夏遇此者为脉痹；以至阴[1]遇此者为肌痹；以秋遇此者为皮痹。帝曰：内舍五脏六腑，何气使然？岐伯曰：五脏皆有合[2]，病久而不去者，内舍于其合也。故骨痹不已，复感于邪，内舍于肾；筋痹不已，复感于邪，内舍于肝；脉痹不已，复感于邪，内舍于心；肌痹不已，复感于邪，内舍于脾；皮痹不已，复感于邪，内舍于肺；所谓痹者，各以其时重感于风寒湿之气也。

校注

[1] 至阴：此指长夏。以脾主为长夏，脾为至阴，故名为长夏亦为至阴。杨注："至阴六月，脾所主也。"王注："至阴谓戊己月及土寄王月也。"至阴"于经有四义：①土为至阴，《素问·方盛衰论》："至阴虚，天气绝；至阳盛，地气不足。"是以天地为至阴、至阳也（引马注，见后《素问·咳论》）。脾属土，故亦名至阴（《素问·金匮真言论》）；②长夏为土月，故亦名至阴；③肾为至阴。《素问·水热穴论》："肾者至阴也，至阴者，盛水也。"④经穴名。《灵枢·本输》："至阴者，足小趾之端也。"

[2] 五脏皆有合：合，指协同，配合。言五脏各与相应的五体互相协同配合的功能联系。

阐幽发微

1. 五痹与四时的关系

五痹乃以痹证感邪的季节和所客部位而命名。如冬季受邪而现骨痛（寒痛）者，即为骨痹；否则即不为骨痹，总以现证为准。春季受邪，而现筋痛者，即为筋痹；《诸病源候论》："夏遇痹者，为脉痹，则血凝不流，令人萎黄。"夏季受邪而现脉络闭者，即为脉痹；后文在于脉则血凝而不流。长夏受邪而现肌肉痛者，即为肌痹；较之"其留连筋骨间者"为易已也。秋季受邪而现皮肤痛者，即为皮痹。按：《诸病源候论》："则皮肤无所知。"又"其留连皮肤间者，易已"，则皮痹病不甚。

2. 五痹与五脏的关系及其内传的规律

五脏外合于五体——筋骨脉肌皮。故五痹病久不愈，更遇他故，就能内传留止于其所合的内脏。如骨痹不已，于冬令肾脏当令之时，复感于痹邪，病重持久，则骨痹之邪即可内传而留止于肾；……皮痹不已，于秋令肺脏当令之时，复感于痹邪，即可内传而留止于肺。所谓"内舍五脏六腑"的痹，都是各于其脏气当令的时节，在五体痹的基础上，重复感受了风寒湿痹气而形成的，此即五痹内传之规律。高注："所谓内舍五脏之痹者，乃病久不去，亦各以其时，重感于风、寒、湿之气也。"按：五痹之分类乃根据感邪季节与病位进行分类。此是强调外因之一面，后文尚有强调内因之一面者。这种分类法，后世较少应用。楼英《医学纲目》云："皆以所遇之时，所客之处命名。非此行痹、痛痹、著痹之外，又别有骨痹、筋痹、脉痹、肌痹、皮痹也。"其说可参。当合前行、痛、著之痹者。《素问·五脏生成》："心之合脉也，……肺之合皮也，……肝之合筋也，……脾之合肉也，……肾之合骨也。"《素问·咳论》："五脏各以其时受病，非其时各传以与之。人与天地相参，故五脏各以治时，感于寒则受病。"

第三节　脏腑痹的病状与病机

原文

凡痹之客五脏者，肺痹者，烦满喘而呕。心痹者，脉不通，烦则心下鼓[1]，暴上气而喘，嗌干，善噫[2]，厥气上则恐。肝痹者，夜卧则惊，多饮，数小便，上为引如怀[3]。肾痹者，善胀，尻以代踵，脊以代头[4]。脾痹者，四支解堕，发咳呕汁，上为大塞[5]。肠痹者，数饮而出不得，中气喘争[6]，时发飧泄。胞痹者，少腹膀胱按之内痛，若沃以汤，涩于小便，上为清涕。

校注

[1] 心下鼓：鼓，鼓动之义。高士宗："鼓，犹动也。"即心动悸。

[2] 噫：ài，音嗳。《素问·宣明五气》："心为噫"下，高注云："噫，微嗳也。"张注云："噫，嗳气也。"《素问·脉解》："阳明络属心，故曰上走心为噫也。"《灵枢·口问》："寒气客于胃，厥逆从下上散，复出于胃，故为噫。"

[3] 上为引如怀：《讲义》："引，《说文》：'开弓也。'开满弓则形圆，以此形容腹胀大，如怀妊之状。"按：开弓乃谓以手引弓弦之谓也。当以马注"上引少腹而痛"注为是，经多以"引"说明牵引痛。

[4] 尻以代踵，脊以代头：尻，引申为臀部。踵，引申为足部。脊，背脊。水胀之重者，不能行动，能坐不能起，是为"尻以代踵"。

[5] 大塞：塞，原作"寒"。今据《太素》改。王冰注："脾气养肺，胃复连咽，故上为大塞。"郭霭春校"大"应作"不"，形误。"不"与"否"古通，《广雅》："否，不也"。"否"与"痞"通，是则"大塞"即"痞塞"。

[6] 中气喘争：肠中水与气相攻冲而发肠鸣。

阐幽发微

本节为脏腑分类法。合前共有三种分类法矣。疾病之分类法甚多，此它尚有经络分类法、病因分类法等。

1. 肺痹

烦满：肺主气，司呼吸，痹邪内客于肺，肺气痹阻，则肺气及肺之经气郁滞失宣，故胸中满闷，满甚则烦。喘：肺气不利，气逆，故喘。或兼痰饮。呕：肺气逆甚，更兼痰饮盛，则可挟胃气上逆而呕痰涎。以肺脉"下络大肠，还循胃口"，故肺气逆可导致胃气亦逆。

2. 心痹

脉不通（必有）："心主身之血脉"（《素问·痿论》），痹邪内客于心，则心气痹阻，心脉之气亦瘀阻而不通畅。重者当有心痛。脉不通之重者，不通则痛，当有心痛。如《灵枢·经脉》云："心手少阴之脉，……是动则病嗌干，心痛。"现心痛时，病人必心慌恐，大汗出，脉细涩或结代。烦则心下鼓：脉不通，心血瘀阻，则心中烦闷，进而心失所养，则"心动悸""脉结代"。暴上气而喘：心脉"从心系，却上肺"，心血瘀阻甚，则影响肺气亦郁滞不宣，宗气不行，故于心痹严重时，可突然出现呼吸困难而暴喘。此多为病情严重时之现证，轻则感呼吸憋闷不畅。嗌干：心脉"从心系上挟咽"（升主动脉），心气痹阻，脉不荣于咽，再加喘息，即嗌干。结合《灵枢·经脉》："嗌干、心痛"，则知此证当于"暴上气而喘"或心痛时出现。

按："心系"统指由心上行之升主动脉、肺动脉及左锁骨下动脉、左颈总动脉，无名动脉，据所述之上下文，则又各有侧重。如《灵枢·经脉》："心手少阴之脉，起于心中，出属心系，下膈，络小肠。"乃侧重指升主动脉，而继论"其直者，复从心系却上肺"，则又侧重在指肺动脉而言。

善噫：《说文》："噫，饱出息也。"亦有兼太息者。心气痹阻较甚，则可影响胃气失于和降，故善噫气。以胃之大络通于心故也。多于呼吸不利前出现。厥气上则恐：《素问·痿论》："心气热，则下脉厥而上。"心气痹阻太甚，则下部之经气逆上以应上部之变，是为"厥气"。此亦病情严重时之现证（有谓乃肾气上乘者，可参），故其人必心悸甚而兼有恐惧死亡之感。此恐轻则如人将捕之，不敢一人独居，病发作亦有。按：人体经气皆具有朝向病变处厥逆之特性。病轻则厥轻，病甚则厥甚。故针刺治疗可有针感朝向病所之反应。总之，其病机为：脉不通——烦闷——心动悸（心痛）——喘——嗌干——善噫——恐。

《灵枢·五邪》："邪在心，则病心痛，喜悲，时眩仆。"《素问·脏气法时论》："心病者，胸中痛，胁支满，胁下痛，膺背肩甲间痛，两臂内痛。"《伤寒论》177 条："伤寒，脉结代，心动悸，炙甘草汤主之。"《伤寒论》157 条："伤寒，汗出解之后。胃中不和，心下痞硬，干噫，食臭，胁下有水气，腹中雷鸣下利者，生姜泻心汤主之。"又 161 条："伤寒发汗，若吐若下，解后，心下痞硬，噫气不除者，旋覆代赭汤主之。"（关于心痹的现代研究，参见【附录二】）

3. 肝痹

夜卧则惊：《灵枢·本神》："肝藏血，血舍魂。"《素问·五脏生成》："故人卧血归于肝。"痹邪内客于肝，肝气及肝之经气痹阻，则夜卧血不能充分归肝，肝魂失养而不宁，故夜卧多惊恐之梦境。《金匮·五脏风寒积聚病》："邪哭使魂魄不安者，血气少也。血气少者，属于心，心气虚者，其人则畏，合目欲眠，梦远行而精神离散，魂魄妄行。"多饮，数小便：《灵枢·经脉》云肝脉"循喉咙之后，上入颃颡"，肝气痹阻，木火内郁，木火循经上炎，故"甚则嗌干"而多饮，虽饮较频，而量则不多，不似阳明燥热之"大渴引饮"也。肝脉"过阴器"，木火下泄于前阴，则小便数少如淋色赤。甚则如《灵枢·经脉》所述之"闭癃"。按：《灵枢·忧恚无言》："颃颡者，分气之所泄也。"即同篇所谓之"悬雍垂"，后上方之鼻咽峡，经鼻咽腔通后鼻孔，故能分气而泄之。又按：《灵枢·经脉》云："肝足厥阴之脉，……循喉咙之后，上入颃颡，连目系，上出额，与督脉会于巅。"据《人体解剖学》载："在咽鼓管圆枕和咽壁管咽壁后方与咽侧壁之间，有一纵行的深窝，称咽隐窝。咽隐窝距破裂孔约 1 厘米。鼻咽癌常发生在咽隐窝处，而癌细胞很易经破裂孔向颅内蔓延和转移。"足厥阴经当是经破裂处而入于脑的。上为引如怀：肝脉"过阴器，抵小腹"，《选读》引马注，认为木火下泄，小便数少如淋，故"上引少腹而痛，如怀妊之状也"，乃因数小便而不利，故致少腹胀满也。《金匮要略·水气病》："肝水者，其腹大，不能自转侧，胁下腹痛，时时津液微生，小便续通。"

4. 肾痹

善胀："肾者主水"（《素问·上古天真论》），为"胃之关也"（胃纳水谷）（《素问·水热穴论》）。肾气及肾之经气痹阻，则"关门不利"，不能化气行水，故为"水胀"。杨上善于《本神》"肾气虚则厥，实则胀"下注曰："肾为水脏，主于水胀"是也。尻以代踵，脊以代头：水胀之重者，不能行动，能坐不能起，是为"尻以代踵"。水胀之重者，凭借脊背倚靠休息，不得头枕于席而平卧，是为"脊以代头"。即臀部代替了足的功能；脊背代替了头的功能。此乃水气太盛于上迫于肺，影响肺气通畅所致，故端坐呼吸。病至于此危矣。《素问·水热穴论》："少阴者冬脉也，故其本在肾，其末在肺，皆积水也。……故水病下为胕肿大腹，上为喘呼，不得卧者，标本俱病。故肺为喘呼，肾为水肿，肺为逆，不得卧。"《素问·逆调论》："夫不得卧，卧则喘者，是水气之客也。夫水者循津液而流也，肾者水脏，主津液，主卧与喘也。"《灵枢·经脉》："肾足少阴之脉，……其直者，从肾上贯肝膈，入肺中。"故谓"其本在肾，其末在肺"也。

5. 脾痹

四肢解堕：痹邪内客于脾，脾气及脾之经气痹阻，《素问·太阴阳明论》云："今脾病不能为胃行其津液，四肢不得禀水谷气，气日以衰，脉道不利，筋骨肌肉，皆无气以生，故不用焉。"发咳：脾不健运，中焦停饮，循胃口之肺脉上逆于肺，则发痰饮咳嗽。呕汁，上为大塞：脾胃虚寒，中焦停饮，故"呕冷水也"（《太素》）。脾胃虚，胃中酵气多，故心下痞塞。《金匮要略·呕吐哕下利病》："呕而肠鸣，心下痞者，半夏泻心汤主之。"大塞即此证。

6. 肠痹（包括大小肠）

数饮而出不得：痹邪内客于肠间，则肠气痹阻，不能泌别清浊，水不化气，故口干渴而数饮，饮亦不多；水不化气，小便亦不利。中气喘争，时发飧泄：肠气痹阻，不能泌别清浊，故肠中水与气相攻冲而发肠鸣。水谷不分，则水走谷道而水谷杂下，故发飧泄。按：结合小便不利等证，可与五苓散健脾利湿化气行水，分利其小便，则泄泻自已。

7. 胞痹

少腹膀胱按之内痛，若沃以汤，涩于小便：痹邪内客于膀胱，胕气痹阻，太阳之气郁而生热，则膀胱"热肿"（《灵枢·经脉》），故按之内痛，其痛如浇以热汤之烫灼感，膀胱、尿道皆热肿，故小便淋沥涩滞，且尿时亦灼热疼痛也。上为清涕：足太阳脉，从巅入络脑，阳气痹阻于下，不升于巅，则头气清冷，稍遇风寒，则流清涕。

第四节　痹气入客脏腑的诱因及脏腑痹的针治大法

原文

阴气者，静则神藏，躁则消亡[1]。饮食自倍，肠胃乃伤[2]。淫气[3]喘息，痹聚在肺；淫气忧思，痹聚在心；淫气遗溺，痹聚在肾；淫气乏竭，痹聚在肝；淫气肌绝，痹聚在脾[4]。诸痹不已，亦益内也[5]。其风气胜者，其人易已也。帝曰：痹，其时有死者，或疼久者，或易已者，其何故也？岐伯曰：其入脏者死，其留连筋骨间者疼久[6]，其留皮肤间者易已。帝曰：其客于六腑者何也？岐伯曰：此亦其食饮居处，为其病本[7]也。六腑亦各有俞，风寒湿气中其俞，而食饮应之，循俞而入，各舍其腑也。帝曰：以针治之奈何？岐伯曰：五脏有俞，六腑有合[8]，循脉之分[9]，各有所发；各随其过，则病瘳矣[10]。

校注

[1] 阴气者，静则神藏，躁则消亡：阴气是"藏精而起亟"的，清静（包括思想清静无邪欲、形体清静不妄为）则五脏精气得以守藏而不妄泄；若躁动太过，则导致"阳气者，烦劳则张，精绝"，"阳强不能密"，从而使阴气耗散消亡，五脏精气亦虚。

[2] 饮食自倍，肠胃乃伤：自，用也。《诗经》："民之初生，自土沮漆。"毛注："自用土居也，沮水漆水也。"乃，如此、这才、如是、即、若、却、但、如果。

[3] 淫气：淫，杨注"过也"。指情志形体过用之气。《素问·经脉别论》："淫气病肺，……淫气害脾，有所惊恐，喘出于肺，淫气伤心。"

[4] 淫气肌绝，痹聚在脾：《太素》作："淫气饥绝，痹聚在胃，淫气壅塞，痹聚在脾。"杨注云："饥者，胃少谷也，饥过绝食则胃虚，故痹聚也。谷气过塞，则实而痹聚于脾也。"可参。

[5] 诸痹不已，亦益内也：此句原在"所谓痹者，各以其时重感于风寒湿之气也"之下。

[6] 留连筋骨间者疼久："连"字，据《甲乙经》补。

[7] 病本：乃言痹邪内传之病本，非指六腑痹之本而言。

[8] 五脏有俞，六腑有合：此为互文，即五脏有俞穴、合穴，六腑亦有俞穴、合穴。即脏腑痹证当刺俞穴与合穴。

[9] 循脉之分：分，去声，范围之义。即循其经脉的皮部。

[10] 各随其过，则病瘳矣：过，病也；瘳，病愈。《尚书》："药弗瞑眩，厥疾弗瘳。"

阐幽发微

（一）五脏痹之病因

即"阴气者，静则神藏，躁则消亡。"《素问·生气通天论》所谓"阳强不能密，阴气乃绝"是也。此乃言精神起居摄生之不善，为导致阴气消亡之原因，亦为痹气内客于五脏之诱因。正如张介宾《类经》所云："五脏者，所以藏精神魂魄志意者也，人能安静，则邪不能干，故精神完固而内藏。若躁扰妄动，则精气耗散，神志消亡（即不能精神通明），故外邪得以乘之，五脏之痹，因而生矣。"

《素问·上古天真论》："恬惔虚无，真气从之，精神内守，病安从来。"《灵枢·本神》："五脏主藏精者也，不可伤，伤则失守而阴虚。"神与精在一般情况下可通用。以精为神之物基，神为精之妙用故也。《素问·举痛论》："恐则精却"，《甲乙经》即作"神却"，可证。精——化气——生神。

（二）六腑痹之病因

多由饮食之无节所致，故云"饮食自倍，肠胃乃伤。"即饮食摄用过倍，则伤胃肠。此言六腑所伤之由及痹气之内传于六腑者，多缘有此诱因之内应，腑气先已不固，始得传入耳。

（三）痹气内乘之病因

1. 淫气喘息，痹聚在肺

杨上善《太素》注："淫，过也。喘息，肺所为也。喘息过者，则肺虚邪客，故痹聚也。"高注："如淫乱之气使人喘息而躁，则痹聚在肺。"张志聪注："此申明阴气躁亡，而痹聚于脏也。淫气者，阴气淫泆，不静藏也。淫气而致于喘息，则肺气不藏。"

2. 淫气忧思，痹聚在心

《素问·五脏生成》："思虑而心虚，故邪从之。"若因某种过用之气导致忧思者，则心气虚，痹气即乘虚而内聚于心。（《素问·评热病论》："邪之所凑，其气必虚。"）

3. 淫气遗溺，痹聚在肾

若因某种过用之气而至于遗精、遗溺者，则肾气虚，痹气即乘虚而内聚于肾。《素问·宣明五气》："膀胱不利为癃，不约为遗溺。"肾与膀胱相表里，固然可相互影响，但应以遗溺直属于膀胱，以遗精直属于肾为是。

4. 淫气乏竭，痹聚在肝

肝为"罢极之本"，若因某种过用之气而导致罢极乏竭，疲乏困竭者，则肝气虚，痹气即乘虚而内聚于肝。

5. 淫气肌绝，痹聚在脾

脾主肌肉四肢，若因某种过用之气而导致肌肉之气竭绝无力者，则脾气虚，痹气即乘虚而内聚于脾。

以上乃进一步说明因形体烦劳或情志过用，而致阴气虚，脏气亦虚，以致成为痹邪乘虚内聚（传）于五脏的例子。

按：《新校正》云："详从上'凡痹之客五脏者'至此，全元起本在《阴阳别论》中，此王氏之所移也。"又张琦云："下云'入脏者死'此列五脏痹未见死候，且五脏惟肾痹为骨痹之诊，余并脏之本病，绝与痹无与。按林亿云：'从凡痹之客五脏者'至……，益因有肺痹、心痹等名，遂以意审入，殊不知经所云肺痹、心痹云者，乃病之变名。如《素问·五脏生成》亦有五脏痹证，与本篇风痹之义渺不相涉也。率意移之，过矣。"张氏之说甚是，《汉书·艺文志》经方类有《五脏六腑痹十二病方》三十卷，是内科杂证亦有的以痹为病名之例，《内经》此例亦甚多也。《太素》则列在《阴阳杂说》中，次于"阴阳相过曰溜"之下，"阴争于内，阳扰于外"之上，也与林说相符。

（四）痹证预后的影响因素

1. 诸痹不已，亦益内也

言诸五痹，行、痛、著痹之日久不愈者，即不重感痹邪，也可以乘内脏气虚，而内传于脏腑。

2. 其风气胜者，其人易已

风胜之行痹，多在皮肤肌肉间，较之湿胜之著痹之在关节间者为易治也。以风气易散，而湿邪重浊难除故也。寒胜之，痛痹则介乎二者之间。

3. 其入脏者死，其留连筋骨间者疼久，其留连皮肤间者易已

痹证日久，发展到五脏的，能致人于死。因五脏为人生命之核心，气血精神皆藏于五脏，脏病则生机竭绝，故死。痹证之留连于筋骨关节之间的，以其寒湿之邪较盛，病势深重，故疼痛经久难愈。痹证之留连于皮肤肌肉之间的，以其风气较盛，病势轻浅，故较易治愈。据此则行痹、皮痹、肌痹较易治愈，而在筋骨间之痛痹、著痹则难已也。

以上乃论痹证预后有生死之分，治疗有难易之别也。《金匮要略·血痹虚劳病》："血痹阴阳俱微，寸口关上微，尺中小紧，外证身体不仁。如风痹状，黄芪桂枝五物汤主之。"此可以之治皮痹也。身体不仁，乃顽麻，风痹亦有疼痛者。

（五）痹证之诱因

"饮食自倍，肠胃乃伤"，此言六腑痹之诱因；而五脏痹之诱因，则已于上"阴气者，静则神藏，躁则消亡"句言之矣。综上可见：①五痹不已，"复感于邪"，邪气盛，痹邪即可内传；②饮食无节，起居无常，情志过用，导致脏腑气虚，虽不重感于邪，诸痹不已，亦可内传。

（六）痹证的针刺治疗

包括两个方面：其一，应当遍循其经脉的皮部针刺；其二，应当随病所在之经络取相应的俞穴、合穴。兹将五脏俞穴，六腑合穴列下：

```
        五脏俞穴              六腑合穴
      肝俞——太冲          胃合——三里
      心俞——太陵          大肠合——曲池
      脾俞——太白          小肠合——小海
      肺俞——太渊          胆合——阳陵泉
      肾俞——太溪          三焦合——天井
                          膀胱合——委中
```

《灵枢·邪气脏腑病形》云："大肠合入于巨虚廉，小肠合入于上巨虚下廉，三焦合入于委阳。"是为下合穴。腑病多取下合穴，所谓"合治内腑"，即治下合穴言。以上乃言针治之大法。

第五节　营卫的概念、功用及其与痹证的关系

原文

帝曰：荣卫之气[1]，亦令人痹乎？岐伯曰：荣者水谷之精气也，和调于五脏，洒陈于六腑，乃能入于脉也。故循脉上下贯五脏，络六腑[2]也。卫者水谷之悍[3]气也。其气慓[3]疾滑利，不能入于脉也。故循皮肤之中，分肉之间，熏于肓膜[4]，散于胸腹，逆其气则病，从其气则愈，不与风寒湿气合，故不为痹。

校注

[1] 荣卫之气：《说文通训定声》"荣"字下说："又为营。《老子》：'虽有荣观，燕处超然。'注：'谓营观。'"

[2] 贯五脏，络六腑：实即"和调于五脏，洒陈于六腑"的互文，能贯络，始能洒陈。

[3] 悍、慓：悍，强劲。慓，轻（迅）捷。

[4] 肓膜：肓，《说文》："心下膈上也。从肉，亡声。"段注："《左传》：疾不为也，在肓之上，膏之下。贾逵、杜预皆曰：肓，鬲也。心下为膏。……许云：鬲上为肓者，析言之。鬲上肓，肓上膏，膏上心。"张介宾注："肓者，凡腔腹肉里之间，上下空隙之外，皆谓之肓。"又在《素问·痿论》中注释说："膜，犹幕也。凡肉理脏腑之间，其成片联络薄筋，皆谓之膜，所以屏障血气者也。……亦谓之脂膜。"又于《素问·举痛论》注云："膜，筋膜也。"此分开注释，实则"肓膜"乃一复词。（关于肓膜，参见【附录三】）

阐幽发微

1. 营气的概念与功用

营气是水谷精微中的精清稠厚（黏浊）部分。它能常行于脉中，顺着脉道上下流行，环周不休于此过程中，和谐调匀地弥散（洒陈）于五脏六腑之中，以营养之。是"以奉生身，莫贵于此"（《灵枢·营卫生会》）的营养物质。《灵枢·脉度》："其流溢之气，内溉脏腑，外濡腠理。"《灵枢·邪客》："以荣四末，内注五脏六腑。"《灵枢·本脏》："血和，则经脉流行，营复阴阳，筋骨劲强，关节滑利矣。"据此，则营气虽既濡腠理，又溉脏腑，然与卫气相较，实偏重于营养脏腑与骨属（关节）。

2. 卫气的概念与功用

卫气是水谷精微中的慓浊滑（清）部分。它的性质"慓悍滑利"（或"慓悍滑疾"），所以不能常行于脉中，而是到了经络的末梢（由于"皮肤之中，分肉之间"在人体所占面积最大，而又都在躯壳，故为阳气所统御。）——孙络就渗溢到脉外，循行于分肉之间，皮肤之中，弥散于胸腹腔中的脂膜及空隙，以营养之。即《灵枢·决气》之"若雾露之溉。"《灵枢·卫气》："其浮气之不循经者，为卫气，其精气之行于经者，为营气。"卫气到脉外，始能充分发挥其作用。如《灵枢·本脏》云："卫气者，所以温分肉，充皮肤，肥腠理，司关阖者也。"（关，皮肤；阖，肌肉。）

3. 营卫与痹证发生的关系

营卫之气的运行是循着经脉"阴阳相贯，如环无端""流行不止，环周不休"的。如果其运行受到阻逆，妨害了运行，那就会发病，此为营卫的总病机。如《素问·生气通天论》："营气不从，逆于肉理，乃生痈肿。"如果受到的阻碍消除，运行顺畅正常，病就会痊愈。它不像五体那样能与痹气相结合而成痹证，所以营卫本身不会发生什么营痹或卫痹等痹证。否则营与痹结合，则将携痹气遍布全身矣。有是理乎？《素问·疟论》："卫气之所在，与邪气相合则病作，……不能相得，故休数日乃作也。"此是疟气入于经络之中，"疟气随经络，沉以内薄"，故得与卫气相合而发病。痹邪则阻在关节，故不与营卫相合为病。

然而痹邪由于其能闭阻经气，故可阻逆局部营卫之气的通畅，使"营卫之行涩"而致局部肌肤麻痹不仁，此为痹之病机，此属"逆其气则病"，并非营卫本身有了痹证。明了此理，于治疗痹证时辅以通调营卫之药，则必能收到满意之效果。

有谓："不与风寒湿气合，故不为痹"，乃是指营卫之气正常协调，肌表完固，痹邪无隙可入，故不能相合于体表，故不为痹。若营卫不调，则痹邪能与营卫相合于体表，则能为痹。此说与经旨是不合的。痹邪客于体表，则可致皮痹、肌痹之类，经未尝言什么是营痹、卫痹。何况调与不调，经已明确说过"逆其气则病，从其气则愈"。至于"不与风寒湿气合，故不为痹"，乃是对于"荣卫之气，亦令人痹乎"之问的总的答复。

"邪之所凑，其气必虚"，营卫虚则邪可入客，然仍结合于关节之筋骨组织，阻闭营卫之畅达，亦非与营卫合也。《灵枢·胀论》："营气循脉，卫气逆为脉胀。""卫气之在身也，常然并脉循分肉；行有逆顺，阴阳相随，乃得天和。"《灵枢·痈疽》："夫血脉营卫，周流不休，……寒邪客于经络之中，则血泣，血泣则不通，不通则卫气归之，不得复反，故痈肿。"《素问·生气通天论》："营气不从，逆于肉理，乃生痈肿。"《太素》杨注："壅之则生痈疽之病，通之无疾，是以不与三气合而为痹也。"

第六节　痹证或痛、或不痛、或不仁、或寒、或热、或多汗、或重感脉不通、或屈不能伸的病机

▌ 原文 ▌

帝曰：善。痹或痛、或不痛、或不仁、或寒、或热、或燥[1]、或湿，其故何也？岐伯曰：痛者寒气多也，有寒故痛也。其不痛不仁者，病久入深，荣卫之行涩，经络时疏[2]，故不通[3]，

皮肤不营，故为不仁。其寒者，阳气少[4]，阴气多[4]，与病相益，故寒也。其热者，阳气多，阴气少，病气胜，阳遭阴[5]，故为痹热。其多汗而濡者，此其逢湿甚也，阳气少，阴气盛，两气相感，故汗出而濡也。帝曰：夫痹之为病，不痛何也？岐伯曰：痹在于骨则重；在于脉则血凝而不流；在于筋则屈不伸；在于肉则不仁；在于皮则寒。故具此五者，则不痛也。凡痹之类，逢寒则虫，逢热则纵[6]。

帝曰：善。

校注

[1] 或燥：古抄本《素问》无"或燥"二字。

[2] 经络时疏：疏，通也，即经气时通。《讲义》解"疏"为"空虚"非是。《素问·举痛论》云："血虚则痛"，可证其非。

[3] 故不通：通、痛一声之转，古通用，《甲乙经》《太素》均作"痛"。（通，有"痛"的语音。如"擂鼓三通"。）又《甲乙经》："在络之时，通于肌肉"，《太素》《灵枢·百病始生》并作"痛于肌肉"，皆可证二字于古通用也。

[4] 少，多：少即是虚，多即是盛。

[5] 阳遭阴：《甲乙经》作"阳乘阴"，似是。乘欺凌也。

[6] 凡痹之类，逢寒则虫，逢热则纵：虫，孙诒让《札迻》："虫，当'蟁'之借字。……故古书'蟁'或作'虫'。段玉裁《说文注》谓：'蟁即疼字。'"《甲乙经》《太素》作"急"。《素问》亦有保存古义者，如"瘅热焦渴"，"渴，尽也。"不作"竭"。纵，纵有二义，其一为缓纵，即筋缓不用；其二为释纵，即缓解、放松之义。

阐幽发微

痹证的不同兼症及其机理。

1. 痛者

"痛者，寒气多也，有寒故痛也。"又篇末："凡痹之类，逢寒则虫。"寒主收引凝滞，痹证遇寒，则痹处血泣脉急，经气益发闭阻不通，不通甚，则痛甚也。

2. 不痛不仁者

"其不痛不仁者，病久入深，荣卫之行涩，经络时疏，故不通，皮肤不营，故为不仁。""逢热则纵。"不痛者：经气时通，则痹阻时有缓解，故通则不痛。（《素问·至真要大论》："疏其血气，令其条达。"）热主弛张散泄，痹证遇热，则血气淖泽，经气流通，故疼痛松缓，所谓"通则不痛"是也。不仁者："其不痛不仁者，病久入深，荣卫之行涩，……皮肤不营，故为不仁。"《素问·血气形志》："经络不通，病生于不仁。"痹证之病程日久者，其痹气入客较深重，因而经气痹阻亦较甚，痹处营卫之来涩少，皮肤、肌肉（后文"在于肉则不仁。"）得不到营卫的充分濡养，经气亦不达，故麻木不仁。此证多见于著痹。

3. 寒者

"其寒者，阳气少，阴气多，与病相益，故寒也。""在于皮则寒。"阳主动、主热；阴主静、主寒。阳气虚则热能产生的少，包括统御敷布营卫之气于外者亦少；阴气盛，则助长了痹邪的寒湿之气，故痹处发凉而畏寒喜暖。

4. 热者

"其热者，阳气多，阴气少，病气胜，阳（遭）乘阴，故为痹热。"阳主动、主热；阴主静、主寒。病者阳气素盛，则抗邪之力强，对疾病之反应，亦即真邪相搏之力亦盛，反应盛必有邪气盛，是为"病气盛"，阳盛阴虚，阴不胜其阳，故发热痹。阳气与邪相争则热，更加阴虚。《圣济总录》："盖腑脏移热，复遇风寒湿三气杂至，客搏经络，留而不行，阳遭其阴，故痹痹爝然而闷也。"热痹：身热、关节红肿疼痛，当与"当归拈痛汤"（当归拈痛虚湿热，茵陈四苓与灵防，人参当归升芩草，苦参知母葛根苍），再加山龙、血藤之属益佳。

5. 多汗者

"其多汗而濡者，此其逢湿甚也，阳气少，阴气盛，两气相感，故汗出而濡也。"痹证之湿气甚者，更加其人素体阳虚阴盛，阳虚则气门开阖失调而多汗，阴气盛则助长湿邪之势（"与病相益"），故痹处常多汗湿之气。痹处亦当寒也。高士宗："知阴气盛而主湿，则知阳气盛而主燥矣。"

6. 重者

"帝曰：夫痹之为病，不痛何也？岐伯曰：痹在于骨则重。"不痛之痹，皆各有其侧重之证。如痹气在于骨的，轻则骨痛，重者则不痛但骨重肢体亦沉重而艰于举动也。

7. 脉不通者

"在于脉，则血凝而不流。"痹气之在于脉的，轻者脉气涩少，其证虽不痛，然却瘈麻不仁也。以"荣卫之行涩，经络不通，病生于不仁"也。

8. 屈不能伸者

痹气之在于筋的，则由于湿热不攘而伤筋，则使大、小筋缩短拘急，而关节屈曲，不能伸展，或致痿废。

小　结

本篇系统地阐述了痹证的病因、病状、病机、分类、治疗及预后等问题，是中医学关于痹证的最早的纲领性文献，它奠定了后世研究痹证的理论基础。如对痹证的病因为"风寒湿三气杂至，合而为痹"的认识；以及关于"其风气胜者为行痹，寒气胜者为痛痹，湿气胜者为著痹"的痹证分类法，至今仍为中医临证重用。

五体痹的分类法，后世虽已很少应用，但因五体痹实际上亦有行、痛、著痹之分，故已包括在行、痛、著三痹分类法之内。

五脏痹为古代内科杂证之一，其中有关心痹的论述，近代多注意研究。尤其对心脏病（无论为风湿性心脏病或冠心病）之"心血瘀阻型"的治疗，根据本篇经文有关心痹的理论进行辨证施治，而采用活血化瘀法，多取得较好的疗效。

关于痹证向内脏发展传变的规律，大致有两方面：其一，五体痹不已，"复感于邪"，邪气盛病势重，痹邪迁延日久，可逐渐内传于与其相合之内脏；其二，饮食无节，起居无常，情志过用，导致脏腑气虚，虽未"复感于邪"，而其"诸痹不已，亦益内也"。

篇中关于"阴气者，静则神藏，躁则消亡；饮食自倍，肠胃乃伤"，以及营卫之气"逆其气则病，从其气则愈"等理论，非只有关痹证的病机、有关脏腑营卫病机学说，而实为具有普遍意义的理论原则，应予足够的重视。

痹证的治疗，《内经》时期多用针灸大法为五脏取其俞，六腑取其合，结合针刺其有关病脉的局部俞穴，至今仍可行而有效。

关于痹证的预后：大致为"其入脏者，死；其留连筋骨间者，疼久；其留连皮肤间者，易已"，提示我们痹证当从早治疗。

【附录一】

"气滞血瘀，津液涩渗，使组织失于温养濡润而病痹"（王绪辉.试论痹证病机. 中医杂志, 1986,（10）: 63-65）。从现代研究结果来看，在致痹过程中机体首先表现出限制性发热和复温反应，随即组织 CAMP 含量下降，微循环障碍，从而局部血液微观流变性能改变，导致致病物质、炎性介质的释放，组织发生炎症、水肿、缺血等病理变化，使皮肤、肌肉、神经、血管功能减弱，组织呼吸代谢障碍，并可通过血液流变性能和微量元素的变化影响全身，在整个病理变化不同时期，体现不同的特点，这为临床诊断防治痹证提供了依据。

由于 CAMP 是机体调节细胞代谢主导的主要的第二信使之一，其既可反应细胞的代谢状态，又能说明与其相关的内分泌系统的动态关系。风寒湿侵袭后，各类组织 CAMP 含量多趋减少（除神经组织在后期有所增加外）。根据 CAMP 能体现激素的生物效应与 Ca^{2+} 的密切关系，肌肉中 CAMP 含量的减少势必会影响肌浆网中 Ca^{2+} 的释放和利用。另外，CAMP 含量的变化可影响组织糖原、脂肪分解、膜原蛋白的机能以及神经介质的作用，使组织细胞的代谢、通透性、神经肌肉的兴奋性发生改变。

【附录二】

医学界对 90 岁以上 40 名病人进行尸检后发现，39 人的心脏有一处或一处以上严重异常，其中 39 人心外膜的四条主要冠状动脉发生广泛钙化，由于粥样硬化斑块，使冠状动脉管腔狭窄 76%～100%，但 26 人生前无心脏缺血症状，多数病人有主动脉、主动脉瓣及二尖瓣环钙化。心脏（这）三个部位，……都出现钙化者，称为老年人心脏钙化综合征，多发生于血清胆固醇大于 150 毫克的人。……但在血清胆固醇小于 150 毫克的人中，发生心脏钙化是非常罕见的。……尸检观察证明：心脏钙化与血清中胆固醇浓度密切相关。（心血管系统在生命进程中的变化. 参考消息, 1984 年 4 月 28 日, 第 3 版）

"气（血）虚患者的心储备功能较差，血管紧张性低下。"（《上海中医药》, 1983,（4）: 43）

【附录三】

王注"肓"，皆从贾侍中等说谓"肓中膜也"。张介宾本《说文》谓为"胸膜肉理之间，上下空隙之处"，将其范围扩大固是。然据经文"肓原"之说，则又觉此说似有不妥。如《灵枢·四时气》: "邪在小肠者，……散于肓，结于脐，故取之肓原以散之。"又《素问·腹中论》: "病名伏梁，……其气溢于大肠而著于肓，肓之原在脐下，故环脐而痛也。"《灵枢·九针十二原》: "肓之原，出于脖胦，脖胦一。"即脐下寸半之气海穴。凡此之"肓"，皆似有其物非只空隙而已，故经设一原穴以治其病。《灵枢·九针十二原》之"肓之原"，实即治疗膜原之原穴。《太素》: "此言陷于肉肓，而中气穴者"下注曰: "肉肓者，皮下肉上（浅筋膜）之膜也，量与肌肤同类。"又云: "不陷肓膜，则气不行分肉间也（深筋膜）"（《素问·痹论》）。杨注以"肉肓"为"皮下肉上之膜"，是以肓为膜也。然据经文视之，则此"肉肓"，似应指分肉间空隙处而言。

综上以观，则经所谓"肓"，当有三义：一是指胸腹肉理间之空隙处；二是指"膜原"（即大网膜）；三是指脂膜，即所谓"肓膜"。此乃复词，实则肓亦即是膜，以"肓"乃亡（肓无）肉也。故当释为膜。凡体内之空隙处皆为肓膜之间。

本篇之"熏于肓膜"之肓膜，乃复词，实即指脂膜——主要指"小肠膜原"（《素问·举痛论》）、"肠胃之募原"（《灵枢·百病始生》）、"募原"（《素问·疟论》）等诸内脏外之脂膜而言。至于"散于胸腹"，始指胸腹腔内空隙言也。《素问·刺禁论》: "膈肓之上，中有父母。"此"膈肓"亦是膈膜之义。《素问·平人气象论》: "肝藏筋膜之气也。"是经已有"筋膜"一词矣。

第三十六章　素问·痿论

题解

"痿"同"萎"，王冰："痿，谓痿弱无力以运动。"即四肢萎弱不受使用之义，特以下肢为甚。本篇以五脏外合五体的理论，分别论述了痿躄（皮痿）、脉痿、筋痿、肉痿、骨痿等五种痿证的病因、病机及其辨证和治疗，所以篇名《痿论》。

第一节　五脏外主五体，五脏热可导致五痿

原文

黄帝问曰：五脏使人痿何也？岐伯对曰：肺主身之皮毛，心主身之血脉，肝主身之筋膜，脾主身之肌肉，肾主身之骨髓。故肺热叶焦，则皮毛虚弱，急薄，著则生痿躄也[1]。心气热，则下脉厥而上，上则下脉虚，虚则生脉痿，枢折挈[2]，胫纵而不任地也。肝气热，则胆泄口苦，筋膜干，筋膜干则筋急而挛，发为筋痿。脾气热，则胃干而渴，肌肉不仁，发为肉痿。肾气热，则腰脊不举，骨枯而髓减，发为骨痿[3]。

校注

[1] 肺热叶焦，则皮毛虚弱，急薄，著则生痿躄也：《甲乙经》作"故肺气热则叶焦，焦则皮毛虚弱急薄著，著则生痿躄矣"。以下四脏皆言"气热"，故于肺亦当言"肺气热"。薄著，《释名疏证补》："缚，薄也，使相薄著也。"王先谦注引《易·坎卦》释文引陆注云："薄，相附薄也。"薄著，犹云附著。痿躄：躄，《集韵》："人不能行也。"即瘸腿。痿躄是痿的复词，乃四肢痿弱，特以下肢为甚之证。

[2] 枢折挈：五版引郭霭春校："'挈'上疑脱不字。王注'膝腕枢纽，如折去而不相提挈'是王注本明作'不挈'。"挈，《甲乙经》作"瘲""纵"，《太素》作"疭"。三本互有异同，足证必有错简。窃疑原文或为"枢折如挈，而胫纵不任地也。"枢折如挈，胫纵而不能任身于地，犹如枢纽已折，不能提挈下肢似的。

[3] 肾气热，则腰脊不举，骨枯而髓减，发为骨痿："腰脊不举"，当与"骨枯而髓减"互换次序，以与其余四痿之语序一致。皆为先叙病机，后乃言证。

阐幽发微

（一）五脏五主

本篇之"五主"，归纳得最好，胜过它篇，凡引"五主"之文，当以本篇为准。

1. 肺主身之皮毛

《素问·经脉别论》："肺朝百脉，输精于皮毛。"《灵枢·经脉》："太阴者，行气温于皮毛者也，故气不荣则皮毛焦。"说明肺有宣行荣卫，营养皮毛的功能。同时，肺司呼吸，主气体交换，皮毛之气门亦"有散气以调节呼吸的作用"。如皮毛郁闭，气门不宣则可导致喘息。可见肺与皮毛关系之密切。皮毛与肺约占人体散热总量的 84.5%。肺合皮毛，详见《素问·咳论》。

2. 心主身之血脉

《素问·五脏生成》："诸血者，皆属于心。"人身之血脉，皆与心脏相连属，心对血脉的作用，王冰作了很好注释，他说："肝藏血，心行之。"心与血脉相合，才能使血液周流于全身。《灵枢·决气》："壅遏营气令无所避，是谓脉。"故《素问·脉要精微论》说："夫脉者，血之府也。"

3. 肝主身之筋膜

《素问·经脉别论》："食气入胃，散精于肝，淫气于筋。"说明肝之精气，长于荣养身之筋膜。

4. 脾主身之肌肉

肌肉赖"脾主为胃行其津液"（《素问·厥论》）以生养，实为脾所消化、吸收之蛋白等营养物质之荣养，故肌肉的营养为脾之功能所主。《灵枢·本神》说"脾藏营"，亦是指营卫之气化生有赖于脾的消化水谷精微的气化作用，营卫气充，肌肉始能得养。

5. 肾主身之骨髓

肾所藏之精气，生养骨髓。王冰在"肾生骨髓"（《素问·阴阳应象大论》）下注释说"肾之精气，生养骨髓"。肾精虚则骨髓不养，故"腰背痛而胫酸"（《灵枢·五癃津液别》）。

（二）五痿

1. 痿躄

"故肺气热则叶焦，焦则皮毛虚弱急薄著，著则生痿矣。"此是痿证之以"皮毛虚弱急薄著（皮毛萎缩）"四肢无力为特征者。其病机为：肺受热邪，或伤寒热病因循误治等，皆可导致肺气热而肺阴虚。肺为娇脏，喜清肃（清凉肃降）而无燥热，肺热津伤，则肺叶焦干萎弱。肺热叶焦，则肺之精气津液虚少，所运行之营卫气亦虚少（手太阴气虚，即为肺阴虚），不能"输精于皮毛，故皮毛失养而虚弱绷急、萎缩，附著（紧贴）于肉上，肌肉与皮肤不能相离合，四肢亦因之而痿弱无力，不受使用。肺主气而朝百脉。肺气虚，则百脉气虚，故痿躄不用。马莳、张介宾谓为"皮毛痿"是也。四肢同样痿弱，然下肢需支撑全身之重量，行走时一腿吃力，故其痿益明，是以用痿躄之复词。以此为主，痿躄不能行，即因此与"胫纵不任地"异，依其余四脏之例，此当是皮毛痿，色白而毛败兼四肢痿证也。《灵枢·经脉》："足少阳之别，……虚则痿躄，坐不能起，取之所别也。"《灵枢·根结》："满而补之，则阴阳四溢，肠胃充郭，肝肺内䐜，阴阳相错。虚而泻之，则经脉空虚，血气竭枯，肠胃㥆辟，皮肤薄着，毛腠夭膲。"以见治疗不当，消耗精气之弊。《伤寒论》160 条："伤寒吐下后，发汗，虚烦，脉甚微，八九日心下痞鞕，胁下痛，气上冲咽喉，眩冒，经脉动惕者，久而成痿。"

2. 脉痿

"心气热，则下脉厥而上，上则下脉虚，虚则生脉痿，枢折挈，胫纵而不任地也。"此是痿证之以"枢折挈，胫纵而不任地"为特征者。心主血脉，心气热（因受热邪，或伤寒温病因循误治等），则血液消虚（手少阴气虚，即为心阴虚），因而下部经脉之气即厥逆而上，以应心气与热邪相争之需要，实因上部经气虚而不能给于下；厥逆则下部经脉之气虚少，久则下肢失养而下脉虚痿，而致脉痿。其证犹如枢纽已折，身体不能提挈下肢似地两腿不能站立地上。此证两下肢悠荡，根本不能立。

3. 筋痿

"肝气热则胆泄口苦，筋膜干，筋膜干则筋急而挛，发为筋痿。"此是痿证之以"筋急而挛"为特征者。肝主筋膜，因受热邪，或伤寒温病因循误治等，则肝之精气津液消耗，不荣于筋膜，则筋膜干燥而拘急挛缩屈不能伸，而成筋痿不用之症。此非缓纵之痿。其证尚有"口苦"，乃因肝胆相表里，肝热胆亦热，"炅则气泄"（《素问·举痛论》），故胆热则"胆液泄"多，"邪（病）在胆，逆在胃"，胆液泄入胃肠过多，则随"胃气上溢，而口为之苦"。其证尚应有"爪枯"也。"发"与上文之"生"乃互言，皆为发生之意。《灵枢·四时气》："邪在胆，逆在胃，胆液泄则口苦。"《素问·奇病论》："故胆虚，气上溢，而口为之苦。"

4. 肉痿

"脾气热，则胃干而渴，肌肉不仁，发为肉痿。"此是痿证之以"肌肉不仁"，四肢痿弱为特征者。此乃以"肌肉不仁"为肉痿，其肌肉弛懈当痿弱也。"脾与胃以膜相连耳"（《素问·太阴阳明论》），脾胃相表里之密切关系，于此"脾气热，则胃干而渴"可见矣。脾主肌肉，与胃相表里，"夫五味入口，藏于胃，脾为之行其精气"（《素问·奇病论》）。脾气热，因受热邪，或伤寒温病因循误治等，则脾胃之精气津液皆因之消耗而焦干，故渴；脾之精气津液不足（足太阴气虚，即为脾阴虚），不荣于肌肉，故肌肉失养而不仁。

5. 骨痿

"肾气热，则骨枯而髓减，腰脊不举，发为骨痿。"此是痿证之以"腰脊不举""足不任身"为特征者。肾主骨髓，肾气热，则肾之精气津液不能荣养骨髓，故骨枯而髓减，腰脊等"大骨气劳"（《素问·生气通天论》）。因而不能"转摇"俯仰，不能举动，两足亦痿弱无力，虽立却因不能胜任身体之重量，不能支持身体，而站立不稳，更不能行步，而为骨痿。与脉痿之纵缓悠荡，根本不能站立者不同。

以上乃言五脏因感受热邪，精血津液被耗，久而成痿者。多为外因导致的热性病，因循误治迁延时日所致，儿童之痿多由于此。《太素》将"五脏痿"列于《太素·卷二十五·伤寒》之"热病决""热病说""五脏热病"之后，亦可见其为五脏因于热邪使五脏热而致痿之意也。

第二节 情志起居失节亦可导致痿证

原文

帝曰：何以得之？岐伯曰：肺者脏之长也，为心之盖也，有所失亡，所求不得，则发肺鸣，鸣则肺热叶焦。故曰：五脏因肺热叶焦，发为痿躄，此之谓也[1]。悲哀太甚，则胞络绝，胞络绝，则阳气内动，发则心下崩数溲血也。《本病》曰：大经空虚，发为肌痹[2]，传为脉痿。思想无穷，所愿不得，意淫于外，入房太甚，宗筋[3]弛纵，发为筋痿，及为白淫[4]。故《下经》曰：筋痿者生于肝，使内[5]也。有渐于湿[6]，以水为事，若有所留，居处相湿，肌肉濡渍，痹而不仁，发为肉痿。故《下经》曰：肉痿者，得之湿地也。有所远行劳倦，逢大热而渴，渴则阳气内伐，内伐则热舍于肾，肾者水脏也；今水不胜火，则骨枯而髓虚。故足不任身，发为骨痿。故《下经》曰：骨痿者，生于大热也。

校注

[1] 肺者脏之长也，……发为痿躄，此之谓也：《甲乙经》作"曰，肺者，脏之长也，为心之盖，有所亡失，所求不得，则发为肺鸣，鸣则肺热叶焦，发为痿躄"。无"故曰：五脏因肺热叶焦"及"此之谓也"十三字。《太素》："曰：肺者，脏之长也，为心之盖，有所失亡，所求不得，发则肺喝，喝则肺热叶焦，故五脏因肺热叶焦，发为痿躄，此之谓也。""故"下无"曰"字。"鸣"作"喝"。按：经文于喘息有声，多作"喘喝"（《素问·生气通天论》）、喘粗（《素问·阴阳应象大论》）或"喘鸣"（《素问·阴阳别论》）、"喘呼"（《素问·水热穴论》《素问·太阴阳明论》）等）。兹据之本原文重新参订经文如后："肺者，脏之长也，为心之盖也，有所亡失，所求不得，则发肺鸣，鸣则肺热叶焦。故《五脏》曰：肺热叶焦，发为痿躄，此之谓也。"

此段经文三本互有出入，显有错简。综观全文之义，其可疑之点有三：①本节其余四脏之痿亦各有其因，而不提因肺热叶焦而致痿；②本节其余四脏皆有"故本病曰"、"故下经曰"而独肺脏缺如；③后文言"治痿独取阳明"，但却不言"独取手太阴"。若果"五脏因肺热叶焦发为痿躄"，则取手太阴岂不更为直接？

[2] 大经空虚，发为肌痹："肌"乃"脉"之讹。今据《太素》改。

[3] 宗筋：《太素》杨注："宗，总也。"又《素问·厥论》："前阴者，宗筋之所聚。"《甲乙经》作"众筋之所聚"。是"宗"又有"众"义也。《太素》杨注"宗气"亦云"宗，总也"。考《灵枢·口问》云："目者，宗脉之所聚也。"凡此"宗脉"皆"众脉"之义。故《甲乙经》称"宗筋"为"众筋"，颇与《灵枢·口问》"宗脉"之义合。本论后文云："宗筋主束骨而利机关也"，亦证"宗筋"特指足三阴、足阳明、少阳、冲、任、督、跷诸经筋，"众筋"也。

[4] 白淫：王注："谓白物淫衍如精之状（今所谓前列腺之分泌物，当亦包括滑精），男子因溲而下，女子阴器中绵绵而下也。"姚止庵《素问经注节解》："白淫，男女皆有之，男为游精，女为阴液。邪思妄想，意淫而已，虽无实事，而精气亦为之动摇（相火妄动使然），故遂与入房太甚者，并足以致筋痿也。"在男子为滑精，在女子为带下。

[5] 使内：使，放任、放纵。如"使性""使酒""使气"。《史记·灌夫传》："灌夫为人刚直，使酒不好面谀（当面阿谀恭维）。"内，指女色。《左传》："齐侯好内。"古称"入房"（《素问·上古天真论》）曰"入内"。

[6] 有渐于湿：渐，平声，渐染、渐渍。即接触潮湿影响逐渐加深之义。

阐幽发微

（一）痿躄

"肺者，脏之长也，为心之盖也，有所亡失，所求不得，则发肺鸣，鸣则肺热叶焦。故曰：五脏因肺热叶焦，发为痿躄，此之谓也。"

病因："有所失亡，所求不得。"情志失调之伤人不外二端：一为强烈之精神刺激，如"大惊卒恐"，或暴喜暴怒；二为持久之精神刺激，如郁怒恚恨，或抑郁不遂等。此之"有所失亡"乃指事物之损失，"所求不得"即指精神之失意（失望），未能如愿以偿。总之皆使精神萎靡，气结不畅。杨注："是以心有亡失，求之不得，即伤于肺（按：乃因心火内郁，气郁化热），肺伤则出气有声。"病机：所愿不遂，心气不伸，则心火内郁，肺居心上，"为心之盖"为内脏之最高者（长），心火内郁，则消烁肺阴，而使肺热叶干，气道亦当干缩（高源化绝），废气干著于肺窍，使气道不利，故发"喘鸣"（《素问·阴阳别论》），肺热叶焦，不能充分输精于皮毛，故发痿躄。所以《本病》说："肺热叶焦，发为痿躄，"就是说的这个道理。证仍为"皮毛虚弱急薄著，"四肢痿证，下肢为患。若依今本之错简，则可作如下之解说：肺为华盖，司呼吸而朝百脉，能吸入天阳之气与谷气化合为宗气，宣行气血于五脏六腑以至皮毛。肺热叶焦，则失清肃宣降之职，而致五脏失养"，故曰"五脏因肺热叶焦，发为痿躄。"然终属牵强附会耳。《灵枢·九针论》："肺者，五脏六腑之盖也。"

（二）脉痿

"悲哀太甚，则胞络绝，胞络绝则阳气内动，发则心下崩，数溲血也。故《本病》曰：大经空虚，发为脉痹，传为脉痿。"

病因：悲哀太甚。病机：心为五脏六腑之大主，张介宾云"五志唯心所使"，故"悲则心系急"（《素问·举痛论》），悲哀太甚，则心包络之脉亦随之拘急狭窄而阻绝不畅。手厥阴与手少阳相表里，手厥阴之气阻绝，则手少阳流注之气易受阻，故手少阳气盛，甚则相火盛而阳气鼓动，迫血下崩（"阴虚阳搏谓之崩"），"血循手少阳脉下"下焦（杨注），入膀胱而尿血频频，"大经"脉遂因失血而"空虚"。所以《本病》上说：大经脉空虚，就会发生脉痹，经中血气虚少，而脉气痹涩，麻痹不仁，进而传变为脉痿。下肢运动与感觉失灵，胫纵而不任地。若解为女子胞之脉络绝，是则脉痿只患于女子也。（关于胞络，参见【附录一】）

《素问·阴阳别论》："阴虚阳搏谓之崩。"《诸病源候论》："心主血，与小肠合，若心家有热，结于小肠，故小便血也。"《太素》："心悲哀太甚，则令心上胞络脉绝，手少阳气内动有伤，心下崩损，血循手少阳脉下，尿血，致令脉虚为脉痹，传为脉痿。"

（三）筋痿

"思想无穷，所愿不得，意淫于外，入房太甚，宗筋弛纵，发为筋痿，及为白淫。故《下经》曰：筋痿者，生于肝，使内也。"

病因：思想无穷，所愿不得，意淫于外，不能"精神内守"，入房太甚。病机：无穷无尽地胡思乱想（多指色情），而又达不到所愿之目的，思想过分的迷乱于外界的色情而放纵不收，相火妄动，都可使精气暗耗，或者入房太过，肾虚精亏而水不生木，致使肝气不足，不养于筋，筋失其养，因而众筋弛缓无力，渐致筋痿不用及"白淫"或"滑精"之证。其证以阴痿为特征，此是不内外因所致，与前因外感热邪而致之以筋急而挛为特征之筋痿不同。（关于阴痿，参见【附录二】）

（四）肉痿

"有渐于湿，以水为事，若有所留（工作生活环境），居处相（交相、交互）湿，肌肉濡渍（此处为"伤"也），痹而不仁，发为肉痿。故《下经》曰：肉痿者，得之湿地也。"

病因："有渐于湿，以水为事，若有所留，居处相湿（尤起居也）。"病机：接触潮湿，或者从事水中作业，或者在水湿中停留过，或者休息和工作的地方都潮湿，皆可令人感受湿邪。感受湿邪，肌肉为水湿之邪所浸渍，久则腠理间之湿气多痹阻，经气不达，卫气始不达，卫气不能畅达，肌肉失于荣养，则麻痹不仁，痿软无力，而发生肉痿。所以《下经》上说：肉痿的病，是由于居留潮湿之处所得。多在下半身。彼之肉痿，乃以"胃干而渴""肌肉不仁"为特点，而此之肉痿，乃以"痹而不仁""瘫软无力"为特点。前属热，后属湿。《灵枢·邪气脏腑病形》："身半已下者，湿中之也。"《灵枢·九宫八风》："犯其雨湿之地则为痿。"《素问·生气通天论》："因于湿，首如裹，湿热不攘，大筋緛短，小筋弛长（在膝关节），緛短为拘，弛长为痿。"（因湿致痿，参见【附录三】【附录四】）

（五）骨痿

"有所远行劳倦，逢大热而渴，渴则阳气内伐，内伐则热舍于肾。肾者，水脏也，今水不胜火，则骨枯而髓虚，故足不任身，发为骨痿。故《下经》曰：骨痿者，生于大热也。"（《难经·十四难》："五损损于骨，骨痿不能起于床。"）

病因："有所远行劳倦，逢大热而渴。"曾经有过长途跋涉，劳倦（强力，或有"持重"），汗出，又逢天气大热，因而津伤口渴。《素问·经脉别论》："持重远行，汗出于肾。"病机：肾主骨，为"作强之官"，故"持重远行，汗出于肾"，肾之精气津液虚少，则足少阴之气虚，是为肾阴虚，阴虚则相对地阳盛，又逢天气大热，则阳气益盛而内攻，"阴虚者，阳必凑之"，今肾阴虚，则阳气与暑热气乘肾阴之虚而内客于肾。肾为"水脏，主津液"（《素问·逆调论》），今肾阴虚，不能胜任火热的煎熬，久则骨枯而髓虚，以致两下肢骨气痿弱不能胜任（支持）身体的重量而站立，更不能行步。所以《下经》上说：骨痿病，是由于大热伤损了肾阴之气所造成的。亦当有"腰脊不举"之证。

按：本节所述五痿之因与上节所述不同，上节所述乃五脏感受热邪导致脏气热而成痿，一般说来，其发病比较急，儿童之痿多由此，成痿比较快。本节所论乃由内因或不内外因所致之痿，一般说来，发病过程比较缓，成人之痿多由此，成痿比较慢，这是两者的主要不同点。其症状亦有不同者，如前之筋痿以"筋急而挛""口苦"为特点，而此则以"宗筋弛纵""白淫"为特点。以上五痿以脉痿与骨痿为最难治。（表1）

表1　五脏痿鉴别比较表

五脏	痿证	特征	共同特征
肺	痿躄	"皮毛虚弱急薄著"为特征。	
心	脉痿	以"枢折挈，胫纵而不任地"为特征。（或以"数溲血"为前期证）	
肝	筋痿	以"筋急而挛""口苦"或"宗筋弛纵"有"白淫"为特征。	四肢痿弱 下肢尤甚
脾	肉痿	"肌肉不仁""口渴"或口不渴"痹而不仁"为特征。（瘫软无力）	
肾	骨痿	以"腰脊不举""足不任地"为特征。	

第三节　五脏热痿的望诊法

▷ 原文

帝曰：何以别之？岐伯曰：肺热者色白而毛败[1]；心热者色赤而络脉溢[2]；肝热者色苍而爪枯；脾热者色黄而肉蠕动；肾热者色黑而齿槁。

校注

[1] 毛败：经亦言"毛折"或"毛瘁"。《难经·十四难》："一损损于皮毛，皮聚而毛落。"
[2] 络脉溢：杨注："络脉胀见为溢也。"然此恐非"胀见"之谓，当是指斑疹之类的皮下出血言也。

阐幽发微

1. 肺气热

肺有热邪，耗伤肺精气津液，不能输精于皮毛，则外之络气虚，故色惨白，而毫毛枯槁败落。

2. 心气热

心有热邪，则血气淖泽，《素问·经络论》所谓："热多则淖泽，淖泽则黄赤"是也。甚则出现斑疹，然此当是心受热邪初期之诊，日久成痿，则血气虚少矣。面色亦当惨白。据此色诊亦可知第一节之五脏热乃受热邪所致也。若为"悲哀太甚""数溲血""大经空虚"之脉痿，其色必不能赤也。心热之证，非为久病之色。

3. 肝气热

肝有热邪，则肝所藏之血，为热所耗而稠浊，郁滞不畅，故色青紫；肝之精血虚少，不能"淫气于筋"，爪为筋之余，故爪亦因失养而枯燥干裂。

4. 脾气热

脾有热邪，则脾之精气津液被耗，不荣于面，故面色萎黄，肌肉亦因失津液之濡润，热甚生风，而跳瘈。《素问·调经论》："肌肉蠕动，命曰微风。""肌肉蠕动"，即仲景所谓之"肉瞤"（瞤为眼跳，肉瞤则为肉跳）。

《伤寒论》38条："若脉微弱，汗出恶风者，不可服之，服之则厥逆，筋惕肉瞤（瞬），此为逆也。"

5. 肾气热

肾有热邪，则肾之精气津液被耗，肾主骨，肾精不养于骨，则骨枯而髓减，齿为骨之余，故牙齿亦枯槁。血中肾之精气少，则面色灰黑。若为热甚，亦可为血气黏稠瘀甚病危之色。

凡此诸候，皆病久始见，所谓"色夺"也。非初病即见也。

第四节　痿证的治法

原文

帝曰：如夫子言可矣。论言[1]治痿者，独取阳明何也？岐伯曰：阳明者五脏六腑之海，主闰[2]宗筋，宗筋主束骨而利机关也。冲脉者，经脉之海也，主渗灌溪谷[3]，与阳明合于宗筋，阴阳揔[4]宗筋之会，合于气街[5]，而阳明为之长，皆属于带脉[6]，而络于督脉。故阳明虚，则宗筋纵，带脉不引，故足痿不用也。帝曰：治之奈何？岐伯曰：各补其荣而通其俞，调其虚实，和其逆顺[7]，筋脉骨肉，各以其时受月[8]，则病已矣。帝曰：善。

校注

[1] 论言：《灵枢·根结》："故痿疾者，取之阳明。"前人谓"论"即指此篇。

[2] 闰：《甲乙经》《太素》作"润"，二字古通用。

[3] 溪谷：《素问·气穴论》："肉之大会为谷，肉之小会为溪，肉分之间，溪谷之会，以行荣卫，以会大气（真气）。"溪谷本为山间水流之处。溪与溪同。又《素问·五脏生成》："人有大谷十二分，小溪三百五十四名，少十二俞。"（俞，《太素》作"关"是也。王冰注："然以三百六十五小络言之者，除十二俞外，则当三百五十三名，经言三百五十四者，传写行书误以三为四也。"）肉之大会，多在大关节处，亦为较大分肉之间，肉之小会则为一般分肉之间，亦为腠理之大者，腧穴多在焉。

[4] 摠：同"总"，《说文》："聚束也。"段注："引申之为凡兼综之称。"《史记·礼书》："功名之总也。"注"聚也"。《淮南子·精神训》："万物总而为一。"注"合也"。即"聚合起来"的意思。

[5] 气街：《灵枢·卫气》："请言气街，胸气有街，腹有气街，头气有街，胫气有街。……气在腹者，止之背腧与冲脉，于脐左右之动脉者。"气街，在脐下左右，相当于"髂总动脉"。"腹主动脉在第四腰椎体的稍左侧，即分为左、右髂总动脉。"体表投影："自腹主动脉下端的分歧点（脐部左下方1厘米处）斜向外下方至腹股沟韧带中点的连线，此线的上1/3代表髂总动脉的经过，下2/3为髂外动脉的投影。"再向下即移行于股动脉。

[6] 带脉：《十四经发挥》："带脉者，起于季胁，回身一周（同《难经·二十八难》）。其为病也，腹满，腰溶溶如坐水中。其脉气所发，在季胁下一寸，正名'带脉'（足少阳经穴名，与带脉之会穴），以其回身一周如带也。又与足少阳会于带脉、五枢、维道，此带脉所发，凡四穴。"章门，十一肋端；带脉，十一、二肋端连线之中点下一寸八分；五枢，髂前上棘前五分；维道，五枢前下方五寸。

[7] 调其虚实，和其逆顺：乃互文，其义一也。《灵枢·九针十二原》曰："往者为逆，来者为顺，明知逆顺，正行无问。"是证逆顺亦虚实也。

[8] 各以其时受月：以，于、在。如《左传》："晋穆侯之夫人姜氏以条之役生大子。"《讲义》引高士宗："肝主之筋，心主之脉，肾主之骨，脾主之肉，各以其四时受气之月而施治之，则病已矣"之说不可从。按之临证实际，未有治病须待其至某脏之主月始治之者，若筋痹，于夏时延医，则医者谓："待来春再治吧"，有是理乎！吴崑云："既调其虚实，和其逆顺，病邪散去，而天真之气不能骤复，如筋病则以春时受气，脉病则以夏时受气，骨病则以冬时受气，肉病则以长夏受气。所谓各以其时受气（改'月'为'气'），则病已也。"可从。

阐幽发微

（一）治痿独取阳明

1. 阳明经的作用

"阳明者，五脏六腑之海，主闰宗筋，宗筋主束骨而利机关也。"胃足阳明经是五脏六腑的水谷之海，主润养众筋，《素问·厥论》："机关不利者，腰不可以行，项不可以顾。"即《素问·经脉别论》之"食气入胃，散精于肝，淫气于筋"是也。而众筋是约束骨节（"诸筋者皆属于节"《素问·五脏生成》）而利于关节活动的。《灵枢·邪客》："肺心有邪，其气流于两肘；肝有邪，其气流于两腋（肩关节）；脾有邪，其气流于两髀；肾有邪，其气流于两腘。凡此八虚者，皆机关之室。"

2. 冲脉与阳明经的关系

"冲脉者，经脉之海也，主渗灌溪谷，与阳明合于宗筋。"冲脉是十二经脉之海，主于渗灌营养关节、肉理。冲脉与阳明经气都营养筋、肉，故相会合于宗筋（众筋之较大者），此宗脉即当是前文所考定之"腹直肌""腹直肌鞘"。

3. 阳明为诸经脉之长

"阴阳揔宗筋之会，会于气街，而阳明为之长，皆属于带脉而络于督脉。"阴阳诸经（足三阴、阳明、少阳、冲、任、督、蹻）聚合于宗筋的会合点，在于气街。气街既属于冲脉，又是阳明经所过之处，阳明之"气街"穴，在耻骨联合上缘，在曲骨旁两寸，恰在气街处，腹直肌的下端亦在气街穴的内侧，约在"髂总动脉"内分支"髂内动脉"处，故其会合以阳明为其长（长，首也），在这阳明（阳）冲脉（阴）综管众筋在少腹的会合，会合的阴阳诸经都连属于带脉，而联络于督脉。实际上是联络于任脉，三阴经皆会于任脉之中极穴——曲骨穴上一寸。足少阴、冲又会于任脉之阴交穴（今之"髂总动脉"），二脉一源而二歧，故经每混言不分。

4. 阳明虚致足痿不用

"故阳明虚，则宗筋纵，带脉不引，故足痿不用也。"阳明气虚，则水谷津液虚少（主要为营卫）。血海之气亦虚减，则众筋失养而弛缓无力，带脉之气亦虚弱弛缓而失于收引，任督之气亦虚弱而无力统（领）御（驾）十二经，故全身筋脉痿弱，尤其下肢更痿软而不受使用。故治痿"独取阳明"也。按：《素问·玉机真脏论》曰："五脏者，皆禀气于胃。"《灵枢·平人绝谷》："平人不食饮，七日而死者，水谷精气津液皆尽故也。"阳明为五脏六腑之海，阳明气虚，则五脏六腑之气皆虚，故治痿独取阳明也。"独取"者，特别可取之义也。非为只取阳明也。观篇末云："各补其荥而通其俞"，即可知除治各有关脏腑外，尚需结合滋补脾胃，以培补气血津液之生化之源，始能收其全功也。

（二）痿证的治疗原则

"各补其荥而通其俞，调其虚实，和其逆顺，筋脉骨肉，各以其时受月，则病已矣。"

1. 随证而治

随其痿之为何痿，而取其有关经络之荥穴以补之，取其腧穴以疏导之，外加阳明之三里穴以强壮之；操作手法则随其虚实、逆顺，以调和之，即"实者泻之，虚者补之"，"不实不虚以经取之（常法）"，即"徐入徐出，谓之导气，补泻无形谓同精，是非有余不足也，乱气之相逆也"（《灵枢·五乱》）。《灵枢·邪客》所谓："抟（从《甲乙经》《太素》为"转"）针导气，邪得淫（散）泆，真气得居。"是也。当代对痿证的分型，一般分为肺热熏灼、肝肾亏虚、湿热浸淫等三个主要证型。这是在《素问·痿论》关于痿证的脏腑分类法的基础上提炼出来的。按：今之治痿则多取三里、髀关、阴陵泉、阳陵泉等穴。

2. 因时制宜

筋脉骨肉之痿，经过相应地治疗后，各在它主时（或"四时"）受气之月。自得其位而起。即《素问·脏气法时论》所谓："病在肝，愈于夏，夏不愈，甚于秋，秋不死，持于冬，起于春"之类也。

小　结

本篇首先提出了"五脏使人痿"的总纲，指出筋骨脉肌皮五体为五脏之所主，故五体之痿与五脏阴气不足密切相关。

在病因方面，则明确指出，首先由于五脏感受热邪，五脏之气热，耗伤五脏的精血津液，不养于五体，从而发生痿证。继而又提出由于内伤情志或入房太甚，或居处伤湿，或远行劳倦等内因、不内外因亦可导致痿证病因有内外之异，发病过程有缓急之分。

痿证之病状皆以"痿躄"即"足痿不用"（见治痿"独取阳明"一节）为主，视其兼证而定其与何脏有关。如"皮毛虚弱急薄著"者，则与"肺气热"有关。

在治疗方面，则提出治痿"独取阳明"的理论原则，虽属针刺之治法，而药物之治疗亦不能例外。故后世治痿多用"清热养阴"之法，佐以"养血通络"，并兼顾有关脏器之虚实而辅以"滋补肝肾"或"清热化湿"等法，但不论何脏之痿，又都本着治痿"独取阳明"的理论原则，配合用"健脾养胃"之法，以培补生化之源，才能收到应有的治疗效果。

在诊断方面，关于望色及望皮毛、爪甲、牙齿、皮肤等法，对指导临床治疗，都具有重要的意义。

【附录一】

本篇："悲哀太甚则胞络绝"，显然乃指心包络之脉气阻绝言。杨注为"心上包络脉绝"。王注亦谓"心包内崩"。《新校正》云："详经注中'胞'字，俱当作'包'。"乃指杨注及王冰次注中之"胞"而言。

《灵枢·经脉》："心主手厥阴心包络之脉。"是证"心包"亦名"心包络"。（然当参后文。）若但言"胞络"，则须视其上下文义。故未可概视为"心包络"也。《灵枢·邪客》："故诸邪之在于心者，皆在于心之包络，包络者，心主之脉也，故独无腧焉。"此言"包络"，即"心包络"之称也。言"包络者，心主之脉也"，即指"手厥阴心包络之脉"。《灵枢·胀论》："膻中者，心主之宫城也。"《素问·奇病论》："人有重身，九月而瘖，……胞之络脉绝也。胞络者，系于肾，少阴之脉贯肾系舌本，故不能言。"此明言胞之络脉，与"包络"不同，显然乃指"女子胞"之络脉而言，与本篇之"胞络"不同。《素问·评热病论》："月事不来者，胞脉闭也。胞脉者，属心而络于胞中。"此胞脉即《素问·奇病论》之"胞络"。"心包络"，《素问·血气形志》亦称之为"心主"。《灵枢·经脉》云："起于胸中，出属心包络。"以心包络与胸腔内心脏周围胸膜组织相连，故云"起于胸中"，即刺激手厥阴脉其感应达于心区周围也。其实皆亦当是"起于胸中"，否则何以言"出属"耶？其余诸脏器皆言属某脏腑，而此言"属心包络"，是心包络亦自成一脏器也。心包上之脉络甚多，主要为冠状动脉，故或云"心包络"也。

《灵枢·经脉》之"心包络"，《太素》只作"心包"。"出属心包络"之"络"，《甲乙经》有"络"字，而《脉经》《太素》《千金方》《素问·痹论》及《素问·诊要经终论》《素问·四时刺逆从论》等篇，王注《铜人》《圣济总录》及《十四经发挥》均无。《灵枢·经脉》同篇于"三焦手少阳之脉下"亦云"散落心包"（《太素》《脉经》《甲乙经》均作"络"）而不云"心包络"足证。考之《灵枢·邪客》"心之包络，包络者（《太素》同），心主之脉也"。则"心包络"又可省言作"包络"也。王、杨、高以为本篇之"胞络"为"心上包络之脉"；而张、吴、志并以为是"子宫之络脉也"。《灵枢·经脉》称"手厥阴"，每称"手心主"，《灵枢·经别》《灵枢·经筋》亦然也。可见"手心主"即"手厥阴"之别称也。又如《素问·血气形志》亦云："少阳与心主为表里。"又《灵枢·营气》亦言"心主脉"。

综上所考，可知"包络"或"胞络"一词，视其上下文，可有二义：本篇及《灵枢·邪客》所说的"胞络"或"包络"，乃指心包络言。《素问·奇病论》所说的"胞络"即《素问·评热病论》所说的"胞脉"，乃指女子胞的脉络言。《灵枢·经脉》所说的"心包络"，只能作"心包"理解，不可作"包络"脉理解。（心包上之脉络——冠状动脉甚多，故云"心包络"。）（既已言"心主手厥阴"，即不应再言"心包络"，观它篇及《甲乙经》。）

附及"心主"。观诸《灵枢·经脉》《灵枢·经别》《灵枢·经筋》《灵枢·营气》《灵枢·九针论》《素问·血气形志》等皆称"心包"为"心主"也。故称其脉为"心主脉"。心主者，为心所主，或代心主事之义欤？《灵枢·邪客》:"包络者，心主之脉也。"

《灵枢·胀论》所谓"膻中者，心主之宫城也。""膻中"当是指心包外，两肺间之空间而言。膻中与胸中有时混言不分，析言之，则胸中为大，以大赅小，可包括膻中在内，膻中为小，混言之，可代胸中，以其为胸中之中心部分，析言之，则不可以大赅小也。而心包在膻中之内，故经有时以膻中代心包（心主），如《素问·灵兰秘典论》之"膻中者，臣使之官，喜乐出焉"，亦是可以大赅小之例也。

总之"心包络"，可省称"心包"，亦可省称"包络"。

【附录二】

阴痿:《灵枢·经脉》:"肝足厥阴之脉，……循股阴，入毛中，过阴器。"《灵枢·经筋》:"足厥阴之筋，……上循阴股，结于阴器，络诸筋。其病……阴器不用。伤于内则不起，伤于寒则阴缩入，伤于热则纵挺不收。"而于足阳明、太阴之筋则皆云:"聚于阴器"。又云"足少阴之筋，……循阴股，结于阴器。"《灵枢·经别》:"足少阳之正，绕髀，入毛际，合于厥阴"。故《素问·厥论》云:"前阴者，宗筋之所聚，太阴阳明之所合也。"今既"宗筋弛纵"，则必致前阴亦驰纵痿蔫而不能勃起也。（"阴器不用"，见《灵枢·经筋》。）乃因"意淫于外，入房太甚，"故致"伤于内，则不起"也。肝主疏泄，故于肾精外而下"白淫"之物甚者且滑精。所以《下经》上说:阴筋痿弱之证，是发生于肝气虚，放纵于房事所导致的。以"肝主筋"，为"罢极之本"，故过用筋力则伤肝。

《广雅》:"宗，众也。"《灵枢·经脉》:"众筋聚于阴器。"《灵枢·五味论》:"阴者，积筋之所终聚也。"《素问·痿论》:"前阴者，宗筋之所聚。"《甲乙经》作"众筋之所聚"。是宗筋即众筋也。故杨注谓"宗，总也，人身大筋总聚以为前阴"，即"宗筋之所聚"为前阴，故经即直以宗筋为前阴之代称。如《素问·痿论》:"入房太甚，宗筋弛纵，发为筋痿，及为白淫";《灵枢·五音五味》:"宦者，……去其宗筋，……故须不生;……天宦者，……其任冲不盛，宗筋不成"等记载，说明宗筋又是前阴的别称。

然《灵枢·五音五味》:"宦者，去其宗筋，伤其冲脉，……其有天宦者，……此天之所不足也，其任冲不盛、宗筋不成，有气无血，唇口不荣，故须不生。"可见前阴乃宗筋之大者，故宗筋之所聚。宗筋可赅前阴，而前阴则不能代宗筋，犹膻中与胸中之别也。《灵枢·五味论》:"阴者，积筋之所终也。"《灵枢·经脉》:"筋者，聚于阴器。"本条之阴痿乃由内因导致。以"宗筋弛纵"，阴痿下白淫为主之证，与前文之肝气热而致"口苦""筋急而挛"之筋痿不同。

宗筋的实质:宗筋虽云是"众筋"，然却主要是指"腹肌"的"前群"（腹直肌、锥状肌）及"外侧群"（腹外斜肌、腹内斜肌、腹横肌），特别是"腹直肌"与"腹直肌鞘"（由腹壁外侧群三个阔肌的腱膜构成等众筋而言）。腹直肌居腹直肌鞘内，其上起自第 5～7 肋软骨的前面和剑突，其下止于耻骨上缘（耻骨结节与耻骨联合之间）及耻骨联合的前面。正合于"前阴者，宗筋之所聚"之义。是宗筋乃肌腱与韧带之类也（包括海绵体）。王注:"寻此，则横骨上下，脐两旁坚筋，正宗筋也。"是缓筋也。丹波元简于《灵枢·百病始生》注云:"缓筋即宗筋也。"据《灵枢·百病始生》:"或著于肠胃之募原，上连于缓筋"及"其著于缓筋也，似阳明之积，饱食则痛，饥则安。"杨注:"缓筋，足阳明之筋也，邪客缓筋，是足阳明筋从上下腹，侠脐而布。"则缓筋似为腹直肌也。

【附录三】

吴述龙，男性，九江县建筑公司员工。病史:患者于 1970 年夏，带领工人一道下河摸砖，回家后约过二小时，即感四肢酸软无力，次日外出开会，散会回来时，瘫在途中地上，而被抬送县医院就诊，然后转来我处住院。自诉四肢瘫软不能着力，气短，咀嚼无力（按:此颇似"重症肌无力"症）……脉象:沉细迟缓，舌质胖嫩，灰白苔。辨证:经云"有渐于湿，……痹而不仁，发为肉痿。"……治法:温化寒湿，醒脾。处方:生白术 15g，明附片 10g，藿香 4g，五加皮 10g，木瓜 10g，灵仙 10g，红枣 3 枚，生姜 3 片……治疗一周后，四肢功能恢复正常。按:痿证之因湿热者多，因于寒湿亦或有之，此例较为典型，故录之以供参考。"（痿证治验二例. 江西中医药，1982，（1）: 44）

【附录四】

钾盐的降低：这组病人中有低钾性麻痹，除周期性麻痹外，尚有一种无既往史的，但在相同环境中都可发生的，发作性四肢弛缓性瘫痪。这种病人多数由作业环境潮湿寒冷、劳动量大、出汗多（上述病例即同此），以及纳入大量碳水化合物饮食所致诱发，但均与低钾有关，此即中医所谓脾虚湿困证。我们认为，水肿时钾盐被稀释是低钾的原因，因而用健脾利湿药常能取效。必须注意的是，肌肉和神经终末纤维，由于低钾可直接影响神经冲动和肌肉收缩，一般肌细胞和轴突的原浆膜内钾的浓度比膜外多 20～50 倍，但膜性的改变常可引起细胞内钾浓度减低，故单纯测血钾来判定钾的高低，有时是不确切的。"（黄柄山，毛翼楷.脾虚实质的探讨（附 1000 例临床病例分析）.上海中医药杂志，1981，（06）：28-31）

第三十七章　素问·调经论（节选）

第一节　血气分并于阴阳、上下的病候与病机

▌ 原文

帝曰：善。余已闻虚实之形，不知其何以生？岐伯曰：气血以并[1]，阴阳相倾，气乱于卫，血逆于经，血气离居，一实一虚。血并于阴，气并于阳，故为惊狂。血并于阳，气并于阴，乃为炅中。血并于上，气并于下，心烦惋善怒。血并于下，气并于上，乱而喜忘。

帝曰：血并于阴，气并于阳，如是血气离居，何者为实？何者为虚？岐伯曰：血气者，喜温而恶寒，寒则泣不能流，温则消而去之，是故气之所并为血虚，血之所并为气虚。

帝曰：人之所有者，血与气耳。今夫子乃言血并为虚，气并为虚，是无实乎？岐伯曰：有者为实，无者为虚，故气并则无血，血并则无气。今血与气相失，故为虚焉。络之与孙脉俱输于经，血与气并，则为实焉。血之与气并走于上，则为大厥[2]，厥则暴死，气复反则生，不反则死。

▌ 校注

[1] 并：张介宾："并，偏盛也。"血气者，喜温而恶寒，故寒则郁滞不引而血并，热脉流薄疾而气并也。

[2] 大厥：大有杂暴严重之义，厥为突然间昏倒。亦名薄厥。

▌ 阐幽发微

黄帝说：我已经知道虚实的病形了，但是不知道它何以会发生虚实？岐伯说：气血已经有所偏盛，阴阳也相互有（欺凌）所偏颇，经气逆乱于卫分（孙络、脉外）营血（脉中），逆乱于经中（犹言经气逆乱，则营卫等皆乱也），血气离乱（不协调）失于常规则势必发生偏盛偏衰。

（一）血气阴阳相并的病机

1. 血并于阴，气并于阳，故为惊狂（多在厥阴及阳明）

此述惊狂之病机也。气并为主者，以其为热邪引起也，温则消而去之。血在厥阴，气在少阳。

（1）血并于阴，是营血并盛于阴，则阴之血实而气虚也。《素问·生气通天论》云："阳不胜其阴，则五脏气争，九窍不通。"《难经·二十难》云："重阴者癫。"此皆阴阳相倾之阴胜于

阳者也。血属阴，今又并于阴是阴盛之极，故妨碍与阳气之顺接，而致突然僵仆不省人事也。气在阳明，血在太阴，本证以阴血实为主，阳气虚为辅。

（2）气并于阳，是卫气并盛于阳，则阳之气实而血虚也。《素问·生气通天论》云："阴不胜其阳，则脉流薄疾，并乃狂。"《难经·二十难》："重阳者狂。"气属阳，今又并于阳，是阳盛之极，故热气上冲心包扰乱神明，而为疯狂也（本证气盛为主，血实为辅）。

按：阳气在上在外，阴血在下在内则狂；阴血在外在上，阳气在内在下则厥，即阳胜则狂，阴胜则癫。按：以上二句，若并作一证看，则是血并于太阴，气并于阳明，气实为主，故发狂癫之疾也，热邪客于阳明所导致。此二证以气实气虚为主要病机。①气之所并为血虚；②气并则无血，《难经·五十九难》："狂癫之病，何以别之？然：狂之始发，少卧而不饥，自高贤也，自辨智也，自贵倨也，妄笑，好歌乐，妄引不休是也。癫疾始发，意不乐，直视僵仆，其脉三部阴阳俱盛是也。"

2. 血并于阳，气并于阴，乃为炅中

（1）血并于阳，是营血并盛于阳分，则阳之血实而气虚也。血属阴，阳分之阴血多则外寒，热结在里，身无大热。（阳中有盛阴。）

（2）气并于阴，是卫气并盛于阴分，则阴之气实而血虚也。气属阳，阴分之阳气多，则由热也。（阴中有盛阳。）

按：上二句当是一证，以气并于太阴，血并于阳明，气并为主，故为热中而现热深厥深之证也，得之于热结在里。

3. 血并于上，气并于下，心烦惋善怒

上下不以表里言，以其在脏故也。此下二证，以血实血虚为主要病机。

（1）血并于上，是膈上胸中心脏之营血盛也，如是则上之血实而气虚。血属阴，上之阴血多，则心脏之气郁滞不利，故烦闷也。（阳中有盛阴。）血之所并为气虚，血并则无气。血并为主者，以其为阴邪所引起。

（2）气并于下，是膈下腹中肝之卫气盛，则下之气实而血虚也。气属阳，下之阳气多，则肝脏之阳气盛，故肝气易动而善怒也。（阴中有盛阳。）

按：上二句亦是一证，以血并于上，心为主，以怒则气逆血升，故上之血盛，下之血虚则气走之。如本论后文云"喜怒不节，则阴气上逆，上逆则下虚，下虚则阳气走之，故曰实矣。"怒喜触动肝志所导致。

4. 血并于下，气并于上，乱而喜乐

（1）血并于下，是膈下腹中肾脏之营血盛，则下之血实而气虚也。血属阴，肾之阴血多，则肾气郁滞不行，不能上交于心，故喜忘也。（阴中有盛阴。）

（2）气并于上，是膈上胸中心脏之阳气盛，则上之气实而血虚也。心属阳，心脏之阳气盛，则心气动乱，故心悸而恍乱也，当有心悸怔忡。（阳中有盛阳。）

血盛于下，气盛于上，以在下之血盛为主。按：上二句亦是一证，以血并于下，上虚下实为主，故心悸乱而喜志也。其因当是得之于怵惕惊恐。

黄帝说：血并于阴，气并于阳，各有偏盛，像这样血气离乎常规，究竟哪个算虚，哪个算实呢？岐伯说：血气这个东西，喜温而恶寒，寒冷就会使血气凝涩不流畅，温热就会使凝涩的血气消散而流通，所以气所偏并的地方，血就显得虚少，血所偏并的地方，气就显得不足。

（二）大厥的病机与预后

帝说：人之所有的就是血和气（《素问·阴阳应象大论》云："血气之男女也。"）。现在你说血并为虚，气并为虚，那不是没有实了吗？岐伯说：有余的就是实，不足的就是虚，所以气所偏并的地方有余于气（经），不是于血，而血所偏并的地方又有余于血，不是于气，这样血和气失掉了应有的比例，所以都不能算作真正的实。只能说是一实一虚。

只有络脉和孙脉的血气，都一齐输注于经脉，使血气一时都并盛于一处，这才是真正的实。或因暴怒，脉络紧满收缩；或因邪气客于经络，使经络厥逆。例如：因大怒刺激而导致经络的强烈收缩，"阳气者，大怒则形气绝。"经络之气因而厥逆，血气突然一齐奔涌于上（以大部经络在下，故逆则上涌），则上部的经脉必然因血量的突然剧增而出现血郁于上的现象，从而阻绝了经气的运作。导致阴阳气不相顺接而昏厥暴死。这也是《素问·阴阳应象大论》所说的："厥气上行，满脉去形"，而致暴厥之证，病名叫大厥。大有杂暴严重之义，亦名薄厥。此证若逾时血气疏散，阻绝之经气恢复畅通，则生；若不能恢复，即是神去机息，不可救疗了。此外，近时，有主张此即中风之病机者，然中风之机其来也缓，与此突然之"血之与气并走于上"，似当有别，然有脑栓子形成之中风则属"内气暴薄"之类也。

第二节　阴阳虚实产生内外寒热的病因与病机

🔖 原文

帝曰：经言阳虚则外寒，阴虚则内热，阳盛则外热，阴盛则内寒，余已闻之矣，不知其所由然也。岐伯曰：阳受气于上焦，以温皮肤分肉之间，令寒气在外，则上焦不通，上焦不通，则寒气独留于外，故寒栗。

帝曰：阴虚生内热奈何？岐伯曰：有所劳倦，形气衰少，谷气不盛，上焦不行，下脘不通，胃气热，热气熏胸中，故内热。

帝曰：阳盛生外热奈何？岐伯曰：上焦不通利，则皮肤致密，腠理闭塞，玄府不通，卫气不得泄越，故外热。

帝曰：阴盛生内寒奈何？岐伯曰：厥气上逆，寒气积于胸中而不泻，不泻则温气去[1]，寒独留，则血凝泣，凝则脉不通，其脉盛大以涩，故中寒。

🔖 校注

[1] 温气去：去，犹言不来也。

🔖 阐幽发微

1. 阳虚则外寒

阳受气于上焦，以温皮肤分肉之间，令寒气在外，则上焦不通，上焦不通，则寒气独留于外，故寒慄。阳经是由上焦胸中接受卫气以温养皮肤分肉（即卫外也）。现在由于寒气客于体表，引起上焦真气的收敛闭塞，上焦不通与皮肤不通不同，因而上焦经气不通，以致宣行于外的卫气减少，使阳气益虚，所以不能祛除寒邪（可见阳虚则卫气亦虚，不能作热）而寒慄不已。此是其人素质阳虚，故受寒之后，不能奋起抗邪，更加寒邪助阴损阳，使阴盛阳虚，故不能发热也。

《灵枢·口问》云："人之振寒者，何气使然？岐伯曰：寒气客于皮肤，阴气盛，阳气虚，故为振寒寒栗，补诸阳。"《素问·厥论》云："此人者质壮，以秋冬夺于所用，下气上争，不能复，精气溢下，邪气因从之而上也；气因于中，阳气衰，不能渗营其经络，阳气日损，阴气独在，故手足为之寒也。"此当是素质阳虚之所以也。"《伤寒论》302 条："少阴病，得之二三日，麻黄附子甘草汤，微发汗，以二三日无证，故微发汗也"，以见少阴病乃得之于感寒直中也。（当微热，以恶寒为重）脉当微细沉小水清长，或身痛，如受外寒则"少阴病，身体痛，手足寒骨节痛，脉沉者，附子汤主之"（《伤寒论》305 条）。《伤寒论》7 条："病有发热恶寒者，发于阳也；无热恶寒者，发于阴也。"

2. 阴虚则内热

有所劳倦，形气衰少，谷气不盛，上焦不行，下脘不通，胃气热，热气熏胸中，故内热。因劳倦饥饱，强力入房或饱食无度，使形体之精气衰少，功能低落，首先是脾胃的功能低落，这是因为脾胃主乎四肢，劳倦则消耗大量谷气，且脾胃亦劳倦，故导致谷气不足，营卫不化。脾主为胃行其津液者也。脾虚则消化迟缓，而经上焦输出精微的作用即不振，经下脘向下传导水谷的能力亦减弱，水谷滞留于胃中则郁而生热，导致阳明气盛，随大络上冲于心胸，故觉烦热也。此时四末之阳气亦胜过阴气而侵入阴分，故手足心亦热也。其证当有：口干唇燥，不思饮食，大便燥结，舌干少津，甚则干呕呃逆，脉细数。《素问·厥论》："脾主为胃行其津液者也，阴气虚则阳气入，阳气入则胃不和，胃不和则精气竭，精气竭则不营其四肢也。此人必数醉若饱以入房，气聚于脾中不得散，酒气与谷气相薄，热盛于中，故热遍于身内热而溺赤也。夫酒气盛而慓悍，肾气有衰，阳气独胜，故手足为之热也。"

3. 阳盛则外热

上焦不通利，则皮肤致密，腠理闭密，玄府不通，卫气不得泄越，故外热。同时受寒，因阳之重实不同，而有不同结果。寒邪客于体表，寒则皮肤急而腠理闭，同时引起上焦真气的收敛，玄府不通，卫气不得泄越所以产生外热，此是其人素质阳气不虚，故能于受寒后奋起抗邪，而调运大量卫气以与邪争，冀欲一汗而祛邪也。可见卫气之蓄积不得泄越，乃由阳盛而调运来者颇多故也。与阳虚适成对比。其证当有头项强痛、体痛等证，脉当浮且紧。

4. 阴盛则内寒

厥气上逆，寒气积于胸中而不泻，不泻则温气去寒独留，则血凝泣，凝则脉不通，其脉盛大以涩，故中寒。厥气即经气虚而加以下部寒邪之气也。厥气上逆，因其素质阳虚不能抗邪，故寒气得以积于胸腹而不消散，寒则血凝泣，内脏之血气少，则温气来少，故寒气独留于内而内寒。其脉当盛大而涩。所以然者，以血凝涩故脉涩，经气不通而壅满故脉大也。当以迟涩为主，大脉非必见。其证当有腹痛、腹满、飧泄等证。《灵枢·邪气脏腑病形》："涩者，多血少气，微有寒。"按：本段经文系举例，不可视为绝对之典型也。阳盛之体，寒邪入里化热必速；阴虚之人，寒邪入里化寒必速。

第三十八章　素问·至真要大论（节选）

题解

至，有极义。真，真切，精确之义。要，重要。"至真要"即极精确、极重要的意思。本篇乃运用前六篇关于运气学说的基本道理，使之结合于临床，并总结出对运气淫变、胜复的治疗规律，着重论述五运六气的临床应用及制方的法则和各种治法，以其所论为医学上至真（确）至要（重）之论，故名《至真要大论》。

第一节　六气分治（司天、在泉、间气）的常化

原文

黄帝问曰：五气[1]交合，盈虚[2]更作，余知之矣。六气分治，司天地者，其至何如？岐伯再拜对曰：明乎哉问也。天地之大纪[3]，人神[4]之通应也。帝曰：愿闻上合昭昭，下合冥冥奈何？岐伯对曰：此道[5]之所主，工之所疑也。

校注

[1] 五气：指五运之气——风暑湿燥寒。
[2] 盈虚：即过与不及（太少）。
[3] 纪：纲纪、法则、规律。
[4] 神：指阴阳，即事物发展变化的相反相成的内在因素（力量）变化不测之自然奥秘。
[5] 道：指天地之道，亦即自然规律。

阐幽发微

（1）五气交合，盈虚更作：言五运的过与不及交替出现的变化，我已经明白了。

（2）六气分治，司天地者：六气，指三阴三阳的本气——风热火湿燥寒。分治，即分主。司天地，天指司天，地指在泉，虽未言间气，而间气自在其间矣。言六气分主六步，其气至时的生化表现，各怎样呢？

六气分治：包括六淫（"天气之变"）、六胜（六气相胜）、邪胜（反胜）、六复。《素问·六元正纪大论》："六化六变，胜复淫治。"《素问·六元正纪大论》："夫六气正纪，有化有变，有胜有复，有用有病，不同其候。"化：《素问·六元正纪大论》："时化""司化""德化""布政"

"气变""令行""病之常也""位之常也"。《素问·六微旨大论》："气有胜复，胜复之作，有德有化，有用有变，变则邪气居之。"

（3）天地之大纪，人神之通应：言六气分治的常化是自然界的大法则，是和人与自然变化息息相通的。

（4）上合昭昭，下合冥冥：昭昭，指天气常化之明显可见者，如四时更替、五气推移是也。冥冥，指地气常化之不易察觉者，如生长化收藏，五味厚薄，五类"胎孕不育"等是也。《素问·五常政大论》："故生化之别，有五气（臊焦香腥腐）、五味、五色、五类、五宜也。"

（5）此道之所主，工之所疑也：如《素问·五常政大论》："此天地之道，生化之常也。"《素问·六元正纪大论》："此天之道，气之常也。"言昭昭、冥冥乃自然规律所司，医工之所未能遍明也。

原文

帝曰：愿闻其道也。岐伯曰：厥阴司天，其化以[1]风；少阴司天，其化以热；太阴司天，其化以湿；少阳司天，其化以火；阳明司天，其化以燥；太阳司天，其化以寒。以所临[2]脏位[3]，命其病者也。

帝曰：地化奈何？岐伯曰：司天同候，间气皆然。帝曰：间气何谓？岐伯曰：司左右者，是谓间气也。帝曰：何以异之？岐伯曰：主岁者纪[4]岁，间气者纪步也。

帝曰：善。岁主[5]奈何？岐伯曰：厥阴司天为风化，在泉为酸化，司气为苍化，间气为动化。少阴司天为热化，在泉为苦化，不司气化，居气为灼化。太阴司天为湿化，在泉为甘化，司气为黅化，间气为柔化。少阳司天为火化，在泉为苦化，司气为丹化，间气为明化。阳明司天为燥化，在泉为辛化，司气为素化，间气为清化。太阳司天为寒化，在泉为咸化，司气为玄化，间气为脏化。故治病者，必明六化分治，五味五色所生，五脏所宜，可以言盈虚病生之绪也。

帝曰：厥阴在泉而酸化先，余知之矣。风化之行也何如？岐伯曰：风行于地，所谓本也，余气同法。本乎天者，天之气也；本乎地者，地之气也。天地合气，六节分而万物化生矣。故曰：谨候气宜，无失病机，此之谓也"。

校注

[1] 以：为。

[2] 所临：临，居高视下也，如"如临深渊"（《诗经》）。此指六气之来临。

[3] 脏位：位，位置，犹言处所。《礼记》："天地位焉。"朱熹注："位者，安其所也。"此指脏腑之处，即何脏何腑之意。

[4] 纪：理顺头绪之义。

[5] 岁主：即主岁。问三阴三阳主岁即司天在泉之气也。

阐幽发微

（1）厥阴司天，其化以风："巳亥之岁，上见厥阴。""厥阴之上，风气主之"（《素问·天元纪大论》)。故逢厥阴司天之年，天之气化，风气偏胜也。

（2）少阴司天，其化以热："子午之岁，上见少阴。""少阴之上，热气主之"（《素问·天元纪大论》)。故逢少阴司天之年，天之气化，热气偏盛也。

（3）太阴司天，其化以湿："丑未之岁，上见太阴。""太阴之上，湿气主之"（《素问·天元纪大论》)。故逢太阴司天之年，其天之气偏于湿盛。

（4）少阳司天，其化以火："寅申之岁，上见少阳。""少阳之上，相火主之"（《素问·天元纪大论》)。故逢少阳司天之年，其天之气偏于火盛。

（5）阳明司天，其化以燥："卯酉之岁，上见阳明。""阳明之上，燥气主之"（《素问·天元纪大论》)。故逢阳明司天之年，其天之气偏于燥盛。

（6）太阳司天，其化以寒："辰戌之岁，上见太阳。""太阳之上，寒气主之"（《素问·天元纪大论》)。故逢太阳司天之年，其天之气偏于寒盛。

（7）以所临脏位，命其病也：王注："肝木位东方，心火位南方，脾土位西南方及四维，肺金位西方，肾水位北方，是五脏定位。然六气所御，五运所至，气不相得则病，相得则和。故先以六气所临，后言五脏之病也。"《灵枢·百病始生》："气有定舍，因处为名。"《灵枢·顺气一日分为四时》："气合而有形，得脏而有名。"此中医命名之依据也。即据五脏所现之证，以定病位在何脏腑，并据六气所病之证，以定病性为何气。如肝胆病，其现证与风有关，抑或与燥热有关，即可知其病为厥阴司天太过（发生）或不及（委和），或为阳明司天太过（坚成）或不及（从革）所致也。

（8）地化奈何：地，指在泉。问在泉之气化怎样呢？

（9）司天同候，间气皆然：如厥阴在泉，则其化亦为风，与司天之"其化以风"同。间气亦然。

（10）司左右者，是谓间气也：间气，指客气之司天左右间及在泉之左右间言。主气分六步初-终之气，不言间气，以不分司天在泉也。

（11）主岁者纪岁，间气者纪步也：主岁者，司天在泉。司天在泉与间气的区别，在于司天在泉统主一年之上半年、下半年，合为全年，而间气则只主一步，即一年的1/6，四个节气，每步为60天零87.5刻（以全年为365日5时48分46秒）。

（12）厥阴司天为风化，……间气为动化：巳亥之岁，厥阴司天，上半年风气、温气偏盛。寅申之岁，少阳司天，厥阴在泉，则物化酸味偏盛（下半年收成五味）。木行"司运气"即丁壬之年，司气指司运气，其气化则偏于青色亦即木行盛。厥阴居于间气，则气化为动化即风盛则动之物化。总之厥阴主岁时，气候偏于风、温，木行之动植物生长好。王冰："木运之气，丁壬之岁，化苍青也。"

（13）少阴司天为热化，……不司气化，居气为灼化：子午之岁，少阴司天，上半年热气偏盛。卯酉之岁，阳明司天，少阴在泉，则物化苦味偏盛。"不司气化"者，"君火以名，相火以位"（《素问·天元纪大论》)。王注"但立名于君位，不立岁气，……以名奉天，故曰'君火以名'，守位禀命，故云'相火以位'"，故"君不主运"（王注），而由相火禀君火之命以行气化，故可知其司气为"丹化"也。观其"在泉为苦化"皆相同，即可知也。"居气"者，《新校正》云："盖尊君火，无所不居，不当间之也。"灼化，即灼热之气化。总之少阴主岁时，气候偏热，火行之动植物生长良好。五运中戊癸化火，应乎少阳相火，而再无化热之天干，故"不司气化"。

（14）太阴司天为湿化，……间气为柔化：丑未之岁，太阴司天，上半年湿气偏盛。辰戌之岁，太阳司天，太阴在泉，则物化甘味偏盛。土行司运即甲己之岁，其气化都偏于黄色，即土行盛。居于间气则气化偏于柔软，以湿盛则柔也。总之太阴主岁时，气候偏湿，土行之动植物生长良好。

（15）少阳司天为火化，……间气为明化：寅申之岁，少阳司天上半年火气偏盛。巳亥之岁厥阴司天，少阳在泉，则下半年收成之五味苦味偏盛。无论司天在泉，其气化都偏于红色，即火行盛。居于间气，则气化偏于火热。总之少阳主岁时，气候偏于火热，火行之动植物生长良好。

（16）阳明司天为燥化，……间气为清化：卯酉之岁，阳明司天，上半年燥气、凉气偏盛。子午之岁，少阴司天，阳明在泉，则下半年收成之五味辛味偏盛。无论司天在泉，其气化都偏于白色，即金行盛。居于间气，则气化偏于清凉。总之阳明主岁时，气候偏于燥凉，金行之动植物生长良好。

（17）太阳司天为寒化，……间气为藏化：辰戌之岁，太阳司天，上半年寒气偏盛。王冰："阴凝而冷，庶物敛容。"丑未之岁，太阴司天，太阳在泉，则下半年收成之五味咸味偏盛。无论司天在泉，其气化都偏于黑色，即水行盛。居于间气，则气化偏于敛藏。总之太阳主岁时，气候偏寒，水行之动植物生长良好。

（18）故治病者，必明六化分治，……乃可以言盈虚，病生之绪也：六化分治，即三阴三阳六气分主之气化特点。此数语之意为：治病之医工，首须明了六气分主之气化特点，及六化对五味、五色之生化，及对五脏之宜与不宜；然后才可以讲五气之盈虚对人体（五脏）之影响，辨证出疾病发生的头绪，亦即找出病因。

（19）厥阴在泉而酸化先：即厥阴在泉之年，以酸化亦即木化之动植物之生长在前（为首）。

（20）风行于地，所谓本也：风气行于地，则为地气之本，大地皆从风化，"所谓本也"，就是《素问·天元纪大论》的"所谓本也，是谓六元"。《素问·天元纪大论》还说："故在天为气，在地成形，形气相感而化生万物矣"，即在天为风热火湿燥寒无形之六气，在地为"木火土金水（火）"有形之五行。六气为万物化生之本，故曰"所谓本也"。六气为本，为"六元"之气。故天气之化为物化之本。

（21）本乎天者，天之气也；本乎地者，地之气也：言万物生成之本诸司天之气而化生者，即为天之气所化也；万物生成之本诸在泉之气而化生者，即为地之气所化。《易经》所谓"本乎天者亲上，本乎地者亲下"是也。《素问·太阴阳明论》："阳者，天气也，主外；阴者，地气也，主内。"《素问·五脏别论》："脑髓骨脉胆女子胞，此六者地气之所生也。"

（22）天地合气，六节分而万物化生矣：《素问·六节藏象论》："天以六六为节。"《素问·天元纪大论》："天以六为节。"王注："六节，谓六气之分。"天地合气分为六节，即六步之气化，万物由之而化生。

（23）谨候气宜，无失病机：此二句为本篇之重点，是把运气学说和临证、辨证施治结合起来的主要理论原则。后文亦云："审察病机，无失气宜，此之谓也。"又云："谨守病机，……必先五胜。"《素问·五常政大论》："必先岁气，无伐天和。"《素问·五常政大论》："故气主有所制，岁立有所生，地气制己胜，天气制胜己，天制色，地制形。"王注："天气随己不胜者制之，谓制其色也。地气随己所胜者制之，谓制其形。"

谨候六气对五味、五色五脏之宜与不宜（五行相得则宜），掌握住发病的机要亦即关键，包括病因、病位与病性，这就是运气学说和临证相结合的要领。

第二节　论"司岁备物"以保证药物气味、质量及南、北政寸、
尺脉变化的道理

原文

帝曰：其主病何如？岐伯曰：司岁[1]备物[2]，则无遗[3]主矣。帝曰：先岁物[4]何也？岐伯曰：天地之专精[5]也。帝曰：司气者何如？岐伯曰：司气者，主岁同，然有余不足也。帝曰：非司岁物何谓也？岐伯曰：散也，故质同而异等[6]也。气味有薄厚，性用有躁静，治保有多少，力化有浅深，此之谓也。帝曰：岁主脏害何谓？岐伯曰：以所不胜命[7]之，则其要也。帝曰：治之奈何？岐伯曰：上淫于下，所胜平之，外淫于内，所胜治之。帝曰：善。平气何如？岐伯曰：谨察阴阳所在而调之，以平为期[8]。正者正治，反者反治。帝曰：夫子言察阴阳所在而调之，论言[9]人迎与寸口相应，若引绳小大齐等，命曰平，阴之所在寸口何如？岐伯曰：视岁[10]南北，可知之矣。帝曰：愿卒闻之。岐伯曰：北政之岁，少阴在泉，则寸口不应；厥阴在泉，则右不应；太阴在泉，则左不应。南政之岁，少阴司天，则寸口不应；厥阴司天，则右不应；太阴司天，则左不应。诸不应者，反其诊则见矣。帝曰：尺候何如？岐伯曰：北政之岁，三阴在下，则寸不应；三阴在上，则尺不应。南政之岁，三阴在天，则寸不应；三阴在泉，则尺不应。左右同。故曰：知其要者，一言而终，不知其要，流散无穷，此之谓也。

校注

[1] 司岁：掌握岁气之气宜。

[2] 备物：采备司岁所主之物。

[3] 遗：遗漏。

[4] 先岁物：首要突出之意。"岁物"，本"气宜"所生之动植物，这里仍指药物。先，《吴子·治兵》："用兵之道，何先？"首要，突出之意。先岁物，先岁物何也？犹言以岁物为先何也？乃倒装句。意问：为什么要以"司岁"所采备的各年气宜所生长的药物为首要呢？

[5] 天地之专精：上当有"得"字。专，纯笃也。笃，即专一、纯厚。气厚则力专。

[6] 质同而异等：质，指药物的性味。等，指等级。

[7] 命：《说文》："使也。"朱骏声："在事为令，在言为命。"

[8] 期：限度。《吕氏春秋》："征敛无期，求索无厌。"

[9] 论言：指《灵枢·禁服》所言。

[10] 岁：指岁星，即木星。

阐幽发微

《素问·五常政大论》："然而五味所资，生化有薄厚，成熟有少多，……岐伯曰：寒热燥湿不同其化也。"故《素问·五运行大论》："五气更立，各有所先也"。先，即指"气宜"之所生化。

（1）主病：张志聪："主病，谓主治病之药物。"王冰："言采药之岁也。"原文说："治病

者，必明六化分治，五味五色所生，五脏所宜。"即"谨候气宜"，那么"气宜"与治病的药物有什么关系呢？

（2）司岁备物，则无遗主矣：掌握司岁，即掌握岁气之"气宜"，采备司岁所生之物，就不会漏掉应该采备的主病的药物。

（3）天地之专精：即"岁物"之所以首要，是因为它得到各年司天、在泉"气宜"所特有的纯厚的精气之故，所以采备药物必须注意采集的时间。张介宾："运之与气，所主皆同，但五太之运为有余，五少之运为不及，而物性之禀，有厚薄矣。"

（4）司气者，主岁同，然有余不足也：前"司气为苍化"下，已明"司气"乃指运气，"司运气也"。即五运主岁与上述六气主岁相同。然而比之六气主岁有太、少之分，故司气所主之"岁物"时有厚薄也。

（5）非司岁物，散也：不是"司岁"所采备的药物，则因其未得"天地之专精"，故其气性就不纯厚。王注："非专精则散气，散气则物不纯也。"

（6）质同而异等：言"非司岁物"与"岁物"相比，虽性味相同，但在品质等级上却不相同。"岁物"的品质好，等级高；"非司岁物"的品质差，等级低，故二者的疗效亦有高低也。

（7）气味有厚薄，性用有静躁，治保有多少，力化有浅深：气味，一般认为指药物的四气五味，然四气乃后世之说，乃指药性的寒热温凉而言，而《内经》所说的"气味"之"气"则非指此。如《素问·阴阳应象大论》："水为阴，火为阳，阳为气，阴为味。……味厚为阴，薄为阴之阳，气厚者为阳，薄为阳之阴。味厚则泄（大黄），薄则通（木通），气薄则发泄（麻黄），厚则发热（川椒）。"《内经》所说的药食之气味乃气与味对比分析而言：气无形，如火之倾向于升散而虚，可游离于药食而播散，且服后其作用之发挥亦较快，故比之于味，则属阳，如冰片、麝香；而味有质，如水之倾向于沉降而实，不能游离于药食而播散，且吸后其作用之发挥亦较慢（但却比气持久），故比于气，则属阴，如河车、阿胶。性用：药性的作用，有寒热静躁之不同。阴静阳躁，躁则生热，静则生寒。治保：治（疗）病保（养）真的作用也有大小多少之不同。力化作用：药力的化生，也有深浅高低之不同。所谓是"岁物"与"非司岁物"，"质同而异等"的道理就是这样。《素问·五常政大论》："然而五味所资，生化有薄厚，成熟有少多，终始不同，其故何也？岐伯曰：地气制之也，非天不生，地不长也。……寒热燥湿不同其化也。"

（8）岁主脏害何谓：岁气的偏胜造成对人体脏腑的损害而致病是何道理呢？

（9）以所不胜命之：用五行生克规律的"己所不胜"来命定其胜害，这是岁主脏害的要领。如岁气风木之气偏胜，则其所胜的脾土之脏就可受己所不胜的风木之气的克害而致病。

（10）上淫于下，所胜平之，外淫于内，所胜治之：司天之气，造成脏害，可以其所胜己者平之，在泉之气，造成脏害，也同样以其所胜己者治之。司天曰平，余曰治，实一也。

（11）平气：即岁气无所偏胜。意谓在平气不主脏害的情况下（与气候无关），有了病该如何治疗呢？

（12）谨察阴阳所在而调之，以平为期：《灵枢·通天》："谨诊其阴阳，视其邪正，安容仪，审有余不足，盛则泻之，虚则补之，不盛不虚，以经取之。"平气未主脏害之年，有病须仔细地审察阴阳偏胜之所在而调治之，阳盛泻阳，阴虚补阴，寒者热之，热者寒之（正者正治），热因寒用，寒因热用（反者反治），以阴阳复归于平调为度。

（13）论言人迎与寸口相应若引绳，小大齐等命曰平：《灵枢·禁服》云："寸口主中，人迎主外，两者相应，俱往俱来，若引绳小大齐等，春夏人迎微大，秋冬寸口微大，如是者，名曰平人。"这就是"谨察阴阳所在"的诊脉法。"阴"为"阴经"的简称，"阳"为"阳经"的简称。人迎为阳明脉，寸口为太阴脉。

（14）阴之所在，寸口何如：阴，指三阴。问三阴之所在司天或在泉于寸口脉上有何反应？

（15）今日视岁，皆由春分点始，视岁南北，可知之矣：木星绕太阳运行一周，约需 12 年（实为 11.86 年），在黄道带上，每年入一宫，称一"次"。故周天有十二"次"。由寿星（含秋分点）辰宫始，由西向东（逆时钟方向）运行至娵訾亥宫。行在黄道秋分点（东）以南（冬至点）为岁在南，是为南政；行至秋分点以北（夏至点）为岁在北，是为北政。《尔雅·释天》："夏曰岁，商曰祀，周曰年，唐虞（尧舜）曰载。"岁星五周天则 60 年，有南北政各 30 年也。

（16）岁在南，少阴司天则两寸口不应：本论云："厥阴司天则右寸不应；太阴司天则左寸不应。（岁在南，则司天应寸，在泉应尺，为正应。）少阴在泉则两尺不应，厥阴在泉则右尺不应；太阴在泉则左尺不应。北政之岁，少阴司天则两尺不应；厥阴司天则左尺不应；太阴司天则右尺不应。少阴在泉则两寸不应；厥阴在泉则右不应；太阴在泉则左不应。"岁在北，则司天应尺，在泉应寸，为不应。所谓"不应"是脉来偏于微弱。以少阴君火不主运，故少阴之所在，其脉有不应也。观此，则《内经》时期寸口诊法已有寸尺之分类，然尚无关部也。或者，运气七篇为后期（东汉）之作故耶？按：运气七篇当作于东汉早期，或在《难经》之前也。以此处无需言"关"，故经文未言之故，尚不能确定本论著作之时，是否已有关脉之说也。

（17）诸不应者，反其诊则见矣：此句各家之解不一，如王冰谓："不应皆为脉沉，脉沉下者，仰手而沉，复其手，则沉为浮，细为大也。"张隐庵则谓："反其诊者，以人面南面北而诊之也。"高士宗："《五运行大论》云：脉法曰，天地之变，无以脉诊。故申明诸不应者，不当求之于诊。若反其诊而求之，则可见矣。反，犹离也。由此观之，则阴之所在寸口，当明其义，而不诊其脉也。"不诊其脉，则"反其诊则见矣"之"见"当如何"现"呢？

以上诸说惟王说似近理，然余未曾验证，亦未敢遽定其是与非也。

（18）知其要者，一言而终，不知其要，流散无穷，此之谓也：王注："要，谓知阴阳所在也。知则用之不惑，不知则尺寸之气，沉浮小大，常三岁一差。欲求其意，犹绕树问枝，虽白首区区，尚未知所诣（所要达到的知识境界），况其旬月而可知乎！"《灵枢·九针十二原》："知其要者，一言而终，不知其要，流散无穷。"王冰谓："要，谓知阴阳所在也"，恐非。以帝之所问为"阴之所在，寸口何如？"而寸口之变又随"岁"之南北而异，故"视岁南北"乃其要也。按：南北政之说，主要根据岁星的运行在黄道南半或北半而定（天赤道之南或北），看来太空的主要星体对地球上的生物是有影响的。古人能发现岁星对人体脉象的影响是非常难能可贵的。岁气的变化和天体星球的运动是有关的，这需要今后的医学工作者与天文、气象工作者合作进行深入的观察研究。

第三节　六气在泉太过内淫为病的现证及治法

▌ 原文

帝曰：善。天地之气，内淫而病何如？岐伯曰：岁厥阴在泉，风淫所胜[1]，则地气不明，平野昧[2]，草乃早秀[3]。民病洒洒振寒，善伸，数欠，心痛支[4]满，两胁里急，饮食不下，鬲[5]咽[6]不通，食则呕，腹胀，善噫，得后与气[7]，则快[8]然如[9]衰，身体皆重。

校注

[1] 风淫所胜：淫，淫溢、浸淫，太过之谓也（渐进）。淫，《说文》："侵淫随理也。从水淫声。一曰，久雨为淫。"张舜徽："凡水浸淫则广，故引申有滥义、过义。"

[2] 昧：昏暗。

[3] 秀：禾类植物开花，引申为草木开花的通称。又，不荣而实曰秀。

[4] 支：向四外支撑。古与"搘"通。搘，拄也。

[5] 鬲：与"隔"，"膈"古通。《灵枢·邪气脏腑病形》《灵枢·四时气》并作"膈"可证。

[6] 咽：（yè），音夜，充塞之意。刘向《新序·杂事》："云霞充咽，则夺日月之明。"《灵枢·四时气》即作"膈塞不通"。

[7] 后与气：后，指大便。气，指矢气。

[8] 快：爽适，舒畅。宋玉《风赋》："快哉此风"。

[9] 如：连词，义同"而"，表示连接，顺接可译为"就"。例如：见利如前，乘便而起（《盐铁论·世务》）——看见利益就上前，趁着机会就起来。《古汉语虚词手册》："如：犹而也。"《韩非子·五蠹》："民之政计，皆就安利如与辟（避）危穷。"

阐幽发微

（1）厥阴在泉：少阳司天之岁，则厥阴在泉，是寅申之岁也。60年中共有五寅、五申年。王冰所谓："谓甲寅、丙寅、戊寅、庚寅、壬寅；甲申、丙申、戊申、庚申、壬申，岁也。"

（2）风淫所胜：风气太过，浸淫（淫害）而乘其所胜，即木克土而下半年现脾胃病也。仍须视其内在条件，即个体之真气虚实，必"两虚相得，乃客其形"也。

（3）地气不明，平野昧：因下半年风气盛，尘土飞扬，故天昏地暗。这是对厥阴在泉之年气候特点和自然景象的描述。

（4）草乃早秀：厥阴在泉，下半年风气偏盛，气候偏温，故草木早花。实则亦包括花后结实。

（5）民病洒洒振寒，善伸，数欠：洒洒振寒，形容寒战（慄）貌。善伸数欠，即好欠伸，亦即伸懒腰，打呵气之谓。此数语在《灵枢·经脉》本为描述精神病犯病时的前驱症。故下文即云："病至则恶人与火，闻木声则惕然而惊，心欲动，独闭户塞牖而处，其则欲上高而歌，弃衣而走。"本篇对《灵枢·经脉》原文未作深入理会，只是断章取义截取几句，反而义不可解。

（6）心痛支满，两胁里急：心痛即"胃脘当心而痛"（《灵枢·邪气脏腑病形》），亦即《灵枢·经脉》脾经之"胃脘痛"也。"支满"即胃部支撑（俗称"顶着"）胀痛。"两胁里急"，即两胁里面，拘急作痛之意。两句合观即今之所谓肝胃气痛也。

（7）饮食不下，鬲咽不通，食则呕：饮食不下，膈塞不通，是胃脘胀满之故。《灵枢·邪气脏腑病形》于此四句前有"腹膜胀"，故知也。后文"厥阴之胜"下，王注："鬲咽，谓饮食入而复出也。"勉强食之，则呕吐。

（8）腹胀，善噫：此是脾虚不能运化，故产酵气多，而腹膜胀且喜嗳气。

（9）得后与气，则快然如衰：即腹胀，嗳气等证，得大便或排矢气后即感到松快而见轻。《兰亭序》："快然自足，不知老之将至。"

（10）身体皆重："脾主为胃行其津液者也"（《素问·厥论》），"今脾病不能为胃行其津液，四支不得禀水谷气，气日以衰，脉道不利，筋骨肌肉皆无气以生，故不用焉"（《素问·太阴阳明论》）。《灵枢·本神》说："脾气虚，则四支不用。"且脾虚则内湿盛，腠理间湿气亦盛，故倦怠无力而身重也。

《灵枢·经脉》："胃足阳明之脉，……是动则病：洒洒振寒，善呻，数欠。"《灵枢·邪气脏腑病形》："胃病者，腹膜胀，胃脘当心而痛，上两胁，膈咽不通，食饮不下。"《灵枢·四时气》："饮食不下，膈塞不通，邪在胃脘。"（又见《素问·风论》胃风下）《灵枢·经脉》："脾足太阴之脉，……食则呕，胃脘痛，腹胀，善噫，得后与气，则快然如衰，身体皆重。"《素问·调经论》："形有余，则腹胀泾溲不利。不足，则四支不用。"《素问·风论》："脾风，……四支不欲动。"《素问·痹论》："脾痹者，四肢解墯。"

原文

岁少阴在泉，热淫所胜，则焰浮川泽，阴处反明。民病腹中常鸣，气上冲胸，（喘，）不能久立，寒热，皮肤痛，目瞑，齿痛颁（颈）肿，恶寒发热如疟，少腹中痛，腹大，蛰虫不藏。

阐幽发微

（1）岁少阴在泉，热淫所胜：阳明司天之岁，则少阴在泉，是丁卯年也。王注："谓乙卯、丁卯、己卯、辛卯、癸卯、乙酉、丁酉、己酉、辛酉、癸酉岁也。"热气偏盛，浸淫乘克其所胜，即火克金，下半年多肺及大肠病也。

（2）焰浮川泽，阴处反明：言川泽之上炎热如火焰浮于其上，虽阴暗之处亦炎热如火燃于其处。

（3）民病腹中常鸣，气上冲胸：《灵枢·四时气》："腹中常鸣，气上冲胸，喘不能久立，邪在大肠。"（《外台秘要》作"不能行立"，似是。）少阴君火在泉，则大肠金气受克，故大肠热壅而消化传导失常，故现肠鸣腹胀，以肠中酵气多也，腹胀甚则气上逆而心胸亦胀满也。

（4）喘不能久立：《甲乙经》又曰："大肠有热，肠鸣腹痛，夹脐痛，食不化，喘不能久立（痛而短气之喘），巨虚上廉主之。"据此上有"肠鸣腹痛"，则知仍与腹痛、气上冲胸有关，肠满腹痛，故喘而不能久立也。与肺气不和失于肃降亦有关。《灵枢·邪气脏腑病形》："大肠病者，肠中切痛而鸣濯濯，冬日重感于寒即泄，当脐而痛，不能久立。"是"不能久立"乃缘"当脐而痛"也。

（5）寒热，皮肤痛：《灵枢·五邪》："邪在肺，则病皮肤痛，寒热，上气，喘，汗出，咳动肩背。"火胜刑金，则肺受热淫而现寒热，此当以热为主，所以兼寒者，以肺主皮毛，肺气虚则皮毛不固，毛孔开阖失其治节，故兼恶寒也。此非发热恶寒，而当为时寒时热之证。皮肤痛亦为肺受热邪之现症。

（6）目瞑，齿痛，颁肿：《灵枢·经脉》："大肠手阳明之脉，……是动则病：齿痛，颈肿。"

手、足阳明经皆有"颈肿"，而无"颐肿"。以二经皆不抵"颐"也。手阳明经"上颈，贯颊，入下齿中"。故感热邪则齿痛、颈肿（不抵颐，故"颐"当是"颈"之讹）。目瞑，当是阳明经热盛，目中不了了，视物不清，或为目眩。

（7）恶寒发热如疟：恶寒发热乃表证，如疟实非疟也。

（8）少腹中痛：脐以下腹部疼痛，多为热在下焦，大肠热肿致痛。

（9）腹大：据《甲乙经》："腹大不嗜食，冲阳主之。"则此腹大当系"六腑胀"之"胃胀""大肠胀"之由热邪导致者。

（10）蛰虫不藏：乃因下半年气温过高所致也。

原文

岁太阴在泉，草乃早荣，湿淫所胜，则埃昏岩谷，黄反见黑。至阴之交，民病饮积，心痛，耳聋，浑浑焞焞[1]，嗌肿喉痹，阴病血见，少腹痛肿，不得小便，病冲[2]头痛，目似脱，项似拔，腰似折，髀不可以回（曲），腘如结，腨如裂。

校注

[1] 浑浑焞焞：浑浑，混浊、纷乱。焞（tūn），音吞，星光暗弱貌。浑浑焞焞，形容听觉、视觉模糊不清。天地相连"视之不见，听之不闻"。《左传》："天策焞焞"，注："焞焞，无光耀也。"

[2] 冲：有猛烈之义，如冲劲儿。《史记·韩长孺传》："且强弩之极，矢不能穿鲁缟；冲风之末，力不能漂鸿毛。"

阐幽发微

（1）岁太阴在泉，草乃早荣，湿淫所胜：太阳司天，则太阴在泉，是辰戌之岁也。王注："谓甲辰、丙辰、戊辰、庚辰、壬辰、甲戌、丙戌、戊戌、庚戌、壬戌岁也。"四气尽终气，地气主之。太阴在泉，则四之气为厥阴风木，五之气为少阴君火，故下半年气候偏热偏湿，故草乃早荣，早开花、早结实也。湿气太过，内淫其所胜，即土克水，下半年多三焦、膀胱病也。

（2）埃昏岩谷，黄反见黑：《素问·六元正纪大论》："土郁之发，埃昏黄黑。"太阴在泉之下半年湿气偏胜，尘雾迷濛，天气阴暗（为"黄反见黑"）。

（3）至阴之交：至阴，这里指"长夏"。《素问·咳论》："乘秋则肺先受邪，……乘（趁）至阴则脾先受之。"《素问·痹论》："以至阴遇此者，为肌痹。"于六气分治则为三气（少阳）四气（太阴）之交（大暑）。

（4）民病饮积，心痛（木克土）：饮积即水饮停留，因下半年湿盛于五脏则脾主湿，脾气不和，"不能为胃行其津液"，则停饮耳。心痛，乃《灵枢·邪气脏腑病形》所谓"胃病者，……胃脘当心而痛"是也。脾胃相表里，脾胃失和，即可致胃脘当心而痛。

（5）耳聋，浑浑焞焞："浑浑焞焞"，形容视、听觉模糊不清，这里指听觉不聪。《灵枢·经脉》："三焦手少阳之脉，……是动则病，耳聋，浑浑焞焞，嗌肿喉痹。"

（6）嗌肿喉痹：喉痹，《诸病源候论》："喉痹者，喉里肿塞痹痛，水浆不得入也。"即咽喉肿痛之证。下半年四之气厥阴风木，五之气少阴君火，气候湿热偏盛，故木火循经上炎而咽喉肿痛。

（7）阴病血见：阴，指前阴。血见，指尿血或崩漏等证，此亦湿热淫于下焦之故。

（8）少腹痛肿，不得小便：《灵枢·本脏》："肾合三焦膀胱。"《灵枢·四时气》："小腹痛肿，不得小便，邪在三焦。"实是湿热淫于下焦也。

（9）病冲头痛，……腨如裂：《灵枢·经脉》："膀胱足太阳之脉，……是动则病：冲头痛，目似脱，项如拔，脊痛，腰似折，髀不可以曲，腘如结，腨如裂，是为踝厥。"患剧烈头痛，眼睛疼得像眼珠子要冒出来似的，脖子疼得像要扯断了似的，腰疼得像要折了似的，髀骨疼得不敢屈伸，膝腘窝疼得像结固似的不敢伸开，腿肚子疼得像撕裂开一样。所有这些证候，实际上都是足太阳经感受了外邪的表证，如寒湿之邪。

总之，太阴在泉之年，下半年湿气偏盛，土克水，可致肾脏、膀胱和三焦等水脏之病。《灵枢·本脏》所谓"肾合三焦、膀胱"是也。

原文

岁少阳在泉，火淫所胜，则焰明郊野，寒热更至。民病注泄赤白，少腹痛，溺赤，甚则血便。少阴同候。

阐幽发微

（1）岁少阳在泉，火淫所胜：厥阴司天之年，少阳在泉，是巳亥年也。王冰注："谓乙巳、丁巳、己巳、辛巳、癸巳；乙亥、丁亥、己亥、辛亥、癸亥岁也。"巳亥之岁，少阳在泉，下半年火气偏盛，内淫其所胜，即火克金，而多大肠及肺脏之病也。

（2）焰明郊野，寒热更至：言荒郊野外毫无遮蔽，烈日炎炎如火如焚。有胜则有复，故寒热交替而来，然终热多也。

（3）民病注泄赤白，少腹痛，溺赤，甚则血便：注泄赤白即赤白痢疾，故少腹痛而溺赤，甚则大便如血，是为血便，预后可虑。此皆大肠为火热之邪毒所伤也。

（4）少阴同候：言除上述外，余则如少阴在泉，其气候、物候、病候相同也，如肺之皮肤痛、寒热、喘等在内（热甚为火）。

原文

岁阳明在泉，燥淫所胜，则霿[1]雾清暝。民病喜呕，呕有苦，善太息，心胁痛不能反侧，甚则嗌干面尘[2]，身无膏泽，足外反热。

校注

[1] 霿：（mèng），音梦。《说文》："天气下地不应曰霿。霿，晦也。"
[2] 嗌干面尘：《灵枢·经脉》作"面微有尘"。肝脉始作"嗌干面尘"。

阐幽发微

（1）岁阳明在泉，燥淫所胜：少阴司天，则阳明在泉，是子午岁也。王注："谓甲子、丙子、戊子、庚子、壬子、甲午、丙午、戊午、壬午岁也。"下半年燥气偏盛，气温偏凉，浸淫内侵，则金气克木而肝胆受病也。

（2）霿雾清瞑：霿为"天气下地不应"，天空晦暗，日光不明；雾为"地气发天不应"，故地上昏晦，不能见远，总为天昏暗而有薄寒。

（3）民病喜呕，呕有苦，善太息：《灵枢·四时气》："善呕，呕有苦，长太息，心中憺憺，恐人将捕之。邪在胆，逆在胃，胆液泄则口苦，胃气逆则呕苦，故曰呕胆。"此为胆病，肝胆相表里，同属木行，燥金之气内淫，肝胆气郁，故现喜呕，呕吐苦水（恶心），而好长出气。

（4）心胁痛，不能转侧：《灵枢·经脉》："胆足少阳之脉，……是动则病：口苦，善太息，心胁痛，不能转侧，甚则面微有尘，体无膏泽，足外反热。"《灵枢·邪气脏腑病形》："胆病者，善太息，口苦，呕宿汁，心下憺憺，恐人将捕之，嗌中吤吤然，数唾。"据此亦是胆经之病，足少阳脉"从缺盆下腋，循胸，过季胁"，"循胁里"，故病则胸胁痛，而不可转侧，转侧则痛剧也。

（5）甚则嗌干面尘，体无膏泽，足外反热：病甚，则咽喉发干，面如有灰尘，身体皮肤干燥而不润泽，足背外侧反而发热，此仍为胆经之病。《灵枢·经脉》：足厥阴"嗌干，面尘脱色"。"嗌干面尘"又为肝病之证，并是金气偏盛，木火内郁之严重证候（当兼外邪）。

原文

岁太阳在泉，寒淫所胜，则凝肃惨慄，民病少腹控睾，引腰脊[1]，上冲心痛，血见，嗌痛，颔肿。

校注

[1] 少腹控睾，引腰脊：《灵枢·邪气脏腑病形》："小肠病者，小腹痛，腰脊控睾而痛，时窘之后。"据此则知"少腹"下脱"痛"字。然经文凡言"引"或"控"时，上文多省略"痛"字。据下文有"引"或"控"字，则知其为"痛引"也。

阐幽发微

（1）岁太阳在泉，寒淫所胜：太阳在泉，则太阴司天，是丑未年也。王注："谓乙丑、丁丑、己丑、辛丑、癸丑、乙未、丁未、己未、辛未、癸未岁也。"下半年寒气偏盛，内淫心与小肠为病，是为浸淫其所胜，水克火也。

（2）凝肃惨慄：凝谓凝结，水凝为冰也。肃谓肃杀，严酷萧瑟貌，草木凋枯也。惨谓惨淡。慄谓寒慄。总谓气候严寒，万物杀藏，君子居室也。

（3）少腹控睾，引腰脊：《灵枢·四时气》："小腹控睾，引腰脊，上冲心。邪在小肠者，连睾系，属于脊，贯肝肺，络心系，气盛则厥逆，上冲肠胃，熏肝（肺）《甲乙经》，散于肓，结于脐。"又如《灵枢·邪气脏腑病形》："肺脉微急为肺寒热，怠惰，咳唾血，引腰背痛。"即知其为"引腰背胸"而痛也。此是寒邪内淫小肠为病，寒疝之类也。少腹受寒则波及睾系，故控睾而痛也。小肠之膜原"属于脊"，故痛引腰脊也。

（4）上冲心痛：据《灵枢·四时气》之"气盛则厥逆，上冲肠胃"，则知小肠寒甚，则寒厥之气上逆，故上冲"胃脘当心而痛也"（《灵枢·邪气脏腑病形》）。

（5）血见：即小肠便血，乃"远血"之黄土汤证也。

（6）嗌痛颔肿：《灵枢·经脉》："小肠手太阳之脉，……是动则病，嗌痛，颔肿。"小肠脉"循咽下膈"，故经气不和则可咽痛，又其经"循颈上颊"，故可有颔肿之证。颔，下颌也，此指两侧言。

原文

帝曰：善。治之奈何？岐伯曰：诸气在泉，风淫于内，治以辛凉，佐以苦[1]（甘），以甘缓之，以辛散之。热淫于内，治以咸寒，佐以甘苦（酸），以酸收之，以苦发之。湿淫于内，治以苦热，佐以酸淡，以苦燥之，以淡泄之。火淫于内，治以咸冷，佐以苦辛，以酸收之，以苦发之。燥淫于内，治以苦温，佐以甘辛[2]（酸），以苦下之。寒淫于内，治以甘热，佐以苦辛，以咸泻之，以辛润之，以苦坚之。"

校注

[1] 风淫于内，治以辛凉，佐以苦：后文司天之治"风淫所胜，……佐以苦甘"。

[2] 燥淫于内，治以苦温，佐以甘辛：《新校正》："下文司天燥淫所胜，佐以酸辛，此云甘辛者，甘字疑当作酸。"

阐幽发微

（1）风淫于内，治以辛凉，佐以苦（甘），以甘缓之，以辛散之：风气太过，内淫为病（其现证已具前文六气在泉及后文之六气司天之下。然皆脾胃病变，与本文治法不甚相合）。本文盖指治疗肝风内盛，或感受风温之邪之治法。辛凉之药能疏散风邪，清温解毒，如荆、防、菊、膏、蒡、双花、薄荷，在此基础上，还应少辅佐以苦寒之品，如胆草、元芩，以增强清热之作用，并辅佐以甘味之品以缓解肝之拘急（缓中补虚）及缓和疏散之药不使疏散太过，如甘草、大枣。按：此乃大法，仍须随证治之。

张介宾："风为木气，金能胜之，故治以辛凉，过于辛，恐反伤其气，故佐以苦甘，苦胜辛，甘益气也。木性急，故以甘缓之，风邪胜，故以辛散之。"《素问·脏气法时论》曰："肝苦急，急食甘以缓之；肝欲散，急食辛以散之。"多用辛味，取其金克木也。

（2）热淫于内，治以咸寒，佐以甘苦（酸），以酸收之，以苦发之：岁热气太过，内淫为病，其现证已具前文六气在泉及后文之六气司天之下。多为大肠与肺之病候。咸寒之药能清热凉血解毒软坚。如羚羊、地龙、青黛、牡蛎、芒硝，故用以清热降火。羚羊角咸寒，清热解毒；地龙咸寒，清热止痉；海浮石咸平，化痰软坚；青黛咸寒，清热凉血解毒；寒水石辛咸，清热泻火，除烦止渴；牡蛎咸平，软坚散结清热。在此基础上少佐以苦寒之味（芩、连、栀）以增强其清热降火之作用，再辅佐以酸味之品（芍药、枣仁、五味），收敛其火热散泄（弛缓）之气。《素问·脏气法时论》："心苦缓，急食酸以收之。""心欲耎，急食咸以耎之。"以免耗气伤阴；或者火热（或兼湿）内郁之时，亦可配合用苦温之药以发越之（柴胡、独活、苍术）。张介宾："热为火气，水能胜之，故宜治以咸寒，佐以甘苦，甘胜咸，所以防咸之过也。苦能泄，所以去热之实也。热盛于经而不敛者，以酸收之，热郁于内而不解者，以苦发之。"

（3）湿淫于内，治以苦热，佐以酸淡，以苦燥之，以淡泄之：岁湿气太过，内淫为病，其现证已具前文六气在泉及后文六气司天之下。多为"肾合三焦、膀胱"之病候。苦热之药能温化燥湿（苍术、白术、秦艽、川朴、海风藤），故用以温化燥湿（温燥寒湿），在此基础上少佐以酸淡之品，以增强渗泄湿气之作用，如木瓜、茯苓、猪苓、泽泻、赤小豆（甘酸）等。《素问·脏气法时论》："脾苦湿，急食苦以燥之。""脾欲缓，急食甘以缓之。"木瓜酸温，和胃化湿，舒筋活络；赤小豆甘酸平，利水消肿，解毒排脓。张介宾："湿为土气，燥能除之，故治以苦热。酸从木化，制土者也，故佐以酸淡。以苦燥之者，苦从火化也。以淡泄之者，淡能利窍也。"

（4）火淫于内，治以咸冷，佐以苦辛，以酸收之，以苦发之：岁火气太过，内淫为病，其现证已具前文六气在泉及后文六气司天之下，多为肺与大肠、皮肤之病候。咸冷之药类似咸寒（青黛、地龙），用之以清热降火。在此基础上少佐以苦辛之味（黄芩、黄连、丹皮），以增强其清热降火之作用，兼以散其火热之结。酸收苦发则用于热淫于内之治法，如丹皮辛苦微寒，凉血，化瘀；白蔹苦辛微寒，清热解毒，消痈肿。张介宾："相火，畏火也，故宜治以咸冷。苦能泄火，辛能散火，故用以为佐。以酸收之，以苦发之，义与上文热淫治同。"

（5）燥淫于内，治以苦温，佐以（甘）辛，以苦下之；燥：张注："燥为金气，火能胜之，治以苦温，苦从火化也。佐以甘辛，木受金伤，以甘缓之；金之正味，以辛泻之也。燥结不通，则邪实于内，故当以苦下之。"燥气太过，内淫为病，有凉燥、热燥之分，其现证已具前文六气在泉及后文六气司天之下，多为肝胆之病候。苦味之药有温有寒，云苦温者，但宜于凉燥，若为热燥则又当用苦寒，不可胶柱鼓瑟也。苦温之温，亦非仅指温热，亦有温润之义在内。苦寒之治热燥，则又以清热为先也。在此基础上少佐以甘缓辛润之品（饴、火麻仁、炙草、菟丝子），以增强其润燥的作用；燥热盛者，则又须泻下化燥，存阴气，以苦寒之大黄之属下之。《素问·脏气法时论》："肺苦气上逆，急食苦以泄之。""肺欲收，急食酸以收之。"药如：黄芪甘温，含苦味素；续断苦微温，补肝肾，续筋骨；火麻仁甘平，润燥，滋养；菟丝子辛甘平，补肝肾，益精髓。

（6）寒淫于内，治以甘热，佐以苦辛，以咸泻之，以辛润之，以苦坚之：岁寒气太过，内淫为病，其现证已具前文六气在泉及后文六气司天之下，多为心与小肠之病候。甘热之药能温中补阳散寒（肉桂），故用之；在此基础上尚须佐以苦辛之品（吴茱萸、附子）以增强其温中、补阳、散寒的作用（经文多用本脏之味以泻之，《素问·六元正纪大论》所谓"过者，折之以其畏也"，所谓"泻之"，王注"太过者，以其味泻之"）；肾水停积者，以咸味渗泄之（昆布之属）；肾精不足者，以辛味之品滋润之（菟丝子、巴戟天）；肾虚湿盛，则又须用苦味之品以坚之、燥之、补之，如白术之属。

《素问·脏气法时论》："肾苦燥，急食辛以润之。""肾欲坚，急食苦以坚之。"如吴茱萸，苦辛大热，温中止痛，理气止呕。张介宾："寒为水气，土能胜水，热能胜寒，故治以甘热，甘从土化，热从火化也。佐以苦辛等义，如《脏气法时论》曰：肾苦燥，急食辛以润之。肾欲坚，急食苦以坚之，用苦补之，咸泻之也。"《素问·脏气法时论》："辛散，酸收，甘缓，苦坚，咸㤇（《太素》作"濡"）。"《素问·五运行大论》："燥以干之，暑以蒸之，风以动之，湿以润之，寒以坚之，火以温之。"《素问·六元正纪大论》："故风胜则动，热胜则肿，燥胜则干，寒胜则浮，湿胜则濡泄，甚则水闭胕肿。"

第四节　六气司天太过内淫为病的现证及治法

原文

帝曰：善。天气之变何如？岐伯曰：厥阴司天，风淫所胜，则太虚埃昏，云物以扰，寒生春气（阳明、太阳主步），流水不冰。

民病胃脘当心而痛，上支两胁，鬲咽不通，饮食不下；舌本强，食则呕，冷泄，腹胀，溏泄瘕[1]，水闭。蛰虫不去，病本于脾。冲阳绝，死不治。

校注

[1] 瘕：《说文》："如病也。"《素问·骨空论》："任脉为病，……女子带下瘕聚。"《灵枢·水胀》："石瘕"。

阐幽发微

（1）天气之变：指六气司天主令年份的气候、物候与病候之变化。重点在论六气太过内淫为病之变化。

（2）厥阴司天，风淫所胜：厥阴司天乃巳亥年也，乙、丁、己、辛、癸各有巳亥共十年。此十年皆气化运行后天（气候、物候后于天时），皆为阴干故也。（丁巳、丁亥）风盛淫所胜。（丁巳、丁亥，天符；癸巳、癸亥，同岁会。此四年为正岁。）

（3）太虚埃昏，云物以扰，寒生春气，流水不冰：埃昏，土雾也。喻上半年风气偏盛，现尘雾蔽空，空中之云、地面之物皆受扰动之景象。下半年应寒而反生春风，流水不冻，蛰虫不去，少阳在泉故也。

（4）民病胃脘当心而痛，上支两胁，鬲咽不通，饮食不下：厥阴司天，木气偏盛，肝气内应，木盛克土，故首病胃痛，支撑两胁亦作痛。食道如有阻塞，不进饮食，以胃胀故也。《灵枢·邪气脏腑病形》："胃病者，腹䐜胀，胃脘当心而痛，上支两胁，鬲咽不通，食饮不下。"

（5）舌本强，食则呕，冷泄，腹胀，溏泄瘕，水闭：重则病脏，脾气被抑，气机不畅，脾经"上膈，挟咽，连舌本，散舌下"，经气不和，则舌根发硬不柔顺（不灵活），脾虚于运化，故食不消而呕吐，或溏泄，"若大泄利，则经水亦多闭绝也"（王注），食不消，呕气多，则腹胀，"水闭"多由脾虚甚，水气渗溢于周身腠理而为浮肿，故小便难也。《灵枢·经脉》："脾足太阴之脉，……是动则病舌本强，食则呕，胃脘痛，腹胀，善噫，……溏瘕泄，水闭。"《金匮要略·水气病》："脾水者，其腹大，四肢苦重，津液不生，但若少气，小便难。"是"水闭"，非绝对闭癃，乃指"小便难"也。

（6）病本于脾，冲阳绝，死不治：虽本在于脾，然亦在胃也，以脾胃相表里也。冲阳即跗阳，在足跗上，乃胃之原穴。胃气绝亦即脾气绝，表里故也。胃气绝，则真脏现，故主死。

原文

少阴司天，热淫所胜，怫[1]热至，火行其政。民病胸中烦热，嗌干，右胠[2]满，皮肤痛，寒热咳喘，大雨且至，唾血血泄，鼽衄嚏呕，溺色变，甚则疮疡胕肿，肩背臂臑及缺盆中痛，心痛肺䐜，腹大满[3]，膨膨而喘咳，病本于肺。尺泽绝，死不治。

校注

[1] 怫：《说文》："郁也。"《玉篇》："怫，意不舒治也。"《汉书·王褒传》："不苦盛暑之郁燠。"注："寒热也。"

[2] 胠：《说文》："亦下也。"

[3] 腹大满：疑衍。《灵枢·经脉》作"肺胀满"是也。

阐幽发微

（1）少阴司天，热淫所胜：少阴司天，乃子午之岁也。甲、丙、戊、庚、壬，各有子午共十年。此十年皆气化，运行先天，皆为阳干故也。子午、卯酉为经，故此四年之天符、岁会、太乙天符、同天符、同岁会全有。尤以戊午年为太乙天符，（既天符又岁会）戊子年为天符，这两年火运太过，火热之病，暴速而多危也。《素问·六微旨大论》："中执法（天符）者，其病速而危；中行令者（岁会），其病徐而持；中贵人（太乙天符）者，其病暴而死。"惟丙午年，运克气，尚和平。热气太过，则淫乘其所胜，多肺及大肠之病也。

（2）怫热至，火行政：怫热即郁热，今所谓"闷热"（炎热）是也。火热之气，行其政令，谓上半年气温高，异常热也。

（3）民病胸中烦热，嗌干，右胠满，皮肤痛，寒热喘咳，大雨且至：胸中烦热，是心肺热盛也。嗌干，手太阴之经别"上出缺盆，循喉咙"，肺热津伤故嗌干。右胠即右腋下，亦即右胸胀满，此与"肺胀满"（《灵枢·经脉》）同，肺以右侧为重也。肺合皮毛，肺热津伤不养于皮肤，故痛；肺热气虚则皮肤虚发寒热，多为日间恶寒，夜间发热也。肺失宣肃，故肺绝气逆作咳，呼吸不畅则喘，且亦为散热也。大雨之将至，当在"火行其政"下，谓四之气太阴主步，主客气同，故将能雨也（或者表示此为上半年，"四之气大雨且至"后，为五之气）。

（4）唾血，血泄，鼽衄，嚏呕，溺色变：唾血，因热伤肺络故咳唾有血也。血泄，鼽衄，皆为热伤大肠经，在下则便血，在上则衄血也（阳络伤则血外溢）。嚏呕，肺病少见，经无明文。溺色变，《灵枢·经脉》列于肺气虚下，亦是肺有虚热，溺色黄赤之谓也。血泄，《素问·示从容论》："喘咳血泄。"

（5）甚则疮疡胕肿，肩背臂臑及缺盆中痛，心痛，肺䐜，腹大满，膨膨而喘咳：甚指热甚为火，而致皮肤发生疮疡腐肿，当在五之气，少阳主步之时甚也。肩背臑臂缺盆皆为肺所主，以"背者胸中之府"故也。肺病咳剧，则咳引背痛及缺盆中痛也。心痛者，当是胸中痛也。肺䐜即胸中胀满之甚，甚则"目欲脱"，膨膨然，乃形容胀满之状，而喘咳乃所必然矣。

（6）病本于肺，尺泽绝，死不治：凡此诸证，皆火热太过，内淫伤肺所致，故其病本在于肺也。尺泽为肺之合穴，动脉应手，动脉不至者，肺气绝也，故不治焉。以肺朝百脉，主行营卫也。《灵枢·经脉》："肺手太阴之脉，……是动则病肺胀满，膨膨而喘咳，缺盆中痛，……咳，上气，喘喝，烦心，胸满，臑臂内前廉痛厥，……气虚，……溺色变。""大肠手阳明之脉，……目黄，口干，鼽衄，喉痹，肩前臑痛。"《灵枢·五邪》："邪在肺，则病皮肤痛，寒热，上气，喘，汗出，咳动肩背。"《素问·脏气法时论》："肺病者，喘咳逆气，肩背痛，……虚则少气，不能（应）报息，耳聋，嗌干。"《灵枢·邪气脏腑病形》："肺脉，……微滑为上下出血。"

原文

太阴司天，湿淫所胜，则沉阴且[1]布，雨变枯槁。胕肿，骨痛，阴痹。阴痹者，按之不得，腰脊头项痛，时眩，大便难，阴气[2]不用，饥不欲食，咳唾则有血，心如悬，病本于肾。太溪绝，死不治。

校注

[1] 且：副词，通尚，尚且、还、又、犹、仍。

[2] 阴气："阴气"之"气"，当是"器"之讹。如《灵枢·经脉》："足厥阴气绝，……筋者，聚于阴气。"《难经·二十四难》作"阴器"。

阐幽发微

（1）太阴司天，湿淫所胜：太阴司天，是丑未之岁也。乙、丁、己、辛、癸五干各有丑未共十年。此十年皆气化运行后天，惟己丑、己未为太乙天符（天符、岁会），辛丑、辛未为同岁会（不及而加），四年为正岁、平气也。湿气太过，则淫乘其所胜，土克水，多肾与三焦膀胱病也。

（2）沉阴且布，雨变枯槁：沉阴形容浓云密布，且布，犹布、仍布、尚布也。谓阴雨连绵，时日较长且未见，快晴之兆也。阴雨连绵，潦雨成灾，反致植物枯槁之灾变也。

（3）胕肿，骨痛，阴痹。阴痹者，按之不得，腰背头项痛，时眩，大便难：胕肿，乃肾病，关门不利，聚水而胕肿（浮肿）也。骨痛，腰背头项强痛，按之而不得痛处，兼头眩、大便难者，名曰阴痹。肾病寒湿盛，肾主骨，故痛深在骨，按之而不得也。腰背头项强痛，乃肾经之表膀胱经病也，故治之"取涌泉、昆仑，视有血者尽取之"（《灵枢·五邪》）。大便难者，阴气盛，大肠之传导迟滞故也。时眩者，肾虚则髓海亦不足，故头目昏眩也。《素问·水热穴论》："肾者胃之关也，关门不利，故聚水而从其类也。""上下溢于皮肤，故为胕肿，胕肿者，聚水而生病也。"《素问·风论》："肾风状，多汗恶风，面疣然浮肿。"《灵枢·海论》："髓海不足，则脑转耳鸣，胫酸眩冒。"《灵枢·口问》："故上气不足，脑为之不满，耳为之苦鸣，头为之苦倾，目为之眩。"《灵枢·五邪》："邪在肾，则病骨痛，阴痹，阴痹者，按之而不得，腹胀，腰痛，大便难，肩背颈项强（"强"字，据《甲乙》《脉经》补）痛，时眩。"

（4）阴气不用，饥不欲食，咳唾则有血，心如悬（若饥状），病本于肾：肾藏精，肾精虚，则阴器不起也。此是"伤于内"所致也。心悬空着像饿似的，却又"饥不欲食"，此肾气虚不与心气交会之故。咳唾有血者，乃肾虚损而至于痨瘵也。凡此其病本在于肾脏。《灵枢·经脉》：

"肾足少阴之脉，……是动则病饥不欲食，而如漆柴，咳唾则有血，……心如悬若饥状。"《灵枢·经筋》："足厥阴之筋，……阴器不用，伤于内则不起。"伤于寒则阴缩入，伤于热则纵挺不收。

（5）太溪绝，死不治：太溪为肾之"输"穴，在内踝后跟骨上，绝不至，则肾气绝，故主死。

原文

少阳司天，火淫所胜，则温气流行，金政不平。民病头痛，发热恶寒而疟，热上[1]皮肤痛，色变黄赤，传而为水，身面胕肿，腹满仰息，泄注赤白，疮疡咳唾血，烦心胸中热，甚则鼽衄。病本于肺，天府绝，死不治。

校注

[1] 热上：疑为"热甚"之讹。

阐幽发微

（1）少阳司天，火淫所胜：少阳司天，寅申岁也。甲、丙、戊、庚、壬五阳干中各有寅申，共十年。此十年中气化运行先天，其戊寅、戊申两年为"天符"，壬寅、壬申两年为"同天符"（太过而同地化）也。惟丙寅、丙申、太羽运之年为正岁也。"中执法（天符）者。其病速而危。"

（2）温气流行，金政不平：温热之气流行，火胜刑金，则金政清凉之气不得其常平也。即应凉而不凉之谓。

（3）民病头痛，发热恶寒而疟：头痛、恶寒、发热，乃太阳经证，疟为定时往来寒热，视其兼证而定其为何经之症。然其始发，多从太阳经始。

（4）热上，皮肤痛，色变黄赤，传而为水，身面胕肿，腹满仰息：火热邪甚，则伤肺，肺合皮毛，故皮肤痛；"色变"，即火热刑金，肺热，"毛脉"扩张，故皮肤黄赤也。《素问·举痛论》："黄赤为热。"按：后文"太阳之胜，……血脉凝涩，络满色变。"则此当是皮肤"色变黄赤"也。"传而为水"，传变伤肾，而为周身头面浮肿，甚则大腹水肿，故腹满而仰面喘乎也。

（5）泄注赤白，疮疡：此正是三之气，少阳司天之政，火邪内淫大肠，故泄利赤白，或皮肤发生疮疡也。

（6）咳唾血，烦心，胸中热，甚则鼽衄：烦心，胸中热即心胸烦热，火热之邪盛于上焦之证，火盛刑金，则为咳嗽，热伤肺络，则唾血，即痰中带血也，再甚则衄血。衄血者，据《灵枢·经脉》之论，属手阳明也。

（7）病本于肺，天府绝，死不治：病本虽在于肺，亦在于大肠。天府穴在臑内前廉，当腋纹头至尺泽连线的上 1/3 折点处，即腋下三寸（肱二头肌桡侧），此处动脉绝不至，则死。前文少阴司天下云"尺泽绝，死不治"，义同。又《素问·气交变大论》："太渊绝者死不治。"《素问·刺疟》："肺疟者，令人心寒，寒甚热，热间善惊，如有所见者，刺手太阴、阳明。"《灵枢·五邪》："邪在肺，则病皮肤痛，寒热，上气，喘，汗出，咳动肩背。"《灵枢·经脉》："肺手太阴之脉，……咳，上气，喘喝，烦心，胸满，臑臂内前廉痛厥，……肩背痛，风寒汗出，中风。""大肠，……鼽衄。"《灵枢·邪气脏腑病形》："肺脉……微急为肺寒热，怠惰，咳唾血。"《素问·水热穴论》："少阴者，冬脉也，故其本在肾，其末在肺，皆积水也。……客于玄府，行于皮里，传为胕肿，……故肺为喘呼，肾为水肿。"

原文

阳明司天，燥淫所胜，则木乃晚荣，草乃晚生，筋骨内变。民病左胠胁痛，寒清于中，感而疟，大凉革候，咳，腹中鸣，注泄鹜溏，名木敛，生菀于下，草焦上首，心胁暴痛，不可反侧，嗌干面尘腰痛，丈夫㿉疝，妇人少腹痛，目眛[1]，眦疡，疮痤痈，蛰虫来见，病本于肝。太冲绝，死不治。

校注

[1] 眛：音末。目不明。

阐幽发微

（1）阳明司天，燥淫所胜：阳明司天，乃卯酉岁也，乙、丁、己、辛、癸五干中各有卯酉共十年。此十年中气化运行后天，阴干故也。然乙酉（金运临酉）、丁卯（木运临卯）两年为岁会，"气之平也"。乙卯为天符（"应天为天符"），乙酉又为太乙天符（岁会、天符），癸卯、癸酉又为"同岁会"（"不及而加同岁会"），共五年为正岁也。阳明司天，燥气太过，内淫所胜，则肝胆多病也（金克木）。子午、卯酉四年中天符、岁会、太乙天符、同天符、同岁会俱全。

（2）木乃晚荣，草乃晚生，筋骨内变：草木即植物，阳明司天气候偏凉，春行秋令，故植物萌发及开花都较正岁为迟。肝主身之筋膜，肝气被抑不养于筋，故筋骨变异失常。

（3）民病左胠胁痛，寒清于中，盛而疟，大凉革候：肝脉布胁肋，肝气郁而不舒，故胠胁痛，肝气虚，则心寒。外感风寒，则足少阳发疟疾，大凉之气变革三之气的气候，即当热不热而反凉。至四之气太阳尤甚。

（4）咳，腹中鸣，注泄鹜溏：气候变凉，易使肺脏感凉而生咳嗽。腹中鸣，注泄鹜溏，乃大肠感凉所致之证。《灵枢·四时气》："腹中常鸣，气上冲胸，喘不能久立，邪在大肠。"《灵枢·邪气脏腑病形》："大肠病者，肠中切痛，而鸣濯濯，冬日重感于寒即泄，当脐而痛，不能久立。"

（5）名木敛，生菀于下，草焦上首：阳明司天，气候偏凉，故乔木生长缓慢，生机郁于下，草焦于梢。

（6）心胁暴痛，不可反侧，嗌干面尘，腰痛，丈夫㿉疝，妇人少腹痛：此是肝经的一系列病候，当是于五之气厥阴主步及终之气少阴在泉，火热气盛之证。心胁暴痛，不能转侧，乃肝经之证，咽干，面部如有尘污，乃少阳温热传入厥阴之证。在少阳即已有"面微有尘，体无膏泽"之证类。腰痛，丈夫㿉疝，皆为肝气虚弱所致。肝虚则筋膜弛缓，故小肠始得坠入阴囊也。妇人少腹痛者，乃肝脉"过阴器，抵小腹"，肝藏血，肝血不和致骨中央即盆腔内，奇恒之府，血气不和经血不调，故少腹痛也。亦或影响生育，经水不调故也。多为肝郁血滞。《灵枢·经脉》："肝足厥阴之脉，……是动则病：腰痛不可以俛仰，丈夫㿗疝，妇人少腹肿，甚则嗌干，面尘脱色。"

（7）目眛，眦疡，疮、痤、痈：终之气少阴火热气盛，则可现目不明，目眦生疮疡，或身体生疮疖、痈疡之类。后文云："初气终之气，天气主之，胜之常也；四气尽终气，地气主之，复之常也。有胜则复，无胜则否。"

（8）蛰虫未见：少阴在泉，下半年气温偏热，故蛰虫不藏，病之本在于肝兼及于府。

（9）太冲绝，死不治：太冲为肝经原穴，在第一、二骨结合部之前凹陷中。脉不动，为肝经气绝，故主死。《灵枢·五邪》："邪在肝，则两胁中痛，寒中。"《灵枢·经脉》："胆足少阳之脉，……是动则病口苦，善太息，心胁痛，不能转侧，……汗出振寒，疟。"《素问·风论》："肾风之状，……其色炲。"王注："炲，黑色也。"《说文》："炲，灰，炲煤也。"即锅底灰，烟尘也。

原文

太阳司天，寒淫所胜，则寒气反至，水且冰，血变于中，发为痈疡。民病厥心痛，呕血血泄鼽衄，善悲，时眩仆，运火炎烈，雨暴乃雹，胸腹满，手热肘挛腋肿，心憺憺大动，胸胁胃脘不安，面赤目黄，善噫，嗌干，甚则色炲，渴而欲饮，病本于心。神门绝，死不治。所谓动气，知其脏也。

阐幽发微

（1）太阳司天，寒淫所胜：太阳司天，乃辰戌之岁也。甲、丙、戊、庚、壬五干中各有辰戌，共十年。此十年气化运行先天，唯甲辰、甲戌为岁会、同天符；（中运合岁支，太过而加）为正岁；丙辰、丙戌为天符（"中执法者，其病速而危"），为病更烈。此十年中寒气偏盛，淫乘其所胜，水克火，心与心包、小肠多受其害。

（2）寒气反至，水且冰。血变于中，发为痈疡：太阳司天，上半年气温偏寒，水尚且在结冰而未溶化，春来迟也。寒胜热，水克火，心火被抑，心主血脉，故当血脉有所异常（变）（血瘀生热，不归经出血），火热郁极则发，发则生为痈疡也。

（3）民病厥心痛，呕血，血泄，鼽衄：太阳司天，寒气偏盛，故人们多患寒气厥逆所致之心痛病；呕血、血泄、鼽衄乃二之气少阴、三之气少阳主气，郁而生热，发则呕血、泄血、鼽衄等出血之证。《灵枢·厥病》有六种：心、肝、脾、肺、肾、胃心痛。厥者，逆也。即由于经气厥逆失常而作痛也，多由寒气厥逆所致。

（4）善悲，时眩仆：乃心气虚之现证，《灵枢·本神》曰："心气虚则悲，实则笑不休。"悲，悲忧之悲，即忧思悲观之意。心神壮则遇事乐观不悲苦；心气弱，则遇事多悲观喜忧愁。《灵枢·邪气脏腑病形》："愁忧恐惧则伤心。"如心气虚，血气不足，故时发生眩晕扑倒之"一过性脑缺血"证候。《汉书·高帝纪》："谓沛父兄曰：'吾季子悲故乡。'"颜师古注："悲，谓顾念也。"即忧思也。《灵枢·五邪》："邪在心，则病心痛，喜悲，时眩仆。"

（5）运火炎热，雨暴乃雹：乃戊辰、戊戌岁也，中运太徵虽云"赫曦之纪"，"上羽与正徵同"（《素问·五常政大论》），然至三之气"其运热，……其变炎烈沸腾"（《素问·六元正纪大论》），故寒热交争而致暴雨或小冰雹也。

（6）胸腹满，手热肘挛，腋肿（原作"衝"），心憺憺大动，胸胁胃脘不安，面赤目黄：手心热，肘挛，腋肿，（四之气厥阴，五之气少阴主步）乃心包经热郁血滞之证，甚则"胸胁支满"，心憺憺大动，乃心虚邪盛心悸怔忡，而胸胁支撑满闷，面赤，目黄，心包有热之证。《灵枢·经脉》："心主手厥阴心包络之脉，……是动则病，手心热，臂肘挛急，腋肿，甚则胸胁支满，心中憺憺大动，面赤目黄。"

（7）善噫，嗌干。甚则色炲，渴而欲饮：噫气虽为中焦不和之证，然心气抑郁不和，亦可致噫气。《素问·脉解》所谓："阳明络属心，故曰上走为噫也。"少阴脉"从心系，上挟咽"，心气热脉不荣于咽，则咽干，甚则渴而欲饮，面色发黑。其证当有"心痛"（《灵枢·经脉》）也。面色黑者，热甚血滞，瘀而发紫黑也。与阴寒证之灰黑略异《灵枢·经脉》："心手少阴之脉，……是动则病：嗌干，心痛，渴而欲饮，……目黄，胁痛。"《金匮要略·五脏风寒积聚病》："上焦竭善噫何谓也？师曰：上焦受中焦气，未和，不能消谷，故能噫耳。"

（8）病本于心。神门绝，死不治：病虽在心亦在心包也。神门穴在掌后兑骨之端陷者中。即掌后豌豆骨后，腕横纹上，尺侧腕屈肌腱之桡侧陷中。为心之"输"穴，绝则心气绝，故主死。

（9）所谓动气，知其脏也：动气，即搏动之脉气。言上述之冲阳、尺泽、太溪、天府、太冲、神门等脉，即所谓"动气"也。据此搏动之脉气，即可候知内脏之寒热虚实及其预后也。（六气司天在泉之病证，参见【附录一】）

原文

帝曰：善。治之奈何？岐伯曰：司天之气，风淫所胜，平以辛凉，佐以苦甘，以甘缓之，以酸泻之。热淫所胜，平以咸寒，佐以苦甘，以酸收之。湿淫所胜，平以苦热，佐以酸辛[1]，以苦燥之，以淡泄之。湿上甚而热，治以苦温，佐以甘辛，以汗为故而止[2]。火淫所胜，平以酸冷，佐以苦甘，以酸收之，以苦发之，以酸复之。热淫同。燥淫所胜，平以苦湿[3]，佐以酸辛，以苦下之。寒淫所胜，平以辛热，佐以甘苦，以咸泻之。

校注

[1] 佐以酸辛：《新校正》作"佐以酸淡"。

[2] 治以苦温，佐以甘辛，以汗为故而止：疑是衍文（不云平、而云治），以诸在泉、司天之治，皆无此句例故也。"以汗为故，而止"，谓以汗之为法，其法为"发其汗，但微微似欲汗出者，风湿俱去也"，守此法则风湿俱去，乃止其治疗。

[3] 平以苦湿：《新校正》作"平以苦温"。

阐幽发微

（1）风淫所胜，平以辛凉，佐以苦甘，以甘缓之，以酸泻之：司天之风气太过，淫乘其所胜，当以辛凉之药疏风清热（如荆、防、葛、羌、荸、薄之类），平定其风温之气，再佐以苦甘之味，以苦寒助其清温，以甘缓缓其拘急，缓其疏散不使太过，以酸味泻其盛气。《素问·脏气法时论》概以所"欲"之味为补，反之则为泻。如肝欲散（之时），"急食辛以散之，用辛补之，酸泻之"是也（后文"酸苦涌泄为阴"）。司天淫盛曰平之，非司天则概曰治之。《金匮要略·脏腑经络先后病》："夫肝之病，补用酸，助用焦苦，益用甘味之药调之，……肝虚则用此法，实则不在（在于）用之。"

（2）热淫所胜，平以咸寒，佐以甘苦，以酸收之：热气太过，淫乘其所胜，则以咸寒之药平定之，咸寒之药（羚羊、地龙、青黛、牡蛎、芒硝）能清热、凉血、解毒、软坚，故用以清热降火。在此基础上再少佐以甘苦之味以滋阴清热，并以酸敛之品，收敛其火热散泄之气（芍药、乌梅）。

（3）湿淫所胜，平以苦热，佐以酸辛，以苦燥之，以淡泄之。湿上甚而热，治以苦温，佐以甘辛，以汗为故而止：湿气太过，淫乘其所胜，则以苦热之药（秦艽、厚朴、海风藤）平定之，苦热能温燥寒湿也。佐以甘辛者，"辛甘发散为阳"，此兼风湿之药也（麻黄加术汤），以苦热燥其湿，以淡味渗泄其湿（二苓、泽泻，"诸有水者，腰以下肿，当利小便"），则湿气平定矣（"腰以上肿，当发汗乃愈"）。

（4）火淫所胜，平以酸冷，佐以苦甘，以酸收之，以苦发之，以酸复之。热淫同：火气太过，淫乘其所胜，则以酸冷之药平定之，胆为相火，寓于本中，故用酸冷敛。酸冷能清热而收敛其火热散泄之气（芍、梅、地龙、青黛、芒硝之属）；在此基础上再佐以苦甘之味，如芩、连、生甘草之属以清热降火；火郁于内，则配合苦味之药以发越之，如柴胡、独活之属；恐发越太过而伤气，又以酸敛之品以恢复其耗损之气。少阴司天热气太过，亦同此治法。王注："以酸复其本气也。不复其气，则淫气空虚，招其损。"

（5）燥淫所胜，平以苦湿（温），佐以酸辛，以苦下之：燥气太过，淫乘其所胜，则以苦温之药平定之，以苦温能平凉燥，且又兼温润故也（续断、黄芪）。在此基础上少佐以酸辛之味，如酸枣仁、菟丝子之属，以增强其润燥之作用。若热燥，则又当以苦寒之大黄以下之，去其燥热以保存阴气也。

（6）寒淫所胜，平以辛热，佐以甘苦，以咸泻之：太阳司天，寒气太过，淫乘其所胜，则以辛热之药平定之，干姜、附子之类是也。在此基础上少佐以甘苦之味，如甘草、白术（肾虚湿盛）以补土制水。若肾气盛，水气盛，则当以咸味，如昆布、牡蛎之属以泻之。后文"适其至所为故"，《素问·离合真邪论》："以气至为故。"

第五节　六气司天或在泉邪气反胜的治法

原文

帝曰：善。邪气反胜，治之奈何？岐伯曰：风司于地，清反胜之，治以酸温，佐以苦甘，以辛平之。热司于地，寒反胜之，治以甘热，佐以苦辛，以咸平之。湿司于地，热反胜之，治以苦冷，佐以咸甘，以苦平之。火司于地，寒反胜之，治以甘热，佐以苦辛，以咸平之。燥司于地，热反胜之，治以平寒[1]，佐以苦甘，以酸平之，以和为利。寒司于地，热反胜之，治以咸冷，佐以甘辛，以苦平之。

校注

[1] 平寒：当是"辛寒"之讹。后文"司天邪胜"之治而为"辛寒"。未见有"平寒""平热"之说。本草有寒、热、温、凉、平之药性。

阐幽发微

（1）邪气反胜：《素问·六元正纪大论》："天气反时，……是谓邪气反胜者。"邪气，不正之气，即非司天在泉应有之气。反胜，当胜者不胜，"反为不胜之气为邪以胜之"（王注），即反常之气候。

（2）风司于地，清反胜之，治以酸温，佐以甘苦，以辛平之：风司于地，厥阴在泉之年也。清反胜之，乃气候异常，应下半年风气偏胜，气候偏温，而反燥气偏盛，气候偏凉，当是：①风气不及；②燥气偏盛。如丙寅、丙申年，大运为太羽，终运为少商，庚寅、庚申年大运为太商（三运为少角），虽云"坚成之纪，上徵（少阳司天）与正商同"（《素问·五常政大论》），毕竟太商统主一年之运，故此四年中有可能下半年出现凉燥反胜。清气反胜，当治以酸温，以助风木之气；佐以甘苦，缓中补虚，兼助温气；以辛润之药平定其燥气也。经皆以五气本味为泻。

（3）热司于地，寒反胜之，治以甘热，佐以苦辛，以咸平之：热司于地，少阴在泉之年也。清反胜之，乃气候异常，下半年当热不热，而反偏寒。当是：①热气不及；②寒气偏盛。如丁卯、丁酉年，终运为少羽、辛卯、辛酉年大运为少羽，此四年中下半年有出现寒气反胜之可能。寒气偏盛，当治以甘热之药以温中散寒（桂枝），在此基础上少佐苦辛之味（如吴茱萸）以增强其温中散寒之用，并以咸味渗泄之品（昆布、牡蛎）以平定其水寒之气。

（4）湿司于地，热反胜之，治以苦冷，佐以咸甘，以苦平之：湿司于地，乃辰戌之岁，太阴在泉也。热反胜之，是气候反常，下半年当湿不湿而反偏热（燥）。当是：①湿气不及；②热气偏盛。如戊辰、戊戌年大运为太徵，甲辰、甲戌年为终运少徵，此四年中、下半年有出现热气反盛之可能。热气偏胜，当治以苦冷，（司天作"苦寒"）以苦寒清热，少佐以咸甘之味，以渗泄其湿热，以苦寒之味平定其热气。

（5）火司于地，寒反胜之，治以甘热，佐以苦辛，以咸平之：火司于地，是巳亥之岁少阳在泉也。寒反胜之，是气候反常，下半年当热不热，而反偏寒，当是：①火气不及；②寒气偏盛。如丁巳、丁亥终运为少羽，辛巳、辛亥年大运为少羽，此四年中，下半年有出现寒气反胜之可能。其治当与"热司于地，寒反胜之"治法同。

（6）燥司于地，热反胜之，治以平（辛）寒，佐以苦甘，以酸平之，以和为利：燥司于地，是子午之岁，阳明在泉也。热反胜之，是气候反常，下半年当凉不凉，而反偏热。当是：①燥气不及；②热气偏盛。如甲子、甲午年，终运为少徵，戊子、戊午年大运为太徵，此四年中，下半年有出现热气反胜之可能。热气偏胜，当治以辛寒，即甘寒之药，辛凉之药乃石膏也。而不宜过用苦寒、咸寒之品，以终之气主气为太阳故也。少佐以苦甘缓中补虚兼助清热，以酸味收敛火热散泄之过耗，以平衡其气之不热不燥。以和为利者，即不过用寒热汗下之法为有利。

（7）寒司于地，热反胜之，治以咸冷，佐以甘辛，以苦平之：寒司于地，是丑未之岁，太阳在泉之年也。热反胜之，是气候反常，下半年当寒不寒，而反偏热。当是：①寒气不及；②热气太过。如己丑、己未年，终运为太徵，癸丑、癸未年太运为少徵，此四年中，下半年有出现热气反盛之可能。热气偏胜，当治以咸冷，而不治以"咸寒"（"热淫于内"）者，以终之气主气为太阳，客主同气，故仅治以咸冷即可矣，即轻用咸寒之羚羊、地龙、青黛之属。在此基础上少佐以甘辛之味以散越其热，略以苦寒之清热以平调（定）其热气。

原文

帝曰：其司天邪胜何如？岐伯曰：风化于天，清反胜之，治以酸温，佐以甘苦。热化于天，寒反胜之，治以甘温，佐以苦酸辛。湿化于天，热反胜之，治以苦寒，佐以苦酸。火化于天，寒反胜之，治以甘热，佐以苦辛。燥化于天，热反胜之，治以辛寒，佐以苦甘。寒化于天，热反胜之，治以咸冷，佐以苦辛。

阐幽发微

（1）风化于天，清反胜之，治以酸温，佐以甘苦：巳亥年也。乙巳、乙亥年大运为少商，可能出现凉燥反胜。清燥之气偏胜，当治以酸温，与"风司于地"，邪气反胜之，治法同。即于扶助风木之气之同时，兼以润燥之治。

（2）热化于天，寒反胜之，治以甘温，佐以苦酸辛：子午之岁也。丙子、丙午年，中运为太羽，有可能出现寒气反盛。寒气偏胜，当治以甘热，与"热司于地"邪气反胜之治法同。即以温中散寒为主要治法。唯不需"以咸平之"，在泉寒胜多有水病，司天则否。

（3）湿化于天，热反胜之，治以苦寒，佐以苦酸：丑未年也。癸丑、癸未年中运为少徵，有可能出现热气反胜。热气反胜，当治以苦寒，与"湿司于地"邪气反胜之治法同。主要以苦寒清热降火，所不同者，"湿司于地"之邪气反胜须佐"咸甘"之味以渗泄其湿热，而此司天之气，则须佐以苦味以发越炎热，并以酸味收敛其散泄之太过。

（4）火化于天，寒反胜之，治以甘热，佐以苦辛：寅申之岁也。丙寅、丙申中运为太羽，有可能出现寒气反胜。寒气反胜，当治以甘热，与"热化于天"邪气反胜治法同。

（5）燥化于天，热反胜之，治以辛寒，佐以苦甘：燥化于天，卯酉岁也。癸卯、癸酉年，中运为少徵，"不及而加同岁会"，有出现热气反胜之可能。热气反胜，当治以辛寒（石膏之属），以清热散热，少佐以苦寒清火，甘缓补中之品以滋其津。

（6）寒化于天，热反胜之，治以咸冷，佐以苦辛：寒化于天，辰戌之岁也。戊辰、戊戌年中运为太徵，虽云："赫曦之化，……上羽与正徵同。"然亦有出现热气偏胜之可能。热气反胜，当治以咸冷（羚羊、青黛、地龙之属）以清热凉血解毒，少佐以苦寒清火，辛凉散热，其热自除。

第六节　六气胜复的现证及其治疗大法

原文

帝曰：六气相胜奈何？岐伯曰：厥阴之胜，耳鸣头眩，愦愦[1]欲吐，胃鬲如寒[2]。大风数举，倮虫[3]不滋。肤胁气并[4]，化而为热，小便黄赤，胃脘当心而痛，上支两胁，肠鸣飧泄，少腹痛，注下赤白，甚则呕吐，鬲咽[5]不通。

校注

[1] 愦愦：《庄子》："彼又恶能愦愦为世俗之礼。"成疏："愦愦，烦乱。"

[2] 胃鬲如寒：如，而也。《内经评文》："'寒'司当作'塞'。"

[3] 倮虫：《礼记》："其虫倮。"孙希旦集解："凡物之无羽、毛鳞、介，若蛙、蚓之属，皆倮也。"潮湿环境中生存之虫类多倮。

[4] 并：有聚义、盛义。

[5] 鬲咽：王注："鬲咽，谓饮食，而复出也。"

阐幽发微

（1）六气相胜：即风热火湿燥寒六气，不及之时，其相胜之气来乘，所发生的病候。如湿气不及风气来胜为胜气，则乘侮脾土，并有肝气偏盛的病候。余气类推。凡言胜复之气大多先言证为始，然后再言气候、物候。《素问·五运行大论》："帝曰：主岁，何如？岐伯曰：气有余则制己所胜而侮所不胜，其不及则己所不胜侮而乘之，己所胜轻而侮之。"本论后文："六气之胜何以候之？岐伯曰：乘其至也，清气大来，燥之胜也，风木受邪，肝病生焉。"按：本论后文："初气终三气，天气主之，胜之常也。"胜气多出现在上半年。

《素问·气交变大论》："岁木不及，燥乃大行，……复则炎暑流火……是相胜，皆为岁气不及，始有胜气也。"有胜气则有复气。所谓"亢则害，承乃制"。《素问·五常政大论》于五运不及之纪后云："故乘危而行，不速而至，暴虐无德，灾反及之，微者复微，甚者复甚，气之常也。"《素问·五运行大论》："帝曰：主岁何如？岐伯曰：气有余则制己所胜，而侮所不胜，其不及，则己所不胜侮而乘之，已所胜轻而侮之。"《素问·玉机真脏论》："其气（脉）来实而强，此谓太过，病在外；其气来不实而微，此谓不及，病在中。"

（2）厥阴之胜，耳鸣头眩，愦愦欲吐，胃鬲如塞。大风数举，倮虫不滋：厥阴之胜，即太阴湿土主岁之年，岁土不及，厥阴风木为胜气时，则木克土，脾与胃受侮，厥阴与少阳之气上逆，"邪在胆，逆在胃，胆液泄则口苦，胃气逆则呕苦"（《灵枢·四时气》），故病耳鸣头眩，愦愦欲吐（扰乱不舒闹心），胃隔而塞，（"胸胁苦满，嘿嘿不欲饮食"）。在气候上则表现为大风时作（数起）。在物候上则为倮虫类（王冰于《素问·六元正纪大论》注："无毛羽鳞甲之类也。"）滋生不利。木克土也。

《灵枢·邪气脏腑病形》："胃病者，腹膜胀，胃脘当心而痛，上支两胁，膈咽不通，食饮不下。"《灵枢·四时气》："胃气逆，则刺少阳血络以闭胆逆，……饮食不下，膈寒不通，邪在胃脘。"《伤寒论》263条"少阳之为病，口苦，咽干，目眩也。"264条"少阳中风，两耳无所闻，目赤，胸中满而烦者，不可吐下。"《素问·六元正纪大论》："厥阴所至为毛化，少阴所至为羽化，太阴所至为倮化，少阳所至为羽化（王注："薄明羽翼，蜂蝉之类，非翎羽之羽也。"意即与少阴之羽化有别），阳明所至为介化，太阳所至为鳞化，德化之常也。"

（3）胠胁气并，化而为热，小便黄赤，胃脘当心而痛，上肢两胁，肠鸣飧泄：胠胁为肝胆脉分布区，肝胆气盛，化而为热，故小便黄赤，木克土，则脾胃气虚，故现胃脘心口处痛，两胁支满，消化不良，而飧泄，肠鸣者，肠间气水相激故也。亦为脾胃失于运化之候，多为肠气虚寒。《灵枢·经脉》："脾足太阴之脉，……食则呕，胃脘痛，腹胀，善噫。"《灵枢·师传》："肠中寒，则肠鸣飧泄。"

（4）少腹痛，注下赤白，甚则呕吐，鬲咽不通：木火下泄，则少腹痛，而注下赤白，乃相火盛之候也。甚则呕吐，鬲咽不通，当连属于"上支两胁"下，乃胃病甚之候，与注下赤白不相涉也。

原文

少阴之胜，心下热，善饥，脐下反动，气游三焦。炎暑至，木乃津[1]，草乃萎。呕逆躁烦、腹满痛、溏泄，传为赤沃[2]。

校注

[1] 津：《释名·释形体》："津，进也，汁进出也。"
[2] 沃：《说文》："溉灌也。"注字下："灌也。"二字一义，故"赤沃"即赤注也。王训为"沫"。按："厥阴之胜"有"注下赤白"，而"少阳之胜"则为"下沃赤白"，是证"沃"即"注"也。

阐幽发微

（1）少阴之胜，心下热，善饥，脐下反动，气游三焦。炎暑至，木乃津，草乃萎：少阴之胜，即阳明燥金主岁之年，岁金不及少阴君火为胜气时，则火克金，肺金（大肠）受侮且有心与小肠气盛之证。心下有热感，即胸中心气热也。善饥者，心移热于胃也，胃之大络通于心，故心气热得移于胃也。脐下反动者，心气热，游移于下焦也（即为"气游三焦"）。其人当肾气素虚，故脐下反动也，（虚热当有）恐系虚劳病。《灵枢·师传》："胃中热则消谷，令人悬心善饥。"炎暑至者，大热至，乃气候也。树木津汁渗出，草本植物枯萎（《素问·六元正纪大论》："火郁之发，……山泽燔燎，材木流津。"），乃物候也，是气候过热，雨水不足之故也。

（2）呕逆躁烦、腹满痛、溏泄，传为赤沃：呕逆乃心移热于胃，胃气热逆，故呕逆，躁烦者，心胃俱热故烦躁，腹满痛者，大肠（阳明燥金）热壅，故满痛，且大便溏泄，此乃热泄，"出黄如糜"之泄也。甚则传变而为下血。《灵枢·师传》："肠中热，则出黄如糜。"

原文

太阴之胜，火气内郁，疮疡于中，流散于外，病在肤胁，甚则心痛，热格，头痛[1]、喉痹、项强。独胜则湿气内郁，寒迫下焦，痛留顶，互引眉间，胃满。雨数至，（鳞见于陆，）湿化乃见[2]。少腹满，腰脽[3]重强，内不便，善注泄，足下温，头重，足胫胕肿，饮发于中，胕肿于上。

校注

[1] 甚则心痛，热格，头痛：任应秋《黄帝内经章句索引》作"心痛热格"。方药中《运气七篇讲解》作

"热格头痛"。

[2] 雨数至，湿化乃见：《新校正》"雨数至"后有"鳞见于陆"，当从而补。张介宾："燥，当作湿。……其在天则雨数至，在物则湿化见。"

[3] 脽：音谁。臀也，尻也。《素问·五常政大论》："太阴司天，湿气下临，（"天气制之，气有所从也。"）肾气上从，……阴痿气大衰而不起不用。当其时反腰脽痛，动转不便也。"此之"腰脽痛"，即腰尻痛也。《灵枢·本脏》："肾下则腰尻痛。"

阐幽发微

（1）太阴之胜，火气内郁，疮疡于中，流散于外：太阴之胜，即太阳寒水主岁之年，岁水不及太阴湿土为胜气时，土克水，则肾与膀胱受侮，且有脾胃不和之病变。火气内郁者，土为阴，阴湿阻抑火气外散，且土胜则木气不得乘克脾土而不得调达，故木火内郁（湿兼热化）而失疏散也。火郁手中则血热，故易生疮疡而流散于皮肤也。

（2）病在胠胁，甚则心痛，热格，头痛、喉痹、项强：木火内郁，则胠胁、苦满，甚则手厥阴经气亦不利而生心痛，热邪格拒于上，（相火上盛即太阳之胜之热反上行）而出现头痛（偏头痛）、喉痹、项强（太阳）不便等证。

（3）独胜，则湿气内郁，寒迫下焦，痛留（囟）顶，互引眉间，胃满。雨数至，鳞见于陆，燥化乃见：独胜即湿气独盛，而不兼"火气内郁"者。湿为阴邪，经又名之为至阴，故湿气（内湿）独胜则兼寒化，故曰寒迫下焦，下焦指肾与膀胱而言，土克水也。膀胱之气受寒湿所迫失和，则现下段所述诸证膀胱。经气逆而现头囟痛，牵引到眉间作痛（凡引者，皆在一经）。寒湿则胃阳虚，故胃部胀满；雨水频繁，鳞虫类出现于陆地，湿化的物候乃现。（后文"太阴之复，……大雨时行，鳞见于陆。"）《灵枢·经脉》："膀胱足太阳之脉，……是主……头囟项痛。"

（4）少腹满，腰脽重强，内不便，善注泄，足下温，头重，足胫胕肿，饮发于中，胕肿于上：《素问·五运行大论》："侮反受邪，侮而受邪，寡于畏也。"脾虚内湿盛，则腹内胀满不通，水谷不化而飧泄，足下温不寒，下焦寒湿盛，则腰部有重强感，少腹满重"如带五千钱"（"病属下焦"，"甘姜苓术汤主之"）；腠理间湿气盛则身重、头重，或中焦停饮（目眩），甚则颜面浮肿，下肢也浮肿，小便不利（水闭），脾肾俱病。《素问·六元正纪大论》："湿胜则濡泄，甚则水闭胕肿。"

原文

少阳之胜，热客于胃，烦心、心痛、目赤，欲呕、呕酸、善饥、耳痛、溺赤、善惊、谵妄。暴热消烁，草萎水涸，介虫乃屈。少腹痛，下沃赤白。

阐幽发微

（1）少阳之胜，热客于胃，烦心、心痛、目赤，欲呕、呕酸、善饥、耳痛、溺赤、善惊、谵妄：少阳之胜，即阳明燥金司天之年，岁金不及，相火为胜气时，火克金，则（肺）大肠与胃受侮，且亦有木火失和之证。其证现胃热，烦躁，心口痛，皆为木火乘胃之证；肝胆火胜则目赤、而痛喜呕，呕吐酸水，此即《灵枢·四时气》所谓之"邪在胆，逆在胃，胆液泄则口苦，胃气逆则呕苦，故曰呕胆"是也。胃热消谷则善饥。少阳相火盛（包括胆、三焦），则耳痛，溺赤。喜惊者，上焦火盛及于心包也，甚则谵言妄语，神识不清，热入心包矣。

（2）暴热消烁，草萎水涸，介虫乃屈；少腹痛，下沃赤白：暴然大热消金烁铁（形容热之甚），草木枯萎，水潦干涸，介壳类昆虫生长（受到抑制）屈伏。少腹痛，下沃赤白，乃火热之邪，伤于大肠，故下利脓血少腹痛里急也。《伤寒论》96 条："伤寒五六日中风，往来寒热，胸胁苦满，默默不欲饮食。心烦喜呕，……小柴胡汤主之。"《伤寒论》264 条："少阳中风，两耳无所闻，目赤，胸中满而烦者，不可吐下，吐下则悸而惊。"

原文

阳明之胜，清发于中，左胠胁痛、溏泄、内为嗌塞、外发㿗疝。大凉肃杀[1]，华英改容，毛虫乃殃。胸中不便，嗌塞而咳。

校注

[1] 肃杀：肃缩，杀落，严酷萧瑟貌。

阐幽发微

（1）阳明之胜，清发于中，左胠胁痛、溏泄、内为嗌塞、外发㿗疝：阳明之胜，即厥阴司天之年，岁木不及，燥金气胜之时，金克木，则肝胆受侮，且亦有肺金失和之证。清发于中，即中有清凉次寒。左胁痛者，肝气被抑，郁而不舒，肝脉布胁肋，故胁痛。溏泄即"飧泄"，肝气郁而乘侮脾胃，即痛泄要方证也。内而现咽部噎塞感，梅核气（情志抑郁），外而发生阴囊，肿大之㿗疝证（是厥阴气虚）。《灵枢·经脉》："肝足厥阴之脉，……丈夫㿗疝，……飧泄。"

（2）大凉肃杀，华英改容，毛虫乃殃：气候寒凉，草木凋落，萧瑟。华英乃同义复词，即开花之植物，花开的不好或华而不实。毛虫乃木行之虫类，喜温怕凉，故毛虫遭殃。《尔雅》："木谓之华，草谓之荣，不荣而实者，谓之秀，荣而不实者，谓之英。"《诗经》："四月秀葽。"毛传："不荣而实曰秀。"

（3）胸中不便，嗌塞而咳：胸闷不适，病多在肺，咽喉梗塞而咳，亦为肺气失宣，肺络气逆而作咳。

原文

太阳之胜，凝凓且至，非时水冰，羽乃后化。痔疟发，寒厥入胃则内生心痛，阴中乃疡，隐曲[1]不利，互引阴股[2]，筋肉拘苛，血脉凝泣，络满色变，或为血泄，皮肤否肿，腹满食减，热反上行，头项囟顶脑户中痛，目如脱；寒入下焦，传为濡泄。

校注

[1] 隐曲：隐，《说文》："蔽也。"曲，《说文》："象器曲受物之形。"隐蔽私曲也。男女皆有，多指女子而言。

如《素问·阴阳别论》:"二阳之病,发心脾,有不得隐曲(王注:'是以隐蔽委曲之事,不能为也。'),女子不月。"胃之不能食,发于心脾之相思,乃缘思隐蔽私曲之事不可得也,久则食减血少而不月。《唐书·安禄山传》:"隐曲常疮。"《素问·风论》:"肾风之状,多汗恶风,面痝然浮肿,脊痛不能站立,其色炲,隐曲不利,诊在肌上(颐),其色黑。"王注:"故隐蔽委曲之事,不通利所为也。"王注《素问·风论》:"肾藏精,外应交接,……故隐蔽委曲之事,不通利所为也。"《素问·至真要大论》:"太阴在泉,客胜则……及为(胕)肿,隐曲之疾。"王注:"谓隐蔽委曲之处病也。"《礼记·内则》《左传》:"不以隐疾。"郑玄注:"讳衣中之疾,难为医也。"杜预注:"隐痛疾患,辟(避)不祥也。"孔颖达疏:"《诗》称:如有隐忧。"是隐为痛也。以痛疾为名,则不祥之甚,故以为"辟不祥。"《文选》:"恩隐周渥。"李善注引贾逵《国语注》云:"隐,私也。"是隐疾当为隐私之疾,不可以示人也。《史记》:"济北王侍者韩女病,……臣意诊脉曰:内寒(虚),月事不下也。……病得之欲男子而不可得也。……切之,肾脉也,啬而不属,啬而不属者,其来难坚,故曰月不下。肝脉弦,出左口,故曰欲男子不可得也。"是证"不得隐曲",即"欲男子不可得也。"《素问·阴阳别论》:"三阴三阳俱搏,心腹满,发尽不得隐曲,五日死。"王注:"隐曲谓便泻也。"

[2] 阴股:即大腿根。"股阴"为大腿内侧;"阴股"为阴下之股。《太素》:"或腹痛引阴股者。"杨注:"阴下之股为阴股也。"

▌ 阐幽发微 ▌

(1)太阳之胜,凝栗且至,非时水冰,羽乃后化:太阳之胜,少阳相火司天、少阴君火司天,岁火不及,寒水为胜气时,水克火,则心与胆火受侮,且亦有肾及膀胱失和之病变。凝栗且至即寒冷将至,而出现非寒冷之时,即有"冰雪霜雹"之变的气候,并有羽类虫鸟(《素问·六元正纪大论》:"少阴所至为羽化"下,王注:"有羽翼飞行之类也。""薄明羽翼,蜂蝉之类,非翎羽之羽也。")生化推迟的物候。《素问·六元正纪大论》:"太阳之政,……其变冰雪霜雹。"

(2)痔疟发,寒厥入胃则内生心痛:《灵枢·经脉》云:"膀胱足太阳之脉,……目似脱,……是主筋所生病者,痔疟狂癫疾,头囟项痛。"足少阳经虽亦主"疟",但合下文"筋肉拘苛","头项囟顶,脑户中痛,目如脱"观之,则皆当属足太阳经之证候(太阳主于营卫,营卫俱虚则拘急痛重)。《新校正》:"按《甲乙经》:痔、疟、头项头囟顶、脑户中痛,目如脱,为太阳经病。"《素问·逆调论》:"人之肉苛者",王注:"苛谓痛重。"杨注:"皆不仁之甚也。"《素问·五常政大论》:"太阳司天寒气下临,……,皮痛肉苛,筋脉不利。"下部厥寒之气上逆入胃,则生胃心痛之证。《灵枢·厥病》:"厥心痛,腹胀胸满,心尤痛甚,胃心痛也。"

(3)阴中乃疡,隐曲不利,互引阴股:阴中乃疡,虽男女皆可得,然多指女子阴部有溃疡,故不利于性交(或性机能障碍),疼痛牵引到"阴下之股"。

(4)筋肉拘苛,血脉凝泣,络满色变:筋肉拘苛,即筋肉拘紧而顽麻,乃由血脉凝泣,络瘀色青,阳气不达于皮表之故。《素问·逆调论》:"人之肉苛者,虽近衣絮犹尚苛也。"王注:"苛谓痛重。"《太素》杨注:"苛音柯,有本为苛,皆不仁之甚也。故虽衣絮温覆,犹尚不仁者,谓之苛也。"

(5)或为血泄,皮肤否肿,腹满食减,……寒入下焦,传为濡泻:血泄,当是脾气虚寒,脾不统血之便血,即黄土汤证(远血)。皮肤否肿乃脾虚湿盛之浮肿,脾不运化则腹泻食少,中焦寒气传入下焦大肠,则传变为濡泄。

(6)热反上行,头项头囟顶脑户中痛,目如脱:阳经热邪反亦上行,太阳气逆,故头项、巅顶、脑户中疼痛。脑户穴在风府上寸半(发际上一寸),当枕骨粗隆上缘。是后头疼也,目痛如脱出般。为本经经气上逆，失和之证。《灵枢·经脉》："膀胱足太阳之脉，……是动则病冲头痛，目似脱，项如拔。"《素问·气交变大论》："岁金不及，炎火乃行，……复则寒雨暴至，乃零冰雹霜雪杀物，阴厥且格，阳反上行，头脑户痛，延及头囟顶发热。"

原文

帝曰：治之奈何？岐伯曰：厥阴之胜，治以甘清，佐以苦辛，以酸泻之。少阴之胜，治以辛寒，佐以苦咸，以甘泻之，太阴之胜，治以咸热，佐以辛甘，以苦泻之。少阳之胜，治以辛寒，佐以甘咸，以甘泻之。阳明之胜，治以酸温，佐以辛甘，以苦泄之。太阳之胜，治以甘热，佐以辛酸，以咸泻之。

阐幽发微

（1）厥阴之胜，治以甘清，佐以苦辛，以酸泻之：统观《素问·脏气法时论》及本论有关厥阴肝木的治法，大同而小异，以辛补之，以酸泻之，以甘缓之，以辛散之皆同，惟于平治则或云"辛凉"，或云"酸温""酸寒"，惟此处云"甘清"是其不同，因"厥阴之胜"脾胃证候较重之故也。于佐使多用苦甘少数如本论用苦辛（以制风气）。按：厥阴"以酸泻之"（苦急时用之为泻）之说，与仲景"补用酸，助用焦苦，益用甘味之药调之"之法不同。不解其酸泻之意。"以辛补之"当是肝气实之治，乃以泻为补也。

（2）少阴之胜，治以辛寒，佐以苦咸，以甘泻之：统观有关少阴心火的治法，大致以咸补之，以甘泻之，以酸收之，以苦发之，以咸软之皆同，惟于平治，则多云咸寒，少云甘温。于治胜己之邪气，此处用"辛寒"，乃先扶其所胜也。佐使则云苦辛，或云苦甘，少数如本论用苦咸（加重泻热也）。

（3）太阴之胜，治以咸热，佐以辛甘，以苦泻之：统观有关太阴脾土的治法，大致以甘补之，以苦泻之，以甘缓之，以酸泄之，以苦燥之皆同，惟于平治，则多云苦热，（治胜己之邪气，惟此处云"咸热"，乃先扶其所胜也。可能因兼"火气内郁"之故。）少云苦冷，于佐使则多云酸辛，少云咸甘。（此处云"辛甘"，可能与"湿气内郁"，"饮发于中"，"胕肿于上"有关。）

（4）少阳之胜，治以辛寒，佐以甘咸，以甘泻之：统观少阳胆火之治法，大抵以酸收之，以苦发之，以咸软之，皆同于少阴，惟于补泻则略有不同，于补则多言咸，少言甘，于泻则多言甘，少言苦。于平治则多云咸冷，少言酸冷，云"甘热"者，乃平司天在泉之胜己之邪气也。此云"辛寒"者，乃先扶其所胜也。于佐使则多云苦辛、苦甘，此云"甘咸"，或因火热过甚也。

（5）阳明之胜，治以酸温，佐以辛甘，以苦泄之：统观阳明燥金（肺、大肠）之治法，大抵以酸补之，以辛泻之，以酸收之，以苦下之，以苦泄之皆同。惟于平治，则多云苦温，少云辛温。云"辛寒"者，乃治其胜己之邪气也。此云"酸温"者，以"清发于中""大凉肃杀"为"先扶其所胜"也。于佐使则多云苦甘，少云酸辛、甘辛。此云辛甘者，或因"肠中不便""嗌塞而咳"也。

（6）太阳之胜，治以甘热，佐以辛酸，以咸泻之：统观太阳寒水之治（肾、膀胱），大致以苦补之，以咸泻之，以苦坚之，以辛润之皆同，惟于平治则多云甘热咸冷，少云辛热或咸热，于佐使则多云甘辛（苦），少云苦辛，此处云"辛酸"者，或因"寒厥入胃""血脉凝泣"之故欤？

原文

帝曰：六气之复何如？岐伯曰：悉乎哉问也。厥阴之复，少腹坚满，里急暴痛。偃木飞沙，倮虫不荣。厥心痛，汗发呕吐，饮食不入，入而复出，筋骨掉，眩，清厥，甚则入脾，食痹而吐。冲阳绝，死不治。

阐幽发微

（1）六气之复：《素问·五常政大论》："故乘危而行，不速而至，暴虐无德，灾反及之，微者复微，甚者复甚，气之常也。"六气有胜，则必有复，"复"者，对胜气之报复也。本论后文云："初气终三气，天气主之，胜之常也；四气尽终气，地气主之，复之常也。有胜则复，无胜则否。……胜至则复，无常数也。"胜气之所以常出现在上半年，是因为"运有余其至先，运不及其至后"（《素问·六元正纪大论》）。运气不及，岁气来迟，故胜气始得凑之。复气之所以常出现在下半年，是因为"有余而往，不足随之，不足而往，有余从之"（胜气在先，复气随之）（《素问·天元纪大论》）。（亦犹"阴虚者，阳必凑之也。"）"有胜则复"故也。"胜复之数为"胜尽而起得往而甚（四时），胜有微甚，复有多少，本论后文六气之复实际（故复一般为常）上是一种自然界气候变化上的自稳调节现象。对自然界生物的正常生长是有利的，否则就会如本篇后文所说的："不复则害，此伤生也。"然复极必衰，终则多兼本气本脏之现证。《素问·六元正纪大论》："动复则静，阳极反阴。"

（2）厥阴之复：在"太阴之胜"之后，就将出现厥阴之复，这就是《素问·五常政大论》所说的"不恒其德，则所胜来复。"也是《素问·六微旨大论》所说的"亢则害，承乃制"的道理。厥阴报复太阴之胜，即木克土，风胜湿之理。"在风的作用下，就会雨止云散，湿变为干。"复有正常之复，本不为病，病者复之甚也。《素问·五运行大论》："侮反受邪，侮而受邪，寡于畏也。"《素问·五常政大论》："不恒其德，则所胜来复，政恒其理，则所胜同化。"《素问·六微旨大论》："亢则害，承乃制，制则生化。"吴注："夫既有所制，则无亢害，无亢害，则自然生生化化，外列盛者，衰者之形而已，终无害也。"按：此乃自然气候变化的自稳调节规律。

（3）少腹坚满，里急暴痛：少腹硬满，里急暴痛，乃肝木气胜，厥阴脉"过阴器，抵少腹，挟胃"，经气偏亢，则当脉所过处之脏器功能皆受其影响，尤其是胃肠，故痛。《金匮要略·腹满寒疝宿食》："心胸中大寒痛，呕不能饮食，腹中寒，上冲皮起，出见有头足，上下痛而不可触近，大建中汤主之。"又"寒疝，绕脐痛，若发则白汗出，手足厥冷，其脉沉弦者，大乌头煎主之。"此虽为"寒疝绕脐痛，"然其"发则白汗出"，为一般心腹痛之证型者所共有之症也。

（4）偃木飞沙，倮虫不荣：风气盛，则树木被吹倒，沙尘飞扬，倮虫类不繁滋。风气盛湿度低，故倮虫不滋。

（5）厥心痛，汗发呕吐，饮食不入，入而复出：《灵枢·厥病》论厥心痛有五（外有真心痛）："厥心痛，与背相控，善瘛，如从后触其心，伛偻者，肾心痛也。……厥心痛，腹胀胸满，心尤痛甚，胃心痛也。……厥心痛，痛如以锥针其心，心痛甚者，脾心痛也。……厥心痛，色苍苍如死状，终日不得太息，肝心痛也。……厥心痛，卧若徒居心痛间，动作痛益甚，色不变，肺心痛也。……真心痛。"《素问·举痛论》："寒气客于肠胃，厥逆上出，故痛而呕也。"此处的"厥心痛"参以《素问·举痛论》及《金匮要略·腹满寒疝宿食》则知当是"胃心痛"也。故痛甚则冷汗出，呕吐不能饮食。

（6）筋骨掉，眩：肝风盛，则筋骨掉摇摆动，目眩，此肝经自病之现证。

（7）清厥，甚则入脾，食痹而吐：清厥，即清冷四逆，乃寒厥也。寒甚入脾，则食闭而吐。痹，闭也，即"食不下""食则呕"（《灵枢·经脉》）。

（8）冲阳绝，死不治：冲阳，是阳明经原穴，在解溪下寸半，当第二、三跖骨与楔状骨间凹陷部取之（拇长伸肌腱与趾长肌腱间），仲景名跌阳。《伤寒悬解》："人迎跌阳三部不参，动发数息不满五十。"冲阳脉绝者，胃气绝也，故死。

原文

少阴之复，燠[1]热内作，烦躁鼽嚏，少腹绞痛，火见燔焫[2]，嗌燥，分注[3]时止，气动于左，上行于右，咳、皮肤痛、暴瘖、心痛、郁冒[4]不知人，乃洒淅恶寒振栗，谵妄，寒已而热，渴而欲饮，少气骨痿，隔肠不便，外为浮肿，哕噫[5]。赤气后化，流水不冰，热气大行，介虫不复[6]。病痱胗疮疡、痈疽痤痔，甚则入肺，咳而鼻渊[7]。天府绝，死不治。

校注

[1] 燠：郁（yù），又读奥（ào）。煖。

[2] 焫：弱（ruò），又读热（rè），又音瑞（ruì）。燃烧。

[3] 分注：即《伤寒论》321条之"少阴病，自利清水。色纯青，心下必痛，口干燥者，可下之，宜大承气汤。"

[4] 郁冒：郁闷昏冒也。

[5] 哕噫：复词，偏义，重在哕。

[6] 介虫不复：《左传》："季氏之复"，杜预注："复，犹安也。"又《吕览·季冬纪》："水泽复。"高诱注："复，亦盛也。"

[7] 鼻渊：《素问·气厥论》："鼻渊者，浊涕下不止也。"今之慢性鼻炎，副鼻窦蓄脓症等。

阐幽发微

（1）少阴之复：即少阴报复阳明之胜，即火克金（木之子报母仇），热胜凉燥也。

（2）燠热内作，烦躁鼽嚏，少腹绞痛：少阴之复郁热内盛，故现烦躁，火热刑金则鼽嚏，火热伤及大肠故少腹绞痛。

（3）火见燔焫，嗌燥，分注时止，气动于左，上行于右，咳、皮肤痛、暴瘖：君火盛显现出热如火焚一样，咽喉干燥，分注有时或止，然必再利，此乃少阴热结旁流之"自利清水，色纯青"之下利绿黑水者也。"气动于左"此当是又一组证候，《难经·十六难》曰："假令得肝脉，……脐左有动气，……假令得心脉，……脐上有动气，……假令得肺脉，……脐右有动气"，言经气冲动由脐左开始上行于脐上再上逆右侧胸胁，乃木火刑金，故现咳嗽，皮肤痛，暴瘖等肺金受害之证，故张介宾谓："咳而皮肤痛，暴瘖，肺主声音，外合皮毛而受火之伤也。"

（4）心痛、郁冒不知人：乃心火盛而自伤之证也。

（5）乃洒淅恶寒振栗，谵妄，寒已而热，渴而欲饮：洒淅恶寒振栗，乃高热之同时所出现之证候，多为外感虚邪之所致。"寒已而热"，即阳明病之"始虽恶寒，二日自止""虽得之一日恶寒，将自罢，即自汗出而恶热也"（《伤寒论》183条）。热伤津液故咳而欲饮，热入心包故谵妄。

（6）少气骨痿，隔肠不便，外为浮肿，哕噫：张介宾："少气骨痿，壮火食气，热极伤精也。隔肠不便，热结不通也。""外为浮肿，哕噫"乃脾病证候，尤其在浮肿的情况下，出现哕噫，多为病久中气衰竭之征，此当是肺为火伤，子病及母之证，其预后颇可虑也。《素问·宝命全形论》曰："弦绝者（麻风、喉头结核），其音嘶败；木敷者，（《太素》作木陈）其叶发（作"落发"）；病深者，其声哕（当云哕噫）。人有此三者，是谓坏府。"（杨注："府者，中府，谓五脏也。"）

（7）赤气后化，流水不冰，热气大行，介虫不复：复气多出现在下半年，故云"赤气后化"，即火热之气化晚来。故流水当结冰也不结冰，气候反常的大热，介壳类昆虫不安（盛）。本论后文："四气尽终气，地气主之，复之常也。"言复气常出现在下半年。因胜气多出现在上半年。

（8）病痱、胗、疮、疡、痈、疽、痤、痔：痱即痱子。胗即皮疹。疮指疮疖。疡指溃疡。痈指根盘在一寸以上之疮痈，"痈者，其皮上薄以泽。"疽指疮痈之塌绝木硬、不红不肿者，"疽者，上之皮夭以坚，状（从《甲乙经》，原作"上"）如牛领之皮"（《灵枢·痈疽》）。痤即痤疮。痔，痔疮。皆为火热气盛内淫而发病。《医宗金鉴·外科心法要诀》："疽由筋骨阴分发，肉脉阳分发曰痈。""阳证初起焮赤痛，根束盘清，肿如弓。"（根束者晕不散也，盘清者不慢肿也。）"阴证，初起如粟大，不红不肿疙瘩僵，木硬不痛不焮热，疮根平大黯无光。"

（9）甚则入肺，咳而鼻渊：甚则火热之邪伤肺而发咳逆或为鼻流浊涕之证。

（10）天府绝，死不治：天府肺经穴，在腋下三寸，臂臑内廉动脉中。当腋横纹（作九寸折量）至肘横纹（尺泽）连线的上1/3折点处，当肱二头肌桡侧取穴。天府绝则肺气绝，故主死。

原文

太阴之复，湿度乃举，体重中满，食饮不化，阴气上厥，胸中不便，饮发于中，咳喘有声。大雨时行，鳞见于陆，头顶痛重，而掉瘛尤甚，呕而密默，唾吐清液，甚则入肾，窍泻无度。太溪绝，死不治。

阐幽发微

（1）太阴之复，湿度乃举：太阴报复太阳之胜，即土克水。湿胜之灾变乃现。

（2）体重中满，食饮不化：乃脾痛也，脾虚则食饮不化，食不化则中满，脾不能为胃行其津液，则四肢失于滋养，而四肢无力，更加内湿胜，故体重。

（3）阴气上厥，胸中不便，饮发于中，咳喘有声：阴气上逆，则必上焦阳气不足，故胸闷不舒，中焦停饮则肺中痰饮亦盛，故咳嗽喘息有声。此中焦寒湿盛而波及上焦，肺之痰饮亦盛之证。

（4）大雨时行，鳞见于陆：湿气盛，雨水频，故鳞类出现于陆地上。一是随河水泛滥，二是积水成沼或雨中有鱼。

（5）头顶痛重，而掉瘛尤甚，呕而密默，唾吐清液：头项痛重，乃太阴与太阳二经并痛。太阳经气逆则头项强痛，太阴湿气盛则头项重强。太阴虚肝气来胜则现四支掉摇或拘挛也。唾吐清水，静默无声，而非心烦呕吐之剧烈有声，乃脾虚寒湿盛之候也。《新校正》："按上文太阴在泉，头痛，项似拔；又太阴司天云：头项痛。此云头顶痛，顶疑当作项。"

（6）甚则入肾，窍泻无度。太溪绝，死不治：寒湿甚则肾阳亦虚，"肾开窍于二阴"（《素问·金匮真言论》），故二便"澄澈清冷，"自利无限度也。太溪为肾经原穴，在由踝与跟腱之间陷中，平由踝尖取之。绝则肾气绝也，故主死。

原文

少阳之复，大热将至，枯燥燔热，介虫乃耗。惊瘛咳衄，心热烦躁，便数憎风，厥气上行，面如浮埃，目乃瞤瘛；火气内发，上为口糜、呕逆、血溢、血泄，发而为疟，恶寒鼓栗，寒极反热，嗌络焦槁，渴引水浆，色变黄赤，少气脉萎，化而为水，传为胕肿，甚则入肺，咳而血泄。尺泽绝，死不治。

阐幽发微

（1）少阳之复，大热将至，枯燥燔热，介虫乃耗：少阳报复阳明之胜，即火克金，热胜凉燥也。暴热至，草木枯燥，介壳类乃耗减。

（2）惊瘛咳衄，心热烦躁，便数憎风：火热内盛则心热烦躁，甚则惊惕瘛疭，火热刑金，则肺咳嗽而鼻衄，小便频数，大热恶风。身大热则腠理开，周围之气温低于体温，故觉恶风寒也。此与白虎加人参汤证之"表里俱热，时时恶风"（《伤寒论》168 条）之病机相同。《灵枢·经脉》："胆，……口苦、善太息、心胁痛不能转侧，甚则面微有尘（柴胡证）。"《伤寒论》168条："伤寒若吐若下后，七八日不解，热结在里，表里俱热，时时恶风，大渴，舌上干燥而烦，欲饮水数升者，白虎加人参汤主之。"此恶风高热甚腠理开，周围之气温低于体温，故甚恶风寒也。《伤寒论》169 条："伤寒无大热，口燥渴，心烦，背微恶寒者，白虎加人参汤主之。"

（3）厥气上行，面如浮埃，目乃瞤瘛：厥热之气（热邪并经气逆）上逆，则上焦热甚，面部汗污（浊、垢）多则吸附灰尘，故面如有尘，此温热病之面容也。目乃瞤瘛，乃热甚之"筋惕肉瞤"之表现于眼目者，以手足少阳皆属于目锐眦也。甚则怵惕瘛疭矣。《灵枢·经脉》："胆，……口苦善太息，心胁痛不能转侧，甚则面微有尘。"

（4）火气内发，上为口糜、呕逆、血溢、血泄（阳络伤、阴络伤）：火气发作涩于内，或上逆为口糜，或吐衄，（《灵枢·邪气脏腑病形》："心脉。……微涩为血溢。"）胆火迫胃，则为呕逆，（《灵枢·四时气》："邪在胆，逆在胃，胆液泄则口苦胃气逆则呕苦，故曰呕胆。"）甚则"呕胆"，火气下迫于肠，肠络伤则泄血（或尿血）。《灵枢·百病始生》："阳络伤则血外溢，血外溢则衄血；阴络伤则内溢，血内溢则后血。"《素问·疟论》："疟之始发也，先起于毫毛，伸欠乃作，寒慄鼓起，腰脊俱痛，寒去则内外皆热，头痛如破，渴欲冷饮。"

（5）发而为疟，恶寒鼓栗，寒极反热，嗌络焦槁，渴引水浆，色变黄赤：寒火交迫可发疟疾，其证"寒栗鼓颔"，先寒后热，咽喉干燥，"渴欲冷饮"。色变黄赤，经文屡见，如前文"少阳司天，火淫所胜，……皮肤痛，色变黄赤。"少阳司天有"溺色变"，"少阳在泉"有"少腹痛，溺赤。""太阳之胜"有"络满色变"。但于少阴司天、少阳在泉下又有"溺赤""溺色变"之说。故当视其上下文以定。此处之"色变黄赤"当是指溺色黄赤而言。

（6）少气脉萎，化而为水，传为胕肿："热伤气"，即《素问·阴阳应象大论》所谓"壮火食气"是也。心气热则血脉虚损而脉痿，"胫纵而不任地也"。"少阳司天"下有"传而为水，身面胕肿"，与少阳之复同，皆为传变伤肾，小水不利，而为浮。《素问·痿论》："心气热，则下脉厥而上，上则下脉虚，虚则生脉痿，枢折挈，胫纵而不任地也。"

（7）甚则入肺，咳而血泄。尺泽绝，死不治：火热之邪甚则伤肺及大肠，故上为咳逆，下为泄血。尺泽为肺经合穴，在肘内横纹中，当肱二头肌腱桡侧取之（微曲肘取）。绝则肺气绝。

原文

阳明之复，清气大举，森木苍干[1]，毛虫乃厉[2]。病生胠胁，气归于左，善太息，甚则心痛，否满腹胀而泄，呕苦，咳哕烦心，病在膈中，头痛，甚则入肝，惊骇筋挛。太冲绝，死不治。

校注

[1] 苍干："金郁之发"（《素问·六元正纪大论》）作"草木苍干"。王注："苍，薄青色也。"《素问·五常政大论》作"苍干"。又《素问·气交变大论》："岁木不及，燥乃大行，……柔萎苍干。"王注："柔木之叶，青色不变而乾卷也。"按："苍干"本义恐是指植物枯干而言，后又演变为一专用名词，云森木苍干。

[2] 厉：《易·乾》："君子终日乾乾，夕惕若，厉，无咎。"乾，肌腱也。乾乾，喻自强不息也。夕惕由朝至夕时时之戒惧，即朝夕警惕谨慎，如有危险，始得无祸也。

阐幽发微

（1）阳明之复，清气大举，森木苍干，毛虫乃厉：阳明报复厥阴之胜，即金克木，燥胜风也。清冷干燥之气大行，（本论王注："故苍青之叶不及黄而干燥也。"）林木之叶"青色不变而干卷也"。（苍干则凋落，故亦云"苍凋"。）毛虫类乃危险。

（2）病生胠胁，气归于左，善太息：病发生在胁肋部疼痛，病气归集于肝胆，《灵枢·经脉》曰："胆是少阳之脉，……是动则痛口苦，善太息，心胁痛"是也。

（3）甚则心痛，否满腹胀而泄，呕苦：心痛即"心胁痛"，肝胆经气逆也。肝失条达连及脾胃，故痞满，腹胀而泄，呕苦者，胆液泄多，胆气逆于胃，故呕苦。《灵枢·四时气》："邪在胆，逆在胃，胆液泄则口苦，胃气逆则呕苦。"

（4）咳哕烦心，病在膈中：凡六气之胜，首犯己所胜之胜，胜极则反自伤，故肺金太过除乘克肝木外，甚则自伤，亦现肺气失调之证，故"咳逆，呃逆，烦心"等皆为病在肠中及膈膜也。

（5）头痛，甚则入肝，惊骇筋挛。太冲绝，死不治：头痛者，肝脉上头"与督脉会于巅"，肝寒气逆可有头痛之证，此犹是经病，若再甚则病气入肝而发惊骇之神魂错乱之证，四肢筋膜失养而拘挛。太冲为肝之腧穴之原穴，在足大指本节后，第一、二跖骨结合部前凹陷中。绝则肝气绝，故主死。《伤寒论》378条："干呕，吐涎沫，头痛者，吴茱萸汤主之。"

原文

　太阳之复，厥气上行，水凝雨冰，羽虫乃死。心胃生寒，胸膈不利，心痛否满，头痛善悲，时眩仆食减，腰脽反痛，屈伸不利，地裂冰坚，阳光不治，少腹控睾，引腰脊，上冲心，唾出清水，及为哕噫，甚则入心，善忘善悲。神门绝，死不治。"

阐幽发微

（1）太阳之复，厥气上行，水凝雨冰，羽虫乃死：太阳报复少阳、少阴之胜，即水克火，寒胜热也。寒气上行，水凝雨水即冰雹也。热而忽冷，又下冰雹，故蜂蝉（《素问·六元正纪大论》王注："薄明羽翼蜂蝉之类。"）之类羽虫乃死。

（2）心胃生寒，胸膈不利，心痛否满：太阳寒水之气来复，则心胃虚寒，心痛，胃脘痞塞胀满，胸膈因痞满寒痛而不适。

（3）头痛善悲，时眩仆食减，腰脽反痛，屈伸不利：头痛乃太阳经气亢盛之证，善悲（悲忧），时眩仆（不足故），乃心气虚之现证，食减仍是胃寒痞满之故。腰尻痛乃太阳寒盛之痛，故不敢俯仰屈伸也。《灵枢·五邪》："邪在心，则病心痛，喜悲，时眩仆。"《灵枢·本神》："心气虚则悲。"

（4）地裂冰坚，阳光不治：此多在终之气时，寒气加甚，土地冻裂，结冰坚实，阳光也不起作用。

（5）少腹（痛）控睾，引腰脊，上冲心（胃），唾出清水，及为哕噫：寒盛于下，则少腹寒痛，牵扯睾丸亦作痛，同时牵引到腰脊部亦作痛，向上冲逆到胃部则作痛，胃痛时吐清水，或发呃逆，或为噫气。《灵枢·四时气》："小肠者，（小肠膜原）连睾系，属于脊，贯肝肺，（小肠经）络心系，气盛则厥逆，上冲肠胃。"《灵枢·杂病》："哕，以草刺鼻，嚏，嚏而已；无息而疾迎引之，立已；大惊之，亦可已。"

（6）甚则入心，善忘善悲。神门绝，死不治：病甚则入心，而现心痛，善忘、善悲等心神虚衰之证（悲忧不乐观）。神门为心之腧穴，在掌后跖骨之端，尺侧腕屈肌腱之桡侧，当腕横纹上陷中。绝则心气绝。《灵枢·口问》："故悲哀愁忧则心动。"《灵枢·邪气脏腑病形》："愁忧恐惧则伤心。"

原文

　帝曰：善。治之奈何？岐伯曰：厥阴之复，治以酸寒，佐以甘辛，以酸泻之，以甘缓之。少阴之复，治以咸寒，佐以苦辛，以甘泻之，以酸收之，辛苦发之，以咸软之。太阴之复，治以苦热，佐以酸辛，以苦泻之，燥之、泄之。少阳之复，治以咸冷，佐以苦辛，以咸软之，以酸收之，辛苦发之；发不远热，无犯温凉。少阴同法。阳明之复，治以辛（苦）温，佐以苦甘，以苦泄之，以苦下之，以酸补之。太阳之复，治以咸热，佐以甘辛，以苦坚之。

治诸胜复，寒者热之，热者寒之，温者清之，清者温之，散者收之，抑者散之，燥者润之，急者缓之，坚者软之，脆者坚之，衰者补之，强者泻之，各安其气，必清必静，则病气衰去，归其所宗，此治之大体也。

阐幽发微

（1）厥阴之复，……佐以甘辛，以苦坚之："发不远热，无犯温凉，少阴同法"，发，谓发越（泄越）其郁气，如《素问·六元正纪大论》所谓"火郁发之"之类是也。（可用升阳散火汤或防风通圣散）为发越郁火可不避热药，但不可触犯温凉之药，以其不能发泄郁火也，少阴与少阳之气同，故治法亦同。《素问·六元正纪大论》："凡此太阴司天之政，……甚者发之泄之，不发不泄，则湿气外溢。"

（2）治诸胜复：诸风热火湿燥寒胜气、复气之治法皆用正治法。

①寒者热之，热者寒之：证现寒象的，就用热药以治之；证现热象的就用寒药以治之。寒热之证多与寒热之运气有关。②温者清之，清者温之：证现温热之象的，就用清凉之药以治之；证现清冷之象的，就用温热之药以治之。温热证多与风温之气有关，清冷证多与燥凉之气有关。③散者收之，抑者散之：证现升散太过之象的，就用抑制的药物如清降镇坠收敛之药以治之；证现虚中夹实、机能低下、抑郁太过之象的，就用升散之药如羌、荆、柴、葛之以治（发）之。④燥者润之，急者缓之：证现干燥津伤之象的，就用滋润生津之药以治之，证现拘急之象的，就用缓中舒弛（缓）之药以治之。⑤坚者软之，脆者坚之：证现坚结之象的，如便结、癥瘕，就用软坚散结之药如芒硝、牡蛎、鳖甲之类以治之；证现脆弱之象的就用强固之药以坚实（强）之，如涩肠止泻，烧炭止血，敛汗之药等。⑥衰者补之，强者泻之：证现正气衰弱不足的，就用滋补之药以补之；证现邪气亢盛有余的，就用攻泻之药以祛除之。⑦各安其气，必清必静，则病气衰去，归其所宗（司天在泉之正常所用），此治之大体也。各安其气，指胜复之气及为胜复之气所干扰之有关六气。必清必静，清静，主要指病人的将养。谓通过上述之适当治法，而使其胜复之气得以安定复常。

医师与病家合作，"标本已得，邪气乃服"，则病气衰去，而胜复之气归复于其（所本）本源，亦即"六气"之正常作用。不能为患于人矣。这就是治疗胜复之气为病的大要，亦为治疗六气为病之大要也。《素问·汤液醪醴论》："病为本，工为标，标本不得，邪气不服。"《素问·移精变气论》："标本已得，邪气乃服。"《素问·方盛衰论》："必清必静，上观下观，司八正邪，别五中部，按脉动静，循尺滑涩，寒温之意，视其大小，合之病能，逆从以得。"按：这一段经文是对六气胜复的治疗大法，也是对全部运气太过不及产生偏盛导致疾病的治疗大法的总结。推而广之，可为治疗百病之大法。

第七节 论审察病机的重要性

原文

帝曰：善。夫百病之生也，皆生于风寒暑湿燥火，以之化之变[1]也。经言盛者泻之，虚者补之，余锡以方士[2]，而方士用之尚未能十全，余欲令要道[3]必行，桴鼓[4]相应，犹拔刺雪汗[5]，工巧神圣[6]，可得闻乎？岐伯曰：审察病机[7]，无失气宜[8]，此之谓也。

校注

[1] 之化之变：王冰："风寒暑湿燥火，天之六气也。静而顺者为化，动而变者为变，故曰之化之变也。"按：王冰非是。经言百病皆生于风寒暑湿燥火，故百病皆由之以变化也。"以之化之变"句，省略了一个介词"以"。犹言"以之化以之变也"。王冰之意，以化为常，以变为变，虽皆与六气有关，然此外当与"百病之生"联系者。

[2] 方士：即"方术之士"。包括医生及通晓修仙炼丹术的人。

[3] 要道：要，切要也。道，理也、术也。要道，这里指医学中重要的理论与技术。

[4] 桴鼓：即鼓槌。喻槌到鼓响，立竿见影。

[5] 雪污：雪，洗也。污，原本作"汗"，诸本作"污"。污，同污。作"污"为是。雪污，即洗雪污垢。按："汗"即"污"的异体字。

[6] 工巧神圣：《难经·六十一难》："望而知之谓之神，闻而知之谓之圣，问而知之谓之工，切脉而知之谓之巧。"这里指高超的医疗技术而言。

[7] 病机：张介宾："机者，要也、变也，病变所由出也。""病机"即疾病发生的机要、关键。今则发展为：疾病发生及病理变化的机制。审查病机：①定病位：查其在何脏腑经络，在表在里，"定其中外，各守其乡"（《素问·至真要大论》）；在气在血，"定其血气，各守其乡"（《素问·阴阳应象大论》）。②定病因："皆生于风寒暑湿燥火，以之化之变也"，"百病皆生于气"；"血气不和，百病乃变化而生"。③定病性：其病情的性质为寒热虚实。④定岁气：定岁气属，无失气宜，"谨候气宜"，"无逆气宜"（《素问·六元正纪大论》）。

[8] 无失气宜：六气主时之所宜。张介宾："病随气动，必察其机，治之得其要，是无失气宜也"，非是。"无失气宜"者，勿失六气司气之所宜也。即宜寒宜热宜温宜凉之谓也。用热远热，用寒远寒。运气的太过、不及，可影响脏气之盛衰，故有相应之过与不及之病变。

阐幽发微

黄帝：百病的发生，都是发生于风寒暑湿燥火（含虚邪）的六淫（实则经无此"六淫"之说），由之而发生变化。上古医经上说："盛者泻之，虚者补之"，我把它传授给医生们，而医生们用它去治病还没能救到十全的效果。我想使这些重要的医道（一定）能够得到实践并收到像"桴鼓相应""拔刺雪污"一样的效果，这种达到神圣工巧程度的要道，您可以讲给我让我知道吗？岐伯：仔细地审察疾病发生的机要何在，在何脏何经因何受邪，治疗时不要违背了岁气主时之所宜的规律。（《素问·六元正纪大论》："热无犯热，寒无犯寒，……司气以热，用热无犯，司气以寒，用寒无犯，司气以凉，用凉无犯，司气以温，用温无犯，……故曰无失天信，无逆气宜，……是谓至治。"王冰："四时气王之月，药及衣食寒热温凉同者，皆宜避之差。四时同犯，则以水济水，以火助火，病必生也。"）这就是你所问的道理的关键。

第八节 病机十九条

原文

帝曰：愿闻病机何如？岐伯曰：诸[1]风掉[2]眩，皆属于肝；诸寒收引[3]，皆属于肾；诸气膹[4]郁[5]，皆属于肺；诸湿肿满，皆属于脾；诸热瞀[6]瘛[7]，皆属于火；诸痛痒疮[8]，皆属于心；

诸厥[9]固[10]泄，皆属于下[11]；诸痿[12]喘呕，皆属于上[13]。诸禁[14]鼓慄[15]，如丧神守[16]，皆属于火；诸痉[17]项强[18]，皆属于湿；诸逆冲上，皆属于火；诸胀腹大，皆属于热；诸躁狂越[19]，皆属于火；诸暴强直，皆属于风；诸病有声，鼓之如鼓，皆属于热；诸病胕肿[20]，疼痠[21]惊骇[22]，皆属于火[23]；诸转[24]反戾[25]，水液[26]浑浊，皆属于热；诸病水液[26]，澄彻[27]清冷，皆属于寒，诸呕吐酸，暴注[28]下迫[29]，皆属于热。

故大要曰：谨守病机，各司其属，有者求之，无者求之，盛者责之，虚者责之，必先五胜，疏其血气，令其调达，而致和平，此之谓也。

校注

[1] 诸："众也"（《广雅》），多数：许多的意思。（余条同此）有总结性的意思，故所言乃主要之证。

[2] 掉：动摇也，颤也。《辞海》："摆动，摇。"

[3] 收引：指肢体蜷缩。

[4] 膹：通贲，气势或满之义。此处用以形容肺气盛满。《灵枢·刺节真邪》："愤膹肩息。"经言胸满为"膹膜"，言腹满为"膜胀"。故王注："膹，谓膹满也。"膹为"热切内也"。考《素问·风论》："风气于太阳俱入……故使肌肉愤膹而有疡。"愤膹，《甲乙经》作"膹胀"；《太素》则作"贲膹"。足证贲、膹、愤三字，古皆通用，当以贲为古字，余为今字也。按：小儿麻疹，疹出不透，中途隐没，热盛喘促，鼻翼煽动，痰涎壅盛，口唇青紫者，是疹毒内陷于肺之征，亦现肺气膹郁之证。

[5] 郁：林木繁盛貌，引申训"塞也"。《管子》："郁令鬲不出者，幽其君者也。"此处用以形容胸中气满郁塞之意。

[6] 瞀：亦作冒，昏冒也。即神识昏闷不清，如有物冒首（不识人），故曰瞀。（瞀，"低目谨视也"。冒，"蒙而前也"。）如《素问·玉机真脏论》："忽忽眩冒而巅疾。"又"脉盛、皮热、腹胀、前后不通、闷瞀，此谓五实。"由热、痰、瘀、秽之邪，阻痹清窍，神明被蒙所致者居多。

[7] 瘛：即抽搐。《素问·玉机真脏论》："肾传之心，病筋脉相引而急，病名曰瘛。"《灵枢·邪气脏腑病形》："心脉急甚者，为瘛疭。"足证本条当"皆属于心"也。《伤寒明理论》："瘛者，筋脉急也；疭者，筋脉缓也。急者则引而缩；缓者，则纵而伸，或伸或缩，动而不止者，名曰瘛疭，俗谓之搐者，是也。"

[8] 痒疮：即"疮疡"。可包括湿疹、痤痱之类皮肤病。痛者为痛疮，痒者为痒疮。

[9] 厥：厥者，逆也。经气逆常而行之义。轻者手足逆冷，重者昏不知人。

[10] 固：二便固闭。固闭虽关大肠、膀胱。亦与肾气之虚实有关。《素问·金匮真言论》："北方黑色，入通于肾，开窍于二阴。"

[11] 下：指下焦（非不关中焦）。按：经言外之上下，以身半分；言内之上下则当指上下焦。上、下并表病位。

[12] 痿：《素问识》："痿者，四肢萎弱，举动不能。"

[13] 上：对"皆属于下"之"下"而言，虽主要指上焦，亦不能绝不涉中焦，以上焦受中焦之气也。《金匮要略·五脏风寒积聚病》："三焦竭部，上焦竭善噫，何谓也？师曰：上焦受中焦气未和，不能消谷，故能噫耳。"

[14] 禁：即口噤，牙关拘紧也。

[15] 鼓慄：即鼓颌、战慄。

[16] 如丧神守：《淮南子·原道训》："耳目非去之也，然而不能应者，何也？其神失守也。"《素问玄机原病式》："神能御形，而反禁栗，则如丧失保守形体之神也。"《病机十九条之研究》解为："不能自主。"

[17] 痉：此处为副词，指颈项强急之证，非指痉病。重则四肢拘急。

[18] 强：去声。木强，不柔顺之义。项强乃痉之轻者，故包在痉内。

[19] 越：《选读》引此介宾："越，失常度也。"按：越与狂连言，当是指"逾垣上屋"而言。或解作"超

越常度"亦可。

[20] 胕肿：按《选读》所引诸解固然有之，然于本条则非是。考《素问·风论》云："疠者，有荣气热胕。"杨、王并释为"腐"是也。胕肿盖即痈疡之类。《素问·长刺节论》："治腐（《甲乙经》作'痛'）肿者，刺腐上，视痈小大深浅刺。"

[21] 疼痠：同义复词。痛楚之义。秦伯未《病机十九条之研究》："考《内经》《伤寒》《金匮》，痠疼二字每并用，《集韵》训'痠，痠疼也'，《尔雅》训'痠，痛也'。"

[22] 惊骇：惊骇，形容突然躁动（或惊叫）之义。如《素问·生气通天论》："起居如惊，神气乃浮。"又《文选》："军惊师骇"。《吕览》："其生若惊。"《文选》："协风傍骇。"李善引《广雅》注："骇，起也。"内火多因五志过极则化火（郁而化火），火盛则营血稠粘。

[23] 火：分内外。外火为六气淫盛，客于人体，留于腠理，则营卫阻逆。另外肥甘过度亦可热甚生火。

[24] 转：指转筋言。《灵枢·四时气》："转筋于阳治其阳（因寒者多），转筋于阴治其阴，皆卒刺之。"

[25] 反戾：《说文》："戾，曲也，从犬出户下。"犬由户下出时必两端翘起。是反戾即反曲，亦即角弓反张，又名"反折"。

[26] 水液：指代谢的液体如汗、尿、痰、涕、涎及白带、脓汁等。

[27] 澄彻：清稀透明的意思。

[28] 暴注：注，水流射也。暴注即突发之急性喷射样泄泻。亦即《素问·生气通天论》之"乃为洞泄"，《素问·金匮真言论》之"长夏善病洞泄寒中"之洞泄。

[29] 下迫：《选读》引张介宾："后重里急迫痛也。"即下泄时肛门部有窘迫感。仲景又谓之为"下重"。

阐幽发微

（一）诸风掉眩，皆属于肝

许多风证（"诸暴强直，皆属于风"）来回摇摆、眩晕等都是属于和肝脏有关的病变。肝之精血虚，则筋膜虚弱或拘急，肝阳上扰，肝风动。肝为风木之脏，藏血主筋，肝之精血足，则筋膜调柔，肝阴潜藏，肝风不动矣。

1. 风

在病因学中，风指"虚风"而言，即"百病之长"。风在病态学中，指头晕目眩，动摇震颤等"风胜则动"的证候，甚则可致诸暴强直。外风内传化热，亦可导致此证，后世称为"内风"，本节即指此。酒色过度，五志过极而致火热伤。属肝之眩晕多由摄取膏粱厚味太过（"甘肥贵人则膏粱之疾也"），且又溺于酒色，致阴虚内热，或由情志过极气郁化火（如郁怒焦虑），火热耗伤肝阴，或"风客淫气，精乃亡"，致厥阴气虚，更兼肝肾不足，水不涵木，因而阴虚不能制阳，导致肝阳上亢，所致厥阴气虚，阴不能制阳，则相对地少阳气胜，"阳者主上，阴者主下"（《灵枢·口问》）。头为诸阳之会，阳亢于上，阳主动，则现头晕目眩（阳主动）之证。（"少阳之为病，口苦、咽干、目眩也。""伤寒，脉弦细，头痛发热者，属少阳。"）甚则兼现口苦耳鸣偏头痛，此为兼火，甚者，又多兼急躁易怒，面时潮红等症。故《临证指南医案》谓："内风，乃身中阳气之变动"，所见甚是。此即后世解谓之"肝阳上亢"（或"风阳上扰"）之"内风"证的病机。

2. 掉摇

肝主筋，肝阴虚，不善于筋，筋气虚，故摇摆颤动。掉眩之证，并现始得属肝，且须在无外因的条件下（如湿邪之"首如裹"），平素即如此者。例如《伤寒论》82条有："太阳病发汗，汗出不解，其人仍发热，心下悸，头眩，身𥆧（音瞬，眼跳）动，振振欲擗地者，真武汤主之。"即是误汗伤阳，中焦停饮之振掉证。但此为一时出现者，且只于病人起床下地站立时始出现，与"掉眩"之虽静坐亦头摇手颤者不同。掉眩一证固与肝精不足，厥阴气虚有关，但如只眩不掉，则不属肝而属"上虚"，髓海不足之证为多。如《灵枢·口问》说："故上气不足，脑为之不满，耳为之苦鸣，头为之苦倾，目为之眩。"《灵枢·海论》亦云："髓海不足，则脑转耳鸣，胫酸眩冒，目无所见，懈怠安卧。"可见肝风之掉眩，皆当兼"上虚"，即溺于酒色之因素为多也。二病之区别在于此有腰膝酸软，而彼有掉摇也。此外朱丹溪又有"无痰不作眩"之说，是痰饮眩晕之一因也。张介宾又有"无虚不作眩"之说，与《灵枢·口问》《灵枢·海论》所述相符。

3. 眩晕

厥阴气虚，相对地少阳气盛，"阳者主上，阴者主下"（《灵枢·口问》），阴虚于下，阳亢于上，头为诸阳之会，故相火鼓动必上扰清空，故头部阴阳（动静）之气失于平衡而眩晕。丹溪曰："眩晕者，中风之渐也。"此外血虚者，亦可有眩晕之证，乃因血不养脑而致"上虚"之故，然尚应有心悸、气短、面白等证，亦无掉摇也。并无阳亢之口苦、咽干、耳鸣等。

综上可见，眩晕多虚，即或痰饮之作眩亦多因脾虚不能转化津液，清阳不升，虚中夹实所致。

按：属肝、属心、属脾、属肺、属肾、属上、属下，这都是"定位"，定其病在何处，以便于定其病名。也就是《灵枢·百病始生》所说的"喜怒不节则伤脏，脏伤则病起于阴也；清湿袭虚则病起于下；风雨袭虚则病起于上，是谓三部。"病机十九条就是首从三部"定位"开始。《灵枢·百病始生》说："气有定舍，因处为名。"《灵枢·顺气一日为四时》说："气合而有形，得脏而有名"，都是说得对于疾病必先定位而后定名的问题。至于后文的属火、属寒、属风、属湿、属热等，既是病因亦是"定性"，即定其在某脏之疾病的性质，是属寒，属热，抑为属火、属风等等。定位也好、定性也好，都是为辨证施治服务的，即前文所要达到"令要道必行，桴鼓相应，犹拔刺雪污"的目的。病机十九条虽属病机学说，但与病因学、病态学都密切相关，有着内在联系。

按：凡内风之体，虽貌似丰盛，实则多因溺于酒色，而肾水偏虚，故相火及肝木之火皆易妄动。明代戴思恭《证治要诀》云："肥人多有中病，以其气盛于外而歉于内也。"故内风多为风火相煽，阴气不足，痰湿内盛，气血瘀阻。

《张赞臣教授治疗"耳源性眩晕症"的经验》一文云："风阳上扰清空而发为眩晕，则临床表现为满目金星，眼前发黑，不敢睁眼视物，眼球作胀，颈项牵强不能转动，动则视物天旋地转，性情急躁，口苦，舌质红，苔黄，脉弦数，……常用药物有天麻、钩藤、白蒺藜、夏枯草、生石决、珍珠母、生白芍等。"有的患者还兼有"右目复视"及"眼球震颤"之证。《医林绳墨·眩晕》云："其症发于仓卒之间。首如物蒙，心如物扰，招摇不定，眼目昏花，如立舟船之上，起则欲倒，恶心冲心，呕逆奔上，得吐少苏，此真眩晕也。"这较之当年对美尼尔反应内耳眩晕症的描述要早。张赞臣认为："畏光，眼不能张视，眼黑生花或自发性眼球震颤：系肝阴虚，血不荣目或肝火上炎所致。""颈项牵强，头颈不能转动，偏向一侧卧：系肝风内动，肝经络脉阻塞所致，用药强调在平肝息风的同时，加用通经活络之药，如忍冬藤、络石藤、丝瓜络等。"（参见【附录二】）

（二）诸暴强直，皆属于风

许多突然身体强直，僵仆不知人事的病都属于和风邪有关的病变。即后世的"中风"。《内经》仅"内外中风"一见。

风有外风、内风之分。《内经》中关于中风病病因的论述很多，大致约分早期的外风说及晚期的内风说两种。

1. 外风说

（1）《素问·阴阳应象大论》："风气通于肝"。即外风伤人浸淫内传，可以伤肝。《素问·生气通天论》所说的"风客淫气，精乃亡，邪伤肝也"，即是外风内传耗伤肝阴的病例。后世亦称为"肝风内动"。此非"诸暴强直"。

（2）《灵枢·刺节真邪》说："大风在身，血脉偏虚，虚者不足，实者有余，轻重不得，倾侧宛伏。"（杨注："宛，谓宛转也。"）此即高血压之头重脚轻眩晕也。王清任之补阳还五汤，当即本诸此义。又曰："虚邪偏客于身半，其入深，内居荣卫，荣卫稍衰，则真气去，邪独留，发为偏枯。"乃言虚邪偏在身半之荣卫，荣卫与真气稍衰，则虚邪独霸身半，而使真气不达，发为偏枯。

（3）《灵枢·九宫八风》："圣人避风如避矢石焉，其有三虚，而偏中于邪风，则为击仆偏枯矣。"（三虚，《灵枢·岁露论》："乘年之衰，逢月之空，失时之和，因为贼风所伤，是谓三虚。"）"击仆偏枯"连言，即中风，半身不遂也。

（4）《素问·玉机真脏论》："急虚身中卒至，五脏绝闭，脉道不通，气不往来，譬于堕溺，不可为期"，王注："卒急虚邪中于身内，则五脏绝闭，脉道不通（'闭塞不通'），气不往来，譬于堕坠浸溺，不可与为死日之期也。"此即后世所谓之"卒中"，亦即中风也。

（5）《灵枢·五色》："大气入于脏腑者，不病而卒死矣。"此亦卒中之仲景所谓之"中脏"者。

2. 内风说

中风除因肾虚水不涵木、肝阳上亢外，主要应从气（虚）、血（瘀）、痰（湿）、火（热）等四个因素考虑。

（1）《素问·通评虚实论》："暴厥而聋，偏塞闭不通（'脉道不通，气留不往来'），内气暴薄也。不从内外中风之病，故瘴留著也。"

经文认为暴厥而聋（暴然昏厥，即卒暴强直，目盲耳闭，半身偏塞，经气不通）偏塞闭不通，其病机乃因"内气暴薄"，即身内之血气或某种物质暴然薄迫于经，阻绝了经气的畅通所致。并提出不是由于什么内中风、外中风所致。从而得知有"内中风"名。中风之病因，不离风、火、痰、瘀、虚；其病机大多本虚而标实，在本为肝肾不足，在标为风火相煽，痰湿壅盛，气血郁阻。初期标证较甚，后期虚证始显。参以素体等条件，五因（风火痰瘀虚）之证有多少，缓急之分。

（2）《素问·通评虚实论》："凡治消瘅、仆击、偏枯、痿厥、气满发逆，甘肥贵人，则膏粱之疾也。"指出体质肥胖的贵族人摄食膏粱厚味，乃是仆击的素因。

综上所引可以看出，《内经》时期把卒暴强直，不省人事的仆击偏枯的病因大都归之于中于虚风，这是由于古人认为虚风是肉眼难以见到的"善行而数变"的危险病因，是"百病之长"，所以把卒暴强直的病因归于它。但是随着医疗实践的发展，有晚期的篇章又提出了仆击偏枯这个病在"肥贵人"来说，是由于摄取动物脂肪太多，因而造成血脂过高所致。关于中风的这种病因学上的认识在世界医学史上还是最早的。

在病机学说方面，除了早期外风说的"虚邪偏客于身半，……荣卫稍衰，则真气去（不达），邪气独留，发为偏枯"的病机学说外，在晚期则提出"内气暴薄"《素问·通评虚实论》的病机学说，及"甘肥贵人则膏粱之疾也"的病因学说。同时，根据"不从内外中风之病"的记载，知道《内经》晚期已有"内中风"之说。风邪直中内脏——中脏，即《灵枢·五色》所谓之"大气入于脏腑者，不病而卒死矣"。其病状当与"内气暴薄"所导致的五脏绝闭，脉涩不通，气不往来的暴厥而聋，偏塞闭不通相类似。

今天中医在临证中所说的"中风"病，虽源于仲景《金匮要略·中风历节病》，但实则源于《内经》"内中风"之说。在病机方面，可用"内气暴薄"说来进行（论理）阐述。即由于机体内部之血气或其他物质（如后世解说的"痰""火""虚/气""瘀"等），暴然薄迫于经，阻绝了真气的往来所致。这和今天现代医学关于脑血管意外、血液溢出脉外压迫神经的理论颇为类似。

鉴别：诸痉项强，是项背强直；诸转反戾，是角弓反张；本条之证则是全身僵直，人事不知，有如僵死。（参见【附录二】）

（三）诸寒收引，皆属于肾

许多寒证，肢体蜷缩、代谢的液体清稀凉冷，都是属于和肾气虚寒有关的病变。

（四）诸病水液，澄彻清冷，皆属于寒

许多身寒（收缩拘急），代谢的液体澄彻清冷（凉），四末亦清冷（与收引统一）的病，都是属于和肾脏虚寒有关的病变。入房过度，则由肾虚而累及髓海、督脉及太阳之气皆虚，即所谓肾阳虚也。督为"阳脉之海"。督气虚则全身的阳气皆虚。

1. 寒

寒有外寒、内寒之分。

（1）外寒：寒性收引凝滞，寒客于人体，则导致"寒则皮肤急而腠理闭"《灵枢·岁露论》，此亦收引，唯寒客在表，均仅皮肤收引，"使人毫毛毕直，皮肤闭而为热，当是之时，可汗而发也"《素问·玉机真脏论》不属本条之证。

（2）内寒：内寒之病机主要责之于肾气虚兼督脉与太阳气虚。

足太阳与督脉会于巅并入络脑，其夹脊两行又与督脉重合，并皆络于肾，故肾虚"髓液皆减而下"。首先可导致督脉与太阳气虚。督脉为"阳脉之海"，而太阳又为三阳之长，故二脉气虚则全身之阳气皆虚。督脉属于脑，能输转脑之精气与肾，以促进皮质之生殖、生长、发育，并使人精力充沛，即"轻劲多力，自过其度"。肾阳虚的表现，外则恶寒四逆蜷卧（收引），内则脏腑虚寒功能低下，以诸阳皆虚故也。这一机制还与太阴阳明气虚有关，如《素问·厥论》云："前阴者，宗筋之所聚，太阴阳明之所合也。春夏则阳气多而阴气少，秋冬则阴气盛而阳气衰。此人者质壮，以秋冬夺于所用，下气上争不能复，精气溢下，邪气因从之而上也，气因于中，阳气衰，不能渗营其经络，阳气日损，阴气独在，故手足为之寒也。"外寒之证，四末亦清冷。太阴阳明为水谷精气之源，泄精过度，则水谷精微亦消耗过度，而营卫稀薄。今肾虚泄精则营卫偏营于肾，少营于经络，故温分肉、充皮肤之力不足而外寒。肾阳虚（即命门火衰），

除灸太溪外，还可用针刺补肾俞及命门穴，亦可灸关元。这些穴位，除肾经的太溪穴外，余皆属任督二脉之穴。

2. 收引拘急

《伤寒论》20 条："太阳病，发汗，遂漏不止，其人恶风，小便难，四肢微急难以屈伸者，桂枝加附子汤主之。"此即阳虚误汗，而致阳虚亡津液导致"四肢微急"之证。《灵枢·决气》："液脱者，骨属屈伸不利。"又如《伤寒论》288、289 条之"恶寒而踡卧"，也是收引的一个例证。此外筋脉拘挛之证，亦有因血虚而燥，不养于筋，或湿热伤筋而致者，然无寒证之表现，则不在此例之内。

3. 水液澄彻清冷

督脉与太阳气虚，则主动、主热之功能低下，故肾脏主水气化之功能低下，对浊中之清者，再吸收得少，故"小便色白"而尿频，甚则"精气清冷"。这就是"水液澄彻清冷"的机理。《伤寒论》282 条："若小便色白者，少阴病形悉具，小便白者，以下焦虚有寒，不能制水，故令色白也。"仲景亦但言下焦虚寒，而不言"肾阳虚"。《金匮要略·血痹虚劳病》："男子脉浮弱而涩，为无子，精气清冷。"

水液澄彻清冷之病例：其典型者为寒霍乱证。如《伤寒论·辨霍乱病》389 条："既吐且利，小便复利而大汗出，下利清谷，内寒外热，脉微欲绝者，四逆汤主之。"当用"通脉四逆"。然据王孟英《随息居霍乱论》谓真霍乱之传入我国乃在 1817～1823 年第一次世界性霍乱大流行期间，经通商口岸传入。据此则仲景时似当无真霍乱也。其吐下物，初起尚有食物残渣及粪便，继则如米泔水，所吐亦如此，皆无臭味。其人迅速出现目眶凹陷，皮肤干瘪，腹凹如舟，再甚则因卫气太虚（亡津液），不能温煦肌肉关节而"四肢拘急"（包括"转筋"），进而汗出亡阳（虚脱）。

除上述之吐利、小便等澄彻清冷皆属于寒之外，它如外感风寒之鼻流清涕，咳痰清稀亦是。与外感风热之咳痰黄稠明显不同。又如妇科之带下病，属寒者，其所下清稀（腹痛、少腹寒）；属热者，则所下黄稠，且有臭味。再如外科之疮疡，虚寒者，则脓汁清稀色白；实热者（称"气火有余"），则脓汁稠浊而色黄。

（五）诸气膹郁，皆属于肺

许多气息喘急，胸中郁满的病，都是属于和肺气盛实有关的病变（定位在肺）。《素问·五脏生成》："诸气者，皆属于肺。""肺藏气"（《灵枢·本神》），主呼吸，故气息喘急胸中郁满的病，都与肺失宣（发肃）降的病机有关。然有虚实不同，本条乃属肺气实者。

1. 外感风寒

《伤寒论》35 条："太阳病，头痛，发热，身疼腰痛，骨节疼痛，恶风，无汗而喘者，麻黄汤主之。"风寒束表，毛孔闭塞，卫气不得宣泄，故无汗。"寒留于分肉之间，聚沫则为痛"（《灵枢·五癃津液别》）。"沫得寒则聚，聚则排分肉而分裂也，分裂则痛"（《灵枢·周痹》），故体痛。卫气不得宣泄，则肺气宣发受阻，故肺气郁满而喘。哮喘证之因于风寒者，其病机同此，惟表证轻而喘息重耳。可用定喘汤，麻黄汤去桂，加白果、苏子、桑皮、法夏、元芩、款冬。

2. 外感风热

《金匮要略·肺痿肺痈咳嗽上气病》："咳而上气，此为肺胀，其人喘，目如脱状，脉浮大者，越婢加半夏汤主之。"此是外感风热之邪，引起肺热肿胀，气郁失宣，因而痰饮阻留于肺络，阻碍呼吸，故喘咳。其喘急郁闷之甚，竟致两目外鼓有如脱出之状。脉浮为病邪在上在表，大为病进，主于邪盛。此外尚有"汗出而喘，无大热者，麻杏石甘汤主之。"

3. 痰饮

最常见者为"支饮"证。《金匮要略·痰饮咳喘病》："咳逆倚息不得卧，小青龙汤主之。"坐而凭倚于物以喘息，其呼吸困难之甚已至不能平卧之程度，其重可知也。其病机主要为痰饮壅塞肺络，阻碍呼吸，严重者尚有"支饮不得息，葶苈大枣泻肺汤主之"之证。葶苈不仅能泻肺行水，祛痰定喘，且有强心作用，故对肺气肿之兼肺源性心病者，最为要药。对渗出性胸膜炎及胸腔积液亦有疗效（四版《中药学》）。按："支饮亦喘而不能卧，加短气，其脉平也。"

（六）诸湿肿满，皆属于脾

许多湿盛、浮肿、胀满等证，都属于和脾虚有关的病变。主要为内湿证。

1. 湿有内外之别

（1）内湿。

《素问·厥论》："脾主为胃行其津液者也。"脾虚不能输布水谷津液（消化、吸收始能输布），则津液停留，产生内湿而湿盛。凡脾虚湿盛证（少数亦有"水走肠间，沥沥有声"），其人多短气、身重（隐性浮肿）、目眩、脘闷（胸胁支满）、纳呆、舌胖大（水肿），苔白润或腻，脉濡缓，甚或浮肿（腠理间湿气盛）。故《素问·六元正纪大论》说："湿胜（短气、身重、目眩）则濡泄，甚则水闭胕肿。"凡脾虚湿盛，多见食少身重，目眩，短气，浮肿，濡泄等证。脾虚湿盛，不能吸收精微，故飧泄。但健脾利湿即可。脾虚无力身重多与浮肿程度相平行，因脾主肌肉，肌肉虚弱，力量低下，腠理间毛细血管壁通透性增多，可导致血浆蛋白透过增加，组织液的胶体渗透压增高，从而使腠理间水钠潴留，故浮肿。一般认为占体重 10%以上的水液在腠理间停留才形成水肿，而轻度水肿常隐不可见。用黄芪、参、术、苓等益气健脾利湿则显效。

（2）外湿。

《素问·生气通天论》："因于湿，首如裹，湿热不攘，大筋緛短，小筋弛长，緛短为拘，弛长为痿。"《金匮要略·水气病》："脾水者，其腹大，四肢苦重，津液（营卫）不生，但苦少气，小便难。"湖北中医学院（现湖北中医药大学）注说："脾阳虚而不能运化水湿，故腹部胀大；脾主四肢，四肢为诸阳之本，脾阳虚而不能达于四肢，所以四肢沉重；津液为水谷之精微，皆由脾胃所生，脾阳虚，故津液不生而少气；脾虚不能散津于肺，肺亦不能输液于膀胱，所以小便困难。"《素问·痿论》："有渐于湿，以水为事，若有所留，居处相湿，肌肉濡渍，痹而不仁，发为肉痿。"《素问·调经论》："寒湿之中人也，皮肤不收，肌肉坚紧，荣血泣，卫气去。"外湿伤人多在皮肉筋骨，且多"湿流关节"，久则郁而生热，湿热伤筋。与内湿之证截然不同。《金匮要略·水气病》："寸口脉沉而迟，沉则为水，迟则为寒，寒水相搏；趺阳脉伏，水谷不化，脾气衰则鹜溏，胃气衰则身肿。"此即寸口沉迟、趺阳脉伏，脾胃阳虚、寒湿内盛之"湿胜则濡泄，甚则水闭胕肿"者也。

2. 浮肿

经文所谓"湿胜则濡泄，甚则水闭胕肿"，乃指脾胃虚寒，水谷不化，而致水谷不分混杂而下之飧泄。至于浮肿，则是由于脾虚，而致营气虚（"脾藏营"），即脾之消化吸收功能低下（或饮食中营养不足），血液中的营气减少（营养物质减少，营气稀薄），相对地水液增多，（肌肉虚弱，张力低下，腠理间毛细血管壁通透性增多，血浆蛋白透过增加，因而组织液的胶体渗透压增高之故。）水气"流溢于脉外"（《灵枢·脉度》："其流溢之气，内溉脏腑，外濡腠理。"指经脉中的血气于流行过程中渗溢出脉外，即营血之作用。）遂致浮肿，即实脾饮证。因其病机在脾不在肾（面黄、浮肿、短气、身重），故小便尚通甚则只是"小便难"而已。与肾病之小便不利，自可鉴别。且与肺虚之喘咳而恶风、短气之肿亦须鉴别。实脾饮（《济生方》）：厚朴、白术、木瓜、木香、草果仁、大毛、炮附、茯苓、干姜、甘草、加姜枣煎服温阳健脾、行气利水。脾虚甚者，当加参，并令食鸡蛋。乃以肾著汤——理中去参加苓为主者。阳虚不显者，可减姜附。

3. 胀满

《素问·阴阳应象大论》："清气在下，则生飧泄，浊气在上，则生腹胀。"也是由于脾胃虚寒，失于运化，水谷停留于胃肠之时间过久（中焦如沤），浊气（酵气）增多而不行，故使人胀满。"心下有痰饮，胸胁支满，目眩，苓桂术甘汤主之。"可见脘闷纳呆。《金匮要略·腹满寒疝宿食病》："病者腹满，按之不痛为虚，痛者为实。"又曰："腹满时减，复如故，此为寒，当与温药。"皆是脾胃虚寒运化无力所致之胀满。可与理中汤，按方后加减法"腹满者，去术加附子一枚"。

（七）诸热瞀瘛，皆属于（火）心

许多发热而昏瞀、瘛疭的病，都是属于和心气有关的病变。心为君火之脏，藏神，主血脉。本条热、瞀、瘛三证并现，始属心，否则当另行辨证，如无热之瞀，可见于产妇之"血晕"；无热之瘛亦可见于小儿之慢惊风。

1. 热、瞀、瘛

热、瞀、瘛并现者，多见于热病。属"今夫热病者，皆伤寒之类也。"《素问·太阴阳明论》："故犯贼风虚邪者，阳受之。"阳受之则阳盛，"阳胜则热"，故发热。《灵枢·脉解》："阳明络属心。"阳明热甚，则热邪由胃之大络传入心包，热扰神明，故昏瞀（昏迷）谵妄。热伤血脉，血燥筋急，故瘛疭。临床常兼舌謇、肢厥之症。心为君火之脏，藏神，主血脉，热邪传心，则心火气盛，其热必甚；神为热扰，清窍为痰火蒙蔽，则昏瞀谵狂，血燥筋急故瘛。当与清宫汤合服紫雪丹，兼便闭者，可视二证轻重，治分先后，或与牛黄承气汤。

2. 痈疽、疔毒（走黄）

痈疽、疔毒（走黄）等证之火毒炽盛者（五志过极化火），多心火气盛，血热稠浊，发热重者火毒攻心，可致昏瞀烦躁，谵狂之证。当与黄连解毒汤。温热病之现瘛疭肢厥者，多兼肝风内动，可酌与羚角钩藤汤，以清热息风，如羚、霜桑叶、贝、地、钩、菊、芍、草、茹、茯神、元参等，或邪少虚多者与大定风珠，以滋液息风，如芍、胶、龟板、地、麻仁、五味、牡蛎、寸冬、炙草、鳖甲、鸡子黄之类。邪"火"为生理物质燃烧异常之证。燃烧异常则精气耗损，废物堆积。火之轻者，不一定发热，重者，可导致阳盛而发实热，或导致阴虚而发虚热（精耗为主）。阳盛之发热者，初起未必有火，而热久则必兼火，其热必甚，然火为热所掩，不易为人发觉。"壮火之气衰，少火之气壮"（《素问·阴阳应象大论》）是也。

按：李东垣："妇人分娩，昏瞀瞑目，因阴血暴亡，心神无所养。"产妇之瞀，名"血晕"，无壮热与瘛疭之证。乃因骤然失血，血不养心孤阳上冒而致瞀。其证产后突然头晕目眩，不能起坐，或心下满闷，恶心呕吐或痰涌气急，甚则神昏口噤，不省人事，冷汗淋漓。严重者可致气随血脱。轻者当归补血汤，重者参附汤。

小儿慢惊风证，虽有搐搦，但非因火热，乃因急惊过用峻利之药，损伤脾阳，或由禀赋虚弱，土虚木盛，脾虚肝旺，加久泄而致。其证发时缓缓搐搦，时作时止，面色淡黄，或青白相兼，身必温和，昏睡眼合，或睡卧露睛，脉来迟濡，大便青色。良由泄久伤津，关节筋脉失养，脾虚肝风暗动所致。当以温补脾肾为主。

"诸热瞀瘛，皆属于心"，不仅从现证与病理上来说应该如此，另外从五脏与五气的关系上来看，也应该是风属肝，寒属肾，气属肺，热属心。再从所述次序来看，五脏连续依次论述而不应于"属脾"之后，突然不言心而言火。再者，此二条紧相邻接，抄写时看错上下文最末之一字，即易抄错。

按："病机十九条"之体例，其排列顺序当脾后列心，而不当夹杂一条属"火"者，且依上文"夫百病之生也，皆生于风寒暑湿燥火，以之化之变也"来看，热伤心，亦合于《内经》以五脏为核心的病理观。（汪朋梅.病机十九条有关条文之疑议.江苏中医杂志，1980（04）：58-59+63）

（八）诸痛痒疮，皆属于（心）火

《素问·至真要大论》："病痹疹疮疡，痈疽痤痱。"疮乃皮肤病，如疥癣、湿疹、痤痱。《周礼·医师》："夏时有痒疥疾。"《疡医大全·总论》："诸痛痒疮疡皆属于火。""疮疡"为外科病的总称，如疽痈、疔、流注（多发性脓肿）、流疾（骨结核）、瘰疬（淋巴结结核）、脱疽等。

（九）诸病胕肿，疼酸、惊骇，皆属于火

许多的痈疽、痒疮或痛楚严重而惊叫躁动的痈肿（无名肿毒）等证都是属于和火邪有关的病变。痈肿之已溃者即为疡，故古人每痈疡或肿疡连言，与痛痒之肤疮有轻重之别。

1. 疮肿

古称疮肿曰焮（欣）肿，焮亦作炘，烧灼也。烧灼之处必红肿热痛。火毒盛者，焮肿必甚，疮肿之疼痛亦必甚，故偶有所触动则惊叫，护痛躁动，脓汁亦黄稠。古人所谓："热甚则疮疼，热微则疮痒"是也。正火为真气对水谷的气化作用，使水谷精微产生正常，其燃烧产生热能亦正常。邪为生理物质（代谢异常）燃烧（氧化）异常，可致精气耗损废物堆积。摄取膏粱太过热甚生火，或五志过极皆可化火，火盛则血热稠浊，故易"营气不从，逆于肉理，乃生痈肿。"虽然腠理局部有虚邪客留，使血气阻逆为其外因，然血热稠浊则是其易于发生阻逆之内因。故《医宗金鉴·痈疽总论》谓："痈疽原是火毒生。"《素问·六元正纪大论》："热胜则肿。"亦因热甚生火也。凡疮痈之重者，其人必气火有余火毒炽盛。当先与黄连解毒汤清其火毒，后与仙方活命饮之类清热解毒消肿。如肾游风一证，"腿肚红肿，形如云片，游走不定，痛如火烘"（《医宗金鉴·外科心法要诀》），乃由毒火内蕴，外受风邪所致。其疼痛之剧烈，足以使人在偶一动转下或衣被碰触、摩擦即可致突然惊叫、护痛之躁动。便如惊骇而叫呼（衣被之摩擦亦然）。云"惊骇"，乃因其疼痛之剧烈所致突然之躁动有如惊骇而实非惊骇也，乃护痛之反应剧烈也。

2. 痒疮

痒疮之常见者为浸淫疮（俗名黄水疮）。《素问·玉机真脏论》："夏脉太过，……则令人身热而肤痛，为浸淫。"《金匮要略·脏腑经络先后病》："譬如浸淫疮，从口起流向四肢者，可治；从四肢流来入口者，不可治。"此虽由火盛血热，然多兼湿邪相合为病。如《医宗金鉴·外科

心法要诀》说："浸淫疮发火湿风，黄水浸淫似疥形，蔓延成片，痒不止，治宜清热并消风。"服消风散，搽青蛤散。口疮：多因焦急思虑，多醒少睡，以致心肾不交，心火气盛，"舌为心之苗"，心脉系舌本，心火气盛，则舌红碎裂或口唇生疮（小水疱）。当与导赤汤（地、通、草、竹叶），引火下行。

（十）诸厥固泄，皆属于下

许多厥逆、二便固闭和二便不禁（泄）等证，都是属于和下焦脏腑不和有关的病变（厥有寒热之分，固泄亦有寒热之别）。《难经·三十一难》："下焦者，当膀胱上口。"《灵枢·营卫生会》："济泌别汁，循下焦而渗入膀胱焉。"

1. 厥逆

《素问·厥论》："阳气衰于下则为寒厥，阴气衰于下则为热厥。"《灵枢·卫气》："下虚则厥。"《灵枢·本神》："肾气虚则厥。"寒厥多为下焦中之肾阳虚，即督脉与足太阳气虚，"以秋冬过于所用"而导致。热厥多为肾、脾阴虚（任脉、少阴气虚）得之，数醉若饱以入房。即"酒气与谷气相薄，热盛于中"，或相火妄动之虚劳证。前阴为督脉之所主，肝脉虽亦"过阴器"，肾脉虽亦有"别入阴囊"者，然皆不及督脉与生殖器官之关系紧密也。入房过度，则必首先引起督脉及足太阳之气虚（即肾阳虚），二经气虚则诸阳经之气皆虚，故手足寒厥。此为厥之主证，仲景所谓"厥者，手足厥冷是也。"至于热厥，则多因醉饱入房，而致肾精虚，同时兼有"酒气与谷气相薄"于脾胃之"内热"，故而手足热。此证，后世属之于阴虚内热。热深厥亦深者，白虎汤证不属于下。后世之热厥概念与《内经》文异。多从《伤寒论》"热深者厥亦深"之旨。多为风温"热伤心包"，证见灼热，神昏谵语，或昏愦不语，舌蹇，肢厥。兼腑实者，则兼现便秘，腹部按之硬痛。或湿热病后期，热入下焦，损伤肝肾精血津液而阴虚，亦可视肢厥抽搐等证。实者，热邪亢盛，引动肝风，风火相煽，固可痉厥。而虚者，精血亏损，水不涵木，而阴虚动风，亦可致痉厥。厥而兼固者，多为热厥，厥而兼泄者，多为寒厥。湿热病，腑实者，必身热神昏，舌蹇肢厥，便秘拒按。兼阴虚而生风者则痉厥。

2. 固

（1）大便：大便固闭不通，多由津液燥竭，大肠或胃气结滞不行所致。有寒热之分。①热秘：《金匮要略·五脏风寒积聚病》："热在中焦者，则为坚。"足证下焦之固亦关中有热邪也。故阳明燥热内结之承气证为其典型。其次则有身无热之"胃气强"之便秘，即麻子仁丸证（《伤寒论》247条）。②冷秘：《伤寒论》："脉有阳结、阴结者，何以别之？答曰：其脉浮而数，能食，不大便者，此为实，名曰阳结也。……其脉沉而迟，不能食，身体重，大便反鞕。名曰阴结也。"又《金匮要略·腹满寒疝宿食病》："趺阳脉微弦，法当腹满，不满者必便难，两胠疼痛，此虚寒从下上也（寒气逆上，腑气不下），当与温药服之。"虚人脏冷而血脉枯，或老人脏寒而气道涩，阴气结滞（抑制太过），阳气不运，皆可致腑气传导迟滞而大便困难。当以半硫丸为主，可酌加当归、麻仁、苁蓉之属。③虚秘：因血气衰少，胃肠传导无力，故虽有便意，而临厕却努责不至。肺心病、心力衰竭患者，易患此。勉强责出，亦必汗出、短气，便后疲乏。证现脉虚或微细、短气、心悸。宜当归润肠丸之类。

（2）小便：小便固闭，分癃与闭。小便不畅，点滴屡出为癃，欲便不能，胀急难通为闭。①实证：膀胱感受火热之邪，而致尿道热肿，导致癃闭。如《金匮要略·五脏风寒积聚病》："热在下焦者，则尿血，亦令淋秘不通。"《素问·宣明五气》："膀胱不利为癃。"②虚证：宗气不足，心肺气虚，无力宣行营卫，不能"通调水道，下输膀胱"所致。甚者，可致气停为水。或肾阳虚，不能化水，亦可致滴沥不爽。③其他：如转胞证。《金匮要略·妇人杂病》："问曰：妇人病，饮食如故，烦热不得卧，而反倚息者，何也？师曰：此名转胞，不得溺也。以胞系了戾，故致此病，但利小便则愈，宜肾气丸主之。"此当属虚证。《诸病源候论》："其状小腹急痛，不得小便，甚者致死。"可以鹅翎或有用葱叶导尿法导之。

3. 泄

（1）大便。①寒泄：《灵枢·师传》："肠中寒，则肠鸣飧泄。"《素问·平人气象论》："尺寒脉细，谓之后泄。"《金匮要略·五脏风寒积聚病》："大肠有寒者，多鹜溏。"②热泄：《灵枢·师传》："肠中热，则出黄如糜。"《金匮要略·呕吐哕下利病》："下利脉数而渴者，今自愈，设不差，必圊脓血，以有热故也。"又"热利下重者，白头翁汤主之。"③实泄：《金匮要略·呕吐哕下利病》："下利，脉反滑者，当有所去，下乃愈，宜大承气汤。"

（2）小便：尿频、遗尿、水泉不止。虚寒：《素问·宣明五气》："膀胱不利为癃，不约为遗溺。"如本篇"诸病水液，澄彻清冷，皆属于寒"。又如《素问·脉要精微论》："水泉不止者，是膀胱不藏也，得守者生，失守者死。"亦有因"肺中冷"，"上虚不能制下"，故"遗溺小便数"者。

（十一）诸痿喘呕，皆属于上

许多痿证、喘息和呕吐等证，都是属于和上焦脏腑不和有关的病变。本条之痿、喘、呕皆以虚证为主。郭霭春注"五脏因肺热叶焦，发为痿躄"《素问·痿论》解释本条，非也。原文早有脱简，故《素问》《太素》《甲乙经》互有异同也。当作"故本病曰，肺热叶焦发为痿躄，此之谓也"。以与后文所引之《痿论》文相一致。

1. 痿

既云"皆属于上，"则不属于"上"之痿，即不在此条讨论范围之内。

（1）痿躄（皮痿）：故本病"肺热叶焦，发为痿躄"，此之谓也。"皮毛虚弱急薄著""色白而毛败"为其特征。兼四肢痿弱，下肢为甚。

（2）肺痿。①因虚热者：《金匮要略·五脏风寒积聚病》："热在上焦者，因咳为肺痿。"《金匮要略·肺痿肺痈咳嗽上气病》："脉数虚者为肺痿，数实者为肺痈。"是知肺痿乃缘阴虚复加热邪熏灼所致。②因虚寒者：《金匮要略·肺痿肺痈咳嗽上气病》："肺痿吐涎沫而不咳者，其人不渴，必遗尿，小便数，所以然者，以上虚不能制下故也，此为肺中冷，必眩，多涎唾，甘草干姜汤以温之。"脉当微涩兼迟。此是肺中虚寒，当温肺补气，培土生金。

（3）痿躄：此为"肺热熏灼"型者，亦肺痿之类也。《素问·痿论》："肺热叶焦，则皮毛虚弱急薄著，著则生痿躄也。"肺为娇脏，喜清肃而恶燥热，肺受热邪（或伤寒、热病因循失治、五志过极），则肺热津伤，则肺叶焦干。肺主皮毛，肺热叶焦，则肺之精气津液虚少（手太阴气虚），所宣行之营卫亦虚少，不能输精于皮毛，故皮毛失养而虚薄绷急，紧贴于肉上，而不能相离合，肺朝百脉，百脉气虚，故四肢痿弱不能行步，而为痿躄。

肺气热，则大伤肺阴，故叶焦干，叶焦干，则不能输精于皮毛，故皮毛失养而虚弱，绷急且菲薄而干著于肉上（紧贴而不离合），肺朝百脉，百脉气虚则四肢亦痿弱无力，而痿躄不能行，《集韵》："躄，人不能行也。"肺热叶焦之因，乃缘感受热邪，或所愿不遂，心气不伸，气郁化热，而受内因之邪。因所愿不得，亦有由伤寒、热病因循失治，或误伤津所致者为多。如

《伤寒论》160 条："伤寒吐下后，发汗，虚烦，脉甚微，八九日，心下痞鞭，胁下痛，气上冲咽喉，眩冒，经脉动惕者，久而成痿。"

2. 喘

皆属于上之喘乃肺气虚（虚劳）作喘，实则为短气之喘（呼吸短促），与"诸气膹郁"之属于实喘者不同。其证多气短声低，自汗畏风。《金匮要略·脏腑经络先后病》："息摇肩者，心中坚；息引胸中上气者，咳；息张口短气者，肺痿唾沫。"又如"吸而微数，其病在中焦，实也，当下之即愈，虚者不治。在上焦者，其吸促，在下焦者，其吸远，此皆难治。呼吸动摇振振者，不治"。实喘不论，若呼吸频数短促者，是上焦肺气大虚之证，为难治。呼吸动摇振振者，则为虚损之甚，故为不治。

3. 呕

呕吐多为中焦不和，气逆所致。亦有虚实寒热之分。今只论其中焦兼及上焦者。

（1）虚寒呕吐：《金匮要略·呕吐哕下利病》："病人脉数，数为热，当消谷引食，而反吐者，何也？师曰：以发其汗，令阳微，膈气虚（由中及上），脉乃数，数为客热，不能消谷，胃中虚冷故也。"又曰"胃反呕吐者，大半夏汤主之。"此为虚寒呕之甚者，其次则为兼饮之吴茱萸汤证。

（2）虚热呕吐：《伤寒论》："伤寒解后，虚羸少气，气逆欲吐，竹叶石膏汤主之（由中及上）。"

《金匮要略·呕吐哕下利病》："呕而发热者，小柴胡汤主之。"此外寒实、热实之呕吐如附子粳米汤、大柴胡汤证等不在本条之例，故不论也。《金匮要略·呕吐哕下利病》："呕而胸满者，吴茱萸汤主之。"胃阳不足，寒饮内停，因而气逆作呕，干呕居多。故用散寒补虚、降逆之法。《伤寒论》273 条："太阴之为病，腹满而吐，食不下，自利益甚，时腹自痛。若下之，必胸下结硬。"《金匮要略·呕吐哕下利病》："夫呕家有痈脓不可治呕，脓尽自愈。"

（十二）诸禁鼓慄，如丧神守，皆属于火

许多口噤、鼓颔、战慄，而不能自制的证候都是属于和火邪有关的病变。口噤鼓颔，乃发病之初病人因恶寒之甚而牙关拘急，然又因不能自持而咬不住牙，战慄而不能自制，都是因恶寒甚所致。秦伯未云："盖阳虚而寒，但畏寒而不发鼓慄，纵有之亦少数，若寒而鼓慄，往往火郁之候，火为邪郁，不得发越，则抗拒而生鼓慄。"故口噤鼓慄不能自主之证，多是感受天之虚邪（火热）更加内有郁火为应，始发寒战，以其内外合邪。故其发病之势甚猛，体温急剧上升（骤然升高），与周围环境之温差甚大，故其恶寒之势特甚。其治法，当本"火郁发之"之法，与防风通圣散（《宣明论方》）升散与清火之法并用。《类经》："因其势而解之、散之、升之、扬之，如开其窗，如揭其被，皆谓之发。"然后再随证治之。流脑（属温疫）之重者，初起即是高烧、寒战、头痛、呕吐、颈硬等，此亦火热邪毒所致鼓慄之证。《素问·疟论》："阳明虚，则寒栗鼓颔也。"《灵枢·刺节真邪》："虚邪之中人也，洒淅动形，起毫毛而发腠理。"若更加内有郁火则其"洒淅动形"必甚明矣。《小儿药证直诀》泻青丸：当归、龙胆、川芎、栀子、大黄、羌活、防风。治肝火郁热，夜卧不安，搐搦，脉洪实者。按：口噤鼓慄不能自制，为火邪发病的初起阶段，以其起病甚急，故列为一条单独讨论。

（十三）诸逆冲上，皆属于火

许多气机上逆的证候，都是属于和火邪有关的病变。《中西汇通医经精义》："诸逆、谓吐、咳、呛、呕等，凡是冲脉气逆，头目、咽喉、胸中受病，均系心肝之火，挟冲脉上逆也。"（呕吐，十九条有专条，今不取。）

（1）《伤寒论》326 条："厥阴之为病，消渴，气上撞心，心中疼热，饥而不欲食，食则吐蛔，下之利不止。"此是胃肠虚寒，而肝与心包之相火邪盛，挟冲气上逆之证。乃因伤寒热病日久，邪传厥阴，耗伤厥阴精气，故而阴不涵阳，少阳相火妄动（故是虚火），挟冲气上逆，以致气上撞心，心中疼热而渴。但渴而不能多饮，以胃肠虚，恐致停饮耳。

（2）《金匮要略·肺痿肺痈咳嗽上气病》："火逆上气，咽喉不利，止逆下气者，麦门冬汤主之。"此即咳呛也。此病亦是虚火上逆，乃缘此前有热伤津，热退之后而现阴虚，或其素体阴虚，复加情志拂逆而有火邪，皆可致虚火上逆，而现上气，咽喉干燥而有刺激感（即不利，乃因有轻度炎症。）用麦冬、党参以滋阴生津，半夏降逆气。阴气足，虚火自不上逆矣。

冲脉所致之咳嗽，多呈阵发性呛咳。奔豚病："奔豚，气上冲胸，腹痛，往来寒热，奔豚汤主之。"甘李根白皮清热下气为君，茯苓、生葛清热为辅，甘草、芍药以缓急，姜夏以下气。《伤寒论》329 条："厥阴病，渴欲饮水者，少少与之愈。"《活法机要》金铃子散"治热厥心痛，或发或止，久不愈者。"方中川楝、元胡等分为末酒服。按：川楝，《本经》："主温疾、伤寒大热烦狂。"《本草求原》："治……诸逆冲上、溲下血、头痛。"兼寒可加乌药或木香。

（3）《素问·举痛论》："怒则气逆，甚则呕血及飧泄。"此即吐血之"肝火犯胃"型者，证见吐血口苦胁痛，心烦善怒，少寐多梦，舌质红绛，脉弦数。乃肝火上逆，冲气亦逆，胃阴不足之证。暴怒伤肝，肝火犯胃，其人胃络素虚则因气逆迫伤胃络而吐血，肝胆之火上逆，胆液泄则口苦，肝络布胁肋，肝气逆则胁痛（多有瘀滞），肝火盛故心烦喜怒；热扰心神更加血虚则心烦；肝火盛魂气不宁，故少寐（心烦）多梦。可与龙胆泻肝以茅根易车前加丹皮。肝火犯胃，多有干呕，亦有因火热之邪销烁胃阴，因而引起胃气冲逆者。又如丹溪、介宾皆认为胃中有火可上冲为呃逆，非只寒也。《张氏医通·呃逆》："凡声之有力而连续者，虽有手足厥逆，大便必坚，定属火热。……若胃中无实火，何以激搏其声逆而上冲乎？"

（4）"食已即吐者"与大黄甘草汤，亦属火逆冲上之证。按：诸逆冲上亦有不属于火者，如《金匮要略·胸痹心痛短气病》："心中痞，诸逆，心悬痛（指心窝部分向上牵引疼痛），桂枝生姜枳实汤主之。"是也。

（十四）诸躁狂越，皆属于火

许多躁扰（动）不宁，狂乱、动作超越常度之证，都是属于和火邪有关的病变。

（1）《伤寒论》76 条："发汗、吐下后，虚烦不得眠，若剧者，必反复颠倒。心中懊憹，栀子豉汤主之。"此是胃阴不足，更有火热之邪所致之烦躁之甚者。

（2）《素问·阳明脉解》："阳明主肉，其脉血气盛，邪客之则热，热甚则恶火。……病甚则弃衣而走，登高而歌，或至不食数日，逾垣上屋，所上之处，皆非其素所能也。……四肢者，诸阳之本也（大多在于四肢，且受气于四末），阳盛则四肢实，实则能登高也。……热盛于身，故弃衣欲走也……阳盛则使人妄言骂詈，不避亲疏，而不欲食，不欲食，故妄走也。"乃因四肢实兼烦躁。其舌质当红绛，苔多黄腻，脉则弦大滑数。多由五志过极化火，火热之邪，上扰心胸，故躁扰不宁而失眠，久则火郁生痰，痰火蒙蔽清窍，则狂乱失常，骂詈不避亲疏。四肢为诸阳之本，（诸阳经之本末在四肢），阳盛则四肢实，实则气力逾常，故能登高且妄走。肝胃火盛上逆，兼失眠故头疼、面红、目赤。舌绛、苔黄，脉弦大滑数，皆系痰火壅盛，阳气亢盛之象。当先与礞石滚痰丸，泻火逐痰。次用《医学心悟》之生铁落饮：二冬、二茯、丹皮、玄参、胆星、远志、浙贝、连翘、陈皮、钩藤、辰砂、铁落。

（十五）诸胀腹大，皆属于热

许多胀满腹部膨大的证候，都是属于和热邪有关的病变。此条主指阳明热实之证。

1. 阳明热实之胀

《素问·脉要精微论》："胃脉实则胀。"《金匮要略·腹满寒疝宿食病》："腹满不减，减不足言，当须下之，宜大承气汤。"（《伤寒论》255 条同。）《素问·调经论》："形有余则腹胀，泾溲不利。"

2. 鼓胀

《灵枢·水胀》："鼓胀，……腹胀身皆大，大与肤胀（下肢肿甚）等也，色苍黄，腹筋起，此其候也。"颇似肝硬化腹水。多因酒食不节，湿热困脾（伤脾），或情志郁怒，恶血伤肝（瘀阻肝络），或黄疸日久，湿热内结，以致气滞血瘀，蕴结不散，湿浊瘀血阻塞气道，肝脾之经气郁结，久则"津液涩渗"（《灵枢·百病始生》），外之络脉亦随之瘀阻，不得经本经以环周于外，"排脏腑而郭胸胁，渐成鼓胀。故腹筋盛起；肝脾伤，则无精气以养周身，故色苍黄"（《灵枢·胀论》）。宜清热利湿，攻下逐水，治用中满分消丸。鼓胀证：腹大坚满，脘腹撑急，烦热口苦，小便赤涩而少，大便秘结，或溏垢深黄，舌尖边红，苔黄腻或兼灰黑，脉弦数，或兼皮肤发黄。腹胀须辨其病先起处，如膈下脐上为腹，脾胃所居，水谷的病变居多。脐下为少腹，肝、肾、小肠、大肠居之，便溺与血皆能为病。两旁胁肋是厥阴、少阳的经脉所在。肝气与水气的变化居多。又如腹胀，虽然上下两旁俱满，须问其从何处胀起？现在何部为甚？庶几边界清楚而病根可得。

3. 疳证

小儿脾胃虚损，运化失宜，乳食停滞，以致气液耗损，饮食不为肌肤，形体干枯羸瘦，气血不荣，或腹部胀大，青脉暴露，形体虚惫，缠绵难愈。大便不调，或溏或结，口水黄浊。

（十六）诸病有声，鼓之如鼓，皆属于热

许多病叩之有声，且声响如鼓之空而不实的证候，都是属于和热邪有关的病变。《伤寒论》254 条："发汗不解，腹满痛者，急下之，宜大承气汤。"此是以汗法治阳明之热，治不如法，故虽汗而热仍不退，且又徒伤津液，使阳明里热益盛而腹满且痛，此腹满叩之如鼓，当急下以泻其热，迟则便坚成实之势必甚，津液又亏，势将难治。《金匮要略·腹满寒疝宿食病》："痛而闭者，厚朴三物汤（厚朴、枳实、大黄）主之。"此是因气闭而腹满作痛者，故用厚朴之下气者为君，其腹满因气闭不行所致，故亦腹胀叩之如鼓。按：腹满之属于虚寒者，叩之多有鼓音，实热之腹满者，因多已成实，故叩之不似虚寒腹满之鼓音较典型。故秦伯未谓："是统计之，以寒气水湿者为多，而热证实不多觏耳。"又《灵枢·胀论》及《灵枢·水胀》所论之鼓胀（三焦胀呈鼓音在肤），虽叩之不似鼓音，但其腹皮绷紧如鼓皮，从此特点上言，谓其鼓之如鼓亦无不可。宿食不消之胀有鼓之如鼓者。一小儿因食饱喝凉水后入睡，至夜半即腹胀如鼓，

乃宿食不化所产之酵气甚多所致。

（十七）诸转反戾，水液浑浊，皆属于热

许多转筋、角弓反转及水液浑浊黄赤等证，都是属于和热邪有关的病变。"水液浑浊"与"水液澄彻清冷"，乃辨证之寒热虚实的重要依据，十九条之辨寒热，皆当于各条所述诸证之上兼辨水液。转筋之属热者，多为热霍乱因吐利伤津之甚而转筋。（寒霍乱更多现转筋，但不属于本条范围。）如《伤寒论》："病发热、头痛、身疼、恶寒、吐利者，……此名霍乱。霍乱自吐下，又利止，复更发热也。"其小水必浑浊黄赤也。盖即今之细菌性食物中毒之类。《金匮要略·跌蹶手指臂肿转筋阴狐疝蛔虫病》："转筋之为病，其人臂脚直，脉上下行，微弦，转筋入腹者，鸡屎白散主之。"转筋入腹乃是痉挛之甚，因而腹肌亦痉挛之故。鸡屎白性寒下气，通利二便，只适用湿浊化热伤阴所致的转筋，泻其致病之因，转筋亦随之而愈。后世王孟英用蚕矢治热性霍乱转筋，即受本方的启发。

1. 痉病

《金匮要略·痉湿暍病》："病者身热足寒，颈项强急，恶寒，时头热，面赤目赤，独头动摇，卒口噤，背反张者，痉病也。"此痉多因外感风热之虚邪，初起颇似太阳表证，有"身热""恶寒"也。（初起有汗为柔痉，无汗为刚痉。）惟继发证不同，项强虽太阳病亦有，但痉病之项强兼拘急僵硬，乃因伤及督脉之故；但痉病两足寒凉（乃下部之经气厥逆，热邪偏聚上部之故）；时头热、面赤、目赤、独头动摇者，乃热邪时时上逆颇甚，故当其甚时即有上述诸证，此时头痛颇甚，故独头动摇时，即突然呈现口噤、背反张。是其与太阳病不同处。其所以不同之机，在于风热虚邪非只客太阳，而是由太阳伤及督脉，故现角弓反张之证。《灵枢·经脉》云："实则脊强。"《素问·骨空论》："督脉为病，脊强反折。"痉病实证：多因风、寒、湿、痰、火邪壅滞经络，风邪化热者多见。痉病虚证：多因过汗、失血、津液不足，筋失濡养，虚风内动所致。又："痉为病，胸满口噤，卧不著席，脚挛急，必齘齿，可与大承气汤。"此是里热盛实而致痉者，热盛伤津，筋脉挛急，故脚挛急。背挛急、嚼肌亦挛急而口噤齘齿。与大承气汤泻热存阴，以解其痉。本证颇似破伤风。《灵枢·经筋》："足太阳之筋，……脊反折，项筋急。"实则乃缘挟脊两行与督脉重合之故。《灵枢·热病》："风痉身反折，先取足太阳及腘中及血络出血。"足见因风化热者多。《金匮要略·痉湿暍病》："夫痉脉，按之紧如弦，直上下行。"乃脉管亦痉挛之故也。

2. 破伤风

初起亦有微热，口噤，开合困难，颈项强急，一、二日后即时呈四肢挛急，背反张，腹部强急如木板，发热，汗出，甚者神昏。《当归芦荟汤、玉真散含剂治疗破伤风》一文："女，……在一个月前铲地，右足背被锄头所伤。十天前伤处又肿痛，头痛，发热，恶寒。四天前突现抽搐，牙关紧急，日抽四、五次，角弓反张、神昏，持续半至一小时。大便秘，小溲赤，六脉弦数实大有力。经西医确诊破伤风介绍来治，用本剂三剂，症状悉除。处方：当归二钱、芦荟一钱、黄芩二钱、黄连二钱、黄柏二钱、川军一钱、木香八分、青黛二钱、台寸一分、苏栀二钱、胆草二钱、建麦曲二钱、南星二钱、法夏二钱、防风二钱、天麻二钱、蝉蜕二钱、白芷二钱、甘草二钱，水煎服。"一般治破伤风多用"五虎追风汤"：蝉蜕一两，朱砂五分（不开细），南星，天麻各二钱，全蝎（连尾）、炒僵蚕各七只。抽搐重者加蜈蚣一条、地龙三钱。日一剂，连服三日。水煎，黄酒为引。服药后以五心出汗为佳，否则预后不良。

3. 儿童暴发型流脑

亦可现角弓反张。多发生于冬春两季。以起病急骤，发热（或高热），头痛，项强（颈项强直），呕吐，身发斑疹，恶寒（呈寒战）及脑膜刺激征为主要临床表现。属于中医学温疫病范围。脑膜刺激征：颈项强直，抬腿试验（克氏征）与抬头试验（布氏征）阳性。（于得病一二日后出现。）按："水液浑浊"乃因热邪煎炼津液所致。故"诸痉项强，皆属于湿"及"诸暴强直，皆属于风"等证，当辨其有无转筋、角弓反张及水液浑浊，以为辨证依据。

（十八）诸呕吐酸，暴注下迫，皆属于热

许多呕吐酸腐，暴然注泄和下利而里急后重等证，都是属于和热邪有关的病变。

1. 呕吐酸腐，暴然注泄

《伤寒论》165 条："伤寒发热，汗出不解，心下痞鞭，呕吐而下利者，大柴胡汤主之。"《伤寒论》379 条："呕而发热者，小柴胡汤主之。"《金匮要略·腹满寒疝宿食病》："按之心下满痛者，此为实也，当下之，宜大柴胡汤。"后世《随息居霍乱论》所谓之热霍乱即是大柴胡之适应证（细菌性食物中毒之类），其证脘腹绞痛（邪气、宿食客于中焦）、呕吐泄泻（真邪相搏欲祛邪外出）（呕吐酸腐，泻下热臭）、心下痞满（邪气实）、心烦、发热、口渴、小便黄赤（水液浑浊），舌苔黄腻，脉洪数或沉数。

2. 下利里急后重（下迫）

《金匮要略·呕吐哕下利病》："热利下重者，白头翁汤主之。"《伤寒论》373 条："下利欲饮水者，以有热故也，白头翁汤主之。"故知热利之里急后重者当有口渴也。热伤大肠血络，故便脓血，热邪下迫直肠，故后重。按：辨呕吐之属寒属热，除舌脉及水液之浑浊与澄澈等证外，其呕吐物之酸腐即为辨证之依据。如"诸痿喘呕，皆属于上"条所引之胃反呕吐及寒霍乱之呕吐等，皆为属寒之呕吐，其呕吐之内容物必不酸腐。《灵枢·四时气》："邪在胆，逆在胃，胆液泄则口苦，胃气逆则呕苦。"《金匮要略·腹满寒疝宿食病》："舌黄未下者，下之黄自去。"

（十九）诸痉项强，皆属于湿

许多颈项强急、痉挛拘急之证，都是属于和湿邪有关的病变。如为湿热，则必兼"水液浑浊"。本条所论之痉，即指颈痉挛或四肢拘急的证候而言，多由湿邪化热"侵入经络脉隧之中"（《薛生白湿热篇》）所导致。与其他如外感风寒之邪客于太阳（或及督脉）之有发热恶寒而兼项背强者（较轻）不同，与纯粹之"背反张"的痉病亦不同。"诸转反戾"是角弓反张；"诸暴强直"是突然僵卧，不省人事，各自有其特点，与本条之项背强者，自易鉴别。虽云属湿，然湿郁则必化热也。或初病即为暑湿之邪所致。《金匮要略·痉湿暍病》："湿家，其人但头汗出，背强，欲得被覆向火。"此系寒湿外郁，"丹田有热"，热为湿遏，不得外越，故但头汗出，而反恶寒，背强乃湿邪侵及太阳，督脉令经气实，故"脊强"。《湿热经纬》："湿热证，三四日即口噤，四肢牵引拘急（项背强急），甚则角弓反张，此湿热侵入经络脉隧中（督脉），宜地龙、秦艽、灵仙、滑石、酒炒黄连等味。"还应有身热、头痛之证。《素问·生气通天论》："因于湿，首如裹，湿热不攘，大筋緛短，小筋弛长，緛短为拘，弛长为痿。"湿温之证：身热不扬，头痛恶寒、身重疼痛、脘痞、不渴、面色淡黄、苔白腻或黄腻，脉濡缓。项强有因于痰湿者，如"朱丹溪所谓头项不能回顾，动则微痛，痰客太阳经。治用二陈汤加酒芩、羌活、红花"是也。徐忠可曰："痉之湿，乃即汗余之气，搏寒为病也，故仲景知有湿而不专治湿。"按：湿邪之兼寒者，每多疼痛拘急、难以屈伸；兼热者，则多微发热，津燥血黏而致痉挛搐搦。

此颈项强急，即脑膜刺激征之克氏征（项强抬腿不能直抬）与抬头试验之布氏征，颇类乙型脑炎初起之证，多发夏秋季节，乃感暑湿疫邪而致。乙脑：由蚊传播，多发于夏秋季节，以高热、头痛、呕吐、嗜睡、昏迷抽搐为主证。类似中医的暑温、伏暑。

1. 轻、中型（卫气型）

（1）偏热：发热或高热，头痛，口渴，面红目赤，嗜睡，项强，烦躁，偶有呕吐，轻度惊厥，苔薄白微黄而干，脉浮数或滑数。

（2）偏湿：发热或高热，头痛，口不渴，身倦（重），嗜睡，项强，胸闷，恶心，呕吐，腹胀或泻，轻度惊厥，苔白腻或黄腻，脉濡数。如阳明里实时，烦躁加重，腹满便秘。

2. 重型（气营型）

病理表现为气营两燔，邪陷心包，或热盛动风。高热，头痛，颈硬，烦渴，神昏（时昏时清），甚则昏迷，反复或持续抽搐惊厥，如昏迷加深，高热不退，抽搐不止（全身抽风、强直性抽风），可突然出现呼吸衰竭、喘促痰鸣。大便秘结或泄泻，舌苔粗黄或厚腻，舌质红绛或不红绛，脉浮数或细数。注意观察热盛气分或营气，痰闭程度如何，有无兼湿。

3. 极重型（营血型）

病理表现为邪窜营血、痰热内闭、风火相煽。高热，深度昏迷，反复强烈抽搐，惊厥甚则全身强直，角弓反张，目合口开，呼吸气粗，喉间痰声辘辘。如火热内迫，每至心肺功能衰竭，此现面色苍白，脉伏，汗出，肢冷，甚至内闭外脱而死。乙脑经验方：大青叶五钱至一两、板蓝根一两、银花五钱、连翘四钱、黄芩四钱、芦根一钱、石膏二至四两（先煎）、甘草一至二钱、每日一至二剂。卫分表证加薄荷一至二钱（后下），野菊花五钱；偏湿加藿香、佩兰各二钱，滑石五钱，薏米一两；湿热盛加黄连；气分热盛加重加石膏、知母。气营两燔去银花、连翘、黄芩、芦根，换入丹皮二钱、生地一两至两半、玄参五钱、紫草三钱或再加紫雪丹五分（冲服）；痰热盛加竹沥汁一至二两，胆星二钱，天竺葵三钱；昏迷加郁金三钱、石菖蒲三钱、远志三钱，或加服安宫牛黄丸、至宝丹；抽搐加地龙四钱、钩藤五钱（后下）、蝉蜕三钱、白芍三钱，或止痉散五分至一钱（蜈蚣、全蝎各等分为末，每服一钱，日服1~2次）。湿浊痰阻，用紫金锭五分至一钱。如病人呕吐，服药困难时，可针足三里、内关或肌注冬眠灵（氯丙嗪）一次，再缓缓分次喂药（或鼻饲）。近年来，湖北中医学院采用竹叶、连翘、银花、大青叶、板蓝根、生地、元参等清热解毒药制成乙脑注射液治疗本病，效果满意。

（二十）谨守病机

如《伤寒论》25、26条同为服桂枝汤后"大汗出""脉洪大者"，证虽同而病机异。25条为阳盛于外，表仍未解，故用桂枝汤；26条为大汗伤津，里热炽盛，"大烦渴不解"，故白虎加参。又如63条和162条同为"汗出而喘，无大热者"，虽然病因有"发汗后"和"下后"之别，然其病机同为热邪迫肺，故皆以麻杏石甘汤治之。

（1）"有""无"指"属"而言。后文有"所谓求其属也"。即有些病证是属于某条病机的（包括病因、病位），固当于其中求之，而有些病证虽与某条病证相似，而实际上是不属于某条病机病因的，则当追究它究竟是属于什么病机（包括病位、病因）的。也就是说究竟为什么"有"或"无"，则当于"有"或"无"的反面以推求之。如"诸胀腹大，皆属于热，"固当求之于热矣，若果有此证又有此病机（包括病情），则可"盛者责之"，责其邪气之实而泻之。然其有腹满之因虚寒而致者，并无热实之象，则当本"无者求之"之理，求之于其反，可于"诸湿肿满，皆属于脾"中求之，若果有此证又有此病机，则可"虚者责之"，责其正气之虚而补之。

又如呕吐一证，本诸"盛者责之"之理，固当于"诸呕吐酸，暴注下迫，皆属于热"中求之，责其邪气之实以泻之。然呕吐亦有不因于热者，则又当于"诸痿喘呕，皆属于上"中求之，责其正气之虚以补之。正如王冰所说："夫寒之不寒，责其无水。热之不热，责其无火。热之不久，责心之虚。寒之不久，责肾之少。有者泻之，无者补之，虚者补之，盛者泻之。"（此有无非指十九条，乃指实邪。）《素问·六节藏象论》："五气更立，各有所胜。"《医学纲目》引邵元伟曰："病机十九条，实察病之要旨，而'有者求之，无者求之，盛者责之，虚者责之'一十六字，总结一十九条之要旨也。……遗此一十六字，犹如有舟无操舟之工，有兵无将兵之帅也。"本篇开始就说："厥阴司天，其化如风，少阴司天，其化以热，太阴司天，其化以湿，少阳司天，其化以火，阳明司天，其化以燥，太阳司天，其化以寒，……谨候气宜，无失病机，此之谓也。"

（2）必先五胜：五胜，即五行。《素问·宝命全形论》："五胜更立。"言必先候五行主岁的气宜。然后再结合脏腑的虚实、寒热、温凉才能不违反"气宜"，而疏其血气，使其条达，达到阴阳和平的目的。这就是前面所说的"审察病机，无失气宜"的道理。经文将病机与气宜联系起来，相提并论，乃运气学说与临床结合之原则也。治疗必先明此。按："病机十九条"所提出的病状、病机都是我们临床所常见的。但是由于历史条件和医学发展水平的限制，它还没能达到应有的理想程度，尽管如此，它仍具启发意义，仍不失为便于掌握病机学说的纲领性著作。

"病机十九条"除具有纲领性，便于掌握和运用外，它还有以下几方面有利于辨证的作用：

（1）在"十九条"的启发下，我们可以认识到：同一病因随其所客部位之不同，可以引起不同的病状。例如属火的病机、病状就有五条，虽然病状不同，而其病因则一。我们掌握了这些病状和病机，在临证中就可根据"皆属于火"这一病机，而采取异病同治，从而有利于我们辨证和治疗。

（2）在"十九条"的启发下，我们还可以认识到：不同病因，随其所客部位，可以引起类似的病状。例如"诸转反戾"（属热）、"诸暴强直"（属风）、"诸痉项强"（属湿）三者，皆有项强、痉挛、强急一类的证候，但其病因却各不相同，因而它的兼证也就互有出入。掌握了这些病证与病机，我们就可能通过辨证而采取"同病异治"之法进行治疗。

（3）五脏病，随其所受病因之不同，其发病各异。虽然如此，但病机仍和各脏器的功能、属性相一致。如"诸气膹郁，皆属于肺""诸风掉眩，皆属于肝"等，掌握了这些病机也有利于我们在临证中辨证施治。

总之，"病机十九条"是分析病机和辨证施治的纲领，掌握它有利于我们在临证中分辨病因、病机、病位和病性，便于我们求其同中之异，异中之同。只要我们能按照"有者求之，无者求之，盛者责之，虚者责之"的理论原则，对临床所见的各种病证，对照十九条进行分析，求其有、无、盛、虚之由，是可以分清病因与病位，辨明病机与病情的。因此十九条的运用既是有原则的，又是灵活的，我们不应该把它当僵死的教条。

第九节 药物五味的阴阳属性、功用及制方的治则

原文

帝曰：善。五味阴阳之用何如？岐伯曰：辛甘发散为阳，酸苦涌泄为阴，咸味涌泄为阴，淡味渗泄为阳。六者或收或散，或缓或急，或燥或润，或软或坚，以所利而行之，调其气使其平也。帝曰：非调气而得者，治之奈何？有毒无毒，何先何后，愿闻其道。岐伯曰：有毒无毒，所治为主，适大小为制也。帝曰：请言其制。岐伯曰：君一臣二，制之小也；君一臣三佐五，制之中也，君一臣三佐九，制之大也。

原文

帝曰：善。方制君臣何谓也？岐伯曰：主病之谓君，佐君之谓臣，应臣之谓使[1]，非上下三品之谓也。帝曰：三品何谓？岐伯曰：所以明善恶之殊贯[2]也。

校注

[1] 使：支使。应臣之需而为其服务者。
[2] 贯：通"惯"。《左传》："譬如田猎，射御贯，则能获禽。"

阐幽发微

1. 五味的阴阳属性及功用

辛甘之味具有发散作用的药物属阳，酸苦之味具有涌吐泄下作用的药物属阴。又说："咸味涌泄为阴（芒硝之属，此"涌泄"为复词偏义）；淡味渗泄为阳（茯苓之属）。"甘淡无明显之阴性作用故属阳。《素问·脏气法时论》："辛散，酸收，甘缓，苦坚，咸耎。"依此则或收、或急，当属之于酸；或散，当属之于辛；或缓（或润），当属之于甘；或燥或坚，当属之于苦；或耎（或润），当属之于咸。《本草纲目》："酸咸无升，甘辛无降，寒无浮，热无沉。"五味各有所宜，以其所利（宜）而行用之，以调其气机之偏，使其气机复归于平调。

帝问：不是通过调气所能治好的病（言外之意调气与用毒药攻邪有别，其实用毒药亦不外调气），应该怎样治疗呢？有毒与无毒的药物，哪种先用，哪种后用，我想知道其中的道理？伯答：用药有毒或无毒，主要是看该药物的主治与所治的病情相适应为准；用药剂量的大小，主要也是以适合病情为方制的标准。

2. 制方法则

（1）方制君臣：此段宜将篇末"方制君臣何谓也？岐伯曰：主病之谓君，佐君之谓臣，应臣之谓使，非上下三品之谓也"提前讲授。以桂枝汤为例，主治疾病的药物叫作君药，如桂枝；辅佐君药起协同作用的药物叫作臣药，如芍药、生姜、炙草；适应臣药起配合需要的药物叫作使药，如甘草、大枣。非药分上中下三品之意。所谓上中下三品，是所以区别药性善恶即有毒、

无毒、小毒的一种特殊习惯的称谓。

（2）方制大小：方分大中小三类：君药一味，臣药二味是方制的小的，为小方；君药一味，臣药三味，佐使药五味，是方制的中等大小的，即中方；君药一味，臣药三味，佐使药九味，是方制的大的，即大方。按：此只是一概括的标准而已。

第十节　寒、热、微、甚等十五种病性的治法

原文

寒者热之[1]，热者寒之[2]，微者逆之[3]，甚者从之[4]，坚者削之[5]，客者除之[6]，劳者温之[7]，结者散之[8]，留者攻之[9]，燥者濡之[10]，急者缓之[11]，散者收之[12]，损者温之[13]，逸者行之[14]，惊者平之[15]，上之[16]下之[17]，摩之[18]浴之[19]，薄之[20]劫之[21]，开之[22]发之[23]，适事为故。

校注

[1] 寒者热之：如中焦虚寒，吐利腹痛之用理中丸。

[2] 热者寒之：如火热炽盛，大热狂躁，或热甚发斑、吐衄；或至谵妄而未便闭者，用黄连解毒汤。寒热治则可与"阳胜则热，阴胜则寒"（《素问·阴阳应象大论》）互参。

[3] 微者逆之：病势轻浅者，则逆其证之寒热本质而用药以直折之，是为正治法。"微者"指一般的病用违逆其病情之药以直折之。

[4] 甚者从之：甚者，指特殊严重的病，即须用顺从其病情的反佐药以暂时迎合之。从之，乃权宜之计。制宜即因时因事而变通办法。病势深重出现寒热假象者，则用反佐药顺其证之寒热本质而治之，以免导致格拒不纳，是为反佐法。

[5] 坚者削之：病气坚牢顽固者，则本诸"因其重而减之"（《素问·阴阳应象大论》）的原则，用消磨法以削弱之，如鳖甲煎丸。《灵枢·九针十二原》之"宛陈则除之"，刺血法亦属之。

[6] 客者除之：邪气客留者，则用汗、吐、下法以祛除之。

[7] 劳者温之：虚劳、劳伤者则本诸"形不足者，温之以气"（《素问·阴阳应象大论》）的原则以温补之，如黄芪建中汤。

[8] 结者散之：气机郁滞导致血气郁结者，则用行气活血之药以疏散之。如四逆散之疏散内郁之阳气而治四逆及柴胡疏肝散等，香附、枳壳、三棱、莪术之属皆是。

[9] 留者攻之：有实邪滞留者，宿食瘀血留饮，则本病诸"实者泻之"之法以攻逐之，如承气汤、抵当汤、十枣汤。

[10] 燥者濡之：津血枯燥者，则用生津补血润燥滋阴之法，以濡润之。如增液汤、当归润肠丸、清燥救肺汤之属。

[11] 急者缓之：拘急痉挛者，则用缓急舒筋之法，以舒缓之，芍药甘草汤之类。《伤寒论》29条："伤寒脉浮，自汗出，小便数，心烦，微恶寒，脚挛急，反与桂枝欲攻其表，此误也，得之便厥。咽中干，烦躁吐逆者，作甘草干姜汤与之，以复其阳；若厥愈足温者，更作芍药甘草汤与之，其脚即伸。"

[12] 散者收之：正气散泄不收者，则用收敛之品以收敛之。如止汗用牡蛎散之类，如牡蛎、黄芪、麻黄根、浮小麦。

[13] 损者温之：虚损者，则本诸"精不足者，补之以味"（《素问·阴阳应象大论》）的原则，用血肉有情之品

以温补之。如大紫河车丸，海马三肾丸之类。

[14] 逸者行之：过逸而正气迟滞不行者，则用按跷或五禽戏等法以运之。

[15] 惊者平之：惊悸不安者，则用镇心安神法以平定之。如朱砂安神丸之属是也。

[16] 上之：正气下陷不升的，可本"下者举之"之法以升举之。如补中益气汤之治中气下陷，或升陷汤，或是当吐者，本"其高者，因而越之"之法以吐之。亦可谓"上之"。

[17] 下之：气机上逆的，本诸"高者抑之"之法以抑下之。如旋覆代赭石汤、桂枝生姜枳实汤之类。或者正气上浮而不归根者用镇坠之法，以镇降之亦属"下之"。或者就是直指下法。《金匮要略·胸痹心痛短气病》："心中痞，诸逆，心悬痛，桂枝生姜枳实汤主之。"

[18] 摩之：局部气血郁滞或疼痛者，按摩或摩膏以活血止痛。

[19] 浴之："其有邪者，渍形以为汗。"用汤液以浸渍洗浴之。

[20] 薄之：即局部之疼痛或疮肿之属，用薄贴以消除之。《外台秘要》有"广疗瘰疬息肉结硬，薄方：白蔹、甘草（炙）、青木香、芍药、大黄、玄参各三两。右六味捣为散，少减，以少酢和如稀糊，涂故布贴上，干易，勿停。"此即膏药之前身。《选读》谓："或用逐渐消磨法"，非是。因此法属前"坚者削之"之法，如是则不仅重出，且"薄"亦无此义。"

[21] 劫之：邪气定时发作者，则于先其发作之时，用峻猛强力之药，以劫（夺）止之。如劫疟法，又如"燔针劫刺"（《灵枢·经筋》），亦当属之。

[22] 开之：病在表者，用开通之法，以开泄之，如辛开苦降之半夏泻心汤。

[23] 发之：病在表者，则本诸"其在皮者，汗而发之"之法以发泄之；或者"火郁发之"之用防风通圣散之类，以发越其郁火，使"火为邪郁"之势得解。

第十一节　反治法专论

原文

帝曰：何谓逆从？岐伯曰：逆者正治，从者反治，从少从多，观其事[1]也。帝曰：反治何谓？岐伯曰：热因寒用，寒因热用，塞因塞用，通因通用，必伏其所主，而先其所因，其始则同，其终则异，可使破积，可使溃坚，可使气和，可使必已。

校注

[1] 观其事：事指病言。此指"事宜"，犹言机宜，谓当时的具体情况和条件。又可译"事势"。

阐幽发微

（一）正反治法总括

违逆其病情的寒热本质而用药，以直折之，为正常的治法；顺从其病情的寒热本质而用反佐药物以迎合之，是为反常的非常见病的治法。至于顺从其病情的寒热的反佐药物用多少，则须视其具体病情而定。按：据"从少从多"，则知"从"乃一部分"从"，并非主药，可见"从少从多"乃指从病之反佐药用多少而言。本论要文曰："奇之不去则偶之，是谓重方；偶之不去，则反佐以取之，所谓寒热温凉，反从其病也。"据此可知，所谓反治或从治，乃是指用寒热温凉反从其病的反佐药而言。以其与病性之寒热本质相从，故曰从治。张介宾对本段经文作了很好的解释，他说："夫热与寒背，寒与热违。微小之热，为寒所折，微小之冷，为热所消；甚大寒热，则必能与违性者争雄，能与异气者相格。声不同不相应，气不同不相合，如是则且惮而不敢攻之，攻之，则病气与药气抗衡而自为寒热，以开闭固守矣。"此反佐即反治之具体而微者。亦是疾病之甚，虽偶方亦不能愈者。首须明了"反治法"乃治疗严重的疾病即寒极化热之证的治法。"即以热药治疗真寒假热证，以寒药治疗真热假寒证。"是乃以治疗假象为目标矣，殊不合"治病必求其本"之旨。

（二）反治法举例

1. 热因寒用

即热性的主病药物（君药），随寒性的反佐药物而使用。此指寒热之反，即治疗"寒极生热"（《素问·阴阳应象大论》）之真寒假热证之治法。此为防其格拒不纳之治法。寒热相反之甚易产生剧烈反应（所谓"甚者从之"之甚）。"寒极生热，热极生寒"乃古人据"动复则静，阳极反阴"（《素问·六元正纪大论》）之理，于临证中所总结出来的一条规律。

按：《选读》说："今据下文'塞因塞用''通因通用'之例，改""热因寒用，寒因热用"为"热因热用，寒因寒用"，非是。考本节经文所论之反治法有两个内容，一个是治疗寒热之极而生真寒假热，真热假寒之反治（甚者）法（此是反治法之主要部分）；一个是治疗通塞的（特殊情况而因势利导之）攻补法的反常用法（实则非反，只是表面看来，似乎与通常治通、塞之法相反，故亦名反治。而实则仍属正治法范畴，故而说它不是反治法的主要部分，可称为假反治法。从下面的"必伏所主，……"的论述中也可以得到证明）。若依《选读》将"热因寒用，寒因热用"改为"热因热用，寒因寒用"，试问这种治疗阴虚、阳虚之法，不仍是正治也？又"反"（从之）在哪里呢？这与"寒因寒用，通因通用"无异，无形中把治疗阴阳格拒的"甚者"的治法取消了，如遇真寒假热，真热假寒格拒之证，则束手了。

《选读》按语云："对疾病的本质来说，不论正治反治，都是药证相逆的（有反佐药的反治法，却是相从的）。因此正治法和反治法，仍然是遵循了'治病求本'和'以寒治热，以热治寒'，'盛者泻之，虚者补之'的原则的。"（但反佐药却是寒病用寒药，热病用热药做反佐，故得谓"反"。若如《选读》所改，则又何"反"之有。）前文："有逆取而得者，有从取而得者，逆，正顺也；若顺，逆也。"王注："反佐取之，是为逆取。"只有在经文有关反治法的理论指导下，医家们才能胸有成竹地在危急关头敢于使用反佐药。因为此时用药稍有差失则必致祸如反掌，王注甚明，后世不察，竟盲从张介宾之说，以至把真正的反治法给改掉了，发展到擅改经文的地步，这是十分令人遗憾的。

白通加猪胆汁汤：尤怡曰："少阴病，下利脉微者，……葱白之辛而通者，入脉引阳也。若服汤已，下利不止，而反厥逆无脉，干呕烦者，非药之不中病也，阴寒太甚，上为格拒，王太仆所谓'甚大寒热，必能与违性者争雄，异气者相格'也。故即于白通汤中加人尿之咸寒，猪胆汁之苦寒，反其佐以同其气，避免服药反应使不相格而适među成。《内经》所谓'寒热温凉反从其病'是也。"尤怡云："四逆加干姜一倍，以救欲绝之阳而又虑温热之过，反为阴气所拒而不入，故加猪胆汁之苦寒，以为向导之用，《内经》'甚者从之'之意也。"此取其反佐药在主病药之先发挥作用，取其与病气相投，以免异气不相容而格拒不纳。服后须臾，反佐之寒性既消，主药之热性乃作，其病得愈。有谓加猪胆汁乃缘阴液内竭，以为益阴和阳之用者，非也。仲景于吐已下断之亡津液者，始用人参以救其津液，否则即人参亦所不用，又岂有用猪胆之苦寒者哉？更何况猪胆汁亦非滋阴之品，仅用半合又有何滋阴之力耶？《伤寒论》388 条："吐利汗出，发热恶寒，四肢拘急，手足厥冷者，四逆汤主之。"又 390 条："吐已下断，汗出而厥，四肢拘急不解，脉微欲绝者，通脉四逆加猪胆汁汤主之。"即四逆汤倍干姜。厥逆为阴，不得有汗，今反汗出，是亡阳也。尚应有 317 条之"身反不恶寒，其人面色赤"之证。本条用半合猪胆汁，乃因其亡阳之势甚，故少用之以反佐。所谓"从少从多，观其事也。"猪胆汁下咽后即显其寒凉之性，发作甚快，故用之为反佐。

2. 寒因热用

即寒性的主病药物随热性的反佐药物而使用。《伤寒论》350 条："伤寒，脉滑而厥者，里有热，白虎汤主之。"335 条："厥深者，热亦深；厥微者，热亦微。"阳热盛极，则血液稠浊不与阴气相荣通，则"阴阳气不相顺接"而为厥，此时用大寒之药虑其格拒则须趁极热服之，以从其性，既而热性已消，寒性乃作遂达以寒制热之目的。此即姜附冷饮，硝黄热服之法。乃本诸《素问·五常政大论》："治热以寒，温而行之；治寒以热，凉而行之"之法而来，以上寒热之反佐。《本草纲目》乌头条下，时珍曰："又凡用乌附药，并宜冷服者，热因寒用也。盖阴寒在下，虚阳上浮，治之以寒，则阴气益甚而病增；治之以热，则格拒而不纳，热药冷饮下嗌之后，冷体既消，热性便发，而病气随愈。不违其情，而致大益，此反治之妙也。"《谢映庐医案》治阳明病似阴案："病人热甚神昏，口不知渴，与之以水则咽，四肢冰冷，手足爪甲皆黑，胸腹饱胀，稍按甚痛，舌苔干燥，六脉举按皆无，但沉候至骨，劲指甚坚，大便不通，小便赤涩而少，口不能言，耳聋不知所问，以黄连解毒汤合普济消毒饮，重加大黄，日夜两剂，得大利而厥回脉出。"

3. 塞因塞用

后"塞"字指"腹满闭塞"（《素问·太阴阳明论》），一般多用通下之法以治之，而反用温补之法，与一般正常法相反，故亦得云反治。此乃反治法之引申也，因"因势利导"之因也。此乃治疗常见病之治法，无此经文于临床辨证中亦能。例：《金匮要略·腹满寒疝宿食病》："腹满时减，复如故，此为寒，当与温药。"又如《伤寒论》66 条："发汗后，腹胀满者，厚朴生姜甘草人参汤主之。"此是脾胃素虚之体，于发汗后，阳气虚，故中气益发虚弱，因而运化无力，气滞作满。故于温补之中，加入理气之品，使中气得健，浊气得行，"腹满闭塞"之胀自除矣。若误用通下，则其胀不除，反而益甚。此即王冰所谓："疏启其中，峻补于下，少服则资壅，多服则宣通，由是而疗，中满自除"是也。

4. 通因通用

后"通"字，指通利之泄泻言。因瘀血而漏下不止，亦属之。一般多用温补之法以治之，而反用通下之法，与一般常法相反，故亦得云反治。通利多属虚，然亦有因积滞实邪而致通利泄泻者。如《金匮要略·呕吐哕下利病》："下利，脉反滑者，当有所去，下乃愈，宜大承气汤。"又《金匮要略·腹满寒疝宿食病》："下利不欲食者，有宿食也，当下之，宜大承气汤。"此东坡所谓："大实有羸状"之真实假虚证也。湿热病之热结旁流亦属之。《金匮要略·腹满寒疝宿食病》尚有："脉数而滑者，实也，此有宿食下之愈，宜大承气汤。"《金匮要略·呕吐哕下利病》："下利谵语者，有燥屎也，小承气汤主之。"此利必黏秽。《伤寒论》242 条："病人小便不利，大便乍难乍易，时有微热，喘冒不能卧者，有燥屎也，宜大承气汤。"下利脉当虚弱，而反滑或数滑者，乃缘有宿食之实邪故也。下利乃真气欲祛邪而不可得，故当因势利导，而用通下之法以祛除之。又如因瘀血之停留而致经血漏下不断者，不用炭类之药以止血，而反用破瘀行血之药以治之，亦为通因通用也。以上为虚实之反治。

5. 必伏其所主，而先其所因，其始则同，其终则异

所谓"从者反治"之法就是从病性的药物先行，即以"因"病之药为向导，而以"主"病之药为殿后。这样就可以收到病之本质与反佐药同气相容而不格拒的效果，其服药之始，反佐之药虽与病气相（投），而其最终之结果，却仍是主病之药与病气相逆，即反佐之药性既消，而主病之药性发作，故可使之破除积滞，使之溃散坚瘕，使其真气调和，使其疾病必定获得痊愈，王冰注曰："投寒以热，凉而行之，投热以寒，温而行之，始同终异，斯之谓也。"王冰所谓"则热物冷服，下嗌之后，冷体既消，热性便发，由是病气随愈"是也。先不发挥犹后也，必须伏藏起晚，伏而后发，治法后发挥上述所主病之药的主治作用，而先发挥上述反治法中的所因病之药的反佐作用，故用苦寒之性的凉胆汁。反佐，即与主病的君药之性相反的佐使药，它不过起一个"寒热温凉反从其病"的暂时的向导作用而已。

按：《选读》引介宾云："伏其所主者，制病之本也。先其所因者，求病之由也。"关键在于不了解"因"乃顺随之义，而误解为"病因"了，更不了解古汉语"所"字结构之词组，可以省略中心词语之规律，因而不知"主"指主病之药，"因"指因病之药的含义，《选读》因之而作"语译"谓："要想制伏疾病之本（这里不是讲病因、病机，更不是讲诊断），必先探求疾病的原因"。并说："反治法开始时药性与病情相同（开始即是相逆的，唯有向导之反佐才是真正相逆的。开始即为治本，与病情是相逆的，这在《选读》的按语中已经自我表明，又何同之有？），而结果药性与病情是相逆的。"张说与《选读》的语译，都不能把"其始则同，其终则异"与上文衔接起来，其原因就在于未能正确理解上两句经文的真义，并忽略了"其"字乃指"反治法"言，故只好割裂开来进行解释。其实这八句经文是一气呵成，一贯到底的。

综上，正如前文云："正者正治，反者反治。"所谓"正者"，即证候表现与病性完全一致；所谓"反者"，即证候表现与病情本质相反。故治疗"正者"即用"以寒治热，以热治寒"的正治法，而治疗"反者"，即用"热因寒用，寒因热用"的反治法。

反治法，就是"甚者从之"的从治法。所谓"甚"，就是指"寒极生热，热极生寒"之类的真寒假热、真热假寒证。凡是这类病证多兼有阴阳格拒现象，故须用反治法，反治法包括以下两方面的内容：

1. 热因寒用，寒因热用

即热性（或寒性）的主病之药，随着寒性（或热性）的反佐之药而使用。"必伏其所主（病之药），而先其所因"病之药的治法，就是以"寒热温凉反从其病"的反佐药先行，而以主病的药汤殿后的一种治法。主要是用来治疗阴盛格阳或阳盛格阴的行将"阴阳离决"的危重病证的一种特殊治疗方法。这是反治法的主要部分，之所以说它是主要部分，则是根据了"必伏其所主，而先其所因，其始则同，其终则异"的经文而认定的。

2. 塞因塞用，通因通用

即补中的方药，随其"腹满闭塞"的虚胀的病情而使用通下的方药，随其通利泄泻的实泻的病情而使用的一种治法。这种顺从疾病的表面现象（不是本质。后世所谓的"热因热用，寒因寒用"与此相同）的治法，也是反治法的一种。但是，这种治法并没有使用与病情本质真正相反的药物，而只是顺从疾病的表面现象，所以不是本节经文关于"必伏其所主，而先其所因，其始则同，其终则异"的论述的主要部分，它只是为了扩大反治法的思路而附带提及的。即或不提此法，在临证平脉辨证中，一般也都能得出与此相应的治法。因为它不属于"甚者"之证，更无"从之"之药。

"热因寒用，寒因热用"，是反佐药乃与疾病本质真正相反的反治法，而"塞因塞用，通因通用"乃与疾病表面现象相反的反治法。这从二者排列的次序上也可以看得出：先提"热因寒用，寒因热用"，这是因为它是反治法的主要部分，后提"塞因塞用，通因通用"，这是因为它不是反治法的主要部分，而是附带提及的，以扩大人们的思路。

第十二节 "阳病治阴，阴病治阳"的治法及五味偏嗜太过之害

原文

帝曰：论言治寒以热，治热以寒，而方士不能废绳墨而更其道也。有病热者寒之而热，有病寒者热之而寒，二者皆在，新病复起，奈何治？岐伯曰：诸寒之而热者取之阴，热之而寒者取之阳，所谓求其属[1]也。帝曰：善。服寒而反热，服热而反寒，其故何也？岐伯曰：治其王气，是以反也。帝曰：不治王而然者何也？岐伯曰：悉乎哉问也！不治五味属[2]也。夫五味入胃，各归所喜，故酸先入肝，苦先入心，甘先入脾，辛先入肺，咸先入肾，久而增气，物化之常也。气增而久，夭之由也。

帝曰：善。病之中外[3]何如？岐伯：调气之方，必别阴阳，定其中外，各守其乡。内者内治，外者外治，微者调之，其次平之，盛者夺之，汗之下之，寒热温凉，衰之以属，随其攸利，谨道如法，万举万全，气血正平，长有天命。

校注

[1] 求其属：推求其病究竟是属阴（虚）还是属阳（虚）的根本法则。
[2] 治五味属：治，研究，如治学。属，类。即不研究五味的作用一类的问题。
[3] 病之中外：中，病在里；外，病在表。

阐幽发微

（一）阳病治阴、阴病治阳

1. 诸寒之而热者，取之阴

此热乃阴虚之热，并非阳气有余，乃缘阴虚不能制阳，故相对阳胜所致。《素问·评热病论》："邪之所凑，其气必虚，阴虚者阳必凑之，故少气时热而汗出也。"彼虽论风水，然

其理则同。既为阴虚，则当"取之阴"以滋其阴，使阴气足，阴阳复归于平调，则其热自愈。而方士不解此理，仍用"热者寒之"之法，以芩、连、石膏之属"治热以寒"，以伐其阳。服后不但发热未退，而反大伤胃阳，导致王注所说的"治热以寒，寒之而水食不入"的"新病"。治疗这种由于阴虚而导致相对地阳胜病的正确治法，应该是"阳病治阴"，根据王冰所说的"壮水之主，以制阳光"之法，用六味丸滋其肾阴，阴气足自能制约阳气，而不偏亢了。

北京中医学院（现北京中医药大学）王玉来谓："用寒药而热不退者，并非阳盛发热，不可治其阳，当治其阴。阴虚发热者，应滋阴以退热；阴盛格阳而热者，应祛寒以和阳。（格阳，则阳亡于外，岂是祛寒和阳所能治的？）用热药而不消者，并非阴盛生寒，不可治其阴，当治其阳。阳虚生寒者，应温阳以祛寒；阳盛格阴而寒者，应清热以和阴。"（王玉来.如何理解"取之阴""取之阳"的含义.中医杂志，1985，（04）：66）

2. 热之而寒者，取之阳

此寒乃阳虚之寒，非阴气之有余也。乃缘阳虚不能制阴，致相对地阴胜之故。治此者当"取之阳"，温补其阳，阳气足，则阴自不胜，而复归于平调。而方士不解，竟用"寒者热之"之法，用椒、桂、干姜等辛燥之品"治寒以热"。服后，不仅身寒不解，而反大伤心阴，反增如王注所说的"攻寒以热，热之而昏躁"以生（昏闷烦躁）的新病。治疗这种由于阳虚而导致相对地阴胜病的正确治法，应该是"阴病治阳"，根据王冰所说的"益火之源，以消阴翳"（遮蔽也，阴气弥漫之义）之法，用八味丸补其肾阳，阳气足自能制约阴气而不偏亢了。

3. "服寒而反热，服热而反寒"的原因

"治其王气，是以反也。"只知治疗其王气的一面，即发热认为是阳胜而治阳用寒药，身寒认为是阴胜而用热药去治阴，却忽略了治疗其不足的一面，所以寒或热反而不去。

此外，不研究五味的作用亦可能有上述结果。五味入胃各归其所喜之处，如原文所述是也。服用某种气味的药物过久，便能增进有关脏腑的功能使之偏亢，这是药物在体内所引起的气化作用的一般规律。如苦能燥属火化。长期少量服用苦味药，如龙胆、大黄、黄连之类，反能导致便燥。《灵枢·五味》："五味各走其所喜。"按：五味入胃，各归所喜的理论，对指导临床处方用药，有重要的指导意义。如醋炒则入肝，盐炒则入肾（盐柏）等，或能增强药效或可减免药的副作用。如果长期偏用某一药物，使一脏之气过胜而持续下去的话，就可以破坏五脏之间的相互制约关系，从而使所维持的相对平衡协调的关系遭到破坏，因而产生疾病，这是夭折的原因之一。根据此理，我们在临证中，令病人久服丸药时，当须适可而止。尤其服补药时更不可以为补而放恣多服久服，补不对证就会造成脏气的偏盛，而蹈"久而增气"的覆辙。

（二）调治经气之法

调治经气的方法，必须首先"察色按脉，先别阴阳"，决诊（定）好他的病是在阴分，是在阳分；是在表，还是在里。病在内的，就治其内，病在外的就治其外；病轻的就调和它，较重的就平治它，亢盛的就夺泄它，或用汗法，或用下法，可根据病情的寒热温凉，选用和它相适应的一类药物治疗，使病衰退。随其疾病之所宜，谨慎地遵循上述理论，依据上述法则，可以万举万全，使气血正常平调，保持天赋的寿命。

【附录一】

1. 少阳司天、厥阴在泉

《素问·六元正纪大论》："凡此少阳司天之政，气化运行先天，天气正，地气扰，风乃暴举，木偃沙飞，炎火乃流，阴行阳化，雨乃时应，火木同德，上应荧惑、岁星。其谷丹苍，其政严，其令扰。故风热参布，云物沸腾，太阴横流，寒乃时至，凉雨并起。民病寒中，外发疮疡，内为泄满，故圣人遇之，和而不争。往复之作，民病寒热疟泄，聋瞑呕吐，上怫肿，色变。初之气（少阴）：地气迁，风胜乃摇，寒乃去，候乃大温，草木早荣。寒来不杀，温病乃起，其病气怫于上，血溢目赤，咳逆头痛，血崩胁满，肤腠中疮。（张志聪："少阳司天而又值君火主气，故虽有时气之寒来，而不能杀二火之温热也。"故不能阻止草木之生长。）二之气（太阴）：火反郁，白埃四起，云趋雨府，风不胜湿，雨乃零，民乃康。其病热郁于上，咳逆呕吐，疮发于中，胸嗌不利，头痛身热，昏愦脓疮。（吴崑："郁气者，如以上太阳寒水司天，则火不得升明而自郁；太阴湿土在泉，则水不得流衍而自郁，郁则病生矣。折，去也。"）三之气（少阳）：天政布，炎暑至，少阳临上，雨乃涯。民病热中，聋瞑血溢，脓疮咳呕，鼽、衄、渴、嚏、欠，喉痹目赤，善暴死。四之气（阳明）：凉乃至，炎暑间化，白露降，民气和平，其病满身重。五之气（太阳）：阳乃去，寒乃来，雨乃降，气门乃闭。刚木早雕，民避寒邪，君子周密。终之气（厥阴）：地气正，风乃至，万物反生，霜雾以行。其病关闭不禁，心痛，阳气不藏而咳。抑其运气，赞所不胜，必折其郁气，先取化源（"先取化源"亦有先取郁发之气之化源以折之之意。如吴崑："资其化源者，资养其生化之源也。如火失其养，则资其木，水失其养，则资其金，皆自其母气而资养之也。"），暴过不生，苛疾不起。（被郁之气暴发，只可挫折之，不可大攻伐也。）故岁宜咸辛宜酸，渗之泄之，渍之发之，观气寒温以调其过，同风热者多寒化，异风热者少寒化（王注："太角、太徵岁同风热，以寒化多。太宫、太商、太羽岁，异风热，以凉调其过也）"，用热远热（热无犯热），用温远温，用寒远寒（寒无犯寒），用凉远凉，食宜同法。此其道也。有假者反之，反是者，病之阶也。"

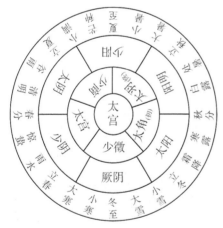

图1　甲寅、甲申年少阳司天、厥阴在泉运气图

《素问·六元正纪大论》："假者，何如？岐伯曰：有假其气，则无禁也。所谓主气不足，客气胜也。"（王注："客气，谓六气更临之气；主气，谓五脏应四时，正王春夏秋冬也。"）《素问·六元正纪大论》："发表不远热，攻里不远寒。"《素问·六元正纪大论》："司气以热，用热无犯，司气以寒，用寒无犯，……天气反时，则可依时，及胜其主，则可犯。"天气指客气，时指主气，客气与主气反者，则可依主时为主，对客气之寒热，胜过主气之寒热者，则可犯之，言虽夏时亦可犯热药也。《素问·六元正纪大论》："先立其年，以明其气，金木水火土，运行之数，寒暑燥湿风火，临御之化，则天道可见，民气可调。"

《素问·五常政大论》："少阳司天，火气下临，肺气上从（从天气之制），白起金用（至五之气金郁而发），草木眚，火见燔焫，革金且耗，大暑以行，咳嚏、鼽衄、鼻窒、口疡（疮），寒热胕肿。风行于地，尘沙飞扬，心痛胃脘痛，厥逆鬲（咽）不通，其主暴速。"《素问·六元正纪大论》："其运阴雨，其化柔润重泽；其变震惊飘骤；其病体重、胕肿、痞饮。"《素问·至真要大论》："少阳司天，客胜则丹胗外发，及为丹熛、疮疡，呕逆、喉痹，头痛嗌肿，耳聋血溢，内为瘛疭；主胜，则胸满、咳、仰息，甚而有血，手热。"《素问·至真要大论》："厥阴在泉，客胜则大关节不利，内为痉强拘瘛，外为不便；主胜则筋骨繇并，腰腹时痛。"

《素问·六元正纪大论》："其运寒肃，其化凝惨溧冽（《素问·五常政大论》作"凝惨寒雾"），其变冰雪霜雹，其病寒浮肿。"

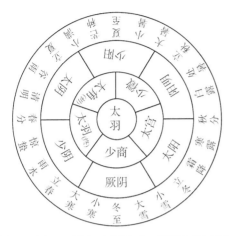 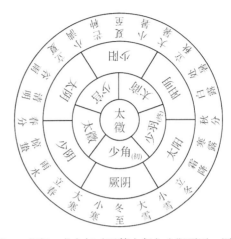

图 2　丙寅、丙申年少阳司天、厥阴在泉运气图　　图 3　戊寅、戊申年（天符之年）少阳司天、厥阴
在泉运气图

《素问·天元纪大论》："应天为天符。"《素问·六元正纪大论》："太过而同天化者三。"《素问·六微旨大论》："中执法（天符）者，其病速而危；中行令（岁会）者，其病徐而持；中贵人（太乙天符）者，其病暴而死。"（太过而同天化者速而危也。不及者，次之。）《素问·六元正纪大论》："其运暑，其化暄嚣郁燠，其变炎烈沸腾，其病上热（郁）血溢血泄心痛。"

同正商。《素问·五常政大论》"坚成之纪，上徵与正商同。"庚申为类岁会。《素问·六元正纪大论》："其运凉，其化雾露清切，其变肃杀凋零，其病肩背胸中。"

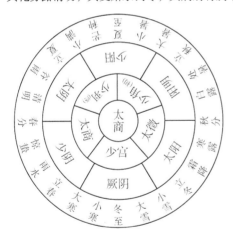 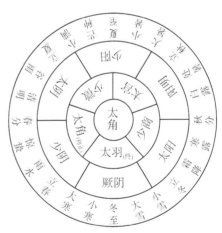

图 4　庚寅、庚申年少阳司天、厥阴在泉运气图　　图 5　壬寅、壬申年少阳司天、厥阴在泉运气图
（同天符之年）

《素问·六元正纪大论》："太过而同地化者三。"又曰：太过而加"同天符"。寅为类岁会。按：凡"角"下注"初正"者，皆谓主运与客运正同之意。《素问·六元正纪大论》："其运风鼓（新校正云："详风火合势，故其运风鼓。少阴司天太角运亦同。"），其化鸣紊启坼，其变振拉摧拔，其病掉眩支胁惊骇。"

2. 阳明司天、少阴在泉

《素问·六元正纪大论》："凡此阳明司天之政，气化运行后天，天气急，地气明，阳专其令，炎暑大行，物燥以坚，淳风乃治，风燥横运，流于气交，多阳少阴，云趋雨府，湿化乃敷。燥极而泽，其谷白丹（稻黍），间谷命太者（非太年则不论间谷也），其耗白甲，品（品，众也。《易经·乾》："品物流行。"）羽，金火合德，上应太白（大而明）荧惑。其政切，其令暴，蛰虫乃见，流水不冰。民病咳，嗌塞，寒热发，暴振溧，癃闭。

清先而劲，毛虫乃死，热后而暴，介虫乃殃，其发躁，胜复之作，扰而大乱，清热之气，持于气交。

初之气，地气迁，阴始凝，气始肃，水乃冰，寒雨化。其病中热胀，面目浮肿，善眠，鼽、衄、嚏、欠、呕，小便黄赤，甚则淋。二之气，阳乃布，民乃舒，物乃生荣。厉大至，民善暴死。三之气，天政布，凉乃行，燥热交合，燥极而泽，民病寒热。四之气，寒雨降。病暴仆，振栗谵妄，少气，嗌干引饮，及为心痛，痈肿疮疡，疟寒之疾，骨痿血便。五之气，春令反行，草乃生荣，民气和。终之气，阳气布，候反温，蛰虫来见，流水不冰，民乃康平，其病温。

故食岁谷以安其气（白丹之谷，宜食之），食间谷以去其邪（视邪之寒热虚实，选用间、谷，不必拘于食岁谷也）。岁宜以咸、以苦、以辛，汗之、清之、散之，安其运气，无使受邪。折其郁气，资其化源。以寒热轻重少多其制。同热者多天化（少角、少徵岁，岁运不及，为"同清者"，用方多以地热之化治之。少宫、少羽、少商岁，岁运不及为"同热者"，用方多以天清之化治之），同清者，多地化。用凉远凉。"

乙卯天符、乙酉岁会、太乙天符（包括天符）。（《素问·六元正纪大论》："不及而同天化者，亦三。"《素问·六微旨大论》："金运临酉，……所谓岁会，气之平也。""天符、岁会何如？曰：太乙天符之会也。"）"同正商"。《素问·五常政大论》："委和之纪，……上商与正商同。"《素问·六元正纪大论》："热寒胜复同，……其运凉热寒。"《素问·五常政大论》："阳明司天，燥气下临，肝气上从，苍起木用而立，（衍）土乃眚，凄沧数至，木伐草萎，胁痛目赤，掉振鼓栗，筋痿不能久立。暴热至，土乃暑，阳气郁发，小便变，寒热如疟，甚则心痛，火行于槁，流水不冰，蛰虫乃见。"

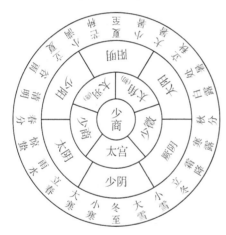
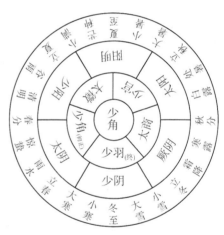

图 6　乙酉、乙卯年阳明司天、少阴在泉运气图　　图 7　丁卯、丁酉年阳明司天、少阴在泉运气图

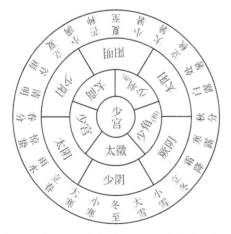
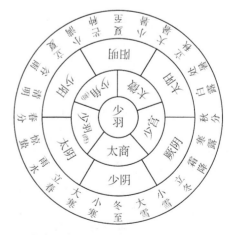

图 8　己卯、己酉年阳明司天、少阴在泉运气图　　图 9　辛卯、辛酉年阳明司天、少阴在泉运气图

丁卯岁会。《素问·六微旨大论》："木运临卯，……所谓岁会"。《素问·六元正纪大论》："清热胜复同，同正商，……其运风清热。"《素问·至真要大论》："阳明司天，清复内余，则咳衄嗌塞，心鬲中热，咳不止而白血出者死。"（"而"乃"面"之讹）《素问·至真要大论》："少阴在泉，客胜则腰痛，尻、股、膝、髀、腨、胻、足病，瞀热以酸，胕肿不能久立，溲便变。主胜则厥气上行，心痛发热，鬲中，众痹皆作，发于胠胁，魄汗不藏，四逆而起。"

《素问·六元正纪大论》："风凉胜复同，……其运雨风凉。"

《素问·六元正纪大论》："雨风胜复同，……其运寒雨风。"

癸酉、癸卯同岁会。《素问·六元正纪大论》："不及而加同岁会。"《素问·六元正纪大论》："寒雨胜复同，同正（胜、复）商。其运热寒雨。"《素问·五常政大论》："伏明之纪，……上商与正商同。"

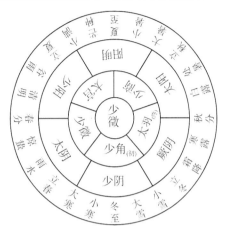

图10 癸酉、癸卯年阳明司天、少阴在泉运气图

3. 太阳司天、太阴在泉

《素问·六元正纪大论》："凡此太阳司天之政，气化运行先天。天气肃，地气静，寒临太虚，阳气不令，水土合德，上应辰星、镇星。其谷玄黅，其政肃，其令徐。寒政大举，泽无阳焰，则火发待时，少阳中治，时雨乃涯（边际，极限）。止极雨散，还于太阴，云朝北极，湿化乃布，泽流万物，寒敷于上，雷动于下，寒湿之气，持于气交。民病寒湿，发肌肉萎，足痿不足，濡泻血溢。

初之气（少阳），地气迁，气乃大温，草乃早荣，民乃厉，温病乃作，身热头痛，肌腠疮疡。二之气（阳明），大凉反至，民乃惨，草乃遇寒，火气遂抑，民病气郁中满，寒乃始。三之气（太阳），天政布，寒气行，雨乃降，民病寒，反热中，痈疽注下，心热瞀闷，不治者死。四之气（厥阴），风湿交争，风化为雨，乃长乃化乃成，民病大热，少气，肌肉萎，足痿，注下赤白。五之气（少阴），阳复化，草乃长，乃化乃成，民乃舒。终之气（太阴），地气正（正，《尚书·尧典》："日永星火，以正仲夏。"湿令行，阴凝太虚，埃昏郊野，民乃惨凄，寒风"当也，当令，主持，敬重之辞。）以至，反者孕乃死（反此寒湿之令则庶物不孕不育、不感）。必折其郁气（有被郁之气发病，则当挫折之，不可大攻伐也），先资其化源（资其被抑之气之生化之源），抑其运气（五运），扶其不胜，无使暴过，而生其疾。食岁谷以全其真，避虚邪以安其正。

故岁宜苦以燥之温之（此二句，据《新校正》移此。原在"孕乃死"下），适气同异（岁运与气之同异），多少制之，同寒湿者燥热化，异寒湿者，燥湿化。（王注："太宫、太商、太阴岁，同寒湿治以燥热化；太角、太徵岁，异寒湿，宜治以燥湿化也。"）故同者多之，异者少之。用寒远寒，用凉远凉，用温远温，用热远热，食宜同法。有假者反常，反是者病，所谓时也。"即按时令之寒热也。

甲辰岁会、同天符。甲戌岁会、同天符。

《素问·六元正纪大论》："太过而加同天符。"《素问·至真要大论》："太阳司天，客胜则胸中不利，出清涕，感寒则咳；主胜则喉嗌中鸣。"《素问·至真要大论》："太阴在泉，客胜则足痿下重，便溲不时，湿客下焦，发而濡泻，及为（胕）肿、隐曲之疾。主胜则寒气逆满，食饮不下，甚则为疝。"《素问·六元正纪大论》："其运阴埃，其化柔润重泽，其变震惊飘骤，其病湿下重。"《素问·五常政大论》："太阳司天，寒气下临，心气上从，而火且明。（《素问·六元正纪大论》则火发待时。王注："寒甚则火郁，待四气乃发，暴为炎热也。"）丹起金乃眚，寒清时举，胜则水冰。火气高明，心热烦，嗌干、善渴、鼽嚏、喜悲数欠。热气妄行，寒乃复，霜不时降。善忘，甚则心痛。土乃润，水丰衍，寒客至，沉阴化，湿气变物，水饮内稸，中满不食，皮痟肉苛，筋脉不利，甚则胕肿，身后痈。"

丙辰天符，丙戌天符。

《素问·六元正纪大论》："其运寒，其化凝惨寒溧冽，其变冰雪霜雹，其病大寒留于溪谷。"

同正徵。《素问·五常政大论》："赫曦之纪"，"上羽与正徵同。"《素问·六元正纪大论》："其运热，其化暄暑郁燠，其变炎烈沸腾，其病热郁。"

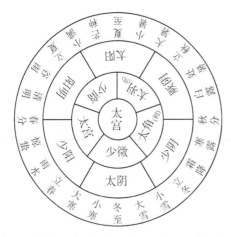

图 11　甲戌、甲辰年太阳司天、太阴在泉运气图　　图 12　丙辰、丙戌年太阳司天、太阴在泉运气图

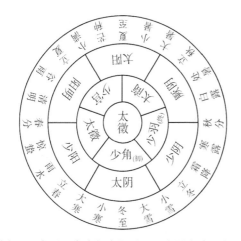

图 13　戊辰、戊戌年太阳司天、太阴在泉运气图　　图 14　庚辰、庚戌年太阳司天、太阴在泉运气图

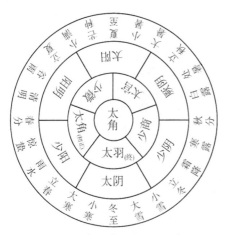

图 15　壬辰、壬戌年太阳司天、太阴在泉
运气图

《素问·六元正纪大论》："其运凉，其化雾露萧瑟，其变肃杀凋零，其病燥，背瞀胸满。"

《素问·六元正纪大论》："其运风，其化鸣紊（蘽）启拆，其变振拉摧拔，其病眩掉目瞑。"

4. 厥阴司天、少阳在泉

《素问·六元正纪大论》："运非有余，非不足，是谓正岁，其至当其时也。"诸"运太过而被抑"，"运不及而得助"及"岁会""同岁会"等年为平气之年，即所谓"正岁"也。否则六十甲子中，非阳而阴，非太多即不足，平气何来？

《素问·六元正纪大论》："凡此厥阴司天之政，气化运行后天，诸同正岁（诸平气之年），气化运行同天（与天之节气同步）。天气扰，地气正（正符其本气），风生高远，炎热从之，云趋雨府，湿化乃行。风火同德，上应岁星荧惑。其政挠（扰），其令速，其谷苍丹，间谷言太者（只论太年之间谷，非太不言也），其耗文角品羽（文角，即毛虫），

《素问·五常政大论》："同者盛之，异者衰之。""厥阴司天，毛虫静，羽虫育，介虫不成。"）风燥火热，胜复更作，蛰虫来见，流水不冰，热病行于下，风病行于上，风燥胜复形于中。

初之气，寒始肃，杀气方至，民病寒于右之下（司天右间太阳之下仍是指阳明）。二之气，寒不去，华雪水冰，杀气施化，霜乃降，名草上焦，寒雨数至，阳复化，民病热于中。三之气，天政布，风乃时举，民病泣出，耳鸣掉眩。四之气，溽暑、湿热相薄，蒸于左之上（司天左间四气之上），民病黄瘅而为胕肿。五之气，燥湿更胜，沉阴乃布，寒气及体，风雨乃行。终之气，畏火司令，阳乃大化，蛰虫出见，流水不冰，地气大发，草乃生，人乃舒，其病温厉。

必折其郁气，资其化源，赞其运气，无使邪胜。岁宜以辛调上，以咸调下，畏火之气，无妄犯之。用温远温，用热远热，用凉远凉，用寒远寒，食宜同法。有假反常，此之道也。反是者病。"

同正角。《素问·五常政大论》："从革之纪，……上角与正角同。"（运从气化）《素问·至真要大论》："厥阴司天，客胜则耳鸣掉眩，甚则咳；主胜则胸胁痛，舌难以言。"（初气尽之气）。《素问·至真要大论》："少阳在泉，客胜则腰腹痛而反恶寒，甚则下白、溺白；主胜则热反上行而客于心，心痛发热，格中而呕。少阴同候。"《素问·六元正纪大论》："热寒胜复同，……其运凉热寒。"此为凉不及，热胜寒复。《素问·五常政大论》："厥阴司天，风气下临，脾气上从，而土且隆（待发），黄起（三运）水乃眚，（土发则水乃灾）土用革（土之用革易），体重肌肉萎，食减口爽，风行太虚，云物摇动，目转耳鸣。火纵其暴，地乃暑，大热消烁，赤沃下，蛰虫数见，流水不冰，其发机速（变化率急）。"

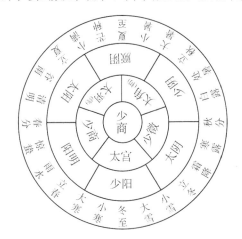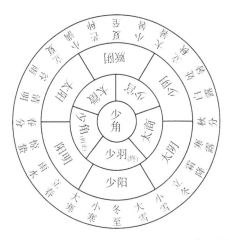

图16 乙巳、乙亥年厥阴司天、少阳在泉运气图　图17 丁巳、丁亥年厥阴司天、少阳在泉运气图

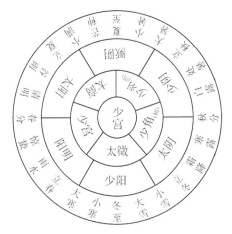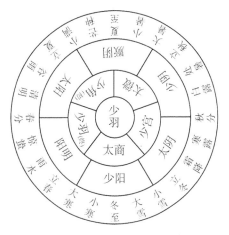

图18 己巳、己亥年厥阴司天、少阳在泉运气图　图19 辛巳、辛亥年厥阴司天、少阳在泉运气图

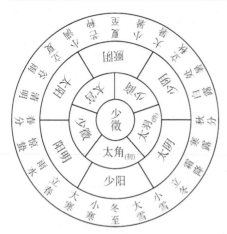

图20 癸巳、癸亥年厥阴司天、少阳在泉
运气图

丁巳天符，丁亥天符。同正角。《素问·五常政大论》："委和之纪，……上角与正角同。"《素问·六元正纪大论》："清热胜复同，……其运风清热"。

同正角。《素问·五常政大论》："卑监之纪，……上角与正角同。"《素问·六元正纪大论》："风清胜复同，其运雨风清。"（雨不及，风胜清复。）

辛亥为类岁会。《素问·六元正纪大论》："雨风胜复同，……其运寒雨风。"

癸巳同岁会（类岁会），癸亥同岁会。《素问·六元正纪大论》："不及而加同岁会。"《素问·六元正纪大论》："寒雨胜复同，……其运热寒雨。"

5. 少阴司天、阳明在泉

《素问·六元正纪大论》："凡此少阴司天之政，气化运行先天。地气肃，天气明，寒交暑（今岁太阳初之气与去岁少阳在泉交），热（上）加燥（下），云驰雨府，湿化乃行（四之气，主客皆为太阴故也），时雨乃降。金火合德，上应荧惑、太白。其政明，其令切，其谷丹白。水火寒热持于气交而为病。始也热病生于上，清病生于下，寒热凌犯而争于中。民病咳喘，血溢血泄，鼽嚏，目赤眦疡，寒厥入胃，心痛，腰痛，腹大，嗌干，肿上（面）。

初之气，地气迁，燥将去（初气由上年少阳之在泉迁转而来故也，《新校正》谓"此燥字乃是暑字之误也。"），寒乃始，蛰复藏，水乃冰，霜复降，风乃至，阳气郁，民反周密，关节禁固，腰脽痛，炎暑将起，中外疮疡。二之气，阳气布，风乃行，春气以正，万物应荣，寒气时至，民乃和，其病淋，目瞑，目赤，气郁于上而热。三之气，天政布，大火行，庶类番鲜，寒气时至，民病气厥心痛，寒热更作，咳喘目赤。四之气，溽暑至，大雨时行，寒热互至，民病寒热，嗌干，黄瘅，鼽衄饮发。五之气，畏火临，暑反至，阳乃化，万物乃生，乃长荣，民乃康，其病温。终之气，燥令行，余火内格，肿于上，咳喘，甚则血溢。寒气数举，则霿雾翳，病生皮腠，内舍于胁，下连少腹而作寒中，地将易也。

必抑其运气，资其岁胜，折其郁发，先取化源，无使暴过而生其病也。食岁谷以全真气，食间谷以辟虚邪。岁宜咸以堧之，而调其上。甚则以苦发之，以酸收之，而安其下，甚则以苦泄之，适气同异而多少之。同天气者，以寒清化，同地气者，以温热化。用热远热，用凉远凉，用温远温，用寒远寒，食宜同法，有假则反，此其道也。反是者，病作矣。"

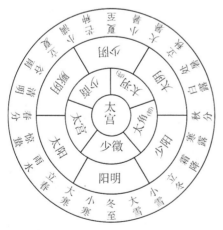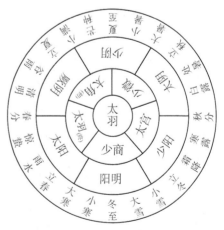

图21 甲子、甲午年少阴司天、阳明在泉运气图　　图22 丙子、丙午年少阴司天，阳明在泉运气图

《素问·至真要大论》："少阴司天，客胜则鼽嚏颈项强，肩背瞀热，头痛，少气发热，耳聋目瞑，甚则胕

肿，血溢，疮疡咳喘；主胜，则心热烦躁，甚则胁痛支满。""阳明在泉，客胜，则清气动下，少腹坚满，而数便泻。主胜，则腰重腹痛，少腹生寒，下为鹜溏，则寒厥于肠，上冲胸中，甚则喘不能久立。"《素问·六元正纪大论》："其运阴雨，其化柔润时雨，其变震惊飘骤，其病中满身重。"《素问·五常政大论》："少阴司天，热气下临，肺气上从，白起金用，草木眚，喘呕，寒热，嚏鼽衄鼻窒，大暑流行，甚则疮疡燔灼，金烁石流。地乃燥清，凄沧数至，胁痛善太息，肃杀行，草木变。"

丙子岁会。

《素问·六元正纪大论》："其运寒，其化凝惨溧冽，其变冰雪霜雹，其病寒下。"

戊子天符。戊午太乙天符。（天符、岁会）

《素问·六元正纪大论》："其运炎暑，（《新校正》："详太徵运，太阳司天曰热；少阳司天曰暑；少阴司天曰炎暑，兼司天之气而言运也"。）其化暄曜郁燠，其变炎烈沸腾，其病上热血溢。"

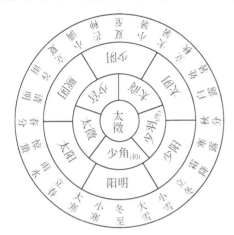 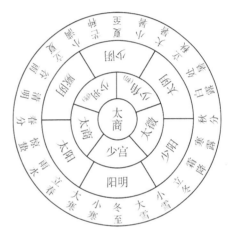

图 23　戊子、戊午年少阴司天、阳明在泉运气图　　图 24　庚子、庚午年少阴司天、阳明在泉运气图

庚子同天符。庚午同天符。同正商。《素问·五常政大论》："坚成之纪，……上徵与正商同。"《素问·六元正纪大论》："其运凉劲，（《新校正》："详此以运合在泉，故云凉劲。"）其化雾露萧瑟，其变肃杀凋零，其病下清。"

《素问·六元正纪大论》："其运风鼓，其化鸣紊启拆，其变振拉摧拔，其病支满。"

6. 太阴司天，太阳在泉

《素问·六元正纪大论》："凡此太阴司天之政，气化运行后天。阴专其政，阳气退辟，大风时起，天气下降，地气上腾，原野昏霚，白埃四起，云奔南极，寒雨数至，物成于差夏。"（王注："差夏，谓立秋之后三十日也。"张注："差，参差也，夏尽入秋，谓之差夏，盖主气当湿土之时，客气值少阳之令，土气稍温，故物成也。"）差，次第也。"差夏"犹"差肩"也。差肩为换肩，差夏为换夏也。

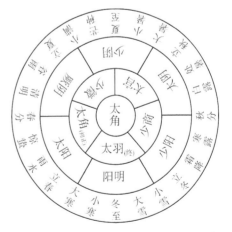

图 25　壬子、壬午年少阴司天、阳明在泉运气图

民病寒湿，腹满身膹愤（胀起），胕肿，痞逆，寒厥，拘急。湿寒合德，黄黑埃昏，流行气交，上应镇星，辰星。其政肃，其令寂，其谷黅玄。故阴凝于上，寒积于下，寒水胜火，则为冰雹，阳光不治，杀气乃行。故有余宜高，不及宜下，有余宜晚，不及宜早，土之利，气之化也，民气亦从之，间谷命其太也（非太年则不论间谷）。

初之气，地气迁，寒乃去，春气正，（主客同）风乃来，生布万物以荣，民气条舒，风湿（司天主前半年）

相薄，雨乃后。民病血溢，筋络拘强，关节不利，身重筋痿。二之气，大火正（主客同），物承化，民乃和，其病温厉大行，远近咸若，湿蒸相薄，雨乃时降。三之气，天政布，湿气降，地气腾，雨乃时降，寒乃随之。感于寒湿，则民病身重胕肿，胸腹满。四之气，畏火临，溽蒸化，地气腾，天气否隔，寒风晓暮，蒸热相薄，草木凝烟，湿化不流，则白露阴布，以成秋令（成实）。民病腠理热，血暴溢疟，心腹满热，胪胀（胪：《说文》："空也。"），甚则胕肿。五之气，惨令已行，寒露下，霜乃早降，草木黄落，寒气及体，君子周密，民病皮腠。终之气，寒大举，湿大化，霜乃积，阴乃凝，水坚冰，阳光不治。感于寒，则病人关节禁固，腰脽痛，寒湿推于气交而为疾也。

必折其郁气，而取化源，益其岁气，无使邪胜，食岁谷以全其真，食间谷以保其精。故岁宜以苦燥之温之，甚者发之泄之。不发不泄，则湿气外溢，肉溃皮拆而水血交流。必赞其阳火，令御甚寒，从气异同，少多其判也，同寒者以热化，同湿者以燥化，异者少之，同者多之，用凉远凉，用寒远寒，用温远温，用热远热，食宜同法。假者反之，此其道也。反是者病也。"

《素问·至真要大论》："太阴司天，客胜，则首面胕肿，呼吸气喘；主胜，则胸腹满，食已而瞀。"《素问·至真要大论》："太阳在泉，寒复内余，则腰尻痛，屈伸不利，股胫足膝中痛。"《素问·六元正纪大论》："热寒胜复同。其运凉热寒。"《素问·五常政大论》："太阴司天，湿气下临，肾气上从，黑起水变，（火乃

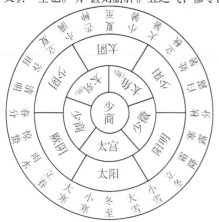

图 26　乙丑、乙未年太阴司天、太阳在泉运气图

眚）埃冒云雨，胸中不利，阴痿，气大衰而不起不用，当其时，反腰脽痛，动转不便也。厥逆，地乃藏阴。"《素问·五常政大论》："大寒且至，蛰虫早附（伏），心下否痛，地裂水坚，少腹痛，时害于食。乘金，则止水（井泉也）增，味乃咸，行水（河渠流注者也）减也。"

同正宫。《素问·五常政大论》："委和之纪，……太宫与正宫同。"《素问·六元正纪大论》："清热胜复同。其运风清热。"

己丑太乙天符，己未太乙天符。同正宫。《素问·五常政大论》："卑监之纪，……上宫与正宫同。"《素问·六元正纪大论》："风清胜复同……其运雨风清。"

辛丑同岁会，辛未同岁会。同正宫。《素问·五常政大论》："涸流之纪，……上宫与正宫同。"《素问·六元正纪大论》："雨风胜复同，……其运寒雨风。"

《素问·六元正纪大论》："寒雨胜复同，……其运热寒雨"。

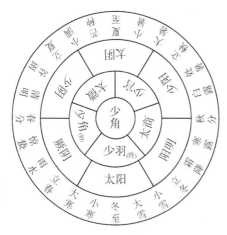

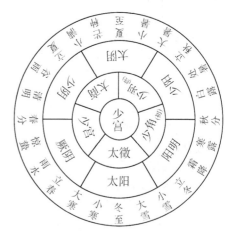

图 27　丁丑、丁未年太阴司天、太阳在泉运气图　　图 28　己丑、己未年太阴司天、太阳在泉运气图

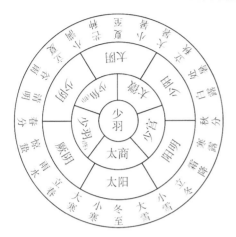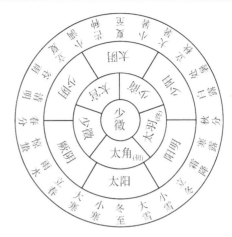

图 29　辛丑、辛未年太阴司天、太阳在泉运气图　　图 30　癸丑、癸未年太阴司天、太阳在泉运气图

【附录二】

刘河间《素问玄机原病式》："俗云风者，言末而忘其本也。所以中风瘫痪者，非谓肝木之风实甚，而卒中之也。亦非外中于风尔。由于将息失宜，而心火暴甚，肾水虚衰，不能制之，则阴虚阳实，而热气怫郁，心神昏冒，筋骨不用，而卒倒无所知也。多因喜怒思悲恐之五志有所过极而卒中者，由五志过极皆为热甚故也。""至微者，但眩瞑而已。"

《医学纲目》云："凡人初觉食指、次指麻木不仁，或不用者，不过三年内必中风，宜先服愈风汤、天麻丸各一两料。忽而不治，风始乘焉。"刘河间云："中风者，俱有先兆之证。凡人如觉大拇指及次指麻木不仁，或手足不用，或肌肉蠕动者，三年内必有大风之至。"楼英用天麻预防中风与今日对天麻有脑保健作用之认识相符。沈括《梦溪笔谈》云："除五芝之外，赤箭为第一，此神仙补理，养生上药。"先有卓识。罗天益《卫生宝鉴·中风篇》："凡人初觉大指、次指麻木不仁，或不用者，三年内必有大风之疾。"《东垣十书》："中风为百病之长，乃气血闭而不行，此最重痰，……中风从内出。"

《丹溪心法》："中风大率主血虚有痰，治痰为先。""次养血行血，或属虚挟火与湿，又须分气虚血虚。……肥白人多湿，……瘦人阴虚火热，……按《内经》已下，皆谓外中风邪……惟刘守真作将息失宜，水不能制火，极是。"《儒门事亲》引《脉决》云："热则生风。"又云："'俗工知窍而不知经'，'知经而不知气。'"《医经溯洄集》："以余观之，昔人、三子（河间、东垣、彦修）之论皆不可偏废。但三子以相类中风之病视为中风而立论，故使后人狐疑而不决。殊不知因于风者真中风也，因于火，因于气，因于湿者，类中风而非中风也。三子所论者，自是因火，因气，因湿而为暴病，暴死之证，与风何相干哉。"《医学正传》："于是积年历试四方之病此者若干人，尽因风湿痰火挟虚而作，何尝见其有真中、类中二者之分哉。"《丹溪心法》："半身不遂，大率多痰"，又云："眩晕者，中风之转也。""在左属死血瘀血；在右属痰有热并气虚。"补阳还五汤即此理。

明代王纶《明医杂著》："所以古人论中风偏枯、麻木、酸痛不举诸证，以血虚、死血、痰饮为言，是论其致病之根源。至其得病，则必有所感触，或因风、或因寒、或因湿、或因酒、或因七情、或劳力劳心、房劳汗出，因感风寒湿气，遂成此病。此血病、痰病为本，而外邪为标。"薛己注之曰："临川陈先生云：'医风先医血，血行风自灭。'"按：此语见宋代陈自明《妇人大全良方》。薛氏曾为之校注，更名《校注妇人良方》。明代陈文治《诸证提纲》："凡卒然仆倒（《内经》称"仆击"）、口眼㖞斜、半身不遂（《内经》称"偏枯"）、舌强不言、唇吻不收（加"四肢不收"，《内经》称"风痱"）、手足不仁（《内经》称"风痹"），此皆中风之异名，而所中之邪，则有浅深之殊焉。"

"凡左侧大脑病变，多导致语言不利，舌多向右侧偏歪，症情越重，偏歪越甚。一般可根据舌尖偏斜的方向，预测患者哪一侧上下肢将发生瘫痪或不遂。……观察时还应特别留心舌体是肿、瘦、软、硬、歪、颤、伸、缩等形态表现。舌强硬，常为脑血管病变典型症状。杂病舌强，常为中风先兆。"（望舌可以预测中风病变. 中医报.1988.1.7. 第 2 版）

第三十九章　灵枢·九针十二原

　　九针是古代所用的九种不同形状的针具；十二原是脏腑真气输注之处，也是治疗脏腑疾患的十二个要穴。本篇详细讨论了九针的名称、形制及用途和十二原穴的穴位及治病原理，故名《九针十二原》。

　　篇中首先论述了上工守神、守机之得，粗工守形、守关之失和迎随补泻等有关针刺的基本理论；其次论述了针刺的补泻手法与"持针之道"；再次详述了九针的形、名、体、用，以及五输穴的意义和十二原穴的名称及其所属的经脉；最后指出了施针宜忌及针害等注意事项。本篇为有关针刺理论的纲领性文献，故有《针经》之称。

　　本篇充分结合了《灵枢·小针解》一同讲授，此外尚汇集了《灵枢·官针》《灵枢·终始》《灵枢·邪客》《灵枢·官能》《灵枢·刺节真邪》《灵枢·九针论》《素问·宝命全形论》《素问·离合真邪论》《素问·针解》《素问·调经论》以及《难经》等的部分经文共同参照讲授，掌握本篇后对其余各篇的要领自能领会。

第一节　守神、守机为针道的要领；迎之、随之为针治的要则

原文

　　黄帝问于岐伯曰：余子[1]万民，养百姓[2]而收其租税。余哀其不给而属有疾病[3]。余欲勿使被毒药[4]，无用砭石，欲以微针[5]通其经脉，调其血气，营其逆顺，出入之会[6]。令可传于后世，必明为之法，令终而不灭，久而不绝，易用难忘，为之经纪[7]，异其章[8]，别其表里[9]，为之终始[10]。令各有形[11]，先立针经。愿闻其情。

　　岐伯答曰：臣请推而次之[12]，令有纲纪，始于一，终于九焉。请言其道！小针之要，易陈而难入[13]。粗守形，上守神[14]。神乎神，客在门[15]。未睹其疾，恶知其原[16]？刺之微，在速迟[17]。粗守关，上守机[18]，机之动，不离其空。空中之机，清静而微[19]。其来不可逢，其往不可追[20]。知机之道者，不可挂以发，不知机道，扣之不发[21]。知其往来，要与之期[22]。粗之闇乎，妙哉，工独有之[23]。往者为逆，来者为顺[24]，明知逆顺，正行无问[25]。逆而夺之，恶得无虚？追而济之，恶得无实[26]？迎之随之，以意和之[27]，针道毕矣。

校注

[1] 子：杨注："子者，圣人爱百姓犹赤子也。"《战国策》："制海内，子元元，臣诸侯。"高诱注："子，爱也。"

[2] 百姓：古代对贵族的总称。《诗经》："群黎百姓。"郑笺："百姓，百官族官有世功，受姓氏也。"《国语》："百姓兆民。"韦昭注："百姓，百官也。"

[3] 哀其不给而属有疾病：哀，《说文》："闵也。"《诗经》："妇人能闵其君子。"孔颖达疏："闵者，情所忧念。"给，丰足之义，《太素》作"终"，古义通。属，接连之义，连续也。言怜其衣食不足，而屡有疾病也。

[4] 被毒药：被，加也、受也，引申为表被动之词，被用毒药之义。毒药，指"攻邪（病）"之药。《神农本草经》曰："下药，……为佐使，主治病以应地，多毒，不可久服，欲除寒热邪气，破积聚，愈疾者，本下经。"故《素问·脏气法时论》说："毒药攻邪。"

[5] 微针：《灵枢识》："微针，小针。盖谓九针中之毫针。"

[6] 营其逆顺，出入之会：《诗经》："召伯营之。"郑笺："营，治也。"营，经营谋求、研求之义。其，指上文之经脉、血气。会，会合。言在用微针治病的基础上，更谋求明确经脉血气循行的逆顺及出入交接的会合之处（俞穴）。《灵枢·官能》："用针之理，必知形气之所在，左右上下，阴阳表里，血气多少，行之逆顺，出入之合。"形气即经气，以下数语，皆言经气之事。

[7] 经纪：即纲纪之意。指条理清楚的理论体系。

[8] 异其章：《太素》作"异其篇章"。异，分也。谓："分别条理，以成篇章之义。"杨注："可为微针篇目章句也。"

[9] 别其表里：谓分别层次之义。杨注："取其府输为表，藏输为里。"

[10] 为之终始：使之自成系统之义。古数术始于一，终于九。故杨注："微针之数，始之于一，终之于九也。"《灵枢·九针论》："九针者，天地之大数也，始于一而终于九。"为杨注所本。终始，古代自然哲学术语，指"一"和"九"言，乃宇宙之大数。现代物理学也在研究"大数"，如狄拉克提出的1039就是个大数。所谓大数，即宏观世界与微观世界相互联系的一个无量纲数。《管子》："一者，本也；终者，九也。"《老子·三十九章》："昔之得一者。"晋代王弼注："一，数之始而物之极也。"此与《灵枢·终始》之终始指经脉言者不同。

[11] 令各有形：《内经释义》曰："谓所用之九针，应各规定出其具体形状。"

[12] 推而次之：推，《说文》："排也。"次，按次序编列。即按顺序推次排比之义。

[13] 易陈而难入：言陈述理论虽易，而真正钻进去，领受其精髓则难。

[14] 粗守形，上守神：形，指形体。言粗工只知拘守于病人形体之某些穴位以机械用针（头痛医头，脚痛医脚）。穴位即后文"所言节者，神气之所游行出入也"。神，指真气，如《灵枢·小针解》："神者，正气也。"《灵枢·官能》："用针之要，无忘其神。"上工以病人的真气（察色按脉，包括血气）变化为依据，从内在联系上来决诊病情，进行治疗。故《素问·宝命全形论》说："凡刺之真，必先治神，五脏已定，九候已备，后乃存针。"

[15] 神乎神，客在门：《灵枢经校释》本《灵枢识》，皆以"神乎"为读，非是。此句与上句连读，乃是韵文，皆为三字句，故不当于"乎"字读。《素问·八正神明论》："请言神，神乎神，耳不闻"，是其例证。

神乎神：前一"神"字为实词活用例。古神、审、慎、信，音义并通。《尔雅·释诂》："神，慎也。"《吕氏春秋·音律》："审民所终。"高诱注："审，慎也。"故神、审并谓详明谛察之意。"神（玄妙）乎神（神气）（上工之所守）"，指真气的虚实变化不易掌握，须熟知经络之终始，血气之多少、阴阳之俞会等。"守神"为掌握藏象、经络、气机的变化。《素问·八正神明论》："血气者，人之神（正气也），不可不谨养。"

客在门：指邪气所在之气穴处。《素问·五脏生成》："人有大谷十二分，小溪三百五十四名，少十二俞，此皆卫气之所留止，邪气之所客也。"气穴为真气输注之处，真气虚则邪气入。此二句乃言神虽不易掌握，而邪气之所在（真邪相搏处）却可诊知。《灵枢·官能》："得邪所在，万刺不殆。""是故工之用针也，知气之所在，而守其门户。"《素问·八正神明论》："知其所在者，知诊三部九候之病脉处而治之，故曰守其门户焉。"邪在何处之俞穴门户，即现该经之证候，故较神之不易知者，为易知也。

[16] 未睹其疾，恶知其原：恶，平声，焉也，安也，即怎么。言尚未诊察其疾病之在于何经及其虚实寒热，又怎能知其病原为何种病因（内外因）所导致的呢？

[17] 刺之微，在速迟：《灵枢·小针解》："刺之微，在数迟者，徐疾之意也。"徐疾为针刺补泻之主要手法，所以说针刺的精妙处，关键在于操作手法（提插和捻转）的速和迟。《标幽赋》："原夫补泻之法，非呼吸而在手指。"《千金方》："凡用针之法，以补泻为先。"

[18] 粗守关，上守机：关，指四肢关节处的俞穴，即后文之"四关"。机，指俞穴中的气机。《说文》："主发，谓之机。"即弩牙，犹今之扳机也。"关"为弩机弓背与箭交接处。"关"主箭之发射，"机"主主之发动。机关主控制箭之发射，然其关键在于弩牙。《灵枢·小针解》："粗守关者，守四肢而不知血气正邪之往来也。上守机者，知守气也。"言粗工只知戍守俞穴，而不知掌握其俞穴中气机之虚实往来。"守机"指通过指觉以感知针下气机之虚实往来，以及时行补泻和补泻气调后及时出针而言。如不知针下候气，不别邪气至或谷气至，则补泻不能中机，徒针无益，甚或有害。

[19] 空中之机，清静而微：《灵枢·小针解》："空中之机，清静以微者，针以得气，密意守气勿失也。"言针下候气乃微妙之事，须久经实践并全神贯注，"慎守勿失"（《素问·针解》），始能体会针下气机之变化也。如已补而实，已泻而虚，当及时出针是也。

[20] 其来不可逢，其往不可追：此二句为继续阐述"空中之机，清静而微"之理，言经气太虚静，其来不易感知，既来而不知，则经气既过去，气已往，则不能再追之使回。所以必须"慎守勿失"。本段乃阐述"上守机"之文（至"妙哉之独有之"），以下始为论补泻之文。来者为实，何以不可逢？去者为虚，何以不可追？是知逢与追非言补泻也。《尔雅·释诂》："逢，见也。"《素问·天元纪大论》："其来可见，其往可追。"《素问·天元纪大论》："鬼臾区曰：至数之机，迫迮以微，其来可见，其往可追。敬之者昌，慢之者亡。无道行私，必得夭殃。"与本篇之"其来不可逢，其往不可追"，义虽反而其句式则相类也。

《灵枢·小针解》："其来不可逢者，气盛不可补也；其往不可追者，气虚不可泻也。"与本篇"往者（气去）为逆，来者（气至）为顺"及"逆而夺之"为泻，"追而济之"为补皆不合。盖经文乃言经气之虚静不易候知，非言补泻也。《素问·离合真邪论》："真气者，经气也。经气太虚，故曰其来不可逢，此之谓也。故曰候邪不审，大气已过，泻之则真气脱，脱则不复，……故曰其往不可追，此之谓也。"此之"逢""追"，皆指候气行补泻言，与《灵枢·小针解》有异。《灵枢·小针解》《素问·离合真邪论》《素问·针解》皆《灵枢·九针十二原》以后医家之作也。

今人有解"其来不可逢者，气盛不可补也"，逢即迎，来者为实，何以不可迎耶？谓邪气正盛时，不可迎其势而用补法，殊不合经旨。逢迎其势而用补，与"迎而夺之"为"泻"之定义矛盾。又解"其往不可追者，气虚不可泻也"，谓邪气已往，不可用泻法去追逐邪气，亦与"随而济之"为"补"之定义矛盾。况泻邪本应迎头夺泄之，岂有用泻法去随后追逐邪气之理？只有补法可随经气之虚而留针致气使该经之气渐足以随后济助之。

[21] 知机之道者，不可挂以发，不知机道（者），叩之不发：机，弩之扳机。孔安国注："机弩，牙也。"故称机关或消息。叩，《灵枢·小针解》《素问·离合真邪论》并作"扣"，扣，虽有套住扳机，不使发射之意。但亦同叩，叩击。《晋书·张华传》："扣之则鸣矣。"这几句仍是继续进一步阐述"空中之机，清静以微"之理。意谓"经气已至"，稍纵即逝，当及时行补泻出针，《素问·宝命全形论》所谓"至其当发，间不容瞚"是也。犹如"知机道者（机关道理）"，不可在扳机上挂以须发，挂以须发亦能引动扳机，一触即发，把箭发射出去。《素问·离合真邪论》所谓"知其可取如发机"是也。一解：不可挂碍以须发，影响发机。

《素问·宝命全形论》："伏如横弩，起如发机。"横弩，乃不发射时之状态。至如"叩之不发"，乃是虽欲发射（欲行补泻），但由于未能掌握其机关，故虽胡乱叩打弩身，其"关"亦不能发动，以其"不知机道"也。若是，则上文之"不可挂以发"，则是比喻发机之易、之速，亦可引动扳机，而一触即发，以其"知机之道"也。所谓《素问·离合真邪论》："不可挂以发者，待邪之至时而发针，泻矣。""知其可取如发机"是也。不速发针，则"气亦失也"。

这是用来比喻明于针下候气的，就如"知机之道者"，至其当发；"挂以发"即能"发机"，故经云："妙哉，工独有之。"昧于针下候气的（时机已过，尚在胡乱叩打），就如"不知机道"的，虽欲发射，但不能掌握机关，而只胡乱叩打机弩，其关仍不能及时发动，故经云："粗之闇乎。"《灵枢·小针解》所谓："叩之不发者，言不知补泻之意也，血气已尽，而气不下也。"（它篇作"扣"，与"叩"通。然当以"叩"为准。何则？以"扣"为"套住"之义，套住扳机，是不欲发射也。不欲发射，谈何机道？不欲发射，则不言"不知机道"矣。即《素问·宝命全形论》之"伏如横弩"是也。而"叩之不发"是言其欲发射，而发射不出也，乃因不知机道，即不知气至与否，故虽欲发射，但以不知机关，纵使胡乱叩打弩身，即盲目地行针，亦不能发动其"关"也。

　　按：弩，由弩弓、弩机构成。弩于春秋末期即已出现。而《灵枢·九针十二原》竟以之比喻针刺之理，则其时必为弩已普遍应用之时，人人皆知其理始能用作比喻。故其篇当成于战国也。其余如《灵枢·小针解》《素问·针解》《素问·离合真邪论》等解释针经之文，则更当在后，当成于秦汉之时也。

　　杨宽《战国史》："弩可能在春秋后期，最先出现于楚国。《吴越春秋》记载陈音对越王勾践说'弩生于弓'，弩是由弓进一步发展而成的，又说是楚国琴氏所创造。""孙武的《孙子兵法》（春秋末期）谈到当时的兵器，就有'甲胄、矢弩'（作战篇）；又讲到：善于指挥作战的，所造成的'势'是'险'的，所发出的'节'（节奏）是（所谓"扣椎"）'短'的，'势如扩弩，节如发机'（势篇）。"

　　"不知机道者"，喻不知针下候气者，即或欲发，但因未能掌握机关，而只胡乱叩打（振动），亦不能及时发出，以喻其不知气至之时。"粗之闇乎"，言不知补泻之意也，血气已尽而气不下。气已至而不知，未能及时行补泻以出针，致坐失时机，不仅邪气不下，而且徒然消耗了真气。《素问·离合真邪论》："不知其取如扣（叩）椎。"椎，即扳机。《灵枢·小针解》："不可挂以发者，言气易失也；扣之不发者，言不知补泻之意也，血气已尽而气不下也。"同是发射，知机道者挂以发亦能发出，知关键处尔；不知机道者，纵然叩打振动机弩，亦不能发射，不知关键。针刺之关键在于知"空中之机"，候气。

　　[22] 知其往来，要与之期：言知经气之往来的，亦即知经气之虚实的，总要与气之虚实相应（一致）地施行补泻。《说文》："期，会也。"时限也，限定的时间。于限定的时间相会，即日期。要与之期为有目的之期，不期而遇为无目的，即行补泻须与气至相期会。故《灵枢·小针解》云："知其往来者，知气之逆顺盛虚也，要与之期者，知气之可取之时也。"

　　[23] 粗之闇乎，妙哉，工独有之：闇，同"暗"。言粗工昧于候气。工，《甲乙经》作"上"，义同。前言"上守神""上守机"，则此当言"上独有之"为是。《太素》"上"皆作"工"。然于《九针要解》则作"妙哉上独有之者"。《甲乙经》作"上"。

　　粗之闇乎，指闇于机道，亦即闇于候气；妙者，上独有之，指独有候气之明，知机之妙！"粗之闇者，冥冥不知气之微密。妙哉，上独有之者，尽知针意。"如在暗中摸索；唯独上工明于候气，才能"尽知针意"，而"知气之可取之时也"（《灵枢·小针解》）。

　　[24] 往者为逆，来者为顺：《灵枢·小针解》："往者为逆者，言气之虚而小，小者逆也；来者为顺者，言形气之平，平者顺也。"往者，指针下无气，如同气之已去，实即为经气虚，精气虚也。来者，指下针即得气，如同气之方至（《灵枢·终始》："邪气来也紧而疾。"），实即为经气实，盖因邪气实所致也。此皆指下针后之指觉言也。《灵枢·寒热病》："刺虚者，刺其去也，刺实者，刺其来也。"《灵枢·卫气行》："刺实者，刺其来也，刺虚者，刺其去也。"即指此经气之往来、虚实而言。《难经·七十九难》："所谓实之与虚者，牢濡之意也。气来实牢者为得（顺），濡虚者为失（逆）。"指下牢紧沉涩，或松软虚滑。

　　逆顺：《灵枢·邪气脏腑病形》："刺涩者，必中其脉，随其逆顺而久留之。"所谓"随其逆顺"，即随阴阳经气往来虚实之逆顺也。随其"往者为逆"而"久留之"，即"随而济之"也。此亦可证明"随而济之"之意，绝非顺其经脉循行方向而进针之谓也。《素问·调经论》："补虚奈何？……近气不失，远气乃来，是谓追之。"

　　[25] 明知逆顺，正行无问：正，应该也。该怎么做就怎么做，不必犹豫。"明知逆顺，正行无问者，言知所取之处也。"当补当泻可径行之也。明于候气，通晓针下之气的虚实逆顺，就可以毫无疑问地直行补泻之法，当补当泻可径行之，即"正直行之"。

　　[26] 逆而夺之，恶得无虚；追而济之，恶得无实：夺，失之甚也；追，追加、追补，即随其后而助之。"逆、追"亦称"迎、随"。迎，《说文》："逢也。""遇也。"《方言》："自关而东曰逆，自关而西曰迎。"逆，《说文》："迎也。关东曰逆，关西曰迎。"追，《说文》："逐也"，跟在后面赶上。《方言》："随也。"又"及也。"

《尚书·五子之歌》："虽悔可追。"凡自后及之曰追。经气已往，随后追及而济助之，使经气通贯、匀实也。言迎其气来之实而迎头夺泄之，焉能不虚；随其气去之虚而随后济助（追补）之，焉能不实。《难经·七十九难》："经言迎而夺之，安得无虚？随而济之，安得无实？"

迎、随是针对下针后针下感知的经气的虚或邪气的实而采取夺或济的补泻治法，所以《灵枢·小针解》说："迎而夺之者，泻也；追而济之者，补也。"《灵枢·邪客》："因冲而泻，因衰而补，如是者邪气得去，真气坚固。"即迎随也。《灵枢·终始》亦云："故泻者迎之，补者随之。"明代汪机《针灸问对》云："言邪之将发也，先迎而亟夺之，无令邪布，故曰'卒然逢之，早遏其路。'……此皆迎而夺之，不使其传经而走络也。……譬如贼将临境，则先夺其便道，断其来路，则贼失其所利，恶得不虚？"又说："言邪之已过也，随后以济助之，……谓但通经脉，使其和利，抑按虚络，令其气致，……譬如人弱难步，则随助之以力，济之以舟，则彼得有所资，恶得不实。"所以迎之随之为补泻之别称。

《灵枢·卫气行》"刺实者，刺其来也；刺虚者，刺其去也。"《类经》"刺实者，刺其来，谓迎其气至而夺之；刺虚者，刺其去，谓随其气去而补之也。"《素问·阴阳应象大论》："故善用针者，从阴引阳，从阳引阴。"此即导引"远气乃来"也。甚虚者不需用针法诱导，而只"静以徐往，微以久留"，待"远气乃来"而急出针即可。《素问·离合真邪论》所谓"如待所贵，不知日暮"是也。《标幽赋》："轻滑慢而未来，沉涩紧而已至。""气之至也，如鱼吞钩饵之沉浮；气未至也，如闲处幽堂之深邃。"

按：迎随补泻，自《难经·七十二难》提出："然所谓迎随者，知荣卫之流行，经脉之往来也。随其逆顺而取之，故曰迎随"以来，"往者为逆，来者为顺"，张世贤《图注八十一难经》注云："凡欲泻者，用针芒向其经脉所来之处，迎其气之方来未盛，乃逆针以夺其气，是谓之迎；凡欲补者，用针芒向其经脉所去之路，随其气之方去未虚，乃顺针以济其气，是谓之随。"后世之说盖本于此。后世《针灸学》讲义即认为迎是"针尖迎着经脉循行方向，逆经而刺"，随是"针尖随着经脉循行方向，顺经而刺"，这是值得商榷的。本篇后文说："持针之道，坚者为宝，正指直刺，无针左右。"《标幽赋》亦云："取五穴用一穴而必端，取三经用一经而可正。"若如张世贤所云，则取穴、进针岂非失去意义了吗？所以迎随非指进针言，乃指针下候气之虚实而采取的治法言，所谓"上守机"是也。若如张世贤所云，则"刺之微"就不"在速迟"而在针芒的方向了，岂非荒唐之至！

[27] 迎之随之，以意和之：用泻法还是用补法，主要靠医生的意识（"明知逆顺"）去判断针下的虚实（针刺前后对比）以行补泻，使阴阳之气复归于平调。《素问·宝命全形论》："深浅在志，远近若一。"远近指气来之迟速，近者浅刺而疾发针，远者深刺而久留之，皆在于志意以决定之。

阐幽发微

黄帝说：我疼爱万民，抚养百姓，而征收其租税。因此我怜悯他们衣食不足而又屡有疾病。我想在给他们治病时，不使攻邪的毒药以致"瞑眩"；也不用刺血的办法，以免得他们大受治疗的痛苦，而想只用微小的毫针，疏通其经脉，调和其血气，就能治好他们的病；并且谋求明了经脉之气的循行逆顺、阴阳出入的交接会合等机理，为了使这些理论能够流传于后世，必须明确地给它制定出法度（规范、法理）来，使之永远流传下去而不致泯灭，长久而不致绝传，使之易用而难忘，要给它制定出纲领性的理论来，给它列出篇章和表里层次，要按照天地之大数（《灵枢·九针论》），由一到九，为它系统地制造出针具来，使之各有具体的形制。这就需要首先建立起一部《针经》来。《素问·八正神明论》："法往古者，先知《针经》也。"我想要知道关于这方面的一些具体内容。

岐伯回答说：请允许我挨排依次来陈述吧。要使它有个纲纪，就须按"天地之大数"始于一而终于九为之制作九针，"各以任其所宜"。请允许我先说说针刺的理论。运用毫针治病的要领是易于陈述而难于领会掌握的。

第一，粗工用针只知株守病人形体的某些穴位用针，而不知真气的虚实变化；上工则着重于掌握病人真气的虚实变化。真气的虚实变化虽然很微细神妙，不易掌握；但邪气所在的俞穴门户，也就是真气与之相搏处，却是可以通过三部九候来察知的。所以针刺之先，必须先行察色按脉，知其病在何经及其寒热虚实，然后才能补虚泻实，否则是不能知晓病原（因）的，因而也是不可能施行正确治疗的。《素问·八正神明论》："三部九候为之原，九针之论不必存也。"

第二，针刺的精微关键在于进针、行针和出针、手法的快慢（轻重），这是针刺治病行补泻的主要手法。所以是"刺之微"，即针刺的精妙所在。

第三，粗工用针只知株守四肢的几个俞穴，而上工则着重于掌握俞穴中经气的虚实往来才能恰当的据以施行"速迟"的补泻手法。

第四，气机的虚实变动，主要离不开从俞穴中的经气感应来体会，而俞穴中气机的感应是虚静而精微的，经气之来既不易感知，而经气之去又不可追回，所以必须全神贯注，"慎守勿失"（《素问·宝命全形论》），以便能及时行补泻。

第五，通晓机关（"消息"）的道理的，即使是在扳机上挂上一根须发，也能引动扳机一触即发，把箭（子弹）及时发射出去（一说为不容有"挂以发"的差失）比喻上工明于候气，当气至之时，能及时行补泻以出针。而不懂机关的道理的，即使是胡乱叩打弩身也不能及时把箭发射出去，仍在盲目地施行手法，以喻粗工昧于候气，气虽已至，尚且不知，以致坐失时机，未能及时行补泻和补泻中机及时出针，这样不仅邪气不下，反而突然消耗了真气。

第六，知晓经气之往来虚实的，总要与气之虚实相应地根据气至之时施行补泻之法，这是针刺能否收效的关键（要领）。《灵枢·小针解》："要与之期者，知气之可取之时也。"

这些都是粗工之所阘（不知），上工之所独有的（特长）。"气之至也，如鱼吞钩饵之沉浮——有吸引力的和缓沉重感；气未至也，如闲处幽堂之深邃——虚松弛懈。"《标幽赋》："轻浮滑慢而未来，沉涩紧而已至，既至也，量寒热而留疾，未至也，据虚实而候气。"

第七，下针后针下感觉无气，如同气之已去，则为虚为逆（不能行针，须"静以久留"）；下针后即得气，如同气之方来，则为实为顺，可及时行补泻。针下候气，有邪正之分。《灵枢·终始》曰："邪气来也紧而疾；谷气来也徐而和。"又曰"已补而实，已泻而虚。故以知谷气至也。"下针即得气之实证，多为邪气至。待至行补泻后之气至，为谷气至，谷气至即当出针，不可再行补泻也。所谓至其当发，间不容瞚，即指谷气至而言也。明确知道经气的虚实逆顺的，就可以按照补虚泻实之理，直行补泻（当补则补，该泻则泻），而无任何疑问了。

第八，迎其邪气之方来，而行泻法以迎头夺泄之，焉能不虚；随其经气之已过，而行补法以随后济助之，焉能不实。

第九，是用泻法还是用补法，主要靠医工的意识去判断虚实，包括睹其疾、知其原及针下候气，明知逆顺，然后再行补泻，以使"阴阳之气"复归于平调（即调和阴阳）。

这些就是用针之道，亦即用针治病的理论原则。按：本节主要提出"守神""守机"为针道的最高要求。

1. 守神

即要求学者要掌握人体阴阳诸经循行的起止"终始"、十二经血气之多少及能诊知阴阳经气的虚实变化，然后才可以言针刺。如《灵枢·本输》说："凡刺之道，必通十二经络之所终始，络脉之所别处，五俞之所留，六腑之所与合，四时之所出入。"必明乎此，然后才能知其病在阴阳何经，当取何处之俞穴及其当补当泻。所以《灵枢·根结》说："发于春夏，阴气少，阳气多，阴阳不调，何补何泻？发于秋冬，阳气少，阴气多，阴气盛而阳气衰，……阴阳相移，何泻何补？……九针之玄，要在终始，故能知终始，一言而毕，不知终始，针道咸绝。"

《灵枢·邪客》："持针纵舍奈何？岐伯曰：必先明知十二经脉之本末，皮肤之寒热，脉之盛衰滑涩。"《素问·血气形志》："夫人之常数，太阳常多血少气，少阳常少血多气，阳明常多气多血，少阴常少血多气，厥阴常多血少气，太阴常多气少血。"《灵枢·官能》："用针之理，必知形气之所在，左右上下，阴阳表里，血气多少，行之逆顺，出入之合。"《灵枢·刺节真邪》："用针者，必先察其经络之虚实，切而循之。"

2. 守机

即要求学者，在明了阴阳虚实的基础上用针补泻之时，必须能掌握针下的感应，也就是《灵枢·小针解》所说的"知守气也"。这是用针的首要的、最基本的功夫。通过针而能感知针下气机的虚实即肌肉弹力的松紧程度，并进而能辨别正常的松紧与异常的松紧，这是能否做到候气并且于气至之时能否及时施行迎随之法以及于补泻气调之后能否及时出针之关键。所谓"刺之微，在速迟"，也必须在能"守机"的基础上才能实行。

第二节　针法的治则、补泻手法及"持针之道"

原文

凡用针者，虚则实之，满则泄之，宛陈则除之[1]，邪胜则虚之。《大要》[2]曰：徐而疾则实，疾而徐则虚[3]。言实与虚，若有若无[4]，察后与先，若亡若存[5]，为虚与实，若得若失[6]。

虚实之要，九针最妙，补泻之时，以针为之。泻曰：必持内之，放而出之，排阳得针，邪气得泄[7]。按而引针，是谓内温，血不得散，气不得出也[8]。补曰：随之，随之意，若妄之。若行若按，如蚊虻止[9]，如留如还，去如弦绝，令左属右，其气故止，外门已闭，中气乃实，必无留血，急取诛之[10]。

持针之道，坚者为宝，正指直刺，无针左右[11]。神在秋毫，属意病者[12]，审视血脉者，刺之无殆[13]。方刺之时，必在悬阳，及与两衡。神属勿去，知病存亡[14]。血脉者，在俞横居，视之独澄，切之独坚[15]。

校注

[1] 宛陈则除之：属治则范畴。《素问·针解》："宛陈则除之者，出恶血也。"王注："菀，积也。陈，久也。除，去也。言络脉之中，血积而久者，针刺而除去之也。"用刺血法，又名"解结"。

按："宛陈"之血，有结与不结之分，不结者病轻易治，已结者，痛重难愈。如《灵枢·阴阳二十五人》说："其宛陈血不结者，则而予之。"《灵枢·官能》："结络坚紧。"《灵枢·刺节真邪》："坚紧者，破而散之，气下乃止，此所谓以解结者也。""则而予之"，《甲乙经》作"即而取之"。言就其病情，给以恰当的治疗，仍当是刺出其恶血也。又云："其结络者，脉结血不行，决之乃行。"《灵枢·经脉》也说："故诸刺络脉者，必刺其上，甚血者，虽无结急取之，以泻其邪而出其血，留之发为痹也。"

《灵枢·周痹》："及大络之血结而不通。"《素问·三部九候论》："索其结络脉，刺出其血，以见通之。"《灵枢·阴阳二十五人》："切循其经络之凝涩，结而不通者，此于身皆为痛痹。"切循，即循经滑动之按压。《灵枢·刺节真邪》："一经上实下虚而不通者，此必有横络盛加于大经，令之不通，视而泻之，此所谓解结也。"

综上可见，瘀血与邪相结合，则局部之经气必不通，故须首先泻出其恶血，使邪气得出，经气得通，新血得来，局部之新陈代谢得以恢复，然后方能施行其他补泻之法。《灵枢·刺节真邪论》称此刺血之法为"解结"。《灵枢·官针》又称之为"络刺"，"络刺者，刺小络之血脉也。"

"宛陈则除之"为专指有血络者言，除此解结之治法外，尚有放血疗法，与此有异，不可不别。如《素问·刺疟》："足太阳之疟，令人腰痛头重，寒从背起，先寒后热，熇熇暍暍然，热止汗出，难已，刺郄中出血。"（郄中，《甲乙经》作"腘中"。王注《黄帝中诰图经》云："委中主之，则古法以委中为郄中也。"）此即放血疗法之一，为引气泻热，与解结去宛陈有异，故不必有血络始刺。此外如对喉痹、喉蛾（急性扁桃体炎）、暴发火眼（急性结膜炎）、急性扭伤、小儿急惊风、中风昏迷等，均可用放血疗法，如点刺少商、太阳、十宣。又如《素问·刺疟》："诸疟而脉不见，刺十指间出血，血去必已。"然放血法当注意："脉气盛而血虚者，刺之则脱气，脱气则仆"（《灵枢·血络论》）。仆为昏仆，即虚脱。

[2]《大要》：上古医经名。

[3] 徐而疾则实，疾而徐则虚：《内经》中有关解释"徐疾"法的经文，主要有四篇，即《灵枢·小针解》《素问·针解》《灵枢·官能》和《灵枢·邪客》。其中《灵枢·小针解》与《素问·针解》篇名都有"解"字，顾名思义，知道它们都是属于解释《针经》的篇章。现将这四篇有关经文引列于下：

《灵枢·小针解》："徐而疾则实者，言徐内而疾出也（"出"与"内"，包括针刺的全部过程）。疾而徐则虚者，言疾内而徐出也（进针时间短，出针的时间长）。"《素问·针解》："徐而疾则实者，徐出针而疾按之；疾而徐则虚者，疾出针而徐按之。"《灵枢·官能》："补泻所在，徐疾之意，所取之处。泻必用员（大捻转）（《素问·八正神明论》："员者，行也。"），切而转之，其气乃行，疾而徐出，邪气乃出，伸而迎之，摇大其穴，气（邪）出乃疾。补必用方（方正，即"端以正，安以静"），外引其皮，令当其门，左引其枢（俞），右推其肤，微旋而徐推之（徐入），必端以正（正指直刺），安以静，坚心无解，欲微以留，气下而疾出之（疾出），推其皮，盖其外门，真气乃存。"（方、员又见《素问·八正神明论》，但其补泻则恰与本篇反，当以本篇为正。）又曰："明于五输，徐疾所在。"《难经·七十八难》："得气，因推而内之是谓补，动而伸之是谓泻。"《灵枢·邪客》："先知虚实，而行疾徐，左手执骨，右手循之，无与肉果（《甲乙经》作"裹"是）。泻欲端以正（此与《灵枢·官能》反，不可从），补必闭肤，辅针导气，邪得淫泆，真气得居。"《灵枢·五乱》："徐入徐出，谓之导气。"《灵枢·刺节真邪》："凡刺寒邪日以温，徐往徐来致其神。"（正气也。）

以上四篇所载，《灵枢·小针解》与《素问·针解》以出入针之徐疾及出针后按闭针孔之徐疾为释，《素问·针解》未能道出《针经》之本义。《灵枢·小针解》亦过于简略，不易理解。足证《针经》理论传至汉代时，能真正理解掌握的就已不多，以致出现"仁者见仁，智者见智"的不同解释。四篇中唯《灵枢·官能》的记载较详，还能给我们以启示，使我们得以从中悟出"徐疾"的全部含义。

现解释如下：

疾而徐则虚：是先疾而后徐（提插亦进快而退慢——一次进针三次退针）。疾是指进针和进针后的操作手法疾急而重言（进针快地插到应刺的深度）。即《灵枢·官能》所谓的"切而转之"的急速进针，以及进针后，因其为实证，"邪气来也紧而疾"（《灵枢·终始》），针下迅速得气，针下"沉涩紧而已至"，即迎其气来之实而疾速提插（适宜治内）捻转（适宜治外），《灵枢·官能》的"伸而迎之，摇大其穴"，以及《素问·调经论》的"摇大其道，如利其路，是谓大泻"，就是对这一"提插幅度大，捻转角度大，二者的频率较慢"的操作手法的描写。

《灵枢·经脉》："盛则泻之，虚则补之，热则疾之，寒则留之，陷下则灸之，不盛不虚，以经取之。""疾之"指"如以手探汤，留之如人不欲行"，亦是"疾而徐""徐而疾"也。疾进后，徐捻转提插（幅度、频率大），徐缓出针；徐进后，疾捻转提插（幅度、频率小），疾出针。待到邪气已下（去、泻），针下"谷气来也徐而和"（松紧适度）的时候，是为"已泻而虚"，就当"谷气至而止"，即徐徐提插捻转而徐缓出针（候呼更好）。不用左手去"闭肤"，即不揉按针孔，以使泻法的后续感觉消失较慢。此即"逆而夺之"。《灵枢·终始》："谷气至，谷气至而止。所谓谷气至者，已补而实，已泻而虚，故以知谷气至也。"按针孔、不按针孔，后世称开合补泻。

《医学入门》："补泻提插法：凡补，针先浅入而后深入；泻，针先深入而后浅。凡提插，急提慢按如冰冷，泻也；慢提急按火烧身，补也。"《针灸大成》"急"字作"紧"。这种提插（亦名"提按"）补泻法与徐疾补泻法，"在进退针的速度上适得其反"（楼百层. 试论针刺补泻手法.《中国针刺手法选编》，1982 年，辽宁中医学院编印）。按：从进退的力量轻重来看，提插补泻与徐疾补泻又是相同的。烧山火，透天凉的进退力量的轻重亦然。故"大指向前"，进按的力量重为补；"大指向后"，退提的力量大为泻。应是轻刺激能使血管舒张，重刺激则使血管收缩。

（《捻转补泻手法在临床中的应用及其"量学"概念》，参见【附录一】）

徐而疾则实：是先徐而后疾，提插亦进慢而退快、重按轻提。徐指进针和进针后的操作手法徐缓而轻言，把针徐缓推进到预定的深度。即《灵枢·官能》所谓的"微旋而徐推之"的徐缓进针，以及进针后因其为虚证针下不易迅速得气，"轻滑慢（浮、虚、松懈）而未来"，"气未至也"，故"如闲处幽堂之深邃"，轻者须"徐往徐来致其神"，提插幅度小，捻转角度小，二者的频率较快，《灵枢·五乱》："徐入徐出，谓之导气。"重者则须"静以久留，以气至为故，如待所贵，不知日暮"（《素问·离合真邪论》），形容候气的专心一意，连天色已晚，都没有觉察。《灵枢·官能》所谓的"必端以正，安以静，坚心无解，欲微以留"。《灵枢·九针十二原》："静以徐往，微（操作手法微）以久留"是也，都是对长时间留针的描写，待到针下气至时，即疾急如箭离弦般迅速出针（《素问·调经论》："方实而疾出针。"），左手"推阖其门，令神气存"（《素问·离合真邪论》）。这就是《素问·调经论》所说的"近气不失，远气乃来，是谓追之（补之）"，即"追而济之。"《素问·调经论》："补虚奈何？岐伯曰：持针勿置，以定其意，候呼内针，气出针入。"

徐与疾两种操作法先后转换之关键在于补泻中机。"中机"，《灵枢·小针解》："言补泻气调而去之也。"即实证之"已泻而虚"者，必针下沉涩而紧之程度减弱，呈现肌肉固有弹性之正常紧张度；虚证之"已补而实"者，则必针下由空虚松滑而转呈充实和缓，具有一定适度之紧张度，这就是《灵枢·终始》所谓的"谷气来也徐而和"，这就是徐急转换的依据，也就是《灵枢·九针十二原》后文所说的"气至乃去之"的出针的时候。

"任守中将任作田老先生的徐疾补泻法概括为：'进针慢，少捻转，出针快为补法；进针快，多捻转，出针慢为泻法。'""张缙等更明确地指出：'徐内而疾出的要点在"徐内"（慢内）上，慢进针是求热的有效方法，当可属于热补；疾内而徐出的要点在"徐出"（慢出）上，慢出是求凉的有效方法，当可属于凉泻。'"（陈克彦、王雪苔.针刺徐疾补泻法的文献考察.《中国针灸》，1986，（6）：30）

[4] 言实与虚，若有若无："言实者有气，虚者无气也"（《灵枢·小针解》），气本无形，不可得见，不易察知，其有无当细心体察于针下。实者邪气实，虚者精气虚。即"空中之机，清静而微。"

[5] 察后与先，若亡若存：本篇作"若存若亡"，今从《灵枢·小针解》，为协韵也。另如《灵枢·邪气脏腑病形》《灵枢·官能》等篇亦皆作"若亡若存"。此言刺治前后之对比，未刺之先，邪气盛存，已刺之后，已泻而虚，邪气已去。故《灵枢·小针解》谓："若亡若存者，言（邪）气之虚实，补泻之先后也。"即气本无形，不可得见，不易察知，其针刺前后之虚实，只有通过针下感应的前后对比才能体察到。

[6] 为虚与实，若得若失：为，成为。此指针刺后之结果，已补而实，已泻而虚，实者若有所得，虚者若有所失。《灵枢·小针解》："言补者，佖然若有所得也；泻者悗（悦，失意貌）然若有失也。"

[7] 泻曰迎之，迎之意，必持而内之，放而出之，以出邪气，排阳得针，邪气得泄：《甲乙经》作"泻曰通之，迎之意，必持而内之。""故命曰泻"（《素问·离合真邪论》）下，王注引《针经》文与《甲乙经》同，故当据改。放，肆意恣纵，如放任。排阳得针，《太素》作"出针"。《灵枢·官能》："补泻所在，徐疾之意。所取之处，泻必用员，……伸而迎之。"《针灸大成》引经文作"泻曰迎之"。

泻法就叫作"迎之"，这是针刺的治法。迎之之法的含义就是坚持其针，"切而转之"疾速刺入，得气后，放手大幅度地疾速地提插捻转，"伸而迎之，摇大其穴"，以泻出其邪气，补泻中机后，"已泻而虚"，邪气已下，谷气来去徐而和，左手排开皮肤而徐缓出针，不需闭其外门，最好是候呼引针。

[8] 按而引针，是谓内温，血不得散，气不得出也：内温，温，通蕴，《汉书·义纵传》："治敢往，少温籍。"颜师古注："少温籍，言无所含荣也。"若泻法出针时，误用左手切按针穴而出针，这叫作"内蕴"，会使针下的血气蕴菀而不得消散，邪气也不得宣泄。为泻法出针之戒。

[9] 补曰随之，随之意，若妄之，若行若按，如蚊虻止；随之意，《针灸大成》作"随之之意"，似是。若是，则上文亦当作"泻曰迎之，迎之之意"，为是。若妄之"之"字衍，《针灸大成》即作"若忘"，无"之"字是。《甲乙经》《太素》亦作"忘"，《素问·离合真邪论》王注引文及《针灸大成》俱作"忘"，当从改。"若行若按，如蚊虻止，如留如还，去如绝弦，令左属右，其气故止，外门已闭，中气乃实"，即"疾而徐则虚"。

《素问·调经论》："补虚奈何？岐伯曰：持针勿置，以定其意，候呼内针，气出针入，针空四塞，精无从去，方实而疾出针（徐而疾则实），气入针出，热不得还，闭塞其门，邪气布散，精气乃得存。动气候时，《甲乙经》作'动无后时'，近气不失，远气乃来，是谓追之。"可见"追"乃指"方实而疾出针"，绝非指"针尖随着经脉循行方向，顺经而刺"之谓也。《灵枢·邪气脏腑病形》云："刺涩者，必中其脉，随其逆顺而久留之。"即随其经气之逆顺虚实——实即随其"往者为逆"而"久留之"也。此亦可证明《难经·七十二难》："随其逆顺而取之"之"逆顺"，非指"顺其经脉循行方向"之谓也。

补法就叫作"随之"，这是针刺的治法。随之之法的含义就是如后文所说的"静以徐往，微以久留"，留针之久，好像忘记了用针之事似的，"如待所贵，不知日暮"（《素问·离合真邪论》），但有时又像是行针，又像是不行针，让针仍像蚊虻似的叮在那里。待针下气至后，略一提插像要留针，又像要出针似的，遂疾速将针抽出，如同琴弦突然断了似的那样迅疾。"疾出"，止是"徐而疾"也。左手要紧连（跟着）右手的出针而切按针孔，经气乃留止于针处，即徐而疾则实，这样外门关闭后，中气就得到补给而充实了，最好候吸引针。

《灵枢·邪气脏腑病形》："是故刺急者，深内而久留之，……刺涩者，必中其脉，随其逆顺而久留之。"后文"毫针者，尖如蚊虻喙，静以徐往，微以久留。"《灵枢·官针》："微内针而久留之，以致其空脉气也。"《灵枢·官能》有"留而补之"。都说明了凡刺虚寒证，皆须用随之之法。《太素》作"若行若悔"，悔即不行，有止意，"按"亦有止意。故"若引若按"当解为似行针又不行针，实为候针下气至否。《灵枢·官能》："补泻所在，徐疾之意。"是知迎随即徐疾也。"致气"——"近气不失，远气乃来，是谓追之。"本篇后文有"主按脉勿陷，以致其气"。可有"不中而去则致气"。《灵枢·小针解》："有留针以致阳气。"《灵枢·阴阳二十五人》："凝涩者，致气以温之。"

以上既很好地说明了迎随就是补泻，又把徐疾看成是补泻的主要操作手法，补充进来结合在一起论述，进一步说明了迎随这一治法的具体做法，从而也可看出迎随绝不是什么针芒的朝向问题。后世因不作校勘，故不明真义。

[10] 必无留血，急取诛之：诛，"剪除"之义。此于补泻之外，又补一刺血法。《灵枢·脉度》："络之别者为孙，盛而血者，疾诛之。"证写为"留血"之络。言必须没有留血之络，如有留血之络，即须急速除掉它。《灵枢·始终》："必先调其左右，去其血脉，刺道毕矣。"这与补泻具有同等的重要性。刺血法的意义在于不论当补当泻，都必须于补泻之先将血络消除掉，以免其阻碍经气的畅通和妨碍针刺的感通作用。只有在"解结"后才能充分发挥补泻针法的作用。以上由"泻曰""补曰"至"急取诛之"，与前文"虚则实之，满则泄之，宛陈则除之，邪胜则虚之"四句治则相呼应，是这四句经文的具体阐述。

[11] 持针之道，坚者为宝，正指直刺，无针左右：持针的方法是要指力坚实，这是最首要的（宝），所以要先练指力，进针时要将针体端正地对准穴位，使针体垂直刺入，一般如此，不要偏左或偏右（尖与柄不垂直），否则，虽然进针之初针尖在皮表部是针在穴位上，而实则进针后，却斜向一侧，或左或右，而致失经失穴。于此也可看出，那种解释迎随为针尖向上或向下进针的说法是错误的，是违背了"持针之道"的。《素问·针解》："手如握虎者，欲其壮也"（《素问·宝命全形论》）。《灵枢·邪客》："持针之道，欲端毕正，安以静"（《灵枢·官能》）。

[12] 神在秋毫，属意病者：秋毫，《孟子·梁惠王》："明足以察秋毫之末。"精神要集中在病人身上，即或细如秋毫的微小反应，都应该能随时察觉。《素问·针解》所谓："神无营于众物者，静志观病人，无左右视也。"

[13] 审视血脉者，刺之无殆：《甲乙经》无"者"字。当无"者"字，因其为韵文。殆，通"怠"，即怠慢、迟延之义。言于持针、治神之处，还不要忘记通过切循诊法，仔细观察有关经络的皮部有无"血络"，如有血络即须及时刺血，不要怠慢迟延（即莫犹豫）。"血脉"即《灵枢·小针解》所说的"宛陈则除之者，去血脉也"的"血脉"。《内经》即重视刺络解结。

[14] 方刺之时,必在悬阳及与两衡,神属勿去,知病存亡:必,原作"必",《太素》亦作"必"。今从《甲乙经》作"心"。

悬阳:阳,通扬,眉目。《诗经》:"清扬婉兮。"毛注:"婉,好眉目也。"实指眼神目光而言。杨注:"悬阳,鼻也,悬于衡下也。鼻为明堂,五脏六腑气色,皆见明堂,及与眉上两衡之中。"按:悬阳当是指目,悬于两衡之下,有如太阳之光照,故曰悬阳。杨注以为"方刺之时,先观气色者也",亦可商。察气色乃诊断之时,必予为之,及至方刺之时,则已进行治疗,故在察色之后,当是"欲瞻病人目,刺其神,令气易行","神在秋毫,属意病者"及观病人于进针后之反应。《释名·释天》:"阳,扬也。气在外发扬也。"《南史·陈宗室传》:"目通精扬白。"与目扬同义,目胞张大也。《灵枢·论勇》又有"眦裂而目扬"句。《诗经》:"美目扬兮。"《正义》曰:"扬是眉。盖以眉毛扬起,故名眉为扬。"其注皆不确。目亦能扬,岂独眉邪。

衡,眼眉。两衡,《太素》《甲乙经》均作"衡","卫"乃因形近致讹。《汉书·王莽传》:"目于衡厉色。"孟康注:"眉上曰衡,目于衡,举眉扬目。"《灵枢·五变》及《灵枢·论勇》皆有"目深以固,长衡直扬"句。是衡为眉宇,扬为目光眼神也。(《类经》十七卷:"目坚固而视直扬者。"又四卷注:"直扬,视直而光露也。")言医者的精神应放在病人的眉目之间,以控制病人的注意力(神志),使全神贯注于接受针治,即《素问·针解》所说的"必正其神者,欲瞻病人目,制其神,令气易行也(易得气)。"医者的精神始终连属在病人的身上而不离去,才能察知针刺后病之已去或尚存。

[15] 血脉者,在腧横居,视之独澄,切之独坚:血脉即血络,其色紫赤(盛坚横以赤《灵枢·血络论》)或青黑,其脉盛起(怒张),菀血之脉络也。在腧横居,"支而横者为络",故血络多横亘于经穴之处。故视之独特地清楚,切之独特地坚实。当及时用锋针("刃三隅")点刺出其恶血。前文所谓"必无留血,急取诛之","审视血脉者,刺之无殆"是也。这四句补充说明了"血脉"的诊察法。(关于血络,参见【附录二】)

阐幽发微

一般用针治病的原则是:病气虚弱的就用补法(随之之法),使其壮实,病气盛满的就用泄法(迎之之法),或平补平泻,使其消减。泄,散泄、渗泄、发泄、涌泄。《素问·至真要大论》:"酸苦涌泄为阴",又"淡味渗泄为阳"。《素问·阴阳应象大论》:"其高者,因而越之;其下者,引而竭之;中满者,泻之于内;其有邪者,渍形以为汗;其在皮者,汗而发之。"此皆"满则泄之"之类也,如发汗、用针、利二便、涌吐。

《甲乙经》亦云:"凡用针者,虚则实之,满则泄之,宛陈则除之,邪胜则虚之。""其高者,因而越之;其下者,引而竭之;中满者,泻之于内;血实而决之;其实者,散而泻之。"邪胜则虚之,包括多种方法,以病势虚盛为准,虚实当参脉象之有力无力及大小滑涩等;还应参考下针后,针下之沉涩紧,或轻滑慢。

血络郁结的就用刺血法(解结法),除去其郁陈的血络,邪气盛大的就用泻法,使其消虚。《大要》上说:徐缓而轻的进针和行针,甚至静静地留针,气至后疾速出针的针法,就能补虚令实,急速而重的进针和行针,气至后徐缓出针的针法就能泻实令虚。所谓实和虚,是指邪气实和精气虚,这在针下的感应是很微细而不易察知的,像有实(或虚)又像没有,必须明于针下候气的才能察知它。针治之先邪气盛,针治之后,邪气除,这在针下的感应也是很微细而不易察知的,邪气盛是尚在或是已除,必须是明于针下候气的才能察知它。经过针治后,实的"已泻而虚",虚的"已补而实"(《灵枢·终始》),这在针下的感应也是很微细而不易察知的,成为实的好像是若有所得,成为虚的好像是若有所失,这也必须是明于针下候气的才能辨别它。

要补虚泻实,九针是各有所宜,各有其妙用的。治疗的时候,应选用不同的针具,施用不同的针法,才能收到预期的效果。《灵枢·官能》:"知官之针。"官,各当其任而无差错。

泻法叫作"迎之"，"迎之"的意思是迎其邪气之方来而夺泄之。其具体操作方法就是坚持其针，急速刺入，得气后，放手提插捻转，"伸而迎之，摇其大穴"，以泻出其邪气，补泻中机后，左手排开皮肤，右手缓缓出针，不推阖其门，则邪气得以散泄。不要切按针穴出针，这会使针下的血气蕴郁而不得消散，邪气不得宣泄。补法叫作"随之"，"随之"的意思是随其血气之已去而济助之。其具体操作方法就是"微以徐往（指进针），微以久留"，留针之久好像忘记了正在用针似的，有时又"徐入徐出"像是行针，又像是往下按针，然后还是让针像蚊虻叮人那样留在那里，待到气至后，略一捻转，像要留针又像要出针似的，突然将针迅速拔出，如同琴弦突然断了似的那样迅疾。左手要紧跟着，紧密配合右手的出针而切按针孔，闭其"外门"，使引来的经气留止于内，中气就得到了补给而充实起来。必须注意，不要有"留血"之络存在，如有"留血"之络，当急速铲除它。

持针的方法是：指力坚实是最为首要的，所以要先练指力，进针时要使针体端正地对准穴位，使针体垂直刺入。一般如此，个别特殊穴位例外，不可偏左或偏右，以免失穴失经。医生的精神要集中在病人身上，虽细如秋毫的微小反应，都应该能随时察觉。一定不要忘记先用切循诊法，诊察有关经络的皮部有无血络，如有血络就须及时刺血，不可犹豫，则无殆。当要针刺的时候，要专心注意病人的眼神和眉目间表情的变化，医生的精神要始终集中在病人身上而不离去，才能察知针刺后病气之已去或尚存。

有"宛陈"的血脉，横亘在有关经穴处，横亘而居，头尾清晰，"支而横者为络"，故血络多横居，因其盛起而色紫黑，所以看去是特别清楚的，按之是特殊坚实的，应当及时用锋针"刺出其血，以见通之"（《素问·三部九候论》）。

按：本节主要论述了针刺的四个主要治法，即"虚则实之，满则泻之，宛陈则除之，邪盛则虚之"和"持针之道"。其中对补泻的操作手法，尤其作了较详细的阐述。同时还反复强调了"宛陈则除之"治法的重要意义及其诊察与刺血的方法。最后指出了"持针之道"，一是要"手如握虎"，"坚者为宝"；二是要"正指直刺，无针左右"；三是要"必端以正，安以静"（《灵枢·官能》），包括留针及医者之态度。"神在秋毫，属意病者"，"神无营于众物"（《素问·宝命全形论》）。古人用针之严谨，于此可见。今之医生则不然，用针之时随意说笑，精神外务，根本未能"属意病者"，所以对病人之微细反应，针下气机之变化，皆不能细心体察，心领神会，因而针刺之效果，亦不免于事倍而功半！

第三节　九针的名称、形制及其用途

原文

九针之名，各不同形。一曰镵针，长一寸六分；二曰员针，长一寸六分；三曰鍉针，长三寸半；四曰锋针，长一寸六分；五曰铍针，长四寸，广二分半；六曰员利针，长一寸六分；七曰毫针，长三寸六分；八曰长针，长七寸；九曰大针，长四寸。镵针者，头大末锐，去泻阳气；员针者，针如卵形，揩摩分间，不得伤肌肉者，以泻分气；鍉针者，锋如黍粟之锐，主按脉勿陷，以致其气；锋针者，刃三隅以发痼疾；铍针者，末如剑锋，以取大脓；员利针者，大如氂，且员且锐，中身微大，以取暴气；毫针者，尖如蚊虻喙，静以徐往，微以久留之而养，以取痛痹；

长针者，锋利身薄，可以取远痹；大针者，尖如挺，其锋微员，以泻机关之水也。九针毕矣。

阐幽发微

"九针之名，各不同形"，言九针各有其名称和形制。

1. 一曰镵针

镵，音馋，古代的犁头。《说文》："镵，锐器也。"《太素》杨注："镵针头大末锐，主泻阳气，故皮肤痛无常处，阳气盛也。痛处肤当色赤。故白处痛移，不可取也。""长一寸六分"。"镵针者，头大末钝，去泻阳气"，当如犁头之形，不扁而圆，形似瓦工找垂直用的坠子，柄细头大，如桃形。不能深入于分肉，而只能浅刺皮肤阳络，以泻盛阳之气。

《素问·刺疟》："骱痠痛甚，按之不可，名曰胕髓病，以镵针，针绝骨出血，立已。"《灵枢·官针》："七曰毛刺，毛刺者，刺浮痹，皮肤也。"当用镵针。《灵枢·官针》："病在皮肤无常处者，取以镵针于病所，肤白勿取。"肤白为虚寒，故不取。此为泻体表之阳气，故当取皮肤赤处。《素问·针解》："故一针皮，二针肉，三针脉，四针筋，五针骨，六针调阴阳，七针益精，八针除风，九针通九窍，除三百六十五节气，此之谓各有所主也。"《灵枢·九针论》："一者天也，……五脏之应天者肺，……皮者肺之合也，人之阳也。故为之治针，必以大其头而锐其末，令无得深入而阳气出。""一曰镵针者，取法于巾针，去末寸半，卒锐之，长一寸六分，主热在头身也。"

今之梅花针是否由此针改变而来？

2. 二曰员针

"长一寸六分""员针者，针如卵形。揩摩分间，不得伤肌肉（《太素》杨注作"内不伤肌"），以泻分气。"当是上下笔直，而针尖钝圆如卵形，故名员针。用以在分肉间提插，无锐尖损伤肌肉之虞，以揩摩分肉间，以泻分肉间的邪气。

《灵枢·官针》："病在分肉间，取以员针于病所。"《灵枢·九针论》："二者地也，人之所以应土者，肉也。故为之治针，必笔其身而员其末，令无得伤肉分，伤则气得竭。"（"伤则"，《甲乙经》作"则邪气"。）"笔其身"，即无"中身微大"者（见长针）。"二曰员针，取法于絮针，笔其身而卵其锋，长一寸六分，主治分间气。"凡云"取法于絮针"者，当是如缝棉絮（如被褥）之针，其锋不需尖锐也。但身无大肚而筒状。

3. 三曰鍉针

"长三寸半"。鍉，音敌，通镝，箭镞。"鍉针者，锋如黍粟之锐（细小，上大下小）"，"主按脉勿陷（《针灸素难要旨》："此下有'令邪气勿陷'似是。"），以致其气"。当是针身较粗较长，而末端尖锐如粟米之圆。刺过分肉，到达血脉之分，而只按脉而不陷脉，以致其气，令邪气独出。《灵枢·官针》："病在脉气少，当补之者，取以鍉针，针于井荥分输。"此似锋针之用。取"井荥分输"能用"三寸半"之针乎？故取井荥可疑也。乃锋针之错简，参后锋针下引《灵枢·官针》文。《灵枢·九针论》："三者人也，人之所以成生者血脉也。故为之治针，必大其身而员其末，令可以按脉勿陷，以致其气，令邪气独出。""三曰鍉针，取法于黍粟之锐，长三寸半，主按脉取气，令邪出。"

4. 四曰锋针

锋，兵器的尖端，引申以指凡器物尖锐犀利的部分（较"锐"更尖细）。"长一寸六分"。

"锋针者，刃三隅，以发痼疾"，如久痹之类。即今之三棱针，主刺血去痼疾、泻热邪。顾名思义，刃三隅者，当是"镂针"。镂针所述当是锋针之形制。

《灵枢·官针》："病在经络痼痹者，取以锋针。""诸（据《圣济总录》192 卷补）病在五脏固居者，取以锋针，泻于井荥分俞，取以四时。"《灵枢·九针论》："四者时也，时者，四时八风之客于经络之中，为痼病者也。故为之治针，必筩其身而锋其末，令可以泻热出血，而痼病竭。""四曰锋针，取法于絮针，筩其身，锋其末，长一寸六分，主痈热出血。""取法于絮针，筩其身，锋其末"，故名锋针。未提"刃三隅"，足证镂针与锋针之制已混。《灵枢·九针论》所述形制不确。《灵枢·寒热病》："春取络脉，夏取分腠，秋取气口，冬取经输，凡此四时，各以时为齐。络脉治皮肤，分腠治肌肉，气口治筋脉，经输治骨髓五脏。"（齐，限也。《列子·杨朱》："百年，寿之大齐。"）《灵枢·终始》："春气在毛，夏气在皮肤，秋气在分肉，冬气在筋骨，刺此病者，各以其时为齐。"

《素问·水热穴论》："春取络脉分肉何也？……春者木始治，肝气始生，肝气急，其风疾，经脉常深，其气少，不能深入，故取络脉分肉间；……夏取盛经分腠何也？……夏者火始治，心气始长，脉瘦气弱，阳气留溢，热熏分腠，内至于经，故取盛经分腠，绝肤而病去者，邪居浅也。所谓盛经者，阳脉也；……秋取经俞何也？……秋者金始治，肺将收杀，金将胜火，阳气在合，阴气初胜，湿气及体，阴气未盛，未能深入，故取俞以泻阴邪，取合以虚阳邪，阳气始衰，故取于合；……冬取井荥何也？……冬者水始治，肾方闭，阳气衰少，阴气坚盛，巨阳伏沉，阳脉乃去，故取井以下阴逆，取荥以实阳气。故曰：冬取井荥，春不鼽衄，此之谓也。"

《灵枢·本输》："春取络脉诸荥，大经分肉之间，甚者深取之，间者浅取之。夏取诸腧孙络肌肉皮肤之上。秋取诸合，余如春法。冬取诸井诸腧之分，欲深而留之，此四时之序，气之所处，病之所舍，藏之所宜。"《灵枢·四时气》："春取经血脉分肉之间，甚者深刺之，间者浅刺之；夏取盛经孙络，取分间绝皮肤；秋取经腧，邪在府，取之合，冬取井荥，必深以留之。"

5. 五曰铍针

铍，音披，又作"鈹"，《辞海》："古之两刃小刀。"《太素》即作"鈹针"，"长四寸，广二分半"，"铍针末如剑锋，以取大脓。"如《灵枢·终始》"重舌，刺舌柱以铍针。"铍针实即"两刃小刀"，用以切开脓包者也。《灵枢·官针》："病为大脓者，取以铍针。"《灵枢·九针论》："五者音也，音者冬夏之分，分于子午，阴与阳别，寒与热争，两气相持，合为痈脓者也。故为之治针，必令其末如剑锋，可以取大脓。""五曰铍针，取法于剑锋，广二分半，长四寸，主大痈脓，两热争者也。"王注《素问·血气形志》："石，谓石针，则砭石也，今亦以鈹针代之。"

6. 六曰员利针

"长一寸六分"。"员利针者，大如氂，《太素》作'尖如氂'。且员且锐，中身微大，以取暴气。"氂，牦牛尾、马尾长毛。"尖如氂"，谓其针端细长也。颇似今之缝衣针，惟尖端细而长有别。

《灵枢·官针》："病痹气暴发者，取以员利针。"张介宾："暴气，痹气之暴发也。"《灵枢·九针论》："六者律也（虚邪在经络为律），律者调阴阳四时，而合十二经脉，虚邪客于经络而为暴痹者也。故为之治针，必令尖如氂，且员且锐，中身微大，以取暴气。""六曰员利针，取法于氂（针）（按：《医心方》及《圣济总录》引本经均无"针"字，《灵枢·杂病》亦有"针大如鍪，刺膝无疑"之记载。故当云"取法于鍪"。），微大其末，反小其身，令可深内也，长一寸六分，主取痈痹者也"（《甲乙经》作"以取痈肿暴痹"）。按："微大其末，反小其身"上，《甲乙经》有"一曰尖如鍪"五字，似是。

员利针当是状如缝衣针"且员且锐，中身微大"，针端较为细而长，如牛马尾毛之状。便于"深纳"以取暴痹（多实），用于"急刺"，似今之"粗银针"。《灵枢·厥病》："足髀不可举，侧而取之，在枢合中，以员利针。"

7. 七曰毫针

"长三寸六分"。"毫针者，尖如蚊虻喙，静以徐往，微以久留，（正气因）之而养，以取痛痹。"《灵枢·九针论》及《甲乙经》及《医心方》均作"一寸六分"，"徐内而久留之"，恐"一寸六分"，不敷用尔。《灵枢·官针》："病痹气（多虚），痛而不去者，取以毫针。"《灵枢·九针论》："七者星也，星者人之七窍，邪之所客于经，而为痛痹舍于经络者也。故为之治针，令尖如蚊虻喙，静以徐往，微以久留，正气因之，真邪俱往，出针而养者也"，"七曰毫针，取法于毫毛，长一寸六分（不可从），主寒热痛痹在络者也。"（《医心方》无"热"字。《圣济总录》有"热"字。）《灵枢识》及《吴氏尊经集》云："毫针又名小针，取用益多，犹布帛菽粟，为日用所急也。"《灵枢·刺节真邪》："刺寒者，用毫针。"毫针所用最多，今日之不锈钢针，即取法于毫针者也。

8. 八曰长针

"长七寸"。"长针者也，锋利身薄，可以取远痹。"远痹即深痹，多在肌肉肥厚处之关节。《灵枢·官针》："病在中者，取以长针。"《灵枢·癫狂》："内闭不得溲，刺足少阴太阳与骶上以长针。"《灵枢·九针论》："八者风也，风者，人之股肱八节也，八正之虚风，八风伤人，内舍于骨解腰脊节腠理之间，为深痹也。故为之治针，必长其身，锋其末，可以取深邪远痹。""八曰长针，取法于綦针（即长针），长七寸，主取深邪远痹者也。"长针亦即今之不锈钢长针，"锋利身薄"，即针锋利尖锐犀利，而针身细长薄弱，适合于深入于体内且能有一定之弯曲性，可用以取"深部远痹"。

9. 九曰大针

"长四寸"。"大针者，尖如梃，其锋微员（较员针之卵员略尖），以泻机关（即关节）之水也。"《灵枢·官针》："病水肿不能过（原作"通"，今从《甲乙经》《太素》改。《圣济总录》《灵枢·九针论》亦皆作"过"。）关节者，取以大针。"《灵枢·九针论》："九者野也，野者人之节解皮肤之间也。淫邪流溢于身，如风水之状，而溜不能过于机关大节者也。故为之治针，令尖如梃，其锋微员，以取大气之不能过于关节者也。""九曰大针，取法于梃（原作"锋针"，据上文及《灵枢·九针十二原》当作"梃"，故改。"梃"，植物的梗子，或棍棒、竿、杆等皆是。）其锋微员，长四寸，主取大气不出关节者也。"大针取其尖钝而身粗如梃，为利于由针眼泻出关节之水气欤？

"九针毕矣"，九种针具的名称、形制及其用途已经说全了。

按：以上九针，今日尚且沿用者，只有锋针（三棱针）、毫针、长针、员利针（粗银针，对实证及体壮之劳动者适用）等四种。镵针似可与梅花针相比，而铍针则为手术刀之类，实非针也。其余如员针、鍉针、大针等则已不见用。

第四节　邪有高下，病有虚实，刺反其病，则为"针害"

原文

　　夫气之在脉也[1]，邪气在上[2]，浊气在中[3]，清气在下[4]。故针陷脉则邪气出[5]，针中脉则浊气出[6]，针太深则邪气反沉，病益[7]甚。故曰：皮肉筋脉，各有所处，病各有所[8]。针各有所宜，各不同形，各以任其所宜[9]，无实实，无虚虚[10]。损不足而益有余是谓重病[11]，病益甚。取五脉者死，取三脉者恇[12]；夺阴者死，夺阳者狂[13]，针害毕矣[14]。

校注

[1] 气之在脉也：气，指病气。脉，指经络。

[2] 邪气在上：邪气即虚邪，为"天之邪气"。《灵枢·刺节真邪》："邪气者，虚风之贼伤人也。"《灵枢·小针解》："邪气在上者，言邪气之中人也高，故邪气在上也。"《素问·太阴阳明论》说："故犯贼风虚邪者，阳受之，……故伤于风者，上先受之。"《灵枢·邪气脏腑病形》说："邪气之中人也高，……身半已上者，邪中之也"，"天之邪气"故也。如温邪上受，首先犯肺之类。

[3] 浊气在中：中，即"内"，泛指内脏，此处特指内脏中之六腑。《灵枢·百病始生》尚有"喜怒不节则伤脏"。浊气，指水谷糟粕，积滞之气。中，指腑言。《灵枢·小针解》："浊气在中者，言水谷皆入于胃，其精气上注于肺，浊溜于肠胃，言寒温不适，饮食不节，而病生于肠胃，故命曰浊气在中也。"

[4] 清气在下：清气，指清冷潮湿之气，为地气。《灵枢·小针解》："清气在下者，言清湿地气之中人也，必从足始，故曰清气在下也。"《素问·太阴阳明论》说："伤于湿者，下先受之。"《灵枢·邪气脏腑病形》："身半已下者，湿中之也。"天亦有湿邪，天之湿邪中人则引起全身重病，能"害人五脏"；而地之湿邪中人，则多"湿流关节"，只导致痿痹痛等病变而已。《素问·阴阳应象大论》："故天之邪气，感则害人五脏；水谷之寒热，感则害于六腑；地之湿气，感则害皮肉筋脉。"

[5] 故针陷脉则邪气出：陷脉，针刚刚陷中其脉。《灵枢·小针解》："针陷脉则邪气出者，取之上（浅）"是也。《素问·生气通天论》有"陷脉为瘘"句。前文有"鍉针，……主按脉勿陷。"邪气在上，故真邪相搏亦在上（在表），脉亦应之，在上盛而浮。病在上在表，故当取其身半已上有关之腧穴而浅刺之（当指荥、俞穴），《灵枢·官针》所谓："先浅刺绝皮（穿皮），以出阳邪。"《灵枢·始终》所谓"故一刺则阳邪出"是也。阳邪，即体表阳络之邪也。阳主外，故邪气多客在阳分。

[6] 针中脉则浊气出：中脉，中部之脉的俞穴，指肠胃的合穴。《灵枢·小针解》："针中脉则浊气出者，取之阳明合也。"《灵枢·邪气脏腑病形》："治内府奈何？岐伯曰：取之于合。黄帝曰：合各有名乎？岐伯答曰：胃合（入）（据《甲乙经》《太素》补）于三里，大肠合入于巨虚上廉，小肠合入于巨虚下廉（皆下合穴也）。"足见治腹痛、痢疾、腹胀、便秘、泄泻、肠痈等胃肠病当取肠胃之下合穴也。而手阳明大肠合为"曲池"，手太阳小肠合为"小海"，治经所过处之证，不治胃肠。《灵枢·邪气脏腑病形》："荥输治外经，合治内府。"《难经·六十八难》："井主心下满，荥主身热，俞主体重节痛，经主喘咳寒热，合主逆气而泄。此五脏六腑井荥俞经合所主病也。"

[7] 针太深则邪气反沉，病益（甚）：甚，据《甲乙经》补。《太素》亦有"甚"字。《灵枢·小针解》："针太深则邪气反沉者，言浅浮之病，不欲深刺也。深则邪气从之入，故曰反沉也。"邪浅针深，则引邪深入，故病益甚。正如用药之表未解而反攻下之一样，必致邪气内传也。如协热利、结胸。《素问·刺要论》："病有浮沉，刺有浅深，各至其理，无过其道。浅深不得，反为大贼，内动五脏，后生大病。"说明针刺治病，应恰至病所。

[8] 皮肉筋脉，各有所处，病各有所（舍）：舍，据《甲乙经》补。《灵枢·小针解》："皮肉筋脉，各有所处者，言经络各有所主也。"《灵枢·海论》："夫十二经脉者，内属于腑脏，外络于肢节。"皮肉筋脉各有一定的部位，也各有一定的经络与之相联络，能主治它的病，病气也各有其所舍（留止）之处，或在皮、肉、筋、脉。如痹证之有皮痹、肌痹、脉痹、筋痹、骨痹然。

[9] 针各有所宜，各不同形，各以任其所宜："针各有所"，据《甲乙经》补。九针的形制不同，各有各的用处，所以各自能担任它的形制所适宜于治疗的疾病。

[10] 无实（实），无虚（虚）："虚""实"，据《甲乙经》补。不要实（使动）其实，不要虚（使动）其虚，即实证不可用补法，虚证不可用泻法。犹言勿补其实，勿泻其虚也。《素问·五常政大论》："无盛盛，无虚虚"，足证《甲乙经》重"实""虚"为是。《素问·针解》王注引《针经》文亦重"实""虚"字。

[11] 损不足而益有余是谓（重）病，病益甚："重"，原作"甚"，今据《甲乙经》及《太素》缺卷改。甚：极也，很也。于此处不合，当用重。损不足即"虚虚"，益有余即"实实"，犹如以寒治寒，以热治热，只能是病上加病。所以病情就愈益严重。《素问·奇病论》："所谓无损不足者，身羸瘦，无用镵石也。"

[12] 取五脉者死，取三脉者恇：恇，匡，怯弱貌。《素问·通评虚实论》："尺虚者，行步恇然。"《灵枢·小针解》："取五脉者死，言病在中，气不足，但用针尽大泻其诸阴之脉也。取三阳之脉者，唯言尽泻三阳之气，令病人恇然不复也。""五脉"，五脏之脉，亦即六阴经脉；"三脉"，三阳之脉，即六腑之脉。此继上文"损不足"进一步申明"虚虚"之害。脏气虚者，反大泻其诸阴脉之气，则必导致脏气衰竭而死。腑气虚者，反尽泻其三阳脉之气，则必使病人谷气不足，形体怯弱而迁延时日，难以复原，成为虚损之证。

[13] 夺阴者死，夺阳者狂：《灵枢·小针解》："夺阴者死，言取尺之五里五往者也。夺阳者狂，正言也。""正言"，正如上文所言之义，并无拐弯抹角。如夺阴之"言取尺之五里五往"，然上文所言乃"取三脉者恇"，未尝言狂也。经文似是概括上文"取五脉者死，取三脉者恇"，故云"夺阴者死，夺阳者恇"。"狂"乃音近致讹。

《灵枢·玉版》："迎之五里，中道而止，五至而已，五往而脏之气尽矣。故五五二十五，而竭其输矣。"《灵枢·本输》："阴尺动脉在五里，五腧之禁也。"五里穴乃"阴尺动脉"穴，为五脏六腑之大经隧，《太素》杨注"引《明堂》云：五里在肘上三寸，手阳明脉气所发，行向里，大脉中央，禁不可刺，灸十壮，左取右，右取左。大脉，五脏大脉气输也。"《灵枢·玉版》："胃之所出气血者，经隧也，经隧者，五脏六腑之大络也。"在五里穴处泻五次，则一脏之气血（谷气）"中道而止"，不得供应，泻五五二十五次，则五脏之气皆绝，故死。《素问·气穴论》："大禁二十五，在天府下五寸。"王注："谓五里穴也。所以谓之大禁者，谓其禁不可刺也。"

按：《灵枢·小针解》牵扯"五腧之禁"的"五里"穴为解，似属牵强，故于"夺阳"则无可注解而谓"正言也"。阳，已经虚而复夺泄之，是谓重竭，焉能致狂？若是阳盛误补者，或可致"重阳者狂"耳。若是因阳竭阴盛而致躁动不安者，谓之"狂躁"尚可，亦为死证。《灵枢·小针解》："其死也，阴气有余，故躁。"

[14] 针害毕矣：所谓针害，指用针不审，给病人造成不应有的痛苦，甚至加重了病情，导致危笃。"针害毕矣"，实则未毕，尚有针害，见后文。

阐幽发微

病气在经脉上的反应是：天之邪气伤人的上部，地之清湿伤人的下部，水谷的浊气伤人的中部。根据病情和病位，针刺的深浅要适中，针身半以上及四肢的荥、输穴和头项肩背肋骨间陷中的穴而浅刺之，陷脉则止（得气），能散泻阳分的邪气；针中部六腑的合穴，则能散泻胃肠中的浊气。如病在浅表，而针刺太深，就会引邪深入，非但不能去邪，反而会加重病情。所以说皮肉筋脉各有一定的部位，也各有一定的经络与之相联络，而能治它的病。病气各有其所留舍之处，据病舍之处不同，选用任其所宜之针。九针各不同形，各有其适宜针刺的疾病，不要补实证，不要泻虚证，如果泻了虚证，补了实证，就是所谓"重病"，即病上加病，会使病情更趋严重。脏气虚而反大泻其诸阴脉之气，就会使脏气虚竭而死；腑气虚而反大泻其三阳脉之气，就会使人怵弱而不能恢复。虚损证误夺阴气的会造成死亡，误夺阳气的就会使人怵弱而不能恢复。这些就是针害！

按：本节主要阐述了针刺的不当所造成的针害。人体的疾病，由于感受的病因不同，病位和病情也就有上中下和虚实寒热的不同，如果医生不能首先"睹其疾""知其原"，作出正确的诊断，那么在用针过程中就难免犯下病浅针深、病沉针浅或虚虚实实之弊，以至造成针害的严重后果（医疗事故）。

本节的"邪气在上，浊气在中，清气在下"，为《内经》关于病因学、发病学的基本理论之一。后世张仲景在此理论基础上进一步发展为"五邪中人"之说。《金匮要略·脏腑经络先后病》："五邪中人，各有法度：风中于前，寒中于暮，湿伤于下，雾伤于上，风令脉浮，寒令脉急，雾伤皮腠，湿流关节，食伤脾胃，极寒伤经，极热伤络。"

第五节　针刺的要领和五输穴的名称及其意义

原文

刺之而气不至，无问其数[1]。刺之而气至，乃去之，勿复针[2]。针各有所宜，各不同形，各任其所为[3]。刺之要，气至而有效[4]，效之信，若风之吹云，明乎若见苍天，刺之道毕矣。

黄帝曰：愿闻五脏六腑所出之处。岐伯曰：五脏五俞，五五二十五俞，六腑六俞，六六三十六俞，经脉十二，络脉十五[5]，凡二十七气以上下[6]。所出为井[7]，所溜为荥[8]，所注为俞[9]，所过为原[10]，所行为经[11]，所入为合[12]，二十七气所行，皆在五俞也[13]。节之交，三百六十五会[14]，知其要者，一言而终，不知其要，流散无穷。所言节者，神气之所游行出入也。非皮肉筋骨也[15]。

校注

[1] 刺之而气不至，无问其数：气，指"谷气"，阴阳和调之正气。数，指呼吸的次数，古人以呼吸次数定留针时间的长短。言针刺入人体后，而气不至的就须按虚实以行针候气或行手法催气，不要计算呼吸次数的多少。不管时间长短，总以气至为度。

[2] 刺之而气至，乃去之，勿复针：气至，指"谷气至"。《灵枢·终始》："谷气至而止，所谓谷气至者，已补而实，已泻而虚，故以知谷气至也。"《灵枢·小针解》："气至而去之者，言补泻气调（补泻中机）而去之也。"无论补法还是泻法，皆须"气至"乃出针，乃"补泻气调"之标志。《灵枢·刺节真邪》："用针之类，在于调气。"谷气已至，就要及时出针，不要再继续行针了。《灵枢·终始》所谓"凡刺之道，气调而止"是也。再行针则徒耗真气，《灵枢·小针解》所谓"血气已尽。"《素问·宝命全形论》："经气已至，慎守勿失。"《难经·七十八难》："得气因推而内之，是谓补；动而伸之，是谓泻。""得气"，乃指针刺之"感通"作用而言，与本经之"气至"有别。

[3] 针各有所宜，各不同形，各任其所为：此三句与上文同。似当移至"九针毕矣"之上。

[4] 刺之要，气至而有效：针刺的要领，必须是"谷气至"，补泻气调了，才是有疗效。

[5] 络脉十五：《灵枢·经脉》云："手太阴之别名曰列缺"，"手少阴之别名曰通里"，"手心主之别名曰内关"，"手太阳之别名曰支正"，"手阳明之别名曰偏历"，"手少阳之别名曰外关"，"足太阳之别名曰飞扬"，"足

少阳之别名曰光明","足阳明之别名曰丰隆","足太阴之别名曰公孙","足少阴之别名曰大钟","足厥阴之别名曰蠡沟","任脉之别名曰尾翳,下鸠尾散于腹。督脉之别名曰长强。脾之大络,名曰大包,……见此十五络者,实则必现,虚则必下,视之不见,求之上下,人经不同,络脉异所别也。"

[6] 凡二十七气以上下:"经脉十二,络脉十五",共二十七条经络之气以上下"流行不止,环周不休"。

[7] 所出为井:"所"字结构词组,可省略中心词,故"所出"上当补出"脉气"二字。井,谷井也。十二经气所始(发)出之处的俞穴叫"井穴"。取其像"泉水初出"的意思。《难经·六十三难》杨玄操注:"井者,谓谷井尔,非谓掘作之井。山谷之中,泉水初出之处,名之曰井。井者,主出之义也。"言经气始出之穴。

[8] 所溜为荥:《说文》:"荥,绝小水也。"经气流行而成小流之处的俞穴,叫"荥穴"。取其象"荥迁未成大流"的意思。《难经·六十八难》杨玄操注:"泉水既生,流停于近,荥迁(曲)未成大流,故名之曰荥。荥者,小水之状也。"言经气较初出之穴,其气渐大也。

[9] 所注为俞:《说文》:"注,灌也。"由此输彼,有灌注、输转之义。如《周礼》:"令禽(擒)注于虞(山泽)中。"郑玄注:"谓输之于虞中。"《甲乙经》:"别而言之,则所注为俞;总而言之,则手太阴井、荥也、原也、经也、合也,皆谓之俞。""非此六者,谓之间。"

经气所灌注、输转之处的俞穴,叫"腧穴",腧穴空而能容,盛以转流输,取其像水流渐盛,由浅入深而能输注于附近络脉,《灵枢·卫气失常》:"血气之输,输于诸络"的意思。张介宾:"注,灌注也。腧,输运也。脉注于此而输于彼,其气渐盛也。《灵枢·百病始生》:"在输之时,六经不通,四肢节痛。"

[10] 所过为原:据《甲乙经》补。过,往来、通过之义。经气所往来通过之处的俞穴叫"原穴"。取其经气渐盛,通行不止的意思。后文云:"十二原者,五脏之所以禀三百六十五节之气味者也。"即言原穴乃五脏给予三百六十五节以水谷精气之处。原气经"原穴"(五脏即"腧穴")而往来输送"气味",故名"原穴"。

原,《说文》:"水泉本也。从灥出厂下。原,篆文从泉。"泉:"水原也。"有行进不止、流通之义,徐灏曰:"源泉所出,往往数处合流,多者至百源,故从三泉。"张舜徽按:"多泉虽合,其势未盛,故流行仍迟,因谓之原,犹徐语谓之原耳。……原已从泉,后人又加水旁,作源,重复无理,而经传多用之。"

按:井、荥、俞、经、合皆以水之由小到大为喻,而原字亦当用其本义,"原"在"经"之前,其经气尚未能如"经"之畅流而行,但却已渐盛而通过、流行不止也,故张舜徽谓:"多泉虽合,其势未盛,故流行仍迟,因谓之原"是也。《难经释·六十六难》:"若云三焦主气,则井荥亦皆三焦之气,何独所注(过)名为原,况三焦自有本经道路,何必牵合。"

《素问·五脏别论》:"五味入口,藏于胃以养五脏气,气口亦太阴也。是以五脏六腑之气味皆出于胃,变见于气口(亦现于原穴)。"以"五脏之道,皆出于经隧"(《素问·调经论》)故也。《难经·六十六难》谓:"原者,三焦之尊号也,原气之别使,通行原气,故所止辄为原。"不合经义,纯属杜撰。

十二原,今:肺太渊,心包大陵,肝太冲,脾太白,肾太溪,心神门;膀胱京骨,胆丘墟,胃冲阳,大肠合谷,小肠腕骨,三焦阳池。

[11] 所行为经:行,流通畅行之义。经,直行也。《文选》:"延阁胤宇所经营。"注:"直行为经。"言经气大盛而能径直而行,不必荥迁也。《汉书》:"禹之行河水。"注:"行,谓通流。"经《灵枢·经水》:"外合于十二经水","经水者,受水而行之。"此经水如"江水""河水"皆为盛大直行之水流,不似小水之荥迁也。经气所流通畅行之处的俞穴,叫"经"穴,像其如通渠之水畅流而直行之义,盛大的水流。张介宾:"脉气大行,经营于此,其气正盛也。"

[12] 所入为合:合,会合。经气所深入之处的俞穴,叫"合穴"。取其如江河之"合会于海"的意思。《难经·六十三难》杨注:"经行既达,合会于海,故名之曰合。合者,会也。"言经气皆入合于合穴,而能与附近之经会也。《难经·六十六难》:"井主心下满,荥主身热,俞主体重节痛,经主喘咳寒热,合主逆气而泄。此五脏六腑井荥俞经合所主病也。"

[13] 二十七气所行,皆在五俞也:二十七条经络之气主要都在五输穴处"游行出入"以"渗灌",濡养"三百六十五节"。

[14] 节之交,三百六十五会:节,端也,皆其两端相交会处,皆曰"节"。本篇指肉节、骨节,诸节之空隙言。言节之交会处共三百六十五处,是经气"游行出入之处",正如《灵枢·小针解》所说:"节之交,三

百六十五会者，络脉之渗灌诸节者也"（又见《灵枢·邪客》）。知道掌握腧穴要领的，可以一言而终，即在于掌握"终始"，二十七气经脉之终始，不知道要领的，说得越多，就会越感到散乱而茫无头绪，而"流散无穷"。《素问·调经论》："夫十二经脉者，皆络三百六十五节，节有病，必被经脉。"

节，指肉节、骨节，"节之交"乃言肉节之交会处，气穴在焉。《灵枢·邪气脏腑病形》："必中气穴，无中肉节。"气穴皆在"节之交"处。竹木（植物）之枝干交接处曰节，引申之凡物之一端可与他端交接处，皆可曰节。故肉之端曰肉节，骨之端曰骨节，事物之一端曰一节。《灵枢·根结》又有"肉节"，"肉节"非"气穴"也（《灵枢·邪气脏腑病形》）。《灵枢·经别》："夫十二经脉者，人之所以生（生存），病之所以成（形成），人之所以治（摄生无病），病之所以起（既病而治愈），学之所始，工之所止也。"

[15] 所言节者，神气之所游行出入也，非皮肉筋骨也：《素问·调经论》王注引《针经》作"非骨节也"，非是。

神气，指真气言。《素问·调经论》："无中其大经，神气乃平。"又曰："以通其经，神气乃平。"凡此所言"神气"皆指经气亦即真气而言也。《灵枢·小针解》所谓"神者，正气也，……在门者，邪循正气之所出入也。"门即"节"。所说的节，是神气之所游行出入（即流注）的地方，不是指皮肉筋骨而言。《灵枢·邪客》："凡此八虚（两肘、两腋、两髀、两腘）者，皆机关之室，真气之所过，血络之所游"。八虚即八个大关节也。足证"节之交"包括了"肉节""骨节"在内。《灵枢·经脉》："诸络脉皆不能经大节之间，必行绝道而出入。"所以针刺腧穴，就能治疗脏腑的疾病，就是通过真气也就是"阴阳之气"来调治的。

表 1　脏腑五腧表

五腧		井	荥	输	经	合
意义		出	溜	注	行	入
部位		肢端	本节	掌、腕、蹠	臂、踝	肘、膝
五	阴经	木	火	土	金	水
行	阳经	金	水	木	火	土
手	肺	少商	鱼际	太渊	经渠	尺泽
三	心	少冲	少府	神门	灵道	少海
阴	心包	中冲	劳宫	大陵	间使	曲泽
足	脾	隐白	大都	太白	商丘	阴陵泉
三	肾	涌泉	然谷	太溪	复溜	阴谷
阴	肝	大敦	行间	太冲	中封	曲泉
手	大肠	商阳	二间	三间	阳溪	曲池
三	三焦	关冲	液门	中渚	支沟	天井
阳	小肠	少泽	前谷	后溪	阳谷	小海
足	胃	厉兑	内庭	陷谷	解溪	足三里
三	膀胱	至阴	通谷	束骨	昆仑	委中
阳	胆	窍阴	侠溪	临泣	阳辅	阳陵泉
主病例		心下满	身热	体重节痛	喘咳寒热	逆气而泄

阐幽发微

进针后，不得气，就要按虚实以行针候气，不要管时间的长短，总以气至为度。补泻气调后谷气至，就须及时出针才有效，不可再针。针刺的要领关键在于"气至"，有效地表现征候，就好像风吹云散，立刻明朗地看见了青天那样效验，这就是针刺的主要道理。

黄帝说：希望知道五脏六腑的经气所始发的处所。岐伯说：五脏的经脉上各有五个重要的腧穴，五五二十五个腧穴；六腑的经脉上各有六个重要的腧穴，六六三十六个腧穴。人体共有十二条经脉，十五条络脉，总共二十七条经络之气，在全身上下"流行不止，环周不休"。

脉气所始出的地方，如同"泉水初出"，所以叫作"井"；脉气所流行的地方，如同微小的水流，所以叫作"荥"；脉气所输注的地方，如同水流渐深而能灌注、输转于它处一样，所以叫作"输"；脉气所畅行流通的地方，如同盛大的水流畅行无阻，所以叫作"经"；脉气所会合的地方，如同百川会合入海（众水会合），所以叫作"合"。二十七条经络之气的循行都通过五输穴以循行出入。人身有三百六十五节会，三百六十五节会以五输穴为纲，这是其要领。不知掌握这纲领就会茫无头绪。所谓节，是神气之所游行出入的地方，不是指的骨节。

按：本节主要阐述了针刺之是否有疗效，关键在于"气至"与否，也就是是否"补泻中机"。补泻中机则实者转虚，虚者转实，即《灵枢·终始》所谓的"已补而实，已泻而虚，故以知谷气至也。"其次论述了五输穴的名称和意义，突出了"五输穴"在全身三百六十五节中的特殊性，即"二十七气所行，皆在五俞也"。也就是五脏六腑的精气最后都通过五输穴以渗灌濡养三百六十五节。所以针刺"五输穴"就比针刺其他"间"穴的疗效突出。最后指出三百六十五节之所以能治病，因为它是"神气之所游行出入"之处，不是指皮肉筋骨而言。

第六节　用针必先诊病，虚实不明，刺反其病，则误人性命

原文

睹其色，察其目，知其散复[1]。一其形，听其动静，知其邪正[2]。右主推之，左持而御之，气至而去之[3]。

凡将用针，必先诊脉，视气之剧易，乃可以治也[4]。五脏之气已绝于内，而用针者反实其外，是谓重竭。重竭必死，其死也静[5]。治之者辄反其气，取腋与膺[6]。五脏之气已绝于外，而用针者反实其内，是谓逆厥。逆厥则必死，其死也躁[7]。治之者反取四末[8]。

刺之害，中而不去，则精泄[9]；害中而去，则致气[10]。精泄则病益甚而恇[9]，致气则生为痈疡[10]。

校注

[1] 睹其色，察其目，知其散复：此言望诊，主要指对眼目的望诊而言。如《灵枢·小针解》："睹其色，察其目，知其散复，一其形，听其动静者，言上工知相五色于目，有知调尺寸小大，缓急滑涩，以言所病也。"又如《灵枢·四时气》也说："睹其色，察其目，以知其散复者，视其目色，以知病之存亡也。"《灵枢·邪客》："持其尺（脉），察其肉之坚脆，大小滑涩，寒温燥湿，因视目之五色，以知五脏，而决死生。"（察色之标准见《素问·脉要精微论》。）《灵枢·五色》："其色上行者，病益甚；其色下行如云彻散者，病方已。"又曰："察其泽夭，以观成败，察其散抟，以知远近，……其色散，驹驹然未有聚，其病散而气痛，聚未成也。"

[2] 一其形，听其动静，知其邪正：一，统一、不二也。一其形，言须视病人为统一整体，三部九候皆须详察其有否不一致处，如《素问·三部九候论》所说的"九候之相应也，上下若一，不得相失，一候后（不

一致）则病，二候后则病甚，三候后则病危，所谓后者，应不俱也。"（王注："俱犹同也，一也。"）《素问·三部九候论》："察九候独小者病；独大者病；独疾者病；独迟者病；独热者病；独寒者病；独陷下者病。"听其动静，听亦候义，即候其脉之动静，以知其邪正虚实，才能正确地施行补泻。如《灵枢·四时气》说："一其形，听其动静者，持气口人迎以视其脉，坚且盛且滑者，病且进；脉软者，病将下。"

[3] 右主推之，左持而御之，气至而去之：右手主管进针的操作，今名"刺手"；左手主管持穴，筋骨处尤须持之，《灵枢·邪客》："左手执骨"，"左别其肤"，和辅助长针的进针及退针，今名"押手"。补泻气调即出针。《难经·七十八难》云："知为针者，信其左；不知为针者，信其右。"意在强调左手与右手具有同样的重要作用，只重视右手，右手还需要依赖左手的配合，才能发挥应有的作用，达到理想的要求。

[4] 凡将用针，必先诊脉，视气之剧易，乃可以治也：剧易，繁剧、简易，繁重、轻易，犹言轻重也。言用针之先，必须首先"察色按脉"（《素问·阴阳应象大论》），决诊病气的轻重，定其邪正的虚实，才可以用针治疗。

[5] 五脏之气已绝于内，而用针者反实其外，是谓重竭。重竭必死，其死也静：粗工不知"察色按脉"，不辨阴阳虚实，病人本已寸口脉沉微欲绝，五脏之气将绝，而反用针补其外之阳气，即从四末阳经之俞穴（合穴），留针以致其气（从阳引阴），于是则阴气尽出于阳，内之脏气竭绝，竭上加竭，是谓"重竭"，如此，则病人必死。由于脏气已竭，阴经无气，故死时表现得安静。

《灵枢·小针解》："所谓五脏之气已绝于内者，脉口气内绝不至（果如此则死矣），反取其外之病处与阳经之合，有留针以致阳气（补阳），阳气至则内重竭（将阴气引出于阳，故内气竭），重竭则死矣，其死也无气以动，故静。"《灵枢·禁服》："寸口主中，人迎主外"，"必审按其本末（终始），察其寒热，以验其脏腑之病。"《灵枢·经水》："审切循扪按，视其寒温盛衰而调之，是谓因适而为之真也。"即因势利导之也。审切循扪按，视听相占察，皆诊也。

[6] 治之者，辄反其气，取腋与膺：此三句，文义难解，《灵枢·小针解》即未解此三句。疑是后人之旁注而误入正文者。腋与膺皆是阴经之穴（除阳明于膺前有气户、库房、屋翳、膺窗、乳中、乳根等六穴及足少阳于腋下有渊腋、辄筋二穴外）。取阴经之穴与"反实其外"之义殊不相合，《灵枢·小针解》所谓"反取其外之病处与阳经之合，有留针以致阳气"方合"反实其外"之义，以"阳主外"故也。如果说这三句是说误泻其阴气"反虚其内"尚可，但也不应出于"其死也静"之后，因前文已言"反实其外"之误治，现又突然再讲"治之者，辄反其气"之误治，似乎有些叠床架屋，不合逻辑。

如果说这三句是针对"重竭必死"说的，则于断其必死之后，而复论其治疗，恐亦嫌其荒谬！当存疑以待考。张介宾说："腋与膺皆脏脉所出气绝于内，而复取之，则致气于外，而阴愈竭矣。取阴经之穴留针，当致气于内尔。"张谓"则致气于外"不合经旨，其说似嫌牵强附会。

[7] 五脏之气已绝于外，而用针者，反实其内，是谓逆厥。逆厥则必死，其死也躁：上言五脏阴竭，此当言六腑阳绝。《灵枢·终始》说："阴受气于五脏，阳受气于四末"，阳经于四末接受阴经由五脏输出之精气，今六腑阳经气绝于外，是由五脏精气不给之故，故言"五脏气绝于外"，自知其为六腑阳绝于外也。如此则当如《灵枢·小针解》所云："反取其外之痛处与阳经之合，有留针以致阳气"，方为正治。今用针"反实其内"，即取五脏之腧穴，留针以致其阴气"从阴引阳"，使阳气反入于内，则外之阳气虚竭而四末逆厥，厥甚则死。阳主动，故也。

《伤寒论》298条："少阴病，四逆，恶寒而身蜷，脉不至，不烦而躁者，死。"338条："伤寒，脉微而厥，至七八日肤冷，其人躁，无暂安时者，此为脏厥。"脏厥乃死证。《素问·诊要经终论》："太阳之脉，其终也，戴眼，反折，瘛疭……阳明终者，口目动作，善惊，妄言。"《灵枢·小针解》："所谓五脏之气已绝于外者，脉口气外绝不至（浮散无根），反取其四末之输，有留针以致其阴气，阴气至，则阳气反入，入则逆，逆则死矣。其死也，阴气有余，故躁。"

[8] 治之者，反取四末："治之者，反取四末"不可解。当是"治之者，辄反其气，取腋与膺。"

[9] 刺之害，中而不去，则精泄……精泄则病益甚而恇：刺之害"亦即前文之"针害"，皆系用针不当而贻害于病人。"中"指补泻中机言。补泻已中机，尤其指补泻言，而不及时出针，则会徒然耗损病人的精气（实亦"经气"），使经气疲劳，这叫作"精泄（散泄）"，这样不仅其病不愈，反而会更加严重，而使人恇然怯弱

而迁延时日，难以复元。

[10] 不中而去则致气，致气则生为痈疡："不中"原误作"害中"，今据《太素》缺卷《九针要道》及《灵枢·寒热病》改。补泻并未中机，尤其指泻法，就过早地盲目出针，则必因针刺而"致气"引来它处之经气，壅聚于局部，使营卫逆留于局部腠理，而产生痈疡。

按：合前第四节观之，则针害约有四端：①针刺深浅不当："针太深则邪气反沉"，"针太浅则病气不泻"。《灵枢·官针》："疾浅针深，内伤良肉，皮肤为痛；病深针浅，病气不泻，反为大脓。"②用针补泻不当：虚虚实实，"损不足而益有余。""夺阴者死，夺阳者狂。""五脏之气已绝于内，而用针者，反实其外，是谓重竭。""五脏之气已绝于外，而用针者反实其内，是谓逆厥。"《灵枢·邪气脏腑病形》："补泻反，则病益笃。"③出针时机不当："中而不去则精泄，不中而去则致气。"④取穴不准："必中气穴，无中肉节，中气穴则针游于巷，中肉节，即肉肤痛"（《灵枢·邪气脏腑病形》）。

▎ 阐幽发微 ▎

必须首先望其目之五色，以知其病之消散与尚存。统一其形体之三部九候，以诊知其脉之动静，邪正之虚实（动躁疾，静迟涩）。右手主管进针，左手主管持穴，谷气至即出针。

凡是在用针治病之前，医者必须首先察色按脉（"诊脉"代表诊断），决诊病情的轻重，才可以施治。若是病人五脏之气已经虚绝于内的，是为阴气虚竭，寸口脉必沉微欲绝，而医生反取其外之病处的俞穴和阳经的合穴，留针以致其阳气，使阴气尽出于阳，而内之脏气愈益竭绝，这叫作"重竭"，必死。由于脏气已竭，阴经无气以动，故死前的表现是安静的。若是病人五脏之气已经虚绝于外，是为阳气虚竭，寸口脉必浮弱欲绝，而医者反在四末五脏的"腧穴"留针以致其阴气，使阳气反入于内，则外之阳气愈益虚竭而四末逆冷而厥，"逆厥甚则必死"。由于其阴气有余，故虽阳气虚竭，而病人死时的表现还是躁动不安的。

针刺不当而造成的针害是：补泻已中机，而不及时出针，"叩之不发"，就会徒然耗伤病人的经气，这叫作"精泄"，这不仅不能愈病，反而会使病情越发加重，并使病人怵然怯弱，缠绵难愈。如果补泻尚未中机，就过早地盲目出针，就会因针刺而"致气"，使引来的营卫气逆留于局部，而产生痈疡。

按：本节首先强调察色按脉是施行正确针刺治疗的前提（未睹其疾，恶知其原），是说必须有正确地诊断，才能有正确地治疗。次论左右手在针刺过程中各有其作用，须相互配合，不可偏废；再次论不知诊病、不辨虚实，形成虚虚实实的误治之害；最后论述了不知"守机"而盲目出针之弊。

第七节　十二原的名称及其所以为主治脏腑疾病的重要腧穴的道理

▎ 原文 ▎

五脏有六腑，六腑有十二原[1]，十二原出于四关，四关主治五脏，五脏有疾，当取之十二原[2]。十二原者，五脏之所以禀三百六十五节气味也[3]。五脏有疾也，应出十二原[4]，十二原各有所出，明知其原，睹其应，而知五脏之害矣[5]。阳中之少阴，肺也，其原出于太渊，太渊二[6]。阳中之太阳，心也，其原出于大陵，大陵二[7]。阴中之少阳，肝也，其原出于太冲，太冲二[8]。阴中之至阴，脾也，其原出于太白，太白二[9]。阴中之太阴，肾也，其原出于太溪，太溪二[10]。膏之原，出于鸠尾，鸠尾一[11]。肓之原，出于脖胦，脖胦一[12]。凡此十二原者，主治五脏六腑之有疾者也[13]。

校注

[1] 五脏有六腑，六腑有十二原：犹言五脏六腑有十二原。言五脏有六腑与之相表里，五脏六腑之气都通于十二原。此二句实为互文，即"五脏六腑有十二原"之义。

[2] 十二原出于四关，四关主治五脏，五脏有疾，当取之十二原：出于，发生、显露。四关，本篇指腕、肘、踝、膝而言，又亦指肩、肘、髀、膝。《灵枢·邪客》："肺心有邪，其气留于两肘；肝有邪，其气留于两腋；脾有邪，其气留于两髀；肾有邪，其气留于两腘。凡此八虚者，皆机关之室，真气之所过，血络之所游，邪气恶血固不得住留，住留则伤筋络骨节，机关不得屈伸，故拘挛也。"张介宾谓："四关者，即两肘、两膝，乃周身骨节之大关也。"张说欠妥。腕、肘、踝、膝等四大关节，为"真气之所过，血络之所游"处，络脉之渗灌诸节者也。五输穴皆在此四关，故四关之腧穴能主治五脏之病。五脏有病当取十二原穴治之，效果最好。五脏六腑十二原当参前"脏腑五腧表"。

[3] 十二原者，五脏之所以禀三百六十五节（之）气味（者）也："之""者"二字据《甲乙经》补。《甲乙经》所记为349穴，至《医宗金鉴》已有361穴，本篇365乃概括之数。《素问·五脏生成》："人有大谷十二分，小溪三百五十四名，少十二俞，此皆卫气之所留止，邪气之所客也。"《素问·五脏别论》："是以五脏六腑之气味，皆出于胃，变见于气口。"

[4] 五脏有疾也，应出十二原：十二原穴，是五脏真气聚集汇合之处，因而也是五脏给予三百六十五节以"气味"的重要转输之处。五脏之真气既通于十二原，则五脏有病即能反应于十二原。如压痛、过敏、肿胀、硬结等。如：①神堂（心俞旁寸半）压痛、大陵压痛：心肌炎；②肾俞、太溪压痛：肾炎；③太冲压痛：邪在肝；④上巨虚压痛：肠痈。

[5] （十）二原各有所出，明知其原，睹其应，而知五脏之害矣：一说原脱"十"字。又《甲乙经》及《太素》缺卷"二"均作"而"，"而原各有所出"亦通。十二原各有其脏气显露，能够熟知其每个原穴与有关脏腑的关系，诊察其原穴上的反应，就可以知道有关脏腑的病害了。不独于原，其他俞、募、郄等穴皆然。

[6] 阳中之少阴，肺也，其原出于太渊，太渊二：阳中之少阴，乃用阴阳分析法所得出之属性认识，膈上为阳，心肺同居于膈上，心属火为阳，以阳居阳，为阳中之太阳；而肺属金为阴，以阴居阳，故阳中之阴为少，为阳中之少阴。太渊，《灵枢·本输》："太渊，鱼后一寸，陷者中也。"腕横纹上，于桡动脉桡侧陷中取之。主治：气喘、咳嗽、咳血、咽干、喉肿痛、缺盆中痛、胸膺满痛、上臂内侧痛。

[7] 阳中之太阳，心也，其原出于大陵，大陵二：大陵，汉时太、大不分，其余四脏之腧穴皆用"太"字，故疑"大陵"亦当作"太陵"。《难经·六十六难》即作"太陵"，似是。又《甲乙经》亦作"太陵"可证也。《灵枢·本输》："大陵，掌后两骨之间方下者也。"腕横纹正中，当掌长肌腱与桡侧腕屈肌腱之间取之。主治：心痛、心悸、胃痛、呕吐、惊悸、癫狂、痫证、胸胁痛。

按：大陵乃心包手厥阴经之腧穴，今以之代神门，其理乃据《素问·灵兰秘典论》："膻中者，臣使之官，喜乐出焉。"以心包能代行君令之故。但据《灵枢·邪客》："少阴独无腧者，不病乎？岐伯曰：其外经病而脏不病，故独取其经于掌后兑骨之端"之说，仍当以神门为心"腧"。《难经·六十六难》即宗之而以"神门"为"心腧"。

神门：在掌后锐骨之端陷者中（《甲乙经》）。腕横纹上，当尺侧屈腕肌腱之桡侧陷中取之。主治：心痛、心烦、癫狂、痫证、健忘、怔忡、失眠、目黄、胁痛、掌中热。大陵虽与此相似，但无主治健忘、失眠、目黄之功。

[8] 阴中之少阳，肝也，其原出于太冲，太冲二：膈下为阴，肝、脾、肾同居于膈下，肝属木，中藏相火

属阳，以阳居阴，故为阴中之少阳（阴中之阳为少）；脾属土，中藏湿气属阴，中央生湿，湿生土，以太阴居阴，故为阴中之至阴；肾属水为阴，以阴居阴，故为阴中之太阴（阴中之阴为太）。

太冲：《灵枢·本输》："太冲，行间上二寸陷者之中也。"第一、二跖骨结合部之前陷中取之。《灵枢·本输》："行间，足大指间也。"第一、二趾缝间，趾蹼缘之后方取之。主治：崩漏、疝气、遗溺、小便不通、内踝前缘痛、胁痛、口㖞、小儿惊风、癫痫、头痛、目赤肿痛、眩晕、失眠。

[9] 阴中之至阴，脾也，其原出于太白，太白二：太白，《灵枢·本输》："太白，核骨之下也。"第一跖骨小头的后下方，赤白肉际取之。主治：胃痛、腹胀、身体沉重、便秘、吐泻、脚气、痢疾。

[10] 阴中之太阴，肾也，其原出于太溪，太溪二：太溪，《灵枢·本输》："太溪，内踝之后，跟骨之上，陷者中也。"内踝与跟腱之间陷中，平对内踝尖取之。主治：咽喉痛、齿痛、耳聋、咳血、气喘、消渴、月经不调、失眠、遗精、阳痿、小便频数、腰脊痛。

[11] 膏之原，出于鸠尾，鸠尾一：膏，《说文》："肥也。"即脂膏，在医学上特指心下的脂膏。《礼记》注："肥凝者为脂，释者为膏。"故谓"焚膏继晷"。《左传》：秦，医缓，诊晋侯病曰："疾不可为也，在肓之上，膏之下，攻（灸）之不可，达（针）之不及，药不至焉。"

鸠尾，又名尾翳。《甲乙经》："在巨阙下一寸五分（今作一寸），去蔽骨三寸。"在剑突下，当脐上七寸，仰卧，两臂上举取之。主治：心胸痛、反胃、癫狂、痫证。

膏设一原，不知何所用意。"膏"当是"鬲"之讹，二字形近，故易致误。《太素》作"鬲之原出于鸠尾"。鬲与膏，形、音皆相近，故易致误，当从《太素》。考《素问·刺禁论》鬲肓之上。乃指鬲膜之上言。鬲，乃肓膜之大者。

[12] 肓之原，出于脖胦，脖胦一：脖胦，《玉篇》："脖胦，脐也。"《素问·腹中论》："肓之原在脐下。"即气海穴。《甲乙经》："气海，一名脖胦，一名下肓，在脐下一寸五分。"主治：崩漏、带下、阴挺、月经不调、经闭、产后出血、疝气、遗溺、溺闭、遗精、腹痛、泄泻、便秘、脱肛、水肿、喘证、中风脱证。为强壮要穴。

按：此二原穴，后世已不用作原穴，仍以十二经各一原穴，为"十二原"穴。

膏肓俞，在第四椎下，旁开三寸。于肩胛骨脊柱缘，两手抱肘，俯伏取穴。主治：肺痨，咳嗽，气喘，吐血，盗汗，健忘，遗精，脾胃虚弱。

按：《素问·痹论》有"熏于肓膜，散于胸腹。"肓膜，乃复语词，即筋膜。"鬲肓之上，中有父母"（《素问·刺禁论》）之"鬲肓"亦即"鬲膜"之义。杨上善本《说文》以"心下鬲上"为释，似嫌未达。盖肓，亡肉也，即膜也。则肓原，当即是膜原，即今之大网膜也。故《灵枢·四时气》谓："邪在小肠者，……散于肓，结于脐，故取之肓原以散之。"若如《素问·举痛论》所云小肠膜原，或《灵枢·百病始生》之肠胃之募原，则当是指肠系膜或小网膜而言。

"此言陷于肉肓，而中气穴者也"下，杨注："肉肓者，皮下肉上之膜也，量与肌肤同类。又云：不陷肓膜，则气不行分肉间也。"

"熏于肓膜"（《素问·痹论》）下，王注："肓膜谓五脏之间鬲中膜也。"张介宾："肓者，凡腔腹肉理之间上下空隙之处，皆谓之肓，……则肓之为义，不独以胸鬲为事，膜，筋膜也。"又可知也。《灵枢·胀论》："此言陷于肉肓，而中气穴者也。"（关于"肓"的认识，参见【附录三】）

[13] 凡此十二原者，主治五脏六腑之有疾者也：以上这十二个原穴，能主治五脏六腑的疾病。

第八节　胀满、飧泄、寒证、热证，疾高而内，疾高而外的针治法

▷ 原文

胀取三阳[1]，飧泄取三阴[2]。

今夫五脏之有疾也，譬犹刺也，犹污也，犹结也，犹闭也。刺虽久犹可拔也，污虽久犹可雪也，结虽久犹可解也，闭虽久犹可决也。或言久疾之不可取者，非其说也。夫善用针者，取其疾也，犹拔刺也，犹雪污也，犹解结也，犹决闭也。疾虽久，犹可毕也。言不可治者，未得其术也[3]。

刺诸热者，如以手探汤[4]；刺寒清者，如人不欲行[5]。阴有阳疾者，取之下陵三里，正往无殆，气下乃止，不下复始也[6]。疾高而内者，取之阴之陵泉[7]；疾高而外者，取之阳之陵泉也[8]。

校注

[1] 胀取三阳：即三阳之会之简称或三阳之络——中脘也。《素问·通评虚实论》："腹暴满，按之不下，取手太阳经络者，胃之募也。"王注："《中诰》曰：'中脘，胃募也。居蔽骨与齐中，手太阳、少阳、足阳明脉所生。'故云经络者，胃募也。"《甲乙经》："腹胀不通，寒中伤饱，食饮不化，中脘主之。"《灵枢·胀论》："三里而泻之，近者一下，远者三下，无问虚实，工在疾泻也。"

[2] 飧泄取三阴："三阴"为"三阴交"之简称，亦为三阴之会也（足太阴，少阴，厥阴之会穴）。《甲乙经》："飧泄补三阴交止。"《灵枢·四时气》："飧泄补三阴交上，补阴陵泉，皆久留之，热行乃止。"在内踝上三寸，骨下陷者。《甲乙经》于内踝尖上约四横指（三寸），胫骨后缘取之。主治：脾胃虚弱、肠鸣腹胀、大便溏泄、消化不良、月经不调、崩漏、带下、阴挺、经闭、不孕、难产、遗精、阳萎、阴茎痛、水肿、小便不利、遗尿、疝气、足痿、痹痛、脚气、失眠。

阴陵泉：在膝下内侧辅骨下陷者中。于胫骨内髁下缘，胫骨内侧之陷凹部取之，为足太阴之合穴。主治：腹胀，水肿，黄疸，小便不利，泄泻，阴茎痛，遗精，小便失禁，膝痛。

[3] 今夫五脏之有疾也，譬犹刺也，犹污也，犹结也，犹闭也。刺虽久犹可拔也，污虽久犹可雪也，结虽久犹可解也，闭虽久犹可决也。或言久疾之不可取者，非其说也。夫善用针者，取其疾也，犹拔刺也，犹雪污也，犹解结也，犹决闭也。疾虽久，犹可毕也。言不可治者，未得其术也：五脏有病，好像是身上扎了针，或好像沾染了污垢，或好像绳子打了结，或好像水道闭塞不通一样。刺虽久还是可以拔除的，污染虽久还是可以洗涤的，结虽久还是可以解开的，闭虽久还是可以通开的。或者有说病久了就不可治了，这种说法不对。精通针术的人，治疗久病（其指前之久病），就好像拔刺、雪污、解结、决闭一样，病虽久，还是可以治的。说病久了就不可治了的人，那是因为他没有掌握治疗那个病的治疗方法。《素问·汤液醪醴论》所谓："病为本，工为标，标本不得，邪气不服，此之谓也。"此说虽非完全正确，但却说明一个道理，即一个医生诊病不应该轻易就说是不治之症，而应是力求掌握正确的诊断与治疗，力求多方为病人治愈疾病才是。

[4] 刺诸热者，如以手探汤：急泻之也，《灵枢·邪气脏腑病形》："刺缓者，浅内而疾发针，以去其热。"或刺十二井（手）、十宣穴等出血皆是。

[5] 刺寒清者，如人不欲行：留针也，《灵枢·邪气脏腑病形》："是故刺急者，深内而久留之。"《灵枢·终始》："久病者，邪气入深，刺此病者，深内而久留之，间日而复刺之。"

[6] 阴有阳疾者，取之下陵三里，正往无殆，气下乃止，不下复始也："下陵三里"，马莳："足阳明胃经穴，即三里，系四字一名。"言阴分有热的病，即阴气虚而有似阳疾之发热者，此为阴虚发热，当取其"下陵三里"穴，以强壮之（如与小建中汤），可直取其穴以治之，不要延迟怠慢，即莫犹豫之义，直到病气退去为止。不去，仍如前法重复刺之。

[7] 疾高而内者，取之阴之陵泉：病在上而由于内脏之疾病所致者，如头眩胀，当取足太阴之陵泉穴以治之。《灵枢·终始》："病在上者，下取之，病在下者，高取之。"《灵枢·官针》名曰"远道刺"。杨注："所病在头等为高，根原在脾足太阴内者，故取太阴第三输阴陵泉也。"《甲乙经》于胫骨内髁下缘，胫骨内侧之凹陷部取之。主治：腹胀、水肿、黄疸、小便不利、泄泻、阴茎痛、遗精、小便失禁、膝痛。

[8] 疾高而外者，取之阳之陵泉也：病在上而为躯体之疾病者，如偏头痛之类，当取足少阳之陵泉穴以治之。据此可知"陵泉"有二，在阴经者，即名"阴陵泉"，在阳经者，即名"阳陵泉"也。杨注："所病在头为高，其原在胆足少阳外，故取足少阳第三输阳陵泉也。"阳陵泉，在膝下一寸，腨外廉陷者中。在腓骨小头之前下方凹陷处取之，为筋会。主治：半身不遂、下肢痿痹、麻木、膝肿痛、脚气、胁肋痛、口苦、呕吐、黄疸、小儿惊风。

小　结

《灵枢·九针十二原》是祖国医学关于针灸理论的最早的经典著作，它奠定了中医针灸学的理论基础，故又有《针经》之称。

篇中首先提出了针灸理论的两大理论原则，即"守神"和"守机"。"守神"是强调在用针之前，必须首先掌握经脉循行的终始，十二经血气的多少，以作为诊断和治疗的基础，而"守机"则是强调在针刺过程中，要掌握针下之气的变化情况，必须善于辨别针下之气是"邪气至"还是"谷气至"（得气，即感通作用），以便及时行补泻，以及补泻气调后及时出针。如果昧于候气，则不仅不能适时行补泻以收到应有的疗效，反而会造成"针害"。

其次提出了在针刺治疗方面的"虚则实之，满则泄之，宛陈则除之，邪胜则虚之"的治疗原则。并着重阐述了在此原则指导下所采取的"迎之""随之"和"去血脉"等三种具体治法的操作方法。这三种方法在《灵枢·官能》里又把它称之为知解结，知补虚泻实。"迎之"就是泻法，其具体操作就是"疾而徐则虚"；"随之"就是补法，其具体操作就是"徐而疾则实"；"去血脉"就是"索其结络脉，刺出其血，以见通之"（《素问·三部九候论》）。

篇中对持针之道首先提出了"坚者为宝"的基本要求，即要求用针者要练有"手如握虎"的指力；其次要求术者在取穴时的态度"必端以正，安以静"，然后"正指直刺，无针左右"；在两手的操作分工方面，则规定了"右主推之，左持而御之"，"令左属右"的分工合作的关系。

经文特别强调了"凡将用针，必先诊脉"，"睹其色，察其目"的重要性，因为只有在正确诊断的基础上才能做到正确地治疗，否则就会造成"针害"。针害的原因，本篇所述约有三种：首先因诊断不明，虚实不分，病人六腑之阳气本虚，而反补其阴，五脏之阴气已竭，而反实其阳，以致虚虚实实，"损不足而益有余"；其次对病邪之浅深心中无数，以致疾浅针深，"邪气反沉"；再次则是用针者，昧于守机，不知候气，以致出针时机不当，造成"中而不去则精泄，不中而去则致气"的不良后果。此外在《灵枢·邪气脏腑病形》尚有取穴不准之弊。

篇中还对九针的名称、形制、用途等都作了具体的论述，其中的锋针、毫针、长针、员利针等四种，至今仍为医家所沿用。此外对五俞，十二原穴的名称、主治及其与脏腑经气的关系等，也都作了较详细的论述。

表2　虚实补泻归纳表

治则	虚则实之	满则泄之	宛陈则除之	邪盛则虚之
病因病机	饮食、起居、情志之失节，房事之过度	由内因或外因导致之气血失调致实	有形之瘀滞	外邪导致之阴阳气盛
主要脉证	脉虚，身寒	脉实，身热	结络，痹痛	脉实，身热
补泻	补	泻	刺血解结	泻

续表

		虚则实之	满则泄之	宛陈则除之	邪盛则虚之
操作手法	进出针	徐入疾出	疾入徐出	点刺	疾入徐出
	行针	提插徐缓捻转小	疾速捻转幅度大	反复挤出恶血	提插疾速捻转幅度大
	留针	静以久留	不留	不留	不留
	针孔开闭	左手疾按针孔	缓按针孔	反复挤血，"血变"而止	不按针孔
候气与气至	针下感应①	针下无气	针下沉紧涩滞		沉紧涩滞
	气至②	针下由空虚转充实	由沉紧转缓和	血色由紫黑粘涩滞转常色常质	由沉紧转缓和
	病人感觉	谷气来也徐而和，由针下寒转针下热	由针下热转针下寒	同上	由针下热转针下寒
	色脉	脉如其故而益坚	脉大如其故而不坚	结络消失	脉大如其故而不坚
注意事项	诊病	凡将用针必先诊脉，视气之剧易，乃可以治也。然始能明知逆顺，正行无问。			
	选针	"针各有所宜，各不同形，当各随其病，各以任其所宜"。还应"手动若务，针耀而匀，静意视义，观适之变"（《素问·宝命全形论》）。			
	专神	医者须"神无营于众物""静志观病人"。"欲瞻病人目，制其神，令气行也"（《素问·针解》）。			

注：①邪气来也紧而疾。②"谷气来也徐而和"，为"补泻气调"，当及时出针，所谓"经气已至，慎守勿失"是也。

【附录一】

捻转补泻手法在临床中的应用及其"量学"概念

"十二经脉以任督二脉为中心，左右侧捻转时作用力的方向，向心者为补，即左侧作用力方向为顺时针，右侧为逆时针者为补（按：此为大指，退后之操作）。具体操作为捻转时加作用力，倒转时自然退回，一捻一转，连续不断，即成捻转补法。至于捻转泻法，其作用力的方向左右两侧均为离心，即左侧为逆时针，右侧为顺时针者为泻（按：此为大指向前之操作，皆为两手同时操作）。任督二脉的腧穴多采取小幅度高频率为补，大幅度低频率为泻的捻转手法。一般以'大指向前为补，大指退后为泻'。关于捻转补泻手法中，'捻转幅度小用力轻为补；捻转幅度大用力重为泻'的概念，经实验证明：捻转幅度小用力轻，是指捻转时施行小幅度高频率捻转，其限度为1/2转，频率在每分钟120次以上，才能达到补的作用；捻转幅度大用力重，是指大幅度低频率的捻转，其限度为一转以上（按：即针体旋转一周以上），频率在每分钟50~60次，才能达到泻的作用。捻转的补泻与作用力的大小有直接关系。在施行补法时，术者手指轻轻地捻转，然后自然退回，形成一个有节奏的捻转频率，以达到徐徐地激发经气的作用。……在施行捻转泻法时，术者手指、腕及全臂协调用力，其作用力较大，能迅速激发经气，以达到气至病所的目的。"

"施行捻转补泻手法所持续时间的最佳参数：在手法中施术所持续的时间与治疗效果有着至关重要的意义。亦是手法量学中的核心。……捻转补泻手法最佳施术参数，每个穴位的操作时间为1~3分钟。……只有找出和确定每一个证或病的最佳治疗参数，才能使针灸的临床研究提高一步。

施行捻转补泻手法后，其治疗作用持续时间的最佳参数：……每一次针刺治疗后都有它一定的、持续的治疗作用，其持续时间又因病种而异，这对研究针刺治疗有效作用的蓄积时间（一般为6小时，或短或长）有着重要意义，亦是针刺治疗效果的规律性。如针刺人迎穴治疗脑血管疾病（中风），一次治疗所持续的最佳治疗作用时间是六小时。在针刺过程中发现，针刺后20分钟，其脑血流图改变最明显，持续到六小时后，供血开始衰减，为此应六小时蓄积一次治疗。

'支气管哮喘''哮喘型支气管炎'，取大椎、大杼、风门、肺俞、心俞、膈俞，均为小幅度高频率捻转补泻，基本上每穴施针一分钟，经听诊肺中哮鸣音逐渐消失，如存在，说明还未达治疗量，继续运针施法，直至哮鸣音消失为止，最长施手法时间三分钟左右。由此可知，针刺手法在解除小支气管痉挛上有着良好效果。

另外，作者于施用泻针手法时，在显微镜下直视疣表面及同指之甲皱微循环均见血管收缩，血液流速改变。何氏报道针刺之补法可出现血管舒张反应，而泻法则出现血管收缩反应，使血管的容积脉波降低，与作者所见相吻合。"（苏敬泽，涂均成.针刺治疣的评价与体会. 中医杂志，1986，（07）：48-50）

针刺徐疾补泻法的文献考察

徐疾补泻法同其他单式补泻手法（包括：徐疾补泻、提插补泻、捻转补泻、迎随补泻、开合补泻、呼吸补泻等。烧山火、透天凉为复式补泻）比较，有其本身特点，补法由于"徐内"，朝到预期深度所需的时间长，加上按进的力量重（似不合"微旋而徐推之""静以徐往"之意），因而"徐内"的刺激量总和（力量与时间的乘积），远远大于"疾出"；泻法相反，"徐出"（带捻转）的刺激量总和，远远大于"疾内"。（陈克彦，王雪苔.针刺徐疾补泻法的文献考察. 中国针灸，1986，（06）：29-32）

【附录二】

宛陈之血络，最常见的证候为痛痹，凡陈久之痛痹，无论在头部、腰部或四肢，每多有结络存在，《灵枢·周痹》："故刺痹者，必先切循其下之六经，视其虚实，及大络之血结而不通，及虚而脉陷空者而调之。"当"切而从之，索其结络脉，刺出其血，以见通之"（《素问·三部九候论》）。其状为：血络盛起，色紫赤、青黑，"小者如针""如黍米""大者如筋"。"切之独坚"，有结（硬核）者，"必刺其结上，甚血者，虽无结络取之"（《灵枢·经脉》），凡其皮部之有血络者"尽取之"（《素问·缪刺论》），"见赤血而止"，血变而止。诊法及刺法的要点，见《素问·刺腰痛论》及《灵枢·刺节真邪》。

除痛痹外，水肿病、鼓胀等亦有血络存在。如《灵枢·四时气》说："风㽱肤胀，为五十七痏，取皮肤之血者，尽取之。"（五十七穴见《素问·水热穴论》）。《素问·汤液醪醴论》也有"去宛莝陈"之治法（"莝陈"，原误作"陈莝"，此属倒误，"去"与"莝"皆动词，即"除去宛积，斩除陈旧"之义。），仍是"宛陈则除之"之法。《灵枢·水胀》说："肤胀、鼓胀可刺邪？岐伯曰：先泻其腹（原作"胀"，据《甲乙经》《太素》改）之血络，后调其经，亦刺去其血络也（身之血络也）。"然亦非尽可取，如《灵枢·卫气失常》云："诊视其脉大而弦急，及绝不至者，及腹皮急甚者，不可刺也。"

涉及"血络"诊法的篇目，有三篇：

（1）《灵枢·血络论》："血脉者，盛坚横以赤，上下无常处，小者如针，大者如筋，则而泻之，万全也。"（《甲乙经》作"刺而泻之"似是。）《灵枢·经脉》："故诸刺络脉者，必刺其结上，甚血者，虽无结，急取之"，以泻其邪而出其血，留之发为痹也。

（2）《素问·三部九候论》"上实下虚，切而从之，索其结络脉，刺出其血，以见通之。"《灵枢·刺节真邪》："经上实下虚而不通者，此必有横络盛加于大经，令之不通，视而泻之，此所谓解结也。"

（3）《素问·刺腰痛论》："刺解脉（诸注未详，太阳散行脉，杨作与足厥阴相似），在郄中（委中）结络如黍米，刺之血射以黑，见赤血而已。"又曰："血变而止。"《素问·缪刺论》："因视其皮部，有血络者，尽取之。"

【附录三】

肓，亡肉也。（亡，"逃也"，引申为死，为无。）《说文》："肓，心下鬲上也，从肉亡声。"《素问·举痛论》："膜原之下。"王注："膜，谓鬲间之膜，原，谓鬲肓之原"。故知鬲有原，肓有原。《素问·痹论》："熏于肓膜。"王注："肓膜，谓五脏之间，鬲中膜也。"可见王氏乃以"肓膜"为"鬲膜"也。《素问·刺禁论》："鬲肓之上，中有父母。"王注："鬲肓之上，气海居中。"《灵枢·四时气》："邪在小肠者，连睾系，属于脊，贯肝肺，络心系，气盛则厥逆，上冲肠胃，熏肝（肺），散于肓，结于脐。故取之肓原以散之。"《灵枢·胀论》："此言陷于肉肓，而中气穴者也。"《太素》杨注："肉肓者，皮下肉上之膜也（浅筋膜），量于肌肤同类。"又云："不陷肓膜，则气不行分肉间也（深筋膜）。是证肓即膜也。肓原即膜原也。"《素问·腹中论》："人有身体髀股胻皆肿，环脐而痛，是为何病？岐伯曰：病名伏梁，此风根也。其气溢于大肠而著于肓，肓之原在脐下，故环脐而痛也。"

综上"肓原"即膜原。

第四十章　灵枢·邪气脏腑病形

题解

本篇着重讨论"邪气"伤人的规律及五脏病的"六变"病形，故名。篇中首先讨论了邪气中人的部位有高、下、阴、阳、脏、腑的不同及五脏病的常见病因；并指出诊病须色、脉、尺肤三者合参，不可偏执。同时阐述了五脏脉与缓、急、小、大、滑、涩六脉兼现的病形及针刺大法和六腑病的常见病证及其所主的腧穴。

第一节　"邪气"中人的一般规律及其客于各经的常中部位

原文

黄帝问于岐伯曰：邪气之中人也奈何？岐伯答曰：邪气之中人高也。黄帝曰：高下有度乎？岐伯曰：身半以上者，邪中之也。身半已下者，湿中之也。故曰：邪之中人也，无有常[1]，中于阴则溜[2]于府，中于阳则溜于经。

黄帝曰：阴之与阳也，异名同类，上下相会，经络之相贯，如环无端。邪之中人，或中于阴，或中于阳，上下左右，无有恒常，其故何也？岐伯曰：诸阳之会，皆在于面。中人也方乘虚时[3]，及新用力，若[4]饮食汗出腠理开，而中于邪。中于面[5]则下[6]阳明。中于项[7]则下太阳。中于颊[8]则下少阳。其中于膺背两胁亦中其经。

黄帝曰：其中于阴奈何？岐伯答曰：中于阴者，常从臂[9]胻[10]始。夫臂与胻，其阴皮薄，其肉淖泽，故[11]俱受于风，独伤其阴。黄帝曰：此故伤其脏乎？岐伯答曰：身之中于风也，不必动脏。故邪入于阴经，则其脏气实，邪气入而不能客，故还[12]之于腑。故中阳则溜于经，中阴则溜于腑。

校注

[1] 无有常：据后文及《太素》，当作"无有恒常"。恒常，即固定，常规之义。

[2] 溜：流，古通。

[3] 方乘虚时：方，正在，刚好的意思。《史记》："是时项羽方与汉王相距荥阳。"此言邪气之中人，正好乘人体之虚的时候。

[4] 若：《甲乙经》《太素》"若"下并有"热"字，当据补。

[5] 面：《说文》："颜前也。"段注："颜者，两眉之中间也。颜前者，谓自此而前，则为目、为鼻、为目下、为颊之间。"

[6] 下：亦犹"中"也，去、到之义，如下乡、下厂、南下、东下。多指由上往下去。

[7] 项：《说文》："头后也。"是颈后为项。段注："项颈谓言则不分。"

[8] 颊：《说文》："面旁也。"

[9] 臂：《正字通》："自肩至肘曰臑，自肘至腕曰臂。"

[10] 胻：《说文》："胫耑也。"段注："耑犹头也。胫近膝者，曰胻。"然考之群书及《内经》则多胻胫不分。惟《揣骨新编》云："髀骨，即胻骨，在膝下里侧，外为腓肠。"是以胫骨为胻骨也。宋慈《洗冤集录》则以腓肠为胻骨。

[11] 故：必也。《国策·秦策》："吴不亡越，越故亡吴。"犹，"乃"也。《吕览·审己》："臣以五为己知之矣，五故（此通固）尚未之知耶？"

[12] 还：通旋，通环。速也，顷刻也，随后，不久之义。《汉书·董仲舒传》："此皆可使还至而有效者也。"颜师古注："还读曰旋，旋速也。"《素问·诊要经终论》："中心者，环死。"亦此义也。

阐幽发微

帝问：邪气中人有何规律？伯答："邪气"，即天之虚邪，故其伤人由高而中。问：高下有一定的规律吗？答：上半身为机体之上部，近乎天，故易感受天之邪气；身半已下，即下半身，为机体之下部，近乎地。故易感受地之清冷潮湿之气。伤于邪气则"洒淅动形"（《灵枢·官能》），而发热恶寒；伤于湿气则"湿流关节"（仲景语）。

按：伤上、伤下乃言感邪发病的一般规律，非绝对之谓。《素问·太阴阳明论》："故伤于风者，上先受之；伤于湿者，下先受之。"《灵枢·小针解》："邪气在上者，言邪气之中人也高，故邪气在上也；……清气在下者，言清湿地气之中人也，必从足始，故曰清气在下也。"可见邪气即虚风，故《灵枢·刺节真邪》："邪气者，虚风之贼伤人也。"虽然说上受邪气，下受湿气，但这只是说一般，不是绝对如此，还要看病邪中于人体的哪一经，如中于阴经的，其人脏气实，就要流传给和它相表里的腑；如果是中于阳经的，其人腑气实，那就要流传在受邪的阳经之分，而只发表证，不入传于里。

黄帝又问：阴和阳名虽不同，而实则同为经络一类，它们在手足相交会，经络之气相互贯通，运行就像圆环一样没有头尾。亦即"环周不休"之义。病邪之伤人，或是伤于阴经，或是中于阳经，或是中于上部，或是中于下部，或是中于左侧，或是中于右侧，是没有常规（固定部位）的，是什么缘故呢？伯答：诸阳经皆上于头面（《难经·四十七难》："人头者，诸阳之会也，诸阴脉皆至颈、胸中而还，独诸阳脉皆上至头耳。"），故后世本之而有"头为诸阳之会"之说（但却不知"阳"为何物！）。邪气之中人都是正好乘人体真气虚弱的时候，或者刚用力过度（强力），或者用了热饮食后汗出的时候，凡此都使腠理开张才为邪气所中。

邪气中于面部，就下到阳明经，因阳明经行于面部前方之故。《灵枢·经脉》："大肠手阳明之脉，……其支者，从缺盆上颈，贯颊，入下齿中，还出，挟口交人中，左之右，右之左，上挟鼻孔。""胃足阳明之脉，起于鼻上（"之"乃"上"之讹。《甲乙经》无"之"字），交颏中，旁纳太阳之脉，下循鼻外，入上齿中，还出挟口环唇，下交承浆。"邪气中于颈项（太阳之皮部）的后部，就下到太阳经，因太阳经行于颈项及背部之故。《灵枢·经脉》："膀胱足太阳之脉，……从巅入络脑，还出别下项，循肩髆内，夹脊抵腰中。""小肠手太阳之脉，……上循臑处后廉，出肩解，绕肩胛，交肩上，……其支者，从缺盆循颈，上颊，至目锐眦。"邪气中于面两侧之颊部，由于此为少阳之皮部，邪气会下到少阳经。《灵枢·经脉》："胆足少阳之脉，起于目锐眦，上抵头角，下耳后，……其支者，从耳后入耳中，出走耳前，至目锐眦后；

其支者，别锐眦，下大迎，合于手少阳，抵于颛，下加颊车。""三焦手少阳之脉，……其支者，从膻中上出缺盆，上项，系耳后直上，出耳上角，以屈下颊至颛；其支者，从耳后入耳中，出走耳前，过客主人前，交颊，至目锐眦。"邪气中于前胸、后背或两胁肋部的皮部，也都各中于阳明、太阳或少阳等有关经络。

黄帝问：邪气中于阴经有何规律？伯答：中于阴经的，经常是从两前臂或两胫开始。前臂及小腿内侧（阴面）的皮肤薄嫩，肌肉亦细软柔润（湿软如泥），所以这四处感受了风寒，就独特地下于阴经。杨注："《下经》言：风雨伤上，清湿伤下者，举多为言，其实脚胻亦受风邪也（当用寒字）。"按：三阴受邪以脚胻为多，《伤寒论》之三阴病，即当如此受邪也。黄帝：这样就一定会伤其五脏吗？岐伯：身体的阴经之分受了风邪，不一定就伤动其五脏，须视其脏气之虚实而定。若邪入于阴经其脏气虚的则可受邪；若其脏气实，则不受邪，邪气就由五脏的络枝，随后旋即流传到六腑。所以邪气中于阳经（阳主外），其腑气实的就流布在经络为病；邪气中于阴经（阴主内），其脏气实的就流传于六腑。此为邪气流传之规律，先外而后内也。故外证不可下，以免虚其内，而导致邪气内传也。

第二节　五脏病的一般病因与病机及邪气中于五脏的条件

原文

黄帝曰：邪之中人脏奈何？岐伯曰：愁忧恐惧则伤心。形寒寒饮[1]则伤肺，以其两寒相感，中外皆伤，故气逆而上行。有所堕坠，恶血留内，若有所大怒，气上而不下，积于胁下，则伤肝。有所击仆[2]，若醉入房，汗出当风，则伤脾。有所用力举重，若入房过度，汗出浴水，则伤肾。

黄帝曰：五脏之中风奈何？

岐伯曰：阴阳俱感，邪乃得往。黄帝曰：善哉。

校注

[1] 形寒寒饮：形寒，指衣单而感寒；寒饮指"寒饮食"（《素问·咳论》）。《甲乙经》作"饮冷"，《难经·四十九难》同，义通。《素问·咳论》："皮毛者，肺之合也。皮毛先受邪气，邪气以从其合也；其寒饮食入胃，从肺脉上至于肺，则肺寒，肺寒则外内合邪，因而客之，则为肺咳。"

[2] 击仆：指斗殴或跌仆，多指斗殴之击中胁下者。

阐幽发微

帝：邪气中脏都是在什么情况下才能够中呢？伯：都是在脏气虚的情况下才能为邪所中。例如：

1. 愁忧恐惧则伤心

《灵枢·本神》："所以任物者谓之心。"故《灵枢·口问》："心者，五脏六腑之主也，……故悲哀愁忧则心动，心动则五脏六腑皆摇。"《灵枢·本神》："是故怵惕思虑则伤神"，"喜乐者，神惮散而不藏。"是喜乐、悲哀、愁忧、思虑、怵惕、恐惧等情志活动都首先要感应于心而心动，心动之后通过宗脉而感应于有关之脏腑。故张介宾《类经》说："是情志之伤，虽五脏各有所属，然求其所由，则无不从心而发，……故忧动于心则肺应，思动于心则脾应，怒动于心则肝应，恐动于心则肾应，此所以五志惟心所使也。"在情志因素中，以忧思（愁忧）与怵惕（恐惧，即提心吊胆）为最能伤害心神。如《难经·四十九难》："忧愁思虑则伤心。"《灵枢·百病始生》："忧思伤心。"

2. 形寒寒饮则伤肺

衣单则外寒，"寒饮食"则内寒。寒气"从肺脉上至于肺，则肺寒"。"以其两寒相感，中外皆伤"（皆伤于寒），故外内合而客于肺。《灵枢·百病始生》："重寒伤肺。"肺为娇脏，惧热恶寒，寒则皮肤闭，"气道约"，"约则不利"《灵枢·口问》，皮肤闭则气不得宣，经"气门"而内逆，"故气逆而上行"作喘作咳。重者，则发热恶寒而为感冒矣。《伤寒论》41条："伤寒（外），心下有水气（内——寒饮），咳而微喘，发热不渴，服汤已渴者，此寒去欲解也，小青龙汤主之。"此感冒寒邪有表证之咳也。无发热恶寒之表证，小青龙汤亦可用。

3. 有所堕坠，恶血留内，若有所大怒，气上而不下，积于胁下，则伤肝

堕坠之重者，多有内出血，离经之血，即为"恶血"，后世名"瘀血"。恶血留著于内，多在胁下，以肝大、多血、体重，故每易扯伤肝络，令人胁下胀痛（"腹中满胀"）、"喘逆"（呼吸短促）。如《素问·脉要精微论》："肝脉搏坚而长，色不青（舌当紫赤），当病坠若搏，因血在胁下，令人喘逆。"《素问·缪刺论》："人有所堕坠，恶血留内，腹中满胀，不得前后。"当"先饮利药"。"若有恶血留内"，或者因大怒（暴然间之强烈怒气），则气逆，血气上逆而不下，"肝举而胆横"；肝为血脏，血气逆留于肝，宛积不下，阻绝了肝络的畅通，故气不通则痛。肝脉"布胁肋"，故胁肋痛。《灵枢·厥病》："头痛不可取于腧者，有所击堕，恶血在于内，若内（原误作"肉"）伤，痛未已，可即（原误作"则"）刺，不可选取也。"即刺，迎刺也。《灵枢·论勇》："怒则气盛而胸张，肝举而胆横。"《灵枢·百病始生》："忿怒伤肝。"《灵枢·百病始生》："醉以入房，汗出当风，伤脾。"

4. 有所击仆，若醉入房，汗出当风，则伤脾

击中左胁下则伤脾，亦可导致内出血，而恶血宛积于脾。或者是酒后入房，汗出后当风，此时脾气虚，故风邪乘虚而入客于脾，经名"内风"。如《素问·风论》："入房汗出中风，则为内风。"因入内而中于风故名。击仆伤脾则当左胁下胀痛；酒后入房受风伤脾，则当恶风、有手足为之热、身热解堕、"四肢不欲动"等证。《素问·厥论》说："热厥何如而然也？……此人必数醉若饱以入房，气聚于脾中不得散，酒气与谷气相搏，热盛于中，故热偏于身内热而溺赤也。"

按：脾病之常见病因多为饥饱劳役，如《难经·四十九难》："饮食劳倦则伤脾"是也。《素问·五脏生成》："白脉之至也，喘而浮。上虚下实，惊，有积气在胸中，喘而虚，名曰肺痹寒热，得之醉而使内也。"可见"若醉入房"不独伤脾，亦可伤肺与肾。《素问·风论》："脾风之状，多汗恶风，身体怠堕，四肢不欲动，色薄微黄，不嗜食，诊在鼻上，其色黄。"

5. 有所用力举重，若入房过度，汗出浴水，则伤肾

"汗出"包括以上之"用力举重"及"入房过度"二者而言，非仅指入房过度也。如《灵枢·百病始生》云："用力过度，若入房汗出浴，则伤肾。"可证也。《难经·四十九难》概括

为"强力入水则伤肾"。可见强力包括入房过度。用力举重，由低而高，端赖腰肌之用力俯仰，故每易伤腰。如《素问·刺腰痛论》："衡络之脉令人腰痛，不可以俛仰，仰则恐仆，得之举重伤腰，衡络绝，恶血归之。"太阳自腰中横入髀外后廉而下之络也，与中经合于腘中。可以证也。伤腰则腰痛。然此处未言伤腰，重在言强力汗出。或者入房过度，亦可致腰痛，亦属强力，亦汗出，当此两种强力情况下，任一强力汗出后，入冷水中浴，皆可致水寒乘虚入客于肾，则伤肾。伤肾则腰痛，且当病水也。以上《难经·四十九难》称之为"正经自病"，意非外邪内传也。然有此脏气之虚则为多种病邪入脏之阶也。《灵枢·百病始生》："用力过度，若入房汗出浴，则伤肾。"《难经·四十九难》："久坐湿地，强力入水则伤肾。"《素问·水热穴论》："勇而劳甚，则肾汗出。"肾为"作强之官"，故强力之汗，皆出自于肾也。《素问·经脉别论》："持重远行，汗出于肾。"

6. 五脏之中风

阴经已因内因不内外因而致虚（脏气已伤），此时阴经已伤，阳经再感受了邪气，即为"阴阳俱感"，邪气即可乘脏气之虚而入传于五脏。张介宾说："然必其内有所伤，而后外邪得以入之。"这就不是什么"中阳则溜于经，中阴则溜于府"了。《素问·水热穴论》："勇而劳甚则肾汗出，肾汗出逢于风（寒），内不得入于脏腑，外不得越于皮肤，客于玄府，行于皮里，传为胕肿，本之于肾，名曰风水。"可参。《素问·缪刺论》："阴阳俱感，五脏乃伤。"

第三节 头面所以耐寒的道理

原文

黄帝问于岐伯曰：首面与身形也，属骨连筋，同血合于气耳。天寒则裂地凌[1]冰，其卒寒或手足懈惰，然而其面不衣，何也？

岐伯答曰：十二经脉，三百六十五络，其血气皆上于面而走空窍。其精阳气上走于目而为睛，其别气走于耳而为[2]听，其宗气上出于鼻而为臭，其浊气出于胃，走唇舌而为味。其气之津液皆上熏于面，而皮又厚，其肉坚，故天气甚寒[3]不能胜之也。

黄帝曰：邪之中人，其病形何如？岐伯曰：虚邪之中身也，洒淅动形[4]。正邪之中人也微，先见于色[5]，不知于身，若有若无，若亡若存，有形无形，莫知其情。黄帝曰：善哉。

校注

[1] 凌：《风俗通》："积水曰凌。"段玉裁："仌出者，谓仌之出水，文棱棱然。"

[2] 为：行也。《论语·颜渊》："为之难。"

[3] 天气甚寒：《太素》作"热甚寒"，《甲乙经》作"大热甚寒"，当从《甲乙经》。

[4] 洒淅动形：《辞海》："洒，音显。"杨上善音"洗"。《资治通鉴》："每顾我，使我毛发洒淅"而"振寒"也。"动形"即振慄之谓。

[5] 先见于色：色，《说文》："颜气也。"段注："颜者，两眉之间也，心达于气，气达于眉间，是之谓色。颜气与心若合符部，……引申之为凡有形可见之称。"此处指"神色"，如和颜悦色，勃然变色。

阐幽发微

帝：言人之头面与身体筋骨相连属，血气亦合同，天气寒冷的时候，能把地冻得裂开缝，把水冻得起了棱，人体突然感受了这样的寒气，手足或许冻得不好使了，但是他的面部却不需保温，而比手脚耐寒，这是什么道理呢？伯：十二经脉，三百六十五络，它的血气都上于面而走注孔窍，它的"精阳之气"，亦即其阳经的精华之气走于目而行视觉的功能；其经络的支别之气走于耳而行听觉的功能；其经络的宗气上出于鼻，而行嗅觉的功能。如《灵枢·大惑论》："五脏六腑之精气，皆上注于目。"《灵枢·口问》："目者，宗脉之所聚也。""耳者，宗脉之所聚也。"

按：宗气，《灵枢·邪客》："五谷入于胃也，其糟粕、津液、宗气分为三隧。故宗气积于胸中，出于喉咙，以贯心肺，而行呼吸焉。"《素问·五脏别论》："故五气入鼻，藏于心肺。"《灵枢·刺节真邪》："宗气留于海，其下者注于气街，其上者走于息道，……宗气不下，脉中之血，凝而留止。"《灵枢·五味》："谷始入于胃，其精微者，先出于胃之两焦，以溉五脏，别出两行，营卫之道。其大气之抟而不行者，积于胸中，命曰气海，出于肺，循喉咽，故呼则出，吸则入。"可见宗气即大气，乃心肺之综合功能，故能推动呼吸及脉气之流行。关于宗气，虽如上文所述，然窃疑此处乃指经络的综合功能而言。"其浊气出于胃"，其经络的谷气出于胃，上走于口（唇舌指口言），而行味觉的功能（而为味觉之能）。

按："谷气"亦可代真气。如《灵枢·始终》："谷气至而止，所谓谷气至者，已补而实，已泻而虚。"所以然者，以"真气者所受于天，与谷气并而充身者也。"故真气至则谷气至，谷气至则真气亦至也。经所以如此费解而使用"浊气"者，盖为照顾文义之多变，不使雷同尔。乃属修辞手法。十二经脉的血气津液，皆上熏于面（喻其滋润之细微也），加上面部的皮肤又厚，肌肉又坚实，所以它御寒耐热之力强，虽有"天气甚寒"也不能胜过它的耐受力。

帝：邪气伤人的病状如何？伯：虚邪伤人，首先要使人洒淅寒慄，"起毫毛而发腠理"，这是因为邪气盛，真气与邪毒之气相争剧烈，故有振寒之反应，继之则寒已而壮热也。实则振寒之时即已有热，体温高于气温，故寒慄耳。肯定是患了"伤寒"。

而正邪之中人则不同，因为只是天寒而不挟虚邪，所以身虽感寒而变颜变色，但却不似中于虚邪那样的振寒壮热而体痛，似乎不适，又没有什么明显的症状，所以病情很轻微，虽不治，亦可自愈。《灵枢·刺节真邪》所谓"正风者，其中人也浅，合而自去，其气来柔弱，不能胜真气，故自去"是也。正邪之中人，多于人体饥饿、劳役汗出之时，血弱气尽，腠理开，因而中于正常之风寒（无虚邪，故名正邪），即《素问·八正神明论》所谓"正邪者，身形若用力汗出，腠理开，逢于风（原误作"虚风"），其中人也微，故莫知其情，莫见其形"是也。《灵枢·官能》："邪气之中人也，洒淅动形；正邪之中人也微，先见于色，不知于其身，若有若无，若亡若存，有形无形，莫知其情。"《灵枢·刺节真邪》："虚邪之中人也，洒淅动形，起毫毛，而发腠理。"

第四节　色脉与尺脉的关系及"色脉诊"的顺逆

原文

黄帝问于岐伯曰：余闻之，见其色，知其病，命曰明；按其脉，知其病，命曰神；问其病，知其处，命曰工。余愿闻见而知之，按而得之，问而极之，为之奈何？岐伯答曰：夫色脉与尺之相应也[1]，如桴鼓影响之相应也，不得相失也，此亦本末根叶之出候[2]也，故根死则叶枯矣。色脉形肉[3]不得相失也。故知一则为工，知二则为神，知三则神且明[4]矣。黄帝曰：愿卒[5]闻之。岐伯答曰：色青者，其脉弦也[6]；赤[7]者，其脉钩也；黄者，其脉代[8]也；白者，其脉毛；黑者，其脉石。见其色而不得其脉，反得其相胜之脉，则死矣；得其相生之脉，则病已矣。

校注

[1] 色脉与尺之相应也："尺"下，《甲乙经》有"皮肤"二字，是也。

[2] 候：占验也，察也。

[3] 形肉：杨注："形肉，即是尺之皮肤。"

[4] 明：《说文》："照也。"又有灵通之义。如神灵。

[5] 卒：尽也。《灵枢·百病始生》即"卒闻""尽闻"互言。

[6] 色青者，其脉弦也："色青者，其脉弦也"之"也"字，及后文"钩也""代也"之"也"字，《甲乙经》《太素》均无，应据删，以与下文合。

[7] 赤：赤上有"色"字。《太素》《甲乙经》并有"色"字，下同。

[8] 代：替也。形容一波代替一波之纵缓貌。盖以暑湿熏蒸，故真气缓代也。

阐幽发微

帝：我听说见到病人的（颜）气色，就能知道他患了什么病，这叫作"明"（神而明之，神明也）医。切按病人的脉象，就能知道他患了什么病，这叫作"神"医（神奇，异乎寻常）；询问病人的痛苦，就能知道他的病处，这叫作良"工"，即良医（言其询问之精到也）。我希望知道望见神色就能知其病情；切按脉象就能得其病情；询问所苦就能尽知（极，穷尽、穷极）其病情，须怎样才能做到呢？伯：人的气色脉象与尺部皮肤的相应，就如桴鼓的音响相应一样（《灵枢·胀论》："如鼓应桴。"）准确，是不可有所差失（脱节）的。这也就像本末根叶的关系一样，根本在土下而枝叶则出于土上，可为察验根本（茎）的依据。所以枝叶要是枯萎了，那就说明其下的根本已经坏死了。《灵枢·外揣》："若鼓之应桴，响之应声，影之似形。"色脉与形肉是不可以有所差失的，所以能够诊知其中的一个方面，如能问知病情的，就可以是"良工"；能够诊知其中的两个方面，如问、切并把它结合起来的，就可以成为神奇的医生；能够诊知其三个方面，如望、问、切并把它"参合而行之"的，就可以是神明的医生了。杨注："知问及脉，并能察色，称神明也。"《素问·至真要大论》："工巧神圣，可得闻乎？"王注："针曰工巧，药曰神圣。"未知其所本？《难经·六十一难》："经言：望而知之谓之神；闻而知之谓之圣；问而知之谓之工；切脉而知之谓之巧。"较本篇所命之名为好。

帝：我希望知道这个究竟。伯：色青者，其脉弦。（色脉之应，尚可见《难经·十三难》）青色为春令之常色，春时肝脏气王，故人面色青而兼赤，"如以缟裹绀"（《素问·五脏生成》），脉亦微弦，"轻虚而滑，端直以长"（《素问·玉机真脏论》），"软若招招，如揭长竿末梢"（《素问·平人气象论》）。招招，音韶。《说文》："招，树摇貌。"树动也。段注："招之言招也，树高大则如能招风者然。《汉志·郊祀歌》（又见《礼乐志》）'体招摇若永望。'注'招摇，申动之貌。'按：此招摇与招摇同。师古招音韶。犹《玉篇》：'招，时昭切'也。"此为春时之常色平脉也。

　　赤者，其脉钩。赤色为夏令之常色，夏时心脏气王，故人面色红润，"如以缟裹朱"，脉亦微钩，"来盛去衰"（《素问·玉机真脏论》），"累累如连珠，如循琅玕"（《素问·平人气象论》）。此为夏时之常色平脉也。

　　黄者，其脉代。黄色为长夏之常色，长夏脾脏气王，故人面色黄而兼赤，"如以缟裹栝楼实"（《素问·五脏生成》），脉亦缓代，"和柔相离，如鸡践地"，缓而"微实弱"（《素问·平人气象论》）。此为长夏之常色平脉也。实则脾脉"善者不可得见，恶者可见"，如水之流，如鸟之喙（《素问·玉机真脏论》），惟因长夏湿热熏蒸，汗液外泄，故脉于钩洪之余而"微奭弱"也。中国人为黄色人种，故黄当为"四季"之色。

　　白者，其脉毛。白色为秋令之常色，秋时肺脏气王，故人面色白而兼赤，"如以缟裹红（桃红）"（《素问·五脏生成》），脉亦微毛，"轻虚以浮，来急去散"（《素问·玉机真脏论》），"厌厌聂聂（叶叶涉涉）如落榆荚"（《素问·平人气象论》）。此为秋时之常色平脉也。《脉经》："脉来泛泛而轻，如微风吹鸟背上毛。"

　　黑者，其脉石。黑色为冬令之常色，冬时肾脏气王，故人面色黑而透血气之色，"如以缟裹紫"（黑赤色）（《素问·五脏生成》），脉亦微石，"喘喘累累如钩，按之而坚"（《素问·平人气象论》），"沉以搏（有力按之不绝，具指表实）"（《素问·玉机真脏论》），此为冬时之常色平脉也。

　　病现青色而不现弦脉，反现浮涩之毛脉，其预后多不良。以青色多为血行不畅兼有瘀阻之色，若现弦脉则为肝气郁结，肝血瘀滞，心烦易怒，肝胃气痛或"有所堕坠，恶血留内"，"积于胁下"之征，尚为脉证相应。今不现弦脉而反现毛脉，乃为宗气大虚，宣行营卫无力之征，故其预后不良。若得沉而微细之脉，则为相生之脉，为内寒，血气凝泣之征，故为顺，为易已。

　　若现赤色而不现钩脉，反现沉细之脉，其预后多不良。以赤色多为血气淖泽而有热，脉当洪大为脉证相应；今反现沉细而数之脉，是为热盛阴虚必致神昏、谵妄、身热不退，故预后可虑，若再沉细兼微，"手足厥逆"则为危候，舌蹇痉厥。若现沉洪或为热盛迫血，将为吐血之证。若得弦而微数之脉，为相生之脉，其热必不甚，其预后为"易已"也。

　　若现黄色而不现代脉，反得弦急之脉，则预后不良。以黄色多为脾胃虚弱，不思饮食或泄泻，为脾不藏营之证，若再现弦急之脉，恐是胃气大伤将绝，木来克土之候，故为逆也。若得大脉，则为热邪固脾，不思饮食尚为顺候，易已也。

　　若现白色而不得毛脉，反得洪数之脉，则预后不良。以白为肺虚寒热或吐血之候，脉当微细而涩，若反现洪数之脉，是为阳气亢盛，肺寒热咳嗽必甚，若吐血者，则不仅血不能止，且必身热，再加烦咳不得卧寐者死。《素问·玉机真脏论》云："脱血而脉实，……皆难治。"《灵枢·论疾诊尺》云："人迎大者，当夺血。"若得沉细之脉，为相生，亦易已也。

　　若现黑色而不得石脉，反得代脉，则预后不良。以黑为久寒、久痛之证，脉当沉迟（或涩或弦），若反现结代之脉，则为真气结滞，血运不续之征，故预后不良。若现毛涩之脉，则为病脉相应，为相生，故为易已也。

　　按：色脉诊的顺逆为本节的重点。然经文未及症候，是其不足。当合后文及《素问·平人气象论》《灵枢·论疾诊尺》有关色脉尺诊之文以观之，始能有所遵循。《难经·十三难》："假令色青，其脉浮涩而短，若大而缓，为相胜，浮大而散，若小而滑，为相生也。"《难经·十七难》："诊病若闭目不欲见人者，脉当得肝脉强急而长，而反得肺脉浮短而涩者，死也。……病若吐血，复鼽衄血者，脉当沉细，而反浮大而牢者（当作"坚"，作"牢"者，避炀帝讳也），死也。病若谵言妄语，身当有热，脉当洪大，而反手足厥逆，脉沉细微者，死也。病若大腹而泄者，脉当微细而涩，反紧大而滑者，死也。"《金匮要略·惊悸吐衄下血胸满瘀血病》："夫吐血，咳逆上气，其脉数而有热，不得卧者死。"

第五节 "色脉尺诊"法

原文

黄帝问于岐伯曰：五脏之所生，变化之病形何如？岐伯答曰：先定其五色五脉之应，其病乃可别也。黄帝曰：色脉已定，别之奈何？岐伯说：调[1]其脉之缓、急、小、大、滑、涩，而病变定矣。黄帝曰：调之奈何？岐伯答曰：脉急者，尺之皮肤亦急；脉缓者，尺之皮肤亦缓；脉小者，尺之皮肤亦减而少气；脉大者，尺之皮肤亦贲[2]而起；脉滑者，尺之皮肤亦滑；脉涩者，尺之皮肤亦涩。凡此六变者[3]，有微有甚。故善调尺者，不待于寸，善调脉者，不待于色。能参[4]合而行之者，可以为上工，上工十全九。行二者，为中工，中工十全七。行一者，为下工，下工十全六。

校注

[1] 调：合得密固谓之调（《贾子·道术》）。又"谓弓强弱与矢轻重相得"，见《诗·车政》"弓矢既调"笺。引申有"诊"义。《素问·方盛衰论》："按脉动静，循尺滑涩，寒温之意，视其大小。"

[2] 贲：通"坟"，高起也。又"大"。《诗经》："贲鼓维镛。"郑玄笺："贲，大鼓也；镛，大钟也。""亦贲而起"，"而"字语助无义，即贲起也。

[3] 凡此六变者："六"，据《太素》及《脉经》补，以与后文"病之六变者，刺之奈何"合。

[4] 参：参伍，参合。

阐幽发微

黄帝说：五脏所生的病及其变化的病状都是怎样的呢？伯答：首先确定好五色、五脉应乎何脏，然后才可能辨别它的病情。帝：色脉都已决诊好了，怎样来辨别病形呢？伯：调适好脉与尺肤的缓急小大滑涩，就可以确定他的病变了。切脉而言调脉者，以医者切脉下指之轻重必须与其脉之浮沉等相调适，始能诊得与其本脉相符之真正脉象也。帝:怎样调适其脉与尺肤呢？伯：脉急者，尺之皮肤亦急：弦急之脉主寒，寒则皮肤收急，故尺之皮肤亦收急。脉缓者，尺之皮肤亦缓：缓纵之脉主热，热则皮肤弛缓，故尺之皮肤亦弛缓。脉小者，尺之皮肤亦减而少气：脉细小主血气不足，故络气亦虚，因而尺之肤肉亦虚减而少温气。多因虚寒泄泻所致，如《灵枢·论疾诊尺》："尺肤寒，其脉小者，泄，少气。"《素问·平人气象论》："尺寒脉细，谓之后泄。"细、小一也。脉大者，尺之皮肤亦贲而起：脉盛大主血热气盛，故尺皮肤亦因血气盛满而"贲起能大"（杨注）。脉滑者，尺之皮肤亦滑：脉滑（大）主于风热，汗出，故尺之皮肤亦湿润而滑泽。《灵枢·论疾诊尺》说："尺肤滑，而泽脂者，风也。"当为风温之类。又说："其脉盛而滑者，汗（原作"病"，今从《太素》改）且出也。"故知其人当身热而自汗出也。《素问·平人气象论》："缓而滑，曰热中。"又曰："脉滑曰风。"脉涩者，尺之皮肤亦涩：脉涩主血少气虚，更加微风留于肌表，痹阻络气不能畅达于外，不营皮肤，故尺肤涩滞而不滑利。《灵枢·论疾诊尺》说："尺肤涩者，风痹也。"《金匮要略·血痹虚劳病》第一条云："但以脉自微涩"，"血痹阴阳俱微，寸口关上微（涩），尺中小紧，外证身体不仁，如风痹状（亦可有体痛之证），黄芪桂枝五物汤主之。"

按：《素问·通评虚实论》说："络气（阳络）不足，经气（阴经）有余者，脉口热而尺寒也。……经虚络满者，尺热满脉口寒涩也。此春夏死，秋冬生也。"可见尺肤之寒温与络气之虚实相应。而经与络之虚实一般亦皆相应，故脉缓尺热，脉急尺寒。经与络之虚实寒热不相应者，多为重证。"凡此六变者，有微有甚。"《素问·通评虚实论》："络满经虚，灸阴刺阳，经满络虚，刺阴灸阳。"阳主外，阴主内，故络在外，当是阳络，经在内，当是阴经。一般这六种"尺寸诊"的变化，有轻有重。"微"为病变轻微，"甚"为病变严重，多为邪盛。

《灵枢·论疾诊尺》："余欲无视色持脉，独调（诊）其尺，以言其病，从外知内，为之奈何？岐伯曰：审其尺之缓急、小大、滑涩，肉之坚脆，而病形定矣。"此实为"行一者，为下工"也。前文亦云："夫色脉与尺之相应也，如桴鼓影响之相应也，不得相失也。"一般情况下色脉与尺是相应的，故根据尺或脉之缓急小大滑涩，即可知其色脉之寒热虚实矣。虽云如此，但仍应色脉与尺三诊合参而行诊断才最可靠，才能成为上等高明的医生；有了正确地诊断，才能有正确地治疗，所以"上工"治病，治十个就能好九个。能行尺、寸诊这二者的，可以成为"中工"，中工治十个就只能治好七个左右，因为有些特殊情况，因没有色脉合参，可能诊断有所不周之故。只能行脉诊或尺诊一种的，则为"下工"，因为这样进行诊断，难免片面，所以治十个也就只能治好五六个罢了。《素问·五脏生成》也强调说："能合色脉，可以万全。"张仲景还曾批评过那样"按寸不及尺"的"凡医"。

按：尺寸诊都属切诊范畴，故能参合色脉与尺之诊法而行之，也不过只是做到了望诊与切诊的合参还有闻、问二诊尚未进行。前文所说的"余愿闻见而知之，按而得之，问而极之"，才是全面的四诊合参之法。

例如《素问·方盛衰论》在论述"按脉动静，循尺滑涩，寒温之意，视其大小"之后说"合之病态，逆从以得，复知病名"，就强调了尺寸诊还必须与问诊相结合（病状须问始知）。不只问其现证，还须问其病史。如《素问·三部九候论》说："必审问其所始病，与今之所方病，而后各切循其脉，视其经络浮沉，以上下逆从循之。"此外还应了解病人喜欢怎样，如何才舒适？如《灵枢·师传》所说的"临病人问所便"即是。

另外对那些"骄恣、纵欲、轻人而无能禁之"的"主公大人，血食之君"，还须做思想工作，"告之以其败，语之以其善，导之以其所便，开之以其所苦，虽有无道之人，恶有不听者乎"（《灵枢·师传》）。《素问·征四失论》亦有"诊病不问其始，忧患饮食之失节，起居之过度，或伤于毒，不先言此，卒持寸口，何病能中，妄言作名，为粗所穷，此治之四失也。"《素问·疏五过论》："凡未诊病者，必问尝贵后贱，虽不中邪，病从内生，名曰脱营。尝富后贫，名曰失精，五气留连，病有所并。医工诊之，不在脏腑，不变躯形，诊之而疑，不知病名，身体日减，气虚无精，病深无气，洒洒然时惊。切脉问名，当合男女。离绝菀结，忧恐喜怒，五脏空虚，血气离守，工不能知，何术之语？"

第六节　五脏病现缓急小大滑涩六脉 "微" "甚" 的病形

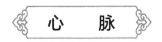

心　脉

原文

黄帝曰：请问脉之缓、急，小、大，滑、涩之病形何如？岐伯曰：臣请言五脏之病变也。心脉急甚[1]者为瘛疭；微[1]急为心痛引背，食不下。缓甚为狂笑；微缓为伏梁[2]，在心下，上下行，时唾血。大甚为喉吤[3]；微大为心痹[4]引背，善泪出。小甚为善哕；微小为消瘅。滑甚为善渴；微滑为心疝引脐，小腹鸣。涩甚为喑；微涩为血溢，维厥，耳鸣，颠疾。

校注

[1] 甚、微：甚，为太过，多为有外邪；微，为不及，多为因内伤。

[2] 伏梁：古病名。其证为从心下至脐上有积气如臂大，病名叫伏梁。《难经·五十六难》："心之积，名曰伏梁。起脐上，大如臂，上至心下，久不愈，令人病烦心，心痛。""心痛"，据《甲乙经》补。滑寿："伏梁，伏而不动，如梁木然。"

[3] 喉吤：吤，"声也"，见《集韵》。《脉经》则作 "大甚为喉介"，是知 "介" 乃 "吤" 之本字。"介" 又通 "芥"。《灵枢识》云："介、芥古通，乃芥蒂之芥，喉间有物，有有防碍之谓。'吤' 唯是 '介' 字从口者，非必有声之义。"所见甚是。《素问·咳论》云："心咳之状，咳则心痛，喉中介介如梗状，甚则咽肿喉痹。"是其证明。《甲乙经》作 "大甚为喉吤吤。"是与《素问·咳论》"喉中介介" 之义合。杨上善注为 "故使喉中吤吤而鸣也。"乃囿于口旁之 "吤" 为注，故误。然杨氏于《太素》之 "嗌中吤吤然数唾" 下则注云："吤吤，谓阂咽嗌之中，有物阂也。"彼注又极贴切。是 "喉吤吤"，当理解为喉中如有芥蒂之刺激，今所谓 "异物感" 是也。

[4] 心痹：痹，《中脏经》作 "痛"，可参。

阐幽发微

帝问：请问脉（包括尺肤）的缓急小大滑涩所主的病状都是怎样的呢？伯答：请允许我来谈一下五脏所生的病及其六脉变化的病形吧。遥接上第五节帝问："五脏之所生，变化之病形"？缓、大、滑为阳；急、小、涩为阴。《内经》不以浮沉迟数为纲，足见脉诊尚欠周到。

1. 心脉急

急甚者，为瘛疭；微急为心痛引背，食不下。

按：五脏脉须结合四时五色以论病，否则急甚之脉究系以心大而弦急为准，抑或以肝之弦急而大为准？固不可定。然结合四时五色，则可定其以心脉为主也。又如脾之缓甚与微缓亦如此。

病脉来弦急而大（在夏时，面赤），多是感受热邪心火炽盛，销烁津血，不养于筋，而致筋脉拘急，故瘛疭。《灵枢经校释》谓 "是寒伤血脉" 者，非也。寒则拘挛，但不或瘛或疭也。杨谓此是寒，寒则不当兼大，且心热瘛。"病机十九条" 所谓 "诸热瞀瘛，皆属于心（原为火）"

是也。故其脉虽大而以弦急为甚。

《伤寒明理论》："瘛者，筋脉急也，疭者，筋脉缓也。急者，则引而缩，缓者，则纵而伸，或伸或缩，动而不止者，名曰瘛疭，俗谓之（抽）搐者，是也。"《素问·玉机真脏论》："肾传之心，病筋脉相引而急，病名曰瘛。"《太素》杨注："夏时诊得心脉如新张弦急甚者。"《灵枢·经脉》："心手少阴之脉，……是动则病嗌干，心痛。"《灵枢·五邪》："邪在心，则病心痛。"

若脉来微大而微弦者，大则为虚，弦则为寒，乃是"寒气客于背俞之脉，则脉泣，脉泣则血虚，血虚则痛，其俞注于心，故相引而痛"（《素问·举痛论》）。乃是心气虚，更加背俞受寒，寒气循心腧之脉传注于心，故心背相引而痛。"食不下"，当是有时因寒痛而不欲食也。《素问·五脏生成》："诊曰有积气在中，时害于食，名曰心痹。"

按：《难经·十六难》云："假令得心脉，其外证面赤，口干，喜笑；其内证齐上有动气，按之牢（坚）若痛，其病烦心，心痛，掌中热而啘（"啘"，字书无。疑是"冤""悗"之别字。今吴方言有"啘"，音"挛"，语气词。）。有是者，心也；无是者，非也。"说明诊得某脏脉后，还须结合四时五色及其内外证（此"外证"之名不甚妥当）进行辨证，始能确定其病究为何脏之病，如无与其本脏相关之色、证，则非该脏之病，当另行辨证其究为何脏之病。这说明《内经》时期辨证方面尚有所不足之处。

2. 心脉缓

缓甚为狂笑；微缓为伏梁，在心下，上下行，时唾血：脉来缓纵（怠）而大、有力（非和缓从容之缓，乃"肠伤寒"，"相对缓"脉之缓。）多言热在血分之脉，热入心包，扰乱神明，故"谵妄狂越"（《素问·气交变大论》）。《灵枢·经脉》："心主手厥阴心包络之脉起于胸中，出属心包络，下膈，历络三焦，其支者，循胸出胁，下腋三寸，上抵腋，下循内，行太阴、少阴之间，入肘中，下臂行两筋之间，入掌中，循中指出其端；其支者，别掌中，循小指次指出其端。是动则病手心热，臂肘挛急，腋肿，甚则胸胁支满，心中憺憺大动，面赤目黄，喜笑不休。"《素问·气交变大论》："岁火太过，……病反谵妄狂越。"若脉来微大微缓者，则为积气（或内痈）阻滞脉（经）气，故脉来缓涩（或结）。其证是从心下至脐上有积气如臂大，病名叫伏梁。《灵枢·经筋》："手少阴之筋，……其病内急，新承伏梁，……其成伏梁唾血脓者，死不治。"据此则知本篇之"时唾血"尚属轻者，若至"唾血脓"则不治矣。《难经·十八难》："人病有沉滞久积聚，可切脉而知之耶？然：诊病在右胁有积聚，得肺脉结，脉结甚则积甚，结微则气微。诊不得肺脉，而右胁有积气者，何也？然：肺脉虽不见，右手脉当沉伏。"故伏梁脉当缓涩或沉缓也。

据《素问·腹中论》之记载，则伏梁有"居脐上""居脐下"之不同。《素问·腹中论》说："帝曰：人有身体髀、股、胻皆肿，环脐而痛，是为何病？岐伯曰：病名伏梁，此风根也。其气溢于大肠而着于肓，肓之原在脐下，故环脐而痛也。不可动之，动之为水溺涩之病。"（杨注："头以下为身、四肢曰体，……髀外曰股，膝下长骨曰胻。"）又曰："帝曰：病有少腹盛，上下左右皆有根，此为何病？可治不？岐伯曰：病名曰伏梁。帝曰：伏梁何因而得之？岐伯曰：裹大脓血，居肠胃之外，不可治（'不可治以按摩也'），治之，每切按之致死（脓血溃溢于腹腔故也）。帝曰：何以然？岐伯曰：此下则因阴，必下（向下发展）脓血，上则迫胃脘出（原误'生'，据《太素》改）鬲，侠胃脘内痈（'侠'，《太素》作'使'，似是）。此久病也，难治。居齐上为逆，居齐下为从，勿动亟夺。"勿按摩与峻攻也。张介宾：本篇之伏梁"即令之所谓痞块"（当是内痈）。并说："本节，……病名伏梁，是又不独以心积为伏梁也。盖凡积有内伏而坚强者，皆得名之。故本篇独言伏梁者，其总诸积为言可知也。"据《素问·腹中论》则知本篇之伏梁，乃属"居齐上为逆"者，"唾血脓"则不治矣。

1972 年 11 月甘肃武威旱滩坡出土文物中有《武威汉代医简》其 46、47 简有"治伏梁裹脓血在肠胃之处方：大黄、黄芩、芍药各一两，硝石二两，桂一尺，桑螵蛸十四枚，虻虫三枚，凡七物，咬咀，渍以醇酒五升，卒时，煮之。"《增补内经拾遗方论》："伏梁丸方：（东垣）黄连一两半，厚朴姜制，人参半两，黄芩三钱，茯神去木，丹参炒、桂心各半两，川乌、石菖蒲、干姜、红豆、巴霜各五钱，上除巴霜外，为细末，蜜丸桐子大，服如上肥气丸法，淡黄连汤下。"肥气丸服法："初服二丸，一日加一丸，二日加二丸，渐渐加至大便微溏，再从二丸加服。周而复始，积减大半，勿服。"按：此即《素问·六元正纪大论》所谓"大积大聚，其可犯也，衰其大半而止，过者死"之意也。《素问·五常政大论》亦云："大毒治病，十去其六；常毒治病，十去其七；小毒治病，十去其八；无毒治病，十去其九。"凡治积聚率多大毒峻猛之品，故当"十去其六"乃止也。

3. 心脉大

大甚为喉吤；微大为心痹引背，善泣出：脉来洪大多是心火（气盛）炽盛，心脉"从心系上挟咽。"心火上炎于咽，故咽干，喉中芥芥如有物刺激之感者，是将发"咽肿喉痹"（肿痛）之征。《灵枢·经脉》："心手少阴之脉，……是动则病嗌干。"若脉来微大（虚濡）者，为心痛引背（痹者闭也，脏气痹阻不通必痛。），乃因心气虚，脉不宣通之故，心脉"系目系"，（"五脏六腑之精气上注于目"，不特言肝。）不营于目，目气虚，故喜泪出。《素问·五脏生成》："赤脉之至也，喘而坚。诊曰有积气在中，时害于食，名曰心痹。"《素问·四时刺逆从论》："阳明有余，病脉痹，身时热，不足病心痹。"

4. 心脉小

小甚为善哕；微小为消瘅：脉来细小之甚，为心之气血虚少，火不生土，胃气亦虚寒，每当用餐稍急或太热，往往引起胃气逆乱而发生呃逆。《太素》杨注："小为阴也，小甚，心之气血皆少，心气寒也。心气寒甚，则胃咽气有聚散（抽动），故为哕也。"

《灵枢·口问》："谷入于胃，胃气上注于肺。今有故寒气与新谷气，俱还入于胃，新故相乱，真邪相攻，气并相逆，复出于胃，故为哕。"即食入的新谷气（或急或热），与胃中的故寒气都还入于胃，（实则吞咽过急，将谷气与寒气顶回胃中），以致热谷气与寒气相混（寒则收引，热则弛张），此乱气与真气相攻冲，使谷气不得出胃上肺，两气相逆，又从胃出胃上口（膈在胃上口处），激动胃上口，真邪相攻，胃口不开，又复上逆出胃，故激动胃口，而致胃口痉挛（一收一缩）抽动膈膜而为呃逆。《灵枢·口问》又曰："肺主为哕。"《灵枢·杂病》："哕（原作"岁"，今据《太素》改），以草刺鼻，嚏（出其逆气），嚏而已；无息而疾逆引之（抑下逆气），立已；大惊之，亦可已。"《太素》杨注："哕，气忤也。"

按：《伤寒论》194 条："阳明病，不能食，攻其热，必哕，所以然者，胃中虚冷故也；以其人本虚，攻其热必哕。"又 226 条："若胃中虚冷，不能食者，饮水（凉水）则哕。"可见君火不足，胃土虚寒者，则善哕也。故相传治哕之方，多用柿蒂汤（《济生方》）或加参以治虚寒则名"丁香柿蒂汤。"即取其丁香、生姜散寒温中之功也。

《伤寒明理论》："哕者，俗谓之咳（呃）逆者是也，……大抵妄下后，胃虚气逆，则成哕也。……至于哕者（此原发者），则又热气壅郁，气不得通而成者也。轻者有和解之证，重者有攻下之候。经曰：有潮热，时时哕，与小柴胡汤者（231 条），即是和解之证也；哕而腹满，视其前后，知何部不利，利之则愈，即可攻下之候也。伤寒至于哕，则病已极也；非若渴、烦等轻缓之候。如太阳中风，以火劫发汗、阴阳俱虚竭。身体枯燥，但头汗出，齐颈而还，腹满微喘，口干咽烂，或不大便，久则谵语，甚者至哕，是言其极也。又不尿，腹满加哕者，不治（232 条），是为真病。"此皆伤寒后期之危证。或久病之危候亦可致哕。如《素问·宝命全形论》云："弦绝者，其音嘶败；木敷（《太素》作"陈"，陈腐也。）者，其叶落发（据《太素》补，即毛折也。）；病深者，其声哕。人有此三者，是谓坏府。"《伤寒论》209 条："阳明病潮热，若不大便六七日，……少与小承气汤，汤入腹中，转矢气者，此有燥屎也，乃可攻之；若不转矢气者，此但初头硬，后必溏，不可攻之，攻之必胀满，不能食也；欲饮水者，与水则哕。"

按：《内经》"细"与"小"通用。如《素问·平人气象论》："尺寒脉细，谓之后泄。"而《灵枢·论疾诊尺》则云："尺肤寒，其脉小者，泄，少气。"是其证也。

元代王履《医经溯洄集》："夫呕者，东垣所谓声物兼出者也；吐者，东垣所谓物出而无声也；至若干呕与哕，皆声出而无物也。"此丹溪注："有声有物谓之呕吐，有声无物谓之哕。"履为丹溪弟子，故承其说。东垣但以哕赅之，而无干呕之论。夫干呕与哕，其所异者，果何在哉？微甚而已矣。东垣及安道之说流毒甚广，后世医家多误认"哕"为"干呕"者，皆缘受二家之害也。学《伤寒论》者，当须知此也。

若脉来浮取微虚大而沉取微细小（二脉比较言）者，是心气虚弱而血气津液不足也。当病阴虚内热而消渴（脾阴虚而胃阳亢）。本论五脏脉"微小"，皆主"消瘅"。杨注："瘅，热也。内热消瘦，故曰消瘅。"瘅，与"暑"、与"炅"之训"热"不同，瘅为内热症。故《灵枢·五变》："五脏皆柔弱者，善病消瘅。"可见脉微小，脏气弱（富贵人多逸少劳，膏粱厚味，故内热），血气津液不足，实为"内热消瘦"。盖本之于《灵枢·五变》："热则消肌肤，故为消瘅"而来之源。《素问·腹中论》："夫热中消中者，皆富贵人也。"《灵枢·师传》说："夫中热消瘅则便寒；寒中之属则便热。"皆缘阴虚阳亢，津涸热淫。消中责脾，下消责肾，故用肾气丸耳。又名肾消，故善饥而多饮也。消渴为病名，证为：多饮、多尿、尿甜。消渴病详见于《外台秘要》，又为证候名，如《伤寒论》71 条："太阳病，发汗后，大汗出，胃中干，烦躁不得眠，欲得饮水者，少少与之，令胃气和则愈。若脉浮，小便不利，微热，消渴者，五苓散主之。"

《灵枢·五邪》："邪在脾胃，则肌肉痛，阳气有余，阴气不足，则热中善饥。"《素问·气厥论》："大肠移热于胃，善食而瘦。"《素问·脉要精微论》："瘅成为消中。"《素问·通评虚实论》："凡治消瘅，仆击，偏枯，痿厥，气满发逆，甘肥贵人则高粱之疾也。"《素问·奇病论》尚有"脾瘅""胆瘅"。《素问·气厥论》："心移热于肺，传为膈消。"王注："内为膈热，消渴而多饮也。"《素问·气厥论》："大肠移热于胃，善食而瘦，又（从《甲乙经》，原作"人"，误）谓之食亦。"王注"谓食入移易而过，不生肌肤也。亦，易也。"《灵枢·师传》："夫中热消瘅则便寒，寒中之属则便热。"此即本诸"人问所便也"，皆是"阴虚阳亢，津涸热淫"。有渴甚者（膈消），有尿多甚者（下消），有饥甚者（消中）。《灵枢·五变》："人之善病消瘅者，何以候之？"少俞答曰："五脏皆柔弱者，善病消瘅，夫柔弱者，有必刚强，刚强多怒，柔者易伤也。此人薄皮肤而目坚固以深者，长衡直扬，其心刚，刚则多怒，怒则气上逆，胸中蓄积，血气逆留（《太素》作"留积"），腹皮充胀（《太素》作"髋皮充肌"），血脉不行，转而为热，热则消肌肤，故为消瘅，此言其刚暴而肌肉弱者也。"（髋，言坤，又言宽。《广韵》："（造字：左骨右丰）也。"《集韵》："尻也。"）按："髋皮充肌"定是错简，即"腹皮充胀"

亦甚可疑。

5. 心脉滑

滑甚为善渴，微滑为心疝，引脐，小腹鸣：此是洪而滑之脉。杨注："滑，阳也。阳气内盛，则中热喜渴也。"《伤寒论》350条："伤寒，脉滑而厥者，里有热，白虎汤主之。"是白虎汤证之脉象，可见洪大脉，亦可见滑大脉。"微滑为心疝，引脐，小腹鸣"，据下引《素问·大奇论》及《素问·脉要精微论》，心疝之脉多是滑急；《甲乙经》《太素》《脉经》皆作"少腹鸣"。《素问·脉要精微论》："诊得心脉而急，此为何病？病形何如？岐伯曰：病名心疝，少腹当有形也。帝曰：何以言之？岐伯曰：心为牡藏，小肠为之使，故曰少腹当有形也。"按：实则为小肠之疝气病。《素问·四时刺逆从论》："阳明有余，病脉痹，身时热；不足病心痹；滑则病心风疝。"《素问·大奇论》："心脉搏滑急为心疝。"王注："皆寒搏于脏故也。"杨注："滑者阳气盛，微有热急，为多寒。心气寒，寒盛而微热，寒盛故结心疝也。"本篇杨注曰："阳气盛，内有微热冲心之阴，遂发为心疝，痛引少腹，肠鸣者也。"按：《脉经》曰："心手少阴之脉，起于心中，出属心系，下膈，络小肠。"故心疝痛引脐，而肠鸣。

6. 心脉涩

涩甚为瘖，微涩为血溢，维厥，耳鸣，颠疾：此是大而涩各半之脉，大为热盛，涩为伤津，心脉挟咽，故为瘖哑。今心脉钩而甚涩，是大脉为副，涩脉为主，心脉"上挟咽"，手少阴之别"系舌本"，心脉热盛津伤，则咽部失养，故瘖哑无声。按：《释名》："瘖本作暗，唵然无声也。"若脉微大而微涩，乃是吐血、衄血或漏下等失血之证，故脉现虚大而微涩，是失血后之征也。《金匮要略·血痹虚劳病》："脉弦而大，弦则为减，大则为芤，减则为寒，芤则为虚，虚寒相搏，此名为革，妇人则半产漏下，男子则亡血失精。"合而观之，则此心脉微涩即虚大而微涩之脉，实有芤脉兼涩之义。

维厥，《中藏经》作"手足厥"。杨注："血盛，阳维脉厥也。"按：杨注"血盛"乃本后文"涩者，多血少气微有寒"。然涩有虚实，此微大而微涩之脉当属虚证，故不当以"血盛"释之。张介宾则以"四维厥逆也，以四肢为诸阳之本，而血衰气滞也"释之。然四逆以"维厥"为名，亦仅此一见，未足为凭。当存疑以待考，篇末史崧《音释》云："详此经络有阳维、阴维，故有维厥。"

耳鸣、颠疾：《甲乙经》《太素》并作"巅疾"，盖古今字也。杨注："阳维上冲，则为耳鸣颠疾。"张志聪云："南方赤色，入通于心，开窍于耳，心气虚，故耳鸣颠疾。"

按：精血不足之涩脉，可现耳鸣之证。癫痫之症亦可现大而微涩之脉。《诸病源候论》曰："风癫者，由血气虚，邪入于阴经故也。人有血气少，则心虚而精神离散，魂魄妄行，因为风邪所伤，故入于阴，则为癫疾。其发则仆地吐涎沫无所觉是也。原其癫病，皆由风邪故也。"

又按：亦不尽然，有"此得之在母腹中时，其母有所大惊，气上即不下，精气并居，故令子发为癫疾也"（《素问·奇病论》）。《三因方》："夫癫痫病，原其所因，皆由惊动，脏气不平，郁而生涎，闭塞诸经，厥而乃成。"合《诸病源候论》及张志聪说观之，则此癫痫乃是心气虚（实则督、心之气虚）或因风、因惊、因痰，涩亦主痰，其病机则为心脑之经气为风、痰之邪并居，阻绝经之气相顺接，上实下虚，故致癫痫之疾。合下文观之，其脉当涩而兼弦急为是。

肺　脉

原文

肺脉，急甚为癫疾；微急为肺寒热，怠惰，咳唾血，引腰背胸，若鼻息肉不通[1]。缓甚为多汗；微缓为痿瘘，偏风[2]，头以下汗出不可止。大甚为胫肿；微大为肺痹引胸背，起恶日光。小甚为泄；微小为消瘅。滑甚，为息贲上气；微滑，为上下出血。涩甚为呕血；微涩为鼠瘘，在颈支腋之间，下不胜其上，其应善酸矣。

校注

[1] 若鼻息肉不通：若，或也。息，生也、蓄滋也。如《史记·孔子世家》"自大贤之息。"《汉书·五行志》："不能则灾息而祸生"故称子金为"利息"。息肉亦肉之蓄滋赘生者也。

[2] 微缓为痿瘘，偏风：《脉经》《太素》及《千金方》均无"瘘"字，衍，当删。《太素》及《千金方》"偏"作"漏"。《脉经》小注亦谓"偏"作"漏"，应据改。

阐幽发微

《难经·十六难》："假令得肺脉，其外证面白、善嚏、悲愁不乐、欲哭。其内证齐右有动气，按之牢若痛。其病喘咳，洒淅寒热。有是者肺也，无是者非也。"涩脉多为血少津亏，或气滞伤精，《平脉法》所谓"涩者，荣气不足"是也。若涩而有力，当是气滞挟瘀（或痰、或食）之征，乃因有所痹阻，气行不畅之故。

1. 肺脉急

肺脉急甚为癫疾：毛涩而微弦急之脉，乃肺气虚损之脉象，故为肺寒热病，即后世之肺虚劳（痨瘵）也。其证懈怠安卧，咳嗽而唾血，咳时引背胸皆痛，以见其干咳频繁之剧烈也。肺脉者，毛脉也。毛涩而弦急甚，是肺气不足而生痰涎，痰气上逆，阻绝心气与督气相顺接，故致僵仆癫疾也。张介宾谓："风邪胜者，木反乘金，故生癫疾。"考《灵枢·癫狂》有："骨癫疾、筋癫疾、脉癫疾之名目，而无肺癫疾之目。"唯"癫疾始生，先不乐，头重痛，视举目赤，甚作极已，已而烦心，候之于颜。取手太阳、阳明、太阴，血变为止"涉及手太阴，余则无有涉及手太阴者。合心脉为微涩为"癫疾"观之，癫疾脉多急而兼涩也。然此毛涩兼急脉，当是久癫疾有痰之脉，若现"呕多涎沫，气下泄，不治"（《灵枢·癫狂》）。《灵枢·五邪》："邪在肺，则病皮肤痛，寒热，上气，喘，汗出，咳动肩背，取之膺中外腧，背三节五脏之傍，以手疾按之，快然，乃刺之，取之缺盆中以越之。"若鼻息肉不通：言毛涩微急之脉，或为鼻中有息肉，鼻息为阻塞不通之证。鼻有息肉之脉不必涩而微急，此是或然之脉证也。

2. 肺脉缓

缓甚为多汗：缓为"多热"之脉，涩而缓大，当是热盛伤津之征，故其人必多汗也。当视其现何脏之证，如在肺则必当有"喘、咳、逆气，肩背痛，汗出"之证。微缓为痿瘘，偏风："头以下汗出不可止"微缓为痿躄，漏风头以下汗出不可止，微缓而兼微涩之脉，为热伤肺津，肺主宣行营卫，津液耗伤，肺热叶焦，则不养于皮毛，故发痿躄。《素问·痿论》："故肺热叶焦，则皮毛虚弱急薄著，著则生痿躄也。"肺热叶焦，精血津液皆不足，不养于筋骨皮毛，故皮毛虚薄紧急而干著贴于筋骨之上，筋骨失养则痿弱不用，而为痿躄（主要为下肢不用）。

漏风：《素问·风论》："饮酒中风，则为漏风，……漏风之状，或多汗，常不可单衣，食则汗出，甚则身汗，喘息恶风，衣常濡，口干善渴，不能劳事。"所以头以下汗出不可止者，乃因"此外伤于风，内开腠理，毛蒸理泄，卫气走之"，故汗出，甚则汗出如浴，表虚则恶风，汗多伤津，气亦虚，故短气而口干渴也。又《素问·病能论》："有病身热解惰，汗出如浴，恶风，少气，此为何病？"岐伯曰："病名曰酒风。帝曰：治之奈何？岐伯曰：以泽泻、术各十分，麋衔五分，合以三指撮为后饭。"微缓兼微涩，亦是内有微热而又伤津之征，故与漏风之病机相合。张介宾："泽泻味甘淡，性微寒，能渗利湿热。白术味甘苦，气温，能补中燥湿止汗。麋衔即薇衔，一名无心草，南人呼为吴风草，味苦平，微寒，主治风湿。"

3. 肺脉大

大甚为胫肿："大而兼涩之脉"，为多气有热之征。杨上善："肺脉手太阴与足太阴相通，足太阴行胫，故肺气热甚，上实下虚，故为胫肿也。"微大为肺痹，引胸背，起恶日光：微涩微大之脉，乃肺气寒热痹阻不畅之征。《灵枢识》引喻昌《医门法律》云："肺痹，心膈窒塞，上气不下。盖肺为相傅之官，治节行焉，管领周身之气，无微不入，是肺痹即为气痹明矣。"杨上善曰："肺气微大，又得秋时寒气，故发为痹痛，前引胸，后引背俞。以是阴病，故引胸背，起不用见日光也。"张介宾云："起畏日光，以气分火盛，而阴精衰也。"

综上可知，肺痹证乃肺感邪郁痹，气喘，胸闷，胸背相引而痛，当通阳散结。《金匮要略·胸痹心痛短气病》："胸痹之病，喘息咳唾，胸背痛，短气，寸口脉沉而迟，关上小紧数，栝蒌薤白白酒汤主之。"肺痹即胸痹也。

4. 肺脉小

小甚为泄：涩而细小之脉，乃精气津液不足之征。于泄泻当见之。《素问·平人气象论》："尺寒脉细，谓之后泄。"《灵枢·论疾诊尺》："尺肤寒，其脉小者，泄，少气。"微小为消瘅：微涩而细小，乃脏气虚弱津液不足之征，故内热能食而消瘦也。五脏脉微小，皆消瘅，故只能以"五脏皆柔弱者，善病消瘅"（《灵枢·五变》）释之。

5. 肺脉滑

滑甚为息贲上气：《甲乙经》："息贲时唾血，巨阙主之。"《难经·五十六难》："肺之积名曰息贲，在右胁下，覆大如杯，久不愈，令人洒洒寒热，气逆喘咳，发肺痈。"《金匮要略·肺痿肺痈咳嗽上气病》："多唾浊沫，时时振寒。热之所过，血为之凝滞，蓄结为痈，吐如米粥，始萌可救，脓成则死。"据《难经·五十六难》所述诸证，是息贲乃肺痈（肺脓肿）之前期证候，故后期有"唾血"之证，实则唾脓血也。其证除呼吸促迫外，尚应有上气燥咳，洒洒恶寒等证。张介宾云："气血皆实热，故为息贲上气，息贲，喘息也。"《金匮要略·肺痿肺痈咳嗽上气病》："寸口脉数，其人咳，口中反有浊唾涎沫，……若口中辟辟燥，咳即胸中隐隐痛，脉反滑数，此为肺痈，咳唾脓血。"又曰："肺痈，喘不得卧，葶苈大枣泻肺汤主之。"以开泄肺气，祛除痰涎。古人对息贲证认识不一，或为肺胀，或为肺痈。微滑为上下出血：微涩而微滑，为内热失血之征。杨上善："阳气微盛，则内伤络脉，络脉伤则上下出血，阳络伤则上衄血，阴络伤则下泻血也。"按：杨注乃本《灵枢·百病始生》。

6. 肺脉涩

涩甚为呕血："涩甚为亡血伤津之脉。故呕血后现此脉也。""微涩为鼠瘘在于颈支腋之间，下不胜其上，其应善（《太素》作'喜'）酸矣。"肺脉本涩脉，今云微涩者，当是涩而微弱之脉。鼠瘘乃感"鼠瘘寒热之毒气"所致。《灵枢·寒热》："寒热瘰疬在于颈腋者，皆何气使然？岐伯曰：此皆鼠瘘寒热之毒气也，稽留于脉而不去者也，……鼠瘘之本，皆在于脏，其末上出于颈腋之间。"这就是今天的淋巴腺结核，其本"在于脏"的，即是有肺结核。寒热病人多因寒热不能食，消瘦，无力，故"解㑊安卧"。《素问·平人气象论》曰："尺脉缓涩，谓之解㑊。"《灵枢·论疾诊尺》："尺肉弱者，解㑊安卧，脱肉者，寒热，不治。"

寒热之毒气，最耗精气，故使人脾、肺之气皆虚。脾藏营，脾虚食少则营养物质虚少；肺主皮毛，肺虚则皮毛虚弱急著，易寒易热。阴阳气俱虚"则有寒有热"（《灵枢·五邪》），本论后文所谓："阴阳形气俱不足，勿取以针，而调以甘药之类是也。"寒热耗损精气，故使人解㑊而下肢软。"黄芪散"（《济阴纲目》）曰："卫气昼行阳，则为气为汗；行阴则为液为血。若盗汗者，为行阴之气，反窃而外出以行阳也。"按：盗汗乃阴气虚，不能控制剽悍滑疾之卫气循阴分而行，故逸出于脉外而为盗汗也。

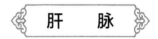

肝　脉

原文

肝脉急甚者为恶言[1]；微急为肥气，在胁下若覆杯。缓甚为善呕，微缓为水瘕痹也。大甚为内痈，善呕衄；微大为肝痹，阴缩，咳引小腹。小甚为多饮；微小为消瘅。滑甚为㿉疝；微滑为遗溺。涩甚为溢饮；微涩为瘈挛筋痹。

校注

[1] 恶言：《甲乙经》"恶言"下小注云："一作妄言。"

阐幽发微

1. 肝脉急

急甚为恶言：肝脉本弦，今弦急甚者，当兼数也。是热入心包之征，故妄言。杨上善云："魂神烦乱，故恶出言语也。"微急为肥气，在胁下若覆杯：《难经·五十六难》："肝之积，名曰肥气，在左胁下，如覆杯，有头足（《甲乙经》《脉经》均有'如龟鳖伏状'），久不愈，令人发咳逆，疟，连岁不已。"果如此，则右胁下亦当有疟母。杨玄操注："肥气者，肥盛也。言肥气聚于左胁之下，如覆杯突出，如肉肥盛之状也，小儿多有此病。"按：经不言左胁，《难经》言左，疑是脾肿大之类。然既云肝积，则当以鳖甲煎丸为治。《诸病源候论》："癥瘕者，皆由寒温不调，饮食不化，与脏气相搏结所生也。其病不动者，直名为癥。若病虽有结瘕，而可推移者，名为癥瘕。瘕者，假也，谓虚假可动也。"

肝之积，除由外邪如疟气所导致者外，多由情志不遂，肝气抑郁，久则血行不畅，脉络瘀阻，积累而成。故尤在泾谓："凡忧思郁怒，久不解者，多成此疾。"气滞血阻者，胀多于痛，积聚不坚，脉实有力，当与大七气汤以行气通络。若气结血瘀者，则积大而坚，舌青紫，脉弦滑，当与鳖甲煎丸，破结化瘀。

此外亦有因堕坠外伤，导致肝络破损，"恶血留内"，日以成积者，即前文所谓："有所堕坠，恶血留内"是也。《灵枢·百病始生》云："肠胃之络伤，则血溢于肠外，肠外有寒，汁沫与血相抟，则并合凝聚不得散，而成积矣。""汁沫"即卫气。《灵枢·周痹》："风寒湿气客于外分肉之间，迫切而为沫。"《灵枢·五癃津液别》："寒留于分肉之间，聚沫则为痛。"《灵枢·水胀》："寒气客于肠外，与卫气相搏，气不得荣，因有所系，癖（《太素》作"瘕"）而内著，恶气乃起，息肉乃生。"

《诸病源候论》："此由饮水多，水气停聚两胁之间，遇寒气相搏，则结聚而成块，谓之癖饮。在胁下，弦互起，按之则作水声。"此是有憩室之类。《诸病源候论》："水瘕者，由经络痞涩，水气停聚，在于心下，肾经又虚，不能宣利溲便，致令水气结聚而成形，在于心腹之间，抑按作水声，但欲饮而不用食，遍身虚肿是也。"

2. 肝脉缓

缓甚为善呕：弦脉缓甚，则当是以弦脉来去之急缓言。多系肝胆有热之征，胆气逆，故善呕。《灵枢·四时气》："邪在胆，逆在胃，胆液泄则口苦，胃气逆，则呕苦，故曰呕胆。"肝胆之热，除客邪外，亦有内因而致者，如《素问·奇病论》："夫肝者，中之将也，取决于胆，咽为之使。此人者，数谋虑不决（因思虑积久，所致之火邪），故胆虚，气上溢而口为之苦。治之以胆募俞。"《伤寒论》263条："少阳之为病，口苦，咽干，目眩也。"265条："伤寒，脉弦细，头痛发热者，属少阳。"230条："阳明病，胁下硬满，不大便而呕，舌上白胎者，可与小柴胡汤。"96条："往来寒热，胸胁苦满，嘿嘿不欲饮食，心烦喜呕。"微缓为水瘕痹也：疑是水瘕之痹痛者。杨注："阳气微热，肝气壅塞，饮溢为水，或结为瘕，或聚为痹。"按：据杨注"水、瘕、痹"乃是三证。而张介宾则谓："水瘕，水积也。"并云"为水瘕为痹者，是目为二病。"张志聪则统言"水瘕痹者，亦食饮之所积也。"丹波氏则云："盖水癖、癖饮之类；痹，闭也。"未知孰是，当存疑以待考。《素问·大奇论》："肾脉小急，肝脉小急，心脉小急，不鼓，皆为瘕。"

3. 肝脉大

大甚为内痈，善呕，衄：弦大之脉，为寒邪化热邪实之征。《素问·病能论》："人迎者，胃脉也。逆而盛，则热聚于胃口而不行。故胃脘为痈也。"热邪聚于胃口而不行，则营卫留止，壅膜为痈。《灵枢·上膈》："喜怒不适，食饮不节，寒温不时，则寒汁流于肠中。流于肠中则虫寒，虫寒则积聚，守于下管，则肠胃充郭，卫气不营，邪气居之，人食则虫上食，虫上食则下管虚，下管虚则邪气胜之，积聚以留，留则痈成，痈成则下管约。其痈在管内者，即而痛深，其痈在外者，则痈外而痛满，痈上皮热。"因"喜怒不适，食饮不节，寒温不时"，寒邪客留于胃脘，导致胃脘营卫之气稽留壅聚，生热而为痈，"热胜则腐，肉腐则为脓"（《灵枢·痈疽》），脓溃则呕吐，故云"内痈善呕"。"夫呕家有痈脓，不可治呕，脓尽自愈。"排脓尽则呕自止矣。当与仙方活命饮去皂刺、山甲，加公英、地丁。

《金匮要略·惊悸吐衄下血胸满瘀血病》："尺脉浮，目睛晕黄，衄未止。"又曰："病人面无血色，无寒热，脉沉弦者，衄。"又曰："寸口脉弦而大（此大为浮大中空之大），弦则为减，大则为芤，减则为寒，芤则为虚，寒虚相搏，此名曰革，妇人则半产漏下，男子则亡血。"又《金匮要略·血痹虚劳病》门:"男子脉虚沉弦,无寒热,短气里急,小便不利,面色白,时目瞑,兼衄,少腹满,此为劳使之然。"

欲衄之脉证,必须审其有无寒热,若脉浮而有热,无汗,则有可能为"红汗"之衄。如《伤寒论》47条:"太阳病,脉浮紧,发热,身无汗,自衄者,愈。"太阳经盛,阳之气随衄得解。又《伤寒论》202条:"阳明病,口燥,但欲漱水不欲咽者,此必衄。"脉大,不恶寒,反恶热,热在气分则引饮,热在血分,则但欲漱水不欲咽。又《伤寒论》46条:"太阳病,脉浮紧,无汗发热,身疼痛,八九日不解,表证仍在,此当发其汗。服药已微除,其人发烦目瞑,剧者必衄,衄乃解。所以然者,阳气重故也。麻黄汤主之。"

纵观仲景诸论,则肝火盛之衄血,脉多沉弦,应无寒热,今弦大之衄,当是偏重于尺而兼浮,属下焦相火妄动之衄,其目眩必晕,肝为目窍,肝有阴火郁热,或是衄后而现之弦大,重按中空之脉,是失血后之芤脉矣。当随其现证以辨之。

微大为肝痹,阴缩,咳引小腹:弦而微大,取其弦长,亦是肝有微热实邪之征。《脉经》:"青脉之至也,长而左右弹。诊曰,有积气在心下支肤,名曰肝痹。得之寒湿,与疝同法。腰痛,足清,头痛。"是肝痹亦是因情志抑郁或虚邪客于厥阴传肝,阻痹肝络,胁下痛并连及心下之证。杨上善曰:"微大,少阳微盛击肝,乃为阴病肝痹者也。阴寒故筋缩,又发肝咳,循厥阴下引少腹痛。"《素问·咳论》:"肝咳之状,咳则两胁下痛,甚则不可以转侧(侧,据《外台秘要》补),转则两胠下满。"《素问·痹论》:"肝痹者,夜卧则惊,多饮数小便,上为引如怀。"按:《素问·痹论》五脏痹之文,本为《素问·阴阳别论》之文,王冰之所移也(详见《新校正》),此乃杂证之痹,即《汉书·汉文志》经方类之《五脏六腑痹十二病方》之类,非风寒湿所致之痹也。《金匮要略·水气病》"肝水者,其人腹大,不能自转侧,而胁下腹中痛,时时津液微生,小便续通。"

阴缩,当又是一证,乃厥阴经感受寒邪或热邪所导致,厥阴脉"过阴器",经气厥寒,故令阴筋拘急内缩。因寒者多脉当沉细而弦,可用吴萸内消散(《杂病源流犀烛》):山萸、吴萸、马兰花(马兰乃用全草或根,活瘀、止血、消痈、解毒)、青皮、小茴香、木香、山药、肉桂,或当归四逆加吴茱萸生姜汤。《伤寒论》351、352条:"手足厥寒,脉细欲绝者,当归四逆汤主之。若其人内有久寒者,宜当归四逆加吴茱萸生姜汤。"《金匮要略·腹满寒疝宿食病》:"附方《外台秘要》乌头汤:治寒疝腹中绞痛,贼风入攻五脏,拘急不得转侧,发作有时,使人阴缩,手足厥逆。"即《金匮》之乌头桂枝汤。

《外台秘要》:"阴疝肿缩方一首:病源疝者,气痛也,众筋会于阴器,邪客于厥阴,少阳之经与冷气相搏,则阴痛而挛缩也。""文仲疗阴猝缩入腹,急痛欲死,名阴疝方:野狼毒(四两炙),防葵(一两),附子(二两炮)上三味捣筛,蜜和丸,如梧子,酒服三丸,日三夜二。"

若因阳明热邪陷于厥阴者,脉弦微大,热盛灼阴,亦令筋急而缩,宜以大承气汤急下之。若因大吐泻后,元气虚陷,阴缩而四肢逆冷,面黑气喘,冷汗自出,甚则不省人事者,急宜回阳固脱,用大固阳汤:炮附子、白术、炮姜、木香(《杂病源流犀烛》),或用四逆汤加人参、肉桂。咳引小腹,乃久咳之证,肝脉上"注肺",下"抵小腹",久咳则牵动厥阴经气作痛。

4. 肝脉小

小甚为多饮:弦而细小,为津血虚少之征,此当是肝血虚少,阴虚阳胜,故口燥咽干,虽饮必不能多,但频频少饮耳。微小为消瘅:见前心脉条。

5. 肝脉滑

滑甚为癃疝：癃，同癫。《甲乙经》作"癫疝"，《太素》作"颓疝"。癃，"下肿病"（见《玉篇》）。癫："阴病也"（见《集韵》）。《外台秘要》引《千金论》曰："男癫有肠癫、卵癫、气癫、水癫四种。肠癫、卵癫难瘥。气癫、水癫针灸易瘥。"《儒门事亲》："癫疝，其状阴囊肿缒，如升如斗，不痒不痛者是也。得之地气卑湿所生。"疝病甚多，《素问·骨空论》有"七疝"之名及"冲疝"之目。《灵枢·五色》有"狐疝"。疝可包括少腹疾患，而癫则为阴病。故癫疝为疝证之在于外阴部而阴囊肿胀者。

本篇滑弦脉之癃疝，多因寒湿客于阴部，厥阴脉络阴器，任脉亦起于阴，《素问·骨空论》："任脉为病，男子内结七疝，女子带下瘕聚"，是二经之气在阴部，为寒所遏，痹阻不畅，局部荣卫行泣，郁而化热，致阴囊肿胀坠痛（睾丸炎），当用橘核丸行气破滞，消坚散结。（《济生方》：橘核、海藻、昆布、海带、川楝子、桃仁、川朴、木通、枳实、延胡索、桂心、木香。）

《素问·阴阳应象大论》："寒伤形，热伤气。气伤痛，形伤肿。故先痛而后肿者，气伤形也；先肿而后痛者，形伤气也。"微滑为遗溺：弦而兼滑，乃肝火下攻（适有房事相合），遂致疏泄不禁而溺急且有余沥也。杨上善："阳气微盛，阴虚不禁，故为遗溺也。"张介宾："以肝火在下，而疏泄不禁也。"

6. 肝脉涩

涩甚为溢饮：涩而兼弦之脉，乃阳气微（不能化饮），有痰饮之征。涩脉，当是总的外周阻力增加，或血液变稠，或血流量减少，涩而有力为挟瘀、食、痰。《金匮要略·痰饮咳嗽病》："脉双弦者，寒也，皆大下后虚。脉偏弦者，饮也。""溢饮"，《脉经》及《千金方》作"痰"。《金匮要略·痰饮咳嗽病》："其人素盛今瘦，水走肠间，沥沥有声，谓之痰饮。"此乃狭义痰饮证。广义之"痰饮"可包括痰饮、悬饮、溢饮、支饮。《金匮要略》又云："病痰饮者，当以温药和之。""心下有痰饮，胸胁支满，目眩，苓桂术甘汤主之。"弦脉多主寒与饮，今涩甚兼弦，乃阳气微，不能化饮之证，故有痰饮。微涩为瘛疭筋痹：《甲乙经》《脉经》，并参以《太素》及《千金方》当作"瘛疭筋挛"。若弦而微涩之瘛疭，乃风热之邪入传于肝，耗损肝阴，血热筋燥，故生瘛疭，筋脉挛急，伤阴为主。

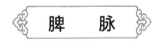

脾　脉

原文

脾脉急甚为瘛疭；微急为膈中，食饮入而还出，后沃沫。缓甚为痿厥；微缓为风痿，四肢不用，心慧然若无病。大甚为击仆；微大为疝气，腹裹大脓血，在肠胃之外。小甚为寒热；微小为消瘅。滑甚为癃癃；微滑为虫毒蛕蝎腹热。涩甚为肠癃；微涩为内癃，多下脓血。

阐幽发微

1. 脾脉急

急甚为瘛疭：脾脉缓代与弦急，难以兼现，当是指弦急脉来去之势急缓而言。缓主热，与弦急同现亦是热盛生风，而致之瘛疭。微急为膈中，食饮入而还出，后沃沫：《脉经》及《千金方》"膈中"后，均有"满"字。《灵枢·四时气》："饮食不下，膈塞不通，邪在胃脘。"《灵枢·上膈》："气为上膈，食饮入而还出。"后沃沫，杨注："大便沃冷沫也。"张志聪："不能游溢津液上归于肺，四布于皮毛，故涎沫之从口出也。""其用沃衍"（《素问·五常政大论》）下，王注："用非净事，故沫生而流溢沃沫也。衍，溢也。"又"其动漂泄沃涌"下，王注："沃，沫也，涌，溢也。"（又，"沃"有茂盛之义。《诗经》："其叶沃若。"）据王注则"沃沫"似为复语词。

按：张志聪谓："故涎沫之从口出"，乃据《灵枢·癫狂》，"呕多沃沫（沫盛也），气下泄，不治"而来。然《灵枢·癫狂》之"沃沫"前，皆有"呕多"字，而本篇"沃沫"前无"呕"字，有"后"字。若是指"食饮入而还出"以后之沃沫，则当云"后呕沃沫"。以"沃沫"二字乃复词，观王太仆之注《素问》可知。

考"食饮入而还出"，当以食为主，若饮入而吐，则为停饮，有寒有热，当细辨之。《金匮要略·呕吐哕下利病》："以发其汗，令阳微，膈气虚，脉乃数。数为客热，不能消谷，胃中虚冷故也。"又曰："脉弦者，虚也。胃气无余，朝食暮吐，变为胃反，寒在于上，医反下之，今脉反弦，故名曰虚。"又曰："趺阳脉浮而涩，浮则为虚，涩则伤脾，脾伤则不磨，朝食暮吐，暮食朝吐，宿谷不化，名曰胃反。脉紧而涩，其病难治。"可见胃反之脉或虚数，或弦，或浮涩，皆为虚寒之征。

其有属于热者，则为"食入即吐者，大黄甘草汤主之。"此是因胃热火气上逆，故食入即吐（10分钟左右），其大便必秘结，终如羊粪（肠间津枯），其脉亦弦而有力。《伤寒论》212条："不大便五六日，上至十余日，日晡所发潮热，不恶寒，独语如见鬼状；若剧者，发则不识人，循衣摸床，惕而不安，微喘直视，脉弦者生，涩者死。"

本篇经文所述，虽云"食饮入而还出"，且有"中满"似为"膈"证，然"入而还出"多属热证，即不是"胃反"之膈。但热吐其便必结，今又"后沃沫"，又与证不合，其脉缓而微急，亦当以热为主，若此，则"后沃沫"，仍当从张志聪之注，多呕吐涎沫解为是，即或虚寒之胃反，因肠间津亏，亦多便结也。

2. 脾脉缓

缓甚为痿厥：缓甚为内热，在脾，杨注："脾气热不营，故曰四肢痿弱。厥逆冷也。"张介宾："脾主肌肉四肢，故脾热则为肉痿，及为厥逆。"此条过简，义不可考，当存疑，当是内有湿热之征。微缓为风痿，四肢不用，心慧然若无病：杨注："脾中有热受风，不营其四肢，令其痿弱不用。"张注："四肢不用者，以土弱则生风也。痿弱在经而脏无恙，故心慧然若无病。"慧，明察也，神志清爽之义。《素问·八正神明论》："慧然独悟。"《广雅疏证》："慧，瘳也。"《诸病源候论》："手足不随者，由体虚腠理开，风气伤于脾胃之经络也。足太阴为脾之经，脾与胃合。足阳明为胃之经，胃为水谷之海也。脾候身之肌肉，主为胃消行水谷之气，以养身体四肢。脾气弱，即肌肉虚，受风邪所侵，故不能为胃通行水谷之气，致四肢肌肉无所禀受；而风邪在经络，搏于阳经，气行则迟，机关缓纵，故令身体手足不随也。诊脾脉缓者，为风痿，四肢不用。"

3. 脾脉大

大甚为击仆：《医学纲目》："凡病偏枯，必先仆倒，故《内经》连名称为击仆偏枯也。"缓大之脉，为气盛内热，最易发为中风（肥贵人）。微大为疝（痞）气，腹裹大脓血，在肠胃之外："疝"，《脉经》作"瘕"气，与《难经·五十六难》合。余四脉之积"伏梁""息贲""肥气""奔豚"，皆与《难经·五十六难》合。脉缓微大，是有微热，血气微盛，符合内痈之脉象。《难经·五十六难》："脾之积，名曰痞气。在胃脘覆大如盘，久不愈，令人四肢不收，发黄疸，饮食不为肌肤。"

4. 脾脉小

小甚为寒热：脉小甚缓，乃虚劳之属脾气虚者，其人当有面黄，肢倦，食欲不振，肌肉消瘦，大便溏薄等症，良由禀赋不足，加以劳倦内伤所致。微小为消瘅：五脏柔弱不足者，皆易病消瘅，内热而渴，消瘦，当属脾阴虚之候。

5. 脾脉滑

滑甚为癫、瘭：脉缓滑者，内有实热之征，其瘭疝必肿痛，或为淋秘不通之尿道炎证疾患。微滑为虫毒蛕（蛕之异体）蝎腹热："虫毒蛕蝎腹热"，《脉经》及《千金方》作"虫毒蛕肠鸣热。"缓而微滑，是内有湿热之征。杨注："微滑，阳气微盛有热也。蛕，胡灰反，腹中长虫也。蝎，胡竭反，谓腹中虫如桑蠹也。阳盛有热，腹内生此二虫，为病绞作腹中。"张介宾："其微滑，湿热在脾，湿热熏蒸，故生诸虫，及为腹热。"《灵枢·厥病》："肠中有虫瘕及蛕咬（原作"蛟蛕"今从《脉经》及《千金方》改），皆不可取以小针。心腹痛，憹懊作痛，肿聚，往来上下行，痛有休止，腹热，喜渴涎出者，是蛟蛕也（《脉经》作"蛕咬"）。以手聚按而坚持之，无令得移，以大针刺之，久持之，虫不动，乃出针也。"针治蛕虫性肠梗阻之法。

6. 脾脉涩

涩甚为肠癀：缓而涩甚，是气滞血瘀之证，与肠癀之病机合。肠癀即今之小肠疝气，小肠经鼠蹊而脱入阴囊之中，其初始鼠蹊部尚有一定收缩力，故肠间血行不畅，而脉涩也。涩则多血少气微有寒。微涩为内溃，多下脓血：溃，原作"癀"，今据《甲乙经》《太素》《脉经》改。杨注："微涩，是血多聚于腹中，溃坏而下脓血也。"按：此当是内痈因溃破之下脓血者，如前之"裹大脓血"之类。缓而微涩，是脓肿溃后之脉象，略伤血气也。

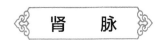

肾 脉

原文

肾脉急甚为骨癫疾；微急为沉厥奔豚[1]，足不收，不得前后。缓甚为折脊；微缓为洞，洞者，食不化，下嗌还出。大甚为阴痿；微大为石水，起脐已下至小腹腄腄然，上至胃脘，死不治。小甚为洞泄；微小为消瘅。滑甚为癃癀；微滑为骨痿，坐不能起，起则目无所见。涩甚为大痈；微涩为不月沉痔。

校注

[1] 沉厥奔豚：《甲乙经》《脉经》及《千金方》皆作"奔豚沉厥"。《太素》"奔豚"作"沉厥足不收"。

阐幽发微

1. 肾脉急

肾脉急甚为骨癫疾：沉弦之脉也（弦为残贼之脉，主元气大伤，主痉），一主内寒，一主痉。

《灵枢·癫狂》："骨癫疾者，顑、齿、诸俞、分肉皆满而骨居，汗出，烦悗，呕多沃沫，气下泄，不治。"骨居，《甲乙经》《千金方》作为"骨倨强直"。"沃沫"，《甲乙经》《太素》作"涎沫"是。倨，当声"箕"，坐也。《汉书·张耳传》："高祖箕倨。"言坐而伸其两腿也，故有直而折曲之义。《考工记》："矩之直者为倨。"骨倨即强直之义。《素问·五脏生成》："是以头痛癫疾，下虚上实，过在足少阴、巨阳，甚则入肾。"骨癫疾，是癫疾之日久深重者，《内经》多以疾病发展至骨，为表示病已深重之意，凡脉癫疾、骨癫疾，皆有"为多涎沫，气下泄，不治"之说，亦可见其为癫疾深重者之义矣。癫疾日久，元气大伤，故脉沉弦，且癫疾痉挛，脉亦痉挛。

微急为沉厥奔豚，足不收，不得前后：《难经·五十六难》："肾之积，名曰奔豚，发于少腹上至心下，若豚状，或上或下无时。久不已，令人喘逆、骨痿、少气。"发作则腹痛。杨玄操云"此病状似豚而上冲心，又有奔豚之气，非此积病也，名同而疾异焉。"《金匮要略·奔豚气病》："奔豚病从少腹起，上冲咽喉，发作欲死，复还止，皆从惊恐得之。""奔豚，气上冲胸，腹痛，往来寒热，奔豚汤主之。"其方：甘李根白皮一升，半夏四两（皆能下气），生葛五两（能解痉），芍药二两，甘草、当归、川芎各二两，生姜四两，黄芩二两。以水二斗，煮取五升，日三夜一服。

脉沉、微弦急，亦是肾虚内热之征，符合奔豚气上冲拘急腹痛之机。观夫仲景用桂枝加桂，茯苓桂枝甘草大枣汤，则知患奔豚者多为肾气不足，多虚寒，任冲之气厥逆所致，故《内经》《难经》皆为肾之病气。实则关乎任督之气，例如：《素问·骨空论》："督脉者，……其少腹直上者，……此生病，从少腹上冲心而痛，不得前后为冲疝。"此是任冲脉气逆上冲所致，与奔豚之病相合，即下焦虚寒导致厥气上逆。沉厥，杨注："肾冷发沉厥之病，足脚沉重逆冷不收，膀胱大肠壅闭，大小便亦不通。"张志聪："虚气反逆，故为奔豚，阴寒在下，故足不收，肾开窍于二阴，气虚不化，收不得前后也。"马注："盖风邪入肾，则为厥。而肾气不足，则当沉滞而无知也。"当从张志聪注。

2. 肾脉缓

缓甚为折脊：沉缓为里热之征。杨注："阳气盛热，阴气虚弱，肾受寒气，致令腰脊痛如折。"张志聪："督脉属肾贯脊，缓则督脉懈弛，故脊折也。"按：此乃为里热由肾伤及督脉，故腰脊痛如折，甚则脊强反折也。微缓为洞，洞者，食不化，下嗌还出：沉而微缓，里有微热。杨注："肾脉从肾上贯肝膈，循喉咙，故肾有热气，则下津液不通，上冲喉嗌，通洞不禁，甚食入腹还出。"《脉经》："微缓为洞下，洞者，食不化，下嗌还出。"《千金方》同。《甲乙经》作"洞泄"。《灵枢识》简按："盖'洞'即《史》所谓迥风，仓公云，迥风者，饮嗌下仓而辄出不留。又云迥风之状，饮食下嗌辄后之。又云即数十出。'还出'即'后之'之谓，其为洞泄，洞下明也。"

按：《素问·金匮真言论》："长夏善病洞泄寒中。"是洞泄为飧泄之类。又《素问·至真要大论》："诸呕吐酸，暴注下迫，皆属于热。"然既呕吐酸腐，又暴然注泄如糜，与食不化之通洞无底之泄不同。故此洞泄寒中之证，其脉之微缓当是迟缓之缓。

3. 肾脉大

大甚为阴痿：脉沉大，为邪气在里，下焦有热之征。马莳云："火盛水衰，当为阴痿也。"杨注："大甚多气少血，太阳气盛，少阴血少，精血少，故阴痿不起也。""微大为石水，起脐已下，至小腹（肿）腄腄然（垂垂然）（据《灵枢·经脉》《太素》《甲乙经》），上至胃脘，死不治。"按：当有"肿"字，不然"上至胃脘"将何所指耶？沉而微大，邪气在里之征。据《金匮》，水病脉沉，或沉迟、沉弦，甚则沉绝。杨注："太阳气盛，血少，津液不得下通，结而为水，在少腹之中，垂垂，少腹垂也，其水若至胃脘，盛极故死也。"张注："若其微大，肾阳亦虚，阳虚则不化，不化则气停水积而为石水，若至胃脘，则水邪盛极，反乘土脏，泛滥无制，故不治。"石水义见《素问·阴阳别论》《素问·大奇论》。腄，音垂，重坠也。《素问·阴阳别论》："阴阳结斜，多阴少阳，曰石水，少腹肿。"（"斜"与"邪"通。）《素问·大奇论》："肾肝并沉为石水。"沉弦脉，此与《金匮要略》沉弦脉合。《金匮要略·水气病》："石水其脉自沉，外证腹满不喘。"又曰："肾水者，其腹大，脐肿，腰痛，不得溺，阴下湿如牛鼻上汗，其足逆冷，面反瘦。"石水脉沉，然不当微大，以有水肿，不易大也。且石水为"多阴少阳"，不能化水，故脉当沉迟或沉弦也。少腹肿胀大而沉重下坠的样子。

4. 肾脉小

小甚为洞泄：沉小之脉，为里虚寒，津血少之征。《灵枢·论疾诊尺》："尺肤寒，其脉小者，泄，少气。"按：后世所谓之"命门火衰"之虚寒泄是也。微小为消瘅：义见前。

5. 肾脉滑

滑盛为癃㿉：沉滑为里有热邪。杨注："滑甚，太阳热甚，少阳（按：当是"阴"之讹）虚而受寒，故为癃㿉也。"张志聪："肾有热，则为小便闭癃，为睾丸肿㿉。"据此则知所谓㿉，非指肠㿉言，乃指"睾丸炎"之睾丸肿痛而言。即《释名》所谓之："阴肿曰㿉"是也。"微滑为骨痿，坐不能起，起则目无所见，视见黑花（据《脉经·卷三》补）。"杨注："微滑，太阳微盛，热入骨髓，发为骨痿骨弱，坐不能起也。太阳自目内眦起，上冲于目，故目无见也。"按：脉沉微滑，肾有热邪，之后耗伤肾精（即肾阳盛、肾阴虚），不生骨髓，则骨痿弱不能起立，髓海空虚，故"脑转而鸣""眩冒"而"视见黑花。"故脉由滑转为微滑无力。

6. 肾脉涩

涩甚为大痈："沉而涩甚"（涩而有力），乃气滞血瘀之征，"营气不从，逆于肉理，乃生痈肿。"微涩为不月沉痔：沉而微涩，乃里之血气不足之征。杨注："微涩者，血微盛也。血多气少不通，故女月经不得以时下也。又其气少血聚，复为广肠内痔也。沉，内也。"此涩当是涩而无力，精血不足，故月事不来。《灵枢识》简按："沉痔，盖谓痔之沉滞不已者。"按：丹波氏之说较杨注为胜。考沉有"深切长久"之义，如沉思、沉滞，古谓疾病缠绵，历久不愈，曰"沉绵床席"。谓积久难治之疾病曰沉痼，是也。故"沉痔"当是沉滞日久之痔，以其耗伤下焦血气，故脉现弦沉而微涩。

"六十首"，《素问·方盛衰论》："是以圣人持诊之道，先后阳明而持之，奇恒之势，乃六十首。"《难经·十六难》："脉有三部九候，有阴阳，有轻重，有六十首，一脉变为四时，离圣久远，各自是其法，何以别之？"又《难经·十难》："一脉为十变者，何谓也？然：五邪刚柔相逢之意也。假令心脉急甚者，肝邪干心也；心脉微急者，胆邪干小肠也；心脉大甚者，心邪自干心也；心脉微大者，小肠邪自干小肠也；心脉缓甚者，脾邪干心也；心脉微缓者，胃邪干小肠也；心脉涩甚者，肺邪干心也；心脉微涩者，大肠邪干小肠也；心脉沉甚者，肾邪干心也；心脉微沉者，膀胱邪干小肠也。五脏各有刚柔邪，故令一脉辄变为十也。"按：《难经·十难》所述之理，与《灵枢·邪气脏腑病形》所述"六变"微甚之病形不符，且少滑脉之微甚，不可从也。

第七节 "六变"病脉的病机及其针治大法

原文

黄帝曰：病之六变者，刺之奈何？岐伯曰：诸急者多寒；缓者多热；大者多气少血；小者血气皆少；滑者阳气盛，微有热；涩者多血少气，微有寒。是故刺急者，深内而久留之；刺缓者，浅内而疾发针，以去其热；刺大者，微泻其气，无出其血；刺滑者，疾发针而浅内之，以泻其阳气而去其热；刺涩者，必中其脉，随其逆顺而久留之，必先按而循之，已发针，疾按其痏，无令其血出，以和其脉；诸小者，阴阳形气俱不足，勿取以针，而调以甘药也。

阐幽发微

帝：五脏病出现缓、急、小、大、滑、涩六种病理变化的，应该怎样诊治呢？

伯答：

1. 六腑病脉病机

（1）诸急者多寒。弦紧的脉，多主寒证、痛证、拘挛等证，以寒主收引，寒则"血泣脉急"，故脉弦急。"心脉急甚者为瘈疭"下，杨注："脉缓大滑等之变为热，阳也；急小涩等之变为寒，阴也。"

（2）缓者多热。缓急的脉，多主热证，热主弛缓，热则经脉弛缓，血气淖泽，故脉来缓急。

（3）大则多气少血。洪大之脉，多主阳气盛，卫气多，故相对地显得血少，阴气不足。气盛乃由邪气盛所导致，故《素问·脉要精微论》谓："大则病进。"

（4）小者血气皆少。细小的脉，多主血气皆少；脉道不充满，故细小。

（5）滑则阳气盛微有热。滑脉多主阳气盛实，有热，或里有实邪。此脉多是血气俱盛，不似大脉之但为气盛。

（6）涩者多血少气微有寒。涩滞的脉，多主气滞血瘀，气虚不运，故血脉郁滞不畅，而往来艰涩。血多气少，血瘀处阳气不畅达，故微有寒，其由于血少，精亏而致脉涩者，当涩而无力，亦微虚寒。

2. 病脉刺法

（1）是故刺急者，深内而久留之。杨注："寒则气深来迟，故深内而久留也。"急脉多寒，故刺此者，须深进针而长时间留针，"以致阳气"，以去寒气。针下觉热乃去针，烧山火法。

（2）刺缓者，浅内而疾发针。杨注："热则气浅行疾，故浅内疾发。"缓脉多热，故刺此者，须浅进针，而不留针，或泻血，或行泻法后，疾速出针。发针，即出针。

以上二法即《灵枢·九针十二原》之"刺诸热者，如以手探汤；刺寒清者，如人不欲行"是也。

（3）刺大者，微泻其气，无出其血。大脉多气，故须用泻法微泻其盛阳之气，"伸而逆之，摇大其穴，气出乃疾"（《灵枢·官能》）。但不可使其出血，以"多气少血"故也。

（4）刺滑者，疾发针而浅内之，以泻其阳气，而去其热。与刺缓脉之理相同。

（5）涩者，必中其脉，随其逆顺而久留之，必先按而循之，已发针，已按其疝，无令其血出，以和其脉。涩脉多血少气，故刺中其脉，中其脉言须深刺，非指必刺血脉。在深浅刺法中，针中脉为中等深度之刺法（参考《灵枢·九针十二原》"故针陷脉则邪气出，针中脉则浊气出"下引《灵枢·终始》及《灵枢·官针》文）。随逆顺而久留之：言随其虚实而定留针之时间，虚则久留之，否则不须久留。必先按而循之：并须于留针过程中，顺本经扪循按摩其针穴上下之经络，而活其血导其气，使其血气畅达，加快气至之时间。

《素问·离合真邪论》："不足者补之，奈何？岐伯曰：必先扪而循之，切而散之，推而按之，弹而怒之，抓而下之，通而取之，外引其门，以闭其神。"王冰注："扪循，谓手摸。切，谓指按也。扪而循之，欲气舒缓。切而散之，使经脉宣散，推而按之，排蹙其皮也。推而按之，须反复行之。非为之排蹙其皮也；弹而怒之，使脉气膹满也；抓而下之，置针准也，通而取之，以常法也。"

《难经·七十八难》曰："针有补泻，何谓也？""然补泻之法，非必呼吸出内针也。然知为针者信其左，不知为针者信其右。"从根本上说仍是"令左属右，其气故止"（《灵枢·九针十二原》）。"当刺之时，必先以左手压按所针荥俞之处，弹而努之，爪而下之，其气之来，如动脉之状，顺针而刺之，得气因而内之，是谓补，动而伸之，是谓泻。不得气乃与，男外女内，不得气，是谓十死不治也。"

（6）诸小者，阴阳形气俱不足，勿取以针而调以甘药也：小脉，多是阴阳真气俱不足之证，血气亦皆虚少，故针刺不易得气，且反徒增加真气之疲劳，更耗真气，故不可用针刺治疗，而应用甘温之药调补之。当用"形不足者，温之以气，精不足者，补之以味"治法。《灵枢·终始》："少气者，脉口人迎俱少而不称尺寸也。如是者，则阴阳俱不足，补阳则阴竭，泻阴则阳脱。如是者，可将以甘药，不可饮以至剂，如此者弗灸。"如小建中，黄芪建中之类是也。还可以用甘美之味以荣养之，可补药气之不足。如《素问·脏气法时论》："五谷为养，五果为助，五畜为益，五菜为充，气味合而服之，以补益精气也。"

第八节　荥、俞、合穴的主治及六腑合穴的名称与取法

原文

黄帝曰：余闻五脏六腑之气，荥、俞所入为合，令何道从入，入安连过，愿闻其故。岐伯答曰：此阳脉之别入于内，属于府者也。黄帝曰：荥俞与合，各有名乎？岐伯曰：荥俞治外经，合治内府。黄帝曰：治内府奈何？岐伯曰：取之于合。黄帝曰：合各有名乎？岐伯答曰：胃合于三里，大肠合入于巨虚上廉，小肠合入于巨虚下廉，三焦合入于委阳，膀胱合入于委中央，胆合入于阳陵泉。黄帝曰：取之奈何？岐伯答曰：取之三里者，低跗取之；巨虚者，举足取之；委阳者，屈伸而索之；委中者，屈而取之；阳陵泉者，正竖膝予之齐下至委阳之阳取之；取诸外经者，输申而取之。

阐幽发微

帝：我听说五脏六腑的经气流注于井荥输经合之穴，荥输等穴最后所进的穴是合穴。现在我想知道它是从哪条通路进入的？进入时又和哪些经脉相连而过呢？岐伯曰：这是阳脉的支别之络，入于内而连属于腑的络脉。帝曰："荥俞与合，各有名乎？"《灵枢·四时气》："邪在腑，取之合。"如胃病取足三里（合），胆病取阳陵泉（合）。伯曰：荥俞治外经，合穴治内腑。杨注："五脏六腑，荥俞未至于内，故但疗外经之病，此言合者，取阳经属内腑也，以疗内腑病也。"张注："荥俞气脉浮浅，故可治外经之病，合则气脉深入，故可治内腑之病。"帝："治内腑奈何？"伯曰："取之于合。"主要取各经的合穴。帝："合各有名乎？"

伯：

1. 胃合于三里

胃的合穴，其经气入合于本经的三里。《灵枢·本输》："膝下三寸，胫骨外，三里也，为合。""取之三里者，低跗取之。"言脚跟宜垫起使足跗低下著地。

2. 大肠合入于巨虚上廉

大肠的合穴，其经气入合与足阳明胃经的上巨虚穴。《灵枢·本输》："复下三里之寸，为巨虚上廉。""巨虚者，举足取之。"

3. 小肠合入于巨虚下廉

"小肠的合穴，其经气入合于足阳明胃经的下巨虚穴。"《灵枢·本输》："复下上廉三寸，为巨虚下廉。"取法同上巨虚。

按：大肠本经之合穴为"曲池"，在肘外辅骨陷者中也，屈臂而得之，为合。小肠本经之合穴为"小海"，在肘内大骨之外，去端半寸，陷者中也，伸臂而得之，为合"（《灵枢·本输》）。二经本各有其合穴，而今又以胃之上下廉为合者，何也？《灵枢·本输》曰："大肠属上，小肠属下，足阳明经胃脉也，大肠小肠皆属于胃，是足阳明也。"胃肠一家，胃为之长，胃气下行于大小肠，气本相通，故其下腧又可入合于胃。若是腑病，当取二经之下俞为得。上廉：主肠中切痛、痢疾、肠鸣、腹胀、便秘、泄泻、肠痈等。下廉：主小腹痛、腰脊痛引睾丸、乳痈、下肢痿痹。

4. 三焦合入于委阳

三焦的合穴，其经气合注于足太阳膀胱经的委阳穴。《灵枢·本输》："三焦下俞，在于足太阳之前，少阳之后，出于腘中外廉，名曰委阳，是太阳络也，手少阳经也。委阳者，屈伸而索之。"

按：三焦本经之合穴为"天井"，"天井，在肘外大骨之上陷者中也，为合，屈肘乃得之。"又曰："三焦为中渎之腑，水道出焉，属膀胱，是孤之府也。"以其与膀胱相连属，故其气与膀胱相通，故其下俞可入合于膀胱经。

5. 膀胱合入于委中央

膀胱的合穴，其经气入合于本经的委中穴，委中，腘中央，为合。委而取之，足太阳也。本论："委中者，屈而取之。"令病人俯卧，向后屈足取之，取好穴后，仍令其伸足，针之。

6. 胆合入于阳陵泉

胆的合穴，其经气合于本经的阳陵泉。"阳之陵泉"在膝外陷者中也，为合，伸而得之，足少阳也。本论："阳陵泉者，正竖膝，予之齐，下至委阳之阳取之。"取阳陵泉令病人正坐垂足，竖膝令其并齐，然后由膝向下至委阳的前面取之。

7. 取诸外经者，输申而取之

输，引也。扬，举也。按："输扬"一词，故多用为赞扬之词，如曹植《与杨德祖书》："辞赋小道，固未足以输扬大义，彰示来世也。"马莳："若荣俞治外经，则取外病之经脉，当觅荣穴、俞穴以治之，亦必输扬以申其手足而善取之耳。"输申，即抻直之义，荣俞诸四末之穴，皆可平伸其胕臂以取之。

第九节　六腑病的一般病候及其主治的腧穴

原文

黄帝曰：愿闻六腑之病。岐伯答曰：面热者足阳明病，鱼络血者手阳明病，两跗之上脉竖陷[1]者足阳明病，此胃脉也。大肠病者，肠中切痛而鸣濯濯。冬日重感于寒即泄，当脐而痛，不能久立，与胃同候，取巨虚上廉。胃病者，腹䐜胀，胃脘当心而痛，上支两胁[2]，膈咽不通[3]，食饮不下，取之三里也。小肠病者，小腹痛，腰脊控睾而痛，时窘之后，当耳前热，若寒甚，若独肩上热甚，及手小指次指之间热，若脉陷者，此其候也。手太阳病也，取之巨虚下廉。三焦病者，腹胀气满，小腹尤坚，不得小便，窘急，溢则为水，留即为胀。候在足太阳之外大络，大络在太阳少阳之间，亦见于脉，取委阳。膀胱病者，小腹偏肿而痛，以手按之，即欲小便而不得，肩上热，若脉陷，及足小趾外廉及胫踝后皆热，若脉陷[4]，取委中央。胆病者，善太息，口苦，呕宿汁，心下憺憺，恐人将捕之，嗌中吤吤然，数唾。在足少阳之本末，亦视其脉之陷下者灸之；其寒热者取阳陵泉。黄帝曰：刺之有道乎？岐伯答曰：刺此者，必中气穴，无中肉节。中气穴，则针游于巷；中肉节，即皮肤痛；补泻反，则病益笃。中筋则筋缓，邪气不出，与其真相搏，乱而不去，反还内著。用针不审，以顺为逆也。

校注

[1] 竖陷：《太素》作"坚若陷"。按："竖"字无"坚而实"之义。坚者，脉实而有力，陷者脉虚减而无力。
[2] 上支两胁：上支，原作"肢"，今从《经脉》及《千金方》改。《甲乙经》作"楂"，为支撑之义。
[3] 膈咽不通：膈，《太素》作"鬲"是。
[4] 皆热，若脉陷：《甲乙经》"皆热"下有"者"字，无"若脉陷"三字，是也。

阐幽发微

1. 面热者，足阳明病

面热面赤，乃足阳明经有热之征，"阳明主肉，其脉侠鼻络于目"，挟口环唇，行面之前，故气盛有热，则"身以前皆热"。"气不足则身以前皆寒栗"，即手阳明谓之"气有余，则当脉所过之热肿，虚则寒栗不复"是也。经气盛，不一定是胃家实，故不可冒然攻之。如《伤寒论》206条："阳明病，面合色赤，不可攻之。必发热，色黄者，小便不利也。"此即经有怫郁之热，而腑无燥实之邪之例。

2. 鱼络血者，手阳明病

手掌大指本节后之大肉为“手鱼”，手鱼之络有血络出现，是“胃中有热，鱼际络赤；其暴黑者，留久痹也；其有赤、有黑、有青者，寒热（气）也；其青（而）短者，少气也。凡刺寒热者，皆多血络，必间日而取之，血尽而止，乃调其虚实”（《灵枢·经脉》）。

手鱼络色的诊视，亦属切循诊法之一。《内经》多所论述，如《灵枢·论疾诊尺》曰：“鱼上肉有青血脉者，胃中有寒。”是“鱼络血者”不必是大肠病，亦不必是胃病，仍当参以脉证以决诊之。胃肠一家，故言胃亦可赅肠，尤其是大肠，以同为阳明。

3. 两跗之上脉坚陷者，足阳明病，此胃脉也

杨注：“足阳明下足跗入大趾间，故跗上脉坚若陷，足阳明病候。”张注：“两跗之上脉，即冲阳也。”此盖张氏之推论也。竖者坚而实，陷者弱而虚，皆足阳明胃脉之病。以上皆言阳明病的诊候方法。坚者，脉实而有力，陷者脉虚减而无力。

4. 大肠病者，肠中切痛，而鸣濯濯，冬日重感于寒，即泄，当脐而痛，不能久立，与胃同候，取巨虚上廉

《灵枢·百病始生》：“故往来移行肠胃之间，水凑渗注灌，濯濯有音，有寒则䐜，䐜满雷引，故时切痛。”杨注：“当齐痛者，回肠，大肠也，大肠当齐，故病当齐痛也。与胃同候者，大肠之气，与胃足阳明合巨虚上廉，故同候之，濯，徒角反，肠中水声也。”马注：“切痛者，痛之紧也。濯濯者，肠中有水，而往来气冲，则有声也。”按：马注将“濯濯”注为“气过水音”，全盘托出，颇为精确。切痛者，肠间有寒，寒主收引，故肠收引绌急而致切痛也。肠道收急则肠间之水凑渗注灌，与气相激而发鸣响，冬日重复感寒，则必寒甚而飧泄下利传谷，绕脐疼痛而不能久立，所以然者，以肠引急益甚，故须弯腰俯身以迁就之。甚则手足逆冷。大肠气与胃通，下合于上巨虚，当深内而久留之。《金匮要略·腹满寒疝宿食病》：“寒疝绕脐痛，若发则白汗出，手足厥冷，其脉沉紧者，大乌头煎主之。”以治沉寒痼冷，疼痛及紧张所出之冷汗，以手足腋下为多见。

5. 胃病者，腹䐜胀，胃脘当心而痛，上支两胁，膈咽不通，食饮不下，取之三里也

《灵枢·胀论》：“胃胀者，腹满，胃脘痛，鼻闻焦臭，妨于食，大便难。”胃受寒邪，则食不化，而胀满，胃痛，以寒则胃脉绌急故痛。上支两胁者，乃胀甚之征，故两胁亦支撑而胀满，胃寒不运，故“妨于食”。当取三里穴（合）“深内而久留之”。“膈咽不通”，重在言咽下。

6. 小肠病者，小腹痛，腰脊控睾而痛，时窘之后，当耳前热，若寒甚，若独肩上热甚，及手小指次指之间热，若脉陷者，此其候也。手太阳病也，取之巨虚下廉

《灵枢·四时气》：“小腹控睾，引腰脊，上冲心。邪在小肠者，连睾系，属于脊，贯肝肺，络心系。气盛则厥逆，上冲肠胃，熏肝，散于肓，结于脐，故取之肓原以散之，刺太阴以予之，取厥阴以下之，取巨虚下廉以去之，按其所过之经以调之。”杨注：“小肠当少腹跗脊，左环叶积，故少腹腰脊控尻而痛，时急之䐜大便之处。”小肠手太阳，上颇至目锐眦，却入耳中，故小肠病，此寒及热也。”按：手太阳脉上颊，至目锐眦，却入耳中；其支者，别颊，上頔，抵鼻，至目内眦，斜络于颧。”经脉未尝至眉，故《太素》作“独眉上热甚”者，误也。当从《灵枢》《甲乙经》作“肩”是。张注：“不得大小便而时窘之后，盖即疝之属也。”（“时窘之后”，“之”犹“于”也。）邪在小肠，则病少腹痛，且掣引腰脊，睾丸而痛。以小肠后附于脊，脊下连尻，小肠受寒则绌急，绌急则牵引于脊及尻骨，故为之痛。痛甚则有时欲便而不得，实则非有便也，实乃因掣痛而有便意。小肠脉"起于手小指之端"，"上循臑外后廉。出肩解，绕肩胛，交肩上"，故当脉所过处，或寒或热，或脉坚或陷下，皆是手太阳病之候，可取其下合穴——下巨虚穴。

7. 三焦病者，腹胀气满，小腹尤坚，不得小便，窘急，溢则为水，留即为胀。候在足太阳之外大络，大络在太阳少阳之间，亦见于脉

《灵枢·五癃津液别》："三焦不泻，津液不化，水谷并于肠胃之中，别于回肠，留于下焦，不得渗膀胱，则下焦胀，水溢则为水胀。"《素问·宣明五气论》："下焦溢为水。"杨注："下焦溢则为水也。太阳、少阳之间，三焦下输委阳也。"三焦病，此处重点乃指三焦中之下焦。下焦如渎，下焦受邪（寒邪），气化不行，不能化水，水气"留于下焦"不得渗膀胱，则下焦胀，故腹胀气满，小腹尤坚，胀急窘迫，窘急欲小便而不得。若仍未能化水利小便，水气溢于周身腠理，则为水胀，即水肿。《素问·上古天真论》："肾者主水，受五脏六腑之精而藏之。"《素问·逆调论》："夫水者，循津液（之道）而流也。肾者，水藏，主津液。"《素问·水热穴论》："肾何以能聚水而生病？岐伯曰：肾者，胃之关也，关门不利，故聚水而从其类也。上下溢于皮肤，故为胕肿。胕肿者，聚水而生病也。"

综上所引可知，人身之水液，皆须经"主水"之肾脏处理以输于膀胱，故所谓下焦，实指下焦中之肾脏而言。下焦又当膀胱上口，体内之水液皆"循下焦而渗入膀胱焉"《灵枢·营卫生会》。故下焦气化不利，亦即肾之气化不利。委阳在委中外，即在太阳、少阳二经之间。（见前"三焦合入于委阳"。）"取委阳"，即是取三焦之下合穴，亦即主治三焦中之下焦病者。

8. 膀胱病者，小腹偏肿而痛，以手按之，即欲小便而不得，肩上热，若脉陷，及足小趾外廉及胫踝后皆热，若脉陷，取委中央

杨注："偏肿者，大腹不肿也，此腑病也。膀胱足太阳脉，起目内眦，上额下项，循胫踝后至足小趾外侧，故膀胱病，循脉行处热及脉陷以为候也。"《素问·宣明五气》："膀胱不利为癃，不约为遗溺。"本证乃膀胱感受热邪，故膀胱所在之处之少腹偏于肿胀（以胀为主）而胀痛。这是由于膀胱热肿，小便癃闭之故，以手按之欲小便者，本已胀满窘迫，再加压力故欲尿，而尿道肿闭又排泄不出，故不得。《灵枢·经脉》云："膀胱足太阳之脉，起于目内眦，上额，交巅；其支者，从巅至耳上角；其直者，从巅入络脑，还出别下项，循肩髆内，挟脊，抵腰中，入循膂，络肾，属膀胱；其支者，从腰中下挟脊，贯臀，入腘中；其支者，从髆内左右，别下，贯胛，挟脊内，过髀枢，循髀外，从后廉，下合腘中，以下贯踹（腨）内，出外踝之后，循京骨，至小趾外侧。"故当其脉所过处之肩上热及足小趾外廉及胫骨踝后皆热，或脉陷下者，皆取委中。"实则泻之，虚则补之，热则疾之，寒则留之，陷下则灸之，不盛不虚，以经取之"《灵枢·经脉》。

9. 胆病者，善太息，口苦，呕宿汁，心下憺憺，恐人将捕之，嗌中吩吩然，数唾。在足少阳之本末，亦视其脉之陷下者灸之；其寒热者取阳陵泉

《灵枢·四时气》："善呕，呕有苦，长太息，心中憺憺，恐人将捕之；邪在胆，逆在胃，胆液泄则口苦，胃气逆则呕苦，故曰呕胆。取三里以下。胃气逆，刺少阳血络以闭胆逆，却调其虚实以去其邪。"《素问·奇病论》："有病口苦者，取阳陵泉。口苦者病名为何？何以得之？……此人者，数谋虑不决，故胆虚，气上溢，而口为之苦。"《灵枢·天年》："五十岁，肝气始衰，肝叶始薄，胆汁始减。"前言"肝脉缓甚为善呕"。

（1）胆为少阳与肝相表里，中藏胆汁，为"中精之腑"。邪在胆，则胆气盛，胆汁疏泄亦盛，"胆液泄，则口苦"（《灵枢·四时气》）。胃气因苦汁之刺激而气逆则作呕，所呕之内容物亦有苦汁，故曰"呕苦"。善太息者，乃缘"此人者，数谋虑不决"（《素问·奇病论》），肝胆气郁不舒，故善太息以伸之。胆气不合者，多积虑生火所致。

（2）心下憺憺：《集韵》："憺，动也。"《灵枢·经脉》："心主手厥阴心包络之脉起于胸中，出属心包络，下膈，历络三焦，……是动则病，……心中憺憺大动。"憺憺，动貌，有震动之义。杨注："胆病，心动怖畏，故如人将捕也。"此当是胆胃气虚之证，当呕苦在先，此为续发证。

（3）"嗌中吩吩然，数唾"者，乃因"咽为之使"（《素问·奇病论》）。《灵枢·经别》云："足少阳之证，……属胆，散之肝，上贯心，以上挟咽，出颐颔中。"胆火上炎于咽喉，故喉中有如草芥梗塞之不利，而数咳唾之。其诊在少阳之本末终始，以切循之，气有余则当其脉所过处热肿，"虚则寒慄不复"，取阳陵泉，"热则疾之，寒则留之，陷下则灸之。"

帝：刺法有什么原则吗？伯：针刺之道，必须取穴准确，中气穴，始能针游于巷，而易于得气。若针肉分，不中分肉之间，而中"肉节"（节，竹约也，见《说文》），骨有节，肉亦有节，肉节者，肉之紧束处也。中肉节则伤肉，故令人肉肤痛，此亦针害之一。补泻反，是谓"虚虚实实"，《灵枢·九针十二原》已言之矣，故其病必益甚。刺骨节，因取穴不准反中其筋者，则伤筋而筋痛或为筋缓不用。凡此针害不仅不能祛除其邪，反而使邪气与真气相搏，乱而不去，反而内陷留著于内，这就是用针不审慎，把顺证反而给治成逆证了。

小　结

本篇提出了邪有正邪、虚邪之分。虚邪又名邪气，是外因中最具有贼害性质的一种致病因子，邪气中人的规律一般是由人体的上部侵入，每于机体强力汗出，腠理开张时，乘虚而入，多于阳分（阳经范围）。随其所中皮部之不同，或下于太阳，或下于阳明，或下于少阳。邪气若中于阴分之皮部，则下于阴经而内传于脏，脏气虚则受邪，脏气实则马上传到腑，经文把这概括称为"中阳则溜于经，中阴则溜于府"。

篇中关于五脏病常见病因的论述是后世关于五脏病病因、病机学说的基础，尤其是关于五脏病六种病脉"微""甚"病形论述更是本篇的中心内容，《素问·方盛衰论》《难经·十六难》称之为六十首，它是《内经》中关于病态疾病学的比较集中、丰富而具体的部分，为后世临床医学的研究和各科疾病发展史的研究，提供了具有历史价值和学术价值的宝贵资料。

在诊断学方面，篇中提出了"色脉尺诊"的具体诊法，说明了色脉和尺肤相应的道理，并对缓急大小滑涩六脉的病机及其相应的治法，作了扼要而具体的阐述。

六腑病的病形，也是本篇重点论述的内容之一。经文不仅对六腑病的常见病形和治法，而且对主治六腑病的合穴的取法都做了详细地阐述，本篇关于六腑合穴的取法和《灵枢·本输》有关五输穴的取法一起，共同构成了后世针灸取穴法的坚实基础。

第四十一章　灵枢·本神

题解

本篇论述了人体的精、神、魂、魄、意、志、思、虑、智等神志的概念、作用以及这些神志的产生与五脏的关系。具体说明了七情太过伤及五脏所形成的各种病变，及五脏虚实所产生的病形。神，为精神意识的总称，是生命活动的最高表现（总体表现），为生命之本。人体的生理、病理以及治疗，皆须以神为本，即为根本依据，故名曰《本神》。

第一节　精、神、魂、魄、意、志、思、虑、智的概念及其作用

原文

黄帝问于岐伯曰：凡刺之法，先必本于神[1]。血、脉、营、气、精神，此五脏之所藏也，至其淫泆离脏[2]则精失、魂魄飞扬、志意恍乱、智虑去身者，何因而然乎？天之罪与？人之过乎？何谓德、气、生、精、神、魂、魄、心、意、志、思、智、虑？请问其故。

岐伯答曰：天之在我者，德也；地之在我者，气也[3]，德流气薄而生者也[4]。故生之来谓之精[5]，两精相搏谓之神[6]，随神往来者谓之魂[7]，并精而出入者谓之魄[8]，所以任物者谓之心[9]，心有所忆谓之意[10]，意之所存谓之志[11]，因志而存变谓之思[12]，因思而远慕谓之虑[13]，因虑而处物谓之智[14]。

故智者之养生也，必顺四时而适寒暑，和喜怒而安居处，节阴阳而调刚柔[15]。如是则僻邪[16]不至，长生久视[17]。

校注

[1] 本于神：针刺治疗首先必须根据病人的精神状态，若病人精神离散，魂魄飞扬，不能与医生合作，则虽针治亦难收效。《灵枢·官能》："用针之要，无忘其神。"

[2] 淫泆离脏：泆（yì），音益。淫泆，太过之意。这里指七情过度，放恣不收，以致五脏所藏之精神离散，不能"精神内守"。

[3] 天之在我者，德也；地之在我者，气也："德"与"气"互文以见义，实则"德"亦"气"也。《礼记》曰："故人者，其天地之德，阴阳之交，鬼神之会，五行之秀气也。"孔颖达："天以覆为德，地以载为德，人感覆载而生是天地之德也。""阴阳，则天地也，据其气谓之阴阳，据其形谓之天地，独阳不生，独阴不成。"

《释名·释言语》："德，得也，得事宜也。"《老子》亦云："德者，得也。"使物生得其所需之宜，是为天德，反之即为无德。《素问·阴阳应象大论》曰："故天有精（气），地有形（质）。"《素问·天元纪大论》曰："故在天为气，在地成形。"言天有无形的精气，地有有形的物质。天所赋予我们的是使我们生存的自然条件（风、暑、湿、燥、寒五种精气）；地所赋予我们的是使我们生存的五行之气（包括谷气），如《素问·六节藏象论》云："天食人以五气，地食人以五味。"

[4] 德流气薄而生者也："薄"，迫近、附着，引申有"搏结"之义。古"薄""搏"每通用。李密《陈情表》："日薄西山，气息奄奄。"《楚辞》："腥臊并御，芳不得薄兮。"言天德下流，地气上薄，天地气交，而万物化生。人在气交之中，当然亦在化生之列。此乃言生命禀受自外部之化生条件。

[5] 生之来谓之精：生来就有的，出生以来即有的具有精妙功用的生命物质叫作精（细胞）。"精气"，也可以说是高度发展了的物质。明·张自烈撰《正字通·米部》："精，精气。《灵枢》曰：'生之来谓之精'，此先天元生之精也；食气入胃，散精于五脏，此水谷日生之精也。"《素问·金匮真言论》："夫精者，身之本也。"机体即由此无数而多样的精气所构成，由先天带来的具有一定精妙功用的无数且多样的生命物质——细胞所构成。它是人体一切组织及其生理功能的物质基础，也是神的物理基础。"故生之来谓之精"。

此外尚有：

（1）狭义之精：即生殖之精（有生殖作用和遗传特性），《灵枢·决气》所谓："两神相搏，合而成形，常先身生，是谓精。"《灵枢·经脉》："人始生，先成精"，即两精相搏而成之精，乃先身而生之精，指男女之精结合之精而言，对已构成身形言，可称之为"先天之精"（此后世说法）。若未构成胚胎，则不可称之为先天之精，而仍是后天之精，实即五脏化生的脏腑之精。必须认识，构成胚胎后，所谓"先天之精"，已化为胚胎的一切组织形态不再独立存在。故不可再抽象地谈论体内还存在什么"先天之精"。遗传基因只是保留在生殖之精内。

（2）广义之精：泛指维持生命活动的生理物质，即五脏所化生的、所藏之精气。实际上脏腑之精也包括生殖之精在内。①如《素问·五脏别论》："所谓五脏者，藏精气而不泻也。"②又如《素问·奇病论》："夫五味入口，藏于胃，脾为之行其精气。"《素问·厥论》："脾主为胃行其津液者也。"《灵枢·营卫生会》："营卫者，精气也。"亦即谷气（水谷精微——谷气）。③《素问·评热病论》："汗者，精气也。"④《灵枢·五味》："天地之精气，其大数常出三入一。""天地"乃复词偏义，重在言天，《太素》即无"地"字。以上文乃言"呼则出，吸则入"故也。吸入精气一份，呼出之气却多出两份。"故谷不入，半日则气衰，一日则气少矣。"

[6] 两精相搏谓之神：此为生来已有之精，与《灵枢·决气》之精有时间上的差异。而且彼为论有生殖作用之精，此乃论总统魂魄之神，乃是两个概念，不可混淆。人体内两种以上（至少是两种）的精气，特别是两脏及阴阳二经的精气。《素问·宣明五气》："五精（五经之精）所并（合），精气并于心则喜，并于肺则悲，并于肝则忧，并于脾则畏，并于肾则恐。"此即各经之精气搏并于所连属之五脏而动，五脏之精气相搏而而化生出神妙的功能，就是"神气"，即精神意识。《灵枢·天年》："神气舍心。"

张介宾谓："两精者，阴阳之精也，搏，交结也。……凡万物生成之道，莫不阴阳交而后神明见。故人之生也，必合阴阳之气，构父母之精，两精相搏，形神乃成，所谓天地合气，命之曰人也。"统言之"神"为精神意识；析言之则"神、魂、魄、意、志"中之神，即神明，当为理性认识、辩证思维也。神的功用"总统魂魄，兼赅志意"，能反映客观存在。《灵枢·决气》："两神相搏，合而成形，常先身生是谓精。"此为成形之先天之精。"心藏神"（《素问·宣明五气》）下，王注："精气之化成也。《灵枢经》曰：'两精相搏谓之神。'"

[7] 随神往来者谓之魂：随从神气而往来活动的一种知觉功能叫作魂。是与神相似的低级的精神活动，是神明对外界事物的初步认识。魂在随神往来过程中，对周围个别事物通过接触、熟悉可有感性认识的能力。其形成"知觉形象"是对客观事物表面现象或外部联系的综合反映。如摇铃进食即为外部系联，或可只摇铃而无食。

汪昂《素问灵枢类纂约注》曰："人之知觉属魂。"知觉，魂是人对客观事物表面现象或外部联系的综合反映，是不同类感觉相互联系和综合的结果。它相对感觉较复杂、较完整，在实践中知觉逐渐完善和精确。知觉是感觉和思维之间的一个重要环节，对感觉材料进行加工，为思维准备条件，是脑的初步分析和综合的结果，它仍属于认识的感性阶段。《左传》曰："既生魄，阳曰魂。"孔颖达疏："魄内自有阳气，气之神者，名之曰魂。……谓精神性识（古不称"意识"），渐有所知（在实践中逐渐完善和精确），此则附气之神也。"它是感觉和思维之间的一个重要环节。

魂的功用：能把事物的表面现象或外部联系在人的意识中成为综合的整体的反映，形成表象——"感性形象"，为思维准备条件。魂参与心理活动，故欲望属之。欲望不遂，则肝气不舒，所谓肝喜条达而恶抑郁良由于此。肝主疏泄，在情志上这是其一。人于睡眠中之梦觉，即为魂独用事之征（缺乏辩证思维）。肝胆共同疏泄胆汁，有助消化，所谓"土得木而达"，这是肝主疏泄之二。此或因神明之虚弱，或因肝经受邪之扰动，或因肝血之不足。

[8] 并精而出入者谓之魄：此精即"生之来谓之精"的精，精指构成阴阳二经之精气，并随着精气（尚未与它精相搏的）而内外出入活动的一种感传功能叫作魄。可见"精气"包括了阴阳二经的精气。《素问灵枢类纂约注》："人之运动属魄。"魄是较神、魂又低狭一等的较单纯的感觉及与之相应的（下意识的）本能的反应运动。

感觉：反映客观事物和现象的特性的感觉，包括视觉、听觉、嗅觉、味觉、触觉及运动、平衡、振动感觉等。可以反映机体个别部分运动感内部器官状态的感觉。感觉是各种更复杂的心理过程的基础。"心理"是感觉、知觉、注意、记忆、言语、思维、情感、性格、想象等的总称，这些过程即心理过程。客观事物作用于感觉器官，引起脑的活动，在无条件反射联系基础上，形成种种条件反射联系，成为心理的物质基础。

魄的功用：是机体感觉与运动的本能，是神、魂赖以建立的基础功能。它是认识的感性阶段，是一切知识的源泉，它必须同知觉等紧密结合，为思维活动提供材料。魄可以在不依赖神明支配的情况下，下意识地自行作出有关反射联系，如呼吸的自主节律性活动最具代表性；并对某些刺激作出下意识的反应，如手于无意中触到烫手之物时马上离开及在睡眠中翻身、拂面等对刺激作出反应的动作等皆属于魄的范畴。《左传》曰："人生始化曰魄。"《礼记》："鬼神之会。"孔颖达疏："鬼谓形体，神谓精灵。"《祭义》云："气也者，神之盛也，魄也者，鬼之盛也。""人之生也，始变化为形，形之灵者，名之曰魄。"《易·系辞上》："随感而应之是谓灵。"

魄与魂相较，魄属先天的、不待后天训练即具有的（无意识要求）本能，为"无条件反射"；而魂则是后天的、经反复实践而形成的知觉（有主动要求），属感性认识，为"条件反射"。魄不能像魂那样可以有抽象的离开形体的幻觉，故云"体魄"。如《灵枢·天年》："八十岁，肺气衰，魄离，故言善误。"

按：大脑皮层当即"神明"之类，皮层下中枢及其相关之反射，当即为"魄"之类。如呼吸之神经调节——黑白二氏反射，即是其例。脑桥之呼吸调整中枢与呼吸二中枢之间的相互传导，乃一系列中枢之间的反射传导之一，及中枢间传导之最具有代表性者，实即魄之类也。

[9] 所以任物者谓之心："所以"在东汉以前不是一个词，"所"是助词，"以"是介词，与它们后面的成分组成所字结构。"所以"，连词表示结果或结论，用在正句或下句的开头，始于东汉以后。任，担当的意思。任物，指能担当认识和处理事物的能力。承当（受、担）并应答一切事物的器官叫作心，即反映客观存在并对客观事物有能动的反作用。

"心藏神"，去声读葬。包含、蕴积之义，是产生精神意识的器官，人的社会实践积累的成果愈丰富，则其神愈明。《灵枢·天年》："五脏已成，神气舍心，魂魄毕具，乃成为人。"《灵枢·本脏》："志意者，所以御精神，收魂魄，适寒温，和喜怒者也。"可见古之"志意"相当于今之"意识"。在心理学上，意识一般指自觉（自己已经觉察到）的心理活动，即人对客观现实的自觉的反映，也就是有意识的反映。古之"志意"与"意志"略有不同。意志乃指思想，志向是决定达到某种目的（既定目的）而产生的心理状态，往往由语言和行动表现出来，是人的意识能动作用的表现。心是机体的最高主宰者、指挥者，故有"君主之官"之称。精神意识亦即心理活动，可见心有主血脉之心和主任物之心。（参见【附录】）

[10] 心有所忆谓之意：心有所思忆（忆念）就叫作意。意，即意想。此下即产生意识的过程。张介宾："忆，思忆也。谓一念之生，心有所向而未定者曰意。"是心理过程的开始。

思忆：是心对在实践中已感知的客观事物凭现有的"知觉形象"（感性形象）或"记忆表象"在心中进行联系、反映的过程。思忆，古亦称思想。《素问·上古天真论》："外不劳形于事，内无思想之患。"与今日哲学名词之"思想"有别。意的功用：可以离开事物，凭心在"任物"时留下的记忆表象而在心中进行联系反映。它使人有可能在环境的各种条件下来确定取舍和方向，使人可能通过自己的行动来运用环境的各种条件，使之服务于现实的要求和任务。意与思有深浅繁简之不同。

[11] 意之所存谓之志：意想（心愿）之所在，想念不忘，并时刻准备实现它的心理过程，就叫作志。换言之"志"就是"既定的目的"。李中梓："意已决而确然不变者，志也。"志的功用：能使精神集中，注意力指向于某种事物，为达到既定的目的而使人能自觉地克服障碍，坚持"作强"到底（毅力），志之强弱，表现在记忆力、注意力和毅力上。意志是"为了达到既定的目的而表现在自觉地行动、自觉地克服障碍时的心理过程"，是意识能动作用的表现。

[12] 因志而存变谓之思：随着意志之所专注而存想解决与既定目的有关的种种演变的心理过程就叫作思。思，即思考、思维。人的思维空间可以分为两个部分，一个称为形象空间，一个称为概念空间。人在进行形象思维时，形象思维就是形象空间中信息的运动，而概念空间代表抽象思维时信息运动范围。

思维：是人们反映事物时，进行推理、判断以至抽象概括的过程。思维形式是由低级到高级，由感性到理性的逐步发展的过程。"因志而存变谓之思"，从医学领域发展了古代唯物主义哲学。思的功用：能使人对事物的认识深化，达到于理性认识，产生思想。

[13] 因思而远慕谓之虑：慕：思慕。《楚辞》："邈而不可慕。"《孟子》："人少，则慕父母。"随着思考而思慕到很远的或最后的成败利弊（多方分析）的心理过程，就叫作虑。虑的功用：可使人的思虑尽量周密而减少漏洞或偏差。

[14] 因虑而处物谓之智：周密的考虑而能处理好事物就叫作智。智，智力、智慧，指人认识、理解事物和运用知识、经验解决问题的能力，包括记忆、观察、想象、思考、判断等。智力不是先天就有的，而是在实践中形成和发展起来的。故智力有强弱之不同。它是先天素质、社会历史遗产和教育的影响以及个人努力三方面因素相互作用的产物。智慧：人对事物认识、辨析、判断、处理和发明创造的能力《辞海》。《素问·阴阳应象大论》："道生智。"故"虑"必合于"道"，始能处事符合客观规律而智慧。智的功用：使人在社会实践中做事正确，少有偏差。

[15] 节阴阳而调刚柔：杨注："阴以致刚，阳以致柔，两者有节，则刚柔得矣。"按：此谓以阴养阳，以阳养阴之义也。未尽善。《素问·阴阳应象大论》："能知七损八益，则二者可调，不知用此，则早衰之节也。"故调节阴阳即调节男女房事也。

《素问·阴阳应象大论》："审其阴阳，以别柔刚。"王注："阴曰柔，阳曰刚。"《易·说卦》曰："是以立天之道，曰阴与阳；立地之道，曰柔与刚。"晋代韩康伯注："在天成象，在地成形，阴阳者，言其气，刚柔者言其形。……故天曰阴阳，地曰柔刚也。"是刚柔为地之阴阳也。二句乃互文，故阴阳与刚柔实为同义词。《素问·天元纪大论》："曰阴曰阳，曰柔曰刚。"阴阳之表现言即为刚柔，亦即"太过不及"。

[16] 僻邪：僻，不正的意思。僻邪，即致病的邪气。《素问·六节藏象论》："邪僻内生。"《荀子·劝学》："所以防邪僻而近中正也。"《甲乙经》《太素》并作"邪僻"，是也。

[17] 长生久视：《吕氏春秋》高诱注："视，活也。"长生久视，指寿命绵长，不易衰老。

阐幽发微

黄帝问于岐伯说：大凡用针刺治病的法度，首先必须根据病人的精神情况。血脉、营气、精神这都是五脏所包含蕴藏的。至于那种七情放纵，过分迷恋于外，不能"精神内守"的人，就会耗散（损失）精气，使魂魄飞荡飘扬，志意（意识）恍惚迷乱，理智丧失（失去理智），这是什么原因呢？是自然降的罪呢，还是人为的过失呢？还有，什么叫作德气生精、神、魂、魄、心、意、志、思、智、虑？请问其中的缘故（道理）？岐伯回答说：天所赋予我们的是使我们得以生成的适宜的自然条件；地所赋予我们的是使我们得以生成的五行之气（重在五味）。天气下降，地气上薄，阴阳交错，形气相感，则能使万物化生（重在言人）。

人"身生"以来就有的最基本的生命物质叫作精；两种以上精气的功能相搏并而化生出来的最高级、最神妙的功能，就叫作神；随着神气而往来活动的一种知觉功能，叫作魂；随着精气而内外出入活动的一种感传功能，叫作魄（可见精气即包括经气）；承当并应答一切事物的器官，叫作心；心有所思忆的心理过程，叫作意；意向之所在并准备实现的心理过程，叫作志；随着意志之所专注而存想与之有关的种种演变的心理过程，叫作思；随着思考而考虑到很远的（最后的）成败利弊的心理过程，叫作虑；依据周密的考虑而能处理好事物，就叫作智。所以明智的人养生，一定要顺应四时的规律，适应气候的寒暑变化而免受外邪的侵袭；在精神方面，则要调和情志，不暴喜暴怒（《素问·阴阳应象大论》："暴怒伤阴，暴喜伤阳。"）以免伤及内脏；在起居方面，则要安适起居，使作息有规律；再能节制房事，调节诸活动太过不及，避免"生病起于过用"（《素问·经脉别论》），包括饮食，这样就能够病邪不生，而达到健康长寿！

本节重点阐述了精、神、魂、魄、心、意、志、思、虑、智的概念及其功用。其中与生俱来的精是机体的组织及一切生理功能包括神、魂、魄产生的物质基础。在脏腑中心是产生能反映客观存在，并对其有能动的反作用的精神意识的器官。并把人的心理活动还分为意、志、思、虑、智等过程，而以心为产生这些心理过程的根源。

第二节　情志失调对精神意识的影响

原文

是故怵惕[1]思虑者，则伤神，神伤则恐惧，流淫而不止[2]。因悲哀动中者[3]，竭绝而失生[4]。喜乐者，神惮散而不藏[5]。愁忧者，气闭塞而不行[6]。盛怒者，迷惑而不治[7]。恐惧者，神荡惮而不收[8]。

校注

[1] 怵惕：怵（chù），音触。《广雅·释训》："怵惕，恐惧也。"怵惕，即提心吊胆，惴惴不安。

[2] 思虑者，则伤神，神伤则恐惧，流淫而不止：《太素》无"则伤神，神伤则恐惧"八字。观上下文义亦不当有此八字，当系下文误重出于此者，应删，以与其他诸句体例相合。是故怵惕思虑者，流淫而不止：长期提心吊胆，惊惧不安的（只言动中，下节悲哀动中则伤魄），就会使人经常精神紧张，流溢浸淫而不能自止。

[3] 因悲哀动中者：动，动摇，扰动。中，犹内，指内脏。《灵枢·口问》："悲哀愁忧则心动。"《素问·举痛论》："悲则心系急，肺布叶举，而上焦不通，荣卫不散，热气在中，故气消矣。"

[4] 竭绝而失生：生：《商君书·算地》："非生之常也。"朱师辙注："俞樾曰：'生，性古通用'"。持续悲哀而扰动内脏（心、肺）的，就会使人血气充聚于肺而少于宣散，固而形瘁困倦气杀，即形气竭绝也，失去其平素固有的性格，如素喜言笑，今则寡言之类。

[5] 喜乐者，神惮散而不藏：惮，音"阐"。《集韵》："惮，伤也。"伤、易古今字。易，轻慢也。散，"不自检束也"（《荀子·修身》）。"惮散"，即散漫怠忽（松松懈懈），不自检束之义。因而神气惮散浮越不能内藏。张介宾注"喜则气缓"云："然喜甚则气过于缓，而渐至于涣散"，暗合于"惮散"之义。

[6] 气闭塞而不行：气，指真气。长期忧愁思虑则"气结"，真气结滞不畅。"正气留而不行，故气结矣"，即为"闭塞而不行"，非绝对不行。

[7] 迷惑而不治：大怒则冲动神气，志意（理智）紊乱（迷惑），不能冷静的思考问题，因而不能控制自

己（不治）。

[8] 神荡惮而不收："收"有停止结束之义。长期恐惧（惊吓），就会使心神荡乱（"惊则气乱"）、志忐（惮，畏惧）不能自己（收持）。

阐幽发微

长期提心吊胆，戚惧不安，就会使人经常精神紧张（即流溢浸淫）而不能自止。因持久悲哀扰动内脏（心肺）的，就会使人血气壅聚于肺而不外散，因而形瘁气乏（即形气竭绝），失去其平素固有的性格（活泼）。长期喜笑的人，就会使人散漫怠忽（松松懈懈）不自检束而精神浮越，不能内藏。长期忧愁思虑，就会使人真气结滞不畅，"正气留而不行"即"气闭塞而不行"，"气结"不行首先表现在食欲不振上，以饮食为经常重复之生理活动，脾气结滞不畅，"不能为胃行其津液"，故不欲食。大怒的人就会由于怒气的冲动而理智紊乱，不能冷静地思考问题，不能控制自己（打人骂人）。长期恐惧的，就会使人心神荡乱志忐（惮畏），不能自己（"惊则气乱"）。

第三节　情志严重失调伤及神、魂、魄、意、志、精的病状与病机

原文

心，怵惕思虑则伤神，神伤则恐惧自失[1]，破䐃脱肉[2]，毛悴色夭，死于冬[3]。脾，愁忧而不解则伤意，意伤则悗乱[4]，四肢不举，毛悴色夭，死于春。肝，悲哀动中则伤魂[5]，魂伤则狂妄不精，不精则不敢正当人[6]，阴缩而挛筋，两胁骨不举[7]，毛悴色夭，死于秋。肺，喜乐无极则伤魄[8]，魄伤则狂，狂者意不存人，皮革焦[9]，毛悴色夭，死于夏。肾，盛怒而不止则伤志[10]，志伤则喜忘其前言，腰脊不可以俛仰屈伸[11]，毛悴色夭，死于季夏。恐惧而不解则伤精[12]，精伤则骨痠痿厥，精时自下[13]。是故五脏主藏精者也，不可伤，伤则失守而阴虚；阴虚则无气[14]，无气则死矣。是故用针者，察观病人之态，以知精、神、魂、魄之存亡，得失之意，五者以伤，针不可以治之也。

校注

[1] 神伤则恐惧自失：严重怵惕思虑之人，精神负担过重，就会损伤心神（"心藏神，主任物"伤神则伤心），使人总是提心吊胆、恐慌畏惧而失去自己控制自己的能力。《灵枢·邪气脏腑病形》："忧愁恐惧则伤心。"怵惕恐惧伤神，杨注："怵惕，肾来乘心也。"喜乐伤魄，杨注："心喜乘肺，无极伤魄也。"故凡异于常规者，后世皆以为克我者之志来乘也。

[2] 破䐃脱肉：䐃，指隆起的大肉，如肩部膨隆之"三角肌"，上臂之"肱二头肌"，臀部之"臀大肌"，股部（大腿）之"股四头肌"（伏兔），腨部（小腿）之"腓肠肌"。王冰注《素问·玉机真脏论》云："䐃者，肉之称。"䐃肉破散消失，即标志着肌肉的消失。脱，《尔雅·释器》曰："肉曰脱之。"邢昺疏引李巡曰："肉去其骨曰脱。"是"脱肉"乃骨主之义也。"破䐃脱肉"，形容极度消瘦之义，乃久病垂危之候。

[3] 毛悴色夭，死于冬：夭，《说文》："屈也。"《辞源》："yāo，屈，摧折。"《诗经》："民今之无禄，夭

夭是椓（音啄，槌打）。""色夭不泽"（《素问·玉机真脏论》）下，王注"夭，谓不明而恶，不泽，谓枯燥也"，即毛发憔悴枯槁，肤色灰暗枯燥。"色夭"乃五脏已伤，精血败绝，故色夺也（沉夭晦浊）。死于冬，乃本水克火之义而来，是故以五行相克的规律来预测五脏病的死期。余脏仿此。

[4] 意伤则悗乱：悗，同"闷"。《脉经》作"闷乱"，《千金方》亦作"闷乱"。严重而长期忧愁思虑的，就会伤及意识（自己已经觉察到的感觉和思维的总称，包括理、感性认识），此处重点指思忆，表现为满闷烦乱，不能耐心地思考问题。"脾藏意"，主思，伤意则伤脾，故满闷烦乱，乃因脾伤不能运化所致。

[5] 肝，悲哀动中则伤魂：依上文例，则"悲发于肺而成于肝也"，过度的悲哀动伤内脏，就会伤及肝魂，乃"一过其节则二脏俱伤"，是肺肝同病也。魄之感传与肝之知觉皆病。《灵枢·口问》："故悲哀愁忧则心动，心动则五脏六腑皆摇。"

[6] 魂伤则狂妄不精，不精则不敢正当人："忘""妄"古通。（《灵枢·九针十二原》）《脉经》："魂伤则狂妄不精，不敢正当人。"《诸病源候论》："悲哀动中则伤魂，魂伤则狂妄不精明，不敢正当人，阴缩而挛筋，两胁骨不举。"同《脉经》《太素》唯多一"明"字。《甲乙经》："魂伤则狂妄，其精不守，令人阴缩而筋挛，两胁肋骨不举。"《太素》："魂伤则狂忘不精，不敢正当人。"《千金方》："魂伤则狂妄，其精不守，令人阴缩而筋挛，两胁骨不举。"（同《甲乙经》）根据上述诸本所载，以《脉经》及《太素》所载略同于本篇，是本篇"狂妄不精"下衍"不精则"三字，当删；"不正"间脱"敢"字，当补。按：魂伤则知觉错乱，故狂乱而"不精明"（《诸病源候论》）；"不敢正当人"乃形容其"狂妄不精"，不敢正面对人，而侧身躲闪之态。

[7] 阴缩而挛筋，两胁骨不举：肝脉"过阴器""布胁肋"，肝伤精血大虚，不养于筋，故"阴缩"而两胁肋不能张举，当有胁肋筋肉痿缩。《永乐大典》亦作"不精则不正，当人阴缩而挛筋"。

[8] 肺，喜乐无极则伤魄：极，穷尽。《淮南子·原道训》："然而大不可极，深不可测。"《甲乙经》："故喜发于心而成于肺，思发于脾而成于心，一过其节，则二脏俱伤。"病理由伤心而伤及于肺，由伤脾而伤及于心，盖由情志太过也。因此，无休止的过度喜笑、欢乐，就会由伤心而伤及于魄，使神明、感觉错乱。

[9] 魄伤则狂，狂者意不存人，皮革焦：神魄被伤则神志狂乱，不识熟人，皮肤焦干枯燥，肺不输精于皮毛故也。"心有所忆谓之意"，今意中所留之"记忆表象"已不复存，故不识熟人也。

[10] 肾，盛怒而不止则伤志：肾主志也，大怒不止（环境不变，原因犹在），就会伤肝而伤及于志，使人记忆力与注意力减退。盛怒不仅伤魂，过度者亦可伤志。

[11] 志伤则喜忘其前言，腰脊不可以俛仰屈伸：志者，诚也。志伤则必记忆力与注意力减退，故容易忘记以前自己说过的话。志之强弱主要表现在记忆力、注意力和毅力（作强）上。"腰者，肾之府"，肾之精血大虚不养于腰脊，故腰脊疼痛不能俯、转摇与屈伸（疼痛导致的运动障碍）。《脉经》《千金方》作"腰脊痛"。按：经文言腰脊痛，每多不言痛字。"不可以俛仰"即因痛也。《素问·解精微论》："髓者，骨之充也。"

[12] 恐惧而不解则伤精：过度的恐惧而不能解除，就会伤肾，"肾藏精"，故伤肾即能伤精。

[13] 精伤则骨痠痿厥，精时自下：肾伤不能生精，则精少，精少不能充养骨髓，故骨气痿软无力，而下肢痿弱厥冷，甚则"足不任身"。肾虚甚则下气弛缓亦甚，故精关不固，而时常滑精，精气益虚。以上所述情志伤人，轻则只伤一脏，重则可"二脏俱伤"，动中、无极、不止，皆言其过极，始伤二脏，如悲哀伤魂、喜乐伤魄、盛怒伤肾等。可见七情病因伤人之严重性。当代国外统计资料报导："人类50%～80%的疾病是由精神失调所致"，而我国早在两千年前即已注意研究这一问题了。

[14] 伤则失守而阴虚；阴虚则无气：五脏伤病，则失其"藏精"之职守而精气虚少，《素问·五脏别论》："所谓五脏者，藏精气而不泻也。"杨注："是故五脏主藏精者也"，"精者，五脏精液"。《素问·脉要精微论》："五脏者，中之守也。""五脏之道，皆出于经隧，以行血气"（《素问·调经论》），五脏精气虚少，则与五脏相连属的阴经之气亦必虚少，以"阴受气于五脏"（《灵枢·终始》）五脏输出者少故也。《素问·生气通天论》所谓"阴者，藏精而起亟也"之道理，即因五脏所输出之精气必然要通过与之相连属的阴经，精气行阴之时，即阴经藏精之时也。

阐幽发微

严重的怵惕思虑，精神负担过重，就会伤害人之心神，使人经常提心吊胆，恐慌畏惧而导致自己失去控制自己的能力，久则消瘦骨立，最后毛发憔悴，气色灰暗枯燥，而死于冬季。长期忧愁思虑不能缓解（原因尚在），就会伤害脾意，而使人满闷烦乱，久则四肢无力不能抬举，最后毛发憔悴，气色灰暗枯燥，而死于春季。过度悲哀哭泣伤动内脏的，就会伤害肝魂，使人知觉错乱而狂妄不精明，见了人不敢正面相对而侧身躲闪，久则前阴痿缩，关节拘挛而两胁不能伸张抬举，最后毛发憔悴，气色灰暗枯燥，而死于秋季。过度喜乐，就会伤害肺魄，使人精神狂乱，不识熟人，久则肺气不能输精于皮毛而皮肤焦干枯燥，最后毛发憔悴，气色灰暗枯燥，而死于夏季。大怒不止，就会伤及肾志，使人记忆力减退，容易忘记以前自己说过的话，肾之精血大虚，不养于腰脊、骨髓，因而腰脊疼痛不能俯仰屈伸，最后毛发憔悴，气色灰暗枯燥，而死于季夏。长期恐惧而不能解除，就会伤肾，肾伤不能生精，则精少，精少则不能充养骨髓，则令人骨气虚弱，酸软无力，久则下肢痿弱厥冷而"足不任身"（骨痿）。并因肾虚下气弛缓、精关不固，而时常滑精。（表1）

所以说五脏是主藏精的，不可以受到伤害，伤害了就要失去五脏藏精的正常功能（职守），而使与五脏相连属的阴经也精气虚少，阴气虚少到竭绝（无气）的程度，说明五脏的精气也竭绝了（无气输出），就会死亡。所以针灸医生在临证时，要观察病人的病态，据以诊知病人精、神、魂、魄等精神意识的存亡得失（顺/逆，正常/异常）的情况，如果发现有五脏已经受到伤害的神志失常的病态，就不可用针刺治疗了。此应篇首"凡刺之法，必先本于神也"。

从本篇所述可以看出古人是非常重视探求精神因素和症状之间的内在联系的。现代科学证明这种探索是正确的、可贵的。现代科学证明因精神因素致病而出现的某些精神症状或器质病变，其根源都在神经系统功能紊乱，进而导致内外器官功能异常。不同的精神状态所出现的脑电波形也有所不同，说明情志活动时，器官功能会出现复杂的物理化学变化。这种复杂的变化至今还没有搞清楚，以致妨碍功能性疾病的诊断和治疗。我国古代医家在两千年前指出和探索的课题，至今仍是科学进军中正在研究和亟待解决的问题。

表1 情志伤人致病表

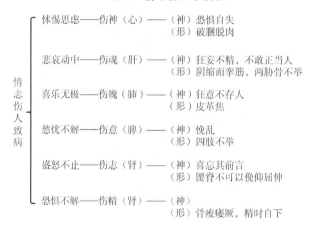

第四节　五脏功能及五脏虚实的病形

原文

　　肝藏血，血舍魂[1]，肝气虚则恐，实则怒。脾藏营[2]，营舍意，脾气虚则四肢不用，五脏不安[3]，实则腹胀，经溲不利[4]。心藏脉，脉舍神[5]，心气虚则悲，实则笑不休。肺藏气，气舍魄，肺气虚，则鼻塞不利[6]，少气，实则喘喝胸盈仰息。肾藏精，精舍志，肾气虚则厥，实则胀，五脏不安[7]。必审五脏之病形，以知其气之虚实，谨而调之也。

校注

　　[1] 肝藏血，血舍魂：肝脏所藏血量，约为体内总量的1/4，主要在夜间藏血最多。故"人卧血归于肝"。血中舍有魂，亦即含有魂之义。舍，犹言藏也，为避重复，实即肝藏血、藏魂。

　　[2] 脾藏营：营，指营气，亦包括卫气，以营卫乃津液之大宗。"脾主为胃行其津液也"（《素问·厥论》），故"藏营"。营，当包括血糖、ATP（三磷酸腺苷）。无论阴虚、阳虚，病人的血浆中柠檬酸含量都低，但阴虚者，血浆中的乳酸还要降低。

　　[3] 五脏不安：《素问·玉机真脏论》："脾为孤脏，中央土以灌四傍。"五脏因不能充分得到脾所转输之水谷精微之滋养，而虚弱不安和。《素问·太阴阳明论》曰："脾者，土也，治中央，常以四时长四脏。"

　　[4] 经溲不利：经，《甲乙经》《脉经》《千金方》及《素问·调经论》王注引《针经》文并作"泾"。《素问·调经论》亦作"泾溲不利"。王冰注"泾，大便；溲，小便也。"惟《太素》作"经"，杨注"经"为"女子月经"，溲为"大小便"。似是。脾胃气实（实则阳明），则大便燥结，腑气不下行，故腹满而不大便（主指大便）；月经不利，或因热而血瘀不畅所致。

　　[5] 脉舍神：心行血，脉起于血，"受血而营之"（《灵枢·经水》），血脉调和，则神气充沛，故云"舍神"。

　　[6] 鼻塞不利："塞不"，《脉经》《千金方》《调经论》王注引《针经》文并作"息"字。《太素》作"息利少气"。肺虚则气少，呼吸量小，气息出入宽敞，故呼吸通利，其人必语声低怯。

　　[7] 实则胀，五脏不安："五脏不安"之"五脏"指"内脏"也，非五脏皆病。肾实多有邪气客留（如风气、水寒），影响"肾者，主水"之功能，故杨注："肾为水脏，主于水胀。""五脏不安"，乃因水气泛滥，上迫心肺而为"正偃则咳"，及"心气不得下通，故月事不来也"，"薄脾则烦（满）不能食"（《素问·评热病论》）。《脉经》作"肾气虚则厥逆，实则胀满，四肢正黑"。

阐幽发微

　　（1）肝蕴藏着血，肝血调和，则肝魂功能正常。肝之精血少，功能低下，即为肝气虚。肝气虚，则魂失所养而易惊恐，与心虚相连。肝气虚易惊，胆气虚易恐。《灵枢·邪气脏腑病形》："胆病者，善太息，口苦，呕宿汁，心下惔惔，恐人将捕之。"肝气实，必有邪气盛（如火旺），木火之气盛，故烦躁易怒。肝魂正常则睡眠正常，梦而不惊，出谋略，主决断。《素问·脏气法时论》："肝病者，两胁下痛引少腹，令人善怒，虚则目䀮䀮无所见，耳无所闻，善恐，如人将捕之。"《灵枢·五邪》："邪在肝，则两胁中痛，寒中，恶血在内，行善掣（《甲乙经》作"胻"），节时肿。"

　　（2）脾蕴藏着营（卫），脾营（卫）调和，则脾意功能正常。脾之精血少，功能低下，即为脾气虚。脾气虚，则不养于肌肉、四肢，故四肢无力举动（前文"四肢不举"）。《素问·痿论》："脾主身之肌肉。"五脏（内脏）亦因不能充分得到脾气转输的水谷精微的滋养，而虚弱不安和，易生变动。

脾气实，必有邪气盛（如热邪内传），脾胃气实，则大便燥结，腑气不下行，故腹胀满而不大便（虚则小水不行）；血热壅滞则月经不利。营血不足亦可由月经少而渐到"女子不月"。《素问·脏气法时论》："脾病者，身重善饥肉痿，足不收行，善瘈，脚下痛；虚则腹满肠鸣，飧泄食不化。"《素问·八正神明论》："血气者，人之神，不可不谨养。"《灵枢·本脏》："是故血和则经脉流行，营复阴阳，筋骨劲强，关节清利矣。"

《灵枢·五邪》："邪在脾胃，则病肌肉痛，阳气有余，阴气不足，则热中善饥；阳气不足，阴气有余，则寒中、肠鸣、腹痛；阴阳俱有余，若俱不足，则有寒有热，皆调于三里。"

（3）心蕴藏着脉（脉起于心），血脉调和，则心神功能正常。"血者，神气也"，是神活动的物质基础。《素问·痿论》："心主身之血脉。"心之阳气盛，其轻者，则遇事多乐观好喜笑。心之精血少，功能低下，即为心气虚。心气虚则神气虚而不能明察事态，故遇事多悲观。心气实，多有邪气盛（如热入心包），神明为邪气所扰而紊乱，故狂笑不休。《素问·脏气法时论》："心病者，胸中痛，胁支满，胁下痛，膺背肩胛间痛，两臂内痛；虚则胸腹大，胁下与腰相引而痛。"《灵枢·五邪》："邪在心，则病心痛，喜悲，时眩仆；视有余不足而调之其输也。"轻则心悸，重则心痛。

（4）肺蕴藏着气，肺气调和，则肺魄（治节）功能正常。肺之精血少，功能低下，是为肺气虚。肺气虚则气少，气息出入宽敞，故鼻息利。肺气实，必邪气盛（如风寒、风热客肺或痰饮壅滞），致"气道约，约则不利"（《灵枢·口问》），故呼吸喘喝有声，胸部满盈而仰面呼吸。

《素问·阴阳应象大论》："天气通于肺。"呼吸即魄之功用的典型。《素问·脏气法时论》："肺病者，喘咳逆气，肩背痛，汗出，尻、阴、股膝、髀、腨、胻、足皆痛；虚则少气不能报息，耳聋嗌干。"母病及子故治亦取少阴。《灵枢·五邪》："邪在肺，则病皮肤痛，寒热，上气，喘，汗出，咳动肩背。"

（5）肾蕴藏着精，肾精调和（充足），则肾志功能正常。肾精足则"髓海有余"，志亦强于作用。肾之精血虚少，功能低下，是为肾气虚。肾气虚，则与肾相连络的足太阳及督脉之气皆虚是为肾阳虚，故四末厥冷，同时应有腰背痛而胫酸之证。如《灵枢·经脉》："实，则闭癃；虚，则腰痛。"肾精虚尚应有"髓海不足"而头眩健忘等证，《灵枢·九针论》："肾藏精志也。"肾气实，必邪气盛（如风邪、水寒）影响肾脏主水之功能，而发生水胀（胀即肿）。水气泛滥薄迫于五脏，故五脏不能安和；薄于肺则喘咳；薄于心则心气不得下通，故月事不来；薄于脾则"烦不能食"。

《素问·脏气法时论》："肾病者，腹大胫肿（水胀），喘咳身重，寝汗出，憎风；虚则胸中痛，大腹小腹痛，清厥，意不乐。"《灵枢·五邪》："邪在肾，则病骨痛，阴痹。阴痹者，按之而不得，腹胀，腰痛，大便难，肩背颈项痛，时眩。"在临证时，必须详细审察五脏的病状，以候知五脏之气的虚实，然后谨慎地进行调治，才能收到满意的疗效。

小　结

本篇首先阐述了精、神、魂、魄的概念，并以精为构成机体组织及产生魄、魂、神的物质基础。

其次阐述了心是人体承当并应答一切事物的器官，并把心理过程区分为意、志、思、虑、智等过程，而心为产生这些心理过程的器官。所谓心理过程，即感觉、知觉、注意、记忆、语言、思维、情感、性格、想象等心理活动的过程。

心虽"总统魂魄，兼赅志意"，但《内经》又把这些精神意识分属于五脏，所以《素问·六节藏象论》有"神藏五"的说法，《素问·生气通天论》王注亦谓"五脏谓五神藏也"，故情志不节，可影响五脏功能失调而致病；而五脏功能失调亦可影响情志反常而现证。本篇详细论述了情志活动过于激烈、持久而导致的五脏病形以及诊病"必审五脏之病形""以知精神魂魄之存亡得失之意"，以为治疗的依据。

【附录】

参考资料：意识、主观、思想、思维，都是人脑的产物，都是客观存在的反映，都对物质有能动作用，这是它们的共同点。在这个意义上它们可以通用。它们之间的区别是：

（1）思维：是指人们反映事物时进行推理、判断以及抽象、概括的过程（理性认识）。（在感性认识的基础上，从对象的许多属性中抽取出本质属性加以概括，形成概念。故概念是反映事物本质的一种理性认识。）

（2）思想：是指反映的结果；理性认识，亦即思维的结果。

（3）意识：是指人们对自己已经觉察到的感觉和思维的总称，它的范围较大，除理性认识外还包括感性认识。不像思维和思想单指理性认识。

（4）主观：其涵义和范围，大致和意识相同。

按照现代医学有所谓"外推反射"或"远心性条件反射"者，能见微而知著，对事物有预见性，是人的社会实践（生活、生产、阶斗、科学实验）丰富积累的最高成果，即应相当于"神明"。它是魂魄在实践中广泛而反复接触事物，为神明提供丰富积累的成果做素材的结果。

第四十二章　灵枢·经脉（节选）

题解

经脉是指运行经气的大隧道，如《灵枢·脉度》所说："此（指十二经，任督及跷脉）气之大经隧也。"经络是经脉和络脉的总称。混言之——经脉即经络，篇名即用此混言，析言之——经脉对络脉而言。

经脉与络脉的区别，则如《灵枢·脉度》所云："经脉为里，伏行分肉之间，深而不见（一大，二深为特点）。支而横者为络（网络），络之别者为孙（细小分支）。"由于本篇讨论的是关于经络的循行、经络发病的病候及其诊断（循经丘疹、色疹结络、压痛等）与治疗等内容，故篇名《经脉》。

人体的经络是以任督为统领的独立系统，它"内属于腑脏，外络于肢节"（《灵枢·海论》），内外上下，沟通全身，运行气血，其流溢之气，内溉脏腑，外濡腠理（《灵枢·脉度》），有其独特的生理功能（感传调节）与病理反应（发病传变），它和脏腑的功能相互促进相互影响，并有密切的属络关系（生理上五脏之道皆出于经隧，阴受气于五脏；病理上则表病传里，里病传表），从而将人体联结成一个统一的有机整体。《内经》经络功能的学说：阳动阴静，阴主寒阳主热，阴主内阳主外，阳主昼阴主夜，阳主上阴主下，综括了现代的神经体液综合调节机制及生理时相学（生物钟）等。（关于经络的研究，参见【附录一】）在人体的生理功能、病理变化和诊断治疗上都有着重要的意义。《灵枢·经别》在谈到经络的重要意义时曾说："夫十二经脉者，人之所以生（借以生存），病之所以成（借以形成），人之所以治，病之所以起（借以维持健康，借以痊愈的依托），学之所始，工之所止也。"可见古人对经络之重视。

经脉分十二正经与奇经八脉。十二正经又有十二经别（十二经脉别出的正经，有加强表里两经的联系，通达某些正经未能循行的器官与体表部位的作用）、十二经筋（是十二经脉循行部位上分部于筋肉的系统，有联缀百骸，维络周身，主司关节运动的作用）和十二皮部（是经脉在皮表的分区部位，也是各经脉感受外邪的皮部感受区）。由于十二经筋、十二皮部的循行分布和十二经脉在体表的部位基本是一致的，所以它们都按十二经脉命名。

络脉有别络、浮络、孙络之别。别络较大，共有十五络，它具有本经别走邻经，加强表里阴阳两经的联系与调节作用。浮络是浮行于浅表部位的络脉，"诸脉之浮而常见者，皆络脉也。"孙络则为络脉的最细分支。

经络在生理上是内属于腑脏，外络于肢节，沟通全身，运行气血，联结机体各部分成为一个有机的统一整体的组织系统；在病理上也是病邪由表入里，由里出表的传变途径，并能按经络线传及皮部，反应病候，成为对疾病进行定位、定性及决诊预后的依据。

在治疗上，是辨证施治和针灸治疗的主要根据。在用药上，又是药物归经学说的依据。所以明代李梴说："医者不明经络，犹人夜行无烛。"清代喻嘉言说："凡治病，不明脏腑经络，开口动手便错。"

第一节 人体筋骨脉肌皮的作用及经脉的重要意义

原文

雷公问于黄帝曰：《禁服》[1]之言，凡刺之理，经脉为始，营其所行[2]，制其度量[3]，内次五脏，外别六腑，愿尽闻其道。黄帝曰：人始生，先成精，精成而脑髓生，骨为干，脉为营，筋为刚，肉为墙，皮肤坚而毛发长，谷入于胃，脉道以通，血气乃行。雷公曰：愿卒闻经脉之始生。黄帝曰：经脉者，所以[4]能决死生，处百病，调虚实，不可不通[5]。

校注

[1] 禁服：《灵枢·禁服》之"服"乃"脉"之讹，以形近致误。其所论乃脉法之约（紧要处要领），如方之禁方，故名禁脉。

[2] 凡刺之理，经脉为始，营其所行：《甲乙经》《太素》皆作"凡刺之理，经脉为始。愿闻其道"。

[3] 度量：计量长短和容积的标准。《周礼》："同其数器，壹其度量。"

[4] 所以："所以"在古代汉语里（东汉以前），通常不是一个词。"所"是助词，"以"是介词，与它们后面的成分组成"所"字结构。"以"作"用"解。"所"字嵌在动宾词组的前面，与嵌在动词前面的第二种情况相同，组成的结构指的是动作行为发生的处所、凭借的手段等。十二经脉是人所借以生存，病所借以形成，人所借以维持健康，病所借以痊愈的依托（条件、手段、方法），是初学医者所起始之处，也是良工研究医理所留止之处，以经络之奥妙无穷故也。

[5] 不可不通："通"之下，《甲乙经》《太素》并有"也"字。《灵枢·卫气》："能别阴阳十二经者，知病之所生。候虚实之所在者，能得病之高下，……能知六经标本者，可以无惑于天下。"

阐幽发微

雷公问于黄帝说：《禁脉》说：凡是讲针刺的道理，都是从经脉开始。首先谋求熟悉它循行的路线，制订度量它长短的标准，还须内而排次五脏的顺序，外而列别六腑（能区别始能排次），了解藏象，希望详细知道它的道理。

黄帝说：人开始发生（胚胎）首先是构成男女之精，先受精，即"两神相搏"。受精之后构成胚胎"合而成形"后，首先生长脑髓以为髓海，逐渐生成骨骼以为身形的骨干；生成脉络以为气血环行的通道，生成筋膜以为百骸的纲领；生成肌肉以为身体的墙壁；生成坚韧的皮肤包围在身体的外面，而生长毛发，于是完成了胚胎的发育，长成了人形。如《灵枢·天年》："血气已和，荣卫已通，五脏已成，神气舍心，魂魄毕俱，乃成为人。"出生后，饮食摄入胃中，营卫进入脉道，而脉道通盛（津液相成），血气因息乃行。此实为论经脉生成之理，而涉及整个形体。

雷公说：我希望知道经脉由开始循行直到终了的情况。黄帝说：经脉是我们医生所用的决诊病人死生，处治百病，调理虚实的依据，是必须通晓的。如《灵枢·终始》云："凡刺之道，毕于终始。"《素问·刺禁论》："脏有要害，不可不察。肝生于左（左小），肺藏于右（右大），心部于表（心尖近表），肾治于里（深居于里），脾为之使（行津液），胃为之市（水谷之市），鬲肓之上，中有父母，七节之傍，中有小心（深刺可中心包），从之有福，逆之有咎。"

第二节　十二经脉的循行起止及其"是动"与"是主诸病"的病候和诊治大法

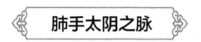

经脉循行

▨ 原文

　　肺手太阴之脉，起[1]于中焦，下络[1]大肠，还[1]循[1]胃口，上膈属[1]肺，从肺系横[1]出腋下，下循臑内，行[1]少阴、心主之前，下[1]肘中，循臂内上骨下廉，入[1]寸口，上[1]鱼，循鱼际，出[1]大指之端；其支者，从腕后直出次指内廉，出其端。

▨ 校注

　　[1] 起、络、还、循、属、横、行、下、入、上、出：经脉循行的开始称"起"；脏腑所属的经脉绕行于其相合的脏腑称"络"；经脉与本脏腑相连称"属"；经脉去而复回（方向相反，且不在一条线上）。
　　下文缺如。

▨ 阐幽发微

　　肺手太阴这条经脉，由中焦（胃中口，约当幽门下方）起始，向下连络于大肠，回转来沿着胃上口，上行穿过膈膜（并咽以上，贯膈），连属于肺脏，然后从肺系横引出胸腔于腋下，沿着上臂内侧前缘（臑内）下行，循行于手少阴和手厥阴经的前面（拇指侧在前），向下行深入肘关节中；然后沿着前臂内侧上骨（桡骨）的下缘而行，进入寸口，到手鱼，沿着手鱼的边际而行（桡侧），出于拇指尖端；它的支脉，从手腕后（列缺处）径直出到食指内侧边，到食指的尖端。

是动所生诸病及"是主"诸病

▨ 原文

　　是动则病：肺胀满，膨膨然[1]而喘咳，缺盆[2]中痛，甚则交两手而瞀[3]，此为臂厥[4]。
　　是主：肺所生病者，咳，上气，喘渴[5]，烦心，胸满，臑臂内前廉痛，厥[6]，掌中热。气盛有余，则肩背痛，风寒[7]汗出，中风，小便数而欠[8]；气虚则肩背痛寒，少气不足以息，溺色变。

为此诸病，盛则写之，虚则补之；热则疾之，寒则留之[9]，陷下则灸之；不盛不虚，以经取之[10]。盛者，寸口大三倍于人迎；虚者，则寸口反小于人迎[11]也。

校注

[1] 膨膨然："膨膨"一字重叠连用，多为形容词，尤其于"膨膨"下有"然"字，更是确然为形容词矣。"膨膨"为形容胸中气满之词，它篇经文多用"膹膜"述之。《甲乙经》："饮食不下膨膨然，少商主之。"又"胸中膨膨然，甚则交两手而瞀，暴瘅喘逆，刺经渠及天府。此谓之大俞。"

[2] 缺盆：指锁骨上窝，包括胸骨上窝。

《骨度研究》："缺盆：人体部分名，即今之胸骨上窝。施沛《经穴指掌图》：结喉下，巨骨上缺陷处，若盆也。"在中医古籍中，"缺盆"之义有二，一为针灸经穴名，一为人体部位名，前者在今之锁骨上窝，而后者指今之胸骨上窝。《素问·骨空论》："缺盆骨上切之坚痛如筋者，灸之。缺盆骨似指锁骨。"沈彤《释骨》："膺中骨之上，自结喉下四寸至肩端前横而大者，曰巨骨；其半环中断者，曰缺盆骨。"李锄："其所云'半环中断者'，显然是指两锁骨之间胸骨柄的颈静脉切迹，'缺盆骨'乃胸骨柄，故称第一肋为缺骨外骨。"

按：两锁骨包括中间的胸骨柄间的上窝，总名缺盆。经文或指胸骨上窝为"缺盆中"，即缺盆中央之意。如《素问·骨空论》："其上气有音者，治其喉中央在缺盆中者。"王冰注："中，谓缺盆两间之中。"杨上善注："缺盆中央天突穴也。"《灵枢·骨度》："结喉以下至缺盆中，长四寸；缺盆以下至𩩲骬，长九寸。"足证"缺盆"是包括了胸骨上窝在内的。盖两肩前之锁骨上窝包括胸骨上窝在内，其总形如盆，唯于中间胸骨上窝处形有缺损，故名缺盆。《释骨》谓：其半环中断者，曰缺盆骨，恰好说明盆之缺，即缺在"缺盆骨"——胸骨柄之颈静脉切迹处。否则仅一小小之胸骨上窝，是够不上称盆的。本篇的缺盆中痛，则非指胸骨上窝。

若无两侧之锁骨上窝，则不得名之为盆；若无中间之胸骨上窝，则亦不得名之为缺盆，故二者缺一不可。手足三阳经，除足太阳外，皆由缺盆而入于内。经络敏感人可证。

[3] 甚则交两手而瞀：瞀（mào），音冒，亦作"冒"，昏冒也。即神识昏闷不清，如有物以冒，故曰"瞀"。《说文》："低目谨视也。"冒，"冡而前也，从冃从目"。蒙目向前，则必不见物，故须低目下视，谨慎视之。视物模糊不清，甚则交两手而瞀，形容喘咳剧烈时两手护胸，胸闷胸痛，视物模糊，当云神识不清。

[4] 臂厥：病名。上述诸证系由臂气厥逆所致，故名。《阴阳十一脉灸经》于手太阴、手少阴经亦皆有"此为臂厥"。现"臂"字可知，此乃沿袭"足臂十一脉灸经"之语，然《足臂十一脉灸经》却无此"臂厥"之记载，想必尚有完本也。

[5] 喝：据《甲乙经》《脉经》《千金方》《铜人图经第一》及《圣济总录》改为"喝"。张介宾注"渴"当作"喝"，声粗急也。在此形容喘声粗急。考经文"喘喝"亦作"喘鸣"（《素问·通评虚实论》《素问·阴阳应象大论》《素问·太阴阳明论》）。"喘粗""喘呼"，皆"喘息急粗，喝喝有声"之义。

[6] 厥：《脉经》《千金方》《图经》《十四经发挥》《普济方》均无此字。按：《甲乙经》《太素》并有"厥"字，不当删。《讲义》断句有误，当于"臑臂内前廉痛"下逗，厥逗。

[7] 寒：据《脉经》《图经》《千金方》应删。按：后世抄本或有脱漏，未可贸然据以删改经文。今《甲乙经》《太素》并有"寒"字。愚意当是寒热汗出。寒热乃肺脏之大证，未可不提（《灵枢·邪气脏腑病形》《灵枢·五邪》）。

[8] 小便数而欠：欠，这里是"少"的意思。小便数而欠，即小便频数而量少。按："欠"经文皆用说"呵欠"，从无以"欠"代"少"者。杨注："阴阳之气上下相引，故多欠也。"马注："而发之为欠，母病及子也。"肺肾阳虚。《素问·宣明五气》："肾为欠。"《灵枢·口问》："卫气昼日行于阳，夜半则行于阴。……故阴气积于下，阳气未尽，阳引而上，阴引而下，阴阳相引，故数欠。"

[9] 热则疾之，寒则留之：疾，指速刺法；留，指留针法。热者疾之，寒者留之，是说热证宜速刺，寒证

要留针。《灵枢·九针十二原》："刺诸热者，如以手探汤；刺寒清者，如人不欲行。"

[10] 不盛不虚，以经取之：经，《素问·三部九候论》："必先知经脉，然后知病脉。"王注："经脉，四时五脏之脉。"

《难经·八十一难》云："不盛不虚，以经取之，是谓正经自病，不中他邪，当自取其经。前盛虚者，阴阳虚实，相移相倾，而他经为病，有当经自受邪气为病，不因他经作盛虚。若尔，当经盛虚，即补泻自经（非是，经明言不盛不虚），故曰以经取之。"《太素》又曰："不盛不虚，以经取之，所谓经治者。"与《难经·六十九难》文少异。

《素问·缪刺论》："凡刺之数，先视其经脉，切而从之（《太素》作"顺"之。梁成帝父讳顺之，故避"顺"作"从"者，皆梁时抄本也。），审其虚实而调之（盛泻虚补），不调者（不盛不虚之不调）经刺之。"《灵枢·禁服》："不盛不虚，以经取之，名曰经刺。"《素问·诊要经终论》："经刺勿摇（即不用行泻法）。""刺解脉，在郄中结络如黍米，刺之血射以黑，见赤血而已"《素问·刺腰痛论》）下，王注："郄中则委中穴，……刺可入同身寸之五分，留七呼；若灸者，可灸三壮，此经刺法也。"

按：《灵枢·终始》云："故阴阳不相移，虚实不相倾，取之其经。"又《素问·调经论》："气血以并，阴阳相倾，气乱于卫，血逆于经。"盖谓阴阳有虚实，则互相倾轧（压），即"阴胜则阳病，阳胜则阴病"（《素问·阴阳应象大论》），"阴虚者，阳必凑之"（《素问·评热病论》）也。若是者则当"阳病治阴，阴病治阳"，泻其有余之经，补其不足之经。若无阴阳相倾者，即为不盛不虚，则可不必"阳病治阴，阴病治阳"或补母泻子，而只取本经之穴，以常法取之，只"徐入徐出，谓之导气"，而调其气即可矣。《素问·疟论》："夫疟之始发也，阳气并于阴，当是之时，阳虚而阴盛。"

[11] 人迎：诊脉的部位，在结喉两侧颈总动脉搏动处。《灵枢·禁服》："寸口主中，人迎主外，两者相应，俱往俱来，若引绳，小大齐等。春夏人迎微大，秋冬寸口微大，如是者，名曰平人。……必审按其本末，察其寒热，以验其脏腑之病。"

▍ 阐幽发微 ▍

本经经气发生变动，就会患肺部（胸中）胀满，胀得膨膨然而且喘息咳嗽，缺盆里面疼痛，严重的病人两手交叉于胸部而神识不清，这是臂厥证。"诸热瞀瘛，皆属于火"，故此乃肺热累及心包之证。手少阴亦有此病名，其人当因热深而致经气郁闭，不能达于手臂，致"阴阳气不相顺接，便为厥"。

本经主治肺脏所生的病及咳嗽，上气，喘息气粗，喝喝有声（喘得厉害），心中烦闷，胸部胀满，上臂、前臂内侧前缘疼痛，或厥逆，掌心发热等证。（气盛有余以下至溺色变，以各经文例，则当列在"是动"则病诸证之后，乃错出于此。且此气盛、气虚之论，仅见于本经及手、足阳明经，余经皆无此说，显系脱简。）

本经经气亢盛，邪气有余的，就会出现肩背疼痛，或发寒热而汗出或中风，肺虚母病及子则可现小便频数而且打哈欠或为阳引阴气出，或为阴引阳气入，阴阳相诱导，故数欠（阳虚者居多）。本经经气虚弱，正气不足的，就会出现肩背痛而发凉，气少不足呼吸（呼吸短促），"阴虚者，阳必凑之"，故还可见溺色改变（热则黄赤）等证。《素问·脏气法时论》："肺病者，喘咳逆气，肩背痛，汗出，尻、阴、股、膝、髀、腨、胻、足皆痛。虚则少气不能报息，耳聋，嗌干。"亦有肩背痛，但彼列气实证。《灵枢·五邪》："邪在肺，则病皮肤痛，寒热，上气，喘，汗出，咳动肩背。"取之膺中外腧（募穴风府）背三椎（肺俞）。

按：综观《灵枢·经脉》《素问·脏气法时论》及《灵枢·五邪》三篇经文，则肺脏，手太阴脉之所生病，多现喘，咳，上气（亦称逆气），寒热汗出，肩背痛，少气不足以息及当脉所过处的组织器官的病候等证（常见证）。治疗这些病，经气盛实的就用泻法，经气虚弱的就用补法；热证就用速刺法（十二井荥、十宣），寒证就用留针法，经脉虚寒陷空无气的（本篇后文云："不坚则陷且空，不与众同。"又云："凡此十五络者，实则必见，虚则必下。"《素问·周痹》："及虚而脉陷空者而调之。""不坚则陷且空，不与众同。"《灵枢·刺节真邪》："视其虚脉而陷之于经络者，取之。"《灵枢·禁服》："陷下则徒灸之，陷下者，脉血结于中，中有著血，血寒，故宜灸之。"）就用灸法；没有明显虚实表现的，就从本经按常法取治。（言外就不必采用"补母泻子"或"阳病治阴，阴病治阳"。本经经气盛实的，寸口脉就比人迎脉大三倍；本经经气虚弱的，寸口脉就比人迎脉反而小（三倍）了。《灵枢·禁服》："寸口主中，人迎主外，两者相应，俱往俱来，若引绳大小齐等。春夏人迎微大，秋冬寸口微大，如是者，名曰平人。""寸口三倍病在足太阴，三倍而躁，在手太阴。盛则胀满寒中，食不化；虚则热中出糜，少气，溺色变。"肺所生病，参以《素问·脏气法时论》《灵枢·五邪》则当有：喘，咳，上气，胸满，寒热，汗出，肩背痛，或少气不足以息等证。（关于"是动病"与"所生病"，参见【附录二】。）

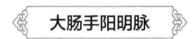

大肠手阳明脉

经脉循行

原文

大肠手阳明之脉，起于大指次指之端[1]，循指上廉，出合谷两骨之间[2]，上入两筋之中[3]，循臂上廉，入肘外廉，上臑外前廉，上肩，出髃骨[4]之前廉，上出于柱骨之会上[5]，下入缺盆，络肺，下膈，属大肠。其支者，从缺盆上颈，贯[6]颊，入下齿中；还[6]出挟口，交[6]人中，左之右、右之左[7]，上挟[6]鼻孔。

校注

[1] 大指次指之端：即食指之尖端。因食指为大指的第二，故曰大指次指。按：经文意谓大指侧的次指，后世或简称为大次指。如无名指，则谓"小指次指"，即小指侧的次指，简称为"小次指"。再加大指，中指，小指是五指之称。《灵枢·本输》："胃出于厉兑，厉兑者，足大指内次指之端也。"

[2] 合谷两骨之间：合谷，穴名，在拇指、食指的歧骨之间。两骨，指节第一掌骨与第二掌骨。

[3] 两筋之中：指阳溪穴。以该穴在腕部桡侧两筋（拇短伸肌腱与拇长伸肌腱）的陷中。

[4] 髃骨：指肩胛骨与锁骨相连接处，亦是肩髃穴处。《说文》："髃，肩前也。"段注："髃之言禺也，如物之有禺也。"《灵枢·经筋》："手太阴之筋，……出缺盆，结肩前髃。"杨注："两肩端高骨，即肩角。"非也，当以《十四经发挥》为正。

[5] 柱骨之会上：柱骨，指肩胛骨上方颈骨隆起处，该处为大椎穴。因诸阳经会于大椎，故称会上。非也。《十四经发挥》："上出柱骨之会上，会于大椎。"柱骨之会：《素问·气府论》："手阳明脉气所发，……柱骨之会各一。"王注："谓天鼎二穴也。"《素问·经筋》："手阳明之筋，……上臑，结于髃；其支者，绕肩胛，夹脊，直者从肩髃上颈（上颈，则必经过柱骨之会）。"

按：杨注曰："柱骨谓缺盆骨上极高处也。与诸脉会入缺盆之处，名曰会也。手阳明脉上至柱骨之上，复出柱骨之下入缺盆也。"沈彤《释骨》云："自颅际锐骨而下，骨三节植颈项者（指第五六七颈椎，其棘突易触及），通曰柱骨。"又据《太素》杨注，则柱骨又似两肩上"肩峰"处之"锁骨肩峰端"。在肩上，尚未至于肩端，即髃。《十四经发挥》："肩端两骨间，为髃骨。肩胛上际会处，为天柱骨，出髃骨前廉，循巨骨穴上出柱骨之会上，会于大椎。"《灵枢·经别》："手阳明之正，从手循膺乳，别于肩髃，入柱骨下，走大肠。"杨注："注于膺乳上行至肩髃，柱骨之下。"《灵枢·海论》："膻中者，为气之海，其输上在于柱骨之上下。"杨注："手阳明是肺腑脉，行于柱骨之上下，入缺盆。"

[6] 贯、还、交、挟：经脉从中间穿过称"贯"；还，《说文》："复也。"亦"返"也。"还出"即复出，退出。经脉彼此交叉叫"交"；经脉并行于两旁称"挟"。以下各经所有与此相同诸字，其意皆同。

[7] 左之右、右之左：之，义同"至"。左之右，右之左，是说左右两脉交会于人中之后，左脉走右，右脉走左。

阐幽发微

大肠手阳明这条经脉，起始于食指大指侧的尖端，沿食指拇指侧的上缘，出到拇指，食指本节后的两骨（第一二掌骨）之间，合谷穴处，向上进入腕骨桡侧的两筋（拇短伸肌腱，拇长伸肌腱）之间的凹陷处（阳溪穴），沿前臂桡侧上缘，进入肘中前外侧，向上沿上臂外侧前缘，上行至肩，出到肩峰的前缘，再上行到柱骨之会穴上方，下入缺盆与肺相连络，下行穿过膈膜，与大肠相连属；它的支脉从缺盆上行于颈前（据经络敏感人，当是在肩上分支）。通过面颊，进入下齿龈，回转过来又出到下唇，挟口环绕到上唇左右两脉交叉过人中，左脉走到右侧去，右脉走到左侧去，再向上挟行于鼻孔两侧，交绕于足阳明经（终于迎香穴，在鼻翼外缘中点，鼻唇沟里）。

"是动所生诸病"及"是主"诸病

原文

是动则病：齿痛颈肿。

是主：津所生病[1]者，目黄，口干，鼽衄[2]，喉痹[3]，肩前臑痛，大指次指痛不用。气有余则当脉所过者热肿，虚则寒慄不复[4]。

为此诸病，盛则泻之，虚则补之，热则疾之，寒则留之，陷下则灸之，不盛不虚，以经取之。盛者人迎大三倍于寸口，虚者人迎反小于寸口也。

校注

[1] 是主：津所生病：津液所生病，《太素》《脉经》《千金方》《铜人》并无"液"字是也。以"液"所生病为手太阳之所主也。字面固如此，实则津液难以强分，且六腑诸阳经之"是主所生病"，只能主其一部分，即当其脉所过之处，部分穴位如"合穴"，可以调整内腑治"是主"生病，实则经多取下合穴以治六腑也。如《灵枢·邪气脏腑病形》："荥输治外经，合治内府。胃合于三里，大肠合入于巨虚上廉，小肠合入于巨虚下廉。""三焦病者，……取委阳。"

张志聪注："大肠传到水谷，变化精微，故主所生津液病。"又张介宾注："大肠与肺为表里，肺主气，而津液由于气化，故凡大肠之或泄或秘；皆津液所生之病，而主在大肠也。"按：张介宾非是，脏腑之相表里，主要在功能上之相互配合，故大肠之主津所生病，不必牵扯肺脏为说。盖大肠在小肠之下，小肠吸收水谷精液后将化物传送与大肠，《灵枢·卫气》："六腑者，所以受水谷而行化物者也。"《灵枢·本脏》："六腑者，所以化水谷而行津液者也。"大肠再济泌别汁吸收一番，将水津之气循下焦而渗入膀胱焉（《灵枢·营卫生会》），大肠热则吸收水津之力盛，其人"小便数者，大便必硬"（《伤寒论》244 条）；若大肠寒则吸收水津之力弱，其人必大便溏泄，或"初硬后溏。所以然者，以胃中冷，水谷不别故也"（《伤寒论》191 条）。

所谓"肺主气而津液由于气化"之"肺主气"乃呼吸之气，岂可以"气化"之气当之。"气化"之气乃指真气言，真气之变化作用始为"气化"，五脏六腑各有其特殊之气化作用，又非肺所主之"气"所能包办代替也。

[2] 鼽衄：鼻塞称鼽，鼻出血称衄。杨上善："不言鼻衄而言鼽衄者，然鼻以引气也。鼽，鼻形也，鼻形之中出血也。"（足阳明脉注）。本条注：鼻孔引气，故为鼽也，鼻形为鼽也。有说鼽是鼻病者，非也。鼽，《说文》："病寒鼻窒也。"《释名·释疾病》云："鼻塞曰鼽，鼽，久也。涕久不通，遂至窒塞也。"

[3] 喉痹：又名喉闭。广义为咽喉肿痛病的总称。

[4] 寒慄不复：寒慄，寒战。不复，寒战而难得（恢复）温暖。

阐幽发微

本经经气发生变动，就会患：牙齿疼痛，颈部肿胀等病。本经主治：津所生的病，目睛发黄，口中发干，鼻塞不通气，或衄血，咽喉肿痛，肩前及臑外侧疼痛，食指疼痛不受使用等证。本经经气亢盛邪气有余的，就会出现本经循行所过之处发热红肿（今之发炎），经气虚弱，正气不足的，就会出现恶寒（战慄），不能自行恢复温暖等证。

治疗这些病证：经气盛实的就用泻法，经气虚弱的就用补法；热证就用速刺法（井荥，十宣），寒证就用留针法（合及俞募穴），经脉虚寒陷空无气的就用灸法；没有明显虚实表现的，就从本经按常法取治。本经气盛的人迎脉比寸口脉大三倍，气虚的人迎脉反而比寸口脉小三倍。

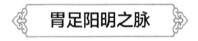

胃足阳明之脉

经脉循行

原文

胃足阳明之脉，起于鼻之[1]交頞中[2]，旁纳太阳之脉[3]，下循鼻外，上入齿中，还出挟口环[4]唇，下交承浆[5]，却[4]循颐[6]后下廉，出大迎[7]，循颊车[7]，上耳前，过[4]客主人[7]，循发际[7]，至额颅[8]；其支者，从大迎前下人迎，循喉咙，入缺盆，下膈，属胃络脾；其直[4]者，从缺盆下乳内廉，下挟脐，入气街[9]中；其支者，起于胃口，下循腹里，下至气街中而合[4]，以下髀关[10]，抵[4]伏兔[10]，下膝膑[11]中[4]，下循胫外廉，下足跗[12]，入中指内间[13]；其支者，下廉三寸[14]而别[4]，下入中指外间；其支者，别跗上，入大指间，出其端。

校注

[1] 之：《太素》《脉经》《甲乙经》《千金方》中均无。按："之"乃"上"之讹，"上"属下句。

[2] 頞中：頞（è），音遏，即鼻梁。頞中，是指鼻梁的凹陷处。《太素》杨注："頞，阿葛反，鼻茎也。"按："頞中"即鼻梁之中，非指山根而言。《说文》"茎，枝柱也。"

[3] 旁纳太阳之脉："纳"，《甲乙经》《铜人针灸经》《十四经发挥》均作"约"，有缠束的意思。足太阳膀胱经起于目内眦（睛明穴），足阳明胃经从旁缠束足太阳经之脉络叫旁纳太阳之脉。张介宾注："足太阳起于目内眦，睛明穴与颊相近，阳明由此下行。"《素问·热论》："阳明主肉，其脉侠鼻络于目。"故能"旁纳"太阳也。

[4] 环、却、过、直、合、抵、别：经脉环绕于某部四周称"环"；经脉进而退却（转）称"却"；经脉经过某一组织器官或腧穴支节的旁边称"过"；经脉直行的称"直"（与"支""别"对，按：经凡言"直者"，多指本支而言，非只谓直行也）；两支相并称"合"；到达为"抵"；另出分支称"别"。以下各经所用相同诸字，其义皆同。

[5] 承浆：穴名，位于下唇中央下方凹陷处，属任脉经。

[6] 颐：（yí），音宜，口角后，腮的下方。非也。颐即颐，俗称"下巴"是也。现代解剖学称"下颌"（构成口腔下部的骨和肌肉组织）。《十四经发挥》："腮下为颔，颔中为颐。"亦失之凿矣。颐可分颐前、颐后。

[7] 大迎、颊车、客主人：均为穴名，大迎别名髓孔，位于下颌部（下颌角前凹陷）咬肌止端的前缘处。颊车，位于下颌骨角的前上方，均属足阳明胃经。客主人上关穴的别名，位于面部颧弓上缘微上方，距耳廓前缘一寸凹陷处，属足少阳胆经。

[8] 额颅：即前额骨部，发下、眉上处。

按：《十四经发挥》："循发际行悬厘（悬颅）、额厌（皆足少阳）之分，经头维（在额角发际，神庭旁四寸五分。"当颞肌上缘，咀嚼时可明显摸到。会于额颅之神庭，为督脉、足太阳、阳明经交会穴。

[9] 气街：气冲穴的别名，位于腹正中线脐下五寸，旁开二寸处，属足阳明胃经。

按：气街者，经气通行之大道也。《说文》："街，四通道也。"《灵枢·动输》："四街者，气之径路也。"《灵枢·卫气》："知六经之气街者。"此处指腹气通行之街，即"冲脉于脐左右之动脉者"。今之髂总动脉，非指气冲也。气冲穴恰在气街内侧。街、衝二字，字形相近，每易致讹，此前人之所易为所误之由也。后足少阳经亦有"络肝属胆，循胁里出气街"者。《灵枢·卫气》："请言气街。胸气有街，腹气有街，头气有街，胫气有街，故气在头者，止之于脑（百会）；气在胸者，止之于膺与背腧（膺中、肺俞）；气在腹者，止之于背腧，与冲脉于脐左右之动脉（《太素》无"脉"字）者，气在胫者，止之于气街与承山踝上以下。"

[10] 髀关、伏兔：均为穴名。髀关位于大腿前外侧，髂前上棘与髌底外侧端连线上，与会阴平交处，属足阳明胃经。伏兔，别名外勾，位于大腿前外侧，髂前上棘与髌底外侧端连线上，髌底外侧端上六寸处。

[11] 下膝膑中：膝膑，即膝盖骨。《素问·厥论》引《灵枢》文亦有"入"字（经大节，皆入），故作"下入膝膑"。《甲乙经》作"下入膝膑中"是也。《太素》作"下膝膑入中"。《十四经发挥》："足阳明起于鼻两旁迎香穴（由手阳明终点交接），由是而上，左右相交于颏中，过睛明之分，下循鼻外，历承泣、四白、巨髎，入上齿中，复出，循地仓，挟两口吻环绕唇下，左右相交于承浆之分也。"按：诸家不言是否"左之右，右之左"，依手阳明例，亦当如是。

[12] 足跗：足背部。

[13] 内间：指内侧。

[14] 下廉三寸：指膝下三寸处。《甲乙经》《太素》并作"下膝三寸"。《素问·阴阳离合论》《素问·痿论》王注引《灵枢》文并同。

阐幽发微

胃足阳明这条经脉，起始于头鼻左右，上行相交于鼻梁中，至睛明之分，环束旁侧的足太阳脉，经目下承泣穴下行于鼻外两侧，进入上齿龈中，回转过来又出到上唇，夹口环绕到下唇交会于唇下中央的承浆穴，再循行到下颌后方的下缘出大迎穴，沿着下颌角前的颊车之分上行到耳前，历本经的下关穴；经过足少阳经的客主人（上关穴），沿着耳鬓的发际到达额角的头维穴，然后会于神庭穴。它的支脉，从大迎穴前分支下走颈部结喉旁的人迎穴，顺着喉咙两旁下行，进入缺盆，下行穿过膈膜，连属于胃，联络于脾；其直行的经脉，从缺盆下循两乳的内侧，下行挟脐，由脐下两旁（当第四腰椎体下缘，脐左下方1厘米处，髂总动脉由此分支）进入气街范围之中，它属胃后的经脉，从胃下口起又分出支脉，向下循行于腹内，下行到气街中与前述入气街中的直行经脉会合，由此下行到髀关，抵达伏兔，下行进入膝关节内，向下循行于胫骨的前外侧缘，下行于足背部（冲阳穴）到达中指内侧；进入膝关节的经脉，由膝下三寸处分出支脉，下行进入中趾外侧端之厉兑穴，在足背上它又分出支脉，进入足大趾，"循大趾下出其端，以交于足太阴"（《十四经发挥》）。

"是动所生诸病"及"是主"诸病

原文

是动则病：洒洒振寒[1]，善呻[2]，数欠，颜[3]黑；病至则恶人与火，闻木声[4]则惕然而惊，心欲动，独闭户塞牖而处[5]；甚则欲上高而歌，弃衣而走，贲响[6]腹胀，是为骭厥[7]。

是主：血所生病者[8]，狂、疟、温淫汗出[9]，衄鼽，口喎唇胗，颈肿喉痹，大腹水肿，膝膑肿痛，循膺、乳、气街、股、伏兔、骭外廉，足跗上皆痛，中指不用。气盛则身以前皆热，其有余于胃则消谷善饥，溺色黄；气不足，则身以前皆寒慄，胃中寒则胀满。

为此诸病，盛则泻之，虚则补之，热则疾之，寒则留之，陷下则灸之，不盛不虚，以经取之。盛者人迎大三倍于寸口，虚者人迎反小于寸口也。

校注

[1] 洒洒振寒：洒洒（xiǎn），音显。形容寒慄貌。

[2] 呻：《素问·至真要大论》《甲乙经》《脉经》《太素》《千金方》《铜人》《十四经发挥》卷中，皆作"伸"，是也，当从。

[3] 颜：指额部。

[4] 声：《素问·阳明脉解》《素问·脉解》《甲乙经》《太素》《脉经》《千金方》《铜人》《圣济总录》《十四经发挥》《阴阳十一脉灸经》俱作"音"，当从。

[5] 心欲动，独闭户塞牖而处：《阴阳十一脉灸经》作"心惕，欲独闭户牖而处"，则知"欲动"二字倒误。《素问·脉解》《脉经》《千金方》《铜人》皆至"动"字，"欲"字属下句读。"欲独闭户塞牖"，《素问·脉解》《阴阳十一脉灸经》《太素》《脉经》《千金方》《铜人》《圣济总录》并无"塞"字，当系后世传抄所加。见《素问·移精变气论》《灵枢·终始》等篇，有"闭户塞牖"句，故加之。《素问·刺疟》有"欲闭户牖而处"。

[6] 贲响：贲（fèn），音奋，通愤，气势旺盛之义。贲响，这里形容肠鸣亢进。张介宾注："贲响，肠胃雷鸣也。"按："贲"不当读"奋"，亦非气势旺盛之义（诸气贲郁，可如此解）。乃言肠中雷鸣奔窜（不雷鸣则奔窜不急），气体较多，故兼腹胀也。

《灵枢·邪气脏腑病形》："肺脉，……滑甚为息，贲上气。"杨注："贲，膈也，音奔。"唐以前多以"贲"为"膈"。《灵枢·寿夭刚柔》："怫忾贲响。"张注："贲响，腹鸣如奔也。"《灵枢·百病始生》："贲响腹胀。"张注："则传舍于肠胃，而为奔响腹胀之病。"是证"贲"当读如"奔"也，二字古通，如《尚书·牧誓》："武王戎车三百两（辆），虎贲三百人。"孔疏："若虎之贲（奔）走逐兽，言其猛也。"又官名，皇宫中卫戍部队的将领。《周礼》夏官之属有虎贲氏，汉有虎贲中郎将。

《素问·阴阳别论》："二阳之病发心脾，……其传为息贲者，死，不治。"王注："大肠病甚，传入于肺，为喘息而上贲。"《难经·五十六难》："肺之积，名曰息贲。"徐灵胎注："息贲，气息奔迫也。"凡此诸"贲"，皆当读"奔"，义亦相同，又《难经·四十四难》："胃为贲门。"又《难经·五十六难》："肾之积，名曰贲豚。"《灵枢·邪气脏腑病形》："肾脉，微急为沉厥，奔豚"，皆可证。

[7] 骭厥：骭（gàn），音干，古胫骨名。张介宾注："骭，足胫也。阳明之脉自膝髌下胫骨外廉，故为胫骭厥逆。"骭厥、踝厥、阳厥，皆实指足阳明、足太阳、足少阳经气厥逆失常言。

[8] 是主：血所生病者：胃为水谷之海，主生营血，如胃有病，则营血不生。张介宾注："中焦受谷，变化而赤为血，故阳明为多气多血之经，而主血所生病者。"

[9] 狂、疟、温淫汗出：温淫，指温邪淫泆。张志聪注："为狂，为温疟，汗出者，胃气热而蒸发水液之汗也。"

按：本句应作狂、疟、温淫汗出，乃三证，不当连读。

①即上文之"病至则恶人与火，闻木声，则惕然而惊，心动欲独闭户牖而处，甚则欲上高而歌，弃衣而走"是也，详见《素问·阳明脉解》。《素问·刺疟》："足阳明之疟，令人先寒，洒淅洒淅，寒甚，久乃热，热去汗出，喜见日月光，火气，乃快然。刺足阳明跗上。"②《素问·疟论》："温疟者，得之冬中风，寒气藏于骨髓之中，至春，则阳气大发，邪气不能自出，因遇大暑，脑髓烁，肌肉消，腠理发泄，或有所用力，邪气与汗皆出，此病藏于肾，其气先从内出之于外也。如是者阴虚而阳盛，阳盛则热矣。衰则气复反入，入则阳虚，阳虚则寒矣。故先热而后寒，名曰温疟。"后世春温病机盖本乎此。③温淫汗出，指温热病之热邪淫泆而致大汗出也。治之当泻热止汗。亦有热病，温疟汗不出者，则当为"五十九刺"矣（《素问·刺疟》《素问·刺热》）。《伤寒论》182 条："阳明病外证云何？答曰：身热，汗自出，不恶寒反恶热也。"所谓温淫汗出，即此类也。

阐幽发微

（上缺如）在胃腑的，就会出现（寒中，腹中冷）胀满，甚则肠鸣腹痛、飧泄、消化不良。所谓"实则阳明，虚则太阴"。《灵枢·五邪》："邪在脾胃，则病肌肉痛，阳气有余，阴气不足，则热中善饥；阳气不足，阴气有余，则寒中，肠鸣腹痛。"治疗这些病证，经气盛实，邪气有余的就用泻法；经气虚弱、正气不足的就用补法；热证就用速刺法；寒证就用留针法；经脉虚寒陷空无气的就用灸法，没有明显虚实表现的就从本经按常法取治。

本经气盛的人迎脉比寸口脉要大三倍，气虚的人迎脉反而要比寸口脉小三倍。

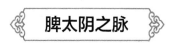

脾太阴之脉

经脉循行

原文

脾足太阴之脉，起于大指之端，循指内侧白肉际[1]过核骨[2]后，上内踝前廉，上踹[3]内，循胫骨后，交出厥阴之前，上膝[4]股内前廉，入腹属脾络胃，上膈，挟咽，连舌本[5]，散舌下，其支者，复从胃，别上膈，注心中。

校注

[1] 白肉际：又称赤白肉际。手（或足）掌（或跖）与指（或趾）的阴面为白肉，阳面生毫毛部分为赤肉，

赤白肉交界处，称为赤白肉际。

[2] 核骨：足大趾本节后，内侧突起的圆骨，形如果核故名。

[3] 腨：zhuān，音专，《甲乙经》《太素》均作"腨"（shuàn）。腨，音"涮"或音"喘"，古与"踹"同音通用。《玉篇》："足跟（无'专'音）。"《说文》："腨，腓肠也。"即腓肠肌部，俗名小腿肚。亦名"腨肠"（《灵枢·本输》）。

[4] 上膝："上膝"间，《甲乙经》《脉经》《太素》《千金方》《铜人》《十四经发挥》《素问·脉要精微论》王注引《灵枢》文，并有"循"字。

[5] 舌本：张介宾注："本，根也。"舌本，即舌根。

阐幽发微

脾足太阴这条经脉，起始于足大指尖端，循行于大趾内侧赤白肉分界处，经过大趾本节后的核骨（第一跖骨小头），上行至足内踝的前缘，再上行至小腿肚内侧，循行于内侧缘，胫骨后缘之内侧缘，至内踝上八寸，与足厥阴经交叉，出到足厥阴经的前面（《十四经发挥》："由三阴交上腨内循骱骨后之漏谷上行二寸，交出足厥阴经之前"，交叉后太阴在前，厥阴在中，少阴在后），上行于膝股内侧的前缘（入毛中），上入腹腔，连属于脾，连络于胃，再上行穿过膈膜，挟行于咽道（食道），咽喉两侧，连属于舌根，散络于舌下，它还从胃分出支脉，上穿膈膜，注入心中。按：足三阴经，除属络表里脏外，尚络一脏，尤其是足少阴共络四藏（除肾外）。

"是动所生诸病"及"是主"诸病

原文

是动则病：舌本强，食则呕，胃脘痛，腹胀，善噫，得后与气则快然如衰，身体皆重。

是主：脾所生病者，舌本痛，体不能动摇，食不下，烦心，心下急痛[1]，溏，瘕泄[2]，水闭[3]，黄疸[4]，不能卧[5]，强立[6]，股膝内肿痛厥[7]，足大指不用。

为此诸病，盛则泻之，虚则补之，热则疾之，寒则留之，陷下则灸之，不盛不虚，以经取之，盛者寸口大三倍于人迎，虚者寸口反小于人迎也。

校注

[1] 心下急痛，溏："溏"上，《甲乙经》有"寒疟"二字。《十四经发挥》于"溏"下逗。

[2] 溏，瘕泄：《素问·至真要大论》作"溏泄，瘕"。《新校正》引《甲乙经》亦作"溏泄，瘕"。《阴阳十一脉灸经》作"唐泄"。据此当作溏瘕泄。

溏瘕：亦即溏瘕泄。《甲乙经》："溏瘕，腹中痛，脏痹，地机主之。"

《难经·五十七难》有"大瘕泄者，里急后重，数至圊而不能便，茎中痛。"《医心方》引《集验方》云："大瘕泄者，……瘕者，结也，小腹有结，而复下利者，是也。"张介宾注："脾寒则为溏泄，脾滞则为癥瘕。"按：本篇及《灵枢·邪气脏腑病形》论五脏病皆未言癥瘕，故此处之瘕绝非癥瘕之瘕，乃瘕泄也。脾病不能制水，则为泄、为水闭、黄疸、不能卧。王注："若大泄利，则经水亦多闭绝也。"

溏瘕即溏泄，亦即《五十七难》之大瘕泄，《伤寒论》之固瘕，亦属此类，似亦可名固瘕泄。按：当作"溏瘕泄"为是。《伤寒论》191条："阳明病，若中寒者，不能食，小便不利，手足濈然汗出，此欲作固瘕，必大便初硬后溏。所以然者，以胃中冷，水谷不别故也。"盖下利少腹有结痛，利而不畅即自利益甚，时腹自痛。

《难经·五十七难》："然，泄凡有五其名不同：有胃泄，有脾泄，有大肠泄，有小肠泄，有大瘕泄，名曰后重。胃泄者，饮食不化，色黄；脾泄者，腹胀满，泄注，食即呕，吐逆；大肠泄者，食已窘迫，大便色白，肠鸣切痛；小肠泄者，溲而便脓血，少腹痛，大瘕泄者，里急后重，数至圊而不能便，茎中痛。"《灵枢·杂病》："腹满，食不化，腹向向然，不能大便，取足太阴。"

[3] 水闭：杨上善注："脾所生病，不营膀胱，故小便不利也。"脾虚不能吸收水分，故水停于中也。

[4] 黄疸：《伤寒论》187 条"伤寒脉浮而缓，手足自温者，是为系在太阴。太阴者，身当发黄。若小便自利者，不能发黄，至七八日大便硬者，为阳明病也。"太阴黄疸当分湿寒（脉沉迟、水闭）与湿热（脉浮缓，手足自温，小便不利）。《金匮要略·腹满寒疝食病》："腹满时减，复如故，此为寒，当与温药。"《伤寒论》："太阴之为病，腹满而吐，食不下，自利益甚，时腹自痛。"

[5] 不能卧：《甲乙经》作"不能食，唇青"。《脉经》作"好卧，不能食肉"。《太素》《阴阳十一脉灸经》《千金方》均作"不能卧"。

[6] 强立：《甲乙经》作"不能食，唇青，强立"。《太素》作"强欠"。《阴阳十一脉灸经》亦作"强欠"，似是。丹波元简说："盖为勉强而起立。"按："强立"，《阴阳十一脉灸经》《太素》均作"强欠"。盖因脾胃消化不好，使人"胃不和则卧不安"（《素问·逆调论》）。不能卧寐，故其人"将欠不得欠，名曰强欠"（杨注）。《甲乙经》："腹中热若寒，腹善鸣，强欠，时内痛，心悲气逆，腹满，漏谷主之。"

[7] 股膝内肿痛厥：《甲乙经》作"肿痛"。《脉经》作"痛"。《足臂十一脉灸经》作"胻内廉痛，股内痛"。肿为次，痛为主。

阐幽发微

本经之气变动失常，就会患：舌根发硬，饭后就呕吐，胃脘不疼痛，胀肚，好嗳气，排便或排矢气（消化不良，酵气多），排气后就会感到松快，腹胀立即衰减，以及身体沉重等证。

本经主治：脾脏所生的病，舌根疼，体重活动吃力（《素问·太阴阳明论》："脾病而四肢不用"），不欲食，心中烦闷，心下（胃）挛急作痛，大便溏泄，腹中结痛，小便不利水闭于中而浮肿，发黄疸（湿寒发黄），不能卧寐，欲欠不得欠，股膝胫内侧疼痛（或肿痛）或厥冷，以及足大指因痛不受使用等证。

《足臂十一脉灸经》以胻、股内廉痛及腹痛，腹胀，不嗜食，善噫为主证。《阴阳十一脉灸经》以心烦，心痛，腹胀，不能食，不能卧，强欠，溏泄，水闭为主证。《素问·脏气法时论》："脾病者，身重，善饥（原作"肌"），足痿不收（原作"肉痿足不收行"。行，当是"胻"，今并从《千金方》。），善瘛，脚下痛；虚则腹满，肠鸣，飧泄，食不化。取其经太阴，阳明，少阴血者。"《灵枢·五邪》："邪在脾胃，则病肌肉痛，阳气有余，阴气不足，则热中善饥；阳气不足，阴气有余，则寒中，肠鸣，腹痛。"

综上则脾所生病当有腹胀，飧泄，身重，善噫或肠鸣腹痛等证也。治疗这些病，经气亢盛的就用"迎而夺之"的泻法，经气虚衰的就用"随而济之"的补法，热证就用"如以手探汤"的速刺法，寒证就用"如人不欲行"的留针法（《灵枢·九针十二原》），经脉虚寒陷空无气的就用灸法，没有明显虚实表现的就从本经按常法取治。本经之气盛实的寸口脉要比人迎脉大三倍；经气虚弱的，寸口脉反而要比人迎脉小三倍。

心手少阴之脉

经脉循行

原文

心手少阴之脉，起于心中[1]，出属心系[2]，下膈，络小肠；其支者，从心系上挟咽，系目系[3]，其直者，复从心系却上肺，下出腋下，下循臑内后廉，行手太阴[4]，心主[4]之后，下肘内，循臂内后廉，抵掌后锐骨[5]之端，入掌内后廉，循小指之内出其端。

校注

[1] 起于心中：杨上善注："此少阴经起自心中，何以然者？以其心神是五神之主，能自生脉，不因余处生脉来入，故自出经也。"

[2] 心系：指心与其他脏器相联系的脉络，张介宾注："心当五椎之下，其系有五，上系连肺，肺下系心，心下三系（《灵枢·五癃津液别》："夫心系与肺不能常举。"）连脾、肝、肾，故心通五脏之气，而为之主也。"《素问·举痛论》："悲则心系急，肺布叶举。"《灵枢·口问》："忧思则心系急，心系急则气道约。"心系为心之一部分，不是经络。

按：心主身之血脉，心系当是指：①升主动脉及主动脉弓；②肺动脉（行静脉血者）。此二脉皆由心出上行，故为心系也。以①为主，入心者不算，如上、下腔静脉，肺动脉等。参以《素问·举痛论》《灵枢·五癃津液别》及《灵枢·口问》等篇。亦可见心系与肺常连言，而不及余脏，故张氏之说未可从也。

[3] 目系：又名眼系，目本，眼球内连于脑的脉络。

[4] 太阴、心主：即手太阴经和手厥阴经。

[5] 锐骨：掌后小指侧的高骨。

阐幽发微

心手少阴这条经脉，起始于心中，由心中出来，连属于心系，下行穿过膈膜，连络于小肠，它从心系分出来的支脉，挟咽道上行至咽喉（《素问·脏气法时论》《素问·咳论》等篇王注引文"咽"下均有"喉"字），连系于舌本，连系于目系，其直行的（出属心系者），又从心系再上行于肺，由肺横出胸腔到腋下，沿上臂内侧的后侧边下行，行于手太阴经和手厥阴经的后侧，下行到肘关节内，然后循行于前臂内侧后缘，到手掌后，腕关节上的锐骨（豌豆骨）的尖端，进入掌内后侧边，沿着小指的内侧（掌面）出到小指的尖端。

"是动所生诸病"及"是主"诸病

原文

是动则病：嗌干，心痛，渴而欲饮，是为臂厥。

是主：心所生病者，目黄，胁痛[1]，臑臂内后廉痛，厥，掌中热痛。

为此诸病，盛则写之，虚则补之，热则疾之，寒则留之，陷下则灸之，不盛不虚，以经取之，盛者寸口大再倍于人迎，虚者寸口反小于人迎也。

校注

[1] 胁痛："胁"下，《甲乙经》《千金方》并有"满"字。

阐幽发微

本经经气变动失常，就会患咽喉干燥，心痛，渴欲饮水，这是臂厥证（臂少阴脉气厥逆）。本经主治：心所生的病，乃眼睛发黄，胁肋疼痛，上臂和前臂内侧面后缘疼痛（当脉所过处），或厥冷，掌心发热或疼痛等证。治疗这些病，经气亢盛的，就用"迎而夺之"的泻法，经气虚衰的，就用"随而济之"的补法；热证就用"如以手探汤"的速刺法，寒证就用"如人不欲行"的留针法，经脉虚寒陷空无气的就用灸法；没有明显盛实表现的，就从本经按常法取治。经气盛实的寸口脉比人迎脉大二倍，经气虚弱的寸口脉就反而比人迎脉小两倍。

《素问·脏气法时论》："心病者，胸中痛，胁支满，胁下痛，膺背肩甲间痛，两臂内痛，虚则胸腹大，胁下与腰相引而痛，取其经少阴，太阳舌下血者。"《灵枢·五邪》："邪在心则病心痛，喜悲，时眩仆。"综此则心所生病当有嗌干，心痹，胁痛，膺背肩胛间痛等证。《灵枢·厥病》："真心痛，手足清至节，心痛甚，旦发夕死，夕发旦死。"此外尚有肾心痛，胃心痛，脾心痛，肝心痛，肺心痛等。

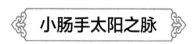

经 脉 循 行

原文

小肠手太阳之脉，起于小指之端，循手外侧上腕，出踝[1]中，直上循臂骨[2]下廉，出肘内侧两筋之间[3]，上循臑外后廉，出肩解，绕肩胛[4]，交肩上，入缺盆，络心，循咽，下膈，抵胃，属小肠；其支者，从缺盆循颈上颊，至目锐眦[5]，却入耳中；其支者，别颊上颐[6]，抵鼻，至目内眦，斜络于颧[6]。

校注

[1] 踝：这里指手腕后小指侧的高骨。杨上善注："手之臂骨之端，内外高骨，亦名为踝也。"

[2] 臂骨：《太素》作"臂下骨"，杨注："臂有二骨，垂手之时，内箱前骨名为上骨（桡骨），外箱后骨名为下骨（尺骨）。"与手太阴经之"循臂骨内上骨下廉"合看，益明。

[3] 出肘内侧两筋之间：筋，《甲乙经》《脉经》《太素》均作"骨"。张介宾注："出肘内侧两骨尖陷中，小海穴也。此处捺之，应于小指之上。"

[4] 肩胛：即肩后骨缝。杨上善注："肩臂二骨相接之处，名为肩解。"

[5] 目锐眦：眦（zì），音自，眼角。目锐眦，即眼外角。

[6] 颐、颇：颇，（zhuō），音拙，眼眶的下方，包括颧骨内连及上牙床的部位。上颐后，还斜络于颇。是"颇"与"颐"为二物也。

阐幽发微

小肠手太阳这条经脉，起始于小指外侧的尖端，循行于手的外侧，上行到腕部，出于手踝骨（尺骨小头），然后直向上行，沿着前臂下骨的下缘，出行到肘后内侧两骨之间（有"麻筋"），再上行沿上臂外侧后缘，出行到"肩解"（肩后骨缝），绕行于肩胛骨，会大椎后，交叉于肩上，与脉相交叉，下入缺盆，连络于心，然后沿着咽道下行穿过膈膜，抵达于胃，连属于小肠；它的支脉，从缺盆分出，沿着颈侧上行至面颊，到目锐眦，再进入耳内，它还有一个支脉，从面颊分出，上行于眼眶下，抵达于鼻，到目内眦（内眼角）与足太阳相交接，然后向外下斜行而连络于两颧骨。

"是动所生诸病"及"是主"诸病

原文

是动则病：嗌痛，颔[1]肿，不可以顾[2]，肩似拔，臑似折。

是主：液所生病者[3]，耳聋，目黄，颊肿，颈颔肩臑肘臂外后廉痛。

为此诸病，盛则泻之，虚则补之，热则疾之，寒则留之，陷下则灸之，不盛不虚，以经取之。盛者人迎大再倍于寸口，虚者人反小于寸口也。

校注

[1] 颔：hàn，音憾，俗称下巴。

[2] 不可以顾：指头项难以转侧回顾。

[3] 是主：液所生病者：小肠主受承胃中腐熟后的水谷，经进一步消化和分别清浊，其精华部分由脾转输，营养全身，糟粕下走大肠，水液归于膀胱，所以认为小肠与水液的生成有密切的关系，故本经的病证曰"主液所生"。张介宾注："小肠主泌别清浊，病则水谷不分而流衍无制，是主液所生病也。"

按：津液于《内经》每多连言，盖以津液不易区别故也。《灵枢·五癃津液别》以"流而不行者为液"，亦是强分。其留于骨属间，补益骨髓，脑髓者，固然黏稠不易散布于周身皮膜之间而为液矣。然小肠所生者，岂止此液而已哉。小肠所化生者亦是津液（即营卫），此所言特指津液中之稠厚者言耳，亦即特指营气而言，所谓"中焦受气取汁"之"汁"是已。

综上可知，胃、大肠、小肠所主者，皆由水谷化生而来之津液、营卫、血气也。故《灵枢·本脏》曰："六腑者，所以化水谷而行津液者也。"

阐幽发微

本经经气变动失常，就会患咽痛，下颔肿，颈项难以转头回顾，肩痛如被拔脱，臂痛如被折断。本经主治：液所生的病，如耳聋，眼睛发黄，两腮肿，颈项、下颔、肩、臑、肘、臂（前臂）等处的外侧后缘疼痛（热肿）等证（"气有余，则当脉所过处热肿。"）。治疗这些病，经气亢盛的就用"迎之"的泻法，经气虚衰的就用"随之"的补法；热证就用"如以手探汤"的速刺法，寒证就用"如人不欲行"的留针法，经脉虚寒陷空无气的就用灸法，没有明显虚实表现的，就从本经以常法取治。本经经气盛实的人迎脉就比寸口脉大二倍；经气虚弱的，人迎脉就反而小于寸口脉。

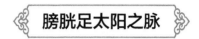

经 脉 循 行

▷ **原文**

膀胱足太阳之脉，起于目内眦，上额，交巅[1]；其支者，从巅至耳上角[2]；其直者，从巅入络脑，还出别下项，循肩髆[3]内，挟脊抵腰中[4]，入循膂[5]，络肾属膀胱；其支者，从腰中，下挟脊贯臀，入腘中[6]；其支者，从髆内左右，别下贯胛，挟脊内[7]，过髀枢[8]，循髀外从[9]后廉下合腘中，以下贯腨内，出外踝之后，循京骨[10]，至小指外侧。

▷ **校注**

[1] 巅：《脉经》《太素》并有"上"，作"巅上"。《素问·厥论》王注引文亦同。指头顶正中点，当百会穴处。

[2] 耳上角：即耳壳的上部。

[3] 肩髆：髆（bó），音博，同膊，这里指肩胛。

[4] 挟脊抵腰中：此云挟脊矣，后之挟脊内乃衍文甚明。

[5] 膂：膂（lǚ），音旅。张介宾注："挟脊两旁之肉曰膂。"乃本《急就篇》注。固是，然不知此处乃指吕。
膂：《说文》与"吕"录为一字。"吕"字下曰："脊骨也。象形。昔太嶽为禹心吕之官，故封吕侯。凡吕之属皆从吕。'𦚡'，篆文'吕'。从肉，从旅。"古吕与膂同音通用。如《尚书·君牙》："今命尔予翼，作股肱心膂。"又《三国志》诸葛瑾等疏："臣窃以瑜，昔见宠任，入作心膂，出为爪牙。"足见吕与膂古每通用。"入循膂"，即"循吕"。《灵枢·骨度》亦以"膂""吕"通用。《灵枢·骨度》："项发以下至背骨，长三寸半（原作'二'，据《甲乙经》《太素》改），膂骨以下至尾骶二十一节，长三尺。"亦以膂为脊吕。
膂：①肉也（《广雅·释器》）。②力也（《广雅·释诂》）。③《急就篇》："尻、髋、脊、膂、腰、背、吕。"颜师古注："膂，挟脊内肉也。"

[6] 从腰中，下挟脊贯臀，入腘中：《脉经》作"从腰中，下挟脊会于后阴，下贯臀，入腘中，"《千金方》《铜人》同。皆无"挟脊"二字。《甲乙经》亦同。纵观上下文义，此句应作"从腰中，下贯臀，（会于后阴）下入腘中。"似是。《十四经发挥》即如此。《灵枢·经别》："其一道下尻五寸，别入于肛。"

[7] 贯胛，挟脊内：《太素》《素问·厥论》王注引文、《千金方》《铜人》并作"胛"，无"挟脊内"三字，乃"挟脊肉"之讹。《说文》："胛，挟脊肉也。""挟脊肉"乃"胛"下之小注，误入正文者。《脉经》作"贯髋"，小注："一作肺"。肺，当是"胛"之讹。亦无"挟脊内"三字。则知"挟脊内"为唐以后传抄中之误。足见版本之漫漶。

[8] 髀枢：髀（bì），音婢，股部。髀枢，即股骨上端的关节部位，相当于环跳穴处（髋关节）。

[9] 循髀外从：《甲乙经》无"从"字，是。

[10] 京骨：足小指（趾）外侧本节后突出的半圆骨（第五跖骨粗隆），又穴名。

阐幽发微

膀胱足太阳这条经脉，起始于目内眦（内眼角），上行过前额（经攒竹上至眉冲）交叉于头顶心；由此分出支脉到耳上角；其直行的主脉，从顶心入内，连络于脑，顺原路又出来分别下行于项后，沿着肩胛骨的内侧，挟行于脊柱两旁（寸半）到达腰部，（由肾俞穴）深入循行于膂骨（当由肾俞入。膀胱俞在 19 椎两旁），入腹腔连络于肾，连属于膀胱（诸阳经唯足太阳为直行主脉入属）；从腰部又分出支脉（此乃直行之主脉，非支脉），挟脊两侧下行，穿过臀部，（左右两脉会合于后阴），下行入于腘窝中；它还有一个支脉是从肩胛骨内侧（第二椎旁开三寸）左右各分支下行穿行于挟脊的胂肉，经过髀枢（髋关节），沿着大腿外侧后缘下行，与从腰部分出下入腘中的支脉会合于腘窝中，由此再下行穿过小腿肚（腓肠肌），出到外踝骨的后面，沿着脚的外侧过京骨（第五跖骨小头），到达小趾外侧的尖端。

"是动所生诸病"及"是主"诸病

原文

是动则病：冲头痛[1]，目似脱，项如拔，脊痛，腰似折，髀不可以曲，腘如结[2]，踹如裂，是为踝厥[3]。

是主：筋所生病者[4]，痔、疟、狂、癫疾[5]，头囟[6]项痛，目黄，泪出，鼽衄、项、背、腰、尻[7]、腘、踹。脚皆痛，小指不用。

为此诸病，盛则泻之，虚则补之；热则疾之，寒则留之，陷下则灸之；不盛不虚，以经取之。盛者人迎大再倍于寸口，虚者人迎反小于寸口也。

校注

[1] 冲头痛：张介宾注："本经脉上额交巅入络脑，故邪气上冲而为头痛。"冲有猛烈义，如冲劲儿，即剧烈头痛。《楚辞》："与女游兮九河，冲风起兮水扬波。"《史记·韩长孺传》："且强弩之极，矢不能穿鲁缟；冲风之末，力不能漂鸿毛。"

[2] 腘如结：腘，即膝曲处，俗称膝弯。腘如结，指腘部筋脉有捆绑感，不能随意行动。按：此结乃喻膝腘窝部疼痛如结固不敢伸直之义。

[3] 踝厥：病证名。腘如结，踹如裂等症，是因本经经气失常，从外踝部向上厥逆所致，故称踝厥（实包括胫、股）。

[4] 是主：筋所生病者：《素问·生气通天论》说："阳气者，精则养神，柔则养筋。"太阳为诸阳主气，如果本经阳气不足，则筋失所养，所以主筋所发生的病证。张志聪注："太阳之气，生于膀胱水中，而为诸阳主气。阳气者，柔则养筋，故是主筋所生之病。""阳主外"，主筋所生病，实即指周身关节疼痛之证言也。又气主煦之，阳气不足亦可致筋之拘挛。

[5] 癫疾：《难经·五十九难》："癫疾始发，意不乐，僵仆直视，其脉三部阴阳俱盛是也。"

《太素》杨注："僵仆，倒而不觉等谓之癫；驰走妄言等谓之狂。"《诸病源候论》："痫者，小儿病也，十岁以上为癫，十岁以下为痫。"《灵枢·癫狂》："癫疾者，疾发如狂者，死，不治。"唯《素问·厥论》谓"阳明之厥则癫疾，欲走呼，腹满不得卧，面赤而热，妄见而妄言。"乃言狂癫也。《素问·阴阳类论》之"癫疾为狂"亦然。

[6] 头颋：颋（xìn），音信，同囟，即囟门。头颋，这里指头顶部。

[7] 尻：kāo，脊骨的末端，尾骶骨（腰以下十七椎至二十一椎，共二十二椎，骶骨乃由五个骶椎组成）及两傍骨骼的统称。

阐幽发微

本经经气变动失常，就会患剧烈头痛，眼睛疼得眼珠子像要冒出来似的，脖子疼得像要扯断了似的，脊背和腰疼得像要折了似的，髀骨疼得不敢屈伸，膝腘窝处疼得像结固似的不敢伸开（此皆腿肚疼也），小腿肚子疼得像撕裂开似的，这叫踝厥证。实即足太阳经气厥逆失常，即乃"头痛，发热，身疼，腰痛，骨节疼痛，恶风，无汗而喘"之麻黄汤证（《伤寒论》35条）。本经经穴主治：筋所发生的病，及痔疮（会于后阴）、疟疾、狂癫、癫痫，头顶和项部疼痛，眼睛发黄，流泪（出），鼻塞不通气或衄血（血汗之类也），项、背、腰、尻、腘、腨、脚等处都疼痛，以及足小趾不受使用等证。治疗这些病，经气盛实的就用"迎之"的泻法，经气虚衰的就用"随之"的补法；热证就用"如以手探汤"的速刺法，寒证就用"如人不欲行"的留针法，经脉虚寒陷空无气的就用灸法；没有明显虚实表现的，就从本经按常法取治。本经经气盛实的人迎脉就比寸口脉大二倍；经气虚弱的，人迎脉就反而比寸口脉小二倍。

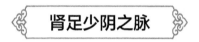

肾足少阴之脉

经 脉 循 行

原文

肾足少阴之脉，起于小指之下，邪走足心[1]，出于然谷[2]之下，循内踝之后，别入跟中，以上踹内[3]，出腘内廉，上股内后廉，贯脊属肾络膀胱；其直者，从肾上贯肝膈，入肺中，循喉咙，挟舌本；其支者，从肺出络心，注胸中。

校注

[1] 邪走足心：邪，与斜同。邪走，《甲乙经》《太素》《千金方》《铜人》《圣济总录》及《素问·刺热》《素问·痹论》王注引文并作"斜走"，归向之义。邪走足心，指本经由肾足少阴经和膀胱足太阳经的终点衔接处，斜向足心的涌泉穴。

[2] 然谷：经穴名，出《灵枢·本输》，别名龙渊。然谷，属足少阴经荥穴。位于内踝前大骨下陷中，名然骨。"出然骨之下"，即然谷穴处也。

[3] 以上踹内：会三阴交，踝上三寸。

阐幽发微

肾足少阴这条经脉，起始于足小趾的下面，斜走到足心（《素问·厥论》："阴脉者，集于足下而聚于足心。"），出到内踝前大骨下面的然谷穴，循行到内踝骨的后面，有一支脉入于足跟，直行的经脉由内踝后上行沿小腿肚的内侧，出行到膝腘窝的内缘，再上行于大腿内侧后缘，至尾骨端长强穴与督脉会，"还出于前"；入毛际（敏感人如此），上入腹中，连属于肾，连络于膀胱（"当十四偎，出属带脉"，"外贯腰脊"）；这条直行的经脉，从肾上行穿过肝脏和膈膜，进入肺中，沿着喉咙上行，挟行于舌根两侧；它从肺分出的支脉，连络于心，流注于胸中（膻中），与心包经相接。

"是动所生诸病"及"是主"诸病

原文

是动则病：饥，虚火盛似饥，但脾虚不消谷故。痨瘵之类，不欲食，面如漆柴[1]，咳唾则有血，喝喝而喘[2]，坐而欲起[3]，目䀮䀮[4]如无所见，心如悬若饥状，气不足则善恐，心惕惕如人将捕之，是为骨厥[5]。

是主：肾所生病[6]者，口热舌干，咽肿上气，嗌干及痛，烦心，心痛，黄疸，肠澼，脊股内后廉痛，痿厥嗜卧，足下热而痛。

为此诸病，盛则泻之，虚则补之，热则疾之，寒则留之，陷下则灸之；不盛不虚，以经取之。灸则强食生肉，缓带披发，大杖重履而步[7]。盛者寸口大再倍于人迎，虚者寸口反小于人迎也。

校注

[1] 面如漆柴：漆，黑色也。漆柴，《太素》《圣济总录》《十四经发挥》皆作"面黑如地色"。《甲乙经》《脉经》《千金方》《铜人》并作"面黑如炭色"。《阴阳十一脉灸经》（甲本）作"面黔若（左炭右也）（地 xiè，音谢）色"；（乙本）作"地色"。《说文》："烛烬也。"烛烬为灰黑而枯槁之色。

面黑如炭色。《金匮要略》："色黑为劳。"漆柴，烧焦黑的柴。面如漆柴，形容面色憔悴（帕金森氏病），黯黑无光。

[2] 喝喝而喘：喝（yè），音夜。《玉篇》："嘶声也。"形容喘声嘶哑，声音幽咽。可商。《论衡·气寿》："儿生，号啼之声鸿朗高畅者寿，嘶喝湿下者夭。"为形容其似喘而实非喘也。《阴阳十一脉灸经》作"如喘"，似是。《素问·水热穴论》："下为胕肿大腹，上为喘呼。""如喘"，而实非喘，气促之谓也，肾不纳气之虚喘。

[3] 坐而欲起：《阴阳十一脉灸经》无"欲"字，是也。言坐起后，则目䀮䀮如无所见。后世不理解"坐而起"，须与下文合看，故于"而"下妄加"欲"字。（古皆跪坐，与蹲而起相似。）

[4] 目䀮䀮：䀮（huāng），音荒。《玉篇》："䀮，目不明。"䀮䀮，视物不清貌。按：之所以视物不清，乃因坐起后，头部嗡然，眼冒金花，眼前发黑，故视物不明也。此乃下虚故也。《素问·脏气法时论》肝病有此证。

[5] 骨厥：病证名。肾主骨，因本经经脉之气失常，上逆而出现的证候，称为骨厥。

[6] 肾所生病：参以《素问·脏气法时论》《灵枢·五邪》则当有：腹大胫肿，喘咳，身重，腰痛，或寝汗出，咳唾有血，善恐，痿厥等证。《素问·脏气法时论》："肾病者，腹大胫肿，喘咳，身重，寝汗出，憎风；虚则胸中痛，大腹、小腹痛，清厥，意不乐，取其经少阴、太阳血者。"《灵枢·五邪》："邪在肾，则病骨痛，阴痹。阴痹者，按之而不得，腹胀，腹痛，大便难，肩背颈项痛，时眩。"《甲乙经》："心如悬，哀而乱，嗌内肿，心惕惕恐，如人将捕之，多涎出，喘，少气，吸吸不足以息，然谷主之。"《灵枢·口问》："下气不足，则乃为痿厥心悗。"又《素问·四气调神大论》："冬三月，……逆之则伤肾，春为痿厥，奉生者少。"皆说明

痿厥证与肾气虚寒有关。

[7] 灸则强食生肉，缓带披发，大杖重履而步：强食生肉，指增强食欲，促使肌肉生长。张介宾注："生肉，厚味也，味厚所以补精。缓带披发，大杖重履而步，节劳也，安静所以养气。诸经不言此法，而唯肾经言之者，以真阴所在，精为无气之根也。"

《太素》杨注："故疗肾所生之病亦有五法：自火化以降，并食熟肉。生肉令人热中，人多不欲食之。肾有虚风冷病，故强令人生食豕肉（仔猪肉，否则不易消化），温肾补虚，脚腰轻健，人有患脚风气，食生猪肉得愈者众，故灸肾病，须食助之，一也。带若急则肾气不适，故须缓带，令腰肾通畅，火气宣行，二也。足太阳脉，从顶下腰至脚，今灸肾病，须开顶被发，阳气上通，火气宣流，三也。（"缓带披发"，即《素问·四气调神大论》之"披发缓形"，为使经气通流，阳气疏散，神志舒畅也。有助于久病之康复。）足太阳脉，循于肩髆，下络于肾，今疗肾病，可策大杖而行，牵引肩髆，火气通流，四也。燃磁石疗肾气，重履引腰脚，故为履重者，可用磁石（可引血气下行，血中有铁故也）分著履中，上弛其带令重履之而行；以为轻者，可渐加之令重，用助火气；若得病愈，宜渐去之。此为古之疗肾要法，五也。"

阐幽发微

本经经气变动失常，就会虽然觉得饥饿但却不欲食，面色黯黑，咳痰带血，呼吸短促如喘（《素问·水热穴论》："下为胕肿大腹，上为喘呼。"），坐跪起后，马上眼前发黑或冒金花，什么都看不清楚（一会儿就好，所以用"如"字），心悬空着（心肾不交）（俗云"不落体"）像饥饿似的（实非饿），再肾气虚，就会出现好害怕（肾主恐），心悸不安，好像有人要来捕捉似的。这是骨厥证，即本经气逆所致。

本经主治：肾所生的病及口热舌干，咽部肿，上气干咳，咽干而痛，心烦（黄连阿胶汤证），心痛，发黄疸（女劳疸），下利便肠垢，腰脊、大腿内侧后缘疼痛，下肢两足痛滞不便利而厥冷（《灵枢·本邪》："肾气虚则厥。"是为"痿厥"。），多眠（肾阳不足，"但欲寐"），足心发热而疼痛（"别入跟中"，还足跟痛）等证。

按：《素问·脏气法时论》有"腹大胫肿"一证。《素问·水热穴论》有"故水病下为胕肿大腹，上为喘呼。"而本经却将"大腹水肿"属之于胃，殊属可疑。此下十六字，《甲乙经》在"足下热而痛"下。篇末"足少阴之别，……实则闭癃，虚则腰痛。"

治疗这些病，经气亢盛、邪气有余的就用"迎而夺之"的泻法，经气虚弱、正气不足的就用"随而济之"的补法。热证就用速刺法，寒证就用留针法，经脉虚寒、陷空无气的就用灸法，没有明显虚实表现的就从本经按常法取治。

如用灸法治疗（痿厥）的，就须勉强吃生肉（仔猪肉），以助长肾气，以"温肾补虚，脚腰轻健"，还须松缓腰带，披散头发，以使腰部血气舒缓，头部诸阳之气疏通，再著重履，扶大杖缓缓散步，以使下肢得到徐缓的锻炼，两足血气渐盛，"以助火气"。此乃治疗"痿厥"之法，用以配合灸疗也。

经气盛实的寸口脉就比人迎脉大二倍，经气虚衰的寸口脉就反而比人迎脉小二倍。

《伤寒论》303条："少阴病，得之二、三日以上，心中烦，不得卧者，黄连阿胶汤主之。"乃肾阴虚，心火亢盛，水不济火之烦。故以滋阴降火为治。《金匮要略·黄疸病》："黄家日晡所发热，而反恶寒，此为女劳得之；膀胱急，少腹满，身尽黄，额上黑，足下热，因作黑疸，其腹胀如水状，大便必黑，时溏，此女劳之病，非水也。腹满者，难治。硝石矾石散（消瘀逐湿）主之。"服药后"病随大小便去，小便正黄，大便正黑，是候也"。

黄家多于日晡所发热较重，而今反日晡所恶寒者，"此为女劳得之"。其证：膀胱急，少腹满（"其腹胀如水状"），身尽黄，额上黑，足下热，大便必黑而时溏，此乃肾虚有热之女劳疸之兼有瘀血者。

心主手厥阴心包络之脉

经脉循行

原文

心主手厥阴心包络之脉[1]，起于胸中，出属心包络，下膈，历络三膲[2]；其支者，循胸出胁，下腋三寸[3]，上抵腋下，循臑内，行太阴、少阴之间，入肘中，下臂行两筋之间，入掌中，循中指出其端；其支者，别掌中，循小指次指[4]出其端。

校注

[1] 心主手厥阴心包络之脉：李中梓注："心主者，心之所主也。胞络为心之府，故名。"张介宾："包心之膜络也。"又云："心本手少阴，而复有手厥阴者，心包络之经也。"如《灵枢·邪客》曰："心者，五脏六腑之大主也。……诸邪之在于心者，皆在于心之包络。包络者，心主之脉也。……其余脉（指少阴言）出入屈折，行之徐疾，皆如手少阴、心主之脉行也。"故曰手厥阴心包络之脉，二说可以合参。

按：心主脉发现在先，心包络之发现在后，以心包络包裹在心脏之外，易为人所忽略。发现心主脉之感传后，医者始注意于解剖中找出与其有关之脏器组织。如《素问·血气形志》说："少阳与心主为表里。"而不言心包络，是明"心主"为其旧名也。以其内之感传与少阴相关，且其现证亦与心脏相关，故谓为"心之所主也"。

[2] 历络三膲：历，有经历的意思，遍络也，"循属三膲"。历有普遍义。《书·盘庚下》："历告尔百姓于朕志。"膲、焦通用。历络三焦，指自胸至腹，依次联络上、中、下三焦。

[3] 下腋三寸：李中梓注："腋下三寸天池，手厥阴经穴始此。"

[4] 小指次指：从小指数起的第二指，即无名指。

阐幽发微

心主手厥阴心包络这条经脉，起始于胸中，实指两肺之间的空间，即膻中，相当于今之纵膈。（经文膻中与胸中每每互言，混言之，胸中大于膻中，大可赅小，故胸中可代膻中。又膻中与心包亦可互言，其理同上。大能赅小，而小却不能赅大。）出现就连属于心包络，下行穿过膈膜，普遍连络于三膲；它的支脉，循行于胸腔，外出到胁下腋下三寸处，然后上行至腋窝，循行于上臂的内侧面，行于手太阴经和手少阴经的中间，进入肘中，再下行于前臂的两筋（掌长肌腱与桡侧腕屈肌腱）之间，进入掌心，沿着中指出到指端；在掌心又分出一个支脉，沿着无名指直出其端。

"是动所生诸病"及"是主"诸病

原文

是动则病：手心热，臂肘挛急，腋肿，甚则胸胁支满，心中憺憺大动[1]，面赤，目黄，喜笑不休。

是主：脉所生病者[2]，烦心，心痛，掌中热。

为此诸病，盛则泻之，虚则补之；热则疾之，寒则留之，陷下则灸之；不盛不虚，以经取之。盛者寸口大一倍于人迎；虚者寸口反小于人迎也。

校注

[1] 心中憺憺大动：憺（dàn），音淡，震撼（畏惮、震动）。憺憺，张介宾注："动而不宁貌。"心中憺憺大动，形容心跳剧烈，心悸不宁（怔忡）。

按：憺，《素问·至真要大论》"太阳司天"下作"澹"。《脉经》《太素》并作"澹"。杨注："水摇，又动也。"《千金方》亦作"澹"。澹与憺（安也），二字古同音通用，当以"澹"为正。

澹：《说文》："水摇也。"《玉篇》："水动貌。"《文选·东京赋》李善注："澹澹，水摇貌也。"又注《高唐赋》："澹澹，水摇也。"是"心中憺憺大动"，乃喻心中摇动震荡而跳动剧烈也（即怔忡）。

《灵枢·邪气脏腑病形》："胆病者，……心下澹澹，恐人将捕之。"（《甲乙经》《太素》《脉经》同）

[2] 是主：脉所生病者：心主血脉，诸脉皆属于心，心包络是心的外卫，代心受邪，故云主脉所生病。张志聪注："心主血而心包络代君行令，故主脉，是主脉之包络所生病者。"

阐幽发微

本经经气变动失常，就会患手心发热，前臂肘部痉挛拘急，腋下肿，甚至胸胁部觉得里面有东西支撑（顶着）般的胀满，心中怔忡不宁（心跳剧烈），脸发红，眼发黄，好笑等证。本经经穴主治：脉所生的病，及心中烦躁，心痛，手心发热。治疗这些病，经气亢盛，邪气有余的就用"迎之"的泻法，经气虚弱，正气不足的就用"随之"的补法；热证就用速刺法，寒证就用留针法，经脉虚寒陷空无气的，就用灸法；没有明显虚实表现的，就从本经按常法取治。本经经气盛实的，寸口脉就比人迎脉大一倍；经气虚衰的，寸口脉就反而比人迎脉小一倍。

三焦手少阳之脉

经 脉 循 行

原文

三焦手少阳之脉，起于小指次指之端，上出两指之间[1]，循手表腕[2]，出臂外两骨之间，上贯肘，循臑外上肩，而交出足少阳之后，入缺盆，布膻中，散络心包，下膈，循属三焦；其支者，从膻中上出缺盆上项[3]，系耳后直上，出耳上角，以屈下颊至䪼[4]；其支者，从耳后入耳中，出走耳前，过客主人前，交颊，至目锐眦。

校注

[1] 两指之间：指小指、无名指之间。

[2] 手表腕：腕，《素问·缪刺论》王注引及《太素》均无。手表，指手的表面，这里指手背。按：《太素》当系脱漏"手表及腕"。

[3] 从膻中上出缺盆上项：由天髎前行上项奔天牖，即于肩井穴上方与足少阳交叉出足少阳之前。

[4] 以屈下颊至𬳿：屈折，环曲之意。与足少阳之"别锐眦下大迎"者，合于颊部。

阐幽发微

三焦手少阳这条经脉，起始于小指侧的次指尖端，上行出到小指、无名指之间，循行于手背、腕部，出到前臂外侧的两骨之间（尺桡骨），上行穿过肘部，沿着上臂的外侧上行到肩上（由天髎交肩井），交叉出到足少阳的后面，会大椎，然后（或由天髎会大椎后去肩井交出其前）进入缺盆，散布于膻中，连络于心包，下行穿过膈膜，遍连属于三焦；它的支脉，从膻中上出于缺盆（当是在缺盆分支），向上行于项部，联系（依附于）耳后向上直行，出到耳上角，由此弯曲下行于两颊，在颊部与足少阳的"别锐眦下大迎"支会合，共同到达眼眶下；还有一个支脉，从耳后进入耳中，出来到耳前（耳门、耳屏上切迹），经过足少阳经的客主人（上关）穴的前面，与"以屈下颊"的支脉相交叉，到达于目锐眦（与足少阳经相接）。

"是动所生诸病"及"是主"诸病

原文

是动则病：耳聋，浑浑焞焞[1]，嗌肿喉痹。

是主：气所生病者[2]，汗出，目锐眦痛，颊痛，耳后、肩、臑、肘、臂外皆痛，小指次指不用。

为此诸病，盛则泻之，虚则补之；热则疾之，寒则留之，陷下则灸之；不盛不虚，以经取之。盛者人迎大一倍于寸口，虚者，人迎反小于寸口也。

校注

[1] 浑浑焞焞：焞（tūn），音吞，星光暗弱貌。浑浑焞焞，形容听觉模糊不清，"视之不见，听之不闻"。

[2] 气所生病者：《难经·三十一难》说："三焦者，水谷之道路，气之所终始也。"并称三焦为"原气之别使"（《难经·六十六难》）、"主持诸气"（《难经·三十八难》），说明三焦总司人体的气化作用，所以主气所生的病。

按：诸阳经所主之病，特别是手经，大多主当其脉所过处之现证，虽云"合治内府"，其所主亦甚微，而经多用"下合穴"。如《灵枢·本输》云："三焦下输，在于足太阳（原作'大指'，据《太素》《甲乙经》改）之前，少阳之后，出于腘中外廉两筋间（'两筋间'，据《甲乙经》补），名曰委阳，是太阳络也，手少阳经也。三焦者，足少阳、太阳之所将（带领），太阳之别络（络，据《甲乙经》补）也。"今《讲义》谓"三焦总司人体的气化作用"，非是。气化作用乃指真气之变化作用而言，化生人体之生理物质。首先是从水谷中化生精微物质，三焦只是真气通行（沿"阳明气道"而行）的别一行使道路，阴阳气道出入五脏六腑，皆通行于三焦之中，以三焦"包罗乎五脏六腑之外"故也。故不可以三焦"通行三气"，就说："三焦总司人体气化"，果真如是，则经络、脏腑之功用，皆为三焦之所司矣！其可乎？如果不在本经，而在它处说"总司气化"，尚可以三焦赅五脏六腑为言，今在本经则一膜质器官岂能有如此巨大的生理功能耶？手少阳只可说主"气所生病"之一少部分而已。周身之气机非手少阳经之所能统主也。观其所主诸证可以见矣。

▌ 阐幽发微

本经经气变动失常，就会患耳聋听觉不清楚，咽喉肿痛。《伤寒论》264 条："少阳中风，两耳无所闻，目赤，胸中满而烦。"本经主治：气发生的病证，及汗自出，目锐眦疼痛，两颊痛，耳后、肩上、上臂、肘、前臂的外侧疼痛，无名指不受使用等证。治疗这些病，经气盛实的就用"迎而夺之"的泻法，经气虚弱的就用"随而济之"的补法；热证就用"如以手探汤"的速刺法，寒证就用"如人不欲行"的留针法，经脉虚寒陷空无气的，就用灸法；没有明显虚实表现的，就从本经按常法取治。经气亢盛人迎脉就比寸口脉大一倍，虚衰的就反而小一倍。

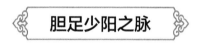

经 脉 循 行

▌ 原文

胆足少阳之脉，起于目锐眦，上抵头角[1]，下耳后，循颈行手少阳之前，至肩上，却交出手少阳之后，入缺盆；其支者，从耳后入耳中，出走耳前，至目锐眦后；其支者，别锐眦，下大迎，合于手少阳，抵于䪼，下加颊车[2]，下颈，合缺盆以下胸中，贯膈，络肝属胆，循胁里，出气街，绕毛际[3]，横入髀厌[4]中；其直者，从缺盆下腋，循胸过季胁[5]，下合髀厌中，以下循髀阳[6]，出膝外廉，下外辅骨[7]之前，直下抵绝骨[8]之端，下出外踝之前；循足跗上，入小指次指之间；其支者，别跗上，入大指之间，循大指歧骨[9]内，出其端，还贯爪甲，出三毛[10]。

▌ 校注

[1] 头角：即额角。杨注："角，谓额角。"

[2] 下加颊车：加，居其位之意。下加颊车，即向下经过颊车。按：加，乃加临之意，即加临于颊车穴上，亦即至颊车也。

[3] 毛际：指耻骨部的阴毛处。

[4] 髀厌：即髀枢。足太阳有"髀枢"。

[5] 季胁：胁肋下两侧的软肋部。

[6] 髀阳：外为阳，内为阴，髀阳就是大腿的外侧。

[7] 外辅骨：即腓骨。

[8] 绝骨：在外踝直上三寸许，腓骨的凹陷处。腓骨至此似乎中断，故称绝骨。张介宾注："外踝上骨际曰绝骨。"

[9] 大指歧骨：歧骨，泛指骨骼连接成角之处。大指歧骨，指足大趾、次趾间的骨缝。按：谓"大指歧骨间"为"大趾、次趾间的骨缝"，非是。经文明言"入大指之间，循大指歧骨内出其端"，说明经络之循行已

入大指将达末端。《讲义》又谓大指次指间的骨缝，岂不是由大趾之间又退回到大趾第一节趾骨底与次趾第一节趾骨底之间去了么？盖经文所谓之"大指歧骨"乃指大趾第一节趾骨之远端即与末节趾骨（大趾为两节，余皆为三节）相关节之"滑车"而言。

[10] 三毛：亦称丛毛、聚毛（《素问·阴阳离合论》王注引文即作"聚毛"）。这里指足大趾爪甲后二节间背面有毛的部位。按："爪甲后二节间"，语义不清。实则丛毛皆在第一趾骨之背面。

阐幽发微

胆足少阳这条经脉，起始于外眼角，上行到达额角（经曲鬓、悬厘、悬颅、颔厌，与足阳明会于"头维"），折向下行至耳后（经率谷、天冲、浮白、头窍阴、完骨，再折向上，经本神、阳白、头临泣……下至风池），沿着颈部两侧行于手少阳经（"出缺盆上项，系耳后"，支脉）的前面，到肩上，再交叉出到手少阳经（手足少阳在颈皆行于手阳明之后）的后面去会大椎穴，然后进入缺盆（足少阳在肩上有肩井穴在前，手少阳有天髎穴在后）；在耳后它分出一条支脉，从耳后进入耳中，出来走于耳前（耳屏上切迹），到达外眼角后面；它在外眼角还有一条支脉，分出来下行到大迎穴（下颌角前凹陷部，咬肌附着部前缘，闭口鼓气时即出现一沟形凹陷），在颊部与手少阳经会合，共同到达眼眶下面，再折向下行加临到颊车穴上（下颌角前上方，咬肌附着部，上下齿咬紧时出现肌肉隆起，压之有凹陷，开口有孔），下行颈部与前述入缺盆的本支相合入缺盆（在缺盆支者下胸中，原来之直者下腋），由此下胸中，穿过膈膜，连络于肝，连属于胆，然后循行于胁里，出到气街（不是气冲），绕行于阴毛边际，再横向外进入髀枢（髋关节）中；其直行的主脉（由颈部下来缺盆者），从缺盆下行至腋下（腋下三寸渊腋穴，腋中线上，第四肋间隙），循（顺行也）着胸部通过季胁（软肋），下行到髀厌中与前一支脉（"横入髀厌中"者）会合，由此向下顺着大腿的外侧而行，到膝髌的外缘，下行于外辅骨（腓骨）的前面（前缘，外踝至阳陵泉连线），直线向下抵达于绝骨即腓骨的凹陷处（外踝上三寸，当腓骨后缘，绝骨穴。还有外丘穴亦在腓骨后缘，外踝上七寸），再向下出行到外踝的前面，顺着足背上面行走，进入小趾、次趾之间（第四趾外侧，足窍阴穴）。它在足背上分出一个支脉，进入到大趾中间，顺大趾本节（即第一节）远端的歧骨沟槽内（第一节趾骨的"滑车"）出到第一节的尖端，又回转来穿过爪甲出到第一节趾骨背面的"丛毛"与足厥阴经相接。

"是动所生诸病"及"是主"诸病

原文

是动则病：口苦，善太息[1]，心胁痛不能转侧，甚则面微有尘[2]，体无膏泽，足外反热，是为阳厥[3]。

是主：骨所生病者[4]，头痛[5]，颔痛，目锐眦痛，缺盆中肿痛，腋下肿，马刀侠瘿[6]，汗出，振寒，疟，胸、胁、肋、髀、膝外至胫、绝骨、外踝[7]前及诸节皆痛，小指次指不用。

为此诸病，盛则泻之，虚则补之；热则疾之，寒则留之，陷下则灸之；不盛不虚，以经取之。盛者，人迎大一倍于寸口，虚者，人迎反小于寸口也。

校注

[1] 太息：即叹气。太，极大也。太息即极大之息，即长出气之意。胸胁满闷，故太息以伸之。

[2] 面微有尘：形容面色灰暗，像蒙了尘土一样。杨上善注："足少阳起面，热甚则头颅前热，故面尘色也。"（《太素》作"面尘"，与《素问·至真要大论》王注引同。）少阳伤寒，温热病多如此，乃汗浊污垢，汗液吸附灰尘之故。

[3] 阳厥：这里是指足少阳之气厥逆引起的病证。

[4] 是主：骨所生病者：李中梓注："胆而主骨病者，乙癸同源也。"按：少阳"主骨节所生病"，是说比太阳之"主筋所生病"略深重一些。太阳主表周身关节皆痛，阳明主肉，病则肌肉痛；少阳为半表半里，故病则骨节皆痛，"主骨"乃喻其为表之里。

[5] 头痛：抵头角，故当为"头角痛"，《太素》《圣济总录》《十四经发挥》并作"头角痛"。

[6] 马刀侠瘿：即瘰疬。生于腋下，其形长质坚硬，形似马刀者，称为马刀；发于颈旁，形如贯珠的，称为侠瘿。两处病变常相关联，故马刀、侠瘿并称。

[7] 外髁：《太素》作"外踝"，是也。《甲乙经》亦作"踝"。

阐幽发微

本经经气变动失常就会患口苦，好长出气，胸胁满闷，胸胁部疼痛不能转动（指胁），此皆柴胡证也。严重的面部微现晦浊（亦汗之故），像有尘污似的，实乃汗浊污垢，肢体失去润泽，足外侧发热，这叫作阳厥。《灵枢·胀论》："胆胀者，胁下痛胀，口中苦，善太息。"《灵枢·四时气》："邪在胆，逆在胃，胆液泄则口苦，胃气逆则呕苦（汁）。"（《脉经》有"汁"字）《素问·至真要大论》："少阳之复，……心热烦躁，便数，憎风，厥气上行，面如浮土矣。"

本经主治：骨节所发生的病，头、下颌（颔）及外眼角疼痛，缺盆中肿痛，腋下肿，颈生瘰疬（手足少阳所主），腋生马刀（瘰疬之重者），自汗出，时振寒，疟疾，胸、胁、肋、髀、膝等处外侧，以至小腿、绝骨、外踝前及诸关节皆痛，小趾侧的次趾不受使用。治疗这些病，经气亢盛的就用泻法，经气虚弱的就用补法；热证就用速刺法，寒证就用留针法，经脉虚寒陷空无气的就用灸法；没有明显虚实表现的就从本经按常法取治。经气盛实的人迎脉比寸口脉大一倍，经气虚衰的人迎脉反而比寸口脉小一倍。

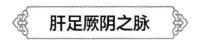

肝足厥阴之脉

经脉循行

原文

肝足厥阴之脉，起于大指丛毛之际，上循足跗上廉，去内踝一寸，上踝八寸，交出太阴之后，上腘内廉，循股阴[1]入毛中，过阴器[2]，抵小腹，挟胃属肝络胆，上贯膈，布胁肋，循喉咙之后，上入颃颡[3]，连目系，上出额，与督脉会于巅[4]；其支者，从目系下颊里，环唇内；其支者，复从肝别贯膈，上注肺。

校注

[1] 股阴：即大腿的内侧。

[2] 过阴器："过"，《甲乙经》《脉经》《太素》《千金方》《素问·刺疟》等篇王注引皆作"环"。"过阴器"，《经络现象》一文有"入阴中"之报导，见《经络敏感人》之二十。

[3] 颃颡：指咽后壁上的后鼻道。《灵枢·忧恚无言》："悬雍垂者，音声之关也。颃颡者（鼻咽峡），分气之所泄也。……故人之鼻洞涕出不收者，颃颡不开，分气失也。"

[4] 与督脉会于巅：《灵枢·动输》："循咽上走空窍，循眼系，入络脑。"

阐幽发微

肝足厥阴这条经脉，起始于足大趾第一趾骨背面的"丛毛"的边际，向上循行于足背上缘（第一、二跖骨间），行至距离内踝前一寸处而上行，至内踝上八寸处（胫骨内侧缘，脾足太阴经云："上腨内，循胫骨后，交出厥阴之前。"）与足太阴经交叉出到足太阴经的后面（自此以后，即为太阴在前，厥阴在中，少阴在后），上行到膝腘窝的内缘，沿着大腿的内侧上行进入阴毛丛中，环绕阴器，向上抵达少腹（《经络现象》："入腹，斜向外走至季胁之下，而以弧形弯向前下，至梁门穴附近，复上行，经乳内，颈旁，上耳后。"），（进入腹腔）挟胃两旁而行，连属于肝，连络于胆，向上穿过膈膜，散布于胁肋，向上沿着喉咙的后面循行，上行深入于颃颡后上方（经鼻咽峡上方之破裂孔）而入，连于目系，入脑，向上出于前额（眉上发下曰额即颜也），在巅顶与督脉相会（百会）；它的支脉，从目系分出下行于颊里侧，环行于唇内；它还有一个支脉，是从肝分出贯穿膈膜，向上流注于肺（交手太阴）。

"是动所生诸病"及"是主"诸病

原文

是动则病：腰痛不可以俛仰，丈夫㿉疝[1]，妇人少腹肿[2]，甚则嗌干，面尘脱色。

是主：肝所生病者，胸满，呕逆，飧泄，狐疝[3]，遗溺，闭癃[4]。

为此诸病，盛则泻之，虚则补之；热则疾之，寒则留之，陷下则灸之；不盛不虚，以经取之。盛者，寸口大一倍于人迎，虚者，寸口反小于人迎也。

校注

[1] 丈夫㿉疝：丈夫，是男子的统称。㿉（tuí），音颓。㿉疝，病名，指寒邪侵犯肝肾二经，内蓄瘀血而致少腹部拘急疼痛，牵引睾丸，或下腹部有包块，内裹脓血。

按："㿉"字《玉篇》始收，曰："下肿病"（《仓颉篇》："阴病也。"）。古则作"隤"。如《说文》："隤，队下也。"《释名·释疾病》："阴肿曰隤，气下隤也。"又曰："疝，亦言诜也，诜诜引小腹急痛也。"㿉"字，《太素》作"颓"，《甲乙经》作"㿗"。是证隤、㿉、颓、㿗古皆同音通用。

按：㿉、㿗二字古通。如《素问·脉解》："厥阴所谓癫疝、妇人少腹肿者。"

《素问·阴阳别论》："三阳为病，……其传为癫疝。"王注："故睾垂纵缓，内作颓疝。"㿉，《仓颉篇》："阴病也"。《素问·至真要大论》引本篇文作"丈夫癫疝"，皆可证。

癀疝即今之所谓小肠疝气。其无嵌顿者，则无"少腹部拘急疼痛"，而只阴囊胀坠微痛。至于所谓"下腹部有包块，内裹脓血"云云，则非癀疝所应有之证候。癀疝为小肠疝气之完全脱入阴囊而不回者。

[2] 少腹肿："肿"，《素问·至真要大论》"阳明司天"下作"痛"，似是。

[3] 狐疝：病名，又名阴狐疝，俗称小肠气。因肝气失于疏泄而发。病发时由于小肠的部分坠入阴囊，平卧时或用手推时，小肠可缩回腹腔，站立时又复坠入。以其能上下活动，如狐之出没无常，故名。此是小肠不全脱者也。

[4] 闭癃：病证名。指排尿困难，点滴而下，甚则闭塞不通。按："点滴而下"，经名"淋"；"闭塞不通"始名"闭癃"。

▍阐幽发微 ▍

本经经气变动失常就会患腰痛不能俯仰，男子患癀疝，妇女患少腹部肿痛，本经病重的则出现咽干，面部如有尘污而晦浊失色。此即少阳伤寒，多为温热病之传入厥阴者（入下焦）之面色，其在少阳阶段即已有"面微有尘，体无膏泽"之证矣。

本经主治：肝所生的病，即胸满、呕吐气逆、飧泄（可译泄泻，更准确些译为水谷利）、狐疝、遗溺或小便癃闭不通。按：据《素问·脏气法时论》《灵枢·五邪》则"肝所生病"当有胁痛、善怒，呕逆或飧泄；虚则目䀮䀮无所见、善恐、狐疝等证。治疗这些病，经气盛实的就用"迎而夺之"之法以泻之，经气虚弱的就用"随而济之"（"徐而疾"）之法以补之；热证就用速刺法，寒证就用留针法，经脉虚寒陷空无气的就用灸法；没有明显虚实表现的（"阴阳不相移，虚实不相倾"）就从本经以常法取治。《素问·诊要经终论》："经刺勿摇"，勿行泻法。《素问·缪刺论》："先视其经脉，切而从之，审其虚实而调之，不调者（无明显虚者），经刺之。""见赤血而止"（《素问·刺腰痛论》）下，王注："刺可入同身寸之五分，留七呼，若灸者，可灸三壮，此经刺法也。"《素问·禁服》："不盛不虚，以经取之，名曰经刺。"经气盛实的寸口脉比之于人迎脉要大一倍；本经经气虚弱的，寸口脉反而比人迎小一倍。

小　结

本节经文详细论述了十二经脉的循行起止及其"是动"与"是主"诸病的病候和针治大法，是祖国医学关于经络学说的基础理论。

十二经的循行起止，除如本节经文所述外，其总的规律则如《灵枢·逆顺肥瘦》所说："手之三阴从脏走手，手之三阳从手走头，足之三阳从头走足，足之三阴从足走腹。"阳经交接在"四末"。《灵枢·动输》："夫四末阴阳之会者，此气之大络也"，"阴阳相贯，如环无端"。

十二经在循行过程中，"内属于腑脏，外络于肢节"（《灵枢·海论》），加强了脏腑之间的表里关系，也沟通和维系了脏腑与五体之间的联系。还须注意各经于表里脏之外所连络的脏腑，如肾属络五个脏。

十二经皆有"是动"所发生的病证，其现证多为各经所属络的脏腑及该经所经过之处的组织器官所生的病证。而"是主"诸证则除本经"是动"所生诸证为主外，尚有与本经相关的表里经、子母脏及相乘克之脏的病证。这主要是因为经气虚实偏重时可现阴阳相移、虚实相倾、母病及子、子病及母及相乘相侮等病机变化之故。

阴阳诸经的病因，本篇未曾论及，这是由于所列"是动"与"是主"诸证颇为复杂之故。

但总体来说则不外如《素问·调经论》所说的"夫邪之生也，或生于阴，或生于阳。其生于阳者，得之风雨寒暑。其生于阴者，得之饮食居处，阴阳喜怒。"《素问·解精微论》："若先言悲哀喜怒，燥湿寒暑，阴阳妇女。"总之"千般疢难，不越三条"而已。《金匮要略·脏腑经络先后病》："一者，经络受邪，入脏腑，为内所因也；二者，四肢九窍，血脉相传，壅塞不通，为外皮肤所中也；三者，房室、金刃、虫兽所伤。以此详之，病由都尽。"

阴阳虚实的诊断，除本篇所用的人迎寸口诊法外，它篇经文还有三部九候及切循经络的全身诊法。与之相应的治法则有盛泻虚补，热疾寒留，陷下则灸之及"宛陈则除之"等法。如《灵枢·九针十二原》："凡用针者，虚则实之，满则泄之，宛陈则除之，邪胜则虚之。"《素问·针解》："宛陈则除之者，出恶血也。"《素问·三部九候论》："必审问其所始病，与今之所方病，而后各切循其脉，视其经络浮沉，以上下逆从循之。"

《灵枢·周痹》："故刺痹者，必先切循其上下之六经（原作'其下之六经'，有讹脱，今据《甲乙经》改），视其虚实，及大络之血结而不通，及虚而脉陷空者而调之，熨而通之。"《灵枢·阴阳二十五人》："切循其经络之凝涩，结而不通者，此于身皆为痛痹。"

【附录一】

1987 年 2 月 7 日第 4 期《中医报》："谢浩然等通过对人体、尸体、动物材料的解剖观察，对人体经络组织结构提出了新见解：经络是人体营卫气血运行的通道，其线路即包括有卫气的基质常区，又包括有运行营血的脉管；经隧是营卫气血运行通道的经络组织。在其组织间隙中有疏松结缔组织、神经、血管、淋巴、体液等多元组织；经络结构是分肉之间的筋膜间隙（此乃腠理，非经络也），具有多角、套管、复合、立体形的组织间隙结构；经络系统是"分而有合，合而有分"的整体独立系统。既是营卫气血的运行通道，又是独立的传递新陈代谢能量信息物质的系统；经络本质是经络生理、病理现象的组织物质基础。

1986 年 10 期《知识就是力量》载中国科学院生物物理研究所祝总骧的《千古经络之谜揭开在望》一文："有的专家就利用了声发射探测和计算机结合频谱技术发现这条经络敏感线具有特殊的导音性，还有人利用振动的方法证明这条经络线像琴弦一样能发出高亢而宏大的声谱来，也不妨叫作经络音吧！中国科学院的一位中年科学家还设计了一套能测几个光子的高度敏感仪器，发现这条经络线上发出的光子较非经络线高 1.5 倍，说明经络线还是一条善于发光的线哩！有的科学家利用遥感原理，在经外热象仪上拍摄出经络线上皮肤表面的温度可以和非经络线有很大差别。最容易使人信服的是这条隐性经络感传线也是一条具有较两侧皮肤电阻为低的线，或称为低阻线。这条低阻线和隐性经络感传线一样，几乎在人身上都可以测出来，当然，它也是和经典的经络重合在一起的。

另外，用放射性同位素的办法，我国科学家在 20 世纪 50 年代末，已经发现并在最近继续得到验证：注射示踪元素到皮下的经络线上，这些示踪元素是密集在经络线上沿经扩散的，这个现象最近也被几位法国学者证实了。

《世界针灸者新水平》孟庆云："十余年来，中外学者用声光电热磁，同位素等多种探测技术来显示经络、穴位，意在使经络变成可见的或可观测的……。香港代表捷·马利用核磁共振的去耦来解释气功和经络……。"

【附录二】

关于"是动病"与"所生病"《讲义》没有语译一项，因而学者对经文的理解全靠注释部分，但经文的注释却对"是动，则病……"及"是主"未作解释，而这两句经文自经《难经》解释后，恰恰又成为后世争论不休的一大悬案。故有必要注释分析如下：

"是动"："是"，乃指代，前此句首所论为何脉，即指代该脉。在本段即指代"肺手太阴之脉"而言。动为变动，即手太阴"经气"之变动。经气之变动皆缘内外病因之刺激，致使经气发生变动而产生"则病"以下诸证。"是动"所生诸病。

是主："是"，仍为指代之词，"主"为主治，即针刺手太阴经诸穴可主治"肺所生"的病，以及其表里经、子母脏因虚实相倾或母病及子，子病累母等所生诸证。故"是主"诸证，非皆肺生。"是主"诸证较"是动则病"诸证为宽泛，包括本经、本脏之外的表里经或同气之经，子母脏或相克之脏的现证。

"所生病"与"X 所生病"已构成一个名词性词组，不可分开。如心所生病，心是定语，二者不可分开。忧则既可以是十二经脉之所生病（《灵枢·终始》），也可以是内外三部之所生病（《灵枢·百病始生》），又可以是如本篇之五脏之所生病，或筋骨气血津液之所生病。

自《难经·二十二难》有"经言脉有是动，有所生病，一脉变为二病者，何也？然：经言：是动者，气也；所生病者，血也。邪在气，气为是动；邪在血，血为所生病"之谬论以来开历代聚讼之门，至今未有正确结论。如：

（1）张介宾《类经》："动，言变也，变则变常而为病也。如《素问·阴阳应象大论》曰：在变动为握，为哕之类，即此之谓。……观此以是动为气，所生为血，先病为气，后病为血，若乎近理；然则细察本篇之义，凡在五脏，则名言脏所生病，凡在六腑，则或言气，或言血，或脉或筋，或骨或津液，其所生病本各有所主，非以气血二字统言十二经者也。"虽提出问题，然未能解决。

（2）张志聪："夫是动者，病因于外；所生者，病因于内。"按：内外因皆可导致"是动"，把"是动"与"所生病"对举非是。

（3）徐灵胎："是动诸病，乃本经之病，所生之病，则以类推而旁及他经者。"亦未能指出"是主"。

（4）陆瘦燕，朱汝功：《有关十二经脉病候中"是动、所生病"的探讨》则认为"是动者病因于外，所生病者病因于内"，仍是沿袭了张志聪的说法（《哈尔滨中医》1962 年第 5 卷第 7 期）。

（5）《灵枢经校释》也是沿袭此说，谓："即经脉因受外邪侵犯所发生的病证叫'是动病'；本脏发生疾病影响到本经的叫'所生病'。"亦未能认识"是主"为谓语中心词。

以上诸说皆未能跳出《难经》的窠臼，且把"是动"下加上一"病"字，当真把"是动"给改造成一个疾病专有名词了。殊不知自古迄今尚未有用虚词——"是"为指代，"所"为助词作为病名的。

《难经》把"是动"和"所生病"当作两个独主的专有名词来看待，并对其病因、病机加以讨论这一事实本身不仅是不适当的，而且它还在认识上给了后世医家一个很大的错觉，把后世医家引上了探求这两个所谓疾病的病因和病机的歧路上去。

经文在这里只是从"是动"说起的，并没有也不必要说明引起"是动"的是什么原因，因为各经在"是动"下面所列述的许多证候，既复杂又具体，它包括有许多不同的病候在内，要对这许多不同病候的原因进行各如其分地说明，很显然不是一两句话就能说明得了的。如果一定有必要说明产生这些不同病候的病因的话，也只能用极其概括的词句，就像《素问·调经论》所说的"其生于阳者，得之风雨寒暑；其生于阴者，得之饮食居处，阴阳喜怒"那样来加以概括地说明。至于"是主"诸证也是同样。（参见本书第十一章）

《难经校释》："对于是动和所生病，历代注家有许多不同解释，……众说纷纭。都只能说明其中某一方面的病候，不足以概括其全部病候，姑存疑以待研究。"

第四十三章　灵枢·营卫生会

题解

　　本篇主要论述营卫的生成、功用及其运行与会合，故名《营卫生会》。本篇首论营卫同为水谷之精微，其精清者为营，其次浊者为卫，同源而异流，"营周不休，五十而复大会"于肺；并讨论了营卫的生成与输出的部位以及三焦的生理功能特点等。

第一节　营卫的来源、性质、流行所在及其营周会合的规律

原文

　　黄帝问于岐伯曰：人焉受气？阴阳焉会？何气为营？何气为卫？营安从生？卫于焉会？老壮不同气，阴阳异位，愿闻其会[1]。

　　岐伯答曰：人受气于谷，谷入于胃[2]，以传与肺，五脏六腑，皆以受气，其清者为营，浊者为卫[3]，营在脉中，卫在脉外[4]，营周不休，五十而复大会[5]。阴阳相贯，如环无端[6]。卫气行于阴二十五度，行于阳二十五度，分为昼夜，故气至阳而起，至阴而止。故曰日中而阳陇为重阳，夜半而阴陇为重阴。故太阴主内，太阳主外[7]，各行二十五度，分为昼夜。夜半为阴陇，夜半后而为阴衰，平旦阴尽而阳受气矣。日中而阳陇，日西而阳衰，日入阳尽而阴受气矣。夜半而大会，万民皆卧，命曰合阴[8]，平旦阴尽而阳受气，如是无已，与天地同纪。

校注

　　[1] 愿闻其会：会，道理、要领。"愿闻其会"（《灵枢·百病始生》）下，杨注："望请会通之也。"即从其众理所会聚处而贯通之也。

　　[2] 胃：混言，指"胃家"，即胃肠系统。如《灵枢·胀论》："胃之五窍者，闾里门户也。"《灵枢·本输》："大肠小肠皆属于胃。"析言，但指胃。

　　[3] 清者为营，浊者为卫：清，"清"与"精"，同谐"青"声，故通用。如《灵枢·小针解》："水谷皆入于胃，其精气上注于肺。"而《灵枢·动输》即作"其清气上注于肺"。《素问·风论》："其气不清"，《太素》作"其气不精"。经言清、浊，乃言营卫之性质有清、浊之分，实含有精清为上，悍浊为次之意。切不可误认"清"为清稀，"浊"为厚浊也。若论清稀与厚浊，则营气较卫气稠浊柔缓，而卫气较营气为浮薄也。如《灵枢·卫气》："其浮气之不循经者，为卫气；其精气之行于经者，为营气。"《灵枢·邪客》："卫气者，出其悍气之慓疾，而先行于四末分肉皮肤之间而不休者也。"《素问·痹论》："荣者，水谷之精气也，和调于五脏，洒陈于六腑，乃能入于脉也，故循脉上下，贯五脏，络六腑。卫者，水谷之悍气也，其气慓疾滑利，不能

入于脉也，故循皮肤之中，分肉之间，熏于肓膜，散于胸腹。"《灵枢·邪客》："以荣四末，内注五脏六腑。"

[4] 营在脉中，卫在脉外：《灵枢·胀论》："卫气之在身也，常然并脉，循分肉，行有逆顺。"《难经·三十难》："荣气之行常与卫气相随不？……荣行脉中，卫行脉外。"《类经》："故营中未必无卫，卫中未必无营，但行于内者便谓之营，行于外者便谓之卫。"营气常行于脉中，一般不出于脉外；而卫气则不能常行于脉中而是循经脉运行到末梢的孙络，即渗溢到脉外的腠理之间。然据下文"阴阳相贯"可知，卫气之运行亦循经而出也。

[5] 五十而复大会：由太阴宣出，而又会于太阴，故曰"复"。营卫二气一昼夜各自循行于身五十周次，至夜半而复大会于手太阴。

[6] 阴阳相贯，如环无端：阴阳，即阴经与阳经。《灵枢·邪气脏腑病形》："阴之与阳也，异名同类，上下相会，经络之相贯，如环无端。"《灵枢·脉度》："故阴脉荣其脏，阳脉荣其腑，如环之无端，莫如其纪，终而复始。其流溢之气，内溉脏腑，外濡腠理。"是营气亦"荣四末"，卫气亦"内溉脏腑"，卫气偏重于外濡腠理而已。足证阴阳为经脉。"阴阳相贯，如环无端"是经气"环周不休"的正常的生理状态，其病理状态则为"血泣脉急"，"血气稽留不得行"，甚或"阴阳气不相顺接"。

[7] 太阴主内，太阳主外：昼则太阳总统营卫敷布于外，夜则太阴总会营卫于内。营卫由太阴宣行，而夜半又复大会于太阴，故太阴主营卫之由内脏宣出及在内脏会合；卫气平旦由两目经太阳出于外，夜晚复由太阳注于少阴以行阴，故太阳主卫气之出于外和复由太阳注于足少阴以行阴而回于内。

[8] 合阴：合，会集、汇聚，合同一起。如《商君书·赏刑》："晋文公将欲明刑以亲百姓，于是合卿侯大夫于侍千宫。"合阴，即阴气会合全盛之义。

阐幽发微

1. 营卫的基本含义

营：《说文》："市居也。从宫，熒省声。"段注："市居，谓围绕而居。"《文选》："延阁胤宇以经营"注"直行为经，周行为营"。又《道法》注及《一切经音义》引《三苍》并作"卫也"。《灵枢·五十营》："五十营于身"。《灵枢·营气》："常营无已"。《灵枢·水胀》："气不得荣。"本篇"营周不休"。"营周不休"即"环周不休"。《素问·刺禁论》"鬲肓之上，中有父母"下，杨注："心为阳，父也，肺为阴，母也。肺主于气，心主于血，共营卫于身，故为父母也。"

卫：《说文》："宿卫也，从韦、帀，从行。行，列卫也。"（纵排为行，横排为列）。《国语·鲁语》："有货，以卫身也"，注"营也"。又《灵枢·邪客》："则卫气独卫其外"，即周行营养其外。《甲乙经》则作"则卫气独营其外"。足证营卫义通。

综上可见，营卫皆有"营周""周行""环周"（环绕）运行之义，并于此环周过程中行其营养之用，所以命名为营卫，即因其存在方式或皆为"周行"也。在脉内"环周不休"者名之曰营，在脉外"环周不休"名之曰卫。

2. 关于卫气有昼夜行阴行阳多少之差异的问题

卫气是水谷精微中的浮薄部分，其性质"慓悍滑疾，见开而出"，故能渗溢出脉外，以温养肌腠皮肤。人体阴阳二经，"阴主内，阳主外"，昼日人体活动劳作，故主动、主外的阳气旺盛，躯体之脉络扩张将大量的营卫之气统御敷布于躯体，以应人体活动之需要，故昼日行于阳分之营卫之气相对多。《素问·生气通天论》所说的"平旦人气生，日中而阳气隆"即是此理。夜晚人已休息，故主静、主内的阴气盛，内脏之脉络扩张，将大量的营卫之气统御敷布于内脏，以应内脏生产和储藏精气之需要，故夜晚行于阴分之营卫之气多。

正因卫气有昼日行于阳分出于脉外者多，夜晚行于阴分入于脉内者多之特点，所以比营气就容易为人们觉察到它有昼夜行阳行阴多少之不同这一特点。这也是经文之所以从一开始就反复谈卫气"行于阴二十五度，行于阳二十五度"，而不详言营气运行的原因所在。因为营气的运行始终在脉内，比卫气的运行单纯，所以把复杂的卫气运行谈清楚了，营气的运行"阴阳相贯，如环无端"，也就不言自明了。（关于营卫运行的详细情况，分别见于《灵枢·营气》及《灵枢·卫气行》。）阴分、阳分（分，部分、范围之义）见《灵枢·卫气行》《灵枢·营卫生会》："循太阴之分而行。"人目张则卫气出于脉外，再如何回流入脉中以"阴阳相贯"，环周不休呢？据下文"常与营俱行于阳二十五度，行于阴亦二十五度"的记载，则大部分仍应是循经脉以出以还的。而其散行于腠理间未能完全反流入经脉部分，尚有阴跷、阳跷脉这一循环渠道，可将少量的卫气重行使之环周阴阳。

只言卫之运行，不言营之运行，是因为卫有出于脉外之特点，而其出于脉外之多少又有昼夜之差异，昼则出于脉外者多，夜则入于脉内者多，故独言卫之运行。而其五十周次之计算，实际上仍以营气之"五十营"为准。以营行单纯，故不言之。只有在早晨才能察出卫气行阳出外之特点，只有在夜晚才能察出卫气行阴入里之特点，故曰"至阳而起，至阴而止"。《灵枢·卫气行》曰："然后常以平旦为纪，以夜尽为始。"此段内容与上段合。

3. 营卫大会于阴的问题

《灵枢·终始》说："阳受气于四末，阴受气于五脏。"《素问·调经论》："阳受气于上焦。"说明人体的精气，是以"藏精"的五脏为基地而通过阴阳二经以供养全身的。但营卫由手太阴肺宣行于外之后，其运行因有卫气出于脉外之故，营与卫已不能偕行，故环流一周以后，已不能察知其营甲、卫子会合之端绪，故必待夜半后至平旦目张营卫分途之前，营卫皆在于阴之时，始能断定其为大会。及至目张，卫气"先行于四末"后，则难以判定其是否为开始出发时之营甲、卫子了。所以《灵枢·卫气行》说："常以平旦为纪，以夜尽为始。"这个时候是营卫大会后行将开始分道出发的时候。

4. 卫气的运行次序

卫气夜行于阴分二十五周次（同时亦行阳二十五周），昼行于阳分二十五周次，有昼夜多少的差异（同时亦行阴二十五周），所以当卫气由太阳开始行到阳分的时候，人就醒寤起床；行到阴分的时候，人就上床休息。《灵枢·卫气行》："是故平旦阴尽，阳气出于目，目张则气上行于头，循项下足太阳，循背下至小指之端。其散者，别于目锐眦，下手太阳，下至手小指之间外侧。其散者，别于目锐眦，下足少阳，注小指次指之间（其散者，别于目锐眦）（《灵枢·经脉》）。以上（耳上角）循手少阳之分，侧下至小指（次指）之间。别者以上至耳前，合于颔脉，注足阳明，以下行至跗上，入五指之间。其散者，从耳下下手阳明（足阳明"上耳前"），入大指之间，入掌中。其至于足也，入足心，出（然骨后）内踝下，行阴分，复合于目，故为一周。""其始入于阴，常从足少阴注于肾，肾注于心，心注于肺，肺注于肝，肝注于脾，脾复注于肾为周。"经阳跷而复合于目。

5. 人阴阳二气盛衰的规律

中午是天地阳气最盛的时候，此时卫气在阳分亦最多，而阳气盛，正如《素问·生气通天论》所云："平旦人气生，日中而阳气隆"，故为"重阳"；而半夜是天地阴气最盛的时候，此时卫气在阴分亦最多，而阴气盛，故为"重阴"。夜半为阴气最隆盛之时，夜半而后阴气渐衰，至平旦阴行二十五度已尽，而阳经开始接受卫气的运行。日中为阳气最隆盛的时候。日西开始阳气渐衰，至日入阳行二十五度已尽，而阴经开始又接受卫气的运行。至夜半（太阴居五脏之中，恰在夜半），正是血气集中于阴分最多之时，此时营卫大会于阴（特别是手太阴），人们都在睡眠之中，形体没有扰动，故名"合阴"。然后到了平旦阴气循行二十五周不已，与天地日月等天体的运行一样，都有一定的规律。

《素问·金匮真言论》："合夜至鸡鸣，天之阴，阴中之阴也；鸡鸣至平旦，天之阴，阴中之阳也。"《素问·金匮真言论》："平旦至日中，天之阳，阳中之阳也；日中至黄昏，天之阳，阳中之阴也。"《灵枢·卫气行》："卫气之在于身也，上下往来不以期，……常以平旦为纪，以夜尽为始，……日入而止，随日之长短，各以为纪而刺之。"

6. 关于昼夜"五十度"的计算依据

《灵枢·脉度》以十四经加跷脉（男算阳，女算阴）共"一十六丈二尺"，为气行一周的长度。至于其运行的速度，于《灵枢·五十营》则以"呼吸定息，气行六寸"为计算依据。人一昼夜，凡呼吸"一万三千五百息，气行五十营于身"，"凡行八百一十丈也"。二百七十息，气行十六丈二尺。此只算大经，支络、孙络皆未能计算，"气行交通于中，一周于身，下水二刻，日行二十分有奇。昼夜千八分"。

《灵枢·脉度》："手之六阳，从手至头，长五尺，五六三丈。手之六阴，从手至胸中，三尺五寸，三六一丈八尺，五六三尺，合二丈一尺。足之六阳，从足上至头，八尺，六八四丈八尺。足之六阴，从足至胸中，六尺五寸，六六三丈六尺，五六三尺，合三丈九尺。跷脉从足至目，七尺五寸，二七一丈四尺，二五一尺，合一丈五尺。督脉、任脉各四尺五寸，二四八尺，二五一尺，合九尺。凡都合十六丈二尺，此气之大经隧也。"

按：据上述计算校准，则人气行一周于身，为 28 分 48 秒，（每刻为 14 分 24 秒），则一息合六秒四，似觉深长，约为常人之半倍数，或是练气功者之呼吸，故能如此深长也。

第二节　老年人"昼不精，夜不瞑"及少壮人"昼精而夜瞑"的道理

原文

黄帝曰：老人之不夜瞑者，何气使然？少壮之人不昼瞑者，何气使然？岐伯答曰：壮者之气血盛，其肌肉滑，气道通，荣卫之行不失其常，故昼精而夜瞑[1]。老者之气血衰，其肌肉枯，气道涩，五脏之气相搏，其营气衰少而卫气内伐[2]，故昼不精，夜不瞑。

校注

[1] 昼精而夜瞑：《甲乙经》作："少壮不夜寤者。"寤，睡醒。
[2] 伐：古音"凡、父、乏、犯、伐、扶、防……等"，皆奉母（古尚未分）。故"乏"与"伐"得同音通用。伐，虽为砍伐，然引申有亏损之义。又与"乏"同音通用。伐，《广韵》在奉纽"房越切"。乏，亦在奉纽"房法切"。匮也。"伐其本，坏其真"，是伐有伤损之义。

阐幽发微

本段论述老壮之人睡眠差异的原因。少壮人的气血充盛，肌肉分理滑利，"阴阳气道"通

利（《甲乙经》作"利"），营卫的运行不失其常度（即正常，平旦则卫气由目出于阳分，日入则入于阴分），所以白天精神饱满清爽，夜间能够熟睡而不醒。老年人的血气已经衰减，肌肉腠理（包括脏腑、脑、膜理）枯槁，"阴阳气道"涩滞不畅，因而昼日卫气不能充分出阳，致阳气不足，"阳气者，精则养神"，今阳气不足，其精强之养神作用亦弱，故"昼不精"；夜间卫气又不能充分入于阴，仍有部分滞留于阳分，则阴气虚，故不能熟睡而易醒。亦由气道不畅使然，五脏的功能也相互搏（干）扰而不协调，其营气也衰少，卫气也亏损（不足），营卫不能按常规运行，七窍失其所养，所以白天精神不足，夜间也不能熟睡。

卫气与睡眠之关系，见《灵枢·大惑论》及《灵枢·邪客》。本节之中心内容在补充说明营卫之多少、运行之常否，与阴阳气道之畅否亦有关系，对人睡眠之影响，故举老年人及少壮人之生理为例。

第三节 "卫出于上焦"的循行概况及卫气的特殊性

▨ 原文

黄帝曰：愿闻营卫之所行，皆何道从来？岐伯答曰：营出于中焦，卫出于下焦。黄帝曰：愿闻三焦之所出。岐伯答曰：上焦出于胃上口[1]，并咽以上，贯膈，而布胸中，走腋，循太阴之分而行，还至阳明，上至舌，下足阳明，常与营俱行于阳二十五度，行于阴亦二十五度一周也，故五十度而复大会于手太阴矣。

黄帝曰：人有热饮食下胃，其气未定[2]，汗则出，或出于面，或出于背，或出于身半[3]，其不循卫气之道而出，何也？岐伯曰：此外伤于风，内开腠理，毛蒸理泄[4]，卫气走之，固不得循其道，此气慓悍[5]滑疾，见开而出，故不得从其道，故命曰漏泄[6]。

▨ 校注

[1] 胃上口：《千金方》《外台秘要》并作"胃上脘"，《难经·三十一难》亦云："中焦者，在胃中脘，……其治在脐傍。"则知"胃"乃指胃肠，上脘指胃肠上段，中脘指胃肠中段。

[2] 其气未定：指谷气尚未消化完毕。

[3] 身半：据《素问·太阴阳明论》："伤于风者，上先受之。"及《灵枢·邪气脏腑病形》："身半已上者，邪中之也。""身半"当为"身半以上"，"身半"乃指腰以上言也。

[4] 毛蒸理泄：乃互文，即毛理蒸泄之义。

[5] 慓悍：慓，轻捷。悍，强劲。

[6] 漏泄：杨注："谓之漏泄风也。"其症《素问·风论》有详细描述："漏风之状，或多汗，常不可单衣，食则汗出，甚则身汗，喘息恶风，衣常（裳）濡，口干善渴，不能劳事。"

▨ 阐幽发微

1. 卫气出于上焦之辨

"卫出于上焦"，赵府本误刻为"下焦"，以致明以后注家如马莳、张介宾、吴崑等注《灵枢》皆宗"下焦"之说而迂曲穿凿为之注解，唯张志聪据《灵枢·决气》《灵枢·五味论》及

《灵枢·痈疽》等篇而能认定为"卫出上焦"。兹将有关考证之资料列下：

《太素》："卫出上焦。""上焦泄气……慓悍滑疾"下，杨注："上焦之气，从胃上口而出，其气精微，慓悍滑疾，昼夜行身五十周，即卫气也。"《千金方》："卫出上焦。"《外台秘要》引《删繁》："卫出上焦。"《素问·调经论》："阳受气于上焦，以温皮肤分肉之间。"

《灵枢·决气》："上焦开发，宣五谷味，熏肤，充身，泽毛，若雾露之溉，是谓气。"《灵枢·平人绝谷》："上焦泄气，出其精微，慓悍滑疾。"《灵枢·五癃津液别》："故上（原作"三"，从《太素》改）焦出气，以温肌肉，充皮肤，为其津。"《灵枢·五味论》："上焦者，受气而营诸阳者也。"《灵枢·痈疽》："余闻肠胃受谷，上焦出气，以温分肉，而养骨节，通腠理。"《灵枢·大惑论》："邪气留于上焦，上焦闭而不通，已食若饮汤，卫气留久于阴而不行，故卒然多卧焉。"《中藏经》亦作："卫出于上，荣出于下。"《注解伤寒论》"卫气弱，名曰慄（摄于威势，不敢出声息）"下成注："卫出上焦。"足见宋以前之《灵枢》仍作"上焦"。观后文"愿闻中焦""愿闻下焦"，岐伯皆作中、下焦之答，则知此当作"愿闻上焦"。

"上焦所出之气出于胃上口"之上焦，其含义实为上焦所出之谷气，"出于胃上口"，重在上焦"所出"之物，仲景所谓"上焦受中焦气"是也，非言上焦之部位，所出之物，"并咽以上，贯膈"后，始到达于上焦。次节之"中焦出于胃中口"之中焦，亦当如此理解。"三焦之所出"之"三"乃"上"之讹。如《灵枢·五癃津液别》："故三焦出气，以温肌肉"之"三焦"，乃"上焦"之讹，《太素》即作"上焦出气"。足见"三"与"上"最易致讹，以形近故也。上焦误为下焦，可见校勘之重要！

经文于第一节言营卫后，即继论营卫与睡眠之关系；于下节言营气后，即继论营与血之关系；而本节则为于论卫气后，即言卫气与汗之关系。亦足以证此节乃言卫气也。

2. 卫气之用

卫气之用，首参篇首所引《素问·痹论》文，次引《灵枢·本脏》："卫气者，所以温分肉，充皮肤，肥腠理，司关阖者也。"（《太素》作"司关阖"。又于《太素》注曰："门有三种，一者门关，比之太阳；二者门扉，比之阳明；三者门框，比之少阳也。"关，《说文》："以木横持门户也。"《汉书·赵广汉传》："斧斩其门关而去。"）太阳主身之皮毛，故以关喻之；阳明主肌肉，故以阖喻之；少阳主腠理三焦，故以枢喻之。言卫气主营养皮毛肌肉，故司关阖之营养也。

3. 卫气失常之漏泄

（1）病状：人有用热饮食后，饮食下胃尚未消化好，汗即出，或出于面，或出于背，或出于上半身。

（2）病机："外"——体表感受了风邪，使主外的阳气失调，不能固密皮腠，即为"内开腠理"，以风邪之性升散开泄故也，因而腠理开张，加之内有"热饮食"的熏蒸，毛理蒸泄，为卫气乘势顺道而走造成了条件。所以卫气就不顺着它原来应该循行的道路而行了。卫气慓悍滑疾，即轻捷强劲滑利迅疾，见缝就走，见开就出，所以在腠理开张的情况下，它就不能顺着它应该循行的道路运行。

按："漏泄"，重在说明卫气之特性及其与汗之关系，汗亦血中津液所化。

第四节　营出于中焦的生理过程、循行概况及营与血（津血同源）的关系

原文

黄帝曰：愿闻中焦之所出。岐伯答曰：中焦亦并胃中[1]，出上焦之后，此所受气者，泌糟粕，蒸津液，化其精微，上注于肺脉，乃化而为血，以奉生身，莫贵于此，故独得行于经隧，命曰营气。

黄帝曰：夫血之与气，异名同类。何谓也？岐伯答曰：营卫者，精气也，血者，神气也[2]，故血之与气，异名同类焉。故夺[3]血者无汗，夺汗者无血，故人生有两死[4]而无两生。

校注

[1] 胃中：《难经·三十一难》："中焦者，在胃中脘，不上不下，主腐熟水谷，其治在脐旁（天枢）。"《千金方》《外台秘要》俱作"胃中脘"。《甲乙经》《太素》则作"胃口"。据此，结合上文之"胃上口"，则此处应作"胃中口"为是。

[2] 血者，神气也：《素问·离合真邪论》："推阖其门，令神气存。"《素问·调经论》："闭塞其门，邪气布散，精气乃得存。"是神气即精气也。《灵枢·小针解》："神者，正气也。"又《素问·举痛论》"恐则精却"，《甲乙经》作"神却"。足证"精是神之未著，神是精之已昭"（孔颖达），故可通用。《灵枢·平人绝谷》："故神者，水谷之精气也。"水谷之精得称为神，则人体自生之精，益得称之为"神"矣。言血液包括营气在内，只言血，当与营有别。

[3] 夺：失之甚也。

[4] 两死：夺血之甚者（毋血）死，或尚未至死，因复发汗者，则津血俱竭必死；夺汗（气）之甚者（毋气）死，或尚未至死，因复泻血者，则津血俱竭必死。

阐幽发微

1. "营出于中焦"，何以"出上焦之后"

"营出于中焦"，何以"出上焦之后"，道理何在？盖因卫气浮薄悍滑，吸收快，故吸收、输布在先，故先出于上焦。如《灵枢·邪客》说："卫气者，出其悍气之慓疾，而先行于四末分肉皮肤之间而不休者也。"而营气较卫气则稠浊柔缓，吸收较慢，故吸收、输出在上焦之后。这和酒的吸收比其他饮料较快的情况类似。

2. 营气"上注于肺脉"之途径

中焦是受水谷和吸收精气的地方，包括"受盛之官，化物出焉"的小肠在内，观后文下焦只言大肠，不言小肠亦可知。在这里经过泌别（滤过）糟粕，蒸收津液（即营气）的气化过程，把化生出来的精微——营气，向上传注到肺脉，当是经小肠经、心经传注到肺。变化而成为红色的血液，以供生养身体，维持生命之用，没有比这个营养物质更为宝贵的东西了，所以特殊，得以行于经隧之中，称之为营气。

《素问·经脉别论》："食气入胃，浊气归心，淫精于脉，脉气流经，经气归于肺。"《灵枢·经脉》："脾足太阴之脉……属脾络胃，上膈挟咽，连舌本，散舌下；其支者，复从胃，

别上膈，注心中。"《灵枢·经别》："足阳明之正……属胃，散之脾，上通于心。"《灵枢·经脉》："心手少阴之脉，起于心中，出属心系，下膈，络小肠，……其直者，复从心系，却（再）上肺。"

3. "上注于肺脉，乃化而为血"问题

本文所谓"上注于肺脉，乃化而为血"，亦非谓至肺始化赤为血，乃是行文之便，如"谷入于胃，以传于肺"然。前人多谓"奉心化赤"，经君火之气化变化为赤色，实则不然。当如《灵枢·痈疽》所说的那样："中焦出气如露（亦可见营由小肠收），上注溪谷（指肠间溪谷），而渗孙脉，津液和调，变化而赤为血。血和则孙脉先满溢，乃注于络脉皆盈，乃注于经脉，阴阳已张，因息乃行。"又如《灵枢·邪客》也说："营气者，泌其津液，注之于脉，化以为血，以荣四末，内注五脏六腑。"是证营气进入血脉后，即与脉中血液逐步混合（血乳交融）而成为红色之血液，并维持至心肺后始化赤为血液也。

4. 津血同源

营卫都是水谷经脾胃运化后所化生出来的精微之气；而血乃是人类自身的精气，故称"神气"，所以它是属于人体真气范畴的。血与营的区别主要在于：血是人体内自生的精气，属真气范畴，赖营气以滋养，而营则是不断由体外摄入的水谷之精气，属谷气范畴，是后天性质的东西。所以血与营（以卫出脉外，而营行脉中，故重点言营与血之别），名虽有异，而实则同为营养人体的精气之类，二者并行于"经隧"之中（"独得行于经隧"），可分而不可离，共同起着"内溉脏腑，外濡腠理"《灵枢·脉度》的重要作用。故津亏则血少，亡血则津亏。后世称此"异名同类"为"津血同源"。此处之津液、精微皆言营卫，是证营卫为水谷精微之总代表，亦证为津液。《素问·太阴阳明论》言"津液"，因此营卫即津液。

"津血同源"说对临证治疗具有重要的指导意义。从"人生有两死"可以看出，人只有血而无营卫之气是不能生存的，只有水谷精气——营卫而无血也是不能生存的，必须是血气兼备、津血俱全，始能维持生命，所以说"而无两生"。即有两死而无两生，则夺血复夺汗，夺汗复夺血，必死明矣。若能夺血者无再夺汗，则津液渐充，血得渐生，尚有生之可能。

正因为血与营卫之气是"异名同类"，津血同源，所以临证治疗时，当本"夺血者无汗，夺汗者无血"的治疗原则，对亡血的病人，不可再用汗法伤其津；对大汗亡津液的病人，其血液涩、少、稠，亦不可再用血法耗其血，以免津血俱竭，危及病人的生命。所以说"人生有两死"，即杨注所说的："毋血亦死，毋气亦死，故有两死也。"

《素问·宣明五气》："五脏化液：心为汗，肺为涕，肝为泪，脾为涎，肾为唾。"故后世有"汗为心之液"之说。《伤寒论》86条："衄家不可发汗，汗出必额上陷，脉急紧，直视不能眴，不得眠。"《伤寒论》87条："亡血家不可发汗，发汗则寒栗而振。"《难经·十二难》："阳绝补阴，阴绝补阳，是谓实实虚虚，损不足益有余，如此死者，医杀之耳。"

第五节　水谷浊气出于下焦的生理过程及上、中、下焦功能的特点

▌ 原文 ▌

黄帝曰：愿闻下焦之所出。岐伯答曰：下焦者[1]，别回肠[2]，注于膀胱而渗入焉。故水谷

者，常并居于胃中，成糟粕，而俱下于大肠，而成下焦，渗而俱下，济泌[3]别汁，循下焦而渗入膀胱焉。

黄帝曰：人饮酒，酒亦入胃，谷未熟而小便独先下，何也？岐伯答曰：酒者，熟谷之液也，其气悍以清[4]，故后谷而入，先谷而液出焉。黄帝曰：善。余闻上焦如雾[5]，中焦如沤[6]，下焦如渎[7]，此之谓也。

校注

[1] 下焦者："者"下，《千金方》《外台秘要》引《删繁》均有"起胃下管"四字。即胃肠之下段也。

[2] 回肠：即大肠（参见【附录二】）。

[3] 济泌：济，音挤。古济、泲同音通用。泲，渗漉也。泌，音密，液体由细孔排出谓之泌，如分泌。济泌即滤过之意。

[4] 悍以清：《太素》作"悍以滑"，是也，当从改。

[5] 上焦如雾：上焦宣行营卫，若雾露之溉一样以熏肤，敷布水谷精气于全身，充身泽毛。

[6] 中焦如沤：中焦腐熟水谷，如以水沤物一样，以泌别清浊，吸取精微。

[7] 下焦如渎：下焦排泻浊水，像排水沟（下水道）一样。

阐幽发微

1. 下焦变化的生理过程

下焦所出之气，是从回肠分离出来的浊水之气，谷气之糟粕传入直肠，经下焦而传注于膀胱，渗入其中。所以水谷之气常混杂存在于肠胃之中，包括小肠、中焦，经过"泌糟粕，蒸津液"的气化作用后，变成糟粕而一起向下传送到大肠，而成为下焦之气（生理物质），在大肠里又一面"济泌别汁"的渗吸，一面向下传送（为"渗而俱下"），把分离出来的浊水，经过"主水"的肾脏，顺着下焦而渗注到膀胱里去。从本节亦可看出大肠属下焦，小肠属中焦。

2. 酒的特性

《灵枢·论勇》："酒者，水谷之精，熟谷之液也，其气慓悍。其入于胃中，则胃胀气，气上逆，满于胸中，肝浮胆横。"《灵枢·经脉》："饮酒者，卫气先行皮肤，先充络脉，络脉先盛，故卫气已平（满也），营气乃满，而经脉大盛。"酒是谷物经发酵后酿成的汁液，上引两篇经文和本篇经文都说明了酒是"水谷之精，熟谷之液"，其气悍滑，其性质与卫气性质相似，故能很快地吸收而先行于四末，所以虽然在水谷之后摄入，却能在水谷吸收之先而吸收，从小便先排出。

小　结

本篇讨论了营卫的生成、性质、功用以及运行与会合的规律等。其生成都来源于水谷之精微，其精常行于脉中之精气为营，其次浊能出于脉外之悍气为卫，"营出于中焦，卫出于上焦"，同源而异流，"环周不休"。共同起着"内溉脏腑，外濡腠理"的作用。只是营气偏重于"内溉脏腑"，卫气偏重于"外濡腠理"，是其不同。关于卫气的运行规律较为复杂，有昼夜行阴行阳多少之差异，当以"阴阳相贯，如环无端"，"常与营行于阳二十五度，行于阴亦二十五度，故五十度而复大会于手太阴"为基准，余如《灵枢·卫气行》之所述，则有待于作进一步的研讨。

文中在论述营卫之所出时，涉及了三焦，虽然不是专论三焦之文，但从中亦可体会到三焦某些部分的部位及功能的概况，即"上焦如雾，中焦如沤，下焦如渎"，这对理解有关三焦的理论是有一定意义的。尤其是文中关于"血之与气，异名同类"及"夺血者无汗，夺汗者无血"的论述，对后世临床的发展更是起了重要指导作用。

【附录一】

膜，《素问·生气通天论》或作"凑"，膜理即皮肤肌肉组织凑聚会合处的间隙、文理。膜理，张仲景《金匮要略》："膜者，是三焦通会元真之处，为血气所注；理者，是皮肤脏腑之文理也。"又王冰在《素问·举痛论》中注释说："膜谓津液渗泄之所，理谓文理逢会之中。"无膜理则不得渗泄，不得养。

膜理共九个别称：分别有肉膜、肉理（《素问·生气通天论》）、分肉之间（《素问·风论》）、分肉间（《灵枢·口问》）、分间（《灵枢·四时气》）、分膜（《素问·水热穴论》）、分理（《太素·诸风数类》）《灵枢·五变》），偶尔亦称"节膜"（《素问·气穴论》）或溪谷。

膜理的生理与病理：膜为真气及营卫所渗灌、通会之处，以使皮肉组织得到濡养温煦，从而收到分肉解利，皮肤调柔，膜理致密的卫外强固的效果，这就是膜理的生理意义。《素问·气穴论》："肉分之间，溪谷之会，以行荣卫，以会大气。"《灵枢·九针十二原》："所言节者，神气之所游行出入也。"同时，膜理是营卫津液等出入分肉的通路，也是邪气乘人体真气之虚而入客的途径。如《灵枢·小针解》说："在门者，邪循正气之所出入也。"《素问·五脏生成》："此皆卫气之所留止，邪气之所客也。"张仲景亦说"血弱气尽，膜理开，邪气因入。"同时它也是客邪之所。如《灵枢·五癃津液别》："寒留于分肉之间，聚沫则为痛。"《素问·生气通天论》："营气不从，逆于肉理，乃生痈肿。"及《素问·气穴论》所说的"邪溢气壅，脉热肉败，荣卫不行，必将为脓，……留于节膜，必将为败"等，都说明了其病理意义。

【附录二】

"其气溢于大肠"（《素问·奇病论》）下，王注："经说大肠，当言回肠也。何者？"《灵枢·肠胃》说："小肠后附脊，左环，回周迭积，其注于回肠者（言小肠乃注于回肠者），外附于脐上，回运环反（今名'小肠祥'）（反，据《太素》《甲乙经》补），十六曲，大二寸半（周围约今之一寸七分分之少半），径八分，分之少半（约今之五分七），长三丈二尺（约今二丈二尺四分）。回肠当脐左环，回周叶积而下，回运环反十六曲，大四寸（合二寸七分六），径一寸，寸之少半（合八分六），长二丈一尺（合一丈四尺五寸），（杨注：'白膲也。'音嗔）广肠傅（附）脊，以受回肠（大肠），左环叶积（原'脊'，从《太素》改），上下辟（同'阖'，扩也）。大八寸（合五寸五分分之少半），径二寸之大半（合一寸九分），长二尺八寸（合一尺九寸三）。"

又《灵枢·平人绝谷》："胃大一尺五寸，径五寸，长二尺六寸，……小肠大二寸半，径八分，分之少半，长三丈二尺；……回肠大四寸，径一寸，寸之少半，长二丈一尺，……广肠大八寸，径二寸，寸之大半，长二尺八寸，……肠胃之长，凡五丈八尺四寸，受水谷九斗二升一合，合之大半。"

综观以上二篇所述，《灵枢·肠胃》固有"其注于回肠者"句，后世不解其义，以为是小肠下段名曰"回肠"。然观《灵枢·平人绝谷》则知"其注于回肠者"，乃是言小肠系向回肠传注者之义，且观其所述之"小肠大二寸半，径八分分之少半，长三丈二尺"并皆相同，且《灵枢·肠胃》小肠下亦无两个尺寸，则知是论小肠甚明。再从《灵枢·平人绝谷》所述来看，胃下言小肠，继言回肠、广肠，可知回肠即大肠。又篇末所说的"肠胃之长，凡五丈八尺四寸"，也是只有胃的"二尺六寸"、小肠的"三丈二尺"、回肠的"二丈一尺"、广肠的"二尺八寸"，共合"五丈八尺四寸，"再无其他肠度存在的余地，从而也证明了回肠就是大肠。

第四十四章 灵枢·口问

题解

本篇讨论了欠、哕、唏、振寒、噫、嚏、亸、泣涕、太息、涎下以及耳鸣、自啮舌等十二种病症的发病机理、症状及针刺治法。由于这些病症，都是"论不在经者"，是通过口问记录的，故名《口问》。

第一节　欠、哕、唏、振寒、噫、嚏、亸等证的病机和治法

原文

黄帝闲居，辟左右而问于岐伯曰：余已闻九针之经，论阴阳逆顺，六经已毕，愿得口问。岐伯避席再拜曰：善乎哉问也，此先师之所口传也。黄帝曰：愿闻口传。岐伯答曰：夫百病之始生也，皆生于风雨寒暑，阴阳喜怒，饮食居处，大惊卒恐。则血气分离，阴阳破败[1]，经络厥绝[2]，脉道不通，阴阳相逆，卫气稽留，经脉虚空，血气不次[3]，乃失其常。论不在经[4]者，请道其方。

黄帝曰：人之欠[5]者，何气使然？岐伯答曰：卫气昼日行于阳，夜半则行于阴，阴者主夜，夜者卧。阳者主上，阴者主下。故阴气积于下，阳气未尽，阳引而上，阴引而下，阴阳相引，故数欠。阳气尽，阴气盛，则目瞑；阴气尽而阳气盛，则寤矣。泻足少阴，补足太阳。

黄帝曰：人之哕[6]者，何气使然？岐伯曰：谷入于胃，胃气上注于肺。今有故寒气与新谷气，俱还入于胃，新故相乱，真邪相攻，气并相逆，复出于胃，故为哕。补手太阴，泻足少阴[7]。

黄帝曰：人之唏[8]者，何气使然？岐伯曰：此阴气盛而阳气虚，阴气疾而阳气徐，阴气盛而阳气绝，故为唏。补足太阳，泻足少阴。

黄帝曰：人之振寒[9]者，何气使然？岐伯曰：寒气客于皮肤，阴气盛，阳气虚，故为振寒寒栗，补诸阳。

黄帝曰：人之噫者，何气使然？岐伯曰：寒气客于胃，厥逆从下上散，复出于胃，故为噫。补足太阴阳明。一曰补眉本也。

黄帝曰：人之嚏者，何气使然？岐伯曰：阳气和利，满于心[10]，出于鼻，故为嚏。补足太阳荣眉本，一曰眉上也。

黄帝曰：人之亸[11]者，何气使然？岐伯曰：胃不实则诸脉虚；诸脉虚则筋脉懈惰；筋脉懈惰则行阴用力[12]，气不能复[13]，故为亸。因其所在，补分肉间。

校注

[1] 阴阳破败:《太素》作"阴阳破散",当从。

[2] 经络厥绝:《太素》作"经络决绝"。

[3] 血气不次: 杨注:"营血卫气行无次第。"

[4] 论不在经: 病症的论述是古代医经上没有记载的。

[5] 欠: 即欠伸、哈欠。

[6] 哕: 即呃逆。

[7] 泻足少阴: 从《甲乙经》作"足太阴"。《甲乙经》补上有"肺主哕"三字是也。

[8] 唏: 同"欷"。音希,哭泣抽息之声。

[9] 振寒: 即寒慄而振战,本条似为阳虚则外寒者。

[10] 满于心: 孙鼎宜曰:"'心'当作'胸'字误。"

[11] 軃: duǒ,音朵。正作"嚲",下垂无力。

[12] 则行阴用力:《太素》无"则"字。注云:"行阴,入房也。"

[13] 气不能复: 气指筋脉之气。《选读》谓"指胃气",非。

阐幽发微

一切疾病的发生,大都是伤于风雨寒暑,或是房事太过,或是喜怒过度,或是饮食无节,或是起居无常,或是惊恐太过等原因。这就会使人的血气不相随,阴阳的关系破散,经络之气(厥)逆乱阻绝,脉道壅滞而不通,阴阳之气相逆而不顺(格拒,相反而不相成),卫气稽留而不行,经脉之气虚空而不足,血气运行也失去次序(规律),于是人的生理失去正常状态。

按: 篇首说明了各种病因及其致人于病的机理,主要是扰乱了阴阳之气(包括血气)的调顺,使"血气不次"所致。

1. 欠

卫气昼行于阳分,夜则行于阴分(实则多少之异也)。阳主昼主动,阴主夜主静。昼日卫气行阳者多,以应人活动需要。阳气盛,人则神爽,以应人之动;夜间卫气行阴者多,阴气盛,人则睡眠,以应人之静。阳主上主升,阴主下主降。夜间当人入睡之前,正是卫气从足少阴将行入阴,而阴气盛积于下,阳气尚未尽入之时,此时阴引阳气入,而阳主升主上,其气不尽完全下入阴(因人尚在活动清醒故),而欲引阴气出(入于下之少阴,出于上之太阳,故云"阳引而上"。),阴阳之气相引,故哈欠连作。

及至阳气中的卫气尽入于阴分时(于此可见卫在阳即为阳气之内容,在阴即为阴气之内容。有人说卫气是阳气,在此则不通。)则阴气盛,此时阳跷虚,则阴跷满(气下行),人则闭目睡眠。到了早晨,卫气复出于阳分,则阳气盛,阳跷满(气上行),人则张目而醒。因为阳气行于阳,自足太阳之起于目内眦及手太阳之至于目锐眦者开始。行于阴别自足少阴开始,故治疗哈欠频频之阳虚证,应泻足少阴之照海穴(阴跷所出)补足太阳之申脉穴(阳跷所出)。故人之昼日喜欠者,皆阳虚不能尽引阴气出也。

卫气昼行于阳,乃在以"阴阳相贯,如环无端"的基础上,增加了行于阳的量,减少了行于阴的量,即在"阴阳相贯"之外,又增加了一部分阳经与阳跷之间的循环量。而夜行于阴,则是于"阴阳相贯"的基础上,增加了行阴之量,即多了一部分阴经与阴跷之间的循环量。

《灵枢·脉度》："跷脉者，少阴之别，起于然骨之后，上内踝之上，直上循阴股入阴，上循胸里，入缺盆，上出人迎之前，入颃属目内眦，合于太阳阳跷而上行，气并相还，则为濡目，气不荣，则目不合。"阳跷之气由外入阴，阴跷之气由内出阳。阳跷盛则卫气不得入阴，阴跷盛则卫气不得出阳。《灵枢·寒热病》："阴跷阳跷，阴阳相交，阳入阴，阴出阳，交于目锐眦，阳气盛则瞋目，阴气盛则瞑目。"《难经·二十八难》："阳跷脉者，起于跟中，循外踝上行，入风池；阴跷脉者，亦起于跟中，循内踝上行至喉咙，交贯冲脉。"

2. 哕

饮食入胃，经脾行散精气的作用而将精微上注于肺而输布周身。今胃有故寒气与新纳入的谷气（热），都还入于胃（实则被谷气顶回胃中，吃得急，喝得猛，不得出于肺）以致谷气与寒气相混，此乱气与真气相攻冲使谷气不得出胃上肺，两气逆又从胃出上膈，激动胃口就发生呃逆。本即真邪相攻，胃口不开，欲出不得，治之应补手太阴、足太阴，当泻足阳明三里，取膈俞、内关。

《选读》按："呃逆一证，有寒有热，有虚有实。"（虚热气逆作呃与《金匮要略》橘皮竹茹汤，虚寒也当见《灵枢·邪气脏腑病形》。）本段阐述了寒邪内伏引起呃逆的病理及针刺治法。后世临床治疗呃逆所用的温中祛寒和温补脾胃法，即本于此。《素问·宝命全形论》："弦绝者，其音嘶败；木敷者，其叶发；病深者，其声哕。"当与《济生方》之柿蒂汤（丁香、柿蒂、生姜）"治胸满呃逆不止"。虚者加人参名丁香柿蒂汤。《灵枢·杂病》："哕，以草刺鼻，嚏，嚏而已；无息而疾迎引之，立已；大惊之，亦可已。"此非病之哕。

3. 唏

这是由于悲则肺布叶举，上焦不通，以致气郁于内（荣卫），阴气充盛，而外之血气衰少，故阳气虚，因而阴气疾急有力（以郁盛故），而阳气之动徐缓无力（以虚少故），故抽息之吸气声较快，而呼气较缓。治之当补足太阳，泻足少阴。张介宾认为当取申脉、照海。《难经·四难》："呼出心与肺，吸入肾与肝。"

4. 振寒

寒气客于皮肤，寒邪之性收引凝聚，最助阴损阳，故使人阴气盛而阳气虚，皮肤收敛，毫毛毕直，皮肤粟起而寒慄。始虽如此，终则发热也。治之当补诸阳经之腧穴。如取督脉之风府，少阳之风池以解表，阳明之合谷、曲池以解表退热。风府为阳维、督脉之会；风池为少阳、阳维之会；风门为太阳、督脉之会，诸阳是也。若真正阳虚则蜷卧不振寒。《伤寒论》云："发热恶寒者，发于阳也；无热恶寒者，发于阴也。"

5. 噫

寒气客于胃，厥寒之气从下向上散，从胃上口而出，故为噫气。治之补足太阴、阳明。使脾胃得温，寒气自除。"一曰补眉本也"，明系旁注而误入正文。按：本段之"寒气"如为外寒入胃，多系饮食之寒气，导致胃气不和，饮食难消，故噫。胃虚寒者，消化不良，亦可生噫气。另外因怒而导致肝木疏泄太过，以致胃气不和者，亦可作噫。《素问·举痛论》云："甚则呕血及飧泄"即是。《金匮要略·五脏风寒积聚病》："三焦竭部，上焦竭善噫，何谓也？师曰：上焦受中焦气，不能消谷，故能噫耳。"

6. 嚏

阳气调和通利，满溢于心胸，上达于肺，出于鼻，就发生喷嚏。言阳气之作用，可使心肺功能旺盛，故能作嚏振奋精神。《太素》："太阳荣当作'荥'。在通谷，足指外侧本节前陷中。"《素问·宣明五气》："肾为欠为嚏。"肾阳虚则多欠，易觉凉而为嚏。肾与膀胱为表里。

此段所述乃正常之嚏。若感外寒作嚏，乃阳气振奋欲驱寒之作嚏，为抵抗的一种生理现象。《金匮要略·腹满寒疝宿食病》："欲嚏不能，此人肚中寒。"若阳虚者，则虽作嚏，亦不能祛寒，于是则著而病。甚至阳虚甚者，则根本不能作嚏。感寒而径为直中三阴之证矣。若久病得嚏者，为阳气渐复之佳兆。《素问·热论》："十一日，少阴病衰，渴止（不渴）不满，舌干已而嚏。"《金匮要略·腹满寒疝宿食病》："中寒，其人下利，以里虚也，欲嚏不能，此人肚中寒。"治疗应补足太阳荥穴通谷，以及眉根部的攒竹穴。

7. 軃

《诸病源候论》："軃曳者，肢体弛缓，不收摄也。人以胃气养于肌肉经络也，胃若衰损，其气不实，经脉軃虚则筋肉懈惰，故风邪搏于筋而使軃曳也。"此是经脉虚复感于风之"风軃曳候"。

人的"肢体弛缓"，轻者易疲劳，重者无力，眼睑下垂，咀嚼无力，活动軃弱，是由于胃气虚，不能渗营周身的经脉，脉气虚则筋脉（《太素》作"筋肉"）亦虚而懈惰无力，如再强力入房，则筋脉之气益虚，因而懈惰无力益甚而不能恢复，故而眼睑及四肢軃垂痿弱无力。严重者，呼吸亦无力，"少气懒言"，危也，"咀嚼亦无力"，与补中益气汤有效。据此知其为肌无力也。休息后，轻者可恢复有力。

应当根据軃之所在部位，补其分肉间（非关节间）的俞穴。兼取阳明的三里穴，以"治痿独取阳明"故也。"脾主四肢"，故当脾胃兼补。有报道单服炒黄芪一味为面，共服药五月余，用黄芪近 20 千克，每日服 100 克，白糖水下，日服一次。

按：軃证，颇似"重症肌无力症"，主要为眼睑逐渐下垂及咀嚼无力，初起可于休息后减轻，同时还有四肢肌无力和躯干肌无力与上症同时发生，或在病程中陆续出现。主要为上述多组肌群的疲劳性与无力状态（腱反射存在，但易疲劳），症状于清晨或休息后减轻，无肌萎缩或感觉障碍为其与他病鉴别之要点。本病于入房、分娩后及月经期皆加重。

"萎缩性肌强直"的病者，常并发睾丸或卵巢的萎缩。"重症肌无力"病者，在月经期中及分娩后症状往往加重。重症肌无力并无肌萎缩及感觉障碍，无皮毛虚弱急薄，其病因不明，多属自身免疫系统疾病，又认为与甲状腺功能亢进有关，是本病与痿证的区别点。脾虚湿盛，可导致低钾性麻痹，发作性四肢弛缓性瘫痪。"进行性肌营养不良"，与本病同属"肌病性瘫痪"。而"进行性肌营养不良症"是一种原发性横纹肌变性疾病，呈进行性发展，病因亦不明。临床表现类型较多，分五型，其诊断依据主要为：①慢性发生的进行性四肢肌肉无力及萎缩，多从近端开始，比较对称的分布，由于萎缩肌肉的特征性分布而表现翼状肩及"鸭步"，腹部前挺，摇摆而行，多见于小儿。②常有假性肌肥大并存。③腱反射减弱或消失，通常无感觉障碍。④发病多在儿童期。进行性肌营养不良症的眼睑型亦眼睑下垂，须与重症肌无力相鉴别，本病的眼睑下垂与休息或疲劳无明显关系。"肌病性瘫痪"的病因，大多尚未充分阐明。

第二节　泣涕、太息、涎下、耳鸣、自啮舌、颊、唇等证的病机和治法

原文

黄帝曰：人之哀而泣涕出者，何气使然？岐伯曰：心者，五脏六腑之主也；目者，宗脉之所聚也，上液之道也；口鼻者，气之门户也。故悲哀愁忧则心动，心动则五脏六腑皆摇，摇则宗脉感，宗脉感则液道开，液道开，故泣涕出焉。液者，所以灌精濡空窍者也，故上液之道开则泣，泣不止则液竭，液竭则精不灌，精不灌则目无所见矣，故命曰夺精。补天柱经侠颈。

黄帝曰：人之太息者，何气使然？岐伯曰：忧思则心系急，心系急则气道约，约则不利，故太息以伸出之。补手少阴、心主、足少阳，留之也。

黄帝曰：人之涎下者，何气使然？岐伯曰：饮食者皆入于胃，胃中有热则虫动，虫动则胃缓，胃缓则廉泉[1]开，故涎下。补足少阴。

黄帝曰：人之耳中鸣者，何气使然？岐伯曰：耳者，宗脉之所聚也，故胃中空则宗脉虚，虚则下溜，脉有所竭者，故耳鸣。补客主人，手大指爪甲上与肉交者也。

黄帝曰：人之自啮舌者，何气使然？岐伯曰：此厥逆走上，脉气辈至[2]也。少阴气至则啮舌，少阳气至则啮颊，阳明气至则啮唇矣。视主病者则补之。凡此十二邪者，皆奇邪之走空窍者也。

校注

[1] 廉泉：在结喉上当舌骨上缘陷中，仰首取之，任脉与阴维会穴。

[2] 辈至：一批接一批地涌至，犹言不断地涌至。《说文》："若军发车百两为一辈。"

阐幽发微

1. 泣涕

心为五脏六腑之大主，目是五脏六腑众脉之所合处，是眼泪出来的道路（泪囊）。口和鼻，是呼吸之气出入的门户。所以悲哀忧愁则心受感动，心动则五脏六腑皆可受感动，于是五脏六腑上注于目的宗脉也受到感动，宗脉感动则液道开放（理论上目之众脉为五脏六腑之众脉，故先言五脏六腑之动。实即心能感动之），所以泣涕就流出来。

津液是渗灌和濡养目睛和空窍的。如果哭泣太多，就会导致空窍的津液枯竭，而不能渗灌目睛而失明，这就叫作"夺精"。旧社会之妇女因哭泣做女红者多致此。当补其天柱穴。属太阳膀胱，其经挟颈项而上行。穴在颈后发际，哑门穴旁开一寸三分。按：不若取足太阳之睛明穴及足少阳之风池穴（在风府旁，大筋外廉）。

2. 太息

忧愁思虑，就会使心系（包括主动脉、上腔静脉、肺动脉、左肺静脉、右肺静脉，下腔静

脉不在内）紧张而拘急，心系连于肺（杨注："心系连肺"），心系急则肺之气道亦约缩紧急，故气息之出入不通利而胸闷，所以要用力做深长呼吸以伸出，即为太息，使抑郁之闷气得以伸展。治之取手少阴心经、手厥阴心包经，留针以补之，取足少阳胆经，似当用平补平泻以疏导为宜，10椎旁开寸半胆俞，可疏肝利胆。

3. 涎下

饮食物皆入于胃，如胃肠中有热，则胃肠中的寄生虫就会因热之干扰而蠕动游走（转移），虫动则刺激胃肠而使胃肠弛缓以减少虫动之刺激，胃缓则廉泉穴亦弛缓开张。杨注："廉泉，舌下孔，通涎道也。"足阳明脉"循喉咙"，其经别"循咽"，因而液道开，而流出涎水，当"发作有时"。少阴脉"循喉咙，侠舌本"，治之补足少阴肾经。

按：蛔虫可因热而动，亦可因寒而动。虫动涎下，当有心腹痛。视虫动之程度而腹痛亦轻重不等。《金匮要略·趺蹶手指臂肿转筋阴狐疝蛔虫病》："蛔虫之为病，令人吐涎，心痛，发作有时。毒药不止，甘草粉蜜汤主之。"《灵枢·上膈》："喜怒不适，食饮不节，寒温不时，则寒汁流于肠中，流于肠中则虫寒，虫寒则积聚。"

4. 耳鸣

耳也是众脉之所聚合处，诸脉皆禀气于胃，饥饿胃中空虚，则宗脉之气亦虚，虚则脉气下流，下流则上脉之气有所虚竭，虚甚，所以发生耳鸣，治之可取足少阳经的客主人，即上关穴，以及手大指爪甲角的少商穴，以补之。此不治之，饱食后即自已。客主人乃泛指治耳鸣之穴。

按：耳鸣耳聋其因甚多，胃气虚可导致耳鸣，但肾虚，髓海虚，心气虚亦皆可导致耳鸣。《灵枢·海论》："髓海不足，则脑转耳鸣，胫酸眩冒，目无所见，懈怠安卧。"《灵枢·决气》："精脱者，耳聋。"《灵枢·邪气脏腑病形》："心脉，……微涩为血溢，维厥，耳鸣，颠疾。"《素问·缪刺论》："邪客于手阳明之络，令人耳聋。""邪客于手足少阴、太阴、足阳明之络，此五络皆会于耳中，上络左角。"因此除手太阳、手少阳、足少阳三经外，尚有手足阳明、手足少阴、手足太阴之络入耳中，计有九脉。其病因则耳鸣多虚，耳聋则新病多实，久病多虚。今日中毒亦有耳聋者。

5. 自啮舌、颊、唇

这是由于经脉上行的逆常之气，一批接一批地涌到有关的组织器官，因而影响其活动之准确度所致。如足少阴脉的厥气涌至，就会影响到舌而啮舌，以少阴"系舌本"故。如少阳脉厥气涌至，就会影响到两颊部而啮颊，以手少阳脉由"耳上角"，足少阳"别锐眦下大迎，合于手少阳抵于顿"故。如手、足阳明脉的厥气涌至，就会影响到口唇而啮唇，以二经皆"挟口环唇"故也。视主病之脉，补之。以上十二种病邪，都是不同于寻常的病邪走于空窍所引起的。

第三节　上气、中气、下气不足的病状、病机与治法

▷ 原文

故邪之所在，皆为不足[1]。故上气不足，脑为之不满，耳为之苦鸣，头为之苦倾，目为之眩；中气不足，溲便为之变，肠为之苦鸣；下气不足，则乃为痿厥心悗[2]。补足外踝下留之。

黄帝曰：治之奈何？岐伯曰：肾主为欠，取足少阴。肺主为哕，取手太阴、足少阴。唏者，阴与阳绝，故补足太阳，泻足少阴。振寒者，补诸阳。噫者，补足太阴阳明。嚏者，补足太阳眉本。軃，因其所在，补分肉间。泣出补天柱经侠颈，侠颈者，头中分也。太息，补手少阴、心主、足少阳留之。涎下补足少阴。耳鸣，补客主人，手大指爪甲上与肉交者。自啮舌，视主病者则补之。目眩头倾，补足外踝下留之。痿厥心悗，刺足大指间上二寸，留之，一曰足外踝下留之。

校注

[1] 故邪之所在，皆为不足：故，上无所承，无义。凡病邪所在之处，都是由于该处真气虚弱能够容邪的缘故。《素问·评热病论》云："邪之所凑，其气必虚"是也。

[2] 心悗：《太素》作"足闷"是也。

阐幽发微

1. 上气不足

上气不足，就会发生脑髓虚而苦头脑常动荡，耳苦鸣响；髓海、督脉之气虚则宗脉之气亦虚，故鸣；头苦于颈软而不能支撑；督气虚则两目冒金花等。目之宗脉虚，还应有"善忘"，见下引。

按：上气不足，即指唯一真正的奇恒之腑的脑髓不足，督脉气虚之证言。《灵枢·经脉》云："督脉之别，……实则脊强，虚则头重，高摇之。"（又当参"髓海虚"，见《灵枢·海论》。）《灵枢·卫气》："凡候此者，下虚则厥，下盛则热；上虚则眩，上盛则热痛。"《灵枢·大惑论》："上气不足，下气有余，肠胃实而心肺虚，虚则营卫留于下，久之不以时上，故善忘也。"

2. 中气不足

中气指中焦之气，主指脾胃。中焦脾胃的真气不足，就会水谷不化，而影响到二便发生变化，主要是发生飧泄，同时还会因水谷不化，而肠间水液和气体增多，气水相激而发生肠鸣。这都是中焦脾胃之气虚弱所致。

3. 下气不足

下部的真气虚，多指肾气虚，则下部经气厥逆，容易下部受寒，因而两下肢酸软无力而四末清冷，下肢为甚，或是两足沉重"痛滞不便利也"（《灵枢·百病始生》张注）。治之当取足外踝下之昆仑穴补之。

按：张注谓："凡于上中下气虚之病，皆可留针补之"，非也。此但指下气不足言也。上之目眩、头倾亦当针此穴补之。篇末云"目眩、头倾，补足外踝下留之"。

小　　结

本篇所述之十二奇邪，不同于一般病证"论不在经"，故名奇邪，其中唏、泣涕、太息、自啮舌、颊、唇等四邪，属一般生理现象，临床意义不大。其余八证中，欠、振寒、噫、嚏或为生理或为病态，当视其具体情况而定。如：因阳虚而哈欠频频者则为病态，振寒多为外寒，后必发热。无热恶寒则为阳虚阴胜。因偶尔暴饮暴食而噫气者非为病态，若因饮食无节，中焦不和或饮食喜怒而致噫气频频者，则为病态。因胃气虚寒或虚热而气逆作哕者，始为病态，久病见哕者危。喷嚏因感冒而作者始为病态，此外嚏则纯属病态，且须治疗与休养相结合始能逐渐恢复。涎下之兼心腹痛者，多为蛔虫病。耳鸣者多为上气不足（髓海及肾气虚）所致，饥饿之胃气虚空甚者，亦可致耳鸣。然可不治自愈。篇末关于上、中、下三气不足之证，有重要的理论意义和临证意义，当熟记。

第四十五章　灵枢·海论

题解

本篇主要论述了人体的四海——髓海、血海、气海、水谷之海的概念，及其经气输注的俞穴，并对四海有余、不足的病态作了重点阐述。

第一节　"四海"的概念及其经气输注的重要俞穴

原文

黄帝问于岐伯曰：余闻刺法于夫子，夫子之所言，不离于营卫血气。夫十二经脉者，内属于腑脏，外络于肢节，夫子乃合之于四海乎？岐伯答曰：人亦有四海，十二经水[1]。经水者，皆注于海，海有东西南北，命曰四海。黄帝曰：以人应之奈何？岐伯曰：人有髓海，有血海，有气海，有水谷之海，凡此四者，以应四海也。

黄帝曰：远乎哉，夫子之合人天地四海也，愿闻应之奈何？岐伯答曰：必先明知阴阳表里荥输[2]所在，四海定矣。

黄帝曰：定之奈何？岐伯曰：胃者水谷之海，其输上在气街[3]（冲），下至三里；冲脉者，为十二经之海[4]，其输上在于大杼[5]，下出于巨虚之上下廉[6]；膻中[7]者，为气之海，其输上在于柱骨之上下[8]，前在于人迎，脑为髓之海，其输上在于其盖[9]，下在风府。

校注

[1] 十二经水：张介宾："人有经脉十二，手足之三阴三阳也。天地有经水十二，清、渭、海、湖、汝、渑、淮、漯、江、河、济、漳也。经脉有高下小大不同，经水有广狭远近不同，故人与天地皆相应也。"又《灵枢·经水》说："经水者，受水而行之。""经脉十二者，外合于十二经水，而内属于五脏六腑。"

[2] 荥输：荥（xíng），音行。又有"营"音，当读"荥"，荥迂未成大流也。十二经各有井、荥、俞、经、合各穴。这里的"荥输"，指四海所流注的穴位。

[3] 气街：即气冲穴，属于足阳明胃经，在任脉曲骨穴旁开二寸。

[4] 十二经之海：张介宾："此即血海也。冲脉起于胞中，其前行者，并足少阴之经，侠脐上行，至胸中而散，其后行者，上循背里，为经络之海。"

[5] 大杼：穴名。属足太阳膀胱经，在第一胸椎下旁开寸半。

[6] 巨虚之上下廉：即足阳明胃经之上巨虚（膝下六寸）和下巨虚穴（膝下九寸）。

[7] 膻中：这里指胸中而言。

[8] 柱骨之上下：柱骨，亦称天柱骨、项骨。柱骨之上下，指督脉经之哑门穴与大椎穴。

[9] 盖：张志聪："盖，谓督脉之百会，督脉应天道之环转覆盖，故曰盖。"

阐幽发微

黄帝问于岐伯说：我在听您论述刺法时，先生所讲的，都没有离开营卫血气。人体的十二经脉，内连属于五脏六腑，外连属于四肢百节，先生能把它同四海联系（结合）起来讲吗？岐伯回答说：人体也有四海和十二经水。经水都是流注于海的。海有东、西、南、北海，叫作"四海"。黄帝说：人体和四海怎样相应呢？岐伯说：人体有髓的汇聚处，叫髓海；有血的汇聚处，叫血海；有气的汇聚处，叫气海；有饮食物的汇聚处，叫水谷之海。共计这四者是和地上的四海相应的。

黄帝说：真深远啊！先生把人身同自然界的四海都联系起来了。希望能知道二者相应的道理。岐伯回答说：必须首先明确经脉的阴阳表里及其经气输注的俞穴所在。这样，就可以确定人体四海的部位了。黄帝说：如何确定呢？岐伯说：胃是饮食物的汇聚之处，称为水谷之海，它的经气输注的俞穴，上在气街处的气街穴，下在足三里穴；冲脉是十二经血气的汇聚之处，称为血海，它的经气输注的俞穴，上在足太阳经的大杼穴，下在足阳明经的上巨虚和下巨虚穴；膻中是气的汇聚之处，称为气海，它的经气输注的俞穴，上在柱骨上的哑门穴和柱骨下的大椎穴，下在足阳明经的人迎穴；脑是骨髓的汇聚之处，称为髓海，它的经气输注，上在脑盖的百会穴，下在督脉的风府穴。

第二节　"四海"有余不足的病状、病机与治法

原文

黄帝曰：凡此四海者，何利何害？何生何败？岐伯曰：得顺者生，得逆者败[1]；知调者利，不知调者害[2]。

黄帝曰：四海之逆顺奈何？岐伯曰：气海有余[3]者，气满胸中，悗息[4]面赤；气海不足，则气少不足以言。血海有余，则常想其身大，怫然[5]不知其所病[6]；血海不足，亦常想其身小，狭然[7]不知其所病。水谷之海有余，则腹满；水谷之海不足，则饥不受谷食。髓海有余，则轻劲多力，自过其度[8]；髓海不足，则脑转[9]耳鸣，胫酸眩冒，目无所见，懈怠安卧。

黄帝曰：余已闻逆顺，调之奈何？岐伯曰：审守其输[10]，而调其虚实，无犯其害[11]，顺者得复，逆者必败。黄帝曰：善。

校注

[1] 得顺者生，得逆者败：人体四海作用正常，则可维持人的生命；如四海作用反常，就易于败亡。杨上善："得生得败言逆顺，天也。"按：顺逆乃指现证言，生死乃言预后。

[2] 知调者利，不知调者害：懂得调养四海的，就有利于健康；不知道调养四海的就有害于健康。杨注："为利为害，言调不，人也。"调，指调摄言。《素问·阴阳应象大论》："能知七损八益，则二者可调，不知用

此，则早衰之节也。"

[3] 气海有余：马莳注："有余者，邪气有余而实也；不足者，正气不足而虚也。"下文血海、水谷之海仿此。

[4] 悗息：悗（mán），音瞒。古"悗"与"闷"通。指气息闷乱。

[5] 怫然：怫（fú），音弗。张注："怫，怫郁也，重滞不舒之貌。"

[6] 不知其所病：是形容病程进展缓慢，平时看不出有患病的样子，非也。乃病人不能道出具体病痛之处也。

[7] 狭然：张注："狭，隘狭也，索然不广之貌。"

[8] 自过其度：乃描述"轻劲多力"之多力的程度，即在作强时，其多力自然超过他本人的度量估计，即为耐劳而超其常度。一说超过一般人的寿命。按：四海有余与不足共八条，惟"髓海有余"而见"轻劲多力，自过其度"，余均为病。故诸家也有认为"自过其度"亦即无病之象。

[9] 脑转：头目眩晕旋转。

[10] 审守其输：审，详知、明察之义。输，同"腧"。审察与四海相通的上下腧穴。

[11] 无犯其害：无，同"勿"。张注："无犯其害，无盛盛，无虚虚也。"

阐幽发微

黄帝说：关于这四海，怎样才是对它有利，怎样才是对它有害，怎样才是预后良好，怎样才是预后危殆呢？岐伯说：见到顺证的预后良好，见到逆证的预后危殆；知道摄养的就对保持四海功能的正常有利,不知道摄养的就对它有害。黄帝说:四海的逆顺都有哪些现证呢？岐伯说：

1. 气海

①气海有余的：是胸中（肺）邪气盛，多为风热之邪害肺，肺及气道"热肿"，呼吸不利，故胸中气息满闷，喘息而面部发红。②气海不足的：是胸中气虚，呼吸气短，语言无力，甚则"言而微，终日乃复言。"此外当有自汗，畏风，脉浮涩无力。

2. 血海

①血海有余的：经常感觉其身体胀大发紧，心情怫郁不舒而说不出是怎么不舒服。这多数是因阳盛血热或血气有余。如《灵枢·血络论》："阳气蓄积，久留而不泻者，其血黑以浊。"又"此为内溢于经，外注于络，如是者，阴阳俱有余，虽多出血，而弗能虚也"之故。②血海不足的：则常自觉身体空虚、弱小，心情狭隘不快，而又说不出是怎么不快，甚则"悲伤欲哭"。这多数是由于血海不足、心脾气虚，虽男女皆可见，而以女子为多。

3. 水谷之海

①水谷之海有余的：则脘腹胀满，多因胃家邪实，传导迟滞，大便秘结，故胀满。②水谷之海不足的：则"饥而不欲食"，多因胃气虚弱，消化无力，故不欲食。胃中空虚故饥，不能消谷，故不欲食。

4. 髓海

①髓海有余的：身体轻捷强劲而有力，运动作强能自然超过其本人的估计。②髓海不足的：就会出现活动则觉脑髓转动，耳鸣，膝胫酸软无力，眩晕欲倒，有时眼睛冒金花，看不清东西，懈怠无力，而总好躺着。

杨注："五谷之津液和合为膏，渗入头骨空中，补益于脑；渗入诸骨空中，补益于髓；下流阴中，补益于精。若阴阳过度，不得以理和使，则精液溢下于阴，以其分减髓液过多，故虚而腰痛及脚胻酸也。"脑髓及骨髓皆得不到充足髓液的滋养而虚衰，故头晕目眩、耳鸣、目花、懈怠无力。这是由于入房过度，精气亏损，不养于髓，脑为髓海，故髓虚则脑虚。《灵枢·五癃津液别》说："阴阳不和，则使液溢而下流于阴，髓液皆盛而下，下过度则虚，虚故腰背痛而胫酸。"脑髓既虚，则必自觉脑髓"不满"而转摇，因而头眩、耳鸣、目花，即脑虚不养于耳、目。《灵枢·口问》："故上气不足，脑为之不满，耳为之苦鸣，头为之苦倾，目为之眩。"

　　黄帝说：关于四海功能的正常与异常，我已经知道了，对于异常的当如何调治呢？岐伯说：详知而守治其经气所输注的俞穴，随其虚实以补泻之，不要违犯其病情的所忌，首先是"无虚虚，无实实"就可以了。这样经过治疗，顺证就要恢复健康，逆证就必将危殆。

小　　结

　　本篇以自然界的四海为比喻，阐述了人体的胃、冲脉、膻中、脑这四个器官的生理功能与病变。水谷之海、血海、气海、髓海这四海有余不足的现证，临床常见。如气海不足的气少不足以言，肺虚的病人临床更有此证；水谷之海不足的饥不受谷食，脾胃虚的病人临床多有此见证；髓海不足的脑转耳鸣，胫酸眩冒，目无所见，懈怠安卧等证，肾虚脑虚的病人临床多有这类证候；至于血海不足的常想其身小，则系病人的一种病态感觉，可与"肝为血海"的说法联系起来理解。

　　《内经》的"四海"学说，对后世影响很大，许多医家在此基础上作了阐发，如李杲的《脾胃论》、王清任的《医林改错》等，都从实践上、理论上对水谷之海、血海的理论有所发挥。

第四十六章 灵枢·胀论（节选）

题解

本篇专门讨论胀病的病因、病机和分类，故名《胀论》。篇中阐述了五脏胀、六腑胀、脉胀、肤胀等胀病的病状、病机、诊断及治法。

第一节 胀病的脉诊法

原文

黄帝曰：脉之应于寸口，如何而胀？岐伯曰：其脉大坚以涩者，胀也[1]。黄帝曰：何以知脏腑之胀也？岐伯曰：阴为脏，阳为腑[2]。

校注

[1] 其脉大坚以涩者，胀也：《选读》："脉大而坚，是邪气盛实的反映；涩，是气血涩滞的表现。邪气盛实，气血涩滞，卫气不行，故为胀。"据《金匮要略》，见此等脉多为"难治"。

[2] 阴为脏，阳为腑：《选读》引张介宾："涩而坚者，为阴，其胀在脏；大而坚者为阳，其胀在腑。一曰，脉病在阴则胀在脏，脉病在阳则胀在腑，亦通。"

阐幽发微

1. 胀病的脉象

张氏不解此处之"阴阳"所指为何，故有此含糊之解释。考《灵枢·终始》曰："持其脉口、人迎，以知阴阳有余不足。"《灵枢·四时气》曰："气口候阴，人迎候阳也。"据此可知"阴"指手太阴之寸口脉，"阳"乃指足阳明之人迎脉而言。杨上善称《内经》这一诊法为"人迎脉口诊"（《太素》）。即阴脉"大坚以涩"为胀在脏，阳脉大坚以涩为病在腑（亦可候趺阳）。不论脏腑，总以"鼓胀"为胀之首也。

仲景诊胀病用趺阳而不用人迎，如《金匮要略·呕吐哕下利病》："趺阳脉浮而涩，浮则为虚，涩则伤脾，脾伤则不磨，朝食暮吐，暮食朝吐，宿谷不化，名曰胃反。脉紧而涩，其病难治。"又如《金匮要略·腹满寒疝宿食病》："趺阳脉微弦，法当腹满，不满者必便难，两胠疼痛，此虚寒从下上也，当以温药服之。"

2. 实胀的常见证候及病机

据"脉大坚而涩"，则知所述乃实胀之候。当视其现证，兼五脏证候者，必阴脉变，则为五脏胀；其兼六腑证候者，必阳脉变，则为六腑胀。临床多见者，为"气滞湿阻"型及"寒湿困脾"型。

气滞湿阻者，多由肝脾不和。其证腹大按之不坚，胁下胀满或疼痛，小便短少，食少，食即作胀，嗳气不爽，苔白腻脉弦涩。其病机为肝失调达，经气痹阻，故胁下胀满疼痛；气滞中满，脾胃运化失职，故食少而胀，嗳气不爽；气滞湿阻，则水道不利，故小便短少；苔白腻为湿阻，脉弦为肝旺。胃下垂之属。

寒湿困脾者，多由脾阳不振，寒湿停聚。其证腹大胀满，腹壁柔韧，按之如囊裹水，胸脘胀闷，得热稍舒，精神困倦，怯寒懒动，小便少，大便溏，苔白腻，脉缓。其病机为寒湿停聚，脾阳不振，水蓄不行，故腹大胀满，按之如囊裹水；寒水相搏，中阳不运，故胸闷腹胀，得热稍舒；脾为湿困，阳气不能舒展，故精神困倦而怯寒懒动；寒湿困脾，兼伤肾阳，肾阳不足，水液不行，故小便少而大便溏；舌白脉缓，均是湿胜阳微之候。如结核性腹膜炎之属。

第二节　胀病的病位、病机和治法

原文

黄帝曰：夫气之令人胀也，在于血脉之中耶，脏腑之内乎？岐伯曰：三者皆存焉[1]，然非胀之舍[2]也。黄帝曰：愿闻胀之舍。岐伯曰：夫胀者，皆在于脏腑之外，排脏腑而郭胸胁[3]，胀皮肤，故命曰胀。

黄帝曰：脏腑之在胸胁腹里之内也，若匣匮[4]之藏禁器[5]也，各有次舍，异名而同处，一域之中，其气各异，愿闻其故[6]。黄帝曰：未解其意，再问。岐伯曰：夫胸腹，脏腑之郭也。膻中[7]者，心主之宫城[8]也；胃者，太仓[9]也；咽喉、小肠者，传送也[10]；胃之五窍者，闾里门户也[11]；廉泉、玉英[12]者，津液之道也。故五脏六腑者，各有畔界[13]，其病各有形状。营气循脉，卫气逆为脉胀[14]；卫气并脉，循分，为肤胀[15]。三里而泻[16]，近者一下，远者三下[17]，无问虚实，工在疾泻。

校注

[1] 三者皆存焉：《选读》："三"下原本注有"一云二字"。《甲乙经》、杨上善皆作"二"。丹波元简："《甲乙》三作二，是。"按："三者"，一指血脉，二指五脏，三指六腑。若五脏与六腑合为一，则为"二"。按：帝问："血脉之中""脏腑之内"，伯答当为"二者"。

[2] 舍：《选读》："居室曰舍。这里指发病的部位而言。"

[3] 排脏腑而郭胸胁：《选读》："排，排除在外的意思；郭，古通'廓'，空也。"张志聪："胀之舍，在内者，皆在于脏腑之外，空郭之中；在外者，胀于皮肤腠理之间，故命曰胀，谓胀在无形之气分也。"按：《讲义》解"排"为"排除"，非，当解为"排挤"。解"廓"为"空"，亦非，"廓"，扩大也。言胀气皆在于脏腑之外，胸腹腔之中，故内而排挤脏腑，外而扩张胸胁，致令人胀满也。至于引张志聪注"空郭之中"，显然张读"郭"为"城郭"之"郭"也。与《讲义》读"廓"之义并不相合。

[4] 匣匮：《选读》："藏物之器。大者为匮，小者为匣。"

[5] 禁器：《选读》："秘藏的宝物。"

[6] 愿闻其故：《选读》："此下马莳云：'此处必阙岐伯所答之言。'"此处《甲乙经》《太素》下无"黄帝曰：未解其意，再问"九字。钱熙祚云："其为衍文无疑。"按：《选读》之误，乃缘由《灵枢识》间接引来所致。《灵枢识》所记正如此。

[7] 膻中：有三义：一指胸中。《灵枢·海论》："膻中者，为气之海。"《灵枢·五味》则云："其大气之抟而不行者，积于胸中，命曰气海。"《灵枢·邪客》："故宗气积于胸中。"二指心包络。《素问·灵兰秘典论》："膻中者，臣使之官，喜乐出焉"及本篇。三指穴位，在两乳之间，属任脉。

胸中与膻中之矛盾，当如何理解，首应视上下文，据文理、医理以定之。大要为混言之，胸中可赅膻中，言胸中即包括膻中在内，故胸中即是膻中，犹言胃即包括大小肠一样。析言之，膻中即是心包络，如《素问·脉要精微论》尺肤诊法之右内"以候胸中"，左内"以候膻中"，及《灵枢·营气》之言肾脉"外散于胸中"注"心主脉"，言手少阳"上行注膻中"一样，大可赅小，故可互言。

[8] 宫城：《选读》："帝王所居的宫殿城郭。"

[9] 太仓：《选读》："即仓廪，贮存粮食的仓库。"太仓乃大粮库。

[10] 咽喉、小肠者，传送也：张介宾："咽喉传送者，谷气自上而入；小肠传送者，清浊自下而出。"

[11] 胃之五窍者，闾里门户也：《选读》："古制，二十五户为闾，五十户为里。胃，这里包括肠。胃之五窍，即指肠胃的五个门户。"张介宾："胃之五窍，为闾里门户者，非言胃有五窍，正以上自胃脘、下至小肠、大肠，皆属于胃，故曰闾里门户。"

[12] 廉泉、玉英：穴名，属任脉。玉英，即玉堂穴。张介宾："玉英，即玉堂穴。""膻中"上一寸六分，陷中，平第三肋间隙，仰卧取之。窃疑此廉泉、玉英当是指舌下之唾液腺即舌下左右二高起之腺体。《灵枢·根结》："少阴根于涌泉，结于廉泉；厥阴根于大敦，结于玉英，络于膻中。"《太素》杨注："廉泉乃是涎唾之道，玉英复为溲便之路。"然未指明系何穴。《针灸资生经》："玉堂一名玉英，在紫宫下一寸六分，陷者中。""中极一名玉泉。"廉泉在结喉上方，当舌骨上缘陷中，仰头取之。

[13] 畔界：《选读》："畔，田界也。畔界，这里为界限的意思。"

[14] 营气循脉，卫气逆为脉胀：张介宾："清者为营，营在脉中，其气精专，未即致胀。浊者为卫，卫行脉外，其气慓疾滑利，而行于分肉之间，而必由卫气之逆，而后病及于营，则为脉胀。是以凡病胀者，皆发于卫气也。"

按："卫气逆"下当脱"行"字。《灵枢·五乱》云："营气顺脉，卫气逆行，清浊相干，乱于胸中，是为大悗"可证。

[15] 卫气并脉，循分，为肤胀：《甲乙经》"并脉"作"并血脉"；"循分"，作"循分肉"。卫气并脉循分，即卫气并行于血脉，循行于分肉之间的意思。按：此下言外亦当有"血气逆"为肤胀。

[16] 三里而泻：当从《甲乙经》补"取"字，即"取三里而泻"。《甲乙经》："五脏六腑之胀，皆取三里。三里者，胀之要穴也。"

[17] 近者一下，远者三下：《讲义》："近、远，指病位浅深。一下、三下，指针刺次数。"张志聪："在于肤脉而近者一下，在于城郭而远者三下。"按：余前谓志读"郭"为"城郭"之"郭"，与《选读》读音不同，故不当引以为证，于此处亦得到了证实。张氏所注，乍看似乎有理，实则不合取三里之义。取三里疗胀，皆为治腹腔内之胀，至于脉胀、肤胀之病位、病机皆不同于三里所疗之胀，故不相涉也。当理解远、近为久、暂、轻、重才是。

按："下"，虽有次数之含义，然于本论则非指次数，乃指"攻克"而言。"近者一下"，即病日期近者，取三里用泻法一次，即可克病，杨上善所谓："下者，胀消也。"病日远者，须泻三次，始能见效。原文篇末有："胀论言，无问虚实，工在疾泻，近者一下，远者三下。今有其三而不下者，其过焉在？""三而不下"即泻过三次，而病仍未克之义，可证。《灵枢·九针十二原》："取之下陵三里，正往无殆。""气下乃止，不下复始也。"

阐幽发微

1. 胀病的病位

胀气都是存在于脏腑之外，胸腹腔之中，内而排挤脏腑，外而扩张胸胁，在外者，则充胀肌肤，所以叫作胀。"胀皮肤"虽亦是胀，然与本篇所论之胀有别，非本篇讨论的重点。本篇重在论"排脏腑而郭胸胁之胀"。观其治法取"三里而泻"可知。

五脏六腑深藏在胸胁和腹腔之内，如珍贵器物收藏在匣匮之中，各有一定的次序和位置。五脏六腑各有不同的名称，共居于一个区域之内，它们的病气各不相同。胸腹腔是脏腑总的城郭。其中膻中是心脏的紫禁城；胃是贮藏粮食的仓库；咽喉和小肠主由上而下传送饮食，在传送过程中，吸收精微，排泄糟粕；胃肠的五窍——咽门、贲门、幽门、阑门、魄门，好像闾里的门户一样；廉泉、玉英是津液输出的道路。五脏六腑各有其部位和界限，因而它们的病气也就各有其不同的症状。《难经·四十四难》："七冲门何在？然：唇为飞门，齿为户门，会厌为吸门，胃为贲门，太仓下口为幽门，大肠小肠会为阑门，下极为魄门，故曰七冲门也。"

2. 胀病的病机

主要在于卫气运行的逆常离经。卫气就是津液卫气，如果逆常离经，不能"并血脉，循分肉"以循行，停蓄于何处，何处即出膜胀。营气之行如果受阻，则成脉胀。脉胀之卫气逆，多由营气之逆，只以营在脉中，其逆难知，卫在脉外，其逆易察，故经只言"卫气逆"也。其胀多在五脏，以五脏藏血气，皆有大经隧故也。

营气顺脉而行，如果卫气逆营气之行而行，则脉中营气之行受阻即成脉胀，实则脉中营阻，故卫气亦随之不顺；卫气在脉外和血脉并行，循行于分肉之间，若卫气逆留于分肉之间，则生肤胀。"肤胀"即后文之三焦胀，观其取"三里而泻"可知也。若治风水肤胀，则当取"肾俞五十七穴"（《素问·水热穴论》）。

《灵枢·邪客》："五谷入于胃也，其糟粕、津液、宗气分为三隧。……营气者，泌其津液，注之于脉，化以为血。"《灵枢·五癃津液别》："水谷入于口，输于肠胃，其液别为五，……故上焦出气，以温肌肉，充皮肤，为其津。"说明营卫都是水谷之津液，亦即精微。《灵枢·水胀》："肤胀者，寒气客于皮肤之间，瑩瑩然不坚，腹大，身尽肿，皮厚，按其腹，窅陷而不起，腹色不变，此其候也。"《灵枢·论疾诊尺》："视人之目窠上微痈，如新卧起状，其颈脉动，时咳，按其手足上，窅而不起者，风水肤胀也。"《金匮要略·水气病》："风水，脉浮身重"，"风水，恶风，一身悉肿"，"皮水，其脉亦浮，外证跗肿，按之没指，不恶风，其腹如鼓，不渴，当发其汗。"

3. 胀病的治法

主要是取"三里而泻"之，"无问虚实，工在疾泻"。治疗胀病，可选取足阳明经的三里穴行泻法。轻者泻一次即可见效，重者泻两次或三次即可见效，不管它是虚是实（虚胀当合三阴交取之），精善的治疗在于疾速地运用泻法。

第三节　五脏六腑胀的病形与病机

原文

黄帝曰：愿闻胀形。岐伯曰：夫心胀者烦心短气，卧不安；肺胀者，虚满而喘咳；肝胀者，

胁下满而痛引小腹；脾胀者，善哕，四肢烦悗，体重不能胜衣，卧不安[1]；肾胀者，腹满引背
央央然[2]，腰髀痛。六腑胀，胃胀者，腹满，胃脘痛，鼻闻焦臭，妨于食，大便难；大肠胀者，
肠鸣而痛濯濯[3]，冬日重感于寒，则飧泄不化；小肠胀者，少腹䐜胀[4]，引腰而痛；膀胱胀者，
少腹而气癃[5]；三焦胀者，气满于皮肤中，轻轻然而不坚[6]；胆胀者，胁下痛胀，口中苦，善
太息。

校注

[1] 卧不安：据《甲乙经》《太素》《脉经》《千金方》当删"脾胀"之"卧不安"。

[2] 央央然：《类经》作"困苦貌"（此解本于《类经》）。《甲乙经》作"怏怏然"，杨上善作"怏然"，同义，
"怏，不畅也"。

[3] 濯濯：《选读》："zhuó，水流声，这里指肠鸣声。"按：《太素》及本篇杨注："肠中水声也。"又《太
素》注："水声也。"

[4] 䐜胀：䐜，《广韵》："肉胀起也"。《素问·风论》："故使肌肉愤䐜而有疡。"然《内经》每多与胀通用，
或䐜胀连言。如《素问·太阴阳明论》："入五脏，则䐜满闭塞。"《素问·阴阳应象大论》："浊气在上，则生
䐜胀。"

[5] 气癃：《选读》："小便不利为癃，不通为闭。张介宾：'气癃，膀胱气闭，小水不通也。'"

[6] 轻轻然而不坚：空虚而不坚实的意思。按："轻轻然"乃形容叩击时的中空不实之音。《甲乙经》《太
素》并作"殻殻然"，《灵枢·水胀》作"鼕鼕"。

阐幽发微

（一）五脏胀的病状与病机

1. 心胀

病状：心中满闷烦乱，呼吸短促，睡眠不安实，包括入睡难、多梦、易醒等。病机：心主
神志、血脉，心气之胀，多由情志失调所致，久而心气衰弱，心脏营卫气郁不畅，因而心中烦
乱怔忡，呼吸气短，胸闷呼吸难，活动则甚。心神不守，故夜卧不安。此外当有腹满，以其既
云胀，则当皆有"排脏腑而郭胸胁"之胀满也。

2. 肺胀

病状：胸中虚满，气喘咳嗽。病机：肺主气，肺气之胀，有虚有实。本论既云"虚满"，
则其胀为虚胀可知。此当是痰饮咳嗽之日久者，导致肺气虚而痰饮盛，虚中夹实之胸满，痰饮
阻塞肺络，故气逆而喘咳。其兼证应有腹满，不欲食等证。今之"肺气肿"属之。实证如《金
匮要略·肺痿肺痈咳嗽上气病》所云："咳而上气，此为肺胀，其人喘，目如脱状，脉浮大者，
越婢加半夏汤主之。"

3. 肝胀

病状：胁下胀满而疼痛，牵引少腹部亦痛。病机：肝主疏泄条达，因郁怒，或黄疸日久，
湿浊瘀血内结，痹阻肝络，肝气郁阻，则营卫逆而不畅，肝脉胀满则胁下胀满而痛，肝脉"过
阴器，抵小腹，挟胃，属肝"，故痛引小腹。其证当腹胀，甚则"色苍黄，腹筋起"也。肝胀
之证，颇类今之肝硬化。

4. 脾胀

病状：脾不健运，常易呃逆，四肢躁扰、酸楚、沉重、痛不舒，身体沉重无力，无力为主，故觉身重，不能胜衣，嫌衣压肩，睡眠不安实（若从《甲乙》等，则无不安卧之症）。病机：脾主运化，脾之胀气，多由脾不运化，或肝木克土，而致胀满，脾主四肢肌肉，脾不行精气津液，则四肢无所养而无力，酸楚不适，身体沉重无力，不能胜衣；病如此，如呃逆，则多为脾气将绝之征，预后可虑。《类经》："寒逆于下，故生足悗，谓肢节痛滞不便利也。"《素问·宝命全形论》："病深者，其声哕。人有此三者，是谓坏府。"

5. 肾胀

病状：腹胀满，牵引背部，困苦不舒，腰髀部疼痛。病机："肾者主水"，肾气之胀，多由"肾汗出逢于风"，日久内传于肾，而致肾不化水，出现水胀，故腹满大，而兼腰髀（胯）疼痛。其证尚应有足肿腹大，不得溺，不得平卧，喘促。

《素问·水热穴论》："故水病，下为胕肿大腹，上为喘呼，不得卧者，标（肺）本（肾）俱病。"《灵枢·五癃津液别》："水谷并行肠胃之中，别于回肠，留于下焦，不得渗膀胱，则下焦胀，水溢则为水胀。"《金匮要略·水气病》："肾水者，其腹大，脐肿腰痛，不得溺，阴下湿如牛鼻上汗，其足逆冷，面反瘦。"

五脏胀，必皆有胀满疼痛之证，然经文皆未言，只言五脏之见证，当以有胀满疼痛为主。五脏之胀，皆为重证，以其为五脏功能失常之甚，其营卫气亦逆乱之甚故也。

（二）六腑胀的病状与病机

1. 胃胀

病状：腹部胀满，胃脘疼痛，鼻常自觉闻有焦干气味，妨碍饮食，大便困难。病机：胃为太仓，饮食饥饱冷热无节，忧思恼怒情志失调，多致胃失和降，胃气壅滞，而腹胀、脘痛、妨于饮食；久而阴虚者，可现鼻觉闻有焦干气味，大便难。尚应有口干，苔黄，舌红少津，脉弦细数等。如胃脘痛之胃热阴虚型，又如麻子仁丸证。

2. 大肠胀

病状：肠鸣濯濯有声的痛，如果冬天再次感受寒邪，就会出现完谷不化的飧泄。病机：大肠主传导，"济泌别汁"，大肠受寒，则肠间络脉收引，故腹痛，济泌别汁功能失常，故肠间水气多。马莳注云："濯濯者，肠中有水，而往来气冲，则有声也"，"切痛者，痛之紧也"。此腹胀当与温补，兼以顺气之药。寒疝之属。《灵枢·百病始生》："多寒则肠鸣飧泄，食不化。"

3. 小肠胀

病状：少腹膜胀，牵引腰部疼痛。病机：《灵枢·肠胃》："小肠后附脊，左环，回周迭积，其注于回肠者，外附于脐上，回运环及十六曲。"故小肠感受寒邪或饮食不节，则消化不良，受盛过久则肠中产气多而膜胀，亦可有腹痛，并引腰背而痛。实则前连于脐，后连于腰。

4. 膀胱胀

病状：少腹胀满，小便不通。病机："膀胱者，州都之官，津液藏焉，气化则能出矣"（《素问·灵兰秘典论》）。气化为真气对生理物质之变化作用，为体内形与气相互转化之主导。今膀胱受邪（多为湿热）则气化不行而小便不利，溺液潴留于胯中，故小腹胀满（气癃者，气化不行之癃闭，与物理性梗阻塞异）。甚者，"小腹偏肿而痛，以手按之，即欲小便而不得"（《灵枢·邪气脏腑病形》）。其治疗当于三里外，配以膀胱俞。《诸病源候论·小便病诸候》："小便不通，由膀胱与肾俱有热故也。"

5. 三焦胀

病状：卫气胀满于肌肤之中，叩之蘉蘉然而不坚实。病机：实为肤胀。多因"勇而劳甚则肾汗出"，感受风寒之邪"客于皮肤之间"，导致三焦气化不行。腠者是三焦通会元真之处，郁阻于腠理，则卫气不行。因而卫气逆留于分肉之间，形成浮肿，叩之轻轻然而发空，气多也。若三焦气化虚弱而致肿者，则与《素问·生气通天论》之"因于气为肿"机理一致。三焦胀则非只取"三里而泻"之所能治疗的，还应配取三焦俞。

《灵枢·论疾诊尺》："按其手足上，窅而不起者，风水肤胀也。"《灵枢·本脏》："肾合三焦膀胱，三焦膀胱者，腠理毫毛其应。"《素问·水热穴论》："勇而劳甚则肾汗出，肾汗出逢于风，内不得入于脏府，外不得越于皮肤，客于玄府，行于皮里，传为胕肿，本之于肾，名曰风水。"《灵枢·水胀》："肤胀者，寒气客于皮肤之间。"《金匮要略·水气病》："脉浮而洪，浮则为风，洪则为气，风气相搏，风强则为瘾疹，……气强则为水，难以俯仰。风气相击，身体洪肿，汗出乃愈，……此为风水。"《金匮要略·水气病》："水之为病，其脉沉小，属少阴。浮者为风，无水虚胀者为气。"

6. 胆胀

病状：胁下胀痛，口中发苦，好叹息。病机：胆附于肝，其经脉亦"循胁里"，故胆有火热之邪，则胁下痛胀，口苦者，"胆液泄，则口苦"《灵枢·四时气》，肝胆气郁不舒，故喜太息，此亦非只取三里所能疗者还应配取阳陵泉。按：六腑胀多系六腑胀病之兼证，与属五脏之真正胀病有所不同，其治疗亦有难易之分。小肠与胆胀相合之证，颇类肠梗阻，于六腑胀中为较难治者。

本篇和《素问·痹论》《素问·痿论》《素问·咳论》等一样，都体现了《内经》以脏腑分证法为主的病证分类法。这是《内经》时期对疾病常用的分类法。此外尚有以《灵枢·经脉》《素问·脏气法时论》《灵枢·五邪》《素问·诊要经终论》《素问·脉解》等以经络为主的疾病分类法。

第四节　胀病的病因与病机

原文

凡此诸胀者，其道在一，明知逆顺，针数不失，泻虚补实，神去其室，致邪失正，真不可定，麤之所败，谓之夭命。补虚泻实，神归其室，久塞其空，谓之良工。

黄帝曰：胀者焉生？何因而有？岐伯曰：卫气之在身也，常然并脉，循分肉，行有逆顺，阴阳相随，乃得天和，五脏更始[1]，四时循序，五谷乃化。然后厥气在下，营卫留止，寒气逆上，真邪相攻，两气相搏，乃合为胀[2]也。黄帝曰：善。何以解惑[3]？岐伯曰：合之于真，三合而得[4]。帝曰：善。

校注

[1] 五脏更始：张志聪："五脏更始者，谓营行于脏腑经脉，外内出入，阴阳递更，终而复始也。"五

脏更始也。

[2] 合为胀:《甲乙经》作"舍为胀"。留止为胀。可参。

[3] 解惑:《灵枢·刺节真邪》:"解惑者,尽知调阴阳,补泻有余不足,相倾移也",即治疗。

[4] 合之于真,三合而得:合,中也。《汉书·王莽传》:"考圖合规"(今云"合格","合式"同此义)。张介宾认为"真"是指病本。"三"是乘上文"三者皆存焉",指血脉、五脉、六腑。注云:"不得其真,所以生惑,胀虽由卫气,然有合于血脉之中者,在经脉也;有合于脏者,在阴分也;有合于府者,在阳分也。三合既明,得其真矣。"杨注:"近者一取合于真气,即得病愈;远者三取合于真气,称曰解惑之也"。视其卫气之逆,在于何处,脉耶?脏耶?腑耶?当合《素问·痹论》"逆其气则病,从其气则愈"观。

▌ 阐幽发微

此段再论胀病之由及治疗。卫气在人体内运行,正常时是和血脉并行,循行于分肉之间,运行的逆顺有一定的规律,杨注:"从目循足三阳下为顺,从目循手三阳下为逆","常与营俱行于阳二十五度,行于阴亦二十五度",阴阳相贯环周不休,得天时之和。五脏则按四时之序而各有王时的更替,四时的气候按时而至,饮食也如常而化生精微,以养形体,这是生理的正常。如果下部感受寒气,影响了营卫的循行,致营卫不畅,寒气就可以随着经气的厥逆而上行,入客脏腑与真气相争,真邪相搏结阻滞了脉气的畅通,形成脉胀,卫气留止就成了胀病。胀病治疗的关键在于合于真气。"近者一下,远者三下",杨注云:"近者一取合于真气,即得病愈;远者三取合于真气,称四解惑之也。"

小 结

胀病是由于卫气逆营气之行而行,停蓄壅聚而成。胀气的病位,主要是在脏腑之外,胸腹腔之中,"排脏腑而郭胸胁",故为胀病。胀病虽分五脏六腑胀,但其病机有所不同。五脏胀多由脉胀而成胀,此是主要之胀,如鼓胀;六腑胀则多由腑气不通而成。肤胀则多由卫气普遍停蓄于腠理而致胀。五脏胀,与五脏功能相关,六腑胀与六腑功能相关,既名之曰胀,必皆有胀满疼痛之证,经文虽未言明,亦当以有胀满疼痛之证为主。三焦胀即肤胀。但肤胀一证,经文所述过简,历代皆未能肯定为何证。余以为颇类风水(皮水)初起,"身肿皮厚"(《灵枢·水胀》),与水病之后期"面目鲜泽"者略有不同。《金匮要略》所谓:"浮者为风,无水虚胀者,为气"是也。治法之"取三里而泻",乃就针治法而言。后世在这一治法的启发下,又采取"理气行气""温中化湿""活血化瘀""下气逐水"以及"攻补兼施"等法。

第四十七章　灵枢·五癃津液别

题解

题解

水谷之津液，病在体内，可区别为五种，即汗、溺、泣、唾、气，是为津液之五别。如津液气化失常，因气候、情志、房事而不得渗利者，轻则为癃淋，重则为水肿，故名《五癃津液别》。

原文

黄帝问于岐伯曰：水谷入于口，输于肠胃，其液别为五，天寒衣薄，则为溺与气，天热衣厚则为汗，悲哀气并则为泣，中热胃缓则为唾。邪气内逆，则气为之闭塞而不行，不行则为水胀，余知其然也，不知其何由生，愿闻其道。

岐伯曰：水谷皆入于口，其味有五，各注其海。津液各走其道，故三焦出气，以温肌肉，充皮肤，为其津；其流而不行者，为液。天暑衣厚则腠理开，故汗出，寒留于分肉之间，聚沫则为痛。天寒则腠理闭，气湿不行，水下留于膀胱，则为溺与气。五脏六腑，心为之主，耳为之听，目为之候，肺为之相，肝为之将，脾为之卫，肾为之主外。故五脏六腑之津液，尽上渗于目，心悲气并则心系急。心系急则肺举，肺举则液上溢。夫心系与肺，不能常举，乍上乍下，故咳而泣出矣。中热则胃中消谷，消谷则虫上下作，肠胃充郭，故胃缓，胃缓则气逆，故唾出。五谷之津液，和合而为膏者，内渗入于骨空，补益脑髓，而下流于阴股。阴阳不和，则使液溢而下流于阴，髓液皆减而下，下过度则虚，虚故腰背痛而胫酸。阴阳气道不通，四海闭塞，三焦不泻，津液不化，水谷并行肠胃之中，别于回肠，留于下焦，不得渗膀胱，则下焦胀，水溢则为水胀，此津液五别之逆顺也。

阐幽发微

1. 水谷津液化为汗、溺、泣、唾、气的机理及其与脏腑的关系

黄帝问岐伯说：水客于胃肠以后，它的津液可分别为五种。如天寒衣薄则寒盛而阳虚，腠理闭塞，而水谷之津液就大部成为溺，下流膀胱或蓄留于体内成为水谷津液之气。以腠理闭，不汗出，故卫气多留。天热衣厚，则热盛而阳盛，腠理开张，卫气泄越，而水谷津液就大部成为汗而排泄于体外。若因悲哀而精气并于心，则心系紧急，肺布叶举，气上逆而液上溢，此时由于"心动则五脏六腑皆摇，摇则宗脉感，宗脉感则液道开，液道开，故涕泣出焉"(《灵枢·口问》)，水谷津液则多为泣矣。若中热，则胃肠中之蛔虫不得安宁而上下动作，刺激胃肠则肠胃

弛缓"充郭","胃缓则廉泉开，故涎下"（《灵枢·口问》)，水谷津液则多为涎唾矣。若邪气阻逆于内，使气道闭塞不通，则水谷津液不能通行于阻道之处，则势必潴留而为水肿。《灵枢·上膈》："喜怒不适，食饮不节，寒温不时，则寒汁流于肠中，流于肠中则虫寒，虫寒则积聚，守于下管，则肠胃充郭。"如肝之有瘀血阻滞，肾之有虚邪客留，皆可使气道不通。我已经知道这些情况了，但不知它是怎样形成的，希望能够知道它的机理。

岐伯说：水谷都是经口而入，水谷精微有五味各养其脏，多注其海（四海)，津液亦各走其道，卫出上焦，营出中焦，溺出下焦，如营在脉中，卫在脉外是也。所以上焦输出谷气（主要指卫气）以温养肌肉，充养皮肤的就是其中的津。循经络而流，不能散布于外的，就属于液，只能内注五脏六腑循脉上下，贯五脏络六腑或内渗入于骨空。《灵枢·决气》："上焦开发，宣五谷味，熏肤，充身，泽毛，若雾露之溉，是谓气。"在天暑衣厚的条件下，阳气盛而腠理开，所以汗出。若感受寒邪客留于分肉之间（腠理)，就会使腠理间的卫气凝聚多汁沫而排挤分肉，使分肉发生分裂而疼痛。《灵枢·周痹》："风寒湿气，客于外分肉之间，迫切而为沫，沫得寒则聚，聚则排分肉而分裂也，分裂则痛。"《灵枢·百病始生》："膜胀则肠外之汁沫迫聚不得散，日以成积。……肠外有寒，汁沫与血相抟，则并合凝聚不得散，而积成矣。"《灵枢·水胀》："寒气客于肠外，与卫气相搏，气不得荣，因有所系，癖而内著，恶气乃起，瘜肉乃生。"在天寒衣薄的条件下，阳气衰而腠理闭，真气的气化作用涩滞不行，则津液之气化为汗者少，大部下流于膀胱，而成为尿液，或少阴成为上奉于肺重行循环于体内的卫气。

2. 髓液的生成及其虚减的病变

五谷的津液（即精微）经气化作用，合成如脂膏的液体，渗入于头骨空中则补益于脑，渗入诸骨空中则补益骨髓，下流于阴中，补益于精。如果入房过度，使阴阳之气失和，则髓液渗溢下流于阴，以生养于精者过（非竟直下流，乃喻泄精太过，消耗生精、生髓之物质太多）致生精多而生髓少，故似髓液盛下，肾气虚也。髓液分盛而下过度，则脑髓、骨髓因不得充足髓液之滋养，故现头目晕眩，耳鸣，视力不佳，腰腿酸软、懈怠无力等证。《灵枢·决气》："谷入气满，淖泽注于骨，骨属屈伸，泄泽，补益脑髓，皮肤润泽，是谓液。"《灵枢·卫气失常》："骨之属者，骨空之所以受液而益于脑髓者也。"

3. 水胀的病机

由于某种原因，邪气内传，阻逆气道，使阴阳气道阻塞不通则形成四海闭塞不通，三焦主要是下焦（包括肾脏在内）不能宣畅，从而水谷的液也就不能经肾之气化而注于膀胱。水谷是并行于胃肠之中的，至大肠而济泌别汁，循下焦而渗入膀胱焉，若肾不化水则下焦的水道不通，则水即留于下焦而少腹胀满坚硬，小便不利。如果再进一步，水由下焦渗溢出来，渗溢于周身，就成为水胀。水胀也就是水肿病之有腹水者，《灵枢·水胀》所述的水病即是。《素问·宣明五气》："下焦溢为水。"《灵枢·邪气脏腑病形》："三焦病者，腹气满，小腹尤坚，不得小便，窘急，溢则为水，留即为胀。"以上就是津液分别为五的逆顺情况。顺为正常之五液，逆为异常之阴虚液少或津液不化之水胀也。当是肤胀水溢则为水胀，留则为水胀之水，正水乃水胀。

按：病在肾，由肾阳虚，寒气客留，不能化水（或由热盛不能化水)，则水气潴留于经脉之中，首先下流而为足跗足胫之肿，继而周身，继而大腹水肿。病在肝，则血不得归藏（或湿热阻滞或瘀血留结)，而水血渗溢于下焦之外而为腹水。然肾无病，故水不过剩则周身不肿也。

小　结

　　津液同为水谷所化之精微，能行散于全身至皮表得为津，其留而不行得为液。津又可随气候、衣着、情志的不同，而有化为汗、溺、泣、唾之异。故大汗或小便太过，皆可伤津，如小便过多之消渴证和高热大汗之血虚证，皆有口渴，临床上称为伤津。液则主要润滑关节，补益骨髓、脑髓，但津与液往往难以截然分开，临床上经常见到亡津也要伤液，亡液也称伤液伤津，所以往往津液相提并论。如《伤寒论》20 条："太阳病，发汗，遂漏不止，其人恶风，小便难，四肢微急，难以屈伸者，桂枝加附子汤主之。"即是阳虚之体发汗太过，所致伤津亡液而现四肢难以屈伸之关节不利之证。入房过度是伤液的常见病因，故使髓液失养而虚少，现腰疼，胫酸，眩晕之证。此为液之异常所致之病变，而津液不化之逆者，则为闭、水胀之证。

第四十八章 灵枢·水胀

题解

水胀即水肿之腹大者。本篇分别论述了水胀、肤胀、鼓胀、肠覃、石瘕等病的病因病状，并指出各证的鉴别要点，因首论水胀，故以名篇。

原文

黄帝问于岐伯曰：水与肤胀、鼓胀、肠覃、石瘕、石水[1]，何以别之？岐伯曰：水[2]始起也，目窠[3]上微肿，如新卧起之状，其颈脉动，时咳，阴股间寒，足胫瘇[4]，腹乃大，其水已成矣。以手按其腹，随手而起，如裹水之状，此其候也。

校注

[1] 石水：《甲乙经》无"石水"二字，本篇无证。《灵枢·邪气脏腑病形》《素问·阴阳别论》《素问·大奇论》皆有说，可参。石水似只限"起脐以下至小腹"，故不喘，若至腹大满"上至胃脘"，则亦喘，那时就是不治之死证了。《灵枢·邪气脏腑病形》："肾脉，……微大为石水，起脐以下至小腹肿腄腄然，上至胃脘，死不沉。"《素问·阴阳别论》："阴阳结邪，多阴少阳，名曰石水，小腹肿。"《素问·大奇论》："肾肝并沉，为石水。"《金匮要略》："石水，其脉自沉，外证腹满不喘。"

[2] 水：这里指水胀病。当是指"水气病"，即水肿。晚期始为水胀。

[3] 窠：《素问·平人气象论》作"目裹微肿"。

[4] 瘇：zhǒng，肿足曰"瘇"。按：《素问·平人气象论》："面肿曰风，足胫肿曰水。"是瘇、肿可通用也。《甲乙经》作"足胫肿"亦可证。

阐幽发微

论水胀的病状及诊法。

1. 病状

（1）目窠上微肿：下眼睑如卧蚕，为水胀。脾主目窠及腹部，腹水盛则目窠肿，皆为积水。腹部为脾胃之所主，目窠亦为脾所主。《素问·评热病论》："水者，阴也，目下亦阴也，腹者至阴之所居，故水在腹者，必使目下肿也。""肾风者，面胕胦然壅。"

（2）颈脉动，时咳：血液中水气多，水气凌心，推动血液之运行，心动加剧，故颈脉动。水气乘肺，水湿阻碍肺络，经气逆故咳。此时横膈抬高，尚应有喘症。《素问·逆调论》："夫水者，循津液而流者也。"

（3）阴股间寒，足胫瘇：水性下流，血液中水气多，则下肢积水多，故足胫肿。阴股间腠理中水气多，阳气少，故寒。

（4）腹大：《灵枢·五癃津液别》："三焦不泻，津液不化，水谷并行肠胃之中，别于回肠，留于下焦，不得渗膀胱，则下焦胀，水溢则为水胀。"水气由下焦渗溢于腹腔内，故腹大。

（5）脉沉：肾虚"肾汗出逢于风"，"肾者，胃之关也，关门不利，故聚水而从其类也。"

以上论述水胀之诊候特征，与风水有新久之别。

2. 诊候方法

用手切按病人的腹部，按之不坚，与积不同，一抬手腹部就随着手而鼓起，如同腹里包裹着水的样子。此颇似心源性水肿，肾源性水肿后期亦可如此。

原文

黄帝曰：肤胀何以候之？岐伯曰：肤胀者，寒气客于皮肤之间，𪐴𪐴然不坚[1]，腹大，身尽肿，皮厚，按其腹，窅而不起[2]，腹色不变，此其候也。

校注

[1] 𪐴𪐴然不坚：𪐴（kōng），空空然，鼓声也。张介宾："寒气客于皮肤之间，阳气不行，病在气分，故有声若鼓。气本无形。故不坚。"丹波："空字亦从鼓从空，盖中空之义，诸注为鼓声，岂有不坚而有声之理乎。"

[2] 窅而不起：窅（yǎo），《说文》"深目也。"这里是指凹陷的意思。窅而不起，即凹陷不能随手而起。张介宾："寒气在皮肤之间，按散之则不能猝聚，故窅而不起。"

阐幽发微

论肤胀的病状与病机。

（1）身尽肿，皮厚，𪐴𪐴然不坚：肤胀之病因"寒气客于皮肤之间"，风寒客于皮腠之间，阻逆气道卫气停聚于分肉之间，故身肿；气肿无水，故皮厚，不坚，叩之空声。《金匮要略·水气病》："水之为病，其脉沉小，属少阴。浮者为风，无水虚胀者为气。"故知其脉当浮也。

（2）腹大按其腹窅而不起，腹色不变：三焦气化不行，小便不利，故腹气胀满小腹尤甚，其腹如鼓，按之不似水胀之"随手而起"。此与水胀不同。腹色不变说明水未在腹腔，乃与鼓胀辨。水胀，下眼睑及身半以下肿甚、皮薄、有腹水、脉沉，治法当利小便。肤胀，上眼睑及身半以上肿甚、皮厚、无腹水、脉浮，治法当发汗。

《灵枢·论疾诊尺》："按其手足上窅而不起者，风水肤胀也。"《灵枢·四时气》："风水肤胀，为五十七痏，取皮肤之血者，尽取之。"《灵枢·邪气脏腑病形》："三焦病者，腹胀气满，小腹尤坚，不得小便，窘急溢则为水，留即为胀。"《灵枢·本脏》："肾合三焦膀胱"，"三焦膀胱者，腠理毫毛其应。"《金匮要略·水气病》："水之为病，其脉沉小，属少阴。浮者为风；无水虚胀者，为气。"《类经》："以手按其腹，随手而起者（此为辨腹水之有无）属水，窅而不起者属气，此固然也。然按气囊者，亦随手而起。又水在肌肉之中，按而散之，猝不能聚，如按糟囊者，亦窅而不起，故未可以起与不起为水、气之辨。"

原文

鼓胀何如？岐伯曰：腹胀身皆大，大与肤胀等也，色苍黄，腹筋起[1]，此其候也。

校注

[1] 腹筋起：杨上善"筋"作"脉"。

阐幽发微

本段论鼓胀的病状与病因。

1. 病状

①腹胀：湿浊瘀血阻逆肝脾之脉道，营卫气逆，则"脉胀"，脉胀日久则"津液涩渗"于外，故腹胀。②色苍黄：肝脾不能生精以养全身之筋肉，故现青黄之色。③腹筋起：肝脾之经气不通，外之腹部经脉亦随之而瘀阻不畅，故胀起如筋。

2. 病因

多因情志郁怒伤肝，酒食不节伤脾，或黄疸日久，或虫积日久，湿热内结，导致肝脾损伤，肝脾二脏气血瘀滞，蕴结不散，湿浊瘀血，阻塞气道，而致鼓胀。《灵枢·百病始生》："卒然外中于寒，若内伤于忧怒，则气上逆，气上逆则穴输不通，温气不行，凝血蕴裹而不散，津液涩渗，著而不去，而积皆成矣。"此亦为鼓胀之病因病机。

原文

黄帝曰：肠覃[1]何如？岐伯曰：寒气客于肠外，与卫气相搏，气不得荣，因有所系，癖而内著[2]，恶气[3]乃起[4]，瘜肉[5]乃生。其始生也，大如鸡卵，稍以益大，至其成，如怀子之状，久者离岁[6]，按之则坚，推之则移，月事以时下，此其候也。

校注

[1] 肠覃：覃（音沁，按：音"沁"非，当音"训"），与蕈通。《说文》："蕈，桑黄也。"《说文通训定声》："即桑耳。"《本草纲目·菜部》土菌下引陈脏器说："地生者为菌，木生者为檽，江东人呼为蕈。"《玉篇》："蕈，地菌也。"丹波元简曰："肠中垢滓，凝聚生瘜肉，犹湿气蒸郁，生蕈于土木，故名肠蕈。"肠覃，即肠外生有如菌状的恶肉。

[2] 癖而内著：癖（pǐ），生于隐僻之处的积聚，叫癖积，有"不消"之义。著，留著，如《灵枢·百病始生》之"留著于脉"。

[3] 恶气：即"恶血"。《灵枢·四时气》："以锐针针其处，按出其恶气。"《甲乙经》即作"按出其恶血"，即瘀血也。可统作"瘀坏的血气"。

[4] 起：犹生也，《国语·吴语》："縶起死人而肉白骨也。"《史记·扁鹊传》："越人非能生死人也。"

[5] 瘜肉：瘜（xī）。《说文》："瘜，寄肉也。"瘜肉，就是寄生的恶肉。

[6] 离岁：离，越过。杨注："离，历也。"又见《诗经》即经历之义。离岁，言经历一年以上。

阐幽发微

本段论肠覃的病因、病机、病证。

1. 病因

寒邪客于肠外。

2. 病机

寒邪之性主于收引凝滞，肠外之卫气与寒邪相搏结，癖积不消于其处，则凝滞而不得营周阴阳，而系附于肠外，遂发生恶气积聚为瘜肉。

3. 病证

肠外寄生瘜肉，始大如鸡卵，至其成，腹大如怀子，久者可按之包块，坚硬推之可移。当有腹痛。若在女子，仍"月事以时下"。按之则坚硬，推之则移，证明《内经》时期即有切腹诊法，仲景仍用之，后世置而不用，良可惜也。

原文

石瘕[1]何如？岐伯曰：石瘕生于胞[2]中，寒气客于子门[3]，子门闭塞，气不得通，恶血当泻不泻，衃以留止，日以益大，状如怀子，月事不以时下。皆生于女子，可导而下[4]。

校注

[1] 石瘕：瘕（jiǎ），腹中积块。张介宾："子门闭塞，则衃血留止，其坚如石，故名石瘕。"

[2] 胞：这里指子宫。

[3] 子门：张介宾："即子宫之门也。"即宫颈口。

[4] 可导而下：可用行血通瘀之法，导衃血下行。

阐幽发微

本段论石瘕的病因、病机、病证。

1. 病因

寒邪客于子门。

2. 病机

寒邪之性主于收引凝滞，子门为寒邪所客，则收引，经气不得流通，恶血不得排泄，逐渐形成瘀块，停留胞中。

3. 病证

少腹逐渐膨大，状如怀子，"月事不以时下"，腹痛甚至经闭。亦可少腹包块，推之不移。

按：肠覃和石瘕，都是腹中有包块。由于肠覃是附着于肠外的瘜肉，不在胞中，所以女子月经仍能按期而来。一般是如此，但如肠覃年久失治，消耗气血，亦可导致月经不调，甚或闭经。正如张仲景所说："寒邪客于肠外，不在胞中，故无妨于月事。"石瘕生于子宫，故月事不能以时下。此病只生于女子，故文中提出了以月经能否按期来潮，来作为女子的石瘕与肠覃的鉴别要点。二者鉴别要点：肠覃不影响月经，男女皆可得；石瘕影响月经，只生于女子，类似

于现代妇科子宫肌瘤、卵巢囊肿等疾病。(参见【附录一】【附录二】)

原文

黄帝曰：肤胀鼓胀，可刺邪？岐伯曰：先泻[1]其胀[2]之血络，后调其经，刺去[3]其血络也。

校注

[1] 泻：《甲乙经》《太素》作"刺"。
[2] 胀：《甲乙经》《太素》《千金方》《外台秘要》并作"腹"，当从改。
[3] 刺去：此前《甲乙经》《太素》《外台秘要》有"亦"字，当据补。

阐幽发微

本段论肤胀、鼓胀的治法。

1. 鼓胀之治法

当先用针刺泻其腹部胀起的血络，以解其结，然后再调治它有关经脉的虚实，并且也刺泻其周身某处出现的血络，以去恶血。

2. 肤胀之治法

"亦刺"周身之血络，即《灵枢·终始》诊法所见之血络。《素问·调经论》："视其血络，刺出其血，无令恶血得入于经，以成其疾。"《灵枢·卫气失常》："诊视其脉大而弦急，及绝不至者，及腹皮急甚者，不可刺。"

表1　水胀、肤胀、鼓胀、肠覃、石瘕鉴别表

病名	共有证	特有证
水胀	腹大	以手按其腹，随手而起，如裹水之状。目窠上微肿，(颈脉动)，足胫肿。(按其手足上窅而不起)
肤胀	腹大	按其腹窅而不起，腹色不变。身尽肿，皮厚，叩叩然不坚。
鼓胀	腹大	身大与肤胀等，色苍黄，腹筋起。(四肢不肿)
肠覃	腹大	瘜肉内生，渐大，如怀子之状，按之则坚，推之则移，月事以时下。
石瘕	腹大	衃血结于胞中，日以益大，状如怀子，月事不以时下。

小　结

本篇所论述的水胀，系指水邪停留于腹部的胀病；肤胀则为风水肤胀，乃水胀之后期，病候以周身浮肿、发热、体痛为重点；鼓胀多是肝脾气血俱病，为难治主证（风、劳、鼓、膈，四大难症）。肠覃和石瘕，都属血气郁积经久而成，其鉴别要点在于月经是否正常。对于这些疾病的病位、病状的认识，限于当时的医学发展水平，还不够详细全面，应参照历代著作，才能获得较全面的认识。关于篇中有问无答的石水证，必是脱简。正如张介宾说："篇首帝有石水之问，而以下无答，必阙失也。"

【附录一】

子宫肌瘤有三个主要症状：痛经、月经过多、肿瘤。

肌瘤分为五型：①郁血子宫；②无包块而郁血明显的肌瘤（自觉和他觉症状明显）；③无包块无郁血（无临床症状）；④有包块，柔软；⑤病程长，包块大而硕。其中①型易愈。可望有疗效的是临床症状明显、质地柔软的肌瘤，或瘀血症、子宫骨盆瘀血症明显的病例，与有无包块、肌瘤大小无大关系。宫颈瘤如过大，阻塞子宫口时，亦可月事不来。

【附录二】

王某，女，31 岁，1975 年 6 月 12 日来诊。患者于 1974 年初开始下腹部隐痛，白带较多，当时妇科检查未见异常，但症状与日俱增，同年 7 月妇科检查发现右侧卵巢有一核桃大包块，至同年 11 月包块增长为拳头大。1975 年 3 月 4 日住进鼓楼医院妇科病房，诊断为双侧卵巢囊肿（右侧拳头大，左侧胡桃大）。决定手术切除，因患者顾虑术后不能怀孕，乃自行出院。……遂来我院，要求中医中药治疗。四诊完毕，案议如下：肤色白皙，气质禀弱，善思而胆怯，15 岁月经初潮，……结婚七年，已有五岁孩子。平素脾胃机能较差，大便常溏，便后肛坠不适。近年来下腹部坠胀隐痛，逐日加重，月经后下腹部坠胀剧烈，腰酸，白带多。少腹可触及包块，推之不移，质地较硬。苔薄微黄，脉象小弦。证乃禀赋偏弱，忧思伤脾，脏腑不和，始则气机阻滞，久则瘀血内停，始为瘕，继为癥。拟用理气消胀、活血化瘀治法。初用少腹逐瘀汤佐以逍遥丸、健脾丸，治疗二月无效，我进一步思考，察理纠因，考虑到"癥"乃有形之物，积渐而成，恐非汤剂所能荡除。又思"坚者削之，结者行之"之理，因悟"人参鳖甲煎丸"具有软坚散结、破血逐瘀、搜邪通络的主要功用，方中又有人参、阿胶益气养血以助正气，实乃"峻药缓攻"之剂。其病是气滞血瘀缓慢积聚而成，治亦取逐渐消磨之意，合乎理法。于是自 1975 年 9 月起用人参鳖甲煎丸，每天 3 次，每次 3 克。月经期加用少腹逐瘀汤数剂。两个半月后妇科检查右侧卵巢囊肿由原来拳头大缩为鸡蛋大，左侧卵巢囊肿已消散。患者下腹坠胀亦大为减轻，又用药两个月到妇科复查宫体增大，右侧附件有小核桃大的包块，诊断为"早孕"。从而病人思想上如释重负，鉴于右侧卵巢还有一个小囊肿，如因妊娠而停止治疗，可能小囊肿再度增大，患者要求人工流产，继续治疗。1976 年仍能扪及右侧附件有核桃大的囊肿，超声波检查宫区右侧仅见 1.5 厘米液平反射。1977 年病情稳定，间断地服些丸药以巩固治疗。1978 年基本上不服药。同年 11 月因停经 50 多天，诊断为"早孕"。至 1979 年 6 月顺产一男孩。（马剑云. 鳖甲煎丸治愈双侧卵巢囊肿 1 例. 中医杂志，1982，（7）：65）

第四十九章　灵枢·玉版（节选）

原文

黄帝曰：愿闻逆顺。岐伯曰：以为伤者[1]，其白眼青，黑眼小[2]，是一逆也；内药而呕者，是二逆也；腹痛渴甚，是三逆也；肩项中不便，是四逆也；音嘶色脱，是五逆也。除此五者，为顺矣。

黄帝曰：诸病皆有逆顺，可得闻乎？岐伯曰：腹胀，身热，脉大[3]，是一逆也；腹鸣而满，四肢清，泄，其脉大，是二逆也；衄而不止，脉大，是三逆也；咳而溲血，脱形，其脉小劲，是四逆也；咳，脱形，身热，脉小以疾，是谓五逆也。如是者，不过十五日而死矣。其腹大胀，四末清，脱形，泄甚，是一逆也；腹胀便血，其脉大，时绝，是二逆也；咳，溲血，形肉脱，脉搏，是三逆也；呕血，胸满引背，脉小而疾，是四逆也；咳，呕，腹胀且飧泄，其脉绝，是五逆也。如是者，不及一时而死矣。工不察此者而刺之，是谓逆治。

校注

[1] 以为伤者：最为值得忧伤的，最有妨害的，最可虑的。
[2] 白眼青，黑眼小：眼青者，肝精不足而现青色；黑眼小者，瞳子散大，肾气将绝。
[3] 脉大：此阳明之正脉，不为逆也。按：《甲乙经》校语曰："一作小"，是也。言邪盛正虚，故为逆也。可参。

阐幽发微

1. 痈疽之逆证有五

（1）白眼青，黑眼小，这是肝气、肾气将绝之证。眼青者，肝精不足而现青色也；黑眼小者，瞳子散大，肾气将绝也。又云：白眼青者，目睛下瘀血也；黑眼小者，因白睛充胀突出，故显得黑眼小也。

（2）纳药而呕者，脾气绝也。

（3）腹痛渴甚者，乃肾水将竭，邪热灼伤肠胃也。

（4）肩项中不便，乃太阳督脉之气将绝也。

（5）音嘶色脱，乃肺气将绝，喉咙干枯之故也。

2. 诸病不满十五日而死的五逆证

（1）腹胀，身热，脉大：腹胀而兼身热，乃阳明热病，实热内结，便燥不行，腑气不通，故胀也。脉大者，热盛，血气不虚，故脉大也。此阳明之正脉，不为逆也。若从《甲乙经》校语曰"一作小"，言邪盛正虚，故为逆也。

（2）腹鸣而满，四肢清，泄，其脉大，是二逆也：腹鸣而泄，是脾阳虚，命火衰也，四逆亦阳虚也；腹满是阴盛寒凝，中气失于升降故也。此证脉应微细，今反大者，是邪盛也。

（3）衄而不止，脉大，是三逆也：衄而不止，乃血热迫血妄行也；脉大者，邪热高炙，衄未欲止，故为逆也。

（4）咳且溲血，脱形，其脉小劲，是四逆也：咳者，肺阴虚，邪热迫肺也；溲血者，肾阴虚，热邪在肾也；脱形者，脾阴虚，不荣于肉也；脉小为两虚，劲疾为邪实，故为难治也。

（5）咳，脱形，身热，脉小以疾，是谓五逆也：此与上证相似，皆为肺痨晚期，唯上有溲血，此有身热，现证虽异，然皆为邪热所致。此虽未言劲，上虽未言疾，然至于此者，必皆劲疾，邪气盛实，故预后堪忧也。

3. 诸病不及一时而死的五逆证

（1）其腹大胀，四末清，脱形，泄甚，是一逆也：此与"腹鸣而满，四肢清，泄，其脉大"义同，皆是脾肾阳虚之甚，泄利甚而四逆，已至脱形，故为逆也。此时脉当绝。

（2）腹胀便血，其脉大，时绝，是二逆也：腹胀者，脾虚不能消谷也；便血者，脾不统血也；脉大者，芤而中空；血虚也，时绝者，心气将绝也。

（3）咳，溲血，形肉脱，脉搏，是三逆也：咳而溲血，是热邪伤及肺肾也；形肉脱，营虚之甚也；脉搏击有力，是邪气实也。邪盛正虚，火盛水亏，故为逆也。

（4）呕血，胸满引背，脉小而疾，是四逆也：呕血，乃火邪炙盛迫血妄行也，胸满引背者，肺中邪气盛，呼气不利也。脉小者，正气虚也；劲疾者，邪气盛也，是乃逆证也。按：本证当系吐血之证。

（5）咳，呕，腹胀且飧泄，其脉绝，是五逆也：咳者，当是肺虚损也；呕及飧泄者，乃胃气逆，肠气乱，是中气已败也，故腹胀满也；脉绝者，真气竭也。又颇类少阴亡阳证。

小　结

兹归纳诸逆证如下：①腹胀：飧泄，四末清，脉大，或身热，脉小。②泄：腹胀，四末清，或呕，脉大时绝。③咳：脱形，溲血，或身热，脉小劲或小疾，或脉大而搏。④便血：腹胀，脉大时绝。⑤呕血、衄血：胸满引背（当有身热），脉小而疾，或衄不止，脉大。

第五十章　灵枢·百病始生

题解

"百病"是泛指多种疾病,"始生"是说百病开始发生的原因。本篇重点讨论了虚邪伤人,淫泆传变是导致多种病证的始因,故名《百病始生》。篇中首先叙述了风雨寒暑,清湿喜怒等是百病发生的常见病因,并从中强调了虚邪的严重性。指出"两虚相得"是"大病乃成"的条件,其次论述了百病的病位有阴阳内外、上中下三部之分;以及百病的传变,则有皮毛、经络、以至腑脏等层次之别,其淫泆传变导致的多种病证,"不可胜数"再次揭示了"风为百病之始"的严重性。于此基础上又进一步阐述了"虚邪之风"虽能伤人,但必须以人体正气之虚为其根据,若正气不虚,则亦未必能伤人,故而提出了"两虚相得,乃客其形"的理论原则。最后,讨论了积证及五脏病形成的多种病因,并对百病的治疗原则作了简要的说明。

第一节　"百病"发生的一般病因及其病位

原文

黄帝问于岐伯曰:夫百病之始生也,皆生于风雨寒暑,清湿喜怒。喜怒不节则伤脏,风雨则伤上,清湿则伤下。三部[1]之气,所伤异类[2],愿闻其会[3]。岐伯曰:三部之气各不同,或起于阴,或起于阳,请言其方。喜怒不节则伤脏,脏伤则病起于阴也;清湿袭虚,则病起于下;风雨袭虚,则病起于上,是谓三部。至于其淫泆[4],不可胜数。

校注

[1] 三部:指上、中、下三部。杨注:"内伤五脏,即中内之部也。风雨从背而下,故为上部之气。清湿从尻脚而上,故为下部之气。"

[2] 所伤异类:《甲乙经》作"所伤各异"。

[3] 愿闻其会:杨注:"望请会通之也。"即愿从上述诸问题之会聚关键处通晓它。

[4] 淫泆:浸淫溢泆。即病气有余,淫泆传变之义。

阐幽发微

许多疾病发生之初,都是由于感受了风雨寒暑之邪;或者是清冷潮湿之气;或者是情志刺激等这些常见的病因。如《灵枢·玉版》云："病之生时，有喜怒不测，饮食不节。"情志刺激会伤害人体中部的内脏；风雨邪气会伤害人体的上部；清冷潮湿之气会伤害人体的下部。这三部病邪伤人各不相同，我想知道所有这些问题的扼要的道理。

岐伯说：三部病气的性质是各不相同的，有的病是起始于阴分，有的病是起始于阳分，请允许我说说他们的大要。喜怒不节的精神刺激，会伤害内脏，内脏受到伤害，病就要从阴经反映出来（亦有内脏之证）；清冷潮湿为外邪中的"地气"，它乘虚侵袭人体，就要从下半身开始发病；而风雨寒热则为外邪中的"天之邪气"，它乘虚侵袭人体，就要从上半身开始发病，这就是所谓的"三部之气，所伤异类"的一般规律。结合《素问·太阴阳明论》《素问·调经论》病起于阴阳的受邪规律。三篇均认为：阳经易受虚邪贼风，因阳气是由手上行至头，而下行至足的，所以阳经为病多起于上，其传变规律则为"上行极而下"，故久则下传六腑。阴经易为喜怒、饮食所伤，喜怒所伤则病起于中，阴气是由足上行至头而下行循臂至指端的，所以阴经为病，其传变规律为"下行极而上"，故病久则上传于外。至于"三部之气"的淫泆传变，那就不能尽数了。

《素问·阴阳应象大论》："故天之邪气，感则害人五脏；水谷之寒热，感则害于六腑；地之湿气，感则害皮肉筋脉。"《素问·太阴阳明论》："故伤于风者，上先受之；伤于湿者，下先受之。"《灵枢·小针解》："邪气在上者，言邪气之中人也高，故邪气在上也。浊气在中者，言水谷皆入于胃，其精气上注于肺，浊溜于肠胃，言寒温不适，饮食不节，而病生于肠胃，故命曰浊气在中也。清气在下者，言清湿地气之中人也，必从足始，故曰清气在下也。"《灵枢·五变》："余闻百疾之始期也，必生于风雨寒暑，……奇邪淫溢，不可胜数。"《素问·调经论》："夫邪之生也，或生于阴，或生于阳。其生于阳者，得之风雨寒暑；其生于阴者，得之饮食居处，阴阳喜怒。"《灵枢·口问》："夫百病之始生也，皆生于风雨寒暑，阴阳喜怒，饮食居处，大惊卒恐。"《灵枢·顺气一日分为四时》："夫百病之所始生者，必起于燥湿寒暑、风雨、阴阳喜怒、饮食居处，气合而有形，得脏而有名。"《灵枢·九针十二原》："邪气在上，浊气在中，清气在下。"《灵枢·邪气脏腑病形》："身半已上者，邪中之也；身半已下者，湿中之也。"

百病始生原因与三部、阴阳、内外的关系：

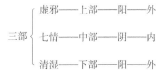

掌握了"三部"的理论，即可通晓不同病因与三部、阴阳、内外的关系及"因处为名"的道理。

按：《素问·至真要大论》："诸风掉眩，皆属于肝。诸寒收引，皆属于肾。诸气膹郁，皆属于肺。诸湿肿满，皆属于脾。诸热瞀瘛，皆属于火（心）。诸痛痒疮，皆属于心。诸厥固泄，皆属于下。诸痿喘呕，皆属于上。"就是说的病位在何处，也就是本篇所谓"三部"之具体而征者。

第二节　虚邪是"百病始生"的主要因素，"两虚相得"是"大病乃成"的基本条件

原文

黄帝曰：余固不能数，故问先师[1]，愿卒闻其道。岐伯曰：风雨寒热，不得虚邪，不能独伤人。卒然逢疾风暴雨而不病者，盖[2]无虚，故邪不能独伤人[3]。此必因虚邪之风，与其身形，两虚相得，乃客其形；两实相逢，众人肉坚。其中于虚邪也，因于天时，与其身形，参以虚实[4]，大病乃成，气有定舍，因处为名[5]，上下中外，分为三员[6]。

校注

[1] 先师：《太素》作"故问于天师"，《灵枢·口问》："岐伯避席再拜曰：善乎哉问也，此先师之所口传也。"

[2] 盖：原来之意，推原之辞。

[3] 无虚，故邪不能独伤人：若依赵府本之断句，则天之虚就断没了。风雨寒热乃实风，"邪"与"故"乃倒误。例如《素问·上古天真论》："夫上古圣人之教下也，皆谓之……"，而全元起注本、《太素》《千金方》亦作"上古圣人之教也，下皆为之。"亦是"也"与"下"二字倒误。"故""邪"二字倒误。赵府本加"故"时，不了解"虚邪"，"故"加在"虚邪"之间。《甲乙经》脱"人"字。《甲乙经》《太素》并无"故"字，亦可读通。

"天之虚"乃"两虚相得"的重要内容，"天之虚"即虚邪。所以"风雨寒热，不得虚邪，不能独伤人"，不能把"虚邪"点断了读。《甲乙经》《太素》无"故"字是对的。"故"乃后人所妄加者。后文之"此必因虚邪之风与其身形"，也证明了这一点。《灵枢·九宫八风》："风从其所居之乡来为实风，主生，长养万物。"《灵枢·刺节真邪》："正风者，其中人也浅，合而自去，其气来柔弱，不能胜真气，故自去。"

[4] 参以虚实：参，参伍、参合。杨注曰："参，合也。虚者，形虚也；实者，邪气盛实也。两者相合，故大病成也。"按：杨注非是。经所言，乃天之虚实与人之虚实相参伍，故实不当，谓"邪气盛实"，实当指天之实风言。

[5] 气有定舍，因处为名：杨注："邪气舍定之处，即因处以施病名。如邪舍于头，即为头眩等头病也；若舍于腹，即为腹痛泄利等病也；若舍于足，则为足悗不仁之病也。"

按：《灵枢·顺气一日分为四时》："夫百病之所始生者，必起于燥湿、寒暑、风雨、阴阳、喜怒、饮食、居处，气合而有形，得脏而有名。"可见《内经》时期对疾病的命名都是本着一个原则。即：随病邪所病之处及其所涉及的脏腑而为之命名。今后命名还应考虑：①继承性原则；②适应性原则（中、中西结合）；③实用性原则；④准确性原则。

[6] 三员：员，《说文》："物数也。"段注："数竹曰箇，……数物曰员。"是"员"乃量词也。如数人为若干员，定员多少。马蒔："三员，犹言三部也。"上、中、下为纵数之三员；表、里、半表半里为横数之三员。

阐幽发微

黄帝曰：余固不能数，故问天师，愿卒闻其道。岐伯曰：风雨寒热，不得虚邪，不能独伤人（即或伤人，亦为正邪，非虚邪也）。卒然逢疾风暴雨而不病者，盖无虚邪，（故）不能独伤人，此必因虚邪之风（可证前此所论之"虚邪"即此"虚邪之风"，否则何以不言"风雨寒

热"？风雨寒热能叫虚邪吗？此承上文。），与其身形（至此，始论及身形之虚），两虚相得，乃客其形（"客"字说明以外来邪气为主），两实相逢，众人肉坚。其中于虚邪也，因于天时（先言天之虚），与其身形（后言人之虚），参以虚实，大病乃成，气有定舍，因处为名，上下中外，分为三员。

黄帝说：您说"不可胜数"，我固然是不能数，搞不清楚其淫泆之邪都能传变为哪些疾病。所以向您请教，希望能详尽地知道其淫泆传变的规律。

岐伯回答说：风雨寒热之气为正常气候，客观存在时，不得称之为"邪"。如果不含有虚邪，是不能单独伤人的。有突然遇到疾风暴雨而不生病的，多半是那里面不含有虚邪，所以才不能独伤人，非指身之虚。这必须是因有"天之虚"（虚邪之风这一内核现矣）和"身之虚"（真气有一定程度的不足，即失调），两虚相合，才能受邪成病。

如果不是这样，而是真气充实的人，遇到的又是"实风"（《灵枢·九宫八风》，即"正风"），这叫作"两实相逢"（天之实风遇人体之壮实），人们的肌肉坚实，卫外强固，腠理固密，又没有虚邪，那是不会得外感病的。此"肉坚"乃是指真气充实之卫外固密言，《灵枢·寿夭刚柔》之"形充而大，肉腘坚而有分理者，肉坚则寿矣"之谓也。《灵枢·论勇》："黑色而皮厚肉坚，固不伤于四时之风。其皮薄而肉不坚，色不一者，长夏至而有虚风者，病矣。"那些中于虚邪（不言中于"风雨寒热"）而发病的人，乃是由于天时有虚实，人自身有虚实，二者参伍起来，两虚相逢（非逢"风雨寒热"）才形成了严重疾病。邪气伤人是有一定部位的，随其所客的部位就可决定它的病名，并可按其所客的部位分为上下中外三部之病。

先言人之虚，后言天之虚，"其中于虚邪也，因于天时与其身形。参以虚实，大病乃成。"既云"中于虚邪"乃言其所以中于虚邪之故，是因天时之虚实与身形之虚实相参合之故。非如杨氏所言"邪气盛则实"，乃言人病之虚实也。

表2 天人虚实相参表

天	虚	实	实	虚
人	虚	实	虚	实
病或不病	"两虚相得，大病乃成。"足证前文不可作"不得虚，邪不能独伤人。"以风雨寒热乃正邪，其中人也微故也。	"两实相逢，众人肉坚。"	"正风者，其中人也浅，合而自去。""正邪之中人也微。"风雨寒热即或因人体之虚而入客，亦为正邪。	"肉腘闭拒，虽有大风苛毒，弗之能害。"

按：《素问·八正神明论》："以身之虚，而逢天之虚，两虚相感，其气至骨，入则伤五脏。"与本论正相发明，兹参合列表如下。

表3 《内经》关于人体受邪发病的理论原则

两虚相得	天之虚	"乘年之衰，逢月之空，失时之和"，伤于虚风——病生于阳，疾病乃作。（"乘年之虚"《灵枢·岁露论》也，即岁多贼风邪气，寒温不和，则民多病死矣。）	发病学"真邪相搏"，疾病乃作
乃客其形		"以身之虚，而逢天之虚（书言"风雨寒热"），两虚相感，其气至骨（深），入则伤五脏（发展之重）。"	
	身之虚	饮食无节，起居无常，忧恐喜怒，房室无度——病生于阴	

按："真邪相搏"，《金匮要略·腹满寒疝宿食病》亦作"邪正相搏"；《伤寒论》97 条或作"正邪分争"。

身形之虚表现为"腠理开"。如《灵枢·岁露论》云："贼风邪气之中人也，不得以时，然必因其开也。"仲景亦云："血弱气尽，腠理开，邪气因入。"《素问·至真要大论》："乘年之虚，则邪甚也。失时之和，亦邪甚也。遇月之空，亦邪甚也。"《素问·阴阳应象大论》："故天之邪气，感则害人五脏。"《素问·八正神明论》云："其气至骨"，《灵枢·岁露论》云："虚邪入客于骨"，《素问·疟论》亦云："温疟者，得之冬中于风，寒气藏于骨髓之中"，屡言至骨。虽系用以比喻邪客之深，未必尽中于骨，然至于骨者，亦非无有。如《骨髓检查在临床诊断中的作用》一文（景延祉）云："像黑热病、疟疾的患者，骨髓内可找见原虫，像传染性细胞增多症，其骨髓显示成熟淋巴细胞增多，粒细胞左移，嗜酸细胞亦可增多；传染性单核细胞增多症，骨髓变化除类似传染性淋巴细胞增多症外，其淋巴细胞多呈异形变化，即所谓腺热细胞。一般的感染性疾病，尤以急性严重型，可见粒细胞有明显左移现象，成熟粒细胞常可出现中毒颗粒及空泡变性。同时浆细胞亦增多。"

第三节　虚邪中人传变的一般规律及其传舍于各处的不同现证

原文

是故虚邪之中人也，始于皮肤，皮肤缓则腠理开，开则邪从毛发入，入则抵深，深则毛发立，毛发立则淅然[1]，故皮肤痛。留而不去，则传舍于络脉，在络之时，痛于肌肉，其痛之时息[2]，大经乃代[3]。留而不去，传舍于经，在经之时，洒淅喜惊[4]。留而不去，传舍于输[5]，在输之时，六经不通，四肢则肢节痛，腰脊乃强。留而不去，传舍于伏冲之脉[6]，在伏冲之时，体重身痛。留而不去，传舍于肠胃，在肠胃之时，贲响腹胀[7]，多寒则肠鸣飧泄，食不化，多热则溏出糜[8]。留而不去，传舍于肠胃之外，募原之间[9]，留著于脉，稽留而不去，息而成积。或著孙脉，或著络脉，或著经脉，或著输脉，或著于伏冲之脉，或著于膂筋[10]，或著于肠胃之募原，上连于缓筋[10]，邪气淫泆，不可胜论。

校注

[1] 淅然：形容怕冷的样子。

[2] 其痛之时息：《甲乙经》作"其病时痛时息"。这里是指肌肉时痛时止。

[3] 大经乃代：大经，指经脉。大经乃代，指经脉代替络脉受邪。张介宾："络浅于经，故痛于肌肉之间。若肌肉之痛时渐止息，是邪将去络而深，大经代受之矣。"

[4] 洒淅喜惊：洒淅，《辞海》："寒栗貌。"形容外感发热初起时恶寒怕冷的状态，如同把冷水突然洒在身上的样子。《素问·骨空论》："风从外入，令人振寒，汗出，头痛，身重，恶寒。"喜惊，形容突然"振寒"如惊之义。"病机十九条"有"疼酸惊骇"，《素问·评热病论》："卧则惊"，《素问·生气通天论》："起居如惊"，皆是形容突然躁动如惊。

[5] 输：即下文"输脉"。张志聪："输者，转输血气之经脉。"杨注："输，谓五脏二十五输，六腑三十六

输。"乃指五输穴言。考之后文除此之外还似指外经与内脏之间的输脉。"其著于输之脉者，闭塞不通，津液不下，孔窍干壅。此邪气之从外入内，从上下也。"然此处仍当以各经之间输转血气之输脉为主。

[6] 伏冲之脉：指冲脉隐行于脊柱前（内）的部分，部位较深，所以叫伏冲之脉。按：《选读》谓："指冲脉隐行于内者"，言外之意，尚有浮行于外者，此盖误解"冲脉、任脉，……其浮而外者，循腹（右）(《甲乙经》《太素》无右字）上行，会于咽喉，别而络唇口"(《灵枢·五音五味》）而来。经文所谓"其浮而外者"，乃指任脉而言，非谓冲脉也。

[7] 贲响腹胀：即肠鸣腹胀，贲响如"雷引"，较肠鸣为甚。

[8] 溏出麋：溏，指大便稀薄、糜烂腐败，恶臭难闻。

[9] 募原之间："募"与"膜"通。张志聪："募原者，肠胃外之膏膜。"

[10] 脊筋、缓筋：脊筋，即行于脊柱的筋膜。缓筋，即腹壁深部，夹脐两旁的筋膜。张志聪："脊筋者，附于脊膂之筋。缓筋者，循于腹内之筋也。"据丹波言："缓筋即宗筋也。"《选读》语译"或著于脊筋"，谓"有的停聚在脊柱内的筋膜"，语义含混，似乎是指脊柱腔内，若是则非也。

阐幽发微

虚邪侵犯人体的一般规律是：首先从皮肤开始侵入，多是在强力之后，"血弱气尽，腠理开"，张志聪："人之形虚，则皮肤缓而腠理开。"开则邪气乘虚从毛孔侵入，可达到皮肤的深部（真皮层或皮下组织），因而使人感到淅然恶寒，而皮肤收缩（竖毛肌亦收缩），毛发直立起来，所以皮肤作痛。所以皮肤痛是由于邪客孙络，气不畅达之故。当此之时，"勇者气行则已，怯者则著而为病也"(《素问·经脉别论》）。

如邪气留著不去，就会向内传舍于络脉，此就一般而言，亦有不传者，如《灵枢·五变》："余闻百疾之始期也，必生于风雨寒暑，循毫毛而入腠理，或复还，或留止。"在络脉的时候（阶段），由于络脉较孙脉深在肉分，阻碍了卫气的流行，"逆其气则病，从其气则愈"(《素问·痹论》），则"寒留于分肉之间，聚沫则为痛"(《灵枢·五癃津液别》），由于邪在于络仍属轻浅，故其痛亦"时痛时息"。凡此皆外感病之前驱阶段，身体违和，如不愈，则大经将继之发病，所谓"大经乃代"是也。

如邪气留著不去，则传入于经脉，多为太阳，其经脉则遍及全身矣。在经脉的时候，就会发生"振寒、发热"（寒在先，后乃发热），于身痛之基础上，加头痛，这是由于真邪相搏，阳气亢奋，阳主热，故发热，风寒外束，腠理闭，故恶寒。

如未及时治疗，或治不如法，邪气留著不去，就将传舍于输。在输的阶段，由于阻碍了发病之经的血气与其余各经的输转畅通。尤其是"诸络脉皆不能经大节之间，必行绝道而出"(《灵枢·经脉》），故尤其依赖输穴、输脉以转输经气，今不通，故必"四肢节痛"；太阳经气不通益甚，故腰脊强痛。此是经痛亦即表证之深重阶段。足太阳之脉"循肩髆内，夹脊抵腰中，入循膂"，故经气实，则腰脊强痛。

如果邪气仍留著不去，则邪气由输脉可内传于伏冲之脉，冲脉为十二经血气之海(《灵枢·动输》："冲脉者，十二经之海也。"），邪传冲脉，则诸经（重在三阳合病）血气皆不和（温热病之由气入营阶段），故体痛之上又加身重。("三阳合病，腹满身重，难以转侧。"）张志聪："冲脉者，起于胞中，挟脐上行至胸中而散于皮肤，充肤热肉，濡养筋骨，邪留于内，则血气不能充溢于形身，故体重身痛也。"

如仍未治愈，则邪气入里传舍于肠胃。在肠胃之时，由于邪气在肠间走窜影响消化功能，则腹中贲响"雷鸣而胀满"（肠鸣为声小而有水音；贲响为声大而无水音，多因风气奔窜于肠中所致）。在此阶段，若寒多，则肠鸣飧泄，乃因胃肠有寒不能化谷所致。《灵枢·寿夭刚柔》："卫之生病也，气痛时来时去，怫忾（音细，气满遍及肠间之义）贲响，风寒客于肠胃之中。"；若热多，则大便溏薄而"出黄如糜"。《灵枢·师传》："肠中热，则出黄如糜。"即今之热痢，乃因肠间有热，肠道"热肿"所致。

如邪气仍留著不去，则可传舍于肠胃之外，膜原之间，留著于肠间膜原的络脉之中，停留而不去，久则与肠外之汁沫（残废之卫气）搏结，逐渐孳生为积块之证。

如上所述，邪气侵入人体后，或而留著于皮肤之孙络，或传于络脉，或传舍于经脉，或传舍于输脉，或传舍于伏冲之脉，或留著于膂筋，或留著于肠胃之膜原，上（指仰卧位膜原之上）连于腹壁内夹脐两旁的缓筋。总之，邪气在人体内的淫泆传变，是论述不尽的。

《素问·缪刺论》："夫邪之客于形也，必先舍于皮毛，留而不去，入舍于孙脉，留而不去，入舍于络脉，留而不去，入舍于经脉，内连五脏，散于肠胃，阴阳俱感，五脏乃伤，此邪之从皮毛而入，极于五脏之次也。"《素问·阴阳应象大论》："故邪风之至，疾如风雨，故善治者治皮毛，其次治肌肤，其次治筋脉，其次治六腑，其次治五脏，治五脏者，半死半生也。"《素问·四气调神大论》："是故圣人不治已病，治未病，不治已乱，治未乱，此之谓也。"

表4　虚邪由表入里，传舍层次表

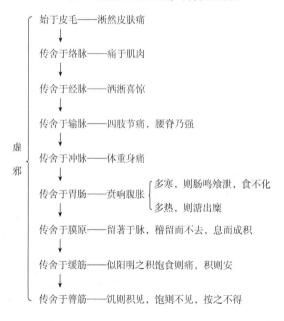

第四节　邪气留著于孙络、阳明之经、缓筋、募原、冲脉、膂筋、输脉的不同现证与病机

▌ **原文** ▌

黄帝曰：愿尽闻其所由然。岐伯曰：其著孙络之脉而成积者，其积往来上下，臂手孙络之

居也[1]，浮而缓，不能句积[2]而止之，故往来移行肠胃之间，水[3]凑渗注灌[4]，濯濯[5]有音，有寒则䐜满雷引[6]，故时切痛[7]，其著于阳明之经，则挟脐而居，饱食则益大，饥则益小。其著于缓筋也，似阳明之积，饱食则痛，饥则安。其著于肠胃之募原也，痛而外连于缓筋，饱食则安，饥则痛。其著于伏冲之脉者，揣之应手[8]而动，发手[9]则热气下于两股，如汤沃之状。其著于膂筋在肠后者，饥则积见，饱则积不见，按之不得。其著于输之脉者，闭塞不通，津液不下，孔窍干壅[10]，此邪气之从外入内，从上下也。

校注

[1] 臂手孙络之居也：臂，通"擘"。《礼记·内则》："马黑脊而般臂。"《释文》："臂，本作擘。"《甲乙经》即作"擘乎"。擘乎，分布的意思。

[2] 句积：句，音拘，"止也，本作拘"（见《集韵》）。《甲乙经》即作"拘积"，即拘限聚积起来的意思。

[3] 肠胃之间，水：《太素》作"肠间之水"。《甲乙经》作"肠胃之外"。综观三本互有脱误，当是"肠胃之间"下脱"肠间之"三字。

[4] 凑渗注灌：凑聚渗漉，上下灌注。

[5] 濯濯：水声。

[6] 雷引：雷鸣般引动。

[7] 切痛：《金匮要略·腹满寒疝宿食病》："切痛，痛之甚。""腹中寒气，雷鸣切痛，胸胁逆满，呕吐，附子粳米汤主之。"

[8] 揣之应手：杨注："揣同撽，平声。①藏，把钱撽起来；②用力揉按，撽面，此处指用力揉按。"存疑。

[9] 发手：迅速抬手。

[10] 孔窍干壅：九窍及汗孔皆为空窍。此处指下窍、后阴。

阐幽发微

黄帝说：我希望彻底知道邪气传变为百病的所以然！岐伯答：邪气留著肠胃之孙络而成为积证的，其积气能够往来上下，分布于肠胃的孙络之间（居处），因为是在浮浅弛缓可以移动的肠胃的孙络之间，分布较广，不能把它拘限（聚积）在一处而不使走窜，所以它"往来上下"，移行于"肠胃之间"。

按：这是邪气留著在肠胃的孙络，尚未成为积块，只是影响了肠胃的气化功能，乃无形之气窜动，所谓"聚"之类也。《难经·五十二难》云："腑病者，仿佛贲响，上下行流，居处无常。"《难经·五十五难》："故积者，五脏所生；聚者，六腑所成也。积者，阴气也，其始发有常处，其痛不离其部，上下有所终始，左右有所穷处；聚者，阳气也，其始发无根本，上下无所留止，其痛无常处，谓之聚。"肠间孙络不和，"泌糟粕，蒸津液"（消化、吸收）之气化功能失常，所以"肠间之水"（《太素》），凑聚渗漉，上下灌注，而有"濯濯"（咕噜咕噜）的水声；若再有寒邪（《灵枢·寿夭刚柔》："风寒客于肠胃之中。"），则越发影响消化而腹胀。且肠胃收引"绌急"，肠间水气由缩窄之肠腔内迅速通过，则发出如雷鸣般引动（窜动）的声响（时时与雷鸣一致），所以时时腹痛，且很迫切，此时当有飧泄。《灵枢·邪气脏腑病形》："大肠病者，肠中切痛，而鸣濯濯，冬日重感于寒，即泄。"《灵枢·胀论》："大肠胀者，肠鸣而痛濯濯（切痛与濯濯同现），冬日重感于寒，则飧泄不化。"

邪气留著于阳明经的积气就在夹脐两侧之处（居），饱食后因胃气充满，经气亦盛满，故积气就显得见大；饥饿时，因胃气消减，经气亦衰减，故积气就见小。邪气留著于缓筋的，就像阳明经的积气似的，也是在夹脐两侧。由于它是在腹壁内的缓筋上，所以饱食后，腹壁紧张，缓筋也绷急紧张，积气就疼痛；饥饿时，腹壁松缓，缓筋亦松缓，积气就松快而安适（不发作）。邪气留著于肠胃之募原的，因为募原与缓筋相粘连，故疼痛时牵连于缓筋亦痛，其疼痛的特点是饱食后，因募原与缓筋接近，不相牵引，故疼痛不发作；饥饿时，募原与缓筋略相离间而相互牵引，就疼痛。邪气留著于伏冲之脉的，其证当"逆气里急"（《素问·骨空论》），治法"以手按之"则应手而蠕动，这是冲脉之气于按手下强行通过之故，待到气足时迅速一抬手，病人马上会感到有热气下流到两股，就好像热水浇灌下来似的，这是因为按压时，阻碍了冲脉之气向下畅行，因而经气壅聚，一旦发手，则壅聚之热气突然下流，故有如热水下注之感。

《素问·长刺节论》："病在少腹，腹痛不得大小便，病名曰疝，得之寒。"王注意为冲脉及任督之病。《素问·骨空论》："此生病（指任脉，然冲、任与少阴并行而上），从少腹上冲心而痛，不得前后，为冲疝。"《素问·举痛论》："寒气客于冲脉，冲脉起于关元，随腹直上，寒气客则脉不通，脉不通则气因之，故喘动应手矣。"

邪气留著于膂筋的积气，在肠的后方，位于后腹壁上，饥饿时肠空，积气就可显现而能扪及；饱食后肠满，积气为充肠所遮蔽而不显现就不能扪。邪气留著于输脉的，则输脉"闭塞不通"，阻碍了内脏与外经之间血气的输转，因而津液不得下输于直肠粕门，致孔窍干燥甚至壅塞不通。

这就是邪气从表入里（从外入内），从上部传变到下部（三部）的一般情况。此上乃言"或起于阳"，"邪气之从外入内，从上下也"。

第五节　积证的成因与病机

原文

黄帝曰：积[1]之始生，至其已成奈何？岐伯曰：积之始生，得寒乃生，厥乃成积[2]也。黄帝曰：其成积奈何？岐伯曰：厥气生足悗[3]，悗生胫寒，胫寒则血脉凝涩，血脉凝涩则寒气上入于肠胃，入于肠胃则䐜胀，䐜胀则肠外之汁沫迫聚不得散，日以成积。卒然多食饮则肠满，起居不节，用力过度，则络脉伤，阳络[4]伤则血外溢，血外溢则衄血，阴络[4]伤则血内溢，血内溢则后血。肠胃之络伤，则血溢于肠外，肠外有寒，汁沫[5]与血相抟，则并合凝聚不得散而积成矣。卒然外中于寒，若内伤于忧怒，则气上逆，气上逆则六输不通，温气不行，凝血蕴里而不散，津液涩渗，著而不去，而积皆成矣。

校注

[1] 积：指腹腔内的有形病块。

[2] 厥乃成积：《太素》作"厥上乃成积"，似是厥气，经气逆行也。下部寒邪每乘经气之逆，随之而上，故厥气亦包括寒气在内。

[3] 厥气生足悗：杨注："则为足悗不仁之病也"，此不仁，当指不灵便言。（"气有定舍，因处为名"）《类经》："厥气，逆气也。寒逆于下，故生足悗，谓肢节痛滞不便利也。"

按："悗"有三音：①音闷，无心貌。《庄子·大宗师》："悗乎，忘其言也。"②音瞒，《玉篇》音"瞒"，烦闷。《灵枢·五乱》："清浊相干，乱于胸中，是谓大悗。"按：《辞海》所记如故。考赵府本《灵枢经》无此音释，而于六卷篇末《灵枢·血络论》《灵枢·阴阳清浊》注"悗"，音"闷"。是也，当从。③音慢，"惑也。或从曼作慢。"《灵枢·终始》曰："病生于头者，头重；生于手者，臂重；生于足者，足重。"据此则是"悗"，即"足慢"。即两足酸困重滞而不灵便之证也。

[4] 阳络、阴络：阳络为阳经之络，阴络为阴经之络。阳主外主上，故阳络伤则血溢于外、于上；阴主内主下，故阴络伤则血溢于内、于下。

[5] 汁沫：即卫气。多指不能环周之卫气言。如《灵枢·水胀》："寒气客于肠外，与卫气相搏，气不得荣，因有所系，癖（水饮癖积不散曰癖）而内著，恶气乃起，瘜肉乃生。"又《灵枢·周痹》："风寒湿气，客于外分肉之间，迫切而为沫，沫得寒则聚，聚则排分肉而分裂也，分裂则痛。"《灵枢·五癃津液别》："寒留于分肉之间，聚沫则为痛。"

阐幽发微

黄帝问：积证，即体内形成的包块，从开始发生，到它已经成形，是怎样形成的呢？岐伯答：积证开始发生的时候，是由于受了寒邪才发生的，寒气乘经气厥逆，随之而上入于腹内，使肠间膜原的络脉血气凝泣才形成积证的。这是积证形成的总病机。

黄帝问：积证形成的机理是怎样的呢？岐伯答：寒客于足，上入于肠胃：厥寒之气上逆，导致足部经气不能充分下达以温足胫，因而产生两足酸困重滞而不灵便之证。同时两胫因得不到经气的温煦，而产生胫寒，胫寒则血气越发凝泣不畅，寒气逆，得以向上发展而传入腹腔、肠胃之间。肠胃为寒邪所困则温气少，不能消谷，故生䐜胀（清气不升，浊气不降），䐜胀则挤迫肠外的"汁沫"（卫气）凝聚不得消散，日复一日，遂逐渐津聚，形成积块。

又卒然"盛食多饮，用力过度"（饱食强力），即突然饮食过多，肠胃饱满，则肠胃之络脉亦盛满，此时如有起居不节，用力过度，就会造成盛满的络脉破损受伤。阳经的络脉破损受伤，则因"阳主外""阳者主上"，血就会由上部的络脉溢出于外，而发生衄血（强力之外，亦有因热盛迫血妄行者）；阴经的络脉破损受伤，则"阴主内""阴者主下"，血就会由下部的络脉溢出于"内"而发生便血，如脾不统血——血管脆性增加之远血证，治之黄土汤。如果是肠外的络脉破损受伤，血就会溢出于肠外，肠外再有寒邪收引凝滞，则肠外之汁沫与血相搏结，二者并合为一，凝聚不得消散，日久逐渐增大遂形成积块（血瘀）。《素问·举痛论》："寒气客于小肠膜原之间，络血之中，血泣不得注于大经，血气稽留不得行，故宿昔而成积矣。"

骤然间腹部感受了外寒，同时又为忧怒等情志所伤，忧思则气结，大怒则气逆（一为长期持续，一为强烈刺激），真气加寒凝或上逆皆可使"六腑阳经六输皆不得通"（杨注），血气（温气）不能畅行（《素问·举痛论》："寒气稽留，炅气（即血气）从上。"），凝血蕴积，裹结于局部膜原络脉之中而不得消散，日久则蕴裹凝血之络中的津液逐渐渗出（"涩渗"，形容渗出之少、之慢），而稠浊之物留著于局部而不散去，就会形成积块（气滞血瘀）。

第六节　病生于阴的常见病因与病机及"百病"的一般治则

原文

黄帝曰：其生于阴者，奈何？岐伯曰：忧思伤心；重寒伤肺；忿怒伤肝；醉以入房，汗出当风伤脾；用力过度，若入房汗出浴[1]，则伤肾。此内外三部之所生病者也。

黄帝曰：善。治之奈何？岐伯答曰：察其所痛，以知其应，有余不足，当补则补，当泻则泻，毋逆天时，是谓至治。

校注

[1] 入房汗出浴：《甲乙经》《太素》并有"水"字，即"入房汗出浴水"。

阐幽发微

黄帝说：您说了病生于阳而淫泆传变的一些病候了，那么病生于阴的又怎么样呢？岐伯回答说：阴主内与五脏相连属，故阴病就表现为对五脏的影响。"五脏气争，九窍不通"，"食饮不节，起居不时者，阴受之，……阴受之则入五脏。"

1. 忧思伤心

心为"五脏六腑之大主"《灵枢·邪客》，"精神之所舍"《灵枢·邪客》，故忧愁思虑感应于心，太过度（手少阴经过度紧张）就要伤心（操心太过则劳心）。《灵枢·本神》："心怵惕思虑则伤神。"《灵枢·口问》："悲哀忧愁则心动。"《素问·举痛论》："思则气结。"《灵枢·本神》云："愁忧者，气闭塞而不行。"忧愁思虑太过，则心气郁结血气运行不畅，脾气亦不行而食少，故久则现心悸、气短、失眠、健忘等伤及心神之证，甚至或现怔忡、或现心病。《素问玄机原病式》："心胸躁动，谓之怔忡。"即《灵枢·经脉》之"手厥阴心包络之脉，……心中憺憺大动"是也。《灵枢·本神》："心气虚则悲，实则笑不休。"《素问·调经论》："神有余则笑不休，神不足则悲。"《素问·脏气法时论》："心病者，胸中痛，胁支满，胁下痛，膺背胛间痛，两肩臂内痛，虚则胸腹大，胁下与腰相引而痛。"《灵枢·五邪》："邪在心，则病心痛，喜悲，时眩仆。"《灵枢·经脉》："心手少阴之脉，……是动则病：嗌干，心痛，渴而欲饮，是为臂厥。"

2. 重寒伤肺

形体感寒，是为外寒；饮食寒凉，是为内寒。"两寒相感"，是为"重寒"。肺主皮毛，皮毛受寒，再加"寒饮食入胃，从肺脉上至于肺"《素问·咳论》，则"两寒相感"，"外内合邪"，使气道约缩，肺络气逆，故咳，甚至或现喘咳，或现少气。《灵枢·本神》："肺气虚，则鼻塞不利少气，实则喘喝，胸盈仰息。"《素问·调经论》："气有余则喘咳上气，不足则息利少气。"《素问·咳论》："皮毛者，肺之合也，皮毛先受邪气，邪气以从其合也。其寒饮食入胃，从肺脉上至于肺则肺寒，肺寒则外内合邪因而客之，则为肺咳。"《素问·脏气法时论》："肺病者，喘咳逆气，肩背痛，汗出，尻、阴、股、膝、髀腨、足皆痛。虚则少气不能报息，耳聋，嗌干。"《灵枢·五邪》："邪在肺，则病皮肤痛，（发）寒热，上气，喘，汗出，咳动肩背。"《灵枢·经脉》："肺手太阴之脉，……是动则病：肺胀满，膨膨而喘咳，缺盆中痛，甚则交两手而瞀，此为臂厥。"

《素问·玉机真脏论》："秋脉，……太过则令人逆气而背痛，愠愠然；其不及则令人喘，呼吸少气而咳，上气见血，下闻病音。"

3. 忿怒伤肝

大怒则气逆，血气上而不下，气滞血瘀，郁积于肝络，则伤肝，或因堕坠恶血留肝而致肝络不通而胁痛（肝脉布胁肋），"令人善怒"。甚则或呕血，或薄厥。《灵枢·本神》："肝气虚则恐，实则怒。"《素问·调经论》："血有余则怒，不足则恐。"《素问·脏气法时论》："肝病者，两胁下痛引少腹，令人善怒。虚则目䀮䀮无所见，耳无所闻，善恐，如人将捕之；……气逆，则痛耳聋不聪，颊肿。"《灵枢·五邪》："邪在肝，则两胁中痛，寒中，恶血在内，胻（原作'行'。据《甲乙经》《脉经》及《千金方》改）善瘈，节时肿（肿上原有'脚'字。据《甲乙经》《脉经》《太素》及《千金方》删）。"《灵枢·经脉》："肝足厥阴之脉，……是动则病：腰痛不可以俯仰，丈夫㿉疝，妇人少腹肿，甚则嗌干，面尘脱色。"《素问·玉机真脏论》：春脉……太过，则令人善忘（怒，《新校正》："按《素问·气交变大论》云：'岁木太过……甚则忽忽善怒，眩冒巅疾。'则'忘'当作'怒'，按：《素问·脏气法时论》亦作'令人善怒'。林亿等人之见甚是。"），忽忽眩冒而巅疾，其不及，则令人胸痛引背，下则两胁胀满。

4. 醉以入房，汗出当风伤脾

醉而入房，汗出，（醉饱汗出于脾）则脾气虚，此时当风乘凉，则风气乘虚入脾，多为热中、善饥（脾瘅）之证，即麻子仁丸证。脾气素虚者亦或为寒中腹满飧泄（不能消谷）等证。《灵枢·本神》："脾气虚则四支不用，五脏不安，实则腹胀泾溲不利。"《素问·调经论》："形有余则腹胀泾溲不利；不足则四支不用。"《素问·五脏生成》："黄脉之至也，大而虚，有积气在腹中，……得之疾使四支，汗出当风。"

5. 入房汗出浴，伤肾

《灵枢·邪气脏腑病形》："愁忧恐惧则伤心。形寒寒饮则伤肺，以其两寒相感，中外皆伤，故气逆而上行。有所堕坠，恶血留内；若有所大怒，气上而不下，积于胁下，则伤肝。有所击仆，若醉入房，汗出当风，则伤脾。有所用力举重，若入房过度，汗出浴水，则伤肾。"《难经·四十九难》："然忧愁思虑则伤心；形寒寒饮则伤肺；恚怒气逆，上而不下则伤肝；饮食劳倦则伤脾，久坐湿地，强力入水则伤肾。"

此内（阴）外（阳）三部（上、中、下）之所生病者也。

小　结

本篇讨论了"百病"发生的病因，病位和机体受邪发病的主要机制，病气传变的一般规律以致形成积病的病机等。

在病因学方面，本篇强调了"虚邪"这一重要概念，着重指出它是"风雨寒热"等外因伤人的内容，从而使我们对"风为百病之长"的风及广义"伤寒"的寒等外感病的病因实质有了深入而明确的认识。

在机体受邪发病方面，篇中提出了"两虚相得，乃客其形"的理论原则。指出单纯有外部的虚邪还不必然会伤人致病。还必须有人体内部正气之虚，两者结合起来，才能受邪发病，这种把内因与外因结合起来的受邪发病观,很符合"外因是条件,内因是根据,外因通过内因而起作用"这一唯物辩证法的精神。在两千多年前的《内经》时期,医家们就能提出这样科学的理论,是非常难能可贵的。

在发病部位的划分方面,于阴阳、内外的基础上,进而又分为上、中、下三部,并把天之风雨邪气列为上部发病的常见病因;地之清湿之邪列为下部发病的常见病因;把"喜怒不节"情志失调列为中部(内脏)发病的常见病因。《灵枢·小针解》所论述的"寒温不适,饮食不节,而后病生于肠胃",较之《素问·调经论》的阴阳病位的常见病因,又进一步作了细致的分类。

在疾病的发展变化方面,在皮毛—孙脉—络脉—经脉—六腑—五脏这一规律的基础上,又进一步补充了输脉、冲脉、膜原、膂筋、缓筋等传变所致的病形与病机。值得指出的是本篇关于积证的成因与病机的论述,在《内经》关于积证的理论中,是较完备的一篇,尤其是关于"凝血蕴里而不散,津液涩渗,著而不去,而积皆成"的论述,更是关于病机学说的具有重要意义的理论。与此相关的"阳络伤则血外溢","阴络伤则血内溢"的关于病机学说的理论,又是后世关于出血疾患的理论基础。

第五十一章　灵枢·刺节真邪论

题解

马莳云："前论刺节有五节，后论有真气有邪气，故名篇。"节，法度也。本篇讨论了针刺的法度，正气、邪气的概念及其在发病中的关系，故曰《刺节真邪》。本篇首先讨论了五种针刺法度的概念，针法和治疗的病证，同时又介绍了五邪的概念和刺法以及解结刺法的内容。最后又重点地讨论了真气与邪气的概念，叙述了邪气所导致的多种病变，阐明了"真气过虚"与"邪气过胜"是疾病产生的根源。

原文

黄帝问于岐伯曰：余闻刺有五节奈何？岐伯曰：固有五节，一曰振埃，二曰发蒙，三曰去爪，四曰彻衣，五曰解惑。黄帝曰：夫子言五节，余未知其意。岐伯曰：振埃者，刺外经，去阳病也；发蒙者，刺府俞，去府病也；去爪者，刺关节肢络也；彻衣者，尽刺诸阳之奇俞也；解惑者，尽知调阴阳，补泻有余不足，相倾移也[1]。

黄帝曰：刺节言振埃，夫子乃言刺外经，去阳病，余不知其所谓也，愿卒闻之。岐伯曰：振埃者，阳气大逆，上满于胸中，愤瞋肩息[2]，大气逆上[3]，喘喝坐伏，病恶埃烟，饲不得息[4]，请言振埃，尚疾于振埃。黄帝曰：善。取之何如？岐伯曰：取之天容。黄帝曰：其咳上气穷诎[5]胸痛者，取之奈何？岐伯曰：取之廉泉。黄帝曰：取之有数乎？岐伯曰：取天容者，无过一里，取廉泉者，血变而止。帝曰：善哉。

黄帝曰：刺卫言发蒙，余不得其意。夫发蒙者，耳无所闻，目无所见，夫子乃言刺府俞，去府病，何输使然，愿闻其故。岐伯曰：妙乎哉问也。此刺之大约，针之极也，神明之类也，口说书卷，犹不能及也，请言发蒙耳，尚疾于发蒙也。黄帝曰：善。愿卒闻之。岐伯曰：刺此者，必于日中，刺其听宫，中其眸子，声闻于耳，此其输也。黄帝曰：善。何谓声闻于耳？岐伯曰：刺邪以手坚按其两鼻窍而疾偃其声[6]，必应于针也。黄帝曰：善。此所谓弗见为之，而无目视，见而取之，神明相得者也。

黄帝曰：刺节言去爪，夫子乃言刺关节肢络，愿卒闻之。岐伯曰：腰脊者，身之大关节也；肢胫者，人之管以趋翔也[7]；茎垂者，身中之机[8]，阴精之候，津液之道也。故饮食不节，喜怒不时，津液内溢，乃下留于睾，血道不通[9]，日大不休，俯仰不便，趋翔不能。此病荣然[10]有水，不上不下，铍石所取，形不可匿，常不得蔽，故命曰去爪。帝曰：善。

黄帝曰：刺节言彻衣，夫子乃言尽刺诸阳之奇俞，未有常处也。愿卒闻之。岐伯曰：是阳气有余，而阴气不足，阴气不足则内热，阳气有余则外热，内热相搏，热于怀炭，外畏绵帛近，

529

不可近身，又不可近席。腠理闭塞，则汗不出，舌焦唇槁，腊干[11]嗌燥，饮食不让美恶。黄帝曰：善。取之奈何？岐伯曰：取之于其天府大杼三痏，又刺中膂，以去其热，补足手太阴[12]，以去其汗，热去汗稀，疾于彻衣。黄帝曰：善。

黄帝曰：刺节言解惑，夫子乃言尽知调阴阳，补泻有余不足，相倾移也，惑何以解之？岐伯曰：大风在身[13]，血脉偏虚，虚者不足，实者有余，轻重不得，倾侧宛伏，不知东西，不知南北，乍上乍下，乍反乍复，颠倒无常，甚于迷惑。黄帝曰：善。取之奈何？岐伯曰：泻其有余，补其不足，阴阳平复，用针若此，疾于解惑。黄帝曰：善。请藏之灵兰之室，不敢妄出也。

校注

[1] 相倾移也：泻其邪实，补其正虚，使其相互移易，趋于平衡。杨上善注云："泻阴补阳，泻阳补阴，使平，故曰相倾移也。"

[2] 愤䐜肩息：䐜，《甲乙经》作"膜"为是。愤、䐜、贲，古通。气势盛满曰贲。《素问·至真要大论》："诸气䐜郁"，王注曰："䐜，谓䐜满是也。"经言腹部胀满曰䐜胀，言胸部胀满曰愤䐜。

[3] 大气逆上：大气，盖指宗气而言。

[4] 鬲不得息：鬲（yē），气结不通也。《楚辞·九思》："仰长叹兮气鬲结。"鬲不得息，即气结不通，呼吸困难。

[5] 穷诎：诎，通"屈"，短缩也。穷诎，极度短缩，形容身体佝偻。

[6] 疾偃其声：偃，停止之意。急速地停住声息。张志聪注："疾偃其声，闭住口窍也。"

[7] 肢胫者，人之管以趋翔也：管，枢要也。言人下肢足胫，是人身之枢要器官用以行走。

[8] 茎垂者，身中之机：杨上善注："阴茎在腰，故中身；阴茎垂动，有造化，故曰机也。"

[9] 血道不通：《甲乙经》《太素》均作"水道"，当从。

[10] 荣然：杨上善注："荣然，水恶也。不上者，上争不通；不下者，小便及气不下泄也。"

[11] 腊干：腊（xí），音习，本作昔。《说文》："昔，干肉也，从残肉日以晞之。"

[12] 补足手太阴：杨上善注："手太阴主气，足太阴主谷气，此二阴气不足，为阳所乘，阴气不泄，以为热病，故泻盛阳，补此二阴，阳去，二阴得实，阴气得通流液，故汗出热去，得愈。"

[13] 大风在身：杨上善注："大风谓是痹风等病也。"张介宾："风邪在身，血脉必虚，正不胜邪，故为轻重倾侧等病，以其颠倒无常，故曰甚于迷惑，此即中风之类也。"

原文

黄帝曰：余闻刺有五邪，何谓五邪？岐伯曰：病有持痈者，有容大者，有狭小者[1]，有热者，有寒者，是谓五邪。黄帝曰：刺五邪奈何？岐伯曰：凡刺五邪之方，不过五章[2]，瘅热消灭，肿聚散亡，寒痹益温，小者益阳；大者必去，请道其方。

凡刺痈邪无迎陇[3]，易俗移性[4]不得脓，脆道更行[5]去其乡，不安处所乃散亡[6]。诸阴阳过痈者，取之其输泻之。凡刺大邪日以小，泄夺其有余乃益虚，剽其通，针其邪，肌肉亲，视之毋有反其真[7]，刺诸阳分肉间。凡刺小邪日以大，补其不足乃无害，视其所在迎之界[8]，远近尽至，其不得外，侵而行之乃自费[9]，刺分肉间。凡刺热邪越而苍[10]，出游不归乃无病，为开通，辟门户，使邪得出，病乃已。凡刺寒邪日以温，徐往徐来致其神[11]，门户已闭气不分，虚实得调其气存也。

校注

[1] 有容大者，有狭小者：《甲乙经》作"有大者，有小者"。本文亦有"刺大者，用锋针，刺小者，用员利针"之语，是证"容""狭"二字是衍文，当删。

[2] 五章：张介宾："五章，五条也。"

[3] 无迎陇：陇、隆，古通。杨上善："陇，大盛也。痈之大盛，将有脓，不可通而泻之也。"

[4] 易俗移性：马莳："如易风俗，如移性情相似，须缓以待之。"

[5] 脆道更行：脆，《太素》作"诡"，《甲乙经》作"越"。当从《甲乙经》。

[6] 不安处所乃散亡：不于病所治之，亦可散亡。言刺痈易刺其痈上，需从缓调治，不可操之过急，取经过痈所在之阴经或阳经之俞穴泻之，自可不令成脓消散。虽越道更行，不于痈所刺之，仍可收消散之功。

[7] 视之毋有反其真：言刺大邪即天之虚邪，刺阳分肉间，每日小泻之，直至诊其邪气已下，病气已无，真气得反其常为止。

[8] 视其所在迎之界：界，畔际，可作"有关"解。言刺小邪即真气虚之证，须用补法，使真气日益壮大，视其病在何经（脏腑），通引其表里经之气至病之所，以致其气，近气不失，远气乃来，皆不得例外，即不得消失也。

[9] 侵而行之乃自费：《说文》："侵，渐进也。"杨上善注："侵，过也。补须实，知即止。补过，即损正气。费，损也。"行补法太过，乃空自浪费耗损经气也。

[10] 越而苍：苍，《甲乙经》《太素》均作"沧"是也。《说文》："沧，寒也。"言刺热邪需用泻法，以泄越其热邪之气一去不复返，使病人沧然而热退身凉。为使邪气得出，必须"摇大其道如利其路"以泻其邪，"伸而通之，摇大其穴，气出乃疾"。

[11] 徐往徐来致其神：言刺寒邪须用温补之法使病人日益觉温，其法即用"徐入徐出谓之导气"（《灵枢·五乱》），以致其神气，亦即致其经气也。《灵枢·九针十二原》："所言节者，神气之所游行出入也，非皮肉筋骨也。"神气即指经气。

原文

黄帝曰：官针奈何？岐伯曰：刺痈者，用铍针；刺大者，用锋针；刺小者，用员利针；刺热者，用镵针；刺寒者，用毫针也。请言解论，与天地相应，与四时相副，人参天地，故可为解。下有渐洳，上生苇蒲[1]，此所以知形气之多少也。阴阳者，寒暑也，热则滋雨而在上，根荄少汁[2]。人气在外，皮肤缓，腠理开，血气减，汗大泄，皮淖泽。寒则地冻水冰，人气在中，皮肤致，腠理闭，汗不出，血气强，肉坚涩。当是之时，善行水者，不能往冰；善穿地者，不能凿冻；善用针者，亦不能取四厥，血脉凝结，坚搏不往来者，亦未可即柔。故行水者，必待天温冰释冻解，而水可行，地可穿也。人脉犹是也。治厥者，必先熨调和其经，掌与腋、肘与脚、项与脊以调之，火气已通，血脉乃行。然后视其病，脉淖泽者，刺而平之；坚紧者，破而散之，气下乃止，此所谓以解结者也。

用针之类，在于调气，气积于胃，以通营卫，各行其道。宗气留于海，其下者注于气街，其上者走于息道。故厥在于足，宗气不下，脉中之血，凝而留止，弗之火调，弗能取之。

用针者，必先察其经络之实虚，切而循之，按而弹之，视其应动者，乃后取之而下之。六经调者，谓之不病，虽病，谓之自已也。一经上实下虚而不通者，此必有横络盛加于大经，令之不通，视而泻之，此所谓解结也。

上寒下热，先刺其项太阳[3]，久留之，已刺则熨项与肩胛，令热下合乃止，此所谓推而上之者也。上热下寒，视其虚脉而陷之于经络者[4]取之，气下乃止，此所谓引而下之者也。大热遍身，狂而妄见、妄闻、妄言，视足阳明及大络取之，虚者补之，血而实者泻之。因其偃卧，居其头前，以两手四指挟按颈动脉，久持之，卷而切推，下至缺盆中，而复止如前，热去乃止，此所谓推而散之者也。

黄帝曰：有一脉生数十病者，或痛、或痈、或热、或寒、或痒、或痹、或不仁，变化无穷，其故何也？岐伯曰：此皆邪气之所生也。黄帝曰：余闻气者，有真气，有正气，有邪气。何谓真气？岐伯曰：真气者，所受于天，与谷气并而充身也。正气者，正风也，从一方来，非实风，又非虚风也。邪气者，虚风之贼伤人也，其中人也深，不能自去。正风者，其中人也浅，合而自去，其气来柔弱，不能胜真气，故自去。

校注

[1] 下有渐洳，上生苇蒲：渐，浸润也。《释文》曰："渐，湿也"。洳，《说文》作"澦"。《诗经》："彼汾沮洳。"注云："沮洳，下湿之地也。"苇，即芦苇；蒲，即水菖蒲。杨上善："渐洳，湿润之气也。见苇蒲之茂悴，知渐洳之多少；观人形之强弱，视血气之盛衰。"

[2] 热则滋雨而在上，根荄少汁：马莳："暑热则地气上蒸而滋雨，气在于上，所以物之气，亦不在下而在上，其根茎当少汁。"

[3] 上寒下热，先刺其项太阳：张介宾："上寒下热者，阳虚于上而实于下也，当先刺其项间足太阳经大杼、天柱等穴，久留其针以补之。"

[4] 视其虚脉而陷之于经络者：杨上善："腰以上热，腰以下冷，视腰以下有虚脉陷于余经及络者，久留针，使气下乃止。"

原文

虚邪之中人也，洒淅动形，起毫毛而发腠理[1]。其入深，内搏于骨，则为骨痹；搏于筋，则为筋挛；搏于脉中，则为血闭不通，则为痈。搏于肉，与卫气相搏，阳胜者，则为热，阴胜者，则为寒。寒则真气去，去则虚，虚则寒。搏于皮肤之间，其气外发，腠理开，毫毛摇，气往来行，则为痒。留而不去，则痹。卫气不行，则为不仁。

虚邪偏容于身半，其入深，内居荣卫，荣卫稍衰，则真气去，邪气独留，发为偏枯。其邪气浅者，脉偏痛。

虚邪之入于身也深，寒与热相搏，久留而内著，寒胜其热，则骨疼肉枯；热胜其寒，则烂肉腐肌为脓，内伤骨，内伤骨为骨蚀。有所疾前筋[2]，筋屈不得伸，邪气居其间而不反，发为筋瘤[3]。有所结，气归之，卫气留之，不得反，津液久留，合而为肠瘤。久者数岁乃成，以手按之柔，已有所结，气归之[4]，津液留之，邪气中之，凝结日以易甚，连以聚居，为昔瘤。以手按之坚，有所结，深中骨，气因于骨，骨与气并，日以益大，则为骨疽[5]。有所结，中于肉，宗气归之，邪留而不去，有热则化而为脓，无热则为肉疽[6]。凡此数气者，其发无常处，而有常名也。

校注

[1] 起毫毛而发腠理：《灵枢·百病始生》："虚邪之中人也，始于皮肤，皮肤缓则腠理开，开则邪从毛发

入，入则抵深，深则毛发立，毛发立则淅然。"

[2] 有所疾前筋："疾"当作"结"，二字一声之转，故致误。"前"，当为"中于"之误。下文有"有所结，深中骨"，"有所结，中于肉"之例可证。

[3] 筋瘤：原作"溜"，今从《甲乙经》改。二字同音。《释名》："瘤，流也。血流聚所生病肿也。"《外科正宗》："筋瘤者，坚而色紫，垒垒青筋，盘曲甚者，结若蚯蚓。"

[4] 有所结，气归之：结下当脱"中于肠"三字。

[5] 骨疽：丹波元简《素问识》云："骨疽不言有脓，此似指骨瘤而言，陈氏《外科正宗》云：'骨瘤者，形色紫黑，坚硬如石，疙瘩高起，推之不移，昂昂坚贴于骨。'"

[6] 肉疽：丹波元简《素问识》云："无脓而谓之肉疽，此亦似指肉疽而言。陈氏云：肉瘤者，软若绵，硬似馒，皮色不变，不紧不宽，终年只似覆肝。"

小　结

本文重点介绍了"振埃、发蒙、去爪、彻衣、解惑"等五种刺法和"持痈、容大、狭小、热、寒"等五邪引起疾病的针刺原则、针刺步骤，对针刺的疗效、取穴的方法、操作的规程、施针的体会，都作了较为详尽的描述。

本文的后半部分着重讨论了真气和邪气的概念、来源和性能及其相互之间的关系，从而提出了"真气过虚""邪气过胜"而导致疾病的病因学说。这个学说，比较正确地解释了人与自然的关系和各种疾病产生的根由。两千年前，古医家对产生疾病的内因、外因有如此深刻的认识，无疑是难能可贵的。这是朴素的唯物论观点，战胜了"鬼神致病"的唯心论的谬论，推动了我国医学的发展。

第五十二章　灵枢·大惑论

题解

"惑"，《说文》："乱也"，又动也，乃复视（视物重复离乱）、眼花（发花）、迷惑，即视物重复、移动，使人眼晕头眩，视觉迷惑的意思。"大"，言其甚也。本篇论述了登高发生视物迷惑（眩感）的道理。同时对善忘、善饮、不得卧、多卧和少瞑等病作了解释，并指出治疗这些病的基本原则。因本篇是着重阐述视觉迷惑失常，所以叫《大惑论》。

第一节　两目各部组织与五脏的关系以及发生视觉迷惑的机理

原文

黄帝问于岐伯曰：余尝上于清冷之台，中阶而顾，匍匐而前则惑。余私异之，窃内怪之，独瞑独视，安心定气，久而不解。独博独眩，披发长跪，俯而视之，后久之不已也。卒然自上，何气使然？

岐伯对曰：五脏六腑之精气，皆上注于目而为之精[1]。精之窠[2]为眼，骨之精为瞳子，筋之精为黑眼，血之精为络，其窠[3]气之精为白眼，肌肉之精为约束，裹撷[4]筋骨血气之精[5]而与脉并为系，上属于脑，后出于项中。故邪中于项，因逢其身之虚，其入深，则随眼系以入于脑。入于脑则脑转，脑转则引目系急，目系急则目眩以转矣。邪其精[6]，其精所中不相比也则精散，精散则视歧，视歧见两物。目者，五脏六腑之精也，营卫魂魄之所常营也，神气之所生[7]也。故神劳则魂魄散，志意乱。是故瞳子黑眼法于阴，白眼赤脉法于阳[8]也，故阴阳合传[9]而精明也。目者，心使也，心者，神之舍也，故神精乱而不转[10]，卒然见非常处，精神魂魄，散不相得，故曰惑也。

黄帝曰：余疑其然。余每之东苑[11]，未曾不惑，去之则复，余唯独为东苑劳神乎？何其异也？岐伯曰：不然也。心有所喜，神有所恶[12]，卒然相惑[13]，则精气乱，视误故惑，神移乃复。是故间者为迷，甚者为惑[14]。

校注

[1] 为之精：《讲义》引张注："为精明之用也。"按：张注非是。精为物质，即以"五脏六腑之精气"而作为目之精气，亦"精是神之未著，神是精之已昭"之精。后文有"邪中其精，其精所中"等语，其所言"精"

皆非指"精明之用"而言是很显然的。五精合抟则明照万物，始称"精明"。《说文》："明，照也。"

[2] 窠：(kē)，《说文》："在穴曰窠。"张介宾："窠者，窝穴之谓。"《太素》《千金方》均作"果"。张晏曰："有核曰果，无核曰蓏。"《甲乙经》作"裹"。"裹"与"果"古同音通用。颗，泛指粒状物，如颗粒，亦作粒状物的计数词。按：果、颗、窠，皆有棵音，古音通用。《太素》杨注："果音颗。"《说文》："小头也。"

[3] 其窠：《甲乙经》无此二字，为妥。

[4] 裹撷：裹，包缠。撷(xié)，用衣襟兜东西。按：撷，采摘也。此处通"襭"，《诗·周南·芣苢》："采采芣苢，薄言襭之。"陈奂传疏："襭者，插衽于带以纳物。"当属"约束"读。《太素》至"约束裹撷"读。

[5] 筋骨血气之精：指瞳子、黑眼、白眼、络。

[6] 邪其精：《太素》作"邪中其精"，《甲乙经》作"邪中之精"，《千金方》"精"作"睛"。故作"邪中其睛"，于义为顺。按：后文云"不相比也则精散"，是精仍指"而为之精"之"精"言，非指"睛"也。

[7] 神气之所生："生"乃"主"之讹。若解为"神气所发生之处"，意不切。或谓目之功能乃神气所生者，但又与"目者五脏六腑之精也"相矛盾。故当为"主"之讹。

[8] 瞳子黑眼法于阴，白眼赤脉法于阳：黑眼、白眼的"眼"字，《甲乙经》作"睛"。法，取法之意。瞳子黑眼，为肝肾之精气所注，故为阴；白睛赤脉，为心肺精气所注，故曰阳。

[9] 抟：古"传"与"抟""团"通。抟，聚也。

[10] 神精乱而不转："转"与上文"阴阳合传"的"传"字同义，"神精乱而不转"，即神分精乱，阴阳诸经之精气就不能合聚的意思。按："神精"之间，《甲乙经》《太素》有"分"字。

[11] 东苑：苑，养禽兽植林木之处。旧时多指帝王的花园。杨注："清冷之台在东苑。"

[12] 心有所喜，神有所恶：心、神，指人的意识思维活动，喜恶就是其表现之一。

[13] 卒然相惑：《太素》"惑"作"感"，为妥。

[14] 间者为迷，甚者为惑：杨上善："间，轻也。"迷，《说文》："惑也。"模糊不清，迷乱，模糊，分辨不清之义。惑，《说文》："乱也。"又动也，复视（视物重复离乱）、眼花（发花）。迷惑，即视物重复、移动，使人眼晕头眩。

阐幽发微

1. 目之分部与五脏的关系

五脏六腑的精气，都向上输注到眼目，而作为眼目组织之精气，这些精气抟聚起来构成一个果实，就是眼。肾的精气成为瞳子，肝的精气成为黑眼球，心的精气成为血络及内外眦的赤肉，肺的精气成为白眼球，脾的精气成为约束裹撷保护眼球的上下眼睑。筋骨血气之精（"四气之精"）与脉络合并构成了目系，向上连属于脑，向后延伸到达项部（延髓）。当病邪侵袭到项部，遇到其人身体虚弱（肾、脑虚），病邪就可以向深部发展，就随目系而深入到脑，结合脑髓虚而感到脑动荡，动转则牵引目系拘急，目系拘急就牵引眼球偏转发生目眩头晕了。《灵枢·海论》："髓海不足则脑转耳鸣。"《灵枢·决气》："脑髓消，胫痠，耳数鸣。"《灵枢·口问》："脑为之不满，耳为之苦鸣，头为之苦倾，目为之眩。"

2. 迷惑发生的机制

邪气中伤目之精气，目之精气有五，五精之气所中于邪不相齐等，例如只中于某一精气方面，这样就会使五精之气散乱而不合抟，不协调，因而发生视歧，视歧就复视而见两物。实即"眼花"，发花。

眼目是由五脏六腑的精气抟聚而成，是由营卫魂魄所经营、营养的，是由神气所主宰的。所以心神过劳，则精神衰弱，其"总统魂魄，兼赅志意"的功能也随之减弱，因而魂魄，志意等神志功能都因缺乏强有力的神明的统御而散乱失调。瞳子、黑眼为肝肾精气所化，故于法属阴；白眼赤脉为心肺精气所化，于法属阳，阴阳诸精合抟为一，而能明照万物，是为"精明"（《说文》："明，照也。"）。眼目是"心之使"，听命于心而为心服务。心为神之舍，故眼目也是"神之使"，神"总统魂魄，兼赅志意"，如果神分精乱而不"合抟"的话，突然看到非常意外的惊险的地方，精神魂魄就会突然散乱而不相协调，就视物迷惑，称之为"惑"。

3. 举例说明特定环境下发生迷惑的原因

本段举黄帝登东苑"清冷之台"而迷惑之例，说明精气散乱可以使人迷惑。人的心神有喜有恶，人对于那些曾使你为之迷惑过的地方会有恐惧感，所以你怕上去，上去就会突然为之惑动，而精气散乱，导致视觉发生差误（俗称"眼差"），这种情况，轻的称为"迷"（模糊不清），重的就称之为"惑"（视物转动）。

本段所述"五脏六腑之精气皆上注于目而为之精"的理论，一者当与《素问·脉要精微论》中"精明五色"的理论合参，二者为中医眼科学"五轮"理论的基础。目为"心之使"，"神分精乱而不抟"，即"精神魂魄散不相得"是在"卒然见非常处"的情况下，发生视觉迷惑的主要机制。

第二节　善忘、饥而不嗜食、目不瞑、目闭、多眠与少眠、卒然多眠等证的病机

原文

黄帝曰：人之善忘者，何气使然？岐伯曰：上气不足，下气有余，肠胃实而心肺虚，虚则营卫留于下，久之不以时上，故善忘也。

黄帝曰：人之善饥而不嗜食者，何气使然？岐伯曰：精气并于脾，热气留于胃，胃热则消谷，谷消故善饥。胃气逆上，则胃脘寒[1]，故不嗜食也。

黄帝曰：病而不得卧者，何气使然？岐伯曰：卫气不得入于阴，常留于阳。留于阳则阳气满，阳气满则阳蹻盛，不得入于阴则阴气虚，故目不瞑矣。

黄帝曰：病目而不得视者，何气使然？岐伯曰：卫气留于阴，不得行于阳。留于阴则阴气盛，阴气盛则阴蹻满，不得入于阳则阳气虚，故目闭也。

黄帝曰：人之多卧者，何气使然？岐伯曰：此人肠胃大[2]而皮肤湿[3]，而分肉不解焉。肠胃大则卫气留久，皮肤湿则分肉不解[4]，其行迟。夫卫气者，昼日常行于阳，夜行于阴，故阳气尽则卧，阴气尽则寤。故肠胃大，则卫气行留久；皮肤湿，分肉不解，则行迟。留于阴也久，其气不清[5]，则欲瞑，故多卧矣。其肠胃小[2]，皮肤滑以缓，分肉解利，卫气之留于阳也久，故少瞑焉。

黄帝曰：其非常经[6]也，卒然多卧者，何气使然？岐伯曰：邪气留于上焦[7]，上焦闭而不通，已食若饮汤，卫气留久于阴而不行，故卒然多卧焉。

校注

[1] 胃脘寒：当从《甲乙经》作"胃脘塞"。

[2] 肠胃大、肠胃小：指体胖和体瘦。

[3] 湿：《太素》《甲乙经》作"涩"，从之。

[4] 解：张介宾："解，利也。"按：解，有"通达"之义。《庄子·秋水》："无南无北，奭然四解。"

[5] 清：《太素》《甲乙经》作"精"，二字古通用，清爽、振奋之义。按：精，强也。

[6] 常经：即经常。

[7] 膲：膲：与"焦"同。用"焦"乃假借。六朝书尚有用"燋"者。

阐幽发微

1. 善忘

心、肺之气（重在心气）不足，肠胃之气（重在肠气）有余，必有"屎虽鞕，大便反易，其色必黑"之证。所以上虚下实，乃因营卫（重在营血）久留于下，热伤肠间血络，致使血气溢蓄肠间，致有"久瘀血"，不按时上输，致使心无所养，所以善忘。

《灵枢·本神》："肾，盛怒而不止则伤志，志伤则喜忘其前言。"《灵枢·口问》："故上气不足，脑为之不满，耳为之苦鸣，头为之苦倾，目为之眩。"亦当记忆力减退。《素问·调经论》："血并于下，气并于上，乱而喜忘。"《伤寒论》237条："阳明证，其人喜忘者，必有蓄血。所以然者，本有久瘀血，故令喜忘，屎虽鞕，大便反易，其色必黑者，宜抵当汤下之。"

2. 饥而不嗜食

精气并于脾，犹言脾之精气不虚无病。但因胃有热邪，故虽能消谷，却因胃气不和，胃气逆而胃脘壅塞，食不下，故虽知饥却不欲食也。

3. 目不得瞑

病而不得卧寐的，是由于阳经受邪不和，因而卫气常留于阳分而阳气盛满，阳气盛满则阳跷脉亦盛满，阳跷主卫气由阳经目入阴，卫气常留于阳分不得入于阴分，则阴气虚，阴跷脉亦虚，故目不得瞑。此外可联系《灵枢·口问》中"欠"的病机。

4. 目闭

病而喜目瞑不欲张目而视，是由于阴经受邪不和，因而卫气留于阴分而阴气盛满，阴气盛满则阴跷脉亦盛满，阴跷主卫气由阴经目出阳，卫气留于阴分不得入于阳分，则阳气虚，阳跷脉亦虚，故目闭而不欲张。现代医学认为迷走神经偏亢则嗜睡。

5. 多眠与少眠

所谓卫气"昼日常行于阳，夜行于阴"，是指在"阴阳相贯，如环无端"，"常与营俱行于阳二十五度，行于阴亦二十五度"的基础上，增加了行于阳、行于阴的量而已。亦即昼日增加了一部分阳经经阳跷而入阴跷的循环量，夜间增加了一部分阴经经阴跷而出阳跷的循环量。若人阳气盛，阳跷之气亦盛时，则阳跷脉内保留了大量的卫气，故阳跷气盛。若人阴气盛，阴跷之气亦盛时，则阴跷脉内保留了大量的卫气，故阴跷气盛。由此可以看出，卫气保留在阳分多，则阳盛，保留在阴分多，则阴盛；阳分之卫气少，则阳虚，阴分之卫气少，则阴虚。说明卫气行于阳，即为阳气的内容，是阳经内运行的生理物质之一；行于阴，即为阴气的内容，是阴经内运行的生理物质之一。从而有力地驳正了那种认为"阳气即卫气，卫气即阳气"说的谬误。

跷脉：《灵枢·脉度》："跷脉者（此阴跷也），少阴之别，起于然骨之后（即'起于跟中'），上内踝之上，直上循阴股入阴，上循胸里入缺盆，上出人迎之前，入顷，属目内眦，合于太阳、阳跷而上行，气并相还则为濡目，气不荣则目不合。"《灵枢·寒热病》："阴跷、阳跷，阴阳相交，阳入阴，阴出阳，交于目锐眦（然后皆入目内眦）。阳气盛则瞋目，阴气盛则瞑目。"《灵枢·卫气行》："是故平旦阴尽，阳气出于目，……其至于足也，入足心，出内踝下，行阴分，复合于目，故为一周。……是故夜行一舍（一舍即一宿，三十六分日行一舍），人气行于阴脏一周，与十分脏之八，亦如阳行之二十五周而复合于目。"日行一舍，卫气行一周与十分身之八。《难经·二十八难》："阳跷脉者，起于跟中，循外踝上行，入风池；阴跷脉者，亦起于跟中，循内踝，上行至咽喉，交贯冲脉。"

（心肾不交与少眠，参见【附录】）

6. 卒然多眠

偶尔多眠是由于邪气客留在上焦，使上焦之气闭塞而不通畅，卫气不得宣行于外，这时进食或者喝热汤，食后血气皆聚于胃肠，卫气就久留于内脏，而不向外宣行，所以就突然多眠。

第三节　治　　法

▍ 原文

黄帝曰：善。治此诸邪，奈何？岐伯曰：先其脏腑，诛其小过，后调其气[1]，盛者泻之，虚者补之，必先明知其形志之苦乐，定乃取之[2]。

▍ 校注

[1] 先其脏腑，诛其小过，后调其气：《甲乙经》"先"下有"视"字。较妥。诛，伐也，犹驱除之意。按："诛其小过"，当是"必无留血，急取诛之"之义。张介宾："先其脏腑者，欲辨阴阳之浅深也。"张志聪："诛其小过者，去其微邪也，后调其气者，调其营卫也。"按：志说可商。"后调其气"，乃言调其阴阳之气。《灵枢·终始》曰："和气之方，必通阴阳。"《灵枢·官能》曰："明于调气，补泻所在。"

[2] 定乃取之：张介宾："然人之致此，各有所由，故于形志苦乐，尤所当察。善苦者忧劳，多伤心肺之阳；乐者纵肆，多伤脾肾之阴，必有定见，然后可以治之。"

▍ 阐幽发微

首先要决诊其病变在何脏腑，除去其血络。《素问·血气形志》："凡治病必先去其血，乃去其所苦。"然后调治其阴阳之气的虚实，实者泻之，虚者补之。必须首先明确患者形体和精神状态的苦乐，确定病情之后才可以采取相应的治疗。

按：《素问·血气形志》云："形乐志苦，病生于脉，治之以灸刺；形乐志乐，病生于肉，治之以针石；形苦志乐，病生于筋，治之以熨引；形苦志苦，病生于困竭，治之以甘药。"即志苦忧愁则脉气闭塞而不行，故治以灸刺通脉气；形乐志乐，多膏粱之变，病生于肉，故治以针石以破其痈；形苦志乐，过劳或受寒湿，病生于筋，故治之以熨引以缓筋之急；形苦志苦，病生于困竭，阴阳气俱虚，内之精气虚，外之形虚，治之以甘药以调阴阳。

小　结

本篇首先论述了两目各部组织与五脏六腑精气的关系，并指出目系"上属于脑"，为"心之使"的道理，这不仅决定了两目色诊的部位，而且还可据以诊知神明功能的常变及其预后良否。如《素问·脉要精微论》所说的"夫精明者，所以视万物，别白黑，审短长。以长为短，以白为黑，如是则精衰矣"，以及"头者，精明之府，头倾视深，精神将夺矣"等有关精明望诊的论述就是以本篇所述为其理论基础的。在"卒然见非常处"的情况下，发生视觉迷惑的机理，也与"神分精乱而不抟"，"精神魂魄散不相得"有关。其次本篇对阴阳跷脉功能的盛衰对睡眠的影响也作了较详细的论述。（后文缺如。）

【附录】

用交泰丸治疗 131 例，症状大多明显改善，……作者认为这可能是由于下丘脑-垂体-肾上腺皮质轴活动减弱，而下丘脑-垂体-肾上腺髓质轴活动增强所致，交泰丸交通心肾的作用可能与调整了这些活动有关。交泰丸：川连、桂心研为细末，炼蜜和丸，空腹淡盐汤下。[周冶萍，赵伟康，万叔援. 心肾不交（肾阳虚心火旺）证的实验研究. 上海中医药杂志，1983（03）：46-48]

第五十三章　灵枢·痈疽（节选）

题解

本篇首先论述了痈疽的成因、病机及各种痈疽的病状、治法和预后，并指出痈和疽的鉴别要点，以讨论痈疽为主题，故篇名《痈疽》。本篇需掌握痈肿形成的机制及化热成脓的机制；理解脓毒排泻与否的预后；掌握痈疽的鉴别要领。

第一节　痈疽的成因与病机

原文

夫血脉营卫，周流不休，上应星宿，下应经数。寒邪客于经络之中则血泣[1]，血泣则不通，不通则卫气归[2]之，不得复反[3]，故痈肿。寒气化为热，热胜则腐肉，肉腐则为脓，脓不泻则烂筋，筋烂则伤骨，骨伤则髓消，不当骨空[4]，不得泄泻，血枯空虚[5]，则筋骨肌肉不相荣，经脉败漏，熏于五脏，脏伤故死矣。

校注

[1] 血泣：《素问·五脏生成》："凝于脉者为泣。"王注："泣，谓血行不利。"《素问·八正神明论》："天寒日阴，则人血凝泣。"王注："泣，谓如水中居雪也。"《素问·调经论》："寒则泣不能流。"王注："泣，谓如雪在水中，凝住而不行去也。"

[2] 归：趋也。引申为蕴积的意思。

[3] 不得复反：不得复于周流。言卫则包营矣。

[4] 不当骨空：骨表与骨腔内外相通的孔道。经络营卫出入骨腔之外。当，在也。张志聪注："骨空者，节之交也。痈肿不当骨空之处，则骨中之邪热不得泄泻矣。"按："骨空"非皆在骨属处，凡圆骨上皆有骨髓空。《素问·骨空论》："扁骨有渗理，无髓空，易髓无空。"《素问·骨空论》："两髃骨空在髃中之阳（王注：近肩髃穴）；臂骨空在臂阳，去踝四寸（三阳络），两骨空（《太素》无'空'字，似是）之间。股骨上空在股阳，出上膝四寸（阴市上，伏兔下）；骺骨空在辅骨之上端（犊鼻穴）；股际骨空，在毛中动脉下。"

[5] 血枯空虚：《甲乙经》作"筋骨枯空"。《太素》作"煎枯空虚"。

阐幽发微

人身血脉中的营卫之气，是周流不休循环不已的，与天上星宿的运转，地上"经水"的流行相应。《灵枢·经水》："凡此五脏六腑十二经水者，外有源泉而内有所禀，此皆内外相贯，如环无端，人经亦然。"十二经水为清水、渭水、海水、湖水、汝水、渑水、淮水、漯水、江水、河水、济水、漳水。

寒邪侵入经络之中，就会使血行凝泣，凝泣则血气不通畅，不通畅（营卫俱留）卫气就归留于寒邪侵害之处，而不得返回"周流"，所以卫气停留之处的腠理之间，由于卫气停积而壅起遂形成痈肿。邪气与阳气相争导致阳气胜则化热，热毒炽盛就腐烂肌肉（停废之卫气亦腐坏），肌肉腐烂就化为脓；脓汁不得排泄就腐烂筋膜，筋膜腐烂就伤骨，骨伤就消耗骨髓；如果热毒不在骨空之处，骨中的热毒不得排泻，就耗损血气使血枯骨空，致使筋骨肌肉，都不能相互滋荣，经络腐坏，漏泄（《甲乙经》作"经络败漏"），毒气蔓延熏染于五脏，导致五脏伤败，人就要死亡。

本节讨论了痈疽的病因和病机。指出痈疽的发生是由于寒邪客于经络之中，影响血液运行，于是局部肉腠皮肤出现红、肿、热、痛，而形成痈疽。正如《素问·生气通天论》云："营气不从，逆于肉理，乃生痈肿。"说明病邪乃客于局部腠理，致使该处营气运行不顺，逆留于局部腠理之中，另血中火毒盛，血液黏滞性增加，亦是"血泣"之一因。

1. 肿形成的机制

寒邪之性主于收引凝滞→客于局部导致脉急血泣→营气不通（卫气归之）→局部血脉腠理扩充、排斥→"肌肉愤䐃"（《素问·风论》）成痈。

2. 痈肿化热成脓的机制

（1）"寒气化为热"→寒气与营卫搏结→营卫留止（→"迫聚不得散"《灵枢·百病始生》）→"温气"蓄积（《灵枢·百病始生》）→化热→腐肉成脓→烂筋→伤骨。

（2）"不当骨空"→循经伤脏（预后不良）。

（3）"当于骨空"→脓毒得泄→不伤脏（预后良）。

痈疽既成，肉腐化脓，脓液当及时排出，否则进一步烂筋、伤骨、消髓、枯血，终至经脉败漏，热毒熏于五脏，病深而不可救治。

本文所论病机，在指导临床治疗痈疽时，运用活血化瘀、清热解毒、切开排脓、补益内托等方面有指导意义。

第二节　痈疽的鉴别

原文

黄帝曰：夫子言痈[1]疽[2]，何以别之？岐伯曰：营卫[3]稽留于经脉之中，则血泣而不行，不行则卫气从之而不通，壅遏而不得行，故热。大热不止，热胜则肉腐，肉腐则为脓。然不能陷[4]，骨髓不为燋枯，五脏不为伤，故命曰痈。

黄帝曰：何谓疽？岐伯曰：热气淳[5]盛，下陷肌肤筋髓枯[6]，内连五脏，血气竭[7]，当其痈下，筋骨良肉皆无余，故命曰疽。疽者，上之皮夭[8]以坚，上如牛领之皮[9]。痈者，其皮上薄以泽，此其候也。

校注

[1] 痈：《释名·释疾病》："痈，壅也，气壅否结，裹而溃也。"《说文》："痈，肿也。"段玉裁曰："肿之本义谓痈，引申为凡坟起之名。"

[2] 疽：《说文》："久痈也。"段玉裁："《后汉书·刘焉传》注、《玄应一切经音义》皆引作'久痈'，与小徐合。痈久而溃，沮洳然也。"

[3] 营卫：《甲乙经》作"营气"。

[4] 然不能陷：《太素》《甲乙经》等此下均有"于骨髓"三字。

[5] 淳："淳，大也。"亢盛也。

[6] 下陷肌肤筋髓枯：《甲乙经》作"下陷肌肤筋髓骨肉"。《太素》作"下陷肌肤，筋髓骨枯"。杨注："肌、肤、肉、筋、骨、髓，斯之六种，皆悉破坏，命之曰疽也。"据杨注，当从《甲乙经》为是。《千金方》《外台秘要》同。

[7] 血气竭："血气竭"下，《甲乙经》有"绝"字是也。《千金方》《外台秘要》作"尽"字。

[8] 夭：张介宾注："夭以色言，黑黯不泽也。此即皮色之状可以辨其浅深矣。"又云："痈浅疽深，毒有微甚，故内连五脏，外败筋骨良肉者，是谓之疽，乃可畏也。"

[9] 上如牛领之皮：《甲乙经》作"状如牛领皮"是也。言触之坚厚，状如牛颈之皮。

阐幽发微

黄帝说：先生您说痈疽，怎样辨别呢？岐伯说：营气滞留在经络之中，血液就凝涩而不得运行，血行不利卫气就随之而不得畅通，壅聚遏止而不回流，故郁而化热。毒热继续不休，热甚则腐烂肌肉而化为脓。但不能溃蚀到骨髓，骨髓不致被耗损焦枯，五脏也不致被毒伤，所以叫作痈。因营卫壅聚肿起，故名。

黄帝说：什么叫疽呢？岐伯说：毒热之气太盛，向下溃蚀肌肤（即皮肤）、筋髓、骨肉，向内伤及五脏，以致血气竭绝。

在疽的下面筋骨好肉都败坏无余，所以叫作疽。因肌肉筋骨皆疽坏无余，故名。疽的特征是其表面的皮肤晦暗（发灰青或暗黄）、不润泽而坚硬，触之如牛脖子上的厚皮艮硬。而痈的特征则是皮肤的表面菲薄、光亮而润泽，触之不很硬厚。这就是诊候鉴别痈疽的要领。

本段论述了痈与疽的鉴别，指出两者虽同为外科疮疡，但一般临床所见，痈为阳证，多见红肿焮热疼痛，表皮薄而光泽，病变较浅，溃破或排脓后，疮口易敛。疽为阴证，多皮色不变，漫肿或平坦，不热，脓疡在深部，溃后脓液清稀，或冷稠秽臭，疮口难以收敛，易内陷而成败证。所述虽寥寥数语，对痈疽之鉴别已挈其要领。见表1、图1。

表1　痈疽的鉴别

病名	病位	皮肤外观	扣诊
痈	浅：肌、肉、筋	色泽，皮薄	不坚硬
疽	深：肌、肉、筋、骨、五脏	色夭，皮厚如牛领之皮	坚硬

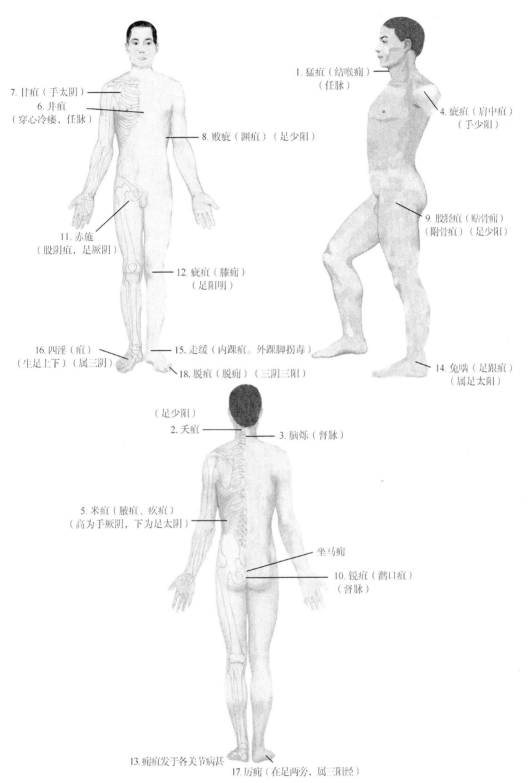

7. 甘疽（手太阴）
6. 井疽
（穿心冷瘘，任脉）

1. 猛疽（结喉痈）
（任脉）

4. 疵痈（肩中痈）
（手少阳）

8. 败疵（渊疽）（足少阳）

9. 股胫疽（贴骨痈）
（附骨痈）（足少阳）

11. 赤施
（股阴疽，足厥阴）

12. 疵痈（膝痈）
（足阳明）

16. 四淫（疽）
（生足上下）（属三阴）

15. 走缓（内踝疽。外踝脚拐毒）

18. 脱疽（脱痈）（三阴三阳）

14. 兔啮（足跟痈）
（属足太阳）

（足少阳）
2. 夭疽

3. 脑烁（督脉）

5. 米疽（腋疽、疚疽）
（高为手厥阴，下为足太阴）

坐马痈

10. 锐疽（鹳口疽）
（督脉）

13. 痈疽发于各关节病甚

17. 厉痈（在足两旁，属三阴经）

图 1 痈疽名称、部位图

【附录】

《医宗金鉴·外科心法要诀》痈疽总论歌："痈疽原是火毒生，经络阻隔气血凝，外因六淫八风感，内因六欲共七情，饮食起居不内外，负挑跌扑损身形，膏粱之变营卫过，藜藿之亏气血穷。疽由筋骨阴分发，肉脉阳分发曰痈，疡起皮里肉之外，疮发皮肤疖通名。阳盛焮肿赤痛易，阴盛色黯陷不疼，半阴半阳不高肿，微痛微焮不甚红。"